COMPENDIO
DE
OFTALMOLOGÍA
Volumen 13

ENFERMEDADES DE LA CÓRNEA

Luis García Expósito

Mª de los Reyes García Portilla

Contenido

Capítulo I. Consideraciones patológicas generales

I.- **Etiología general de la enfermedad corneal**.

Enfermedad exógena; extensión desde otras estructuras oculares; enfermedad endógena.

II.- **Curación de los tejidos corneales**.

a.- Del epitelio.

b.- Cicatrización y regeneración del estroma.

c.- Reparación de la membrana de Descemet y endotelio.

d.- Cicatrices corneales:

- Queratectasias.

- Incarceración del tejido intra-ocular.

- Estafiloma.

- Cicatriz cistoide y fístula.

- Cambios que se producen en la cicatriz corneal.

- Tratamiento de opacidades y cicatrices. Queratoplastia.

- Insuficiencia limbal.

III.- **Edema corneal**:

- Cuadro clínico.

- Patología.

- Sintomatología.

- Tipos etiológicos.

IV.- **Vascularización corneal**:

Superficial, intersticial, profunda, el modo de desarrollo de la vascularización.

V.- **Cambios patológicos en tejidos individuales**.

a.- Cambios patológicos en el epitelio:

- erosiones epiteliales.

- Filamentos epiteliales.

b.- Cambios patológicos en la membrana de Bowman.

c.- Cambios patológicos en el estroma.

d.- Cambios patológicos en la membrana de Descemet.

e.- Cambios patológicos en el endotelio.

- Degeneración y regeneración.

- Precipitados queratínicos.

- Bandas translúcidas en cámara anterior.

- Cambios epiteliales inducidos por fármacos.

Capítulo II. Inflamaciones de la córnea: queratitis.

Clasificación etiológica.

A.- *Queratitis superficial:*

I.- **Queratitis superficial difusa**: Aguda, subaguda, crónica.

II. **Queratitis punctata y macular**:

- Queratitis epitelial punctata.

- Queratitis epitelial profunda.

- Queratitis punctata combinada epitelial y subepitelial.

- Opacificación punctata de la membrana de Bowman.

- Queratopatía estromal subepitelial punctata.

- Queratitis punctata intersticial.

- Queratitis punctata superficial de Thygeson.

- Queratitis numular.

III. **Úlceras corneales** (página 156):

a) Úlceras infecciosas y tóxicas: Historia natural de las úlceras corneales; tratamiento general; tipos específicos de úlceras: marginales y centrales.

b) Alérgicas.

IV. **Tipos degenerativos de queratitis superficial.**

- Queratitis por exposición.

- Queratitis neurotrófica.

B.- *Queratitis intersticial* (parenquimatosa)

- Queratitis anafiláctica.

I.- Queratitis intersticial difusa.

II.- Queratitis disciforme.

III.- Queratitis lineal migrans.

IV.- Queratitis periódica fugaz.

V.- Queratitis anular.

VI.- Lepra.

VII.- Queratitis superficial supurativa.

C.- *Queratitis profunda.*

I.- Queratitis profunda no supurativa.

II.- Queratitis profunda supurativa.

Capítulo III. *Degeneraciones corneales, distrofias y pigmentaciones*

Consideraciones generales y clasificación.

A.- **Cambios con la edad.**

- Cambios en la forma y propiedades ópticas.

- Dellen.

- Córnea farinata.

- Círculo blanco límbico.

- Degeneración en mosaico; zarpa de cocodrilo de Vogt.

- Cuerpos de Hassall-Henle.

- Degeneración elaioide esferularis.

- Arco senil, gerontoxon.

B.- **Degeneraciones corneales.**

- Axiales: Degeneración grasa e infiltración; degeneración hialina; degeneración calcárea; degeneración nodular de Salzman; córnea úrica; degeneración mucinosa; necrosis corneal no inflamatoria.

- Periféricas: Degeneración marginal de Terrien; degeneración marginal pelúcida; úlcera de Mooren.

C.- **Distrofias corneales.**

Distrofias epiteliales y subepiteliales

1. Distrofia de la membrana basal epitelial (EBMD) mayoritariamente degenerativa, raramente C1

2. Distrofias epiteliales de erosión recurrente (ERED): distrofia corneal de Franceschetti (FRCD) C3, Distrofia Smolandiensis (DS) C3 y Distrofia Helsinglandica (DH) C3

3. Distrofia corneal mucínea subepitelial (SMCD) C4

4. Distrofia corneal de Meesmann (MECD) C1

5. Distrofia corneal epitelial de Lisch (LECD) C2

6. Distrofia corneal gelatinosa en forma de gota (GDLD) C1

Distrofias epiteliales-estromales de TGFBI

1. Distrofia corneal de Reis – Bücklers (RBCD) C1

2. Distrofia corneal de Thiel-Behnke (TBCD) C1

3. Distrofia corneal reticular, tipo 1 (LCD1) C1: variantes (III, IIIA, I / IIIA, IV) de distrofia corneal reticular C1

4. Distrofia corneal granular, tipo 1 (GCD1) C1

5. Distrofia corneal granular, tipo 2 (GCD2) C1

Distrofias del estroma

1. Distrofia corneal macular (MCD) C1

2. Distrofia corneal de Schnyder (SCD) C1

3. Distrofia corneal estromal congénita (CSCD) C1

4. Distrofia corneal de Fleck (FCD) C1

5. Distrofia corneal amorfa posterior (PACD) C1

6. Distrofia nublada central de François (CCDF) C4

7. Distrofia corneal predescemet (PDCD) C1 o C4

Distrofias endoteliales

1. Distrofia corneal endotelial de Fuchs (FECD) C1, C2 o C3

2. Distrofia corneal polimorfa posterior (PPCD) C1 o C2

3. Distrofia endotelial hereditaria congénita (CHED) C1

4. Distrofia corneal endotelial ligada al cromosoma X (XECD) C2

Distrofias eliminadas

D.- **Pigmentaciones corneales**

- Melánica.

- Hemática.

- Metálica.

Corolario

Anexo I: El Pentacam

Anexo II: Procedimiento quirúrgicos

Capítulo I

CONDICIONES PATOLÓGICAS GENERALES

En nuestra discusión de la patología general de la córnea, después de una breve nota etiológica, consideraremos aquellos procesos que afectan a la córnea como un todo –la reparación de sus tejidos después de insultos traumáticos o inflamatorios y la consiguiente formación de cicatriz, los caracteres del edema y la vascularización- y a continuación resumiremos las reacciones peculiares de sus capas individuales.

En la introducción a la patología general de la córnea se debe tener siempre en mente dos consideraciones. A causa de su avascularidad, los procesos patológicos tienden a ser lentos, crónicos y algo intratables. Además, es inusualmente vulnerable porque su función descansa en mantener su transparencia, una propiedad delicada influenciada por factores inestables como el estado de turgencia y la regularidad de la estructura en celosía de sus fibrillas; por este motivo una trastorno tan ligero como para ser compensado en otros tejidos, como un edema o un cambio en la tensión tisular, se vuelve una materia seria.

Como ejemplo podemos citar lo que sucede si comprimimos un ojo enucleado en una dirección, la alteración de la tensión normal de las láminas produce la pérdida inmediata de la trasparencia que se recupera tan pronto como se relaja la tensión. De manera similar, los pliegues que se forman perpendicularmente a una cicatriz corneal lineal o que irradian de una úlcera aparecen clínicamente como opacidades.

Etiología general de la enfermedad corneal.

La enfermedad en la córnea puede producirse por tres vías: a) exógenamente, b) por extensión desde otros tejidos oculares, y c) endógenamente.

Con respecto al camino exógeno –que incluyen traumas e infecciones primarias de la córnea- el epitelio corneal es el primero en negociarlo. Este epitelio a pesar de su delicada naturaleza, su posición expuesta, su baja temperatura como consecuencia de la evaporación constante en superficie, de su anclaje relativamente inestable a una membrana lisa[1] y dependencia a nutrirse por difusión desde un tejido no vascular (lo que comparándolo con la epidermis, por ejemplo, es bastante desfavorable ya que la epidermis se encuentra íntimamente ligada a la dermis por papilas ricamente vascularizadas); pues bien a pesar de estas claras desventajas, el epitelio corneal proporciona una notablemente eficiente protección contra intrusiones tanto de tipo traumático en virtud de la exquisita naturaleza de su sensibilidad, como contra infecciones bacterianas por razón de la impermeabilidad de sus células superficiales; no obstante no se puede decir lo mismo de las infecciones virales. En realidad, en ausencia de descamación de las células superficiales como puede suceder con el edema o la queratitis seca, el epitelio es bastante

---

[1] El epitelio corneal se desliza fácilmente sobre la membrana de Bowman donde se pueden observar, entópticamente o mediante fotografía, los pliegues que se forman a causa del parpadeo, lo que demostró clínicamente Fischer (1928) al observar con la lámpara de hendidura la distorsión producida en un reflejo sobre su superficie. Las fuerzas cohesivas que unen entre sí los dos tejidos aún no se encuentran debidamente dilucidadas pero parece ser que no se deben exclusivamente a una adherencia pasiva por un cemento intercelular sino que más bien depende de la presencia de multicapas proteínas-lípidos, cuyo mantenimiento probablemente se relaciones con una actividad proteolítica intrínseca (Herrman e Hickman, 1948; Buschke, 1950)

impermeable a la mayoría de las toxinas bacterianas ordinariamente presentes en su superficie con la excepción del gonococo y del bacilo de la difteria.

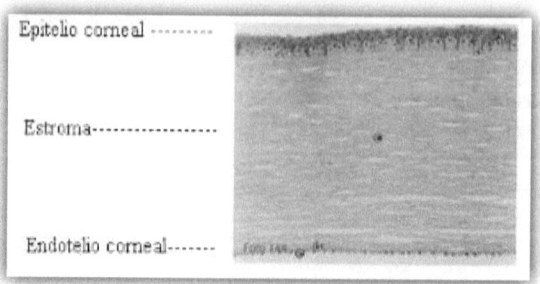

No obstante, cuando se ha roto la continuidad de las células superficiales, el proceso puede extenderse rápidamente, ya que las membranas de Bowman y Descemet (particularmente la primera) son permeables a toxinas, y la substancia propia (un tejido avascular) es lenta en movilizar defensas y poco eficiente en eliminar tóxicos y deshechos.

Con respecto al epitelio recordemos que podemos diferenciar dos zonas: el epitelio corneal como tal y el epitelio corneal limbal.

El epitelio corneal es de tipo estratificado escamoso no queratinizado, consta de 4 a 6 capas de células y representa el 10% del grosor corneal. Morfológicamente está dividido en 3 capas:

- Una capa única de células columnares basales que se unen mediante hemidesmosomas a la membrana basal epitelial. Representan la capa germinativa del epitelio ya que son las únicas células epiteliales que tienen capacidad de dividirse por mitosis. Las membranas celulares laterales de las células basales tienen invaginaciones menos pronunciadas que las finas extensiones en forma de ala de las superficiales y que las membranas de células epiteliales superficiales.

Los linfocitos se encuentran entre las células no epiteliales más significativas encontradas en la capa basal. Estas células no están unidas a las células epiteliales por los desmosomas. Las células dendríticas también se han descrito dentro de la capa de células epiteliales basales corneales.

- Dos o tres filas de células que tienen finas extensiones en forma de alas. En su periferia se unen por uniones tipo desmosoma y tipo GAP.

- Dos capas de células de superficie alargadas y delgadas unidas por puentes. Después de un tiempo de vida de algunos días las células superficiales se desprenden a la película lagrimal. Las células anteriores muestran muchas microplicas pequeñas, que tienen aproximadamente 0.5 µm de altura y diámetro y 1 a 2, µm de largo, y microvilli, que tienen 0.5 a 1.0, µm de alto y hasta 0.5, µm de grosor. Debido a su excelente capacidad de regeneración, el epitelio no se escarifica.

Pfister RR y Burstein DL (1977) describieron la presencia de células claras, intermedias y oscuras en la superficie epitelial de córneas humanas y de conejo. Las células luminosas tenían microvillis dispersos, las células intermedias contenían una variedad de micro-proyecciones superficiales, y las células más oscuras contenían micro-proyecciones que se limitaban al centro de las células.

El epitelio limbal es la zona transicional entre los epitelios corneal y conjuntival. Morfológicamente es diferente de la córnea en que posee células de Langerhans y melanocitos y de la conjuntiva en que carece de células caliciformes. El epitelio limbal se encuentra sobre un estroma altamente vascularizado, de donde le llega el aporte sanguíneo. Los vasos sanguíneos forman parte de las empalizadas de Vogt, que permiten una aproximación entre los vasos sanguíneos y el epitelio, proporcionándole altos niveles de nutrición y citoquinas. Estas citoquinas tienen un papel importante en el mantenimiento de las células madre limbares y tienen 3 patrones de expresión, las citoquinas tipo I, II y III.

De pasada es interesante señalar que esencialmente los mismos organismos se encuentran en el epitelio corneal y en el fondo de saco conjuntival, aunque su composición genérica varía con la geografía.

La extensión de la enfermedad a la córnea desde otras estructuras oculares es el origen más común de los procesos patológicos en este tejido. Como cabría esperarse siguiendo su afinidad ontogénica y la continuidad anatómica, las tres capas embriológicas de la córnea son pronas a sufrir junto con las tres capas tisulares de las que son extensiones. El epitelio corneal se continúa directamente con la conjuntiva y cualquier proceso-enfermedad de la última se extiende fácilmente a la primera; un ejemplo típico de esta tendencia es la extensión de una úlcera flictenular a través del limbo, y una conjuntivitis severa rara vez desaparece sin una queratitis superficial asociada.

En segundo lugar, una escleritis o una invasión del tejido trabecular del ángulo de la cámara anterior por procesos patológicos en el ojo interno, rápidamente desarrolla una queratitis intersticial. Finalmente, el endotelio corneal refleja con gran exactitud alteraciones en el tracto uveal.

Considerando el papel jugado por enfermedades endógenas de origen sistémico, la reacción de la córnea se encuentra determinada primariamente por su avascularidad que, en un sentido general, marca su escasa tendencia a participar en infecciones agudas y una mayor propensión a las reacciones alérgicas. Sin embargo, a pesar de la avascularidad, el tejido corneal participa en las reacciones inmunológicas sistémicas aunque en menor grado que la mayoría de los tejidos, y en gran parte porque la ausencia de vasos sanguíneos y el consiguiente enlentecimiento metabólico, los cambios inmunológicos duran más, produciendo un estado de sensibilidad en el que responde alérgicamente a las siguientes invasiones mitigadas por una toxina que el resto de los tejidos no lo hacen.

Cuando los agentes exógenos afectan a la córnea, los cambios patológicos que producen se encuentran localizados, como regla, en el punto de entrada y se extienden desde allí, pero las razones para una localización de una enfermedad sistémica en partes o en elementos de este tejido siguen siendo oscura y dificulta una clasificación adecuada de las enfermedades corneales. Algunas enfermedades se limitan esencialmente a un constituyente en particular (por ejemplo el epitelio o la sustancia propia), otros a ciertos elementos tisulares (los nervios en ciertas distrofias; las células estromales en una necrosis tóxica; etc.). Además, la constitución físico-química ejerce su influencia como lo testimonia la deposición localizada de plata en las capas más profundas del estroma y en la membrana de Descemet en la argirosis, y la tendencia en la deposición de calcio en las degeneraciones calcáreas en las capas anteriores y en la membrana de Bowman. El metabolismo ejerce su influencia en la profundidad así como en el área, determinando si el proceso patológico ocurre cerca de la fuente nutricional en el limbo donde el metabolismo es más activo, o cerca del centro de la córnea donde es más lento. Así la proximidad a los elementos vasculares determina la incidencia de algunas enfermedades como el catarro conjuntival en el limbo o el depósito de material lipídico que forma el arco senil, mientras que la rápida eliminación de toxinas desde la periferia determina la localización generalmente central y escasa en la zona periférica de una úlcera serpiginosa, una necrosis corneal o de una distrofia epitelial. Además, la extensión de una enfermedad se encuentra influenciada por las variadas resistencias de los diferentes tejidos. Así, la membrana de Bowman presenta escasa resistencia y se destruye fácilmente, no sólo por supuración sino también por la invasión de nuevo tejido como un pannus o pterigium; se desintegra y no se regenera. Por otro lado, la membrana de Descemet es muy resistente y puede conservarse incluso cuando el estroma se ha destruido casi por completo por supuración; con la distensión se rompe, con la contracción se pliega, y después de su destrucción se regenera por las células endoteliales. Finalmente, la continuidad e integridad funcional del epitelio y del endotelio tienen gran importancia en la patología corneal, tanto para el mantenimiento de la actividad respiratoria como para el control de la transferencia de fluidos en los tejidos corneales.

La cicatrización del tejido corneal.

Para el conocimiento de la mayoría de los procesos patológicos que afectan a la córnea es esencial conocer los sucesos por los que se produce normalmente la cicatrización o reparación. Es cierto que la mayoría de las lesiones, tanto inflamatorias, degenerativas o traumáticas, comprenden factores esenciales, pero los principios fundamentales se entienden con mayor facilidad mediante el estudio del mecanismo de cicatrización y degeneración de los tejidos corneales después de una herida sin complicaciones.

Regeneración del tejido corneal

El epitelio corneal es una estructura estratificada, escamosa y de múltiples capas que es continua con la conjuntiva y se deriva del ectodermo de superficie. A diferencia del epitelio de las membranas mucosas, como la conjuntiva y el epitelio de la piel, el epitelio corneal descansa sobre un lecho totalmente avascular, además y al contrario que el epitelio de la piel, no muestra queratinización (Srinivasan BD, 1982).

La destrucción local del epitelio se cubre rápidamente sin dejar ningún defecto permanente por la actividad de las células epiteliales en los márgenes de la lesión. A este respecto el epitelio muestra un alto grado de eficiencia y adaptabilidad; por ejemplo, muestra una fuerte tendencia a la nivelación para eliminar irregularidades en la superficie corneal, volviéndose más grueso cuando se produce una pérdida de substancia, y más delgado en el caso de tejido neoformado que se encuentra localizado debajo de él. En realidad, tan grande es la energía regenerativa a este respecto que las células epiteliales

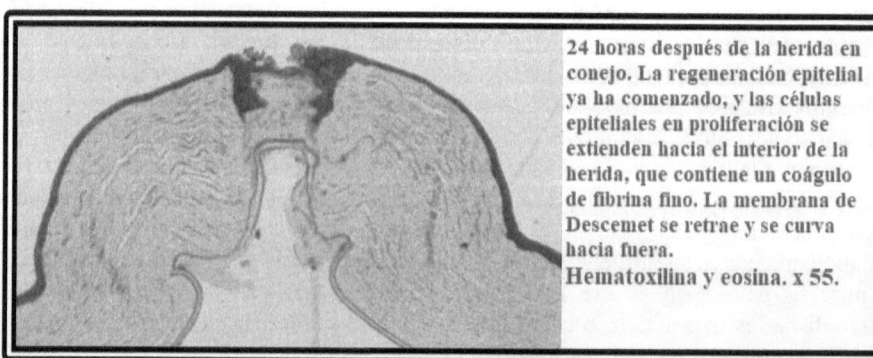

24 horas después de la herida en conejo. La regeneración epitelial ya ha comenzado, y las células epiteliales en proliferación se extienden hacia el interior de la herida, que contiene un coágulo de fibrina fino. La membrana de Descemet se retrae y se curva hacia fuera.
Hematoxilina y eosina. x 55.

pueden penetrar los márgenes aún supurantes y el suelo de una úlcera e incluso penetrar, mezclándose con un exudado purulento, entre las lamelas de la substancia propia.

La manera de regeneración epitelial recibió mucha atención y es bastante bien conocida. Los primeros estudios histológicos de von Wyss (1877), que fue el primero en examinar la proliferación regenerativa de las células epiteliales, fue suplementado por dos investigaciones clásicas de un mérito inusual –la de Ranvier (1896-98) quien demostró el deslizamiento mecánico de las células epiteliales adyacentes sobre el área denudada, y el de Weinstein (1903) quien estudió la parte jugada en la regeneración epitelial por actividad mitótica. Estas primeras investigaciones establecieron la base dual del proceso de curación y sus observaciones fundamentales fueron ampliadas por los trabajos posteriores de muchos histólogos, particularmente Rucker (1929), Benedict (1934) y Arey LB (1936) en el periodo entre las dos Guerras Mundiales, y posteriormente por un número de investigadores cuyos trabajos fueron estimulados en sus comienzos por los efectos de los gases empleados en estas guerras sobre el tejido corneal[2].

En resumen podemos decir que la reparación epitelial corneal depende de complejas interacciones de varios componentes celulares que interactúan a través de una red de señales moleculares. Las interacciones célula-célula y célula-matriz juegan un papel importante en el mantenimiento de la estructura estratificada del epitelio corneal. Cualquier daño al epitelio provoca una serie de reacciones que ayudan a sanar el área injuriada.

La reparación del epitelio corneal se puede dividir en tres fases que se sobrelapan (Zeiske JD y Gipson IK, 2000). En la primera fase se pierden los hemidesmosomas (Klatte DH et al, 1989) que normalmente unen el epitelio con el estroma subyacente y otras estructuras de anclaje (como desmosomas y fibras de anclaje de colágeno tipo VII, Gipson IK et al, 1987) y se forma una compleja unión, llamada contactos locales. Durante esta fase, las células epiteliales se aplanan y emigran para cubrir una hoja continua que cubre el defecto. Esta fase es independiente de la proliferación celular. Durante la segunda fase, proliferan células distales a la herida original para repoblar el área injuriada, y se produce la estratificación y diferenciación celular. En la tercera fase, se reforman.

Antes de iniciarse todos estos procesos, existe una fase que se conoce como *de latencia*, que se corresponde con el periodo comprendido entre el momento de la herida y el inicio de la migración celular. En esta fase se aprecia una gran reorganización celular y síntesis de proteínas del citoesqueleto (Zeiske JD y Gipson IK, 1986) como vinculina, actina, talina e integrinas, así como de receptores de otras células superficiales; también se sintetizan glucoproteínas y glucolípidos de la superficie celular (Panjwani N et al, 1990).

La integrina α6β4 es una glucoproteína integral de la membrana que ancla proteínas extracelulares a componentes del citoesqueleto. Es un heterodímero compuesto de dos subunidades, alfa y beta, que es específica para la unión con las láminas de la membrana basal corneal. En su distribución normal se localiza en la base de las células basales. Es responsable de la unión de estas células a la membrana basal subyacente.

Durante la fase de latencia, esta integrina se separa de los hemidesmosomas y desmosomas, y se distribuye uniformemente en la superficie celular. Posteriormente sirven como moléculas de adhesión a la matriz extracelular adyacente (Clark EA y Brugge

---

[2] Arey LD y Covode WM, 1943; Buschke W et al, 1943-45; Friedenwald JS y Buschke W, 1944; Friedenwald JS et al, 1945-48; Buschke W, 1947-50; Mann I et al, 1948; Maumenee AE y Scholz RO, 1948; Friedenwald JS, 1951; Heydenreich A, 1958; Robb RM y Kuwabara T, 1962-64; otros.

JS, 1995). También se piensa que son responsables de una señalización bi-direccional entre la matriz extracelular y el citoesqueleto.

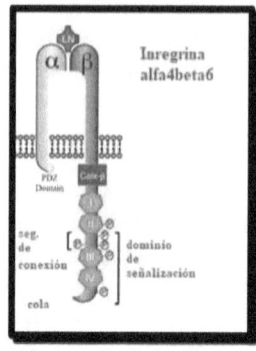

La restauración de la continuidad epitelial después de una abrasión implica la combinación de dos factores –un deslizamiento epitelial mediante el cual las células que rodean el área denudada migran para cubrir el defecto, y una multiplicación de las células epiteliales supervivientes por mitosis con lo que, asistido por una pausa temporal en el proceso natural de exfoliación, se reconstruye rápidamente la estructura multicapa normal del epitelio. En el proceso de renovación esta actividad se produce alrededor de los márgenes del área denudada, el crecimiento desde el borde cercano al centro de la córnea es tan rápido como desde el borde cercano al limbo (Rucker, 1929; Benedict, 1934). Tan rápidamente se produce la restitución que toda la córnea se puede re-epitelizar en 4 a 7 días. No obstante, si el defecto es extenso el epitelio neo-formado consta inicialmente de sólo una o dos láminas de células aplanadas, por lo que se rompen con frecuencia formando úlceras superficiales, pero en las semanas siguientes aparecen las capas normales, y después de 50 días se consolida un epitelio resistente que difiere escasamente en estructura de la normal.

El deslizamiento del epitelio vecino sobre el área denudada es un fenómeno interesante; Peters (1885) y Leber (1891) fueron los primeros en señalarlo en ranas; aunque estos primeros investigadores no apreciaron completamente sus implicaciones.

En 1885, Peters describió el deslizamiento de las células epiteliales para cubrir un defecto de la herida como el hecho principal en la curación de la herida; otros sugirieron alternativamente que la mitosis puede ser el suceso primario (Juselius E, 1910). La hipótesis de Peters fue confirmada primero por Arey LB y Covode WM (1943) y luego por otros (Fiedenwald JS y Buschke W, 1944; Matsuda H y Smelser GK, 1973; Kuwabara T et al, 1976). Arey LD y Covode WM (1943) encontraron que las heridas cortadas similares a zanjas de la córnea de la rata estaban cubiertas por un deslizamiento epitelial en aproximadamente 12 horas. La mitosis ocurrió mucho más tarde y más lejos del sitio de la herida. Friedenwald y Buschke (1944) confirmaron esta observación en estudios sobre la respuesta epitelial de la córnea a las lesiones por pinchazos. Calcularon que la tasa de migración de las células epiteliales en respuesta a este tipo de herida pequeña era de aproximadamente 0.25, μm por minuto. Kuwabara et al (1976) también publicaron tasas de migración epitelial para córneas de conejo sometidas a heridas de tipo incisión. La migración, que se produjo a aproximadamente 26 μm por hora, continuó hasta el tercer día después de la cicatrización de la herida; en ese momento, el defecto epitelial estaba cubierto en gran parte por un tapón de células. Ambos estudios señalaron que las tasas de migración epitelial in vivo e in vitro se compararon muy favorablemente en las córneas heridas. Más reciente Matsuma M et al (1985) dio un índice constante de migración de 60-80 mm/hora.

Este deslizamiento epitelial fue estudiado microscópicamente, entre otros, por Ranvier (1898), Werner (1902) y Marchand (1924), y clínicamente por Löhlein (1930), Mann I (1944), Maumenee AE y Scholz RO (1948), Friedenwald JS et al (1948) y Friedenwald JS (1951); con esta finalidad utilizaron un método muy efectivo consistente en observar el movimiento del anillo de células pigmentadas que rodea el limbo en algunos animales (conejos) y en razas de color, un proceso presuntamente causado por la proliferación de melanoblastos en esta región (Michaelson IC, 1952). Cuando el área abrasada o rota se encuentra cerca del limbo, el movimiento de las células se muestra macroscópicamente con gran belleza por la migración de pigmento hacia el centro de la córnea; histológicamente las células conjuntivales se pueden diferenciar de las corneales por el contenido en mucina de las primeras en contraste con el contenido en glucógeno de las últimas (Day, 1950)[3].

El deslizamiento comienza cerca de una hora después de recibir el traumatismo (Friedenwald JS y Buschker, 1944); aproximadamente a las 18 horas se comienza a apreciar un cambio en el epitelio limbal (Mann I, 1944) y así se puede cerrar una herida limpia que afecte sólo al epitelio en unas 24 horas (Ranvier, 1898),

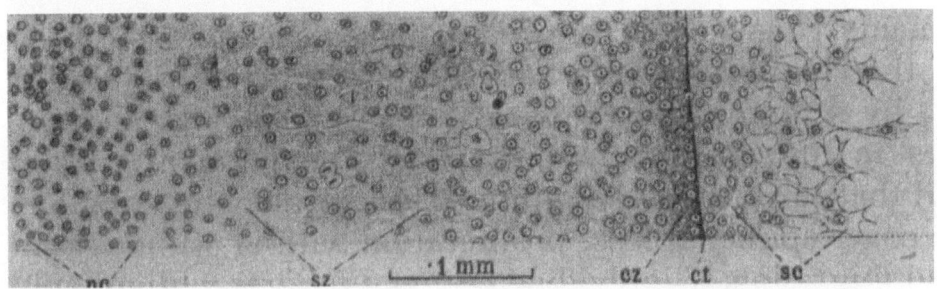

Epidermis de un adulto cuatro días después de escindir una zona de 1 mm cuadrado; ct = margen zona escindida, cz = zona de células congestionadas; nc = células normales; sz = zona de células de expansión activa. Mann I (1944)

Se pensaba que la tasa de migración era independiente del tamaño de la herida (Arey LB y Covode, 1943; Friedenwald JS y Buschke W, 1944) pero experimentos posteriores, también en conejos, sugerían, que las tasas de migración celular varían con el tamaño de la abrasión, así como con el tiempo después de la lesión (Harris TM et al, 1970; Sheppard LB et al, 1971). Hanna C et al (1973) utilizaron tanto la denudación epitelial de la córnea completa con la hoja de la cuchilla como la denudación corneal parcial delineada por una trefina en un estudio del efecto de los ungüentos oftálmicos en la re-epitelización corneal. La tasa normal de re-epitelización parecía ser más rápida para una abrasión corneal central de 5 mm de diámetro que para la denudación de la córnea completa. Mann I (1944) observó que las heridas corneales periféricas podían ser repobladas por células epiteliales conjuntivales de la periferia (área limbal). Si se lesionaba la conjuntiva periférica pero la lámina propia se dejaba intacta, las células epiteliales de la córnea migrarían hacia afuera para reemplazar el defecto epitelial de la conjuntiva. El tipo de lesión (herida con cuchillo o quemadura térmica) afectó la velocidad y la integridad de la migración celular.

---

[3] El glucógeno y la mucina en el citoplasma se tiñen con un rojo brillante con la tinción del ácido periódico sulfato-fucsina; la diferenciación se realiza por la hidrólisis del glucógeno incubándolo en una solución de sal y saliva; después de esto cualquier tinción residual se debe a la mucina.

En el margen de la propia herida son discernibles dos procesos –un aplanamiento y una expansión de las células epiteliales individuales, y la aparición de activas prolongaciones pseudopodiales en el área denudada, una actividad que es particularmente evidente en las células basales (Buschke W, 1944). Al principio la nueva capa está formada de células engrosadas, cada célula se aplana a casi un tercio de su altura normal pero cubriendo varias veces el área habitual, de esta manera se cubren grandes defectos epiteliales sin una actividad mitótica inicial, pero una vez cubierta el área denudada las células se multiplican y establecen la arquitectura multicapa normal (Aury LD y Covode W, 1943; Heydenrich A, 1958).

El movimiento de deslizamiento puede ser masivo; las primeras investigaciones demostraron que las células pigmentadas y caliciformes del limbo migran inmediatamente a alguna distancia en la córnea (se desconocía la existencia de células madres) y, en realidad, si se realizaban erosiones sucesivas en la córnea, cada una más alejada del limbo que su predecesora, se puede inducir que las células limbares viajen hacia el centro de la córnea; en abrasiones suficientemente extensas se puede afectar toda la circunferencia del limbo y, si se elimina todo el epitelio corneal, la re-epitelización completa se efectúa desde las células limbares (conjuntivales, Friedenwald JS, 1951; del stem cell limbal). Después de la eliminación total del epitelio, una única capa cubre la córnea durante una semana (en conejos); a las 2-3 semanas aparece una capa doble, y a las 4-5 semanas el aspecto de las nuevas células son las de un epitelio corneal normal (Friedenwald JS, 1951).

Srinivasan BD et al (1977), también en córneas de conejo, encontró que la re-epitelización por células de origen conjuntival es significativamente más lenta que la re-epitelización por células de origen corneal.

En este proceso, las células de origen conjuntival gradualmente sufren un cambio metaplásico; originalmente (en 2 a 3 semanas después de una abrasión total) la doble capa de células tiene todas las características de la mucosa conjuntival con formaciones caliciformes, las vacuolas se encuentran llenas de mucina, pero gradualmente van apareciendo abundante glucógeno en el citoplasma a medida que se desarrollan las características morfológicas del epitelio corneal. Además, Thuft RA y Friend J (1977) han demostrado que la cubierta conjuntival recién migrada de la córnea retiene las actividades de las enzimas conjuntivales específicas hasta seis semanas. Este epitelio conjuntival recién migrado también conserva algunas diferencias funcionales importantes que pueden tener importantes consecuencias clínicas. Cuando se denuda la porción central de una córnea cubierta por el epitelio conjuntival, se estimula el crecimiento de los vasos sanguíneos periféricos (Thuft RA et al, 1979). La denudación corneal central repetida, cuando la parte central de la córnea se re-epitelializa con epitelio corneal, no estimula la invasión de la córnea periférica por tales vasos sanguíneos; lo que fue confirmado por Srinivasan BD et al (1979).

Ravier (1898) pensaba que este proceso de migración epitelial era simplemente mecánico, determinado pasivamente por la liberación de la tensión tisular que permite a las células vecinas extenderse sobre el área denudada, y esta hipótesis se aceptó durante mucho tiempo. Sin embargo, Wigglesworth (1937), en un estudio de un proceso similar en el epitelio de insectos, encontró datos de que el movimiento era de naturaleza quimiotáctica, activado por algún producto químico de la autolisis de las células injuriadas, no de especie ni específica del tejido y destruida por el calor ya que el fenómeno parece ser dependiente de la temperatura demostrado en la córnea humana (Buschke W, 1950), no obstante, en un estudio de Kuwabara T et al (1976) el fenómeno de deslizamiento no fue muy sensible a la temperatura del medio de incubación en condiciones in vitro.

Existe una hipótesis propuesta por Thoft RA y Friend J (1983) y actualmente aceptada, que explica la renovación del epitelio corneal por medio de tres ejes: el X, que consiste en la proliferación de las células basales, el Y, que consiste en la proliferación y migración centrípeta de las células limbares y el Z, que consiste en la pérdida de células epiteliales de la superficie corneal.

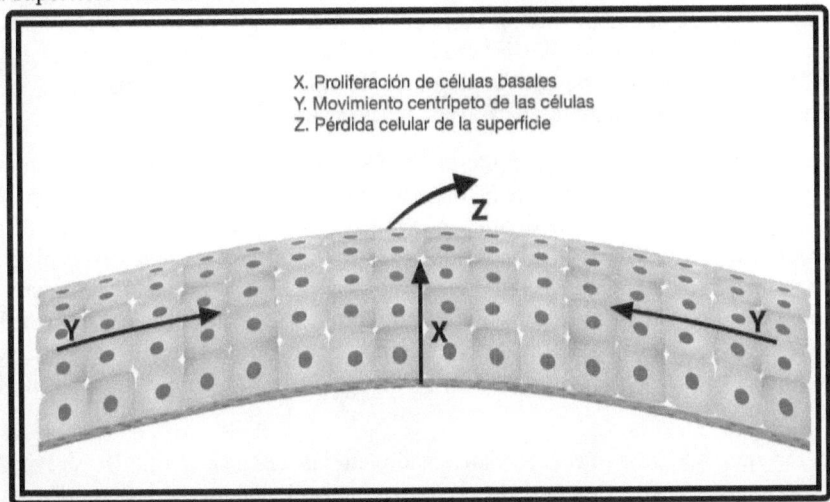

X. Proliferación de células basales
Y. Movimiento centrípeto de las células
Z. Pérdida celular de la superficie

El mantenimiento del epitelio corneal, por tanto, puede definirse por medio de la ecuación: $X + Y = Z$, la cual representa cómo, para mantener el epitelio corneal, la pérdida celular debe estar en equilibrio con el reemplazo celular. El componente Y es un movimiento celular centrípeto que ocurre incluso en ausencia de un defecto agudo. Es importante no confundir Y con otro fenómeno, el movimiento rápido de las células periféricas en respuesta a un defecto central agudo (Davanger M y Evensen A, 1971). Utilizando esta hipótesis X, Y y Z es posible clasificar tanto las enfermedades como los tratamientos según el componente específico implicado (X, Y o Z).

Ciertamente, mientras que la migración celular se encuentra igualmente activa en traumas mecánicos y químicos, tanto si está dañada la substancia propia como si no lo está, es menos evidente después de severas quemaduras corneales en la que la regeneración epitelial se alcanza al principio prácticamente por completo por división mitótica. El hecho de que la migración se confine a células situadas dentro de un cierto círculo desde el área injuriada (entre 2'5 y 5 mm; Mann I, 1944), sugiere la existencia de una substancia activadora que tiene un área limitada de difusión. Finalmente, que la actividad vital se encuentra implicada en el proceso se ve en su inhibición por la anaerobiosis o la aplicación de antisépticos locales, cianida, acetato de iodo, lanolina y otras substancias unidas a grupos sulfidrilos (Friedenwald JS y Buschke W, 1944; Bellows JG, 1946; Buschke W, 1949; Heerema JC y Friedenwald JS, 1950) –datos que sugieren que el proceso puede encontrarse mediado por proteínas de naturaleza enzimática y que vamos conociendo, de manera que podemos decir que el proceso de migración celular se logra mediante la síntesis de un elaborado conjunto citoplásmico de fibras de estrés ricas en actina. Se sabe que el bloqueo de estas fibras de estrés inhibe la migración y adhesión de las células epiteliales. Proparcaina, un anestésico tópico, inhibe la migración del epitelio corneal en parte a través de la alteración del cito-esqueleto de actina.

Se debe señalar que el proceso de curación por deslizamiento mecánico de las células no se confina al epitelio corneal; también se produce en la conjuntiva (Mann I, 1944), la piel (Hartwell, 1929), membranas mucosas internas (Florey y Harding, 1935) y se ha demostrado muy efectivamente en el epitelio de una capa de los insectos (Wigglesworth, 1937).

La parte jugada por la proliferación celular en la curación de los defectos epiteliales se ha evaluado mediante observaciones histológicas de la actividad mitótica[4], por el estudio del efecto específico de la colchicina, un fármaco que a dosis apropiada no afecta al índice en el que las células entran en mitosis pero detiene el ciclo en la metafase (Buschke W et al, 1943), y con la técnica de auto-radiografía (Hara J, 1962; Iga et al, 1962), en los primeros tiempos y casi siempre en experimentación animal.

En circunstancias normales el epitelio corneal se renueva constantemente por proliferación desde la capa basal. Se ha observado que estas células, y en menor medida las de las capas adyacentes, se dividen por mitosis a intervalos aproximados de una semana (Friedenwald JS y Buschke W, 1944). Se ha demostrado por auto-radiografía marcando los núcleos de las células en división con tiamina que pocas células permanecen en la capa basal después de la división, que migran a través de las capas intermedias, sufriendo modificaciones continuas por el camino, y que en unos pocos días la mayoría se han descamado en la película lagrimal (4 días en la rata, 6 en el ratón; Hanna C y O´Brien JE, 1960).

Parece ser que un daño mecánico localizado en las células epiteliales provoca la inhibición inmediata de la mitosis en el resto de las células que tarda varias horas en producirse por lo que la curación de pequeños defectos procede puramente del proceso de deslizamiento epitelial, sin multiplicación celular (la fase de latencia ya comentada). Cuando se detiene la supuesta inhibición, se renueva la actividad mitótica, aún confinada a las dos capas más profundas del epitelio, donde no se inicia en el borde de la herida sino a alguna distancia y se amplía rápidamente sobre grandes áreas de la córnea. Por otro lado, se sabe que el desbridamiento epitelial de la córnea estimula un aumento de 4,5 veces y 3,2 veces en la proliferación celular en el epitelio corneal del limbo y de la periferia, respectivamente (Chung EH et al, 1983). Bajo circunstancias normales ninguna célula amplificadora transitoria utiliza toda su capacidad de división, pero estimuladas por un traumatismo, la renovación epitelial puede adoptar tres estrategias para expandir la población celular. Puede reclutar más células madres para dividirse con un tiempo menor en su ciclo produciendo más células amplificadoras transitorias. Puede inducir a jóvenes células amplificadoras transitorias en la córnea periférica para ejercer su potencial replicativo completo, de esta manera se generan células amplificadoras transitorias de mayor madurez. Finalmente, puede aumentar la eficiencia de la replicación de las células amplificadoras transitorias acortando el tiempo del ciclo celular. Tomadas juntas, estas tres estrategias producen un gran número de células post-mitóticas terminalmente diferenciadas. Toda la proliferación celular y la diferenciación, incluso durante la fase de curación, es similar a la que se produce durante la homeostasis normal; en conjunto sigue el modelo clásico X, Y, Z propuesto por Thoft y Friend (1983).

En la membrana basal también se producen cambios. Se encontró que la regeneración de la membrana basal del epitelio (en ratas) comienza después de 24 horas y se completa después de 62 horas (Marena, 1961); en el conejo se ha demostrado síntesis de ADN a las 18 horas después del traumatismo (Iga et al, 1962). No obstante, inmediatamente después

---

[4] Neese, 1887; Weinstein, 1903; Matsumoto, 1918-22; Arey LD, 1936; Arey LD y Covode W, 1943; otros

del traumatismo por desbridamiento llegan células inflamatorias (polimorfonucleares neutrófilos) que se unen a la superficie de la membrana basal expuesta (Wagoner MD et al, 1984), y liberan proteasas capaces de degradarla. La película lagrimal también puede participar ya que contiene proteasas, especialmente después de heridas corneales (Cejkova J, 1998; Sathe S et al, 1998). Además, las células epiteliales corneales liberan gelatinasa B y matrilisina (Ye HQ y Azar DT, 1998; Lu PC et al, 1999), metaloproteasas capaces de degradar los componentes de la membrana basal. La digestión por proteasas de la membrana basal durante un tiempo después del traumatismo altera tanto la estructura como la función. Además es posible la existencia de un mecanismo sencillo de des-enredamiento de la lámina densa después del trauma dada la ausencia de integrinas y de otras moléculas que permiten su estabilización, y pueden difundir hacia las lágrimas elemento de la lámina densa causada por la fricción mecánica del parpadeo (Iglesia DDS y Stepp MA, 2000).

El desmontaje de la membrana basal puede afectar la re-epitelización en una o más de las siguientes formas: A) La exposición de las células epiteliales principales a la matriz del estroma subyacente induce una nueva expresión o activación de la integrina en las células epiteliales en migración. Este concepto se apoya en la demostración de la migración mediada por integrinas y la inducción de colagenasa I en queratocitos expuestos a colágeno nativo 1 (Pilcher BK et al, 1997). B) Modificación de las vías de señalización intracelular en las células epiteliales en migración: En la membrana basal se encuentran citoquinas, TGF beta y b-FGF (Dabin I y Courtois Y, 1991; Dowd CJ et al, 1999). Por lo tanto, el desmontaje parcial de la membrana basal libera moléculas involucradas en la modulación de la proliferación celular, la diferenciación y/o la apoptosis. C) Formación de un complejo de adhesión estable. Los estudios tanto en córneas de animales como humanas muestran que la estructura y composición de la membrana basal epitelial afecta a la adhesión de las células sobre ella, pero aún conocemos poco.

La membrana basal funciona como una estructura dinámica de la morfología, diferenciación y mantenimiento del tejido. Su remodelación constituye una parte integral del proceso de reparación de heridas epiteliales corneales. Las células epiteliales al emigrar depositan laminina 1 bajo ellas en las primeras 24 horas después de una foto-ablación (Suzuki K et al, 2000). La laminina 1 es un constituyente mayor de la membrana basal y regula varios procesos, incluyendo adhesión, proliferación y diferenciación. La integración de las lamininas 1 y 5 con integrina alfa6beta4 puede mediar la migración celular. La expresión de conexina y desmogleinas 1 y 2 aumentan aproximadamente al mismo tiempo que la laminina 1. La observación de que el restablecimiento d la membrana basal coincide con la formación de 2 de los 4 tipos de uniones intercelulares sugiere que la membrana basal puede afectar la expresión de proteínas de adhesión en las células epiteliales corneales.

Estos sucesos en el epitelio se acompañan de ligeros pero significativos cambios en el estroma subyacente incluso aunque haya escapado del traumatismo. Durante las primeras 24 horas después de la destrucción del epitelio, se acumulan un número considerable de leucocitos en los espacios interlaminares inmediatamente subyacente; después de las primeras 24 horas (en ausencia de infección) disminuye progresivamente su número hasta que vuelve a su estado normal en alrededor de 4 días. Estas células inflamatorias provienen de los vasos sanguíneos limbares y posiblemente de la lágrima. Es probable que estos leucocitos sean atraídos al área injuriada por la liberación de substancias quimiotácticas desde el tejido lesionado. In vitro se ha comprobado que los fibroblastos corneales segregan proteína quimiotáctica de monocito-1 (MCP-1) cuando son estimuladas por IL-1 o TNFα (Tran MT et al, 1996). Interesantemente esta proteína se expresa in vivo sólo después de raspado epitelial o de algún otro trauma del epitelio suprayacente. Es significativo que con la llegada de leucocitos el contenido en fosfatasa, normalmente bajo, de la córnea aumenta considerablemente (Taylor AC et al, 1947). Su función ya se ha comentado anteriormente; otra función importante puede ser la de eliminar los componentes celulares liberados durante la apoptosis y, si existen, eliminar micro-organismos. También pueden ser responsables de algunas de las células de aspecto fibroblástico que repueblan el estroma después de lesión epitelial (Mohan RR et al, 2001).

Papel de las células madres. Los hallazgos anteriores se han ido completando en años recientes. Se ha sido demostrado cómo las células madre del epitelio corneal tienen una localización en la capa basal de la córnea periférica, en la zona limbal, jugando un papel fundamental en la proliferación y diferenciación celular del epitelio corneal (Schermer A et al, 1986; Lavker RM et al, 2004). Esta hipótesis se apoya en varios hechos: el patrón único de expresión de la citoqueratina 3 en las células corneales diferenciadas, la localización de las células de ciclo lento en el limbo, el mayor potencial proliferativo de las células limbares en comparación con las células corneales centrales tanto in vivo como in vitro y la capacidad de las células limbares basales de regenerar un epitelio corneal dañado (Lavker RM et al, 2004). El epitelio corneal utiliza tres estrategias para expandir su población celular durante la cicatrización: el reclutamiento de células madre para producir más células TAC[5], el aumento de la tasa de replicación de las células TAC y el aumento de la eficacia de la replicación de las células TAC con el acortamiento del ciclo celular (Lehrer MS et al, 1998). Las células madre limbo-corneales se encuentran en la capa basal del epitelio limbal mientras que las células TAC se encuentran en la capa basal de todo el epitelio corneal. La localización limbal de las células madre limbo-corneales explica propiedades corneales como el predominio de formaciones tumorales en la zona limbal y la migración centrípeta de las células corneales periféricas hacia la córnea central. Este movimiento celular centrípeto es el responsable de la regeneración del epitelio corneal central (Chen JJ y Tseng SC, 1990; Dua HS y Azuara Blanco A, 2000). Conforme las células se mueven centrípetamente, van desarrollando características de células TAC y adquiriendo marcadores de novo, como las citoqueratinas 3/12. Schermer y col (1986), en cultivos de células corneales de conejo, observaron que la citoqueratina 3 se asociaba a las capas superiores y más diferenciadas, lo que implica que esta citoqueratina 3 constituye un marcador de estados avanzados de diferenciación. También se expresaba uniformemente en el epitelio corneal central de los conejos. Esta expresión homogénea sugiere que, aunque las células basales en la zona limbal son indiferenciadas, las del epitelio corneal central son más diferenciadas en función de la expresión de citoqueratina 3. Esto les llevó a proponer que las células madre del epitelio corneal no se distribuyen uniformemente a lo largo de la capa basal del epitelio corneal completo (Schermer A et al, 1986). La preservación de las células madre limbo-corneales parece depender de las condiciones ambientales. Su regeneración requiere unas condiciones específicas que sólo se encuentran en el nicho de localización de estas células madre. Fuera de estas condiciones, las células madre proliferan desarrollando una expresión gradual de diferentes marcadores celulares. Durante la diferenciación, se van expresando nuevos genes a la vez que se suprimen otros previamente expresados. Los estados intermedios presentan una gran capacidad proliferativa. Tras un número de replicaciones, esta capacidad va disminuyendo hasta alcanzar la diferenciación terminal. Llegado un momento, las células TAC cesan sus mitosis y entran en el compartimento no

---

[5] La unión mucocutánea de la conjuntiva palpebral en conejos parece ser la principal fuente de células TAC (Transient Amplifying Cells) en continua replicación. Estas células migran hacia el fornix para regenerar las células maduras que se pierden de forma continua.

proliferativo, pasando a la diferenciación celular terminal (Huang AJ y Tseng SC, 1991). El esquema de diferenciación seguido es de célula madre a células TAC y a células diferenciadas (Schermer A et al, 1986; Sun TT y Lavker RM, 2004). La capa basal del epitelio limbal contiene tanto células madre como células TAC, así como los precursores tempranos que pueden existir entre ambos tipos celulares. El epitelio corneal está constituido por una jerarquía de células TAC, aquellas localizadas en la periferia con capacidad de múltiples divisiones y las células TAC de la córnea central con capaces de dividirse tan sólo una vez (Schermer A et al, 1986). El hecho de que las células TAC de la córnea central tengan una escasa capacidad de replicación concuerda con los estudios que muestran que las células de la córnea central constituyen colonias terminales que no pueden ser cultivadas más de dos veces (Pellegrini G et al, 1997). La transición de células madre a células TAC no puede ser identificada con marcadores químicos. La localización anatómica de las células madre puede ser identificada por las empalizadas de Vogt (Kinoshita S et al, 2001), que están pigmentadas, y se encuentran en el margen de la córnea clara.

Parece que las células madre limbo-corneales no se encuentran en igual proporción en los distintos cuadrantes, siendo su proporción mayor en la córnea superior e inferior en comparación con los cuadrantes temporal y nasal (Boulton M y Albon J, 2004). El marcador molecular DNp63 está altamente expresado en el epitelio limbal. Otros marcadores negativos, como la conexina 43, también se usan para identificar las células basales del limbo más inmaduras. Una serie de rasgos anatómicos, como la presencia de melanocitos, sugieren la existencia de este nicho de células madre necesario para la supervivencia de estas células madre durante el ciclo celular. Parece que existe otra población celular (Side Population) en el epitelio limbal, que también expresa la proteína ABCG2, al igual que las células madre hematopoyéticas de la médula ósea (Suda T et al, 2005).

Las células madre son una pequeña subpoblación del total de los tejidos, caracterizadas por una rápida y continua renovación celular. Las células diferenciadas son células con un ciclo de vida corto que se regeneran por medio de la proliferación de la subpoblación de células madre. Las células madre fueron definidas por Potten CS y Loeffler M (1990) como células indiferenciadas capaces de proliferar, automantenerse, dar lugar a una gran progenie celular diferenciada, regenerar los tejidos tras un daño y poseer gran flexibilidad en cada una de estas capacidades (Dua HS y Azuara Blanco A, 2000). Las características principales de las células madre son el estar pobremente diferenciadas con n citoplasma primitivo, el tener una alta capacidad de auto-renovación sin errores, una larga esperanza de vida, un ciclo celular largo y el ser capaces de llevar a cabo divisiones simétricas o asimétricas, activándose su proliferación por la cicatrización o por su puesta en cultivo. Por definición, las células madre están presentes en todos los tejidos autorrenovables con un alto grado de diferenciación celular. Estas células permanecen relativamente quiescentes, pero tienen un gran potencial para la división celular clonogénica y son responsables de la proliferación y la diferenciación celulares. Las células madre pueden llevar a cabo divisiones celulares asimétricas, es decir, originando una célula hija que permanece indiferenciada y otra célula hija destinada a la diferenciación y división celular, las células amplificadoras transitorias o células TAC. Estas células, por mitosis, aumentan el número de células, diferenciándose en células postmitóticas.

Las células madre y las células TAC constituyen el compartimento proliferativo del tejido, diferenciándose en su ciclo vital y en la actividad mitótica. Las células TAC tienen un potencial proliferativo limitado, se dividen con más frecuencia y dan lugar a células diferenciadas incapaces de dividirse (Potten CS y Loeffler M, 1990). Schermer A et al

(1986) determinaron la localización limbal de estas células madre limbocorneales a partir de un estudio sobre la expresión de la queratina corneal de 64kD. También sugirieron que las células TAC están localizadas en la capa basal corneal y las células postmitóticas en las capas suprabasales. Conforme las células madre limbocorneales van migrando desde el limbo al centro de la córnea, se van diferenciando en células epiteliales corneales maduras o diferenciadas. Se han estudiado diversos genes, como el gen de la involucrina humano (Adhikary G et al, 2005), que pueden estar implicados en la regulación de los cambios que ocurren durante esta diferenciación de células madre limbocorneales a células TAC. Actualmente, la localización limbal de las células madre del epitelio corneal se basa en varios datos:

– La ausencia de marcadores específicos del epitelio corneal diferenciado, como son las citoqueratinas 3 y 12.

– La presencia de células de ciclo lento en el epitelio limbal basal, con una gran capacidad proliferativa en cultivo.

– La cicatrización corneal anormal con conjuntivalización, vascularización e inflamación crónica en casos de daño parcial o completo del epitelio limbal.

– La utilización de las células limbares en la reconstrucción del epitelio corneal de pacientes con insuficiencia límbica (Chen Z et al, 2004).

Los métodos para identificar las células madre limbocorneales son indirectos. Todavía no se han establecido marcadores directos de las células madre limbocorneales pero existen evidencias clínicas y experimentales de la localización de estas células madre en la región limbal[6]. Arpitha et al (2005) sugirieron que las células madre limbocorneales probablemente estén constituidas por un grupo de células pequeñas con un cociente núcleo/citoplasma elevado y altos niveles de la proteína celular p63. Se han propuesto una serie de marcadores celulares asociados a las células madre epiteliales de tejidos oculares y no oculares. La proteína p63 parece tener un doble papel en la formación del epitelio, el iniciar la estratificación epitelial durante el desarrollo y el mantener el potencial proliferativo (Koster MI, et al, 2004). Los principales marcadores propuestos se clasifican en tres grupos:

– Proteínas nucleares como el factor de transcripción p63.

– Proteínas de la membrana celular de transmembrana, incluyendo integrinas (β1, α6, etc.), receptores (receptor del factor de crecimiento epidérmico o EGFR) y transportadores resistentes a fármacos como el ABCG2 (Chen Z et al, 2004; Watanabe K, 2004; Pajoohesh Ganzi A et al, 2006).

– La expresión variable de queratinas en las células epiteliales permite la separación de las poblaciones celulares dentro del epitelio corneal según su nivel de diferenciación. Las citoqueratinas 3 y 12 son marcadores de diferenciación corneal (Liu CY et al, 1994). La citoqueratina 3 se expresa en el epitelio suprabasal del limbo y en el epitelio corneal completo, pero no se expresa en el epitelio basal del limbo ni en la conjuntiva bulbar adyacente.

El epitelio basal limbal tampoco expresa la citoqueratina 12, que sí se expresa en el epitelio limbal suprabasal y en el epitelio corneal completo (Chen JJ y Tseng SC, 1990;

---

[6] Lindberg K et al, 1993; Daniels JT et al, 2001; Romano AC, 2003; Hirao A et al, 2004; Charukamnoetkano KP, 2006; Chee KY et al, 2006;

Daniels JT et al, 2001). La mayoría de células limbares basales están desprovistas de conexinas y proteínas de unión gap. Las uniones gap son un tipo de comunicación específica entre dos células formada por la agrupación local de canales intercelulares de poros grandes (unos 2 nm). Estos canales están constituidos por polipéptidos de tipo conexina, que son identificados según su peso molecular (Wolosin JM et al, 2000). La falta de comunicación intercelular entre las células limbares basales refleja la necesidad de un medio ambiente intracelular específico para mantener su indiferenciación (Daniels JT et al, 2001). La membrana basal constituye un componente fundamental en los estímulos exógenos que controlan el crecimiento y la diferenciación delas células limbo-corneales. La composición de la membrana se ve directamente afectada por la actividad secretora de las células epiteliales que se apoyan en ella (Watanabe K et al, 2004).

- Factores que influyen en la reparación

Los dos procesos implicados en el cierre de los defectos epiteliales –deslizamiento del epitelio y aumento en la actividad mitótica, pueden afectarse negativamente por agentes físicos, farmacológicos y de otros tipos. Los efectos diferenciados de estos agentes sobre los dos procesos por separado continúan estudiándose, pero parece que el proceso de deslizamiento es menos sensible a la interferencia farmacológica que la mitosis; por ejemplo, el primer proceso puede realizarse dentro de un rango de pH del 4'5 al 9'5. Ya se ha señalado que el movimiento celular se inhibe por acción de varias enzimas y por la anoxia, es decir, por agentes que, en general, inhiben la actividad metabólica y posiblemente la potencia de la cohesión intercelular (Friedenwald JS y Buschke W, 1944; Buschke W, 1949-50).

El enfriamiento del ojo inhibe tanto el deslizamiento como el índice del ciclo mitótico. La luz ultravioleta no inhibe la curación salvo a dosis que produce descamación del epitelio e incluso entonces la cicatrización comienza rápidamente desde el margen del área afectada; la exposición de 10 segundos o menos aumenta el índice de mitosis pero con exposiciones mayores se inhibe la mitosis y puede conducir a la fragmentación nuclear y la muda del epitelio (Friedenwald JS y Buschke W, 1944; Buschke W, 1945). La radiación X inhibe la mitosis en el epitelio de ratas (Fink I y Baras J, 1956. Los factores osmóticos también pueden ser efectivos; soluciones fuera del rango osmótico fisiológico obstaculizan la curación (Schaeffer AJ, 1950) aunque soluciones hipertónicas pueden acelerarlo (Novaković A, 1950).

También puede participar la nutrición; la deficiencia de vitamina A inhibe la actividad mitótica (Friedenwald JS et al, 1945; Grósz, 1962), mientras que la deficiencia de vitamina C no lo hace, incluso en fase de escorbuto (Galloway et al, 1948); la adición de ácido pantoténico estimula la regeneración epitelial (Haselmann et al, 1952), mientras que la vitamina C parece tener poco efecto tanto sobre el epitelio como sobre el endotelio (Cogan, 1949). Se decía que el tiempo de curación de lesiones se acosta considerablemente con la administración de ciertos aminoácidos entre los cuales se citaban la cisteína, prolina, asparagina y glutamina (Schaeffer AJ, 1946-50; de Vicentiis M, 1949; de Berardinis y Bonavolontá, 1949-51) y por la aplicación de aloxano (Münich W y Dietze HH, 1953) y aumenta con la heparina (Sigelman S et al, 1954). Por otro lado, se puede estimular la epitelización (y a veces de la regeneración estromal) con la aplicación de eritrocitos que quizás proporciones los fosfatos requeridos por el aumento del metabolismo corneal y proporciones factores de crecimiento (Newell, 1947), con sangre total (Christenberry, 1960), sangre hemolizada (JP y RN Rigg, 1959), extracto de sangre desproteinizada (del Buono E et al, 1962); o eritrocitos liofilizados (Ambrosio, 1955), así como una variedad de substancias como pomada de cloresium (Cole y Hughes,

1953), clorofila (Gandolfi, 1954), xantopterina (de Vicentiis M, 1959), y clorofolina (Heydenreich A, 1962).

Curiosamente, después de extirpar las glándulas lagrimales y harderianas, o sólo las últimas, Smelser GK y Ozanics V (1947-53) encontraron que las quemaduras experimentales del epitelio curan con mayor rapidez que en los animales de control; el índice de regeneración del epitelio no se alteraba con la escisión de la glándula lagrimal sólo ni por la aplicación tópica de extractos de ninguna de estas glándulas. Estos autores encontraron que en la córnea normal el número de mitosis aumentaba un 95% siguiendo a la ablación de ambas glándulas, un efecto que era difícil de explicar pero que se puede asociar con un aumento de la exfoliación que sigue a estos procedimientos.

El efecto de las hormonas se encuentra poco definido en el hombre. El índice de mitosis en ratas se encuentra influenciado por factores emocionales como la excitación o el enfado, parece deberse a un efecto adrenal ya que se puede inhibir con epinefrina (Friedenwald JS y Buschke W, 1944). Smelser GK y Ozanics V (1954) encontraron que la epitelización de quemaduras experimentales en ratas se inhibía con un exceso de tiroxina, pero una tiroidectomía suficiente como para impedir el crecimiento óseo no tenía efectos; y Fleishmann y Breckler (1947) no encontraron retraso en la epitelización en ratas tratadas con tiouracilo, mientras que Nover (1954) concluyó que la regeneración epitelial se aceleraba con la aplicación tópica de tiroxina. Se ha informado que la hipofisectomía causa una disminución en la mitosis (Sigelman S et al, 1954), y la aplicación local de insulina con metilcelulosa y glucosa estimula la regeneración epitelial (Lukoff, 1959).

Se dice que la testosterona y la foliculina aceleran la cicatrización epitelial y que la progesterona la retrasa (Lepri G y Fornaro L, 1953). El efecto de los corticoides no es tan dramático; algunos investigadores encontraron que grandes dosis de cortisona tienen un ligero efecto inhibitorio sobre la regeneración del epitelio corneal[7] que es menos marcado en el caso de la hidrocortisona (Niedermeier, 1955); otros no encontraron efectos ni con la instilación tópica ni con la inyección subconjuntival[8], mientras que otros informaron de un aumento en el índice de cicatrización después de la administración parenteral de la hormona (Sigelman S et al, 1954; Fornaro L, 1955).

Campbell FW y Wybar KC (1951) encontraron que el gamma-resorcilato, que recuerda a la ACTH y a la cortisona en su acción, causa roturas en el epitelio restaurado sobre quemaduras experimentales en 108 horas. Se decía que la inyección subconjuntival de suero citotóxico anti-reticular (Damiani, 1956) y la aplicación de extracto de placenta (Forgács J, 1962) aceleran la reparación de lesiones corneales superficiales.

Los agentes neurógenos aparentan tener alguna influencia; así se ha informado en animales experimentales que cuando se interrumpen las conexiones nerviosas entre la córnea y el ganglio ciliar, tanto por una queratotomía circular como por inyección retrobulbar de alcohol, se deprime el índice de sustitución, la vitalidad del epitelio regenerado y sus propiedades adhesivas con el estroma subyacente (Kornblueth W et al, 1949; Radian, 1957).

---

[7] Ashton N y Cook C, 1951; Lister A y Greaves DP, 1951; Duke-Elder S y Ashton N, 1951; Leopold IH et al, 1951.

[8] Newell FW y Dixon JM, 1951; Yasuna JM et al, 1954; Alexander CM y Newell FW, 1959; Maraini G et al, 1962.

Se conoce desde hace tiempo que la aplicación tópica de un anestésico como la cocaína produce un retraso en la reparación de los defectos epiteliales en la córnea (Masugi, 1901; Fuchs, 1902); estas primeras observaciones empíricas fueron confirmadas y ampliadas por comparaciones controladas en animales de laboratorio en las que se usaron o no abrasiones estandarizadas[9]. La inhibición de la cicatrización varía con diferentes fármacos, el modo de administración y la frecuencia de aplicación. Puede afectarse diferencialmente el proceso de migración celular y la división celular. En la córnea intacta la cocaína inhibe la mitosis así como la pantocaína, butacaína, holocaína y el butil amino-benzoato, todos administrados a las concentraciones clínicas habituales. En córneas abrasadas se afecta tanto la mitosis como la migración celular al menos con la pantocaína administrada tanto en forma de pomada como en solución acuosa. De acuerdo a Marr WG et al (1957) la piperocaína al 2% y la lidocaína al 2% permiten una regeneración normal. El resto de los anestésicos comentados inhiben uno u otro de los procesos de cicatrización en una extensión tan marcada como para contra-indicar su uso clínico en presencia de defectos epiteliales; de hecho, el uso continuado de anestésicos tópicos puede producir erosiones (Behrendt T, 1957).

Los antisépticos habitualmente utilizados en el manejo de las lesiones corneales tienen el efecto general de retrasar la recuperación epitelial, a veces hasta en un 300% y algunos de ellos, incluso cuando se utilizan a concentraciones terapéuticas, conducen a la formación de opacidades corneales en conejos jóvenes; de acuerdo a Bellows T (1946) y Marr WG et al (1951) incluyen al proteinato de plata, sulfato de zinc, acriflavina, metiolato y oxicianida de mercurio, así como al conservante clorhidrato de benzalconio. Como se producen los mismos cambios histológicos con todos ellos es probable que se deban a una irritación inespecífica más que a un efecto químico específico.

Los agentes antibióticos y quimioterápicos como sulfonamidas y penicilina, administrados en vehículos adecuados, retrasan la cicatrización menos que otras substancias de potencia antibacteriana comparable, excepto posiblemente el bacteriostático natural, lisozima que, de acuerdo a Gemolotto (1957) acelera la epitelización. Con la administración repetida de soluciones de penicilina, polimixina B, eritromicina, viomicina, carbomicina, neomicina y algunas sulfonamidas solubles se ha encontrado experimentalmente que la curación se produce casi tan rápidamente que en los ojos controles, ni la mitosis ni la migración celular se afectan seriamente (Smelser GK y Ozanics V, 1944; Bellows JG, 1946; Marr WG et al, 1954; Ambrosio, 1955). No obstante, si se utilizan a altas dosis penicilina, cloranfenicol o sulfonamidas o se administran en forma de polvo, pomada o en suspensión, los resultados son más caprichosos variando desde un retraso con formación de escaras (Bellows JG, 1943; Weekers L, 1952; Hromádková L y Riebel O, 1961) hasta una re-epitelización suave con sólo un ligero retraso (Smelser GK y Ozanics V, 1944). Los factores implicados aún no se conocen del todo pero es evidente que los componentes relativamente insolubles pueden tener una acción mecánica o irritante, mientras que también pueden encontrarse implicados efectos químicos específicos.

Aparentemente los factores mecánicos son importantes. El tamaño de las partículas de los polvos, como los de la sulfonamida, aplicados a la córnea parece ser significativo; a menor tamaño de las partículas menor es el retraso. Que este efecto es mecánico se encuentra fuertemente sugerido por el hecho de que los polvos de sulfadiazina y sulfatiazol no inhiben la cicatrización más que los polvos presumiblemente inertes del

---

[9] Gundersen y Liebman, 1944; Friedenwald JS y Buschke W, 1944; Smelser GK y Ozanics V, 1944; Marr WG et al, 1951; otros.

óxido de calcio o del carbonato con partículas del mismo tamaño. Es interesante que la lactosa en polvo muy fino tiene el mismo efecto inhibitorio. Las bases de pomadas testeadas sólo varían en la extensión en la cual inhiben la cicatrización de las lesiones corneales, pero la base de lanolina hidratada parece ser satisfactoria y se puede utilizar como excipiente, particularmente si se detoxica por lavado con una solución búfer de fosfato (pH 7´4) el cloruro sódico al 0´9%, produciendo la misma reacción y osmolaridad que la lágrima (Leopold IH y Steele, 1945; Smelser GK, 1946; Heerema y Fiedenwald JS, 1950).

- Factores de crecimiento en la regeneración de heridas corneales

Como hemos comentado a mediados del siglo pasado ya se suponía la existencia de factores que ponían en marcha el mecanismo de regeneración en epitelios lesionados. Estos factores se han ido conociendo con el paso de los años y se ha clarificado su función.

La familia de citoquinas se puede dividir en subclases, una de las cuales representa factores de crecimiento. Otras incluyen las interleucinas, los factores estimulantes de colonias, los factores de necrosis tumoral y los interferones.

Las citoquinas se producen por diversos tipos de células inmunes y no inmunes, y controlan una mezcla de respuestas biológicas que incluyen crecimiento celular, diferenciación, inmunidad, inflamación y reparación de heridas.

Históricamente, cada factor de crecimiento recibió nombres según los aspectos de su comportamiento que llevaron a su descubrimiento, como su fuente (factor de crecimiento derivado de las plaquetas), su efecto en la célula diana (factor de crecimiento de fibroblastos) o su comportamiento en el cultivo de tejidos (factores de transformación del crecimiento). A medida que se ha trabajado más en las características de estos péptidos, se ha hecho evidente que cualquier factor de crecimiento puede, de hecho, mediar en una variedad de funciones. Éstos, a su vez, pueden depender de cuándo se activa el factor, en qué tejido se produce y cómo interactúa con otros factores.

Los factores de crecimiento implicados en la cicatrización de heridas se encuentran en todos los tejidos corporales y tienen una variedad de acciones, que incluyen la degradación y producción de la matriz extracelular, la quimiotaxis, la proliferación y la producción de citoquinas autocrinas y la angiogénesis. La comprensión de los principios básicos de su estímulo y efecto se puede facilitar con el uso de un modelo simplificado, que proporcione un marco inicial para considerar las características de cualquier factor de crecimiento en la curación de la herida.

Un conjunto recurrente de sucesos caracteriza el papel de los factores de crecimiento en la mayoría de los procesos fisiológicos:

(1) Un estímulo, como una lesión, induce la producción y liberación del factor de crecimiento de una célula.

(2) El factor de crecimiento actúa sobre las células diana para generar una respuesta específica, que implica la alteración de aspectos como el fenotipo celular o la fase mitótica. Este paso se produce en un entorno molecular, celular y externo específico, y cada uno de estos puede influir tanto en el comportamiento del factor de crecimiento como en el resultado de su interacción con la célula objetivo.

(3) Como resultado del estímulo, la célula objetivo puede jugar un papel adicional en la regulación del factor de crecimiento original a través de circuitos de retroalimentación

que pueden regular hacia arriba o hacia abajo el factor de crecimiento en su sitio de producción. Otros cambios en el entorno inmediato pueden influir en la producción continua del factor de crecimiento en el sitio original.

(4) Hay una terminación específica del proceso que anula los bucles de realimentación en el paso anterior.

La curación de heridas es un proceso complejo que depende del tejido, pero siempre involucra cuatro fases. En cualquier herida dada, la acción inicial implica la eliminación de tejido dañado. En segundo lugar, se produce una fase proliferativa o migratoria en la que las células invaden el sitio de la herida para iniciar la tercera fase de reparación y reemplazo. Finalmente, se ponen en marcha mecanismos para terminar el proceso de curación de la herida.

En lo referente al epitelio corneal varios grupos han mostrado mayores tasas de curación epitelial in vitro. Sin embargo, los intentos de extrapolar este efecto in vivo utilizando factores de crecimiento epitelial han tenido un éxito mixto. Algunos grupos han encontrado que la aplicación tópica de factores de crecimiento epitelial aumentó la tasa de cierre de la herida, pero otros autores no informaron beneficios de su uso (Dellaert MM et al., 1997). Se cree que el FGF puede estimular la cobertura epitelial (Sotozono C et al. 1995).

Facilitan el cierre de la herida epitelial:

a) factores de crecimiento epidérmico: TGF-a; EGF[10].

b) Factores de crecimiento fibroblásticos:

- FGF (Gospodarowicz et al. 1977; Grant MB et al. 1992; Pancholi S et al. 1998).

- HGF (Nishimura T et al. 1998).

- HGF y KGF (Wilson et al. 1999).

c) Factores de transformación del crecimiento:

TGF-b (Grant MB et al. 1992)

TGF-b 1 (Nishimura T et al. 1998)

TGF-b 2 (Er H y Uzmez E, 1998; Imanishi J et al. 2000).

d) Factores de crecimiento derivado de plaquetas:

PDGF (Kamiyama K et al. 1998)

e) Interleucinas:

IL-6 (Er H y Uzmez E, 1998).

Inhiben el cierre epitelial:

a) Factores de transformación del crecimiento

TGF-b.

---

[10] Gospodarowicz et al. 1977; Petroutsos et al. 1984; Brazzell et al. 1991; Grant MB et al. 1992; Mishima et al. 1992; Qin y Kurpakus 1998; Nishimura T et al. 1998; Pancholi S et al. 1998; Imanishi J et al. 2000.

Tanto las células epiteliales como los queratocitos pueden verse influenciados por las citoquinas de la película lagrimal que se derivan de la glándula lagrimal, la conjuntiva o incluso los vasos conjuntivales durante la cicatrización de heridas (Wilson, 1991; Li DQ y Tseng SC, 1996) y la enfermedad de la superficie ocular (Prabhasawat P et al, 1997; Thakur A y Willcox MD, 1998). En particular, se han registrado diferentes concentraciones de EGF en diferentes patologías corneales (van Setten GB et al, 1991; Barton K et al, 1997). Después de la queratectomía fotorrefractiva se ha informado de, liberación de TGFb 1 y VEGF (factor de crecimiento endotelial vascular) (Vesaluoma M et al, 1997), PDGF-BB (Vesaluoma M et al. 1997), HGF (Tervo T et al, 1997), IL-6 (Malecaze F et al. al, 1997), y EGF (Lohmann CP et al, 1998). También es posible que los mediadores producidos por las células endoteliales de la córnea o presentes en el humor acuoso puedan modular la función queratocítica o epitelial.

El factor de crecimiento de hepatocitos (HGF) y el factor de crecimiento de queratocitos (KGF) son secretados por los fibroblastos después de la lesión epitelial, y contribuyen a la re-epitelización a través de sus receptores individuales expresados en células epiteliales (Wilson SE et al., 1994; Wilson SE et al., 1999). Mientras que el receptor de HGF c-Met se expresa en gran medida en las células de la córnea central, el receptor de KGF es más abundante en las células del limbo (Li DQ y Tseng SC, 1995; Li Q et al., 1996).

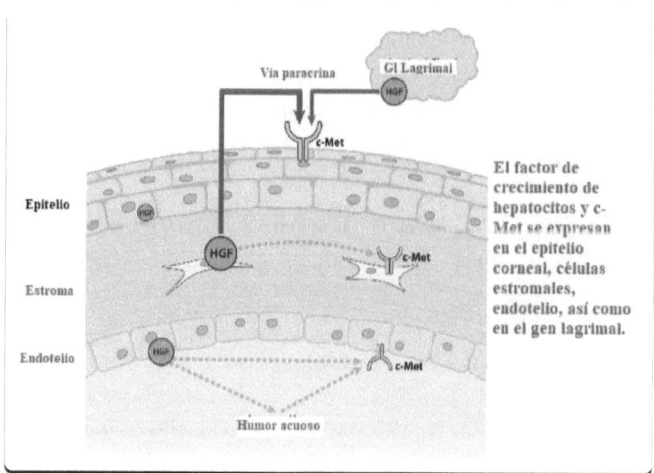

El factor de crecimiento de hepatocitos y c-Met se expresan en el epitelio corneal, células estromales, endotelio, así como en el gen lagrimal.

En la curación del epitelio corneal, el HGF actúa como un factor de crecimiento paracrino que median las interacciones mesenquimatosa-epiteliales. La unión de HGF a c-Met activa las vías de la proteína quinasa activada por mitógeno (MAPK) en las células epiteliales de la córnea humana a través del complejo receptor Grb2 / Sos a la ruta de Ras o a través de la proteína quinasa C (PKC). La fosfatidilinositol-3 quinasa (PI3K) y la p70 S6 quinasa (S6K), que están reguladas por PKC o Akt (también conocida como proteína quinasa B), también son fundamentales para la supervivencia de las células epiteliales (Chandrasekher G et al., 2001; Kakazu A et al., 2004). El factor de crecimiento de hepatocitos también facilita la migración de las células epiteliales de la córnea (Daniels et al., 2003; McBain et al., 2003), la proliferación (Wilson SE et al., 1993; Yanai et al., 2006), e inhibe la apoptosis (Kakazu A et al., 2004).

Cicatrización y regeneración del estroma corneal

A causa de su trasparencia la córnea proporciona un sitio fácil para observar los cambios patológicos y, por este motivo era el tejido elegido donde los primeros patólogos generales estudiaron los procesos fundamentales que acompañan a la inflamación y reparación. Se utilizaron animales de diversas clases y estímulos de todo tipo: mecánicos, térmicos, químicos y bacterianos, y los tejidos de la córnea se convirtieron en el campo de batalla para algunas controversias históricas de la Medicina. Sir William Bowman (1849) fue uno de los primeros en dedicarse a esta cuestión; reconoció el rápido y vasto aumento en el contenido celular de la córnea inflamada y como en ese tiempo se desconocían las reacciones vasculares de la inflamación, adscribió el fenómeno a la proliferación de los corpúsculos corneales fijos. Investigaciones posteriores detallaron y ampliaron su hipótesis –Strube (1851), Virchow (1852), His (1856), Weber (1858), Rindfleisch (1859) y Langhans (1861). Poco después, el descubrimiento por parte de von Recklinghausen (1862) de los corpúsculos sanguíneos blancos errantes abrió las dudas sobre la única responsabilidad de las células tisulares fijas en la reacción inflamatoria, una hipótesis que parecía refutada por el clásico experimento de colocar una pieza de córnea escindida en el saco linfático de una rana en la que se había insertado partículas de cinabrio y se habían teñido. Una hipótesis extrema fue la liderada por Cohnheim (1867-74), quien llevó a cabo una serie de experimentos demostrando corpúsculos sanguíneos blancos errantes en la inflamación, y tiñéndolos con azul de anilina, probando su migración en la córnea viva. Negó cualquier actividad a los corpúsculos corneales y afirmó que la reacción inflamatoria era completamente hematógena. Poco después comenzó una animada controversia en la que incluso se dio participación a la substancia basal de la córnea (Stricker, 1870; Heitzmann, 1883) o en la que se activaban (células durmientes" (Schlummerzellen) por el estímulo inflamatorio (Grawitz, 1896).

Las siguientes investigaciones siguieron tres líneas principales: 1) El estudio de los cambios que se producen en cultivos tisulares de córnea en condiciones donde se pueden controlar cualquier elemento extraño[11]; 2) Tinciones vitales (Suganuma, 1921) y 3) el estudio de cambios experimentales producidos en la córnea de animales convertidos en aleucémicos por radiación o fármacos[12]. Posteriormente la introducción de nuevas técnicas como la inmunohistoquímica, microscopía especular, etc., permitió mejorar las investigaciones.

En la regeneración y curación de una lesión del estroma de la córnea se pueden ver dos procesos en una herida no complicada, se produce una *degeneración avascular* mediante la regeneración de las fibras o células corneales, pero en presencia de una infección o en lesiones destructivas se produce una *cicatrización vascularizada*. El primer proceso es peculiar a la córnea; la segunda corresponde en sus características generales al método habitual de la cicatrización encontrada en otros lugares con la formación de tejido de granulación y fibrosis.

Un defecto superficial en la sustancia propia se cubre rápidamente por la actividad del epitelio con tal que, desde luego, en el caso de una úlcera infecciosa se cure. Mediante la combinación de un deslizamiento epitelial y una división mitótica, las células epiteliales rápidamente recorren la cavidad del defecto, invadiendo cada grieta que se encuentre, llenando los hiatos con lo que la superficie vuelve a ser fija y regular; cuando el nuevo epitelio comienza a consolidarse, las células basales cilíndricas se sitúan en la superficie de la substancia propia y aumenta en número las capas de células espinosas intermedias (células aladas) intermedias para alcanzar el nivel de la superficie. Sin embargo, si el defecto es grande y profundo, y se ha destruido una gran cantidad de estroma, el epitelio se extiende sobre la faceta en una capa delgada que a menudo se vuelve a romper durante

[11] Schnaudigel, 1913; Grawitz, 1913; Hannemann, 1920; Löhlein, 192-27.
[12] Lippmann y Brückner, 1918; Brückner, 1919; Sklawunos, 1925; Löhlein, 192-27; Schmelzer, 1928; Heydenreich, 1957.

las primeras semanas, y poco después se consolida lentamente para formar una cubierta de un grosor aproximadamente normal sobre la córnea adelgazada (Wiener, 1909; Rucker, 1929; etc.). Mientras que esta actividad epitelial continua, se está produciendo el proceso de infiltración y regeneración del estroma que vamos a comentar, mientras que la membrana de Bowman nunca se regenera y, a menudo, el grosor corneal permanece disminuido.

La curación del estroma avascular de la córnea fue estudiada por Donders (1847-48) mediante queratectomías en conejos y desde entonces se ha acumulado una gran cantidad de literatura[13]; no obstante, en ciertos aspectos los hallazgos de varios investigadores fueron contradictorios y algo incongruentes.

El primer suceso en la reparación es una invasión de la córnea por leucocitos que coronan el área injuriada, congregándose preferentemente bajo el epitelio. Es la fase de exudación fagocítica que dura unos tres días antes de la formación de nuevo tejido conectivo. La infiltración posiblemente se encuentre determinado por la liberación de polipéptidos proteolíticos siguiendo a la activación de enzimas por agentes, una actividad que se encuentra bien establecida a las dos horas después del traumatismo. Aparte de lo anterior, es probable que la función de los leucocitos es transportar fosfatasas al tejido avascular para aportar materiales para la fosforilización necesaria para la reparación tisular (Taylor AC et al, 1947; Szwarc, 1957). Los leucocitos llegan rápidamente; de acuerdo a Busse Grawitz P (1961) pueden alcanzar experimentalmente heridas en córneas de conejo en media o una hora en lesiones periféricas y centrales respectivamente, mientras que Weimar V (1957) encontró que la presencia de polimorfonucleares era evidente en las 5 primeras horas después de la herida y se encontraban bien establecidos a las 24 horas.

Los leucocitos pueden alcanzar el área injuriada por dos caminos. En las fases iniciales, como sugirió Cohnheim (1867) por primera vez, pueden escapar de los vasos conjuntivales, atravesar el limbo y pasar superficialmente a la herida corneal a través de la película lagrimal[14]. Esta migración es particularmente importante en las lesiones corneales centrales y se puede evitar si se lava continuamente la córnea. En una fase algo más tardía, particularmente en lesiones cercanas al limbo, los leucocitos emigran al estroma corneal desde los vasos perilímbicos, y en lesiones destructivas los leucocitos se encuentran liberalmente suplementados por mononucleares[15]. Existen escasos datos de que estas células deriven de queratocitos o de células epiteliales como propusieron investigadores como Busse Grawitz P (1953-61), Pau H 1956-58), y Lassmann G (1959). Schnaudigel (1889-1913) y Orth (1899) fueron los primeros en mostrar que viajan a través de las láminas corneales y se deforman en grandes células en huso, viajando generalmente en fila india en una dirección aproximadamente radial a menos que la estructura corneal se encuentre desorganizada como sucede en un absceso. Su forma atípica que probablemente se determine mecánicamente, lo hace difícil de reconocer por lo que los primeros investigadores fueron incapaces de definir su origen (Weinstein, 1903). Después de alrededor de una semana comienzan a disminuir en gran cantidad, aunque incluso en ausencia de infección, suelen quedar bastantes cerca y en el epitelio.

---

[13] Resúmenes los encontramos en Marchand, 1901; Salzer, 1909-37; Hanke, 1915; Fuchs, 1917; Wolfrum y Boehmig, 1921; von Hippel, 1928; Pullinger y Mann I, 1943; Mann I et al, 1948; Maumenee AE y Kornblueth W, 1949; Messier y Hoffman, 1949; Schwarz, 1953; Garzino, 1955; Weimar V, 1957-60; Wolter JR, 1958; Anseth, 1961; otros.

[14] Leber, 1891; Löhlein, 1926; Heydenreich A, 1957-60; Robb y Kuwabara, 1962; otros.

[15] Pullinger y Mann I, 1943; Mann I et al, 1948; Maumenee AE y Kornblueth W, 1949; Weimar V, 1957-58; Wolter JR, 1958.

Casi concurrentemente, se aprecian cambios considerables en las células estromales. En la primera hora después de infligir un trauma estas células pierden sus procesos y el modelo sincitial, y en el área inmediata de destrucción mueren muchas de ellas, pero proliferan por alrededor, enviando escasos procesos y convirtiéndose en células con forma de huso que recuerdan a fibroblastos de los cuales derivaron inicialmente y emigran al área dañada (Wolter JR, 1958). Estas células fibroblásticas derivan de queratocitos estromales (Funderburgh JL et al, 2003). Tras la herida, los queratocitos proximales al sitio se someten a apoptosis, y los queratocitos distales a la herida se vuelven móviles, fibroblastos mitóticamente activos. La expresión de la actina del músculo liso α se ha convertido en un marcador para las células involucradas en la deposición de ECM fibrótica (Fini ME, 1999; Funderburg JL et al, 2003). La secreción de componentes fibróticos es estable durante meses después de la curación en la córnea de conejo (Cintron C y Kublin CL, 1977). En los seres humanos, las cicatrices corneales pueden permanecer durante décadas (Whitcher JP et al, 2001). En lesiones no infectadas y no vascularizadas estas células podrían ser los principales elementos activos en iniciar la reparación; en lesiones infectadas y destructivas ésta se efectúa mayormente por células invasoras desde la circulación limbal y los corpúsculos corneales juegan un papel secundario.

Una de las primeras actividades de estas células es la síntesis de mucopolisacáridos ácidos junto con la formación de finas fibrillas, ya que con técnica de radio-autografía se puede mostrar que los mucopolisacáridos sulfatados aparecen muy pronto en la herida y que el índice de síntesis es, y permanece, alto durante largo tiempo en el área de regeneración del tejido conectivo (Dunnington JH y Smelser GK, 1958). Debemos recordar que los fibroblastos han demostrado producir ácido hialurónico y condroitín sulfato in vitro (Grossfeld H et al, 1957). Es muy interesante que Dunnington JH y Weimar V (1958) mostraron que el índice de formación de estos fibroblastos disminuía considerablemente y que las células estromales alteraban su forma si se eliminaba continuamente el epitelio de la superficie de una herida; presumiblemente el epitelio traumatizado libera factores que activan las células estromales y atraen monocitos sanguíneos al sitio traumatizado (Weimar V, 1958-60). Esta mutua interdependencia de varios tejidos corneales en el proceso de cicatrización es tanto interesante como importante.

En cuanto al origen y naturaleza de estas células queratoblásticas en uso, en la primera literatura se consideraba por la mayoría de los autores que derivaban de la división mitótica de queratocitos normales in situ –en inflamaciones mecánicas y bacterianas: Güterbock (1870), Gussenbauer (1871), Reich (1873), Neelsen y Angelucci (1880), Goecke (1896), Orth (1899), Buchanan (1903), Weinstein (1903) y Marchand (1924); en traumas químicos; Eberth (1876), Senftleben (1878), Homen (1883) y Klemensieicz (1884), y en condiciones alérgicas: von Szily (1914), Julianelle LA y Lamb HD (1934, y Lamb (1935). Por otro lado, se ha afirmado que las nuevas células estromales son de origen epitelial (Retterer, 1903; Salzer, 1909) o que en las heridas perforantes es una contribución, aunque quizás de importancia secundaria, del endotelio (Hanke, 1915; Wolfrum y Boehnig, 1921). Además se ha sugerido que los nuevos corpúsculos son invasores de origen vascular o retículo-endotelial (von Wyss, 1877; Bonnefon y Lacoste, 1912; Janyk, 1938). Finalmente, Heydenreich A (1958) consideraba que todos los elementos mesenquimales de la córnea participaban en la regeneración del estroma. Investigaciones posteriores indicaron que derivan de dos fuentes. Mientras que en lesiones destructivas los datos sugieren que la mayoría son invasores desde la sangre, en las lesiones no complicadas, particularmente aquellas situadas centralmente, los queratocitos adquieren mayor importancia[16], una conclusión apoyada por estudios en cultivos celulares (Bajenova, 1936; Hoffman y Messier, 1949; Günther y Witkowski, 1959) y por auto-radiografía (Marquardt y Melching, 1964). Más recientemente se ha comprobado, como ya hemos comentado, que los fibroblastos provienen fundamentalmente de la transformación de queratocitos residentes y éstos, a su vez, de células mesenquimales de la cresta neural.

En una fase algo posterior, iniciándose en las primeras 48 horas después del trauma, que continua de manera más intensa entre el tercer y quinto días, y alcanzando un pico a finales de la primera semana, se produce una segunda invasión, esta vez de macrófagos, un proceso sólo ligeramente evidente en lesiones sencillas asépticas pero muy evidente en las lesiones destructivas. Parece que estas células actúan inicialmente para limpiar los detritos celulares y, en una fase posterior, algunos se pueden volver queratoblastos formadores de nuevas fibras corneales y, probablemente, corpúsculos corneales; en realidad se ha afirmado que los monocitos contribuyen dos o tres veces más para formar fibroblastos para la cicatrización que lo hacen los corpúsculos corneales originales (Weiman V, 1958). La regeneración adulta de una herida corneal parece seguir las mismas líneas que la formación embrionaria de este tejido, porque los corpúsculos corneales se forman de células mesenquimales errantes, un tipo de célula presente en pequeño número en la córnea adulta normal (Heydenreich A, 1958). Poco después de una lesión destructiva estas células se ven en enjambre en la esclera y alrededor de los vasos conjuntivales en el segmento más cercano del área afectada donde aparecen como los macrófagos redondeados ordinarios (algunas de ellas quizás deriven de monocitos sanguíneos, otros de histiocitos de origen retículo-endotelial). También aparecen mastocitos con gránulos que muestran tinción para polisacáridos; muestran una metacromasia con azul de toluidina y parecen contener heparina, mientras que sus gránulos contienen ácido ribonucleico y nada de glucógeno (Ichikawa, 1953). Estudios más recientes realizado in vitro muestran que la expansión de los queratocitos adultos generalmente conduce a la transformación a células con una morfología fibroblástica, que produce una matriz extracelular con forma de cicatriz en lugar de la matriz extra-celular especializada requerida para la transparencia corneal (Long CJ et al, 2000); con lo que se descarta una transformación a partir de macrófago sanguíneos o de los mastocitos como se supuso a mediados del siglo pasado.

Esta transformación fibroblástica se consideró irreversible, pero recientemente se ha hecho evidente que las células estromales de paso temprano mantienen cierto potencial para re-expresar las características de los queratocitos diferenciados (Ren R et al, 2008). Sin embargo, la capacidad de diferenciarse en queratocitos después de la expansión mitótica no se distribuye por igual en la población de células estromales. Se encontró que alrededor del 3% de las células estromales bovinas adultas recién aisladas crecían clonalmente (Funderburgh ML et al, 2005). Estas células no mostraron morfología de queratocitos o expresión génica, sino que expresaron varios genes típicos de las células madre mesenquimales. Cuando estas células clonadas se cambiaron a un medio de cultivo de mitógeno reducido, las células clonales desarrollaron una morfología dendrítica y una expresión regulada al alza de queratán sulfato, queratocan y ALDH3A1, todos productos altamente expresados por queratocitos diferenciados. El potencial para la diferenciación de queratocitos se mantuvo a través de más de 50 duplicaciones de la población, lo que indica que el fenotipo progenitor era una propiedad estable de estas células, es decir que

---

[16] Maumenee AE y Kornblueth W, 1948-49; Mann I et al, 1948; Mann I, 1949; Dunnington JH y Weimar V, 1958; Pau H, 1959; otros.

se tratan de células madres ya que representan una población de células diploides adultas no transformadas. Como estas células se diferencian en queratocitos, el ARNm de varios productos génicos presentes en las células de la cresta neural y/o neural embrionaria se reguló notablemente a la baja.

El proceso esencial parece ser inicialmente la profusión de una matriz homogénea de material proteico, la aparición en ese lugar de fibras argirófilas y, finalmente, la consolidación de la matriz en una forma fibrilar correspondiente en su orientación general a la disposición de las fibras argirófilas (Sylven, 1941; Penney y Balfour, 1949; otros). Las primeras fibras de tejido conectivo para formar la matriz se encuentran adyacentes a las células epiteliales, apareciendo alrededor de 36 a 48 horas después del traumatismo (Dunnington JH y Smelser GK, 1958). Los estudios con microscopio electrónico muestran que la fibrillogénesis es una función de la superficie celular; las fibrillas en desarrollo aparecen como unas largas tiras que se pelan de la membrana celular. En esta fase, las fibras no muestran la periodicidad característica del colágeno. Mientras tanto, los queratoblastos se agrandan, se vuelven hipertróficos y desarrollan marcados cruzamientos intracelulares que aparecen como fibras ennegrecidas por la plata. Finalmente, desaparece su citoplasma, los núcleos se fragmentan y se rompe liberando fibrillas que no tiñen con plata –cambios que sugieren su transformación de reticulina a fibras corneales colágenas.

Las fibras corneales regeneradas son más escasas que las lamelas corneales normales y con forma algo ahusadas pero dispuestas algo irregularmente en forma reticular y corriendo en bandas no paralelas, por lo que no forman un medio óptico perfecto (Schwarz W, 1953; Garzino, 1955). No obstante, con el tiempo tienden a ser más y más conformes con la configuración de las lamelas corneales normales pero, aunque disminuye la borrosidad de la cicatriz, nunca se consigue la transparencia ideal. Pasados 45 días puede encontrarse una ordenación mucho más regular, posiblemente por la tensión mecánica a la que normalmente la córnea se encuentra expuesta, de las misma manera que las colágenas regeneradas en un tendón cuando vuelve a las tensiones normales (Howes, 1954). Las células, originalmente numerosas particularmente bajo el epitelio, disminuyen en número y se vuelven menos irregulares, y en condiciones favorables, especialmente en personas jóvenes, el tejido sólo se puede distinguir con dificultad del normal; la diferencia más notable es la ausencia de la membrana de Bowman; pero a pesar de todo nunca se consigue la disposición completa y regular de las lamelas que se han perdido (Aurell, 1950). Mientras tanto, se produce una síntesis rápida de mucopolisacáridos sulfatados, aún persistente a los 45 días después del trauma, pero la cantidad de este material continua bajo (Dunnington JH y Smelser GK, 1958; Anseth A, 1961).

En el global, el proceso regenerativo en la substancia propia exhibe una actividad considerable; es cierto que, comparado con la exuberancia de la reparación epitelial, es relativamente modesta y tranquila, pero ocasionalmente puede ser exultante creciendo en la cámara anterior como un cultivo celular; los elementos reparativos pueden proliferar dentro del ojo con consecuencias desastrosas.

La cicatrización de una lesión vascularizada del estroma corneal se produce en casos de injurias destructivas o en presencia de complicaciones como infecciones en una queratitis o en abscesos corneales. Existe la misma invasión temprana de leucocitos seguidos de macrófagos, pero el proceso se complica en primer lugar por la masiva infiltración de polimorfonucleares que en este caso se asocia con linfocitos, y en segundo lugar por la invasión del estroma, principalmente en sus capas superficiales, por nuevos vasos derivados del plexo limbal. En asociación con estos neovasos se consolida en la cicatriz un amplio tejido de granulación de manera habitual, los fibroblastos toman una forma en huso y se desarrollan en el tejido fibroso. Al consolidar estas fibras de tejido conectivo y contraerse, desaparecen la mayoría de los vasos sanguíneos dejando durante un tiempo tubos o columnas que pueden ser visibles con la lámpara de hendidura; desde luego, en estos casos, la irregularidad de las fibras conectivas resulta en la formación de una opacidad permanente que, no obstante, finalmente puede volverse tenue y nebular; las fibras cicatrizales gradualmente toman el aspecto de las fibras normales (Aurell G, 1954). Mientras se produce este proceso junto a la reacción epitelial habitual, la cicatriz crece y los huecos se llenan con una proliferación epitelial; el tejido de granulación en crecimiento desplaza al epitelio hacia el nivel original y se rellenan las irregularidades por lo que, mientras que la superficie es regular, la unión del epitelio y el tejido cicatrizal subyacente es desigual, a menudo mostrando formaciones papilares irregulares y ocasionalmente grandes invaginaciones de células epiteliales conectadas a la superficie por estrechos cuellos de botella.

Obviamente los nervios corneales sufren en cualquier lesión destructiva de la córnea. Su regeneración se ha estudiado extensamente mediante la histología en animales de experimentación después de queratotomías parciales (o totales)[17]; se ha encontrado que después de la sección de un nervio se produce una rápida degeneración periférica y se completa al séptimo día, mientras que las terminaciones centrales comienzan a mostrar signos de regeneración después del tercer día. Desde las neuritas crecen procesos filamentosos, siendo abundantes hacia el séptimo día, ramificándose profusamente para formar una red subepitelial central; 30 días después de la queratotomía la recuperación es histológicamente completa. No obstante, es sorprendente que en contraposición a lo habitual en los nervios periféricos en los que la proliferación de las células de Schwann

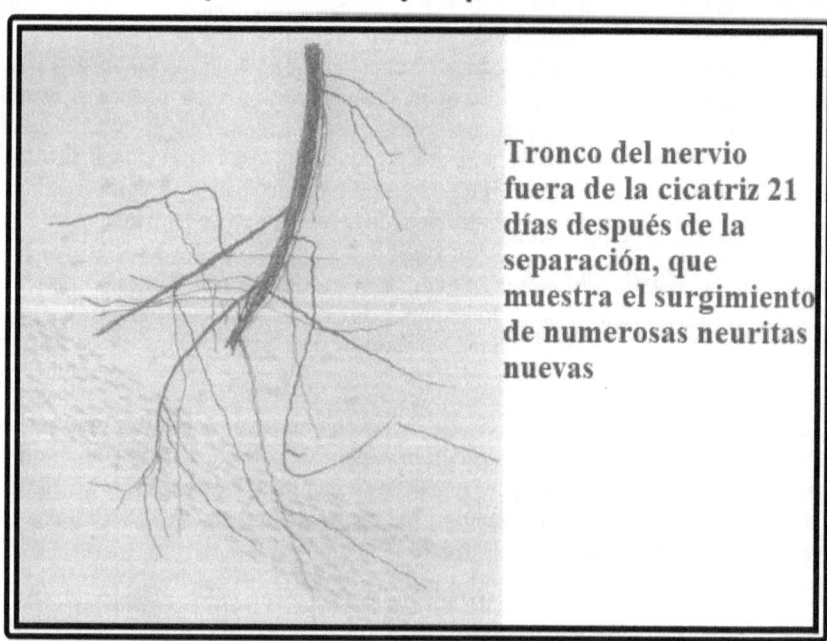

Tronco del nervio fuera de la cicatriz 21 días después de la separación, que muestra el surgimiento de numerosas neuritas nuevas

[17] Tizzoni, 1878; Ranvier, 1881; Schultz, 1881; Leoz Ortin, 1915; Toer, 1940; Weddell y Glees, 1941; Jent, 1945; Zander y Weddell, 1951; B. y U. Rexed, 1951; y después de injertos corneales por Babel y Campos, 1946; Franceschetti y Babel, 1947; Escapini H, 1948; Klima, 1949; Kornblueth, 1949; Babel, 1950; Ferrata et al, 1950; B y U Rexed, 1951; otros.

toma la iniciativa en el proceso de regeneración y llenan el vacío conduciendo a las neuritas regeneradas en dirección directa, las células de Schwann en la córnea no prolifera ni en dirección central ni en la periférica del nervio cortado; este crecimiento independiente de las neuritas ni se estimula ni se acompaña de una proliferación paralela de células de Schwann parece ser única en el cuerpo y recuerda el modelo de crecimiento visto en el tejido cultivado (Rexed, 1942). El hecho de que exista una conexión estrecha entre las fibras nerviosas en regeneración y los queratoblastos sugiere que las fibras pueden influenciar el metabolismo de estas células (Vrabec F, 1955).

La sensibilidad regenera *peri passu* con la regeneración de los nervios[18]. Las copiosas ramificaciones de los nervios corneales con dicotomías profusas y sobrelapando los territorios vecinos asegura que el área insensible sea siempre más pequeñas que la que le correspondería a los nervios seccionados. Además, aunque se produzcan re-inervaciones, principalmente por un nuevo crecimiento de nervios cortados, este proceso se encuentra apoyado por extensiones desde los nervios intactos que cubren un mayor territorio. En el hombre, Marx (1921-25) encontró que la precisión de la sensibilidad se produce hacia la séptima semana, pero que la sensación completa nunca era aparente antes de la 21 semana y que podía retrasarse años.

Los agentes extraños tienen efectos interesantes sobre la cicatrización del estroma. Entre ellos son interesantes las vitaminas. Existen datos de que un aporte adecuado de vitamina C tiene gran valor, no sólo en la córnea sino también en otros lugares, si no es una necesidad para la reparación del tejido colágeno (Höjer, 1924; Wolbach y Howe, 1926; Menkin et al, 1934; otros). En cualquier situación este proceso se precede de una gemación de material proteico de la matriz extracelular; sin un aporte adecuado de ácido ascórbico, aunque se produce la proliferación celular, no se forman nuevas fibras de colágeno (Wolbach, 1933). En la reparación corneal esta vitamina probablemente sea una demanda inusual debido a la avascularidad de este tejido. Campbell et al (1950) encontró que las quemaduras profundas de la córnea cicatriza un tercio más lento en cerdos de Guinea con escorbuto que en animales normales, y se ha afirmado que dosis masivas de ácido ascórbico acelera la cicatrización en lesiones intersticiales clínicos en el hombre (Lyle y MacLean, 1941; Summers TC, 1946; Boyd y Campbell FW, 1950). El efecto estimulador de otras vitaminas ya lo hemos discutido.

Algunas otras substancias muestran tener influencia sobre la progresión de la cicatrización de las heridas corneales. La aplicación de aminoácidos, entre los cuales los más efectivos son la arginina, histidina, cisteína y el ácido alfa-amino-valeriánico aceleran la cicatrización (de Vicentiis, 1949; de Berardinis y Bonavolontá, 1949-51); Schaeffer AJ (1950) consideró que los aminoácidos que contienen radicales sulfidrilos son los más potentes en promover la cicatrización, una acción posiblemente dependiente de su efecto en el proceso exudativo. De manera inversa, la deficiencia en aminoácidos retrasa la cicatrización y vascularización corneal, también se decía que la aplicación de suero citotóxico anti-reticular acelera la cicatrización (Siliato F, 1955), lo mismo que el auto-suero en solución de clorato cálcico o pantotenato cálcico (Tiberi, 1959).

---

[18] Esta vuelta de la sensibilidad se estudió con la técnica del pelo de Frey (1894-95) por numerosos autores: Ranvier, 1881; Leoz Ortin, 1915-31; Goldscheider y Brückner, 1919; Marx, 1921-32; v. Frey y Webels, 1922; Schröder, 1923; Kant y Hahn, 1924; Jent, 1945; Zander y Weddell, 1951; B y U Rexed, 1951; y después de injertos corneales, entre otros por: Ascher, 1922; Elschnig, 1930; Thomas, 1931; Morone, 1946; Escapini H, 1942; Kornblueth et al, 1949; Votockova, 1949; Moss, 1949.

Los resultados con anticoagulantes no parecen claros. R y H Binder (1954) no encontraron efectos; Maione (1953) consideró que aceleraba el proceso, mientras que Sigelman et al (1954) pensó que la heparina lo retrasaba.

Los corticoides se han estudiado extensamente desde las observaciones de Plotz et al (1950) de un notable retraso en la cicatrización en heridas espontáneas e incisiones en pacientes bajo tratamiento con estos agentes, un efecto que se debe a la depresión de la actividad de fibroblastos y la formación de neovasos (Duke-Elder S y Ashton, 1951). La mayoría de investigadores están de acuerdo en que estas substancias pueden retrasar la cicatrización corneal[19], aunque la administración de cortisona no parece reducir la fuerza tensil de heridas corneales producidas artificialmente (Baras I y Fink AI, 1956). Parece claro que, en el global, la cortisona tópica retrasa la cicatrización de todos los tejidos corneales, el retraso es ligero cuando se utilizan las habituales dosis terapéuticas. El mayor peligro se encuentra en situaciones infecciosas, interfiriendo la reacción inflamatoria que es el mecanismo de defensa natural, lo que permite el juego completo a los micro-organismos invasores, un efecto que puede ser desastroso si no se controla rápida y eficazmente. No obstante, es probable que los sistémicos tengan un efecto despreciable (Lieb WA et al, 1959).

La irradiación inhibe la proliferación fibroblástica en el proceso de reparación, un efecto que se mantiene durante 3 meses después de la irradiación (McDonald JE y Wilder HC, 1955; Anton M y Riebel O, 1961).

Reparación de la membrana de Descemet y el endotelio

Debido a su elasticidad cuando se corta la membrana de Descemet, ésta se retrae considerablemente; al cortarla se retrae en forma de espiral dirigida directamente hacia delante, exponiendo un área variable de la superficie posterior del estroma. No obstante, en etapas relativamente tempranas la actividad endotelial es evidente. Como sucede en el epitelio, la primera fase en la reparación es una expansión de las células vecinas sobre el área denudada, un proceso en el cual las células pueden aumentar hasta el doble de tamaño haciéndolas visibles a la lámpara de hendidura (R y H Binder, 1957; Morton P et al, 1958; Mills NL y Donn A, 1961). Weinstein fue el primero en describir la existencia de mitosis en las primeras 24 horas, en los bordes de la membrana de Descemet, hacia el segundo día y la presencia de células en huso que pensaba de origen endotelial extendiéndose sobre la herida al tercer día. Es muy probable que estas mitosis se debieran a la especie animal en la que experimentaba, ya que en el hombre no se produce sustitución mitótica del endotelio. Chi HH et al (1960) encontró que se podía sustituir un cuarto del endotelio en alrededor de 72 horas.

El proceso es similar (salvo la restitución endotelial por células madres) al del epitelio pero más lento y, si el daño es extenso la reparación puede quedar incompleta permanentemente, dejando un área sin la protección del área de Descemet y del endotelio, correspondiéndose con un área circunscrita de edema e hinchazón del estroma también permanente (Heydenreich A, 1958). Doughman DJ et al (1976) describió el mismo proceso de reparación, sin divisiones mitóticas, en cultivos celulares.

En esta época, para R y H Binder (1957) perecería como si en condiciones normales la regeneración rutinaria del endotelio corneal se realizara por amitosis, pero tras un traumatismo el proceso se realizara por mitosis y amitosis; para estos investigadores el

---

[19] Ashton N y Cook C, 1951; Niedermeier S, 1955; Palmerton ES, 1955; Rossi, 1955; Pentini y Sforzolini, 1955; Babel J, 1957; Heydenreich, 1962; otros.

número de mitosis era mayor en las primeras 24-36 horas para desaparecer completamente al quinto día, pero la amitosis aún puede observarse después de dos semanas. En monos Rhesus y conejos se han demostrado tanto mitosis como amitosis (Gloor B et al, 1986). También podían verse macrófagos. Estos estudios, realizados en conejos, no se corresponden con el hombre, donde no se produce regeneración mitótica del endotelio. A este respecto Gordon SR y Rothstein H (1982) encontraron que la detección de la síntesis de ADN y de la mitosis con hidroxiurea del endotelio no evita la restauración de la trasparencia corneal, pero sí lo hace la actinomicina D que, además, previene la migración.

Por otro lado, Laing RA et al (1984) observó unas estructuras intracelulares que probablemente son representativas de mitosis con el microscopio especular en un injerto corneal después de una reacción de rechazo. En su seguimiento de 8 meses observaron inicialmente células muy grandes y figuras mitóticas. Posteriormente aparecieron grupos de células más pequeñas. Las mediciones realizadas demostraron un aumento en la densidad celular. Estas observaciones parecen indicar que, al menos en ciertas circunstancias, se produce mitosis en el endotelio corneal humano.

Si se perfora la membrana de Descemet, dejando un gran boquete, las células estromales también participan en el proceso de cicatrización. Como se rizan los bordes de la membrana de Descemet, las células fibroblásticas del estroma forman un tapón en el boquete que no muestra continuidad con el endotelio y consolida en tejido fibroso.

Mientras tanto, los bordes cortados de la membrana de Descemet no intentan unirse pero, en contraste con la falta de reformación de la membrana de Bowman, se elabora una nueva membrana hialina por parte de las células endoteliales supervivientes; aparece

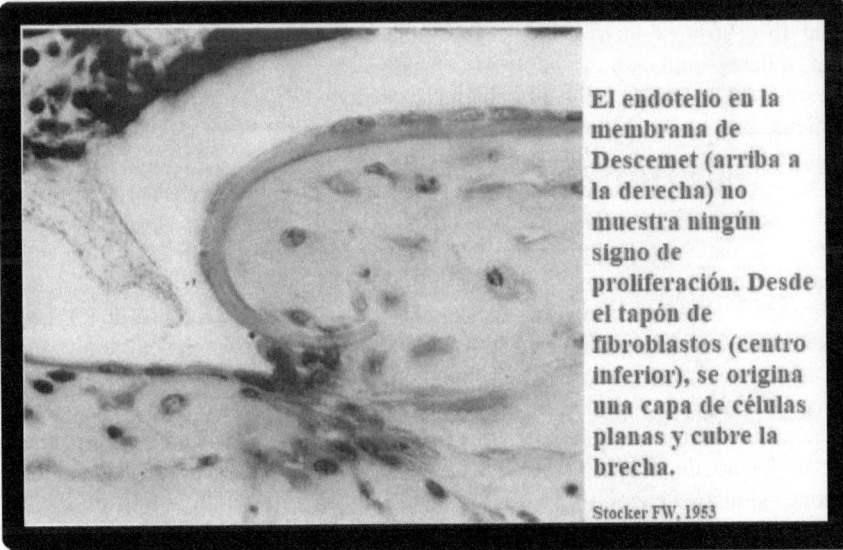

El endotelio en la membrana de Descemet (arriba a la derecha) no muestra ningún signo de proliferación. Desde el tapón de fibroblastos (centro inferior), se origina una capa de células planas y cubre la brecha.

Stocker FW, 1953

hacia la tercera semana, al principio más delgada que la estructura original pero gradualmente va alcanzando el grosor original en aproximadamente unos tres meses (Wagenmann, 1888-92; Gepner, 1890; Morton PL, 1958). De acuerdo a Stocker (1953), cuando el boquete es grande las células fibroblásticas que lo taponan se encuentran aplanadas y, al igual que las verdaderas células endoteliales, participan en el proceso de formación de la membrana. A veces la nueva membrana se fusiona con los bordes curvados de la antigua, pero a veces están muy curvados y se une a la zona curvada con lo que el cuadro histológico parece como si la membrana se encontrara hendida y, a veces se origina expansiones endoteliales que da un aspecto multicapa (Ranvier 1898; Monesi, 1898; otros). Como veremos más adelante, en situaciones patológicas, la formación de "membranas cristalinas" por este mecanismo puede ser muy llamativo y dramático.

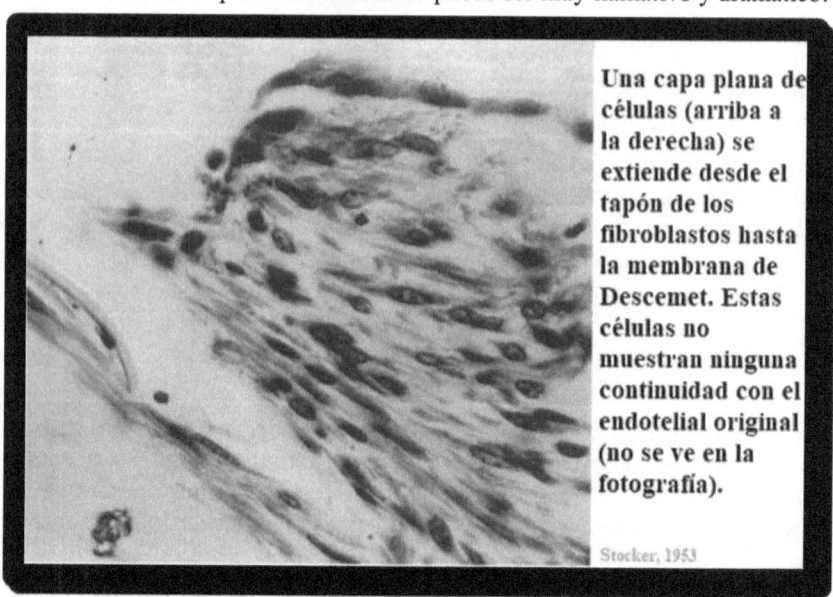

Una capa plana de células (arriba a la derecha) se extiende desde el tapón de los fibroblastos hasta la membrana de Descemet. Estas células no muestran ninguna continuidad con el endotelial original (no se ve en la fotografía).

Stocker, 1953

Leber (1873) y posteriormente Maurice DM y Giardini AA (1951), Stocker FW (1953) y McDonald JE (1961) estudiaron las heridas endoteliales sin trauma a la membrana de Descemet, quienes arañaban el endotelio con un instrumento afilado introducido en la cámara anterior. Cogan DG (1949) también estudió este proceso pero con un ingenioso procedimiento al introducir limaduras en la cámara anterior y frotar en endotelio con un imán. Quince minutos después, el estroma anterior al área dañada del endotelio comienza a hincharse por edema y se vuelve opaca, un proceso que se extiende rápidamente con loa que la substancia propia estromal alcanza un máximo de turbidez en dos horas. El aspecto de la córnea permanece sin cambio durante un día o dos; poco después, a menos que la manipulación haya sido vigorosa, se aclara la turbidez lechosa al cerrar el endotelio la herida, dejando una escasa o ninguna turbidez residual a finales de una o dos semanas, pero si se repiten los traumas (eliminando más y más células endoteliales) la turbidez e hinchazón puede volverse permanente (Honegger H, 1962). A este respecto Khodadoust AA y Green K (1976), en córneas de conejo, encontraron un retraso de 4-5 días entre la recuperación histológica y la funcional, que achacaron al estado de las uniones celulares más que al hecho de cubrir la superficie posterior de la córnea por el endotelio. Conclusiones similares encontró Tsuru T et al (1984) en córneas de mono. En ratas, el proceso de cicatrización endotelial corneal es más parecido al de conejos que al de gatos y monos (Tuft SJ et al, 1986).

Se ha utilizado el láser Nd-YAG para producir lesiones endoteliales en córneas de conejo, gato y monos; aunque la curación se caracterizó por una fase de rápida migración endotelial durante las primeras 24 horas, solo se cubrió la mitad del defecto después de 1 semana en todos los animales. Esta lesión persistió con una proliferación endotelial mínima durante 3 semanas en el conejo y durante 3 meses en el gato (Schubert HD y Trokel S, 1984). Estos autores indicaron que la interacción láser-tejido es diferente de los modos de lesión mecánicos o térmicos e que interfiere con las funciones endoteliales específicas en reparación. También se ha informado de daño endotelial en la capsulotomía posterior con láser Q-switched Nd:YAG, en conejos; cuya cura se produjo por extensión de las células vecinas (Sherrard ES y Kerr Muir MG, 1985).

Olson LE et al (1978) produjo lesiones endoteliales en conejos utilizando los ultrasonidos de un faco-emulsificador.

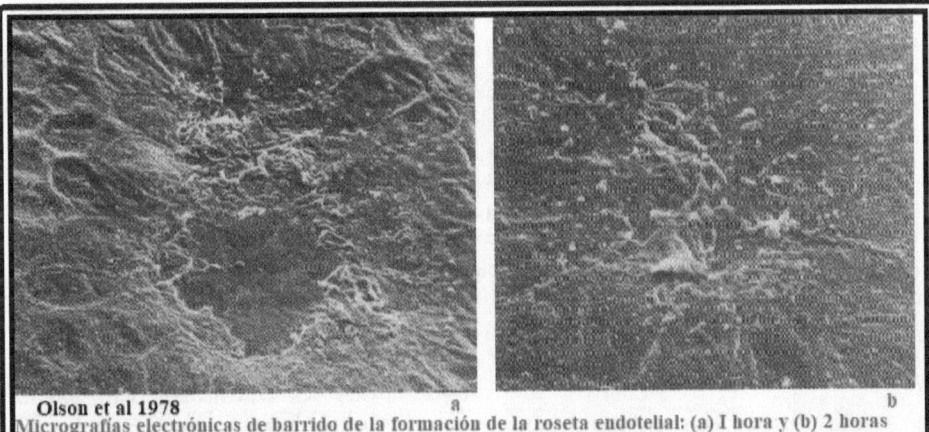

Olson et al 1978   a   b
Micrografías electrónicas de barrido de la formación de la roseta endotelial: (a) I hora y (b) 2 horas después del ataque ultrasónico. Los procesos similares a pseudopodios vistos en (a) se extienden a través del área denudada de la membrana de Descemet hasta que se establece contacto con procesos similares de otras células adyacentes (b).

Encontró que la cicatrización endotelial se producía por dos vías según el tamaño de la lesión. Las lesiones pequeñas curan por un proceso de formación de rosetas (fotografía superior), mientras que las mayores se producen por un proceso de des-diferenciación endotelial y migración. El mecanismo cinético y el curso temporal de la reparación fueron idénticos a los observados previamente en conejos en respuesta a la presencia de aire en la cámara anterior (Leibowitz HM et al, 1974) y gotitas de glicerina (Sherrard ES, 1976).

En monos cinomolgus (más próximos filogénicamente al hombre), Matsubara M y Tanishima T (1982), mediante congelación con la punta de una criosonda introducida en cámara anterior, encontraron que el tamaño y la forma de las células endoteliales mostraron cambios marcados alrededor del borde de la herida, y las células migraron al área lesionada, que se cubrió en 3 días. Posteriormente, la distribución del tamaño celular se recuperó hacia el patrón normal, pero las células gigantes multinucleadas persistieron en el centro de la herida después de un año. Se produjo una hipertrofia lenta de las células en la periferia, donde el tamaño promedio final de las células era aproximadamente un 25% más grande que el nivel original. Lo que les llevó a pensar que se movilizan las células de un área muy amplia en los procesos de curación de heridas y que la proliferación celular probablemente desempeña un papel menor. Matsuda H et al (1983) en un estudio auto-radiográfico realizado, llegaron a la conclusión de que el defecto endotelial en córneas de mono se cubre principalmente por migración de las células adyacentes.

Con respecto a la cicatrización de trasplantes corneales se ha encontrado, mediante microscopía especular, que ambos endotelios mantienen su autonomía morfológica siguiendo al trasplante y que el endotelio del injerto donado parece participar de manera más activa que el endotelio recipiente (Rao GN y Aquavella JV, 1981); aunque Morrison JC y Swan KC (1982) informaron que se pierde completamente el endotelio donante con el paso del tiempo en la queratoplastia lamelar de espesor completo. Por otro lado, se ha encontrado un aumento progresivo en el tamaño celular medio, en la desviación celular estándar y en el coeficiente de variación con microscopía especular y paquimetría, en un seguimiento de dos años de casos de queratoplastia penetrante, lo que sugiere que el endotelio del injerto aún permanece en un estado transicional de cicatrización dos años después de una queratoplastia penetrante (Matsuda M et al, 1983; Kunz R y Hanselmayer H, 1985).

En el proceso de reparación intervienen diversos factores, y así Weimar VL et al (1980) observó que las córneas de conejos tratadas con el factor de crecimiento mesodérmico, lesionadas por congelación y descongelación, presentaban mayores figuras de mitosis, se aceleraba la hipertrofia celular, la formación de células en huso y su velocidad de migración hacia la zona muerta, con lo que la membrana de Descemet se cubrió con mayor rapidez. Por otro lado, las células con fenotipo fibroblasto cambiaron con mayor rapidez hacia un fenotipo endotelial. También se han encontrado receptores del factor de crecimiento epitelial en las células endoteliales de gato y humanas, indicando que puede participar en el proceso de cicatrización (Fabricant RN et al, 1981). El factor de crecimiento epidérmico aumenta la tasa mitótica durante la fase de crecimiento en un 70%, en el endotelio de conejos, sobre los controles sin afectar la eficiencia del recubrimiento, en las primeras 48 horas toman la forma en huso; este cambio no se relaciona con la densidad celular y es reversible si se elimina el factor de crecimiento epitelial (Raymond GM et al, 1986). El ácido retinoico tópico también parece estimular la migración endotelial en córneas de conejos (Matsuda M et al, 1986).

Aunque no están claros los mecanismos que controlan la migración de las células endoteliales corneales, pero la vía de señalización del receptor Eph puede tener un papel potencial durante la migración a través de cambios en la expresión de cadherina (Walshe J et al, 2018).

Se cree que los microfilamentos de actina desempeñan un papel en la locomoción celular. La función de estos filamentos se puede suprimir selectivamente por la citocalasina y se ha observado un retraso dependiente de la dosis en la reparación de un defecto endotelial corneal por la aplicación de citocalasina en cultivo de tejidos mediante microscopía especular. Esta observación confirma que los microfilamentos de actina son importantes para la reparación endotelial Honda H et al, 1982; Olsen EG et al, 1985); además su producción aumenta tras el traumatismo para volver a niveles normales una vez acabada la cicatrización (Fujino Y y Tanishima T, 1987). En un estudio posterior, Gordon SR y Staley CA (1990) estudiaron el papel de los microfilamentos y microtúbulos durante la migración celular del endotelio inducido por lesión de las células endoteliales corneales in situ a lo largo de la membrana basal en cultivos de órganos. En el tejido no lesionado, la actina se localiza en o cerca de la membrana plasmática, mientras que la tubulina se observa como una red de un patrón delicado a lo largo del citoplasma. 24 horas después de una lesión por congelación circular, las células que rodean el área lesionada extienden unos procesos a esa región. La microscopía de fluorescencia utilizando falotoxina y anticuerpos anti-tubulina demuestra la presencia de células de estrés y una reorganización de los microtúbulos dentro de estas células. Entre las 24 y 48 horas, las células endoteliales se desplazan hacia el área lesionada, y en 48 horas se repuebla y se establece una mono-capa, como hemos comentado varias veces. Cuando las córneas se colocan en un medio con citocalasina B, se produce la migración pero de manera lenta, y la herida no se completa incluso 72 horas después. Si se cultivan en colchicina[20], el movimiento se reduce considerablemente, no se produce el cierre y las células endoteliales del borde de la herida no muestran las extensiones típicas de las células migratorias. Con actinomicina D[21] no se produce migración aunque las células siguen siendo viables; en estos tejidos, la microscopía de fluorescencia revela la presencia de filamentos de estrés pero con desorganización de los patrones de los micro-túbulos. Estos datos indican que el movimiento celular parece depender más de los micro-túbulos que de los micro-filamentos, y puede requerir de un momento crítico para la síntesis de macromoléculas.

Para Joyce NC y Meklir B (1992), la activación de la protein-quinasa puede mediar la movilización de las células al inducir los cambios citoplasmáticos en los filamentos de actina al ser un mediador del factor de crecimiento epidérmico.

Cicatrices corneales

Puede ser interesante el distinguir entre opacidades corneales reversibles y cicatrices corneales de naturaleza permanente. Ya hemos comentado que sus dos componentes principales: colágeno y mucopolisacáridos, tienen índices refractivos diferentes, la razón estructural por la que la córnea es normalmente transparente, aunque aún no completamente comprendido[22], parece deberse a la supresión de cualquier difusión difusa de la luz al pasar a través de ella por una interferencia destructiva resultante de la distribución regular en celosía de las fibras de colágeno (Maurice, 1957). Bendedek GB (1971) utilizó el principio de reflexión de Bragg para estimar la turbidez de córneas patológicas. Cualquier alteración de esta distribución regular conducirá a enturbiamiento y opacificación, que será reversible si se puede conseguir, otra vez, la regularidad. Lo anterior se produce mediante la aplicación de una fuerza externa a un área localizada de la córnea, por el estiramiento mecánico del globo que distorsiona el tejido, por un aumento de la presión intra-ocular, o por una hinchazón del estroma de cualquier causa 8como el edema). No obstante, recordemos que si estroma permanece hinchado durante un cierto tiempo, se pueden producir cambios irreversibles que determinarán una opacidad permanente.

Hemos visto que en las lesiones epiteliales se produce una regeneración completa a partir de células madres periféricas por lo que no se forma un tejido cicatrizal, pero si se destruye la membrana de Bowman o las lamelas estromales por cualquier proceso patológico, la reparación se produce parcialmente por queratocitos y parcialmente por células migrantes. Ellas, finalmente, desarrollan unas finas fibrillas fibrosas que aunque se le oponga la tendencia proliferativa del epitelio y las desplace, con lo que se mantiene en gran medida la conformación general de las capas corneales, y aunque su primera re-organización tienda a producir una ordenación más o menos paralela, su incapacidad para conseguir una celosía de una regularidad absoluta y las variaciones en su tensión, impiden el regreso de una trasparencia completa. Por estos motivos, los cuadros histológicos de una cicatriz pueden no requerir ninguna opacidad grosera sino más bien una opacidad aparente con aspectos histológicos mínimos.

---

[20] La colchicina (o colquicina) es un fármaco antimitótico que detiene o inhibe la división celular en metafase o en anafase.

[21] Se utiliza principalmente como herramienta de investigación en biología celular para inhibir la transcripción. Esta inhibición la logra uniéndose al ADN en el complejo de iniciación de la transcripción y evitando así la elongación por la ARN polimerasa. Como se une al ADN bicatenario, también puede interferir con la replicación de ADN.

[22] Maurice DM, 1970; Smith JW, 1970; Feuk T, 1970; Seiler T, 1987; otros.

La tendencia es que todas las cicatrices se aclaren con el tiempo y en mayor medida en pacientes jóvenes, un proceso que se puede facilitar por el barrido de la vascularización de la córnea durante la fase activa de un proceso inflamatorio. A este respecto, en conejos, las heridas penetrantes son inicialmente opacas pero pueden volver a ser transparentes en un plazo aproximado de un año. En las escleras opacas, los espacios inter-fibrilares, donde se localizan los proteoglucanos, son anormalmente grandes, alterando la arquitectura corneal. Hessell JR et al (1983) estudió la composición de estos espacios y encontró que, inicialmente, son grandes y contienen cantidades inusualmente grandes de condroitín sulfato con cadenas laterales de glusosaminoglucanos de tamaño normal. Estas cicatrices opacas carecen de queratán sulfato pero sí ácido hialurónico. Al año todas estas moléculas se había normalizado y recuperada la trasparencia, lo que sugiere un papel de los proteoglucanos estromales en restablecer es espaciado normal de las fibras de colágeno y de la trasparencia.

En términos generales se puede decir que a mayor profundidad del tejido destruido, más permanente y densa será la cicatriz. Una pérdida superficial del estroma, especialmente si no hay complicaciones infecciosas, puede dejar escasas secuelas. En este caso el epitelio neoformado se extiende rápidamente sobre las lamelas con la interposición de sólo una capa muy delgada de tejido cicatrizal pero, aunque la tendencia al aplanamiento del epitelio tienda a mantener la superficie lisa, la existencia de una lesión destructiva previa a menudo se puede reconocer por la distorsión de la reflejo luminoso en la depresión que queda (faceta corneal) o por irregularidades más extensas que se pueden analizar por queratoscopia.

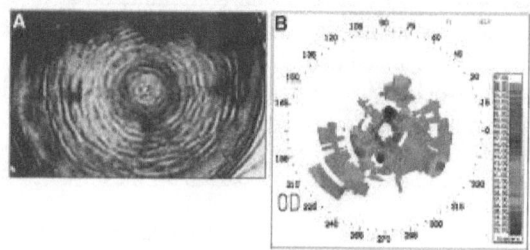

Sin embargo, algunas opacidades persisten de manera permanente causadas por el tejido cicatrizal situado bajo el epitelio que, si es ligera y difusa se denomina NEBULA, si es más densa y circunscrita, MACULA; y si es blanca y opaca como LEUCOMA.

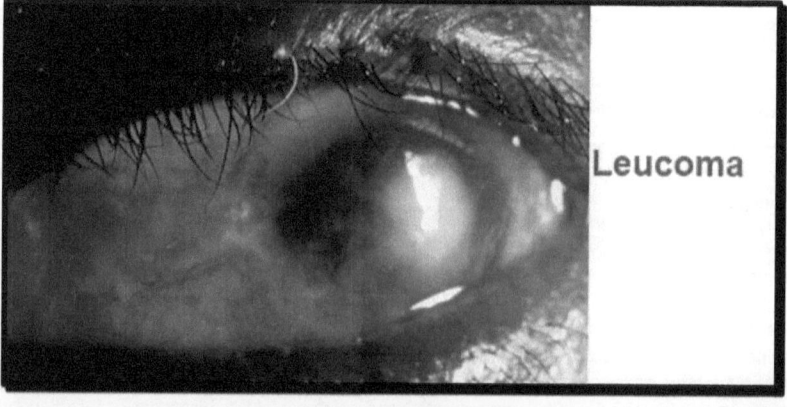

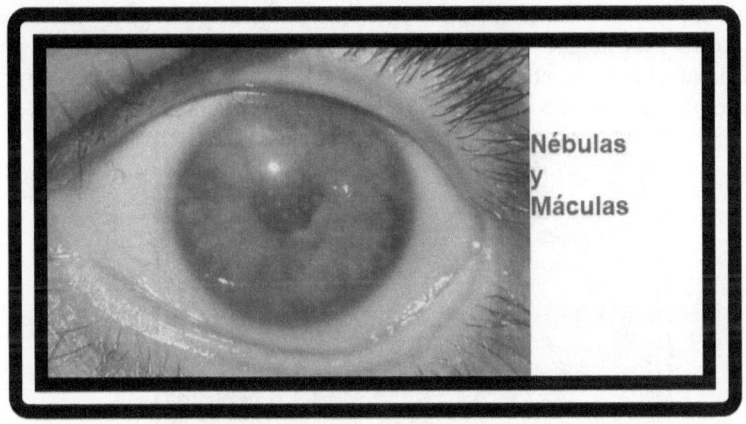

Nébulas y Máculas

Hata (1952) utilizó el efecto Pulfrich para evaluar la densidad de las opacidades corneales. Se coloca un estéreo-fotómetro con dos punteros, uno fijo y el otro girando periféricamente. La imagen vista por el ojo con la opacidad corneal se reconoce con mayor lentitud que la vista por el ojo normal, con lo que el puntero periférico parece girar alrededor del puntero fijo. A continuación se cubre el ojo sin afectar con un cristal oscuro que vamos aumentando en intensidad hasta que los dos punteros aparecen en el mismo plano. La intensidad del cristal requerido para producir esta extinción nos da una medida subjetiva de la turbidez de la córnea del ojo afectado. Griffiths SN et al (1986) diseñó un método psicofísico para cuantificar la discapacidad visual producido por el edema y separar las fuentes de dispersión dentro de la córnea, utilizando tres condiciones: una sin deslumbramiento, otra de deslumbramiento con un radio angular de 30° y la tercera de deslumbramiento angular de 3´5°, en cada una de ellas se mide la sensibilidad al contraste. Los resultados mostraron que el método separa la atenuación del contraste de la imagen retiniana causada por el edema epitelial y por el estroma, y proporciona valores cuantificados de la dispersión de la luz en ambos tejidos.

Queratectasia

En ocasiones si la pérdida de substancia ha sido extensa y la cicatrización deficiente, la córnea queda adelgazada y puede abultar ante la presión intraocular, produciendo una *ECTASIA CORNEAL (queratectasia)* que puede ser permanente o puede aplanarse debido a la consolidación posterior. Las ectasias corneales no sólo se ven después de una pérdida de substancia corneal como la que sigue a una úlcera, sino que también es el resultado habitual del ablandamiento después de una atrofia marginal o de una severa inflamación donde, en realidad, toda la córnea puede volverse ectásica.

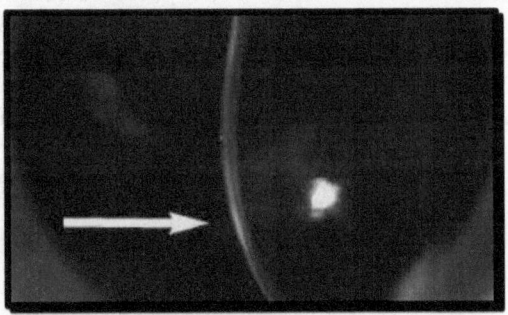

Como regla esta cicatriz consta de un estrato epitelial grueso situado sobre una capa de tejido cicatrizal más delgado que el estroma normal. La ectasia puede ser progresiva debido al desarrollo de cambios degenerativos en el tejido cicatrizal, en cuyo caso el estiramiento ulterior puede conducir a la rotura de la membrana de Descemet.

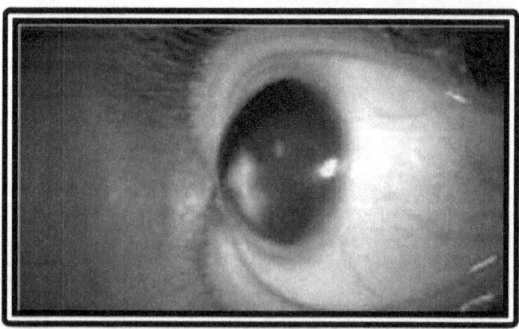

De manera alternativa, cuando todo el grosor de la substancia propia se ha destruido en una inflamación necrótica, sólo puede quedar la membrana de Descemet debido a su alta resistencia, que puede abultar como una ampolla trasparente rodeada por un anillo de tejido cicatrizal opaco formando un *Descematocele* o *queratocele* (κέρας, córnea; κήλη, tumor).

Se puede ver pulsar esta delicada ectasia acompañando a los picos pulsátiles de la presión intraocular (Meyerbach, 1926) y, desde luego, el ojo se encuentra en peligro inminente de perforación. Si ésta se evita, cura en forma de una queratectasia local.

La ectasia también se puede producir tras cirugía corneal, y así aunque la queratomileusis láser in situ (LASIK) es un procedimiento efectivo, predecible, estable y seguro para la corrección de errores refractivos su principal complicación es la queratectasia para la que existen los siguientes factores de riesgo: edad inferior a 30 años, un grosor del lecho estromal residual inferior a los 300 µm, un grosor corneal central preoperatorio inferior a los 500 µm, lecturas queratométricas medias preoperatorias superiores a 47´00D, equivalente esférico manifiesto preoperatorio superior a -8´00D, astigmatismo contra la regla, Orbascan posterior superior a 50 µm, índice topográfico inferior/superior mayor o igual a 1´40D, retratamientos y un porcentaje de tejido alterado superior al 40% (Djodeyre MR et al, 2016). Radleman et al (2008) propuso un sistema de puntuación de riego de ectasia. Aunque un modelo topográfico irregular parece ser el principal factor de riesgo, la ectasia en ojos con una topografía corneal pre-operatoria normal continúa siendo un enigma.

La Incarceración del tejido intra-ocular

Si se produce la perforación de la córnea, como puede suceder en una enfermedad ulcerativa aguda, degenerativa o traumática, uno u otro de los tejidos intraoculares pueden quedar atrapados en el hiato empujado por el escape del humor acuoso. Si se deja a su destino este tejido incarcerado se consolida con el tejido fibroso formado en la regeneración de la córnea para formar una densa masa opaca (leucoma adherente) que, aunque inicialmente ayuda al taponamiento mecánico de la herida e incluso evita la infección, finalmente conduce a cambios irritativos que ponen en peligro la seguridad del ojo.

La Incarceración del iris es el suceso más común. Este tejido puede quedar en el hiato para formar una *sinequia anterior* o salir hacia afuera, protruyendo de la herida, para

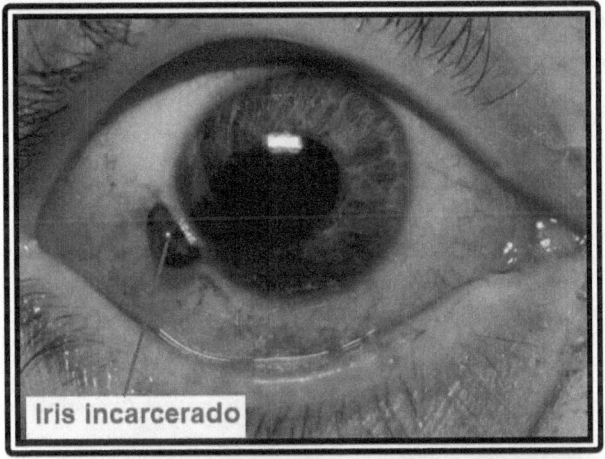

Iris incarcerado

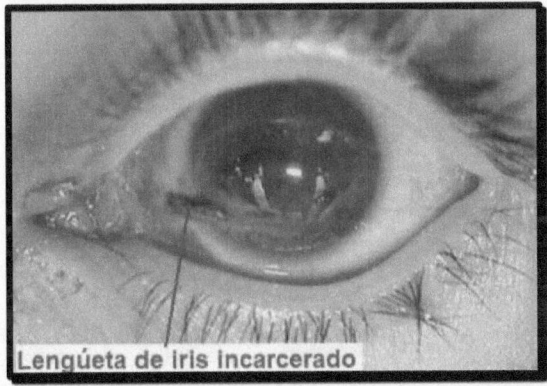

Lengüeta de iris incarcerado

formar un *prolapso del iris*; este prolapso puede involucrar a una porción del cuerpo del iris que protruye como una gemación, o bien sobresalir el borde libre en cuyo caso cuelga como una lengüeta sobre la córnea.

La Incarceración puede ser localizada para formar una sinequia parcial o un prolapso que, cuando se reforma la cámara anterior, coloca al iris bajo tensión con lo que se produce una pupila con forma de pera, todo lo cual actúa como fuente constante de irritación; de manera alternativa, puede producirse un gran proceso destructivo central afectando a todo el margen pupilar con lo que se formará una sinequia total; la pupila se ocluye completamente y todo o gran parte del iris se incorpora a la cicatriz corneal, con las graves consecuencias para el futuro del ojo y consecuencias desastrosas para la visión.

Si el iris permanece en contacto con la herida, primero se pega con un coágulo exudativo, amarillo-grisáceo, que produce la estanqueidad de la herida con lo que se restituye la cámara anterior. A continuación puede fijarse con firmeza mediante la formación de un nuevo tejido de granulación y luego con tejido fibroso; el epitelio corneal crece rápidamente sobre la superficie y, finalmente, se forma una *pseudo-córnea* en la que elementos del iris se mezclan con elementos de la córnea para formar una masa uniforme en la que sólo la capa pigmentaria de la superficie posterior de iris mantiene su individualidad. Mientras tanto, en los márgenes del hiato prolifera el endotelio para formar células con forma de huso con núcleo en bastón que se reflejan sobre la superficie del iris, segregando simultáneamente con su crecimiento una membrana cuticular, por lo que en el margen de la sinequia puede aparecer una membrana de Descemet que pasa sobre la superficie del iris o que se agrieta o divide en el borde de la adherencia para formar más de una capa.

La Incarceración del cristalino y su cápsula es menos frecuente y prácticamente siempre se asocia con un prolapso del iris. En los casos más favorables, cuando la úlcera perforante es pequeña y la cápsula no se encuentra traumatizada, la abertura se puede ocluir con un prolapso del cristalino que se pega a la parte posterior de la córnea a través de un coágulo. Puede permanecer así y desarrollarse una catarata subcapsular en el sitio de la adherencia y, en ocasiones, el endotelio corneal puede crecer sobre la superficie del cristalino, segregando una membrana cuticular correspondiente a la membrana de Descemet con lo que el cristalino se encuentra cubierto por dos membranas: esta estructura neoformada de origen endotelial y la suya, la verdadera cápsula lineada por epitelio cúbico. Alternativamente, como la cámara anterior se reforma, el exudado que lo fija a la córnea puede estirarse y romperse al separarse ambos tejidos, dejando una catarata polar anterior en el sitio original de la aposición opuesta a la cicatriz corneal; desde luego, en los casos peores, se puede extrudir todo el cristalino y perderse.

En lesiones más extensas, como hemos visto, el cristalino se puede extrudir, el vítreo y ocasionalmente el cuerpo ciliar, la coroides y la retina se pueden desprender e incarcerarse

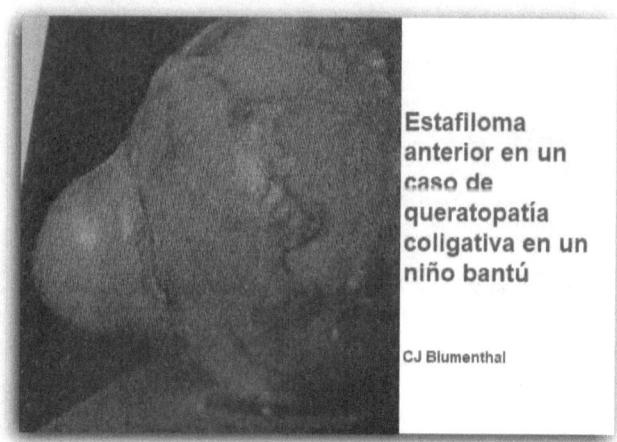

Estafiloma anterior en un caso de queratopatía coligativa en un niño bantú

CJ Blumenthal

o prolapsarse del globo; lógicamente, en estos casos, el daño al globo ocular es irreparable.

Se ha informado de la Incarceración del colgajo capsular anterior en el puerto lateral en la cirugía de la catarata (Sudan R et al, 2001).

Estafiloma

En un defecto corneal extenso puede producirse una cantidad considerable de distorsiones antes de que las cicatrices finalmente se contraigan y si, como habitualmente sucede, la herida se complica con la Incarceración del tejido uveal; la cicatriz ectásica que se forma se denomina *estafiloma* (σταφυλή, racimo de uvas), así denominada por la tendencia del tejido uveal oscuro a brillar a través de ella y la presencia frecuente de lobulaciones debidas a las desiguales contracciones de bandas fibrosas.

Con mayor rareza, la cicatrización es tan rápida y densa que puede resistir la presión intraocular y la córnea volverse aplanada o, incluso, indentada por la contracción de bandas fibrosas (applanatio corneae) o producirse cambios degenerativos rápidos con lo que todos los tejidos se arrugan en una pequeña y contraída cicatriz (Ptisis corneae).

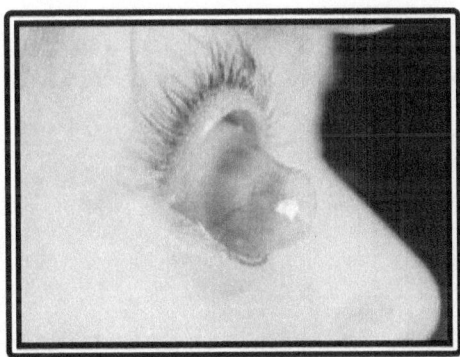

El desarrollo patológico de un estafiloma corneal fue estudiado de manera minuciosa por Fuchs (1918). En las primeras fases está compuesto meramente por el iris prolapsado cubierto de epitelio. Finalmente el epitelio proliferante llena todas las grietas existentes y se vuelve muy grueso, enviando numerosas ramificaciones internas. Mientras tanto se produce una intensa iritis, el tejido uveal incorporado se llena de leucocitos, se forma tejido de granulación, a veces en forma de grandes masas sobre la superficie, y gradualmente se transforma en una cicatriz fibrosa emergente de la córnea, uniéndose toda la masa con cualquier resto del cristalino o su cápsula que se puede incarcerar en una pseudo-córnea fibrosa.

Con el paso del tiempo se atrofia gradualmente el estroma del iris y se sustituye por tejido fibroso, mientras que el epitelio pigmentado se deshace y los gránulos de pigmento son

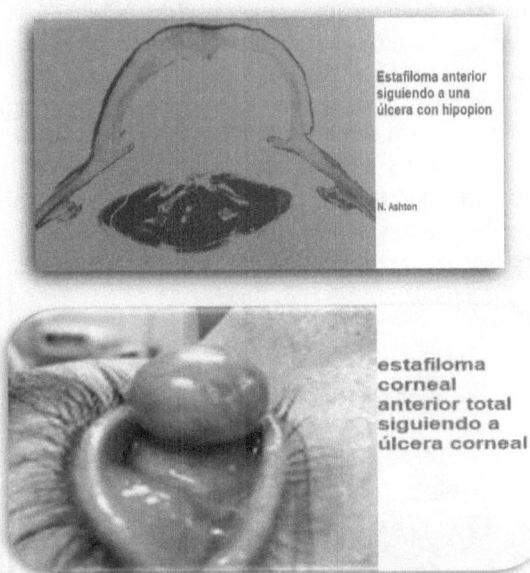

Estafiloma anterior siguiendo a una úlcera con hipopion

N. Ashton

estafiloma corneal anterior total siguiendo a úlcera corneal

capturados por los leucocitos, viajan al epitelio o se embeben en la cicatriz donde a veces permanecen durante años o, incluso, de manera permanente.

El grosor del estafiloma varía con la cantidad de tejido cicatrizal formado; la pseudo-córnea puede ser inmensamente gruesa o delgada como el papel cuando el epitelio crece directamente sobre el iris prolapsado con la interposición de una pequeña cantidad de tejido de granulación.

En este caso el tejido cicatrizal puede no ser lo suficientemente fuerte como para resistir la presión intraocular, con el resultado de un aumento del abultamiento. Cuanto más delgada es la "pared" más evidente es el pigmento uveal por lo que, dependiendo del

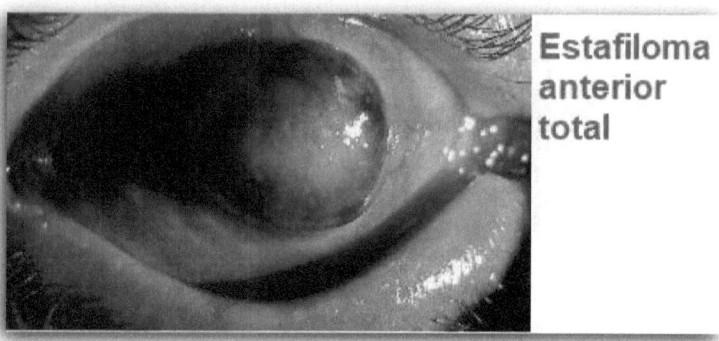

Estafiloma anterior total

grosor, su color varía desde una gris pizarra a un azul oscuro profundo, y como se puede presentar grandes diferencias en el propio estafiloma, pueden encontrarse separadas áreas oscuras abultadas por bandas de tejido fibroso refractario produciendo el cuadro clínico correctamente denominado de "racimo de uvas".

Cicatriz cistoidea y fístula

En ocasiones en la cicatrización de un defecto corneal que se complica con la Incarceración de elementos uveales, cuando el tejido cicatrizal es mínimo o permanece holgadamente ordenado, quedan espacios cuyas paredes pueden formarse con el epitelio y la posterior con la capa pigmentaria del iris. Como el espacio puede no ser lo suficientemente fuerte como para resistir la presión intraocular, la cicatriz se va adelgazando y volviéndose ectásica en esa región y el pigmento uveal casi invariablemente brilla a través de ella. En este caso puede percollar el acuoso, llenar el espacio quístico de la cicatriz y fugarse persistentemente bajo el epitelio volviéndolo edematoso y, a veces, formando bullas por debajo (*cicatriz cistoidea*).

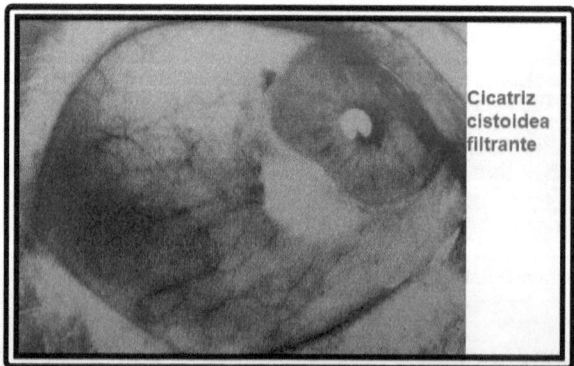

Cicatriz cistoidea filtrante

Otras veces, como el acuoso filtra a través de un tejido cicatrizal holgado, finalmente traspasa el epitelio para formar una *fístula* corneal, cuya abertura puede ser tan pequeña que escapa fácilmente a la detección; la cámara anterior se pierde y, como la presión intraocular cae profundamente, la fístula vuelve a cerrarse; cuando la presión intraocular aumenta, otra vez se forma la ampolla, mostrándose como un pequeño punto oscuro en el tejido cicatrizal blanco, y vuelve a filtrar. El ciclo se repite hasta que termina por el desarrollo de una infección intraocular o una hemorragia. Un acompañante casi invariable de estas fístulas es una adherencia del iris (Czermak, 1890-91; Oguchi, 1909); tal vez el tirón del iris pueda evitar la consolidación. En una fístula de este tipo se facilita una epitelización en cuyo caso el pasaje se vuelve permanente y se impide una cicatrización completa a menos que se destruya el epitelio; finalmente, el crecimiento del epitelio puede cubrir la superficie interna de la córnea, la superficie anterior del iris y delinear el ángulo camerular, una complicación desafortunada que habitualmente termina con el desarrollo de un tipo recalcitrante de glaucoma.

Cambios que se producen en las cicatrices corneales

Son dignos de señalar ciertos cambios que se producen en las cicatrices corneales: la tendencia a aclararse, el depósito de pigmento, la reducción de la sensibilidad y la presencia de procesos degenerativos.

Aclaramiento de las opacidades corneales

La manera en la que ocasionalmente las opacidades corneales se aclaran bastante tiempo después de que desaparecen los signos de la inflamación tiene un interés considerable; lo que se aprecia particularmente en infantes en los que opacidades groseras casi desaparecen completamente. Otros cambios más oscuros se ven en adultos, pero desconocemos como se producen, aunque la mayoría de investigadores lo atribuían a la invasión por vasos sanguíneos. El efecto más llamativo es la aparición de áreas claras o líneas, frecuentemente de una regularidad geométrica, que se puede desarrollar en medio de una nébula o en un leucoma densamente opaco, particularmente en el área central (*líneas de aclaramiento de Fuchs*) (E. Fuchs, 1895).

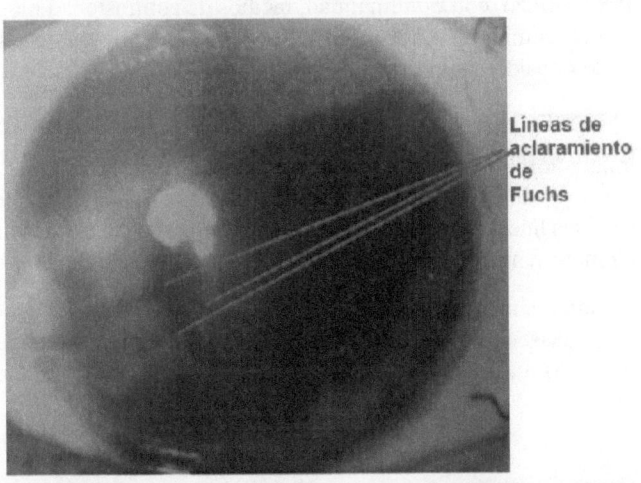

Líneas de aclaramiento de Fuchs

Habitualmente se asocian con vasos sanguíneos neo-formados (Frost, 1896; Stephenson, 1913-15), una observación confirmada por los detallados estudios realizados por Spencer (1919-24), Kümmel (1925) y A. Fuchs (1940) con la lámpara de hendidura.

Incluso aunque se crea que la falta de orden de la matriz en el estroma remodelado contribuye a la opacidad de la córnea, los estudios en animales (como hemos visto) demuestran que con el tiempo (meses o años) el tamaño de las fibrillas de colágeno se vuelven cada vez más regulares y también mejor organizadas (Cintron C et al, 1990), lo que se cree que contribuye al proceso de regreso de la transparencia corneal (Cintron C et al, 1990; Chen S et al, 2015).

Cressey A et al (2018) ha informado de la clarificación de opacidades corneales crónicas con el tratamiento PROSE[23] en el subgrupo de opacidades corneales por enfermedades de la superficie ocular, propuso que la restauración de la función de la superficie ocular permite la remodelación corneal.

A este respecto en ojos en los que se han producido grandes cicatrices corneales centrales por álcalis o ácidos y que no permiten visualizar la retina, se han conseguido aclaramiento temporales con ciertas soluciones de un alto índice refractivo, aunque su efecto es temporal.

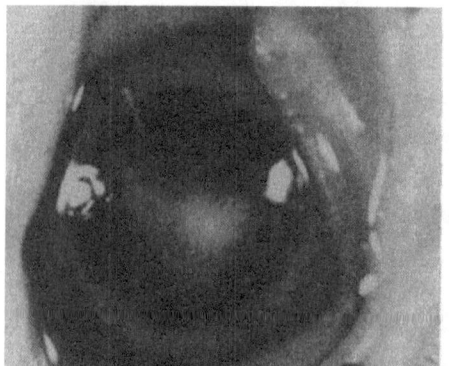 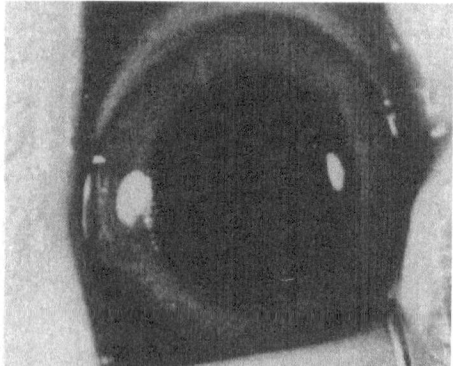

Clarificación temporal de opacidad corneal en conejo

Maurice DM (1987) utilizó, con esta finalidad, medios de contraste radiológicos (imagen superior) como metrizamida e iohexol; comprobó que el estroma se adelgazaba por deshidratación, y lo consideró superiores al glicerol.

Cambios pigmentarios

Aparte de la migración de melanina desde el tracto uveal en casos de leucomas adherentes, no son de observación frecuente. El aspecto más interesante es el de la aparición de unas finas líneas marrón amarillentas en el epitelio (líneas de Hudson-Stähli), que puede ser un mero fenómeno acompañante y no un acompañante de la opacidad.

Estas líneas se estudiarán más adelante, pero en ciertos casos se pueden deber al depósito de hemosiderina (Hanssen, 1923), pero en máculas que siempre han sido avasculares pueden ser un derivado melánico de melanoblastos potenciales de las células basales del epitelio.

---

[23] El tratamiento PROSE (desarrollado por BostonSight, Needham, MA) utiliza dispositivos protésicos diseñados por la FDA para re-emplazar las funciones del sistema de la superficie ocular que protege y permite la visión.

La *reducción de la sensibilidad táctil y dolorosa* en los leucomas corneales es, en general, proporcional a la densidad de la opacidad y, en consecuencia, varía en las diferentes áreas (Petrosyans, 1940).

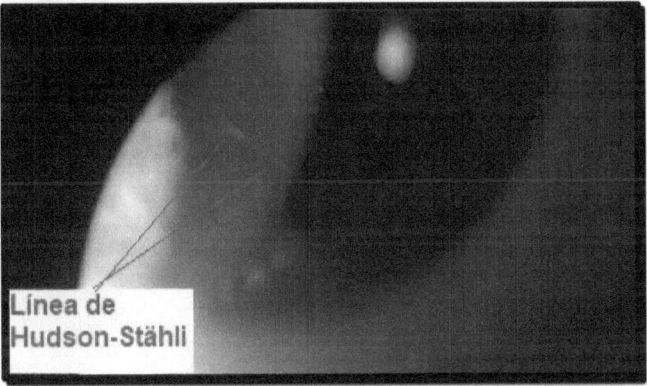

Los *cambios degenerativos* de varios tipos casi se puede decir que son la regla en cicatrices corneales viejas. El estiramiento de la córnea puede originar una miopía (Rumpelhardt K, 1952).

La *vascularización* es casi invariable, y Weekers R y Delmarcelle Y (1951) observaron venas acuosas neo-formadas en un leucoma corneal. Especialmente en la pseudocórnea de un estafiloma el epitelio es usualmente grueso y, en gran medida como resultado de la exposición, tienden a desarrollarse *cambios epidermoides*. Finalmente puede producirse un cuadro de xerosis, las células superficiales pierden sus núcleos y se vuelven cornificadas, las capas medias contienen gránulos de querato-hialina, y las capas más profundas envían papilas al tejido subyacente, mientras que la invasión del limbo por vasos sanguíneos conduce a la aparición de un pannus degenerativo.

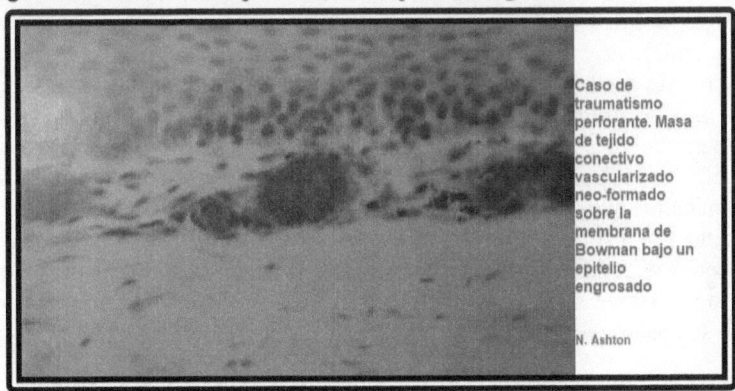

En el estroma es común la degeneración hialina; este material se deposita en gránulos o en grandes masas, apareciendo como y bello y brillante salpicado amarillo, recordando, quizás, a una infiltración purulenta pero de un amarillo de mucho más fulgor y brillantez.

Cambios posteriores implican una *degeneración calcárea* y el desarrollo de una *queratitis cicatrizal secuestrante* en la que trozos de tejido cicatrizal sufren una necrosis espontánea y se expulsan por un proceso inflamatorio de demarcación para formar una *úlcera ateromatosa;* si en esta fase se añade una infección sobreviene una inflamación recalcitrante que, especialmente si el iris se encuentra incarcerado, puede terminar en una endoftalmitis. Alternativamente, pueden producirse cambios proliferativos conducentes a la formación de fibromas o queloides.

Como regla los síntomas se presentan sólo durante la formación de un estafiloma y mientras dure la uveítis aguda acompañante. Después de esto la grosera desfiguración y la reducción de la visión a una mera percepción de luz constituyen su inconveniente, hasta que, quizás, los cambios degenerativos en el epitelio comienzan a traer con ellos un tren de síntomas irritativos. Un estafiloma parcial —y ocasionalmente uno total- puede permanecer estable de manera indefinida sin mayores efectos secundarios pero, especialmente si la enfermedad es muy extensa, el destino final del ojo es su pérdida; con frecuencia se desarrolla un glaucoma secundario así como extensos cambios degenerativos en el cuerpo ciliar, coroides, retina y vítreo.

El tratamiento de las opacidades y cicatrices corneales.

A causa de la frecuencia de su presencia, lo permanente de su naturaleza y la grosera incapacidad visual que implican, el tratamiento de las opacidades corneales ha sido objeto de investigaciones y de un notable esfuerzo a través de todos los tiempos; los medicamentos y métodos físicos son inútiles, salvo casos muy específicos comentados en la clarificación; las ayudas ópticos tienen un valor comparativamente pequeño, y la única aproximación efectiva es la quirúrgica en la que la queratoplastia es la técnica más efectiva.

El elemento más importante en el tratamiento de lesiones ulcerativas y degenerativas es la prevención, si es posible, del accidente de la perforación. Actualmente la práctica ha establecido cirugías mínimamente invasivas, con suturas, atraumáticas y escasamente reactivas, y agujas y cuchilletes finísimos lo que permite un cierre seguro y efectivo de las heridas corneales con lo que la probabilidad de perforaciones o del desarrollo de ectasias han caído a niveles mínimos. De manera similar, se puede anticipar la perforación de una úlcera progresiva y prevenirla mediante la resección lamelar de la córnea activamente enferma y la sustitución por un injerto de un tamaño adecuado. Un descematocele sin perforar presenta un problema angustioso; el método más efectivo de tratarlo es mediante una queratoplastia perforante, teniendo el injerto un tamaño suficiente para incluir el defecto junto con un área circunferencial de córnea de grosor normal (Leigh, 1959). El problema de fuga desde el descematocele tiene aún más dificultad; mientras que puede ser útil emplear un colgajo conjuntival, un injerto lamelar probablemente sea una opción más efectiva: la desventaja de este último procedimiento es que el acuoso tiende a infiltrarse en el injerto y los tejidos empapados tardan mucho en desecarse; no obstante, es la regla un cierre satisfactorio de la fuga pero el trasplante usualmente se opacifica con lo que se requerirá de otro injerto para restaurar la visión.

En el caso de que un injerto corneal sea impracticable, se puede recurrir a los viejos métodos de tratamiento. Puede tener utilidad la aplicación de un colgajo conjuntival o a la protección mecánica de una lente de contacto rígida, por ejemplo, en un descematocele (Meyerbach, 1926). Finalmente, si la perforación parece inevitable se puede practicar una paracentesis y quizás repetirse bajo condiciones controladas con lo que el daño marginal será mucho menor. El efecto beneficioso de este procedimiento es doble; la disminución de la presión intraocular ayuda a consolidar la cicatriz sin estiramientos indebidos, mientras que la inundación del área con el fluido plasmoide intraocular trae consigo elementos histogénicos para ayudar a la reparación y combatir los agentes infecciosos. Una vez que se ha producido la perforación, se encuentra indicado la escisión inmediata y libre del tejido prolapsado si es posible, para evitar la formación de un estafiloma y si la herida se abre se debería cerrar con un colgajo conjuntival, o con suturas corneales seguido de un vendaje compresivo.

Una opacidad establecida de la córnea sin complicaciones en el ojo interno tiene dos inconvenientes –es antiestética y la discapacidad visual que produce. La última depende de la posición de la cicatriz, periférica o central, y parcialmente de su densidad. Es interesante que una nébula difusa puede ocasionar más alteraciones que un leucoma denso, porque actúa no sólo por distorsión y borrosidad de la imagen por una refracción irregular, sino también por la dispersión de la luz e introduciendo una sensación muy desagradable de deslumbramiento.

Los aparatos ópticos habitualmente son poco útiles, aunque se puede obtener algo de comodidad y de visión con gafas oscuras, mientras que el uso de estenopeicos puede ayudar a la lectura con gafas de gran magnificación; en ocasiones, cuando se ha producido un astigmatismo irregular, el uso de lentes de contacto gas permeable puede mejorar la visión en un grado sorprendente.

Se han defendido innumerables fármacos de vez en cuando para promover la absorción de la cicatriz corneal; ninguno de ellos tiene un valor probado. La mayoría de ellos se utilizaron a causa de su naturaleza irritativa –óxido amarillo de mercurio, polvo de catamel, pomada de noviform y jeriquití fueron algunos de los remedios clásicos, o el cloruro de sodio subconjuntival (Rothmund, 1866), salicilato sódico (Fromaget y Laffay, 1897), sulfato de sodio y magnesio (Thienpondt, 1913), estreptoquinasa (intramuscular) (Nuyken G, 1956), tiosinamina (Taieb A, 1957), hidroclorato de etilmorfina, colina (Marín Enciso, 1950), aloes (Dormidontova, 1947), bisulfato de quinina con la esperanza de que este veneno protoplasmático destruya el tejido conectivo de nueva formación (Selinger, 1935), aceite de gaulteria (Sabatzky, 1928), éter bencil-cinámico (Bailliart, 1935), hialuronidasa (Fedrizzi, 1955; Dybicka A y Kozakiewicz A, 1957), vítreo estéril de animal (Melik-Mousyan, 1956) y una multitud de otros. También se ha mantenido que los extractos placentarios, mientras que tienen poco valor inicial, ayuda a consolidar la formación de colágeno durante la fase tardía de cicatrización (Jentzer, 1956; Berger M y Bergemann E, 1959; Forgács J, 1962).

También se han defendido los métodos físicos de tratamiento: masaje digital (Pagenstecher, 1878-81), vibro-masaje eléctrico (Maklakoff, 1893; Piesbergen, 1899), galvanismo[24], electrolisis (Sulzer, 1906), iontoforesis con iodina, Birkhäuser, 1921; Loeb, 1925; o con ioduro potásico y salicilato sódico, Vila Ortiz, 1935), luz ultravioleta (Sulzer, 1913; Schanz, 1922; Gilbert, 1925), rayos X y radio[25]. Ninguno de ellos ha pasado la prueba de la aceptación general.

En el global los medicamentos y los métodos físicos son inútiles; muchos mejores resultados se pueden obtener con la cirugía. Se puede realizar una iridectomía óptica en casos donde la cicatriz es central y existe una cantidad suficiente de córnea periférica trasparente, pero los resultados rara vez son espectaculares debido a la irregularidad de la refracción periférica. Se puede intentar una queratectomía cuando la cicatriz es superficial o incluso, en ocasiones, cuando es profunda pero no afecta a todo el grosor corneal (Kurz J, 1951), pero habitualmente se sigue por más, aunque quizás menos extensa, cicatrización.

---

[24] Adler, 1885; Hubert, 1886; Alleman, 1890; Pansier, 1896; otros.
[25] Sulzer, 1906; Lawson y Davidson, 1909; Flemming, 1913; Kosler, 1913; Corbett, 1924; Gallenga R y Rossi A, 1946; Dondua, 1960; otros.

El tatuaje puede ser una buena opción cosmética para un leucoma antiestético y también a veces tener valor óptico en la supresión de las propiedades dispersivas de algunas nébulas al convertirlas en placas densamente opacas. Sin embargo, la cirugía de elección donde es aplicable, se representa por alguna forma de queratoplastia donde el tejido opaco se sustituye por un injerto ópticamente trasparente con lo que no sólo se elimina el feo tejido cicatrizal sino que también se consigue una notable agudeza visual.

El tratamiento de un estafiloma presenta problemas serios y acuciantes, no sólo porque se pueda ocluir el ángulo camerular con el desarrollo de un glaucoma secundario, sino también porque se deben atajar los ataques repetidos de irritación. En el caso de un estafiloma pequeño la división del iris adherido o el aislamiento de la porción incarcerada mediante una iridectomía puede ser factible, mientras que en algunos casos se puede eliminar el estafiloma y sustituirse por un injerto corneal incluso aunque esto implique la sustitución de toda la córnea (Raïs, 1955).

Procedimientos tan heroicos, en sus principios, como éstos, o aquellos diseñados por las generaciones anteriores de cirujanos para escindir total o parcialmente los estafilomas tenían un valor dudoso debido al riesgo que conllevaban de oftalmía simpática pero actualmente son injustificables.

El *tatuaje de la córnea* es un procedimiento extremadamente antiguo que ya fue empleado por Galeno (131-210 d.C.) para ocultar feos leucomas; utilizaba sulfato de cobre reducido con nuez, pero el desarrollo de la queratoplastia y de las lentes de contacto ha disminuido significativamente sus indicaciones. También en algunos casos, aparte de su efecto cosmético, la técnica puede ser valiosa en casos de una nébula semi-traslúcida con bordes irregulares elimina el efecto molesto de la dispersión lumínica.

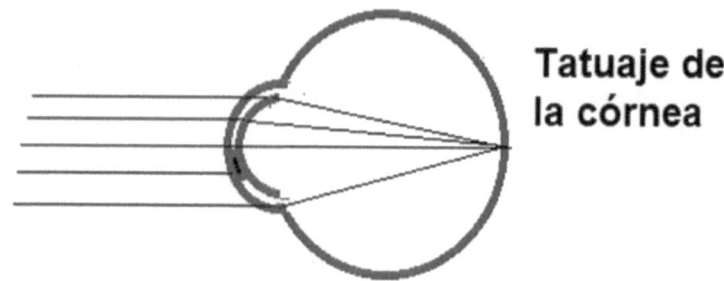

Tatuaje de la córnea

En el último caso la luz entrante se refracta regularmente por la córnea que rodea al área tatuada e incluso, aunque se encuentre centralmente situada, los rayos se refractan hacia la región macular, dando una imagen sin distorsión. En la teoría óptica la única molestia que podría producirse, aparte de un pequeño escotoma positivo que provoca escasa alteración al paciente, es una disminución de la intensidad de la luz. Si el área tatuada cubre parte del área pupilar se produce una seria discapacidad pero que se puede mejorar en gran medida mediante una iridectomía óptica.

En líneas generales, disponemos de dos métodos para colorear y volver opaca una opacidad corneal: Los métodos químicos, donde una reacción química produce la precipitación de pigmentos en los tejidos corneales, y métodos donde los pigmentos coloreados se introducen directamente en el tejido corneal. La práctica del tatuaje fue revitalizada a finales del XIX por Wecker (1872) quien empleaba el segundo método introduciendo tinta india en el tejido corneal después de escarificación; posteriormente se introdujeron mejoras técnicas por parte de Frölich (1897), Armaignac (1903), Hesse (1907), Ohm (1910), Roveda (1947) y otros. Holth (1904) también utilizaba colorantes metálicos en forma de polvo y varios tintes orgánicos para obtener diversas tinturas; Nieden (1901) y Roselli (1907) usaron pigmento uveal de ojos animales; Streiff (1911) una combinación de tinta china y polvo de oro para simular la coloración marrón del iris; von Blaskovics (1920) utilizaba el negro de humo y hollín de vela justificado por la variabilidad en la composición de la tinta y la dificultad d esterilizarla, y Forbes SB (1960) carbón animal en un medio bacteriostático. La gran desventaja de estos procedimientos era que, primero, existían pocas garantías de que la coloración fuera permanente debido a la migración del pigmento, y segundo, que en muchos casos la violencia de la reacción en la córnea era tan considerable que superaba cualquier beneficio del tatuaje.

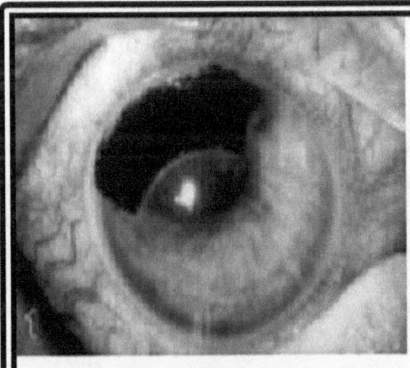

Ejemplo de un tatuaje óptico periférico en un paciente con una pupila excéntrica debido a la captura del iris después de la extracción de cataratas

La idea de la reducción química de sales metálicas en los propios tejidos corneales, el método utilizado originalmente por Galeno, fue resucitado por Paul Knapp en 1925, y posteriormente se tomó bastante interés en este procedimiento. Knapp empleó una solución de cloruro de oro que podía reducirse con epinefrina o ácido tánico. Este método proporcionaba buenos resultados comparado con la vieja técnica de impregnación con carbón, pero el color no era negro como el azabache, sino más bien un marrón dorado. Tres años más tarde, Krautbauer (1928) introdujo un método más satisfactorio donde se impregnaba negro platino en los tejidos corneales y que se utilizó durante bastante tiempo (Coppez, 1947). El procedimiento es el siguiente, primero se elimina el epitelio corneal, a continuación se impregna el tejido subyacente con cloruro de platino, luego se aplica hidrazina hidratada en gotas que reduce al cloruro de platino y causa una precipitación in situ de negro platino, sobre la cual crece el epitelio. Posteriormente aparecieron numerosas variantes, por ejemplo, Alsmman AH et al (2018) utiliza la tinta del rotring que aplica mediante micro-inyecciones (de 4 a 8) informando de resultados favorables con una alta satisfacción de los pacientes. También se han utilizado diversas técnicas de dibujo, por ejemplo Park JH et al (2015) utilizó la técnica del punteado, originalmente creada por Michael Eugene Chevreul, que se realiza de manera que visto al cerca sólo se aprecian puntos negros, pero a la distancia se aprecia el dibujo; encontró que es un método seguro y económico, con una duración similar a la obtenida con otros métodos convencionales.

Panda A et al (1984), para evitar dañar el epitelio y la membrana de Bowman que sabemos produce un retraso en la estabilización del epitelio regenerado, utilizó un procedimiento de "bolsillo lamelar", creando con trefina un bolsillo intra-estromal donde introducía el colorante impregnado en un papel de filtro, con esto tintaba dos superficies estromales (la anterior y la posterior del bolsillo) consiguiendo una mayor densidad de pigmento, aparte de no lesionar la membrana de Bowman. Jeong J et al (2013) crea un espacio intraestromal mediante la aplicación con una cánula de 25G de aire, que posteriormente rellena con el colorante. Posteriormente se ha utilizado el láser excimero y el de femtosegundo para realizar los cortes intra-estromales con mayor exactitud y seguridad (Anasta CN et al, 1995; otros).

El oro produce una coloración marrón oscura, pero con el platino se produce una placa densamente negra con un lustre metálico. Posteriormente se propusieron otras modificaciones. Holth (1928), por ejemplo, utilizaba una variedad de soluciones: así como con el cloruro de platino y la hidracina hidratada, obtenía un color negro con una solución al 5% de sulfato de hierro y una solución también al 5% de tanino. También propuso una solución acuosa de sales de plata e hidracina hidratada para imitar el marrón del iris, negro de humo y tanato de cobalto para simular un iris azul, mientras que si deseaba un tinte verdoso añadía siena.

G. Bietti (1929) estudió los fundamentos del proceso de tatuaje con oro, platino y plata. Encontró que la regeneración del epitelio corneal después del tatuaje con cloruro de platino generalmente se produce en 4 días, y con los otros metales en 5-6 días. El cloruro de oro penetra más rápido y más profundo que el cloruro de platino. La impregnación difiere en los diferentes casos pero parece que el metal se deposita en las células corneales y entre las láminas desde las cuales emigra en el epitelio regenerado. La causa principal de la decoloración es una tendencia a la nueva formación de tejido conectivo en áreas necróticas que frecuentemente aparecen en los leucomas a causa de la pobre resistencia tisular.

Estos hallazgos fisiológicos fueron confirmados por Pischel (1930), El-Tobgy y Wilson (1930), Baratta (1933) y Spinelli (1933). El último investigador mostró que se obtenían los mejores resultados cuando sólo se eliminaba el epitelio, dejando intactos los tejidos más profundos, porque si se alteraban las láminas corneales más profundas aparece una coloración grisácea negruzca; en este caso la pérdida de color subsiguiente se debía a la formación de una densa película de tejido cicatrizal cubriendo al depósito de platino. Además, si se produce una ulceración, el polvo metálico se deshace en el proceso ulcerativo y se sustituye por un tejido cicatrizal blanco. Lo ideal es llevar el depósito de platino reducido hasta una superficie trasparente directamente bajo el epitelio, que entonces puede cubrirlo con limpieza y con la menor reacción posible; en circunstancias favorables el color permanece invariable indefinidamente (al menos 5 años, Duggan y Nanavati, 1936).

Con el microscopio electrónico se ha encontrado que los gránulos de pigmento se acumulan, solos o en racimos, en los queratocitos y algunos se encuentran entre las fibras

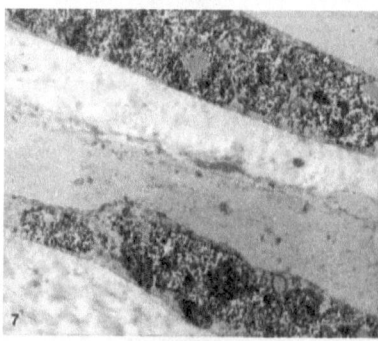

Dos queratocitos con numerosos grupos intracitoplasmáticos. Las membranas unitarias no se conservan. El espacio extracelular está libre de gránulos de tatuaje (TEM, barra de aumento = 1 μm).

de colágeno (Olander K et al, 1983;). La microscopía confocal muestra partículas altamente reflectantes dispersas con un patrón geográfico en el estroma superficial cerca de la membrana de Bowman. También se encuentran gránulos altamente reflectantes en el estroma medio (Kobayashi A y Sugiyama K, 2005).

Insuficiencia limbal

Las células madres se encuentran, por definición, en todos los tejidos que pueden auto-regenerarse (Cairnie AB et al, 1976; Leblond CP, 1981). Estas células tienen una vida larga, gran potencial para la división celular clonogénica y, finalmente, son las responsables de la sustitución y regeneración del tejido. Como hemos visto, en los apuntes de *Fisiología Ocular,* todas las células de un tejido con un linaje celular clonogénico se pueden situar en uno de dos compartimentos: proliferativo o no-proliferativo (diferenciadas). Las células en el compartimento proliferativo son capaces de preceder a la mitosis con síntesis de ADN. Este compartimento incluye a las células madres y a células de amplificación transitoria, que se derivan de cada mitosis de la célula madre y amplifican su número. Las células en el compartimento no-proliferativo, compartimento diferenciado, en teoría son todas post-mitóticas que están comprometidas para la diferenciación celular.

Este sistema jerárquico seguiría el siguiente orden: Célula madre » Célula amplificadora transitoria » Célula post-mitótica » Célula terminalmente diferenciada.

Como hemos visto, el epitelio corneal se puede regenerar eficientemente por el epitelio limbal. En ausencia o aplasia de este tejido, la cicatrización (o regeneración) se vuelve menos eficiente (Maumenee AE, 1964; Kinoshita S et al, 1982; otros) y se caracteriza por la presencia de erosiones recurrentes (Srinivasan BD et al, 1977). Experimentalmente, esta regeneración o cicatrización anormal se ha analizado de diversas maneras.

Mediante la eliminación quirúrgica del epitelio limbal, Huang AJW y Tseng SCG (1988) señalaron que este defecto curaba rápidamente por células epiteliales adyacentes sin erosiones; pero en heridas posteriores encontraron un retraso en la curación y una moderada vascularización en el 45% y 64% respectivamente de los ojos de conejo que estudiaron; después realizaron una segunda herida y los porcentajes subieron al 90 y 64%. Acompañando a los cambios anteriores, las córneas experimentales mostraron un movimiento centrípeto de células caliciformes. Estos resultados venían a indicar la existencia de una fuerte capacidad proliferativa para general epitelio corneal. Además el epitelio limbal parece ser capaz de ejercer una presión de crecimiento negativo contra la invasión epitelial conjuntival bajo circunstancias normales. Una deficiencia de células madres limbales induce la aparición temprana de una trans-diferenciación conjuntival defectuosa o una conjuntivalización de la córnea.

Cuando se crea un defecto epitelial corneal total que incluya al epitelio limbal, la superficie denudada sólo puede curar a partir del epitelio conjuntival que lo rodea. Durante el proceso de curación, el destino del epitelio conjuntival migrante sobre el área corneal denudada se determina por la presencia o ausencia de vascularización corneal. En su ausencia, el epitelio conjuntival sufre de varias etapas de transformación morfológica en un epitelio parecido al corneal con pérdida de células caliciformes (Friedenwald JS, 1951; Shapiro MS et al, 1981; Tseng SCG et al, 1984; otros), un proceso denominado *Trans-diferenciación conjuntival.* Este proceso lo investigaron diversos autores[26] porque

---

[26] Thoft RA y Friend J, 1977; Friend J y Thoft RA, 1978; Thoft RA, 1979; Shapiro MS et al, 1981; Kinoshita S et al, 1982-83; Tseng SCG et al, 1984-88; Juang AJ et al, 1986-88; Tseng SC y Farazdaghi M, 1988; otros.

sugiere que el epitelio corneal puede ser regenerado por una fuente conjuntival. Sin embargo, la transformación morfológica se encuentra respaldada por los resultados de investigaciones previas en estudios de enzimas glucolíticas y contenido de glucógeno (Thoft RA y Friend J, 1977), fuerza tensil normal (Friend J y Thoft RA, 1978), perfil de queratina (Kinoshita S et al, 1983), perfil de proteínas epiteliales y permeabilidad paracelular (Huang AJ et al, 1986). Estas investigaciones indicaban que la transformación morfológica se acompaña de una transformación bioquímica o fisiológica incompleta.

Por el contrario, si se presenta vascularización corneal (en conejos) durante el periodo de curación (Maumenee AE y Scholz RO, 1948; Friedenwald JS, 1951; Tseng SC et al, 1984) o se produce poco después, el proceso de trans-diferenciación conjuntival se inhibe o revierte[27], como lo evidencia la presencia de células caliciformes sobre la superficie corneal, con lo que se puede llegar a la conclusión de que el fenotipo epitelial resultante puede encontrarse determinado por el estado vascular de la córnea. No obstante, para Kruse FE et al (1990) la trans-diferenciación conjuntival se debe a una eliminación incompleta del epitelio basal limbal y no a la vascularización que se produciría con la eliminación completa del epitelio limbal.

Los síndromes de insuficiencia limbal son específicos de su origen (congénito o adquirido), su expresión (unilateral o bilateral; parcial o total), su progresión (aguda o crónica) y del mecanismo involucrado (quemadura, infección, inflamación crónica, etc.). Algunas de estas enfermedades son locales y otras sistémicas (Majo F et al, 2006).

Aparte de defectos en la curación de heridas epiteliales, clínicamente se puede encontrar una trans-diferenciación conjuntival defectuosa o conjuntivalización de la córnea en varias enfermedades de la superficie ocular, como son entre otras:

- Enfermedades hereditarias: - Anirida (bilateral)

                       - Queratitis asociadas con múltiples deficiencias endocrinas (bilateral).

- Adquiridas: Difusas: - Síndrome de Stevens-Johnson.

                 - Traumas químicos.

                 - Queratopatía inducida por lentes de contacto.

        Focales: - Pterigium.

                 - Iatrógenas: Mitomicina C

---

[27] Friedenwald JS, 1951; Thoft RA et al, 1979; Liu SH et al, 1981; Tseng SC et al, 1984; Huang AJ et al, 1986; otros.

Esta deficiencia límbica vendría definida por la presencia de células caliciformes sobre la córnea e, histopatológicamente, todas estas enfermedades se caracterizan por un sobre-crecimiento o invasión del epitelio conjuntival, acompañado de neovascularización, rotura de la membrana basal e infiltrado de células inflamatorias. La citología de impresión demuestra que todas estas enfermedades presentan células caliciformes y epiteliales conjuntivales en la superficie afectada (Tseng SC, 1988).

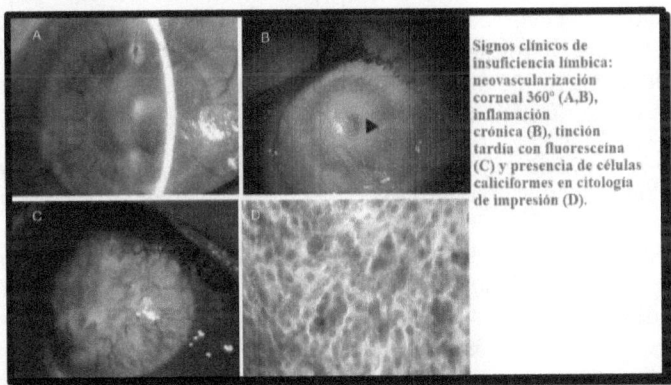

Signos clínicos de insuficiencia límbica: neovascularización corneal 360° (A,B), inflamación crónica (B), tinción tardía con fluoresceína (C) y presencia de células caliciformes en citología de impresión (D).

Los pacientes habitualmente sufren de erosiones recurrentes y visión disminuida como resultado de una superficie óptica irregular, una debilidad de la resistencia a la tracción, una disminución del contenido de glucógeno y una incompetencia en la función de barrera. En la deficiencia limbal parcial Cheng JJ y Tseng SC (1990) encontraron la triada de crecimiento epitelial conjuntival, vascularización corneal y curación retrasada con erosiones recurrentes, aunque otros autores asociaron la vascularización con una deficiencia limbal total, además de una inflamación crónica del estroma corneal (Dua HS et al, 2000; Kruse FE y Reinhard T, 2001). Otros signos son un reflejo corneal irregular, una pérdida de las empalizadas de Vogt y una córnea de grosor variable (Gomes JA et al, 2003).

La conjuntivalización corneal supone una pérdida del epitelio limbal como barrera entre los epitelios corneal y conjuntival. En condiciones normales, la invasión corneal por parte del epitelio conjuntival vecino es impedida por las células limbares. La conjuntivalización corneal produce una tinción anómala con fluoresceína. Se trata de una tinción tardía debido a que el epitelio conjuntival deja pasar la fluoresceína a diferencia del epitelio corneal. Las células limbares se dañan y el epitelio conjuntival migra sobre el estroma corneal produciendo la conjuntivalización, que se acompaña de vascularización corneal. Estas dos manifestaciones clínicas constituyen la definición de insuficiencia límbica. El tercer signo clínico que completa la triada de la insuficiencia límbica es una cicatrización enlentecida asociada a erosiones corneales recurrentes. Entre las posibles complicaciones se encuentran la cicatrización, calcificación, ulceración, ablandamiento y perforación corneal.

Los síntomas clínicos son una disminución de la agudeza visual, fotofobia, lagrimeo, blefarospasmo y episodios recurrentes de dolor junto con inflamación y enrojecimiento crónicos.

Los signos típicos de la insuficiencia límbica aguda son fundamentalmente la desaparición de las empalizadas de Vogt (España EM et al, 2002) y el defecto epitelial corneal total que sobrepasa en 2 o 3 mm el límite limbo-corneal. En la insuficiencia límbica crónica, sin embargo, a la desaparición completa de las empalizadas de Vogt se le añaden la neovascularización subepitelial desde el limbo, la queratitis punctata superficial y la hiper-permeabilidad del epitelio que recubre la córnea (Koizumi N et al, 2000).

Hay casos en los que, a pesar de aparecer signos clínicos indicativos de insuficiencia limbal, no existe una evidencia citológica de insuficiencia limbal en la citología de impresión. Se han postulado diversas causas para explicar esta situación: puede que el daño de las células limbocorneales no sea lo suficientemente severo para destruir toda la población celular, que la insuficiencia límbica sea subclínica y empeore posteriormente, que la citología de impresión no sea lo suficientemente sensible o que algunos pacientes no manifiesten la insuficiencia limbal.

- Insuficiencia límbica parcial. En estos casos la insuficiencia límbica afecta sólo a parte del limbo. El diagnóstico también se basa en la pérdida de las empalizadas de Vogt, y, en algunos casos, en la presencia de células caliciformes en la superficie corneal, observadas en la citología de impresión. Se ha demostrado como el trasplante de membrana amniótica ayuda a la regeneración de la superficie corneal en casos de insuficiencia límbica parcial sin necesidad de llevar a cabo un trasplante de células madre limbocorneales (Tseng SC et al, 1988). Esto apoya la teoría de que la membrana amniótica ayuda a preservar y expandir la población de células madres limbocorneales remanente en casos de insuficiencia límbica parcial (Tseng SC et al, 1988; Andersen DF et al, 2001). Otros autores también han utilizado la translocación limbal ipsilateral en casos de insuficiencia límbica parcial secundaria a causticación por álcalis. Esta técnica consiste en trasplantar una zona sana de tejido limbal superior a la zona causticada del mismo ojo, sin tener que recurrir al ojo contralateral (Nishiwaki Dantas MC et al, 2001).

Se han publicado casos de deficiencia parcial de células madres limbales después de la inyección subconjuntival de mitomicina C para trabeculectomías en el 43% de una serie de 7 pacientes caucásicos, que incluían un adelgazamiento corneal y fusión escleral (Sauder G y Jonas JB, 2006).

- En la insuficiencia límbica completa, la afectación ocurre en todo el limbo corneal. La detección clínica de la insuficiencia límbica completa es importante porque estos pacientes son malos candidatos para el trasplante de córnea convencional. Como hemos visto la citología de impresión es una técnica sencilla, no invasiva, que se ha demostrado útil en el diagnóstico y monitorización de la insuficiencia límbica completa. En estos pacientes, se ha propuesto como alternativa a la queratoplastia convencional el trasplante de células madre autólogas asociado al injerto de membrana amniótica. Es necesario el trasplante de una fuente autóloga o alogénica de las células madre limbocorneales que se han perdido. La membrana amniótica parece preservar las células madre limbocorneales y retener sus propiedades in vivo, actuando como soporte ideal en el cultivo de estas células Meller D et al, 2002). Según Tseng et al (1988) los resultados son igual de satisfactorios independientemente de que el trasplante de membrana amniótica se haga antes o en un mismo tiempo que el trasplante de limbo. El trasplante alogénico presenta muchos problemas asociados, principalmente el alto riesgo de rechazo del injerto debido al gran número de antígenos HLA-DR y células de Langerhans en el injerto. De ahí que sean necesarias altas dosis de inmunosupresión durante largos periodos de tiempo.

Con respecto al manejo quirúrgico de estos pacientes debemos tener presente lo siguiente:

La queratoplastia penetrante es una técnica quirúrgica que consiste en la extirpación de un botón corneal en el receptor y su sustitución por un botón corneal de un donante, que se sutura a la córnea residual del receptor con una sutura suelta o continua.

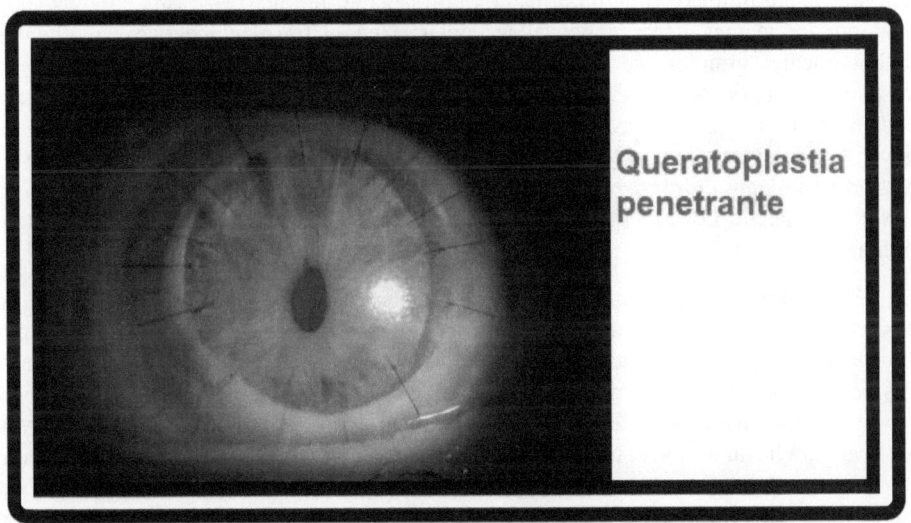

Queratoplastia penetrante

La queratoplastia es indispensable para la reconstrucción del daño estromal severo, pero sólo estimula la re-epitelización corneal completa si existen células madre limbocorneales epiteliales en el ojo dañado (Reinhard T et al, 1999-2004; otros). Las células limbares se pueden estimular para migrar y proliferar por los efectos paracrinos de las células del donante, como ocurre con los cultivos de queratocitos de la piel. En ausencia de células epiteliales limbocorneales, la queratoplastia produce re-epitelización corneal a partir de células conjuntivales, es decir, una conjuntivalización corneal. En estos pacientes, el trasplante autólogo de células limbares previo es la única posibilidad de cicatrización corneal normal. Este procedimiento implica el trasplante de injertos limbares del ojo sano al ojo dañado.

- La membrana amniótica, es decir, el amnion, es la capa más interna de la membrana placentaria y está constituida por una membrana basal gruesa y un estroma avascular (Meller D et al, 2000). El trasplante de membrana amniótica proporciona un buen sustrato que favorece la cicatrización del epitelio a la superficie corneal. La membrana basal de la membrana amniótica estimula la migración y adhesión de las células epiteliales. La presencia de su matriz estromal avascular disminuye la inflamación, la neovascularización y la fibrosis. La membrana amniótica produce una mejoría clínica de la fotofobia y el dolor, facilita la epitelización más rápida, ayudando a restaurar una superficie epitelial corneal normal (Grueterich M et al, 2002). Constituye también un sustrato ideal para restaurar el nicho estromal de las células limbo-corneales epiteliales así como para conseguir la expansión de estas células (Gomes JA et al, 2003). Éste se encuentra favorecido por su carencia de componentes vasculares y por su gruesa membrana basal constituida por colágeno IV y V (Gomes JA et al, 2003).

- Con respecto al trasplante del limbo, su regeneración es necesaria para la recuperación de la visión y de la superficie corneal normal cuando existe un déficit de las células madre limbocorneales. Kenyon y Tseng, en 1989, demostraron la utilidad del trasplante de limbo en casos de insuficiencia límbica completa secundaria a causticaciones térmicas o químicas. Estos hallazgos confirmaron la utilidad del epitelio limbal como fuente de células madre en la regeneración de esta población celular destruida. Mediante este procedimiento se trasplantan células madre viables procedentes del propio individuo (autotrasplante límbico) o de un donante (alotrasplante límbico) en casos de afectación bilateral. La técnica descrita por ellos consistía en el trasplante de dos fragmentos limbocorneales grandes, de 6-7 mm de arco de limbo, extirpados del ojo sano. El trasplante de limbo no debe hacerse en la fase aguda tras la caustificación debido a la alta posibilidad de fracaso asociada a la gran inflamación, debe esperarse varios meses para llevar a cabo el tratamiento (Basti S y Rao SK, 2000). El autotrasplante de limbo es el primer tratamiento quirúrgico en caustificación química o térmica de la córnea unilateral, tras el cual puede llevarse a cabo la queratoplastia en los casos de opacidad estromal (Shimazaki J et al, 2004).

La pérdida limbo-corneal que implica el trasplante de limbo supone un riesgo de desarrollar insuficiencia límbica para el ojo sano. Una forma de minimizar el daño del ojo donante es la expansión in vitro de células epiteliales limbares para su posterior implante. Las células madre limbocorneales expandidas ex vivo pueden reconstruir con éxito la superficie corneal en casos de insuficiencia límbica completa unilateral. Existen diversas técnicas para llevar a cabo el trasplante de células limbares. El objetivo de este tratamiento es extirpar el tejido corneal anómalo y el pannus corneal del receptor y trasplantar una nueva fuente de células epiteliales corneales. Se ha demostrado que una biopsia limbal de 1 mm^2 es suficiente para obtener las células necesarias para regenerar un epitelio corneal sano y cubrir la superficie limbo-corneal. Esto significaría una mínima pérdida de células madre limbo-corneales en el ojo sano. El tejido del donante puede proceder del ojo contralateral (autotrasplante), cuando éste está sano, o de un donante (alotrasplante), si la afectación es bilateral. Se necesita un soporte tisular para trasplantar las células ya que éstas no pueden trasplantarse de forma aislada. Se han descrito diferentes soportes para el cultivo celular, el más frecuente es la membrana amniótica, pero también se han usado otros como el colágeno o el gel de fibrina. Diversos estudios experimentales han demostrado que durante la expansión ex vivo sobre membrana amniótica se preservan la tasa de replicación, la cinética del ciclo celular y las características fenotípicas de las células progenitoras del epitelio limbal y conjuntival. La membrana amniótica estimula la migración del epitelio corneal sobre ella promoviendo una fuerte adhesión entre las células basales corneales y el estroma amniótico. Parece ser que esta posible interacción entre las células limbocorneales y la matriz de la membrana amniótica podría tener un papel fundamental en el mantenimiento de las características de las células madre limbocorneales.

En la insuficiencia bilateral de células madres limbales, la conjuntivalización corneal circular conduce a un riesgo muy alto de fallo inmunológico de cualquier injerto homólogo. El trasplante córneo-limbal lamelar autólogo y el uso de injertos homólogos de gran tamaño son procedimientos relativamente traumáticos y no gozan de privilegio inmunológico. Otra desventaja del trasplante lamelar homólogo puede ser la necesidad de un procedimiento en dos etapas con injertos de limbo y córnea de diferentes donantes que potencialmente conduce a un mayor riesgo inmunológico. Para evitar estos inconvenientes, Reinhard T et al (1999) diseñaron una técnica sencilla en un solo paso que podría, al menos en algunos casos, disminuir las reacciones inmunológicas mediante un posicionamiento central de injertos de tamaño caso estándar, con lo que esperaban pasar de una reacción inmunitaria aguda a otra crónica, y consideraron necesario el tratamiento sistémico con ciclosporina A de, al menos, un año. Con un seguimiento de casi 10 meses encontraron unos resultados prometedores (Sundmacher R y Reinhard T,

1996); pero lo datos a medio plazo redujeron la tasa de trasparencia a algo menos de un tercio de los casos. En el 2004, publicaron los resultados a largo plazo, sin encontrar mejoría estadísticamente significativa con otras técnicas.

Hiti et al (2006) describieron como tratamiento de la insuficiencia límbica completa la realización de una queratoplastia lamelar-penetrante combinada con el trasplante de células limbocorneales y la han llevado a cabo en 6 pacientes. Esta queratoplastia lamelar-penetrante consiste en una queratoplastia lamelar periférica asociada a una queratoplastia penetrante central. Vajpayee et al (2000) ya habían descrito previamente la utilidad de la queratoplastia lamelar de gran diámetro en el tratamiento de causticaciones químicas, consiguiéndose una superficie ocular estable debido al aporte de células madre limbocorneales.

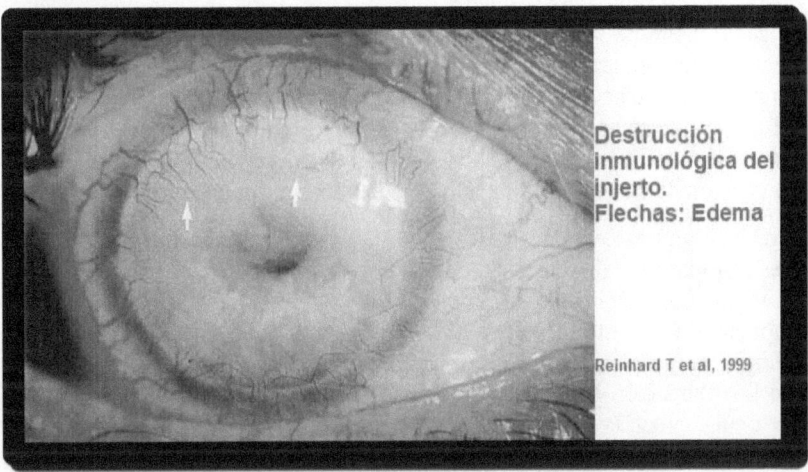

Destrucción inmunológica del injerto. Flechas: Edema

Reinhard T et al, 1999

Trasplante de células madres limbares, Técnicas

Recordemos que el limbo córneo-escleral se encuentra compuesto por una especie de cordillera fibro-vascular radial (la palipsada de Vogt) que forma un nicho para las células madres corneales. Dua y Forrester (1990) describieron el movimiento regenerativo celular como unas prolongaciones en forma de lengüetas circunferenciales que se producen a lo largo del limbo y que luego emigran centrípetamente para cerrar cualquier defecto central. Se puede trazar el origen y progenies a través del proceso de división celular, diferenciación y distribución a través de la superficie corneal. Es difícil encontrar un marcador fiable a causa de la ambigüedad en la diferenciación de las células madres desde un progenitor e incluso de las células de transición-amplificación (Di Girulamo N, 2015). Entre los posibles marcadores se encuentran los miembros de la familia ABCB5 (Ksander BR et al, 2014) y ABCG2 (De Paiva CS et al, 2005), las proteínas K14, K15, K19 y k•/k12 de filamentos intermedios del cito-esqueleto (Kurpakus MA et al, 1994; Yoshida S et al, 2006). Otros posibles marcadores incluyen a los mediadores de las vías WNT y k14 (Romano RA et al, 2009; Ouyang H et al, 2014).

Clínicamente los pacientes con deficiencia de células madres limbares presentan dolor, disminución de la visión y fotofobia. El examen muestra pérdida de la palipsada de Vogt, un epitelio corneal deslustrado o una franca epitelización, y neovascularización en los casos avanzados. La pobre adhesión de epitelio produce erosiones recurrentes y defectos epiteliales persistentes que se pueden infectar secundariamente. El diagnóstico suele basarse en la clínica con la ayuda de la citología de impresión que puede revelar la presencia de células caliciformes, y la microscopía confocal que puede confirmar la pérdida de la palipsada de Vogt (Liang L et al, 2009; Nubile M et al, 2013).

El tratamiento depende, como hemos visto, de la extensión de la afectación y la uni o bilateralidad del mismo. En la forma parcial, el desbridamiento del epitelio conjuntival desde la superficie de la córnea, puede ser suficiente para restaurar una superficie corneal estable cuando las células madres de sectores sanos se dividen y emigran para cubrir el defecto. El raspado se puede combinar con un trasplante de membrana amniótica que permite una cicatrización más rápida de la superficie ocular (Cauchi PA et al, 2008; Liang L et al, 2009).

Las formas graves o totales son un reto terapéutico porque la transparencia corneal no se puede restaurar con un mero injerto. La queratoplastia penetrante se encuentra contraindicada. Durante años se realizaron autoinjertos en los casos unilaterales. Actualmente, la manipulación externa de las células madres permite la posibilidad de restaurar una superficie ocular sana con cirugía con poco tejido. Lo anterior disminuye la necesidad de grandes resecciones limbares que pondrían en peligro al ojo sano. Estas nuevas técnicas ahorradoras de tejido también disminuyen la necesidad de tejido alogénico en algunos casos y elimina la necesidad de una inmunosupresión crónica.

Antes de realizar un trasplante de células madres limbares se debe optimizar la superficie ocular. Las medidas iniciales se basan en dos principios generales: controlar los factores causales y la co-morbilidad. El control de los factores causales incluye la inmunosupresión para enfermedades autoinmunes y/o la inflamación de la superficie ocular crónica, la erradicación de infecciones con el apropiado régimen antibiótico, el control de la inflamación con corticoides; la eliminación de cualquier tumoración de la superficie ocular y el cese de los insultos iatrogénicos. Además se debe manejar situaciones de co-morbilidad como deficiencias lagrimales, cambios cicatrizales de conjuntiva y párpados, la triquiasis y el lagoftalmos.

La finalidad es proporcionar un medio óptimo a cualquier grupo de células madres para regenerar en las mejores condiciones posibles la superficie ocular. Las medidas a tomar para mejorar la lubricación incluyen la oclusión de los puntos lagrimales, suero autólogo e implantes de glándulas lagrimales. Lisis del simbléfaron y reconstrucción del fornix con injertos de membrana mucosa. Reparación de las malformaciones palpebrales en casos de triquiasis y para permitir un cierre mejor y mantener una lágrima más estable. Puede ser necesario el botox para inducir una ptosis o tarsorrafia temporal.

- Técnicas.-

La selección de la técnica y su éxito puede variar dependiendo de la causa, de que sea uni o bilateral y de la extensión; además de las estructuras que la rodean. También es importante la influencia de factores del paciente y las expectativas. La Cornea Society propuso una clasificación de las diversas técnicas que se basan en los siguientes parámetros: Fuente anatómica del tejido trasplantado (conjuntival, queratolimbal y mucosa), autólogo o alogénico (cadáver o familiar) y técnica de cultivo (Daya SM et al, 2011).

1.- Autoinjertos conjuntivales tradicionales y autoinjertos limbares conjuntivales.

El autoinjerto limbal conjuntival (CLAU) fue una de las primeras técnicas empleadas. El primero en describirla fue José Barraquer en el Congreso Mundial de Córnea de 1964 y fue revisada por Thorft en 1977 para traumatismos de la superficie ocular unilaterales. Los avances en el conocimiento de la fisiología del limbo en la década siguiente, permitió a Kenyon y Tseng (1989) desarrollar este procedimiento. Su técnica continua siendo la de elección; con ella se obtienen dos tiras de injertos de 5-7 mm de longitud del arco limbal, es decir unos 240° de un ojo normal que se trasplanta al enfermo.

Esta técnica se encuentra limitada por el grado de afectación del ojo y por el riesgo de desestabilizar al ojo donante (se piensa que hasta el 40% no se desestabiliza al ojo donante). Con respecto a sus resultados se ha encontrado una mejoría de la visión en el 90% de los pacientes con afectación unilateral total y del 94% en la restauración de la superficie cuando se utilizaron injertos grandes (>120°). La mejoría de la disminución disminuyó al 60% cuando se utilizaron injertos más pequeños para evitar el peligro en el ojo donante (Liang L et al, 2009).

Kwitko et al (1995) fue el primero en utilizar tejido conjuntival de un pariente en primer grado (padre o hermano) (Ir-CAL) que modificó para incluir limbo junto con la conjuntiva. Ambas se utilizan para el tratamiento de la insuficiencia limbal bilateral. Se requiere de una inmunosupresión sistémica para evitar el rechazo. Actualmente se utilizan trefinas para minimizar los injertos conjuntivo-limbares y pegamento de fibrina para asegurarlos (Meallet MA et al, 2003; Santos MS et al, 2005).

Los procedimientos de injertos querato-limbares utilizan tejido limbal de cadáver que permiten injertos más grandes (KLAL). En la versión habitual se utilizan dos anillos córneo-esclerales para restaurar los 360° del limbo del ojo enfermo (Holland EJ, 1996; Croasdale CR et al, 1999; Meisler DM et al, 2005). Esta técnica se reserva para pacientes con insuficiencia limbal bilateral que no disponen de familiares donantes y para pacientes que están indecisos sobre utilizar su ojo sano como donante. Se requiere de inmunosupresión para la supervivencia del injerto y aun así los resultados no son óptimos (Ilari L y Days SM, 2002; Biber JM et al, 2011, Holand EJ, 2015).

2.- Trasplante de epitelio limbal autólogo cultivado (CLET).

Se desarrolló en los años 70 (Rheinwald JG y Green H, 1975) pero no se aplicó hasta 1997 por parte de Pellegrini et al. En esta técnica, se cosechan las células madres con una pequeña biopsia limbal del ojo donante y se cultivan ex vivo. El sustrato es una base de membrana amniótica o de fibrina que se utiliza como transportador. Aunque se han utilizado células alogénicas su índice de éxito no es tan bueno como las autólogas (Tsai RJ et al, 2000; Schwab IR et al, 2000; Sangwan VS et al, 2011).

Se ha utilizado de manera exitosa para tratar la insuficiencia limbal unilateral, parcial o total. Es una técnica que proporciona una epitelización más rápida y menor inflamación. Se obtiene un parche de 2 x 2 mm de tejido limbal del ojo sano y se envía inmediatamente para cultivo. De éstos se han desarrollado varios pero se pueden dividir en dos categorías generales: métodos de explantes o de suspensión. En el explante se utiliza membrana amniótica desepitelizada como andamio para la expansión de las células madres y después de 2-3 semanas se trasplanta el injerto compuesto (Tsai RJ et al, 2000; Schwab VS et al, 2000). En el método de la suspensión, primero se tratan enzimáticamente las células madres recolectadas y luego se siembran en un sustrato transportador de fibrina, membrana amniótica o en una capa de fibroblastos 3T3 que cubre un plato de cultivo plástico. Cuando confluyen se transfieren al ojo enfermo (Pellegrini G et al, 1997; Rama P et al, 2010). Se puede crioconservar para un uso futuro.

En cuanto a los resultados, los índices de éxito varían del 47% al 100% en seguimientos de 1'5 a 8 años. Esta variación probablemente se deba a peores optimizaciones de la superficie ocular antes del trasplante.

Sus limitaciones incluyen un alto coste y la necesidad de una buena práctica en la metodología para facilitar el proceso y la expansión de las células madres recolectadas.

3.- Trasplante epitelial limbal simple (SLET)

En el 2011, Sangwan et al introdujo este tipo de trasplante como alternativa al trasplante epitelial limbal cultivado, que consigue la expansión de células madres limbales recolectadas. Se obtiene un injerto limbal de 2 x 2 mm del ojo donante que se divide en piezas más pequeñas; se expanden in vivo en el ojo deficiente en células madres con el uso de membrana amniótica fresca y pegamento de fibrina. Se utiliza para tratar deficiencias limbales unilaterales en incluso en la deficiencia bilateral parcial. Se han realizado algunas modificaciones como utilizar dos capas de membrana amniótica para proteger a las células madres recolectadas a manera de un bocadillo (Amescua G et al, 201).

Los resultados son prometedores ya que consigue índices de éxito similares a las técnicas anteriores con el añadido de un coste menor. El éxito clínico definido como una epitelización completa, avascular y estable de la superficie, se consiguió en el 84% de los casos, con una probabilidad de supervivencia mayor del 80% a los 12 meses de seguimiento (Vazirani J et al, 2016).

4.- Trasplante de epitelio de mucosa oral cultivado (COMET).

Se utiliza en pacientes con enfermedad bilateral y puede sustituir a CLET o KLAL (cadáver) en los que se necesita inmunosupresión a largo plazo.

Un cirujano máxilo-facial o un dentista realiza una biopsia de la mucosa oral de 2-3 mm2 y se corta en pequeños explantes para cultivarlos en membrana amniótica denudada durante 2-3 semanas para producir una lámina epitelial confluente (Nakamura T et al, 2003; Burillon C et al, 2012). En el momento de la cirugía se elimina el pannus corneal y se aplica mitomicina C (0′04%) durante 5 minutos; se lava completamente antes de colocar la membrana amniótica con el explante y se sutura con 10.0 al limbo. Se cubre con una lente de contacto (Nakamura T et al, 2003-11; Burillon C et al, 2012; Gaddipati S, 2014). Sotozono et al (2013) publicó buenos resultados en cerca del 50% de 15 pacientes a los dos años que sufrieron esta técnica por insuficiencia limbal bilateral. Satake et al (2011) alcanzó un éxito del 57′5% de 40 ojos seguidos durante 25′5 meses.

- Trasplante de células madres limbares y queratoplastia secundaria.

La finalidad primaria del trasplante de células madres limbales es establecer una superficie ocular estable. La visión puede mejorar pero en ocasiones se necesita de una queratoplastia secundaria para alcanzar la transparencia pero su éxito depende de la existencia de células madres limbales activas. Solomon et al (2002) comparó 23 ojos que sufrieron KLAL y queratoplastia penetrante frente a 16 que sólo sufrieron KLAL. La visión a los 2 años era mejor en los que sólo se les realizó KLAL. La supervivencia de la queratoplastia penetrante era mejor si se realizaba después de restaurar el limbo con KLAL que en mismo momento. La supervivencia global para KLAL fue del 76′9% al año, del 47′4% a los 3 años y del 23′7% a los 5 años. La supervivencia del injerto corneal central fue del 47′8% al año y del 13′7% a los 3 años, y significativamente peor en ojos con síndrome de Stevens-Johnson.

Basu et al (2011) siguió a 47 pacientes a los que se le practicó queratoplastia penetrante con CLET al mismo tiempo o seis semanas después. En el global la supervivencia del injerto al año fue de 66% con mejores resultados con el procedimiento en dos fases.

Satake et al (2011) realizó COMET con queratoplastia penetrante en 7 ojos. El epitelio se mantuvo en 6 ojos, dos de los cuales mostraban invasión conjuntival a los 18 meses. La claridad corneal se mantuvo en 4 ojos.

- Queratoprótesis en la insuficiencia limbal.

Es una buena opción para la rehabilitación visual en estos pacientes, especialmente para aquellos que no son candidatos a inmunosupresión o en los que ha fallado los aloinjertos. La Boston KPro I ofrece buenos resultados y un buen índice de retención en pacientes con insuficiencia limbal.

Sejpel et al (2011) publicó su experiencia en estos casos y concluyó que es una buena opción para casos de deficiencia limbal bilateral no autoinmune. Hou et al (2012) publicó sus resultados en 7 casos donde falló KLAL y al año aún retenían la prótesis; falló en un paciente por necrosis corneal estéril que requirió de cirugía posterior. Las complicaciones más frecuentes en estos casos son los defectos epiteliales recurrentes, la formación de membranas por detrás de la prótesis, ablandamientos estériles y glaucoma secundario. También se han descrito desprendimiento de retina y endoftalmitis.

No son candidatos para trasplante limbal los pacientes con insuficiencia bilateral y ojo seco como los casos terminales del síndrome de Stevens-Johnson y los penfigoides por quemaduras, y para ellos la mejor opción es la Boston Kpro 2, la ósteo-odonto-queratoprótesis y la Queratoprótesis LVP (Basu S et al, 2014).

El MMKP es un procedimiento descrito por Strampelli (1963) y modificada por Falcinelli et al (2005). Esta Queratoprótesis utiliza una lámina ósea de un diente del paciente como trasportador de un cilindro óptico protegido por mucosa oral. El índice de retención publicado al año es del 95% y del 66% después de 10 años (Falcinelli G et al, 2005). La Queratoprótesis Temprano utiliza un concepto similar al del MOOKP pero en lugar de un diente utiliza una lámina de la tibia como trasportador del cilindro óptico. Su índice de retención es similar a MOOKP (Michael R et al, 2008).

III.

El problema de la turgencia e hinchazón de la córnea se estudia con mayor detalle en otros apuntes de esta serie, pero ahora es conveniente realizar un corto resumen. Normalmente la córnea tiene un contenido en agua que varía entre un 76 y un 78%; se mantiene en un estado de deshidratación relativa por medio de su propio metabolismo mediante un transporte activo de agua y solutos a través de sus membranas limitantes, el epitelio y el endotelio. De esta manera el grosor y el estado de turgencia de la córnea es el resultado de un balance entre el movimiento pasivo de agua hacia el estroma y una transferencia activa de fluidos hacia el exterior. Se sigue que si se altera el metabolismo de las membranas limitantes, particularmente del endotelio, la córnea viva se hincha por la retención del fluido absorbido; como las láminas no se estiran, el estroma abultará hacia la cámara anterior. La hinchazón no se debe a la hidratación de las láminas de colágeno sino a la de la substancia mucopolisacárida fundamental que tiene una alta capacidad para unirse con el agua. Esta imbibición por fluidos es un proceso activo que se produce contra un gradiente considerable, de alrededor de 75 a 85 G/m^2 para una córnea escindida inmersa en salino y, como demostró Leber (1878), puede resultar en un aumento del volumen dos o tres veces el normal. Por otro lado, la pérdida de la regularidad de la ordenación en celosía de las fibrillas, conduce a una pérdida de la trasparencia; en realidad, un aumento de sólo el 10% del contenido en agua hace que el tejido corneal se vuelva turbio y opaco (Fisher, 1928).

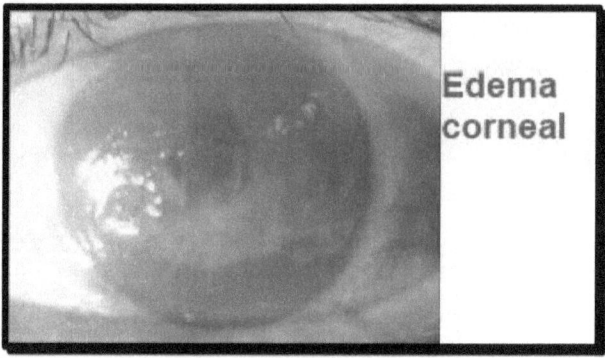

Resumiendo, existen cinco factores principales que participan en la hidratación de la córnea: Presión de hinchamiento del estroma, la función de barrera del epitelio y endotelio, la bomba endotelial, la evaporación de las lágrimas y la presión intraocular.

Clínicamente el estado de edema se produce tanto por una rotura en la continuidad del epitelio ya sea por causa traumática, ulcerativa o por un trastorno fisiológico, o, con mayor frecuencia por factores que actúan desde dentro, particularmente una pérdida de la vitalidad del endotelio. En el primer caso el edema tiende a ser local; en el segundo tiende a extenderse difusamente, pero es interesante señalar que este proceso también puede ser localizado como lo testimonia una pequeña área de edema epitelial sobre una zona de queratitis profunda o un grupo localizado de precipitados queratínicos asociado con daño endotelial.

El aspecto clínico del edema corneal es característico. Cuando el epitelio se encuentra afectado el cuadro clínico es el de una neblina corneal que carece de su lustre normal, con una superficie grisácea accidentada. El aspecto más fino del epitelio, como se aprecia con la lámpara de hendidura, se describe como *rocío epitelial*. La zona anterior de reflexión especular se encuentra peor definida de lo normal y, cuando se encuentran afectadas las

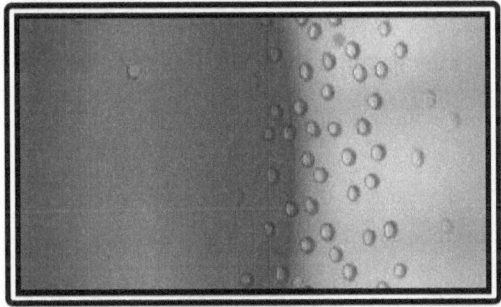

capas superficiales, la luz se refleja irregularmente desde una multitud de diminutas protuberancias. Sin embargo, la enfermedad se aprecia mejor mediante retro-iluminación con luz reflejada desde el iris. Normalmente, en estas condiciones ópticas, la córnea debería ser completamente trasparente pero en un estado edematoso se parece a un cristal que ha perdido su pulido y se pueden ver gotitas, cada una rodeada por un anillo oscuro debido a una reflexión total.

Cuando estas vacuolas se presentan abundantemente el cuadro se conoce como *queratitis vesicular* o *queratopatía vesicular,* y cuando coalecen se forman bullas epiteliales. En la banda focal de la lámpara de hendidura aparecen diminutos reflejos en sus paredes anterior y posterior, mientras que se producen un rastro de sombras detrás de ellos.

En los casos de larga evolución la enfermedad casi siempre se asocia con descamación del epitelio, un proceso que rara vez falta en la enfermedad corneal. Lo anterior se puede limitar a una exfoliación de células, en cuyo caso se produce un aspecto punteado pero en los casos severos y crónicos, y particularmente en situaciones neuro-paralíticas, todas las capas se desprenden.

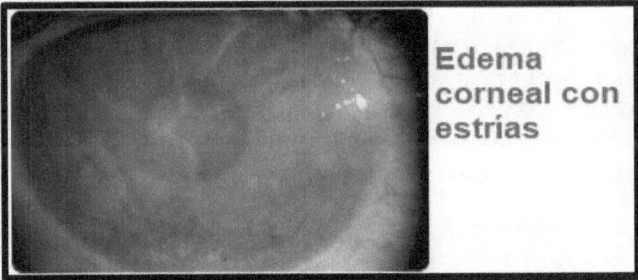

Edema corneal con estrías

En ocasiones permanecen unidas un grupo de células y producen la regeneración de una manera irregular y frustrada con lo que se forman filamentos de células parcialmente

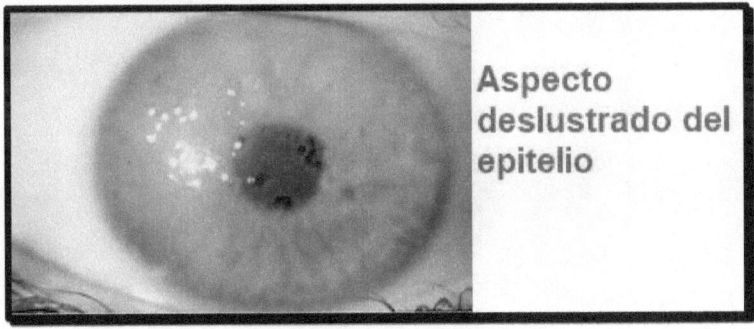

Aspecto deslustrado del epitelio

degeneradas, originando el cuadro de *queratopatía filamentosa*; otras veces, en situaciones crónicas, se desarrolla una *queratopatía bullosa*.

El edema del estroma se caracteriza por una relucencia blanco grisácea que puede ser localizada o difusa, asociada con hinchazón hacia la superficie interna, frecuentemente

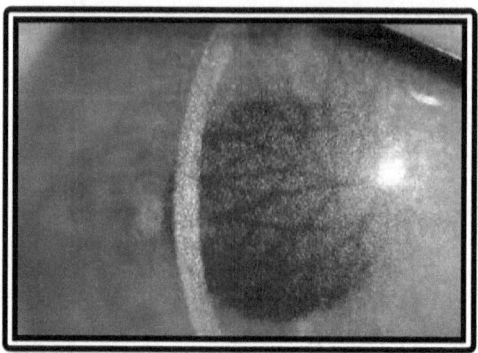

atravesada por unas especies de tiras radiales o cruzadas formando uno de los tipos de fisuras ópticas descrito como *queratopatía estriada*.

En el endotelio las diminutas irregularidades ocasionadas por el edema producen finas alteraciones del mosaico en la zona de reflexión especular donde las líneas hexagonales de las células se encuentran borrosas; este *rocío endotelial* se aprecia mejor por retro-iluminación presentado un cuadro similar al encontrado en el epitelio; toda la superficie posterior se puede ver cubierta con un fino rocío, o la alteración encontrarse localizada, rodeando por ejemplo a la cicatriz de una herida perforante o en una iritis, aislada en islotes en los que pueden aparecer más tarde depósitos y precipitados.

La fuente del fluido edematoso es variable pero habitualmente deriva del acuoso percolado a través de un endotelio dañado, un proceso al que a veces se le añade una disminución de la actividad metabólica de la córnea. Esta hipótesis, originalmente defendida por Fuchs (1879-81), es la aceptada; se dice que el fluido atraviesa el estroma, percola la membrana de Bowman a través de los canales nerviosos para aparecer como gotitas entre las células epiteliales basales (Sgrosso y Antonelli, 1890; Newolina, 1908) y finalmente, pasando entre las células más superficiales, se mantienen en vesículas. Por otro lado, Cogan (1940-41) sugirió que en muchos casos de edema epitelial y en todos

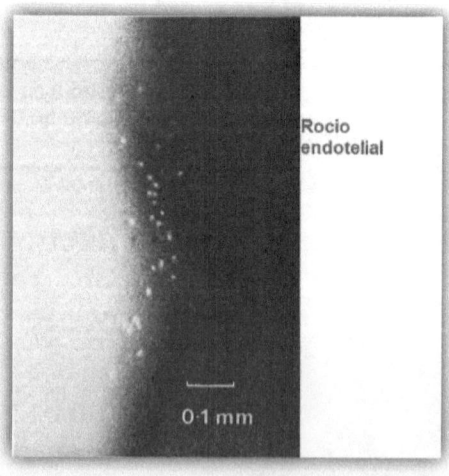

los casos de queratopatía bullosa, la fuente del fluido era la lágrima que penetra a través de un epitelio dañado; y es cierto que se puede inducir una queratopatía bullosa por este mecanismo. Es posible que, dependiendo de ciertas circunstancias, puedan participar ambas vías.

El cuadro histológico muestra cambios en todos los tejidos corneales, variando en alguna medida con el factor causal[28]. En el epitelio el fluido a veces es intracelular, afectando en ocasiones a las células superficiales y, con mayor frecuencia, a las células poliédricas o basales. Estas tienden a vacuolizarse y alargarse, los núcleos que ocupan el extremo distal y la porción proximal se fuerzan a separarse mostrando los procesos de interconexión y el sistema de tonofibrillas (Frieboes, 1923; Mans, 1924). Si el proceso continua, pueden aparecer colecciones de fluido extracelular, a veces dispuestos en filas como las cuentas de un collar entre las células basales, mientras que entre las células intermedias pueden coalecer para formar vesículas intra-epiteliales. En los tipos más severos de edema se forman grandes bullas, habitualmente de localización subepitelial con lo que toda la capa celular se puede levantar y el suelo de la bulla se sitúa directamente sobre la membrana de Bowman (Fuchs, 1902); y en la fase degenerativa de la queratopatía bullosa se producen mayores cambios. En el estroma las láminas se hinchan y se abren los espacios interlaminares que se ensanchan en fisuras conteniendo fluido o coágulos granulares y, a veces, unos pocos leucocitos, mientras que (en conejos) el contenido de mucopolisacáridos cae a cerca de la mitad del valor normal y permanece bajo durante semanas por lo que las tinciones histológicas se toman mal (Anseth A y Dohlman CH, 1960); este efecto puede deberse a la despolimerización de las macromoléculas de la matriz mucopolisacárida en fragmentos más pequeños, un cambio que quizás determine la formación de cicatrices colágenas en el edema de larga duración. En el endotelio los cambios se producen en las células que se vuelven vacuoladas, mientras que se dilatan los espacios intercelulares.

Sabemos que un alto índice refractivo y una curvatura simétrica de rotación estable son esenciales para obtener una potencia de refracción óptima y un astigmatismo mínimo en la córnea. En casos de enfermedad, especialmente del endotelio, el estroma corneal tiende

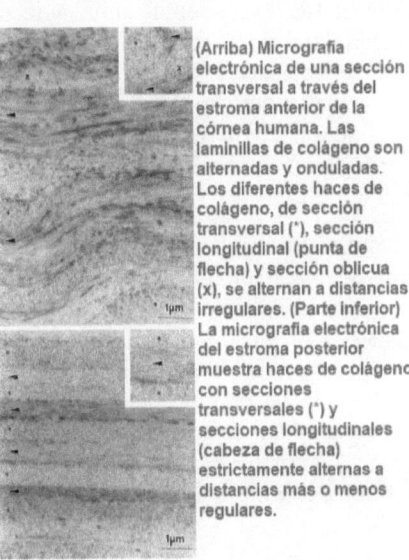

(Arriba) Micrografía electrónica de una sección transversal a través del estroma anterior de la córnea humana. Las laminillas de colágeno son alternadas y onduladas. Los diferentes haces de colágeno, de sección transversal (*), sección longitudinal (punta de flecha) y sección oblicua (x), se alternan a distancias irregulares. (Parte inferior) La micrografía electrónica del estroma posterior muestra haces de colágeno con secciones transversales (*) y secciones longitudinales (cabeza de flecha) estrictamente alternas a distancias más o menos regulares.

---

[28] Von Graefe, 1855; Leber, 1878; Fuchs, 1881-1902; Parsons, 1904; Rones, 1940-41; otros.

a hincharse (edema) y volverse opaco, pero este edema se produce principalmente en dirección ántero-posterior y es menor en la parte más anterior.

Este aumento en el grosor, como hemos comentado, causará opacidad debido al aumento en la dispersión de la luz, una disminución del índice refractivo global y también puede originar cambios en la curvatura (Gallager B y Maurice DM, 1977; McCally RL y Farrell RA, 1990; Farrell RA, 1994). Estas propiedades de hinchazón diferencial del estroma anterior y posterior a menudo se adscriben a un gradiente de difusión osmótico causado por diferencias en los proteoglucanos (Van Horn DL, et al, 1975; Bettelheim FA y Plessy B, 1975; Edelhauser HF, 1989). Esta estabilidad del estroma anterior podría explicar la refracción cercana a la óptima en casos de alteración leve. Además, también se ha informado que incluso la hinchazón extrema apenas afecta a la curvatura de la córnea. La estabilidad de la superficie anterior se atribuyó a una orientación preferida de las laminillas de colágeno (Smolek MK, 1993; Daxer A y Fratzl P, 1997); esta orientación se ha observado en estudios histológicos (Pouliquen YJM, 1984). Contrariamente a las laminillas dispuestas de forma ortogonal en el estroma medio y posterior, los haces de colágeno en el estroma anterior son ondulados y entretejidos (Komai Y y Ushiki T, 1991; Radner W et al, 1998).

Tales diferencias en la organización pueden causar diferentes fuerzas de cohesión entre los haces de colágeno en el estroma anterior y posterior, y pueden explicar, por ejemplo, la fácil separación de las laminillas de colágeno en el estroma posterior. Sobre la base de la densidad diferencial de las fibras de colágeno en córneas humanas, se predijo que con cualquier longitud de onda dada se dispersará aproximadamente el doble de luz por unidad de profundidad en el estroma anterior en comparación con el estroma posterior (Freund DE et al, 1995). Esta predicción se encuentra respaldado por mediciones del índice de refracción que muestran una disminución desde 1.401 en la superficie anterior (epitelio), de 1.380 (estroma) a 1.373 en la superficie posterior (Patel S et al, 1995). Müller LJ et al (2001), demostró en estados de hidratación extrema que la arquitectura específica de la parte anterior del estroma es la responsable de su estabilidad, que explica el mantenimiento de la curvatura corneal después de su almacenaje a largo plazo.

Con respecto al mecanismo por el cual la dispersión de la luz aumenta a medida que se hincha la córnea existe mucha incertidumbre. Se producen cambios en el tejido, algunos de los cuales probablemente afecten a la dispersión de la luz más que otros. Por ejemplo, la hidratación de los diversos componentes se altera en diferentes grados y, en consecuencia, cambian sus índices de refracción. Las fibrillas se separan, de manera que se altera la diferencia de fase entre las distintas ondas dispersas, cambiando las secciones trasversales de dispersión (Farrell RA y McCully RL, 2000).

Los síntomas del edema corneal varían desde ligeras alteraciones visuales hasta un dolor severo dependiendo de la causa y del grado de afectación de las capas corneales individuales. Así, un edema epitelial leve como se aprecia en las primeras fases de afectación en la distrofia de Fuchs que se puede asociar con escasas molestias, mientras que un severo dolor neurálgico es característico de la queratopatía bullosa cuando se rompen las vesículas y se exponen los nervios corneales. Cuando se produce una hinchazón aguda también se produce un dolor considerable, habitualmente se dice que se debe al estiramiento de los nervios. Es común la presencia de alguna alteración visual cuando se afecta la región axial, variando desde una ligera niebla asociada con halos hasta una severa pérdida visual.

El síntoma más característico es la aparición de halos que rodean las luces durante la noche. La naturaleza física de estos halos, los diferentes tipos causados por diferentes formaciones, fisiológicas y patológicas, responsables de actuar como una rejilla de difracción en el ojo; así como los métodos de diagnóstico diferencial ya se discuten en otros apuntes y no merece repetirse. Recordemos que la corona causada por el edema (rojo en el exterior, naranja, verde y azul en el interior) tiene un diámetro que varía de 7 a 12° o más, las gotitas más pequeñas producen halos mayores, y éstas (a diferencia de las opacidades lenticulares) dan un resultado negativo en las pruebas de fragmentación clínica. El diámetro de los halos debidos al edema del epitelio es aproximadamente el mismo que los derivados del endotelio, el tamaño menor de las células endoteliales se compensa por su mayor proximidad a la retina.

- *Causas del edema*

Las causas del edema corneal son múltiples e incluyen una exposición simple, trauma a las membranas limitantes y un aumento de la presión intra-ocular, así como enfermedades inflamatorias, degenerativas y neuropáticas, y alteraciones metabólicas. El diagnóstico de la presencia de edema es fácil pero la determinación de la causa es difícil y, a pesar de todos los esfuerzos, a veces permanece oscuro; clasifico el edema en dos tipos. Secundario y esencial.

El edema corneal puede ser secundario a:

- Un trauma mecánico que cause la rotura de la continuidad de las membranas limitantes producirá edema, hinchazón y nubosidad. Ya se ha señalado la existencia de un área hinchada y lechosa en la vecindad de una herida corneal; el mismo aspecto se puede observar en el lecho de una úlcera. La denudación experimental del epitelio corneal conduce a una hinchazón edematosa con lo que el tejido (del conejo) alcanza el doble de su grosor normal (Maurice DM y Giardini AA, 1951), un efecto que a veces se observa clínicamente pero en forma muy mitigada en las erosiones corneales. No obstante, de las dos membranas limitantes, el trauma al endotelio tiene los efectos más intensos; ya se ha discutido que el grosero edema e hinchazón que sigue a traumatismos aislados de esta capa si el trauma se inflige con un instrumento agudo (Leber, 1873; McDonald, 1961) o mediante limaduras magnéticas (Cogan, 1949; Honegger, 1962). Se aprecia el mismo fenómeno cuando se desgarra el endotelio y la membrana de Descemet durante el parto o en una contusión, o cuando se producen rasgaduras en la edad adulta en el buftalmos o en el queratocono. En todos estos casos el acuoso entra libremente en el estroma, resultando en la formación rápida de opacidades blanco lechosas o grisáceas asociadas con molestias considerables y fotofobia, que habitualmente se aclara tan pronto como se produce la regeneración endotelial (Hidrops cornal agudo de Reychener y Kirby, 1940); la restauración y el regreso de la trasparencia corneal puede producirse en 48 horas (Löwenstein, 1931; Braenstrup, 1940) pero a veces se retrasa.

El cuadro clínico puede recordar a una queratitis disciforme y si la córnea se hincha gravemente va a abultar en la cámara anterior. El rocío epitelial tiende a ser mínimo pero se producen casos inusuales donde el retraso en la cicatrización conduce al desarrollo de una queratopatía bullosa (como después de contusiones, Simpson, 1949), una lesión marcada y persistente de este tipo es característico de las lesiones perforantes en la que se impide la regeneración endotelial completa por la incorporación de la cápsula cristaliniana o el vítreo en el labio posterior de la herida.

- El *daño físico-químico* a las membranas limitantes tiene un efecto similar, lo que se

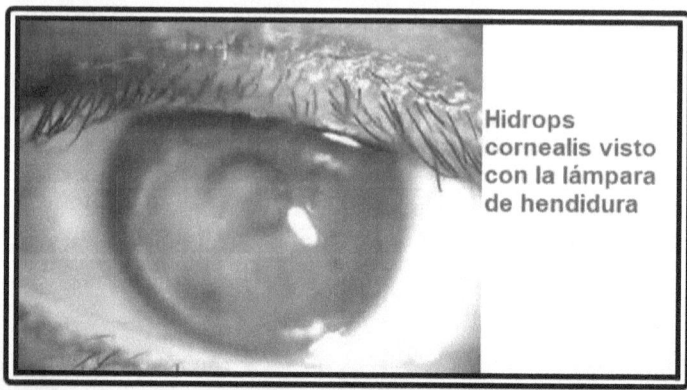

Hidrops cornealis visto con la lámpara de hendidura

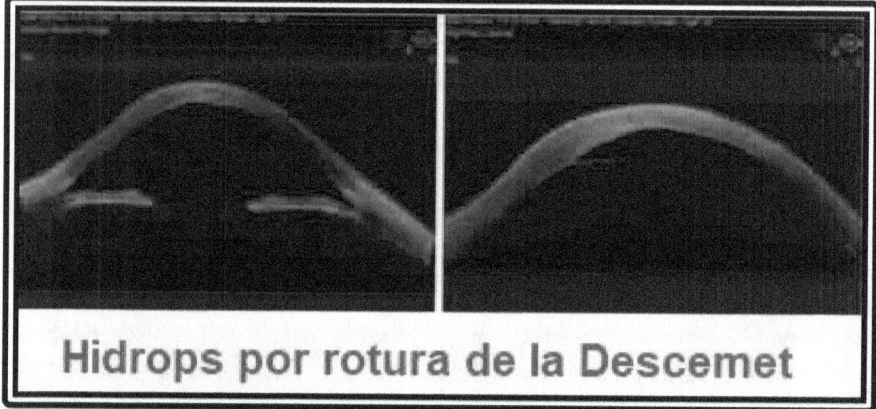

Hidrops por rotura de la Descemet

aprecia en el edema corneal que sigue a una exposición simple (como en el exoftalmos) o como resultado del daño por radiación, ultravioleta, rayos X o gammas (Duke-Elder, 1927). El efecto de la privación del oxígeno necesario para el mantenimiento del metabolismo glucosídico del epitelio se ve en el edema que se desarrolla después del uso de lentes de contacto de apoyo escleral durante muchas horas; el edema generalizado causante de visión borrosa con la aparición de halos progresa hacia una vesiculación, inicialmente descrita por Müller (1889) y conocida habitualmente como *velo de Sattler* (1931-46), y puede eliminarse rápidamente con la eliminación de la lentilla o prevenirse proporcionando una apertura para que penetre aire bajo la lente[29] o, más actual, emplear material permeable al gas en su fabricación. El efecto osmótico se aprecia en el edema que sigue a la exposición de la superficie corneal a soluciones hipotónicas. Por ejemplo, si se irriga la córnea de conejo con agua destilada o con una solución relativamente hipotónica, el epitelio primero se vuelve nubloso y la pérdida de trasparencia continúa en el parénquima en procesos en forma de dedos. Se produce un resultado similar siguiendo a la inyección de agua destilada en la cámara anterior, una circunstancia que hace necesario el lavar la cámara anterior sólo con soluciones isotónicas[30]. De manera similar, las soluciones fuertemente hipertónicas experimentalmente introducidas en la cámara anterior puede tener el efecto de introducir una queratopatía bullosa (Cogan, 1940-41).

---

[29] Dallos J, 1946; Smelser GK, 1952; Smelser GK y Ozanics V, 1952-53; Smelser GK y Chen DK, 1954; otros.

[30] Lever, 1873; Fischer, 1928; Cogan DG y Kinsey VE, 1942; von Bahr G, 1948; otros.

Las sustancias químicas producen el mismo efecto. El daño epitelial se ejemplifica en el desprendimiento vesicular masivo que se sigue a la exposición de venenos como el dimetil sulfato; cuando se altera el metabolismo de los carbohidratos en el estroma mediante la inyección de aloxano en la cámara anterior, se desarrolla una hinchazón edematosa que puede aumentar dos o tres veces el grosor normal (Langham, 1953); y si se daña el endotelio mediante lavado con agentes químicos suaves como el ácido bórico, ocasionalmente el efecto puede ser el de un edema agudo que puede resultar en una opacidad permanente (Juler, 1930).

- La mayoría de las enfermedades inflamatorias del segmento anterior del ojo se pueden asociar con edema corneal; el edema epitelial es marcado en la querato-conjuntivitis aguda, y también se produce en casi todas las inflamaciones del estroma corneal y de los tractos uveales, infecciosos o alérgicos, particularmente cuando se afecta el endotelio o se presentan precipitados queratínicos frescos.

- En las enfermedades degenerativas, la región de la abertura palpebral se afecta particularmente y el signo más temprano es un fino rocío en esa área en las distrofias como la degeneración reticular superficial, erosiones recurrentes y la distrofia combinada de Fuchs.

Las enfermedades neuropáticas casi siempre se asocian con edema epitelial y, en realidad, se ha afirmado que todos los casos, sin importar cuál sea su etiología, se pueden explicar sobre la base de una neurodistrofia asociada con la anestesia que acompaña al estado edematoso (Burnbacher y Czermak, 1886); ciertamente se han descrito casos individuales donde esta hipótesis parece aplicable (François, 1933; otros). Es interesante que en casos marcados de este tipo se puede desarrollar el cuadro de estratificación lamelar que se parece al que se presenta en la queratopatía bullosa, una evolución que se puede ver después de una anestesia prolongada con cocaína (Fuchs, 1902; Cogan DG, 1941).

- En el glaucoma el edema del epitelio es una característica notable y prominente, apareciendo primero en la fase aguda como una vesiculación difusa asociada con anestesia corneal cuando toda la córnea asume un aspecto uniforme de vidrio esmerilado. El cuadro clínico es el mismo que en otros tipos de edema corneal; histológicamente las gotitas se ven primero entre las células basales y luego entre las células poligonales, forzando su separación con la formación de vesículas hasta formar grandes bullas con lo que toda la capa de células se puede separar de la membrana de Bowman y, finalmente, exfoliarse (von Graefe, 1855; Leber, 1878; Fuchs, 1881-1902; muchos otros). Cuando la presión no se alivia, como sucede en el glaucoma absoluto, el edema entra en fase crónica y desarrolla una queratopatía bullosa intratable con su secuela final de un pannus glaucomatoso degenerativo. Como regla general, particularmente en casos agudos cuando el aumento tensional es abrupto, el edema va paralelo con la tensión ocular y su reversibilidad se muestra por el rápido retorno de un lustre normal cuando se alivia la tensión; pero esta correspondencia no es absoluta porque se puede desarrollar un edema cuando la hipertensión es ligera o faltar cuando es bastante alta. La mayoría de los primeros investigadores asumieron que el fenómeno se debía a la fuerza mecánica del acuoso sobre la córnea a través de las trabéculas, atravesando la membrana de Bowman por los canales nerviosos, pero investigadores experimentales encontraron que para alcanzar una presión efectiva en el ojo se requerían 200 mm Hg. (Leber, 1903; Cogan DG, 1940-41). En una hipótesis alternativa se asume que el edema es de naturaleza trófica debido a la anestesia de los nervios craneales (Birnbacher y Czermak, 1886), pero una explicación más probable es que el factor determinante sea un daño endotelial (Redslob, 1936; Cogan DG, 1940-41).

Aparte de estos muchos tipos, se encuentran casos de edema corneal para los cuales no se encuentra ninguna causa, aparentemente se presentan sin ninguna patología ocular (**edema corneal esencial**)[31]. Típicamente este edema idiopático es episódico y a menudo cíclico, y puede ser unilateral (Schiavi, 1959), a veces se presenta una o dos veces al año en un tiempo indefinido, apareciendo ahora en un ojo ahora en el otro. En la mayoría de los casos la enfermedad y la alteración visual tiende a ser peor al despertar por la mañana y se aclara por la tarde a menos que se invierta el ritmo del sueño (Haemmerli, 1936). Marx (1948) observó un caso que se aclaró después de unos meses sólo para reaparecer después de un año. Offret H et al (2007) informó de dos de estos casos donde no pudo encontrar una causa ocular sólo que uno de los pacientes tomaba un AINE sistémico (piroxicam B-ciclodextrina) y el otro apranax.

Durante el ataque la córnea pierde su lustre y muestra el típico cuadro del edema epitelial difuso como si hubiera sido rociada con arena (*queratopatía epitelial difusa)* que se acompaña con la sensación de cuerpo extraño y la aparición de halos que pueden pasar en unos pocos días o persistir durante meses, mientras que se han señalado erosiones recurrentes (Blaauw, 1937; Levitt, 1937). Excepcionalmente la enfermedad puede progresar hacia la formación de grandes bullas trasparentes asociadas con inyección ciliar y síntomas urgentes de dolor y fotofobia. Puede suceder que las bullas se rompan antes de que se vea al paciente por lo que sólo son visibles erosiones, quizás, asociadas con filamentos epiteliales. La pupila puede encontrarse semi-dilatad y ser perezosa (Simpson, 1949). De esta manera se puede simular los síntomas de un glaucoma de ángulo cerrado, pero la PIO es normal. Como regla cuando pasa el ataque y si no se producen infecciones secundarias, la enfermedad finalmente cura sin dejar rastro.

Es posible que algunos de estos casos sean de origen distrófico representando las primeras fases de una distrofia combinada de Fuchs cuando aún no se han detectado los cambios epiteliales, y también puede suceder que otros factores, aún oscuros, se encuentren implicados. Lepri G (1956), por ejemplo, señaló un aumento en la excreción urinaria de origen hipofisario, mientras que otros señalaron factores alérgicos (Löhlein, 1913; Hambresin, 1934; d´Ermo, 1949) o angioneuróticos (Graf, 1937; Boros B, 1940). No se han encontrado factores hereditarios (Franceschetti y Forni, 1950).

El *tratamiento* del edema corneal debería dirigirse primero contra el factor causal si éste se puede mejorar o eliminar –deberían liberarse las adherencias del vítreo, controlarse la presión intra-ocular, tratarse las enfermedades inflamatorias, y así sucesivamente. Cuando lo anterior no es posible, se pueden intentar tratamientos locales cuando el epitelio se encuentra afectado. Un tratamiento lógico es extraer el fluido por ósmosis como se puede conseguir con soluciones al 3% o pomada al 5% de cloruro sódico (Cogan, 1941), sulfato magnésico al 10% (Rea RL, 1941), glucosa al 40% en colirio o pomada (Mueller, 1940; Kadlecova V, 1953) o glicerina pura (Cogan, 1941). Gifford (1932) defendió el uso de dionina al 2´5-5 %. También se han utilizado combinaciones como una solución hipertónica libre de conservantes de cloruro sódico (5%) e hialuronato sódico (Rouland JF, 2015).

La miel tiene una larga historia en el cuidado de los ojos y las heridas. La miel es una solución supersaturada de azúcares con un pH ácido, alta osmolaridad y bajo contenido de agua. Estas características inhiben el crecimiento de microorganismos, reducen el edema y promueven la epitelización. La miel se utilizó en el tratamiento de una serie de

---

[31] Aubineau, 1922-29; Marbaix, 1932; Levitt, 1937; Paufique et al, 1947; Marx, 1948; Vallès, 1949; Simpson GV, 1949; Morpurgo, 1956; Zolog, 1958; Schiavi, 1959; otros.

casos de edema epitelial corneal y queratopatía ampollosa inadecuada para el injerto corneal. La aplicación de una gota de miel pura local cruda produjo una limpieza inmediata, completa y temporal del edema epitelial que duró aproximadamente una hora (Mansour AM et al, 2004; Albietz JM y Lenton LM, 2015).

A veces estas aplicaciones hipertónicas son ineficaces y se debe señalar que mientras que su uso puede representar un método valioso y aceptable de tratamiento en muchos pacientes, su efecto es habitualmente transitorio y en otros puede producir molestias o incluso un dolor severo. Stocker FW (1953) obtuvo buenos resultados con la aplicación de calor seco en forma de aire caliente dirigido directamente hacia la córnea con un secador de pelo. También se propusieron otras medidas terapéuticas como una dieta baja en colesterol (Aubineau, 1922-29), una dieta libre en sal (Cogan, 1941) y el uso de anti-histamínicos (Simpson, 1949). En los casos más angustiantes, particularmente en aquellos que presentan un elemento neuropático, una tarsorrafia puede conseguir alivio (François, 1933). Sin embargo, en el global, si no se consigue eliminar el factor causal, el tratamiento paliativo es poco satisfactorio.

Un enfoque paso a paso en el tratamiento del edema corneal es la mejor manera a seguir. En el caso de un edema secundario (inflamación, infección, trauma, glaucoma, etc.) el tratamiento debe dirigirse a eliminar la causa subyacente.

- Control de las anomalías asociadas

Los corticoides tópicos son efectivos y útiles en la reducción de la inflamación del segmento anterior y, en consecuencia, del edema corneal. La dexametasona suprime el crecimiento de neovasos linfáticos. Estos hallazgos identifican un nuevo mecanismo de acción glucocorticoide, la supresión de la linfogénesis corneal, mediante la supresión de la infiltración de macrófagos, la expresión de citoquinas pro-inflamatorias y la inhibición directa de la proliferación de células endoteliales linfáticas. Los esteroides bloquean la linfangiogénesis, que es el principal factor de riesgo para los rechazos inmunitarios después de trasplante de córnea y la queratitis estromal herpética (Steele MM et al, 2011; Hos D et al, 2011). El régimen de corticoides tópicos utilizado en la queratitis estromal herpética reduce la persistencia o la progresión de la inflamación del estroma (Wilhelmus KR et al, 1994). La diferente potencia anti-linfangiogénica de estos fármacos se deberían tener en cuenta con el uso en la práctica clínica de los esteroides. Mientras que los corticoides más antiguos, como la dexametasona y el acetato de prednisolona, ofrecen una buena eficacia anti-inflamatoria aunque con frecuencia se asocia con su uso un aumento significativo de la presión intraocular (10 mmHg o más). El etabonato de loteprednol ofrece una potente eficacia anti-inflamatoria pero con un impacto reducido sobre la PIO (Amon M y Busin M, 2012). Se ha investigado el efecto de los corticoides en la función de las células endoteliales que sugieren que pueden inducir la activación de la función de bomba (Hara T, 1970; Kikkawa Y, 1974; Haton S et al, 2009). También pueden ser beneficiosos en el edema corneal debido a infecciones no virales una vez que el componente infeccioso se encuentre bien controlado. En un ensayo clínico multicéntrico que comparó fosfato de sodio prednisolona al 1% con placebo, como terapia complementaria para el tratamiento de las úlceras corneales bacterianas, no encontraron diferencias globales en la agudeza visual después de tres meses y no hubo problemas de seguridad con la terapia corticoide complementaria para las úlceras corneales bacterianas (Srinivasan M et al, 2012). De manera similar, las úlceras corneales por pseudomona aeruginosa no parecen responder mejor al tratamiento que otras úlceras corneales (Sy A, et al, 2012).

El aumento agudo o crónico de la PIO puede conducir hacia un edema corneal, como ya se ha comentado. En tales casos, la disminución de la PIO puede mejorar o resolver el edema corneal y prevenir daños adicionales a las células endoteliales. Entre los agentes reductores de la presión, los inhibidores de la anhidrasa carbónica corneal pueden disminuir la salida de líquido del estroma al acuoso, lo que conducirá a un edema corneal. Esta clase de agentes reductores de la presión se deben utilizar con precauciones en ojos con endotelio corneal comprometido.

Manejo del edema corneal primario o esencial

El edema leve, como hemos visto, se puede tratar con colirios o pomadas hipertónicas, destinado a aumentar la tonicidad de la película lagrimal y extraer fluido de la córnea y en las lágrimas por ósmosis (Marisi A y Aquavella JV, 1975; Nissen JN et al, 1993): sin embargo, para que se produzca un gradiente osmótico, el epitelio debe encontrarse intacto y funcionar como una membrana semipermeable que permita que pase el agua pero no los solutos. Además, este tratamiento es más efectivo para el edema epitelial, ya que el edema estromal generalmente se encuentra causado por una disfunción endotelial. En pacientes seleccionados, a menudo se puede mejorar la visión y la comodidad durante meses y ocasionalmente años con esta terapia.

La solución hipertónica, como el colirio o pomada de cloruro sódico al 5%, también se puede utilizar para el tratamiento médico sintomático de un edema corneal crónico más avanzado con ampollas corneales. Estos solutos penetran poco en el epitelio y, por lo tanto, pueden atraer el agua con mayor facilidad de las ampollas epiteliales. Más pronto o más tarde el edema progresa y puede requerir tratamiento quirúrgico. Es preferible instilar el ungüento a la hora de acostarse para evitar problemas visuales cuando se aplica durante el día.

Otra solución es aplicar una emulsión de poli-oxi-etileno, que es un agente de superficie activo que tiene una parte hidrófila y otra hidrófoba en su molécula y probablemente extrae el agua del epitelio por ósmosis. El aceite de silicona suaviza la superficie corneal irregular y tiene un efecto calmante que es clínicamente útil en el edema epitelial cuando se instila varias veces al día.

La glicerina anhidra es otra preparación hipertónica que puede tener un efecto dramático pero transitorio sobre el edema corneal. Dado que es el agente deshidratante más eficaz, causa un picor considerable y da lugar a una inyección conjuntival crónica y fotofobia. Es tan irritante que debe instilarse después de la aplicación tópica de un anestésico. Este agente es muy útil con fines diagnósticos, porque permite una mejor visualización de las capas corneales y de la cámara anterior. En todos los casos de daño corneal por luz ultravioleta, el tratamiento se debe acompañar de la administración de ácido ascórbico que es un potente anti-oxidante que neutraliza los radicales libres (Brubaker RF et al, 2000).

La colocación de una lentilla de uso prolongado como vendaje corneal puede aliviar la incomodidad de la queratopatía bullosa y se utiliza en el contexto de una potencial visión deficiente o cuando no se recomienda o se retrasa la intervención quirúrgica. La lente de contacto elegida debe tener una alta transmisibilidad al oxígeno. El uso de un hidrogel de silicona o de una lente rígida permeable al gas es seguro y efectivo para el tratamiento sintomático de la queratopatía bullosa aunque teóricamente las lentes gas permeables proporcionan más oxígeno a toda la córnea (Ichizima H y Cavanagh HD, 2007).

La comodidad proporcionada por esta modalidad de tratamiento debe sopesarse frente al riesgo de inducir una queratitis infecciosa por la lente de contacto. Las visitas regulares reducen el riesgo de complicaciones. En casos sospechosos se puede utilizar un colirio antibiótico de amplio espectro después de un adecuado análisis de laboratorio (Costagliola C et al, 2013). Como medida preventiva se puede utilizar un antibiótico contra gram negativo una vez al día, pero no es recomendable porque se pueden crear resistencias. Finalmente, las lentes de contacto deberían ser muy meditadas como medida terapéutica en ojos con endotelio comprometido.

Algunos pacientes notan que su visión es peor por la mañana que por la tarde-noche. Como la mejoría durante el día se supone que se debe a la evaporación, algunos pacientes podrían encontrar alivio por la mañana utilizando el chorro de aire de un secador de pelo dirigido hacia sus córneas. Otros notan que el aire seco (del desierto o de calefactores) mejora sus síntomas, mientras que la humedad lo exacerba. Cualquier medida para acelerar la evaporación generalmente mejora la visión en casos tempranos de edema corneal.

Edema corneal tóxico

La familia de las plantas Asclepiadaceae contiene un glucósido tóxico cardíaco en su savia, tallos, hojas y raíces.

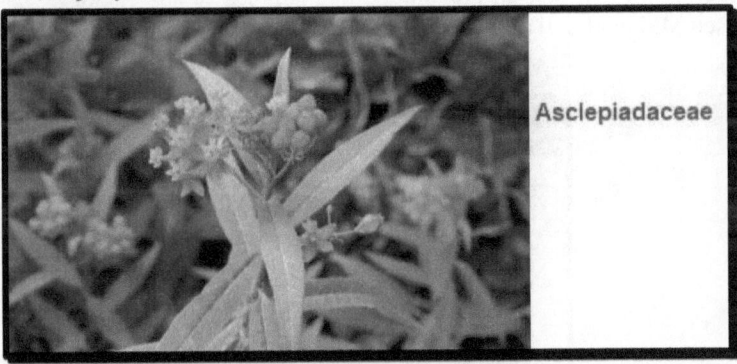

Este glucósido cardíaco inhibe clínicamente la enzima Na^+/K^+-ATPasa. Se han publicado casos de edema corneal por el contacto con estas plantas[32]. En el caso publicado por Amiran MD et al (2011) no hubo trauma epitelial corneal.

La *amantadina* es un fármaco antiviral y antiparkinsoniano que produce raros episodios de edema corneal bilateral (Chang KC et al, 2010) y que se suelen resolver con el cese de la medicación (Beran M et al, 2018). A veces la pérdida de células endoteliales asociada a su consumo requieren de un trasplante endotelial (Hood CT et al, 2018).

La amantadina se aprobó en 1966 para la profilaxis de la gripe y tres años más tarde se descubrió que trataba síntomas de la enfermedad de Parkinson. Actúa como antagonista del receptor del glutamato tipo N-metil-D-aspartato (NMDA) y tiene propiedades anticolinérgicas, y ambas aumentan la liberación de dopamina y bloquea su recaptación. Sus propiedades antivirales se encuentran relacionadas con un efecto independiente no relacionado con el canal de protones M2, un homotetrámero ubicado en las envolturas

---

[32] Muthayya RE, 1949; Biedner B et al, 1977; Laukanjanarat W y Tovanich, 1977; Al-Mezaine HS et al, 2005; Basak SK et al, 2009; Amiran MD et al, 2011; Matsuura K et al, 2017.

virales de influenza que modula los niveles locales del pH para promover la división intracelular viral.

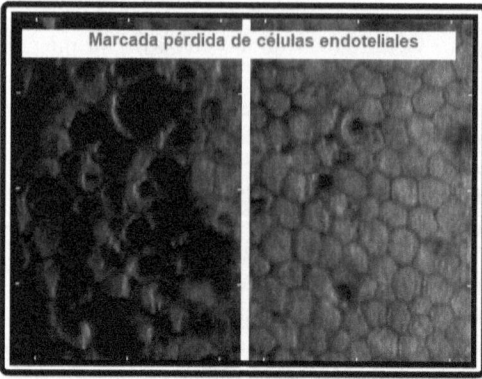

La mayoría de sus efectos adversos se asocian con el sistema nervioso central: ansiedad, agitación y modulación de síntomas pre-existentes psiquiátricos o epilépticos. El edema corneal, como hemos visto, es raro, un 0´27% en dos años en un estudio realizado entre veteranos /French DD y Margo CE, 2007). Es curioso que el 73% de los casos conocidos se han producido en mujeres, un predominio que también se aprecia en la distrofia de Fuchs (Hessen MM et al, 2018).

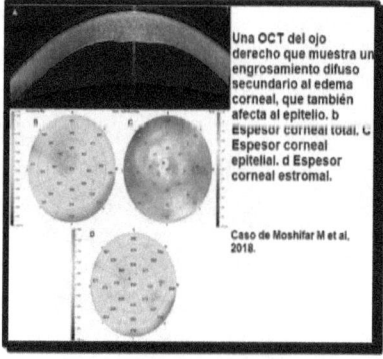

En general, el edema a menudo se presenta centralmente y, en algunos casos, progresa hacia un edema difuso; suelen ser asimétricamente bilaterales (Hessen MM et al, 2018).

El mecanismo patofisiológico no se encuentra aclarado, pero basado en estudios histopatológicos y de microscopía especular, la muerte de las células endoteliales parece estar inducidas o acelerada (Hotehama A et al, 2018). La dosis habitual de amantadina utilizada varía de 100 a 400 mgr/día, con una duración que variaba entre varios días a 8 años. El edema corneal, en la mayoría de los casos, se resolvió entre 8 días y 2 meses[33].

Si no se puede eliminar el fármaco, los esteroides pueden mantener la densidad de células endoteliales (Jeng BH et al, 2008; Hessen MM et al, 2018).

---

[33] Pearlman JT et al, 1977; Blanchard DL, 1990; Fraunfelder FT y Meyer SM, 1990; Nogaki H y Morimatsu M, 1993; Hughes B et al, 2004; Kubo S et al, 2008; Chang KC, 2008; Dubow JS et al, 2008; Jeng BH et al, 2008; Koenig SB et al, 2009; Deogaonkar M et al, 2011; Hotehama A et al, 2011; Kim YE et al, 2013; Yang Y et al, 2015; otros.

El edema corneal rara vez se ha encontrado como resultado de actividades atléticas, pero se ha informado en corredores de maratón (Hoeg TB et al; Moshifar M et al, 2018).

También se ha publicado en un ciclista en una carrera ciclista de montaña (Khodaee M y Torres DR, 2016). El mecanismo patofisiológico se desconoce, pero para Moshirfar M et al (2018) se trataría de una combinación de factores como la exposición a la luz ultravioleta, una hipoxia relativa por la altitud a la que se realizó la carrera, junto con la acumulación de lactato en el humor acuoso como consecuencia de un aumento en el metabolismo glucosídico típico del esfuerzo muscular y del metabolismo de un epitelio corneal estresado.

Se han publicado algunos casos de edema corneal, que a veces progresaron hacia una queratopatía bullosa, por el uso inadecuado del azul de metileno para la tinción capsular en la cirugía de la catarata (Brouzas D et al, 2006; Lim AK et al, 2008; Timucin OB et al, 2016). Se considera que este colorante comienza a ser tóxico a partir del concentraciones superiores al 0′5%.

Se ha encontrado que la presencia de un edema corneal se puede considerar como un factor de riesgo que retrasa la cicatrización de defectos epiteliales después de la administración local o intra-vítrea de bevacizumab (Columbres GA et al, 2011).

QUERATOPATÍA BULLOSA/AMPULLOSA

La queratopatía bullosa –un término más adecuado para una condición no inflamatoria que el de queratitis bullosa- no es, desde luego, una entidad independiente, sino que representa la fase final de un edema epitelial severo o prolongado que habitualmente se produce en un ojo enfermo.

Se suele ver en glaucomas de larga evolución, en la distrofia combinada de Fuchs y después de traumatismos perforantes (particularmente, secciones de cataratas a las que se ha adherido la cápsula o el vítreo)[34] y de manera más rara en inflamaciones prolongadas del estroma corneal como en queratitis disciforme o intersticial y en la uveítis crónica (Cogan y Kinsey, 1942). Parecería que su desarrollo depende esencialmente del daño al endotelio –incluso en el caso de glaucoma- y los cambios en el epitelio pueden quedar localizados a un segmento de la córnea o ser difusamente dependiente de la extensión de la lesión endotelial. En occidente la causa más frecuente de la queratopatía bullosa es la distrofia corneal de Fuchs (Dobbins KR et al, 2000), mientras que en Japón existen otras

---

[34] Bietti, 1937; Marucci, 1937; Ogawa, 1962; Landegger, 1962.

causas, aparte de la distrofia corneal de Fuchs, como la iridotomía láser de argón o la queratotomía radial de Sat (Shimazaki J et al, 2007)[35].

El trauma quirúrgico también es una causa frecuente de pérdida de células endoteliales que conduce a una queratopatía bullosa, especialmente de la catarata donde se considerar

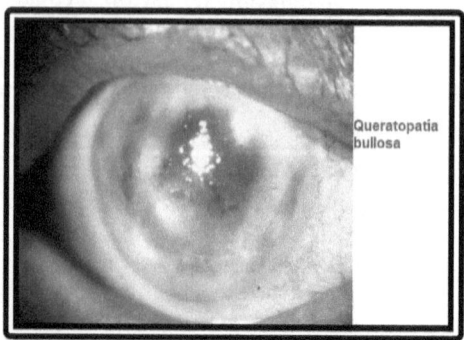

que alrededor de 1-2% de los pacientes desarrollarán esta complicación, con y sin implante de lente (Gonçalves Domínguez E et al, 2008; Iancu R et al, 2015). El aumento localizado de temperatura asociado con la sonda de facoemulsificación puede producir un daño térmico en el tejido corneal adyacente; lo mismo puede suceder con unos índices de irrigación o aspiración altos que puede producir turbulencias con partículas de cristalino que actúa como amoladora. Por otro lado, la duración de la facoemulsificación también es importante ya que la energía ultrasónica se asocia con la producción de radicales libres que pueden ocasionar daño endotelial mediante el estrés oxidativo.

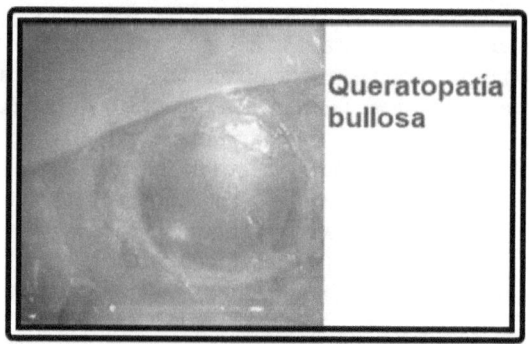

El aspecto clínico es el de un edema epitelial marcado, a menudo asociado con relucencia estromal. En el área afectada el epitelio se encuentra vaporoso e irregular y sobre su superficie aparecen una o más grandes bullas levantadas en forma de ampollas conteniendo un fluido algo turbio. Las ampollas pueden tener un tamaño considerable en cuyo caso no suelen estar completamente distendidos por el fluido sino que cuelgan pendularmente por lo que, con la presión del párpado inferior, el fluido se puede mover acompañándolo. Habitualmente, después de dos o tres días, la bulla estalla sólo para reaparecer; como la condición es persistente, se forman sucesivos grupos de bullas en los mismos lugares, agrandándose y volviendo a estallar: este ciclo, asociado con una

---

[35] Esta técnica se practicó principalmente a mediados del siglo pasado, cuando aún no se conocía del todo la importancia del endotelio para la transparencia corneal, y no era raro encontrar queratopatía bullosa en pacientes operados con esta técnica muchos años después.

considerable irritación y dolor, parece no tener fin. Mientras tanto, el área afectada del epitelio que rodea la bulla se vuelve más opaco, sus células superficiales se exfolian o forman filamentos. Finalmente aparecen cambios degenerativos y los vasos sanguíneos invaden la córnea desde la periferia para formar un pannus degenerativo.

Como en el edema epitelial, los primeros observadores mantenían que el fluido derivaba del acuoso filtrado a través de un endotelio dañado, pero Cogan (1940-41), sobre la base de una producción experimental de esta condición en gatos mediante la inyección intracameral de fluidos hipertónicos, concluyó que su origen es exógeno derivado de las lágrimas; esta hipótesis se encuentra apoyada, por un lado, por el bajo contenido en el fluido edematoso de ácido ascórbico que es abundante en el acuoso y, por otro lado, por la escasez de fosfatasa que se esperaría que fuera alto en un fluido derivado de la sangre. Otras dos teorías tienen interés histórico: la que mantiene que la queratopatía es esencialmente neurotrófica dependiente de cambios distróficos en los nervios corneales (Birnbacher y Czermak, 1886) y la que sitúa el fallo primario en cambios degenerativos en la membrana de Bowman (Ewing, 1904; Allen, 1932).

Inmunohistoquímicamente se ha encontrado que la queratopatía bullosa se asocia con una expresión aumentada de TN-C (Ljubimo V 1996-98; Maseruko H et al, 1998), fibronectina, fibrillina Ljubimov AV et al, 1998) y Big-H3 (Takács L et al, 1999). Big-h3 es una proteína de la matriz extracelular que se detectó por primera vez en una línea celular de un adenocarcinoma de pulmón después de estimulación con TGF-β (Skonier J et al, 1992). Big-H3 se ha localizado en numerosos tejidos corporales, particularmente dentro de la membrana basal de la piel y tejido intersticial. TN-C es una gran glucoproteína hexamérica compuesta de múltiples dominios. Es una de una familia de 4 proteínas: Tenascina-citotactina, Tenascina-restrictina, tenascina X y tenascina Y. Juegan una parte importante en muchas actividades dinámicas celulares. En el hombre TN-R se restringe al sistema nervioso central. TN-C es el producto de un gen localizado en la región q32-q34 del cromosoma 9; se asocia con propiedades de adherencia, anti-dherencia, migración, proliferación y diferenciación. TN-C se expresa en la córnea

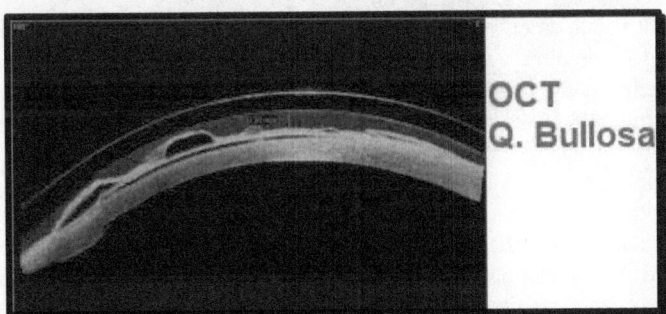

humana en desarrollo, en la cicatrización y reparación, y en la inflamación y cicatrización; además de su expresión, ya comentada, en la queratopatía bullosa. La fibrillina 1 es una glucoproteína de alto peso molecular que se expresa virtualmente en todas las matrices extracelulares corporales.

En la queratopatía bullosa se han detectado niveles elevados de citoquinas en el humor acuosos en relación con una disminución en la densidad de células endoteliales, pero su participación en la enfermedad aún no se dilucidado (Yamaguchi T et al, 2016).

La histología es interesante y fue inicialmente estudiada por von Graefe (1855), Leber (1878) y Fuchs (1881-1902), y tanto experimental como clínicamente por Cogan (1940-41); se han realizado otras publicaciones interesantes[36].

En general las células epiteliales se encuentran hinchadas y tiñen pobremente, tanto el citoplasma como los núcleos; los últimos se encuentran vacuolados y distorsionados, un cambio más evidente en las células basales. Este proceso no se produce uniformemente a través de la capa epitelial sino en forma lamelar, estratos de células hinchadas alternan con capas de un aspecto relativamente normal o incluso apergaminado.

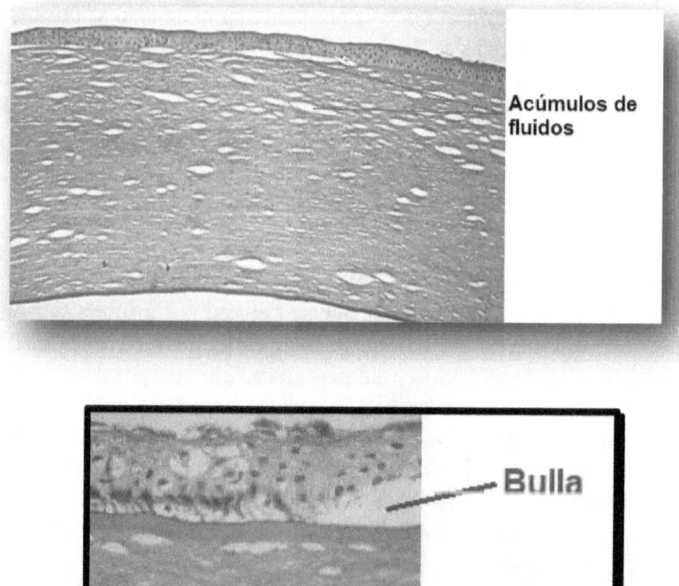

A veces se aprecian vacuolas entre las células poligonales, pero son más marcadas entre las células basales y la membrana de Bowman levantando al epitelio como un todo en una gran sábana; se puede desintegrar la membrana basal del epitelio en capas, entre las cuales pueden extender filamentos de ella entre el epitelio desprendido y la membrana de Bowman (Offret G y Haye C, 1959; Forgacs J, 1960). En la periferia de la bulla la hinchazón de las células epiteliales es especialmente intensa, sus contornos se vuelven borrosos y los detritos se descargan en las bullas que aparecen total o parcialmente llenas de un material parecido a un trasudado granular. En una etapa posterior, se pueden ver grupos de células dispuestas concéntricamente recordando a los cuerpos perlados de un epitelioma; pero más característico es la aparición de un material organizado en un estrato entre la membrana de Bowman y un epitelio aflojado que es gradualmente invadido por islotes de células fusiformes recordando a las del tejido conectivo.

Por último estos islotes de material depositado tienden a agrandarse y a fusionarse entre sí, en ocasiones alcanzando enormes proporciones, a menudo se vuelve más gruesa que el propio epitelio. Finalmente tienden a sufrir varios tipos de degeneraciones –hialina, grasa, mucoide e, incluso, calcárea, y en ocasiones se vasculariza desde la periferia (Ewing, 1904; Thiel, 1924; Allen TD, 1932).

---

[36] Bock, 1886; Brugger, 1886; Parsons, 1904; Ewing, 1904; de Schweinitz y Shumway, 1905; Wirths, 1906; Gilbert, 1909; Allen, 1932; Salzmann, 1938; Rones, 1940-41; etc.

Fuchs (1881) describió el cuadro final como *estratificación lamelar*. La membrana de Bowman habitualmente se encuentra intacta aunque puede presentarse marcados pliegues y se han descrito cambios degenerativos (Ewing, 1904); a veces el estroma muestra escasas alteraciones aunque puede engrosarse por un aumento de los espacios interlaminares y puede mostrar extensos cambios degenerativos en sus capas superficiales (la *esclerosis de la córnea* de Meller), pero la membrana de Descemet y el endotelio habitualmente son histológicamente normales. En los casos avanzados debidos a un glaucoma secundario Wolter JR (1964) señaló un aumento en el número y en la irregularidad de las porciones terminales de los nervios en el epitelio y el estroma subyacente correspondiendo a la "hiper-regeneración" descrita por Vrabec F (1955-56) en los estados patológicos crónicos en el estroma.

El origen del material amorfo entre el epitelio y la membrana de Bowman, y en las células que se ha filtrado en él ha sido disputado. Fuchs (1879-1881) sostuvo que el primero deriva del fluido que percola a través de la córnea, y tanto él como Leber fueron de la opinión de que las células similares a las conectivas derivaban del estroma o quizás en menor medida de la periferia. Brugger (1886) y Gilbert (1909) sugirieron que el material amorfo se formaba por la desintegración de células epiteliales, un origen demostrado concluyentemente por Cogan (1940-41). Este autor también concluyó que las células en huso eran de origen epitelial y no mesodérmico.

El **tratamiento** en esta enfermedad degenerativa y progresiva es difícil y, en ocasiones, con escasa recompensa. Como se produce sólo en ojos degenerados cualquier medida terapéutica va dirigida a aliviar los síntomas de irritación recurrente producida por las bullas. Se han ensayado muchos procedimientos. Davis (1934) encontró que se podía a veces aliviar el dolor y las molestias con la aplicación de rayos X; se ha defendido la inyección de alcohol y la eliminación del epitelio por raspado (Paufique L, 1953). Se ha propuesto la cauterización de la córnea con ácido tricloroacético al 15% (Gifford, 1932) o tintura de iodo (Simpson GV, 1949), como medida de alivio. De manera similar los injertos lamelares pueden aliviar los síntomas cuando recurren las bullas, aunque tienen escasos efectos beneficiosos para la visión (Leigh AG, 1959); mientras que Stocker FW (1953) y Marpurgo (1956) practicaron queratoplastias perforantes en ciertos casos circunscritos, particularmente en la distrofia de Fuchs. Sin embargo, los resultados no siempre son buenos. Gundersen T (1958-60) defendía una queratectomía lamelar combinada con un delgado injerto conjuntival, una técnica utilizada exitosamente por Sugar HS (1964) y Smith R (1965). Paton D y Maumenee (1962) defendieron un procedimiento adicional al denudar el epitelio corneal con alcohol hasta la membrana de Bowman y luego cubrían la córnea con un injerto de epitelio conjuntival; estos flaps adheridos disminuyen algo cualquier visión residual que pudiera estar presente, y podían evitar la aparición de nuevas bullas. Arentson (1962) propuso un cubierta conjuntival similar después de una disección lamelar de la superficie corneal. No obstante, en el global, si fallaban las medidas terapéuticas y persistían las recurrencias, el tratamiento más satisfactorio es la enucleación de un ojo degenerado. La membrana amniótica se puede considerar como una alternativa de los colgajos conjuntivales[37]. Kim KW et al (2013) combinada el trasplante de pericondrio tragal autólogo junto con membrana amniótica para el tratamiento de la queratopatía bullosa dolorosa mientras llegaba una córnea; informó de buenos resultados pero su serie es muy corta.

---

[37] Pires RT et al, 1999; Prabhasawat P et al, 2001; Mejia LF, et al, 2002; Mrukwa-Kominek E et al, 2002; España EM et al, 2003; López Ferrando N, et al, 2004; Chansanti O y Horatanarvang O, 2005 Lee HI et al, 2006; Zemba H et al, 2006; Srinivas S et al, 2007; Sangwan VS et al, 2007; otros.

La queratoplastia automatizada de decapación de la Descemet (DSAEK) tiene de peculiar el que no son necesarias las incisiones corneales de espesor completo o las suturas, lo que la distingue de la queratoplastia penetrante estándar (PKP). Este procedimiento permite mantener la integridad de la córnea con un mínimo cambio refractivo. En la DSAEK, la unión del injerto es un paso crítico. En la queratopatía bullosa causada por la queratotomía radial de Sato o la debida a traumatismo por los fórceps en el parto, se producen anomalías estructurales en la membrana de Descemet y en el estroma corneal. La histología en estas enfermedades muestra engrosamientos y cambios fibroblásticos anormales, por lo que se pensaba que la DSAEK se encontraba contraindicada a causa de la irregularidad de la superficie corneal posterior[38]. No obstante, Hayashi T et al (2013) encontró, en seis ojos, que es una técnica útil en el tratamiento de la queratopatía bullosa por estas causas, e informó de una mejoría significativa en la mejor agudeza visual corregida y en la irregularidad posterior en todos sus pacientes. No encontró diferencia significativa en el astigmatismo entre DSAEK y PKP.

 Cormier G et al (1996) utiliza punciones en el estroma anterior, encontró una disminución significativa en el dolor, en la superficie corneal cubierta por bullas, un aumento en el grosor corneal y una disminución en las disminuciones estesiométricas a través de un proceso de cicatrización (fibrosis) subepitelial. Estas observaciones se han confirmado posteriormente (Gomes JA et al, 2001; Sridhar MS et al, 2001; Tsai TC et al, 2003). Sonmez B et al (2007) combina las micro-puncionales estromales anteriores con trasplante de membrana amniótica, publicando mayores índices de éxito que cada procedimiento aislado.

También se han utilizado lentes de contacto blandas hidrófilas, tanto como sistema de vendaje y de depósitos de fármacos, con buenos resultados en aliviar los síntomas[39]. Además de la instilación de miel cruda como agente anti-osmótico, antibacteriano y anti-inflamatorio (Mansourt AM et al, 2004; Albietz JM y Lenton LM, 2015).

La fotoqueratectomía con láser excimer se ha demostrado eficaz en el control sintomático de la queratopatía bullosa[40]. En 1995, Thomann U et al, utilizó esta técnica (PRK) con buenos resultados pero en alrededor del 77% de los pacientes, las bullas persistían semanas después del tratamiento. Aunque las bullas pueden ser raras hacia el mes o dos meses después del tratamiento, puede necesitarse de una segunda intervención para aliviar el dolor. En general, se acepta que la profundidad de la ablación de la PTK en casos de úlceras epiteliales recurrentes se encuentra limitada a la membrana de Bowman para evitar la aparición de una neblina estromal; pero en casos con un pobre potencial visual el reto del tratamiento es aliviar el dolor. En la experiencia clínica la adhesión epitelio-estroma con formación de turbidez observada en la queratectomía fotorrefractiva (PRK) rara vez da lugar a erosiones recurrentes. Lin PY et al (2001) diseñó un estudio en 8 ojos con erosiones dolorosas recurrentes y recalcitrantes, y pobre agudeza visual para evaluar este procedimiento adjuntado lente de contacto. Encontró alivio en todos los pacientes y la turbidez era similar a la producida en el tratamiento de la miopía. Maini R et al (2001) también encontró más exitosa las ablaciones profundas que las superficiales.

---

[38] Straiko MD et al, 2011; Anshu A et al, 2012; Yokogawa H et al, 2012; Slimazaki J et al, 2012.

[39] Hull DS et al, Ruben M, 1975; Bietti GB et al, 1976; Andrew NC y Woodward EG, 1989; Jabłoński J et al, 1998; Montero J et al, 2003; Siennicka A et al, 2003; Ambroziak AM et al, 2004 Ozkurt Y et al, 2005; Lim N y Vogt U, 2006; otros.

[40] Bol'shunov AV et al, 1987; Wojciechowska R et al, 1995; Thomann U et al, 1996; Obeid WN et al, 2005; otros.

La reticulación del colágeno de la córnea crea conexiones estrechas entre las fibras de colágeno mediante la inducción de radicales que utilizan riboflavinas y radiación ultravioleta. Esta reticulación se ha utilizado para el tratamiento del queratocono y la ectasia posquirúrgica para aumentar la rigidez estromal (Spoerl E y Seiler T, 1999; Sorkin N y Varssano D, 2014; Randleman JB et al, 2015). La inducción de radicales y el aumento de la rigidez corneal con esta técnica se utilizan para el tratamiento de infecciones, fusión del estroma y en la queratopatía bullosa. En este último estado patológico se ha demostrado que reduce el grosor corneal central en el estroma edematoso, mejora la agudeza visual y alivia el dolor (Sharma N et al, 2014) en ojos con queratopatía bullosa severa. Sin embargo, estos resultados sólo son efectivos durante 3 meses. Ono T et al (2018) estudió su efecto en la queratopatía bullosa en fases relativamente tempranas e informó que alivia eficazmente el dolor durante el año de seguimiento. Las observaciones con el microscopio confocal in vivo y la falta de cambios en el grosor corneal central, demostraron que la persistencia del alivio del dolor se debía a una regeneración inadecuada de las fibras nerviosas en el estroma corneal.

Los tratamientos quirúrgicos actuales para la queratopatía bullosa, aunque ampliamente utilizados, necesitan utilizar una córnea donante; todos ellos son invasivos y sus resultados a largo plazo siguen sin estar claros. La agudeza visual después de un trasplante corneal a veces son insatisfactorios a causa de una irregularidad inducida quirúrgicamente de la estructura corneal. Se han publicado dos procedimientos que parecen efectivos en la disfunción corneal endotelial en sus primeras fases: Uno que implica el simple pelado de la membrana de Descemet de la córnea central (Borkar DS et al, 2016) y el otro que implica la eliminación del endotelio corneal localizado mediante congelación combinado con la aplicación tópica de un inhibidor de la proteína quinasa asociada a rho (ROCK) (Okumura N et al, 2013).

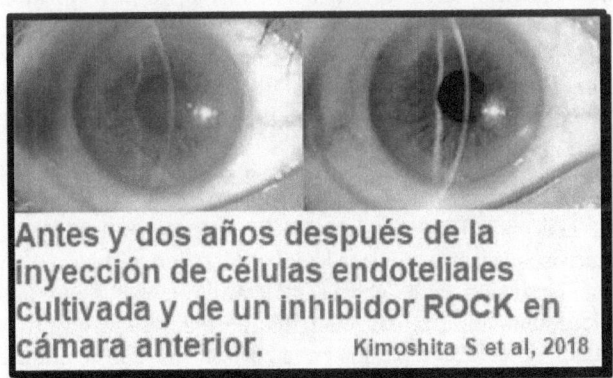

Antes y dos años después de la inyección de células endoteliales cultivada y de un inhibidor ROCK en cámara anterior. Kimoshita S et al, 2018

Sawai S et al (2005) y Chaffer CL et al (2007) han informado que en conejos y monos al inyectar células corneales endoteliales junto con un inhibidor ROCK en la cámara anterior, se repoblaban y auto-organizaban en la superficie posterior de la córnea, tenían las propiedades funcionales de una córnea sana, y producían una córnea normal sin alteraciones estructurales. En estos trabajo se encontró que las células endoteliales corneales cultivadas contenían una pluralidad de subpoblaciones, algunas de las cuales son inadecuadas e inseguras para inyectarlas en el hombre (Hamuro J et al, 2016; Hongo A et al, 2017). Sobre esta base Kimoshita S et al (2018) ha publicado una serie exitosa de 11 casos consecutivos de queratopatía bullosa tratados con inyecciones de células corneales endoteliales suplementadas con un inhibidor ROCK en la cámara anterior y que se siguió de un aumento en la densidad de células endoteliales después de 24 semanas desde la inyección. Advierten que la mayoría de las células endoteliales corneales inyectadas que no se adhirieron a la córnea entraron en una vena adyacente a través de la malla trabecular y murieron o entraron en la circulación sistémica. Debido al riesgo de formación de tumores ectópicos hay que vigilar a estos pacientes.

Vascularización corneal

Toynbee, ya en 1841, reconoció que la córnea humana normalmente es avascular pero que se podía volver vascular en ciertos procesos patológicos. A principios de 1900 se realizaron estudios sobre la angiogénesis humana utilizando la córnea (Augstein XX, 1902; Brückner A, 1909; Kreiker A, 1924) y la vascularización corneal en animales[41]. A mediados del siglo pasado se comenzaron investigaciones más precisas llevadas fundamentalmente por Campbell y Michaelson, y por Cogan.

Una córnea normalmente avascular puede ser invadida por vasos sanguíneos en estados patológicos, primariamente como un mecanismo de defensa contra la enfermedad o traumatismo. Esencialmente es un proceso beneficioso y su efecto en la resolución de una lesión inflamatoria a menudo es intenso; se aprecia por ejemplo en la queratitis intersticial sifilítica cuando una córnea intensamente infiltrada en un ojo congestionado que ha permanecido extremadamente irritable durante muchas semanas, súbitamente se limpia en unos pocos días cuando todo el tejido se ha vascularizado. En realidad, este efecto saludable se ha utilizado como medida terapéutica en úlceras indolentes mediante una línea de cauterización desde el limbo, con lo que se puede estimular artificialmente una invasión vascular (Saeger, 1929). Por otro lado, la vascularización siempre ocasiona la pérdida de alguna transparencia y ocasionalmente, cuando el proceso es exuberante, se vuelve un inconveniente ya que puede perpetuar o incluso inducir un estado de irritación. Otro de sus resultados más serios es ocasionar una opacificación difusa en injertos corneales, particularmente de la variedad perforante, un efecto que quizás se deba a la provisión de un acceso libre a anticuerpos, permitiendo el desarrollo de una reacción antígeno-anticuerpo (Maumenee, 1951). Una vez que los neovasos han invadido la córnea, permanecen allí indefinidamente como un estigma del pasado, incluso aunque se obliteren y sean casi invisibles.

Se han investigado muchos modelos experimentales para comprender mejor la vascularización de la córnea. El crecimiento de los vasos sanguíneos en la córnea se ha inducido por numerosos agentes en estos modelos experimentales. La lista de estos inductores de vascularización es extensa e incluye compuestos químicos, estados de deficiencia, reacciones inmunes, intoxicación, microorganismos y sus productos, lesiones físicas y la colocación de células o tejidos en la córnea. Entre los compuestos químicos, la vascularización corneal experimental puede ser inducida por ácidos como acético (Imre G, 1966), hialurónico Talman EL y Harris JE, 1959), clorhídrico (Cogan DG, 1949; Imre G, 1966), láctico (Imre G, 1966) y ácidos pirúvicos (Imre G, 1966); difosfonato de adenosina (McAuslan BR et al, 1983; Ashton N et al, 1951), aloxano[42], aminas biogénicas (Zauberman H y otros, 1969), ceruloplasmina (Ziche M y otros, 1982; Alessandri G y otros, 1984-86; Raju KS y otros, 1984, cloroquina (Francois J y Maudgal MC, 1965),

---

[41] Ehlers H, 1927; Julianelle LA et al, 1933; Julianelle LA y Lamb HD, 1934; Julianelle LA y Bishop GH, 1936; Swindle PF, 1938.

[42] Ashton N et al, 1951; Ashton N y Cook C, 1953; Langham M, 1953; Ashton N y Cook C, 1954; Smelser GK y Ozanics V, 1959; Langham ME, 1960; Henkind P, 1965; Ahuja OP y Nema HV, 1966; Collin HB, 1966; Graymore C y McCormick A, 1968; Obenberger J, 1969; Sugiura S y Matsusa H, 1969; Matsuda H y Sugiura S, 1970; Fromer CH y Klintworth GK, 1975; Cooper CA et al, 1980; otros.

colchicina (Henkind P, 1965; McCracken JS y Klintworth GK, 1976; Kupriianov VVV y Gurina OI, 1987), Disprin (McAuslan BR y Gole GA, 1980), enzimas que incluyen colagenasa (Lin MT et al, 1988), hialuronidasa y activador de plasminógeno, etanol. , fibrina, factores de crecimiento (McAuslan BR et al, 1983; Ziche M et al 1989), heparina (McAuslan BR et al, 1983; Alessandri G et al, 1984-86; Raju KS et al, 1984), iodina (Smith RS , 1961), atrayentes de leucocitos (McAuslan BR et al, 1983; Parker A et al, 1988), linfocinas[43],gas mostaza (Mann I et al, 1948), nicotinamida (Kull FC Jr et al, 1987), nitrógeno (Ashton N y Cook C, 1953), péptido complejado con cobre (Raju KS et al, 1984; Alessandri G et al 1986)), ésteres de forbol (Morris PB et al, 1988), prostaglandinas[44], solución salina (Ashton N y Cook S, 1953; Eliason JA, 1985), selenometionina, suero (Ashton N y Cook C, 1953; Eliason JA, 1985;), sílice (Taylor S y Folkman J, 1982), nitrato de plata (Fromer CH y Klintworth GK 1975, otros) hidróxido de sodio[45] y agua (Cogan DG, 1949).

Los micro-organismos que pueden inducir vascularización corneal experimentalmente incluyen al Aspergillus fumigatus (Fons A et al, 1988), herpes simplex (Cogan DG, 1949; Lass JH et al, 1980; Hendricks RL et al, 1989), estafilococos (Haessler FH, 1927) y micobacterium tuberculosis (Lewis PA y Montgomery CM, 1914; Long ER et al, 1933; Rich AR y Follis RM Jr, 1940). También pueden inducir el crecimiento de vasos sanguíneos en la córnea productos de micro-organismos como nucleoproteínas bacterianas (Julianelle LA y Lamb HD, 1934) y endotoxinas (Howes EL et al, 1982; Folkman J et al, 1989; Moticka EJ y She SC, 1989). Los traumatismos mecánicos, térmicos y la radiación han inducido vascularización en algunos modelos experimentales. Entre las células y tejidos que pueden inducir el crecimiento experimental de neovasos corneales podemos citar a los leucocitos, macrófagos, plaquetas y células tumorales; entre los tejidos se encuentra el cerebral (Gospodarowicz D et al, 1979; Gospodarowicz D y Thakral KK, 1980), oculares (Ashton N et al, 1953; Folca PJ, 1969; Chen CH y Chen SC, 1980; Federman JL et al, 1980; Elianson JA, 1985), riñón (Risau W y Ekblom P, 1986), ganglios linfáticos (Muthukkauppan VR y Auerbach R, 1979; Taylor S y Folkman J, 1982), músculo (Federman JL et al, 1980) y omentum (Goldsmith HS et al, 1984; Preia AD et al, 1986; Silverman LT et al, 1988). El uso de lentes de contacto, los injertos corneales, la isquemia del segmento anterior del ojo y las suturas corneales son otros de los medios que pueden inducir el crecimiento vascular en la córnea bajo condiciones experimentales. Algunos de los agentes inductores de la vascularización corneal mencionados anteriormente están asociados con la inflamación y otros no. También se ha informado de un modelo de vascularización corneal espontánea en ratones (Epstein RJ et

---

[43] Frater-Schroeder M et al 1987; Epstein RE et al, 1987; Leibovich SJ et al, 1987; Fiegel VD y Knighton DR, 1988; Dinarello CA, 1989; BenEzra D et al, 1990; Epstein RJ et al, 1990.
[44] Ziche M et al, 1982; Raju KS et al, 1984; Lin MT et al, 1988; Ziche M et al, 1989; Chang CT et al, 1989; Soubrane G et al, 1990; otros.
[45] Cogan DG, 1949; Fromer CH y Klintworth GK, 1975; Leopold IH et al, 1951; Lazar M et al, 1968; Ey RC et al, 1968; Brown SI et al, 1969; Kaiser RJ y Klopp DW, 1973; Frucht J y Zauberman H, 1984; Reim M et al, 1984; Tabatabay CA et al, 1987; Nakayasu K, 1988; Nirankari VS et al, 1989; Ormered LD et al, 1989; otros.

al, 1986). La mayoría de los modelos animales de vascularización corneal utilizaron conejos, ratas y ratones.

La causa aún es poco conocida. Hemos comentado que es la respuesta a una llamada de un tejido en dificultad, pero el mecanismo íntimo hay que clarificarlo. Se encuentran involucrado dos factores. En primer lugar, normalmente se impide su entrada por lo compacto del tejido corneal y sólo cuando se afloja (tanto por influencias traumáticas, inflamatorias, tóxicas o nutricionales) se abren vías potenciales desde el limbo y se mantienen abiertos el tiempo suficiente para que puedan penetrar los vasos. En segundo lugar, se pensaba que es muy probable que se liberen algunos estímulos vaso-formativos, que pueden encontrarse siempre pero inactivos por lo compacto del tejido, o formarse influenciado por el proceso patológico que atrae a los nuevos vasos. Actualmente se piensa que predominan los factores anti-angiogénicos sobre los angiogénicos.

En este supuesto la reversión de la vascularización podría depender de la recuperación de

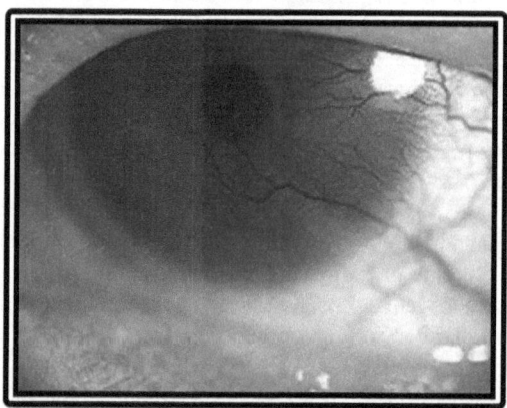

la densidad normal del tejido y de la retirada del estímulo. De los dos componentes de este mecanismo, el primero se ha demostrado convincentemente y el segundo se encuentra en estudio.

Cogan y Kinsey (1942) y Cogan (1949), fueron los primeros en discutir sobre la posibilidad de que la compactación normal del tejido evita la entrada de neovasos, como sucede con el cartílago adulto y las uñas, y que estos pueden acceder si los tejidos se inflaman y edematizan hasta el limbo, un concepto que fue ampliamente justificado por los trabajos experimentales de diversos investigadores[46]. Cogan (1949) asumió que este factor mecánico era suficiente para explicar todos los aspectos del fenómeno, pero existían indicaciones de que éste no era el caso. En situaciones patológicas la cantidad de vascularización no se relaciona con el grado de hinchazón corneal; se puede limitar a la región de la periferia cuando la hinchazón máxima es central, y puede faltar en una grosera hinchazón tanto experimentalmente como en situaciones clínicas como la distrofia endotelial congénita en la que la córnea permanece hinchada y edematosa durante años sin vascularización, y en situaciones necróticas, donde la córnea puede encontrarse completamente desorganizada, la ausencia de vascularización es la regla. Por

---

[46] Ashton y Cook, 1953; Langham, 1953; Cook y Langham, 1953; Heydenreich, 1955; Szeghy G, 1960; otros.

lo tanto, es posible que, aunque la hinchazón sea un preliminar necesario, operen otros factores.

La propuesta de que normalmente existe un factor vaso-inhibidor que se inactiva en estados patológicos no ha conseguido demasiada confirmación. Meyer y Chaffe (1940) sugirieron que los mucopolisacáridos estromales pueden actuar de esta manera y que la despolimerización por la hialuronidasa elimina su influencia inhibidora. No obstante, en conejos, se ha encontrado que la hialuronidasa no tiene efecto sobre el crecimiento de los vasos en la córnea (Michaelson IC et al, 1953), ni se produce experimentalmente una

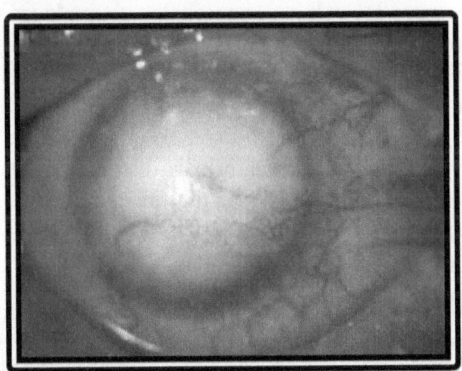

vascularización corneal acompañada por cualquier disminución de los mucoides corneales (Wise, 1943; Wislocki et al, 1947), mientras que se ha demostrado que no posee efectos anti-vascularización en la córnea. Además, es evidente la tinción homogénea de la córnea en la mucopolisacaridosis en la región del crecimiento de las yemas vasculares (Ashton, 1960). Smith (1961), observando que los mastocitos se destruían masivamente cuando se producía experimentalmente la vascularización corneal, sugirió que podría ser la influencia inhibidora, pero la función de estas células en el proceso de cicatrización es poco clara.

La tendencia actual es admitir que la avascularidad corneal se mantiene en gran medida a través de la producción local de factores antiangiogénicos, incluido el receptor 3 de VEGF; tirosina quinasa-1 similar a fms soluble (sFLT-1; también conocida como receptor 1 de VEGF soluble); y el factor derivado del epitelio pigmentario (PEDF) (Ambati BK, et al, 2006; Cursiefen C et al, 2006). Por lo que la vascularización se produciría por un desequilibrio a favor de los factores angiogénicos.

La sugerencia de que la vascularización se produce en respuesta a un factor vaso-formativo contenido en los metabolitos tisulares o liberados por trauma, ha sido propuesto por diversos autores; Campbell FW y Michaelson IC (1949) explicaron por este mecanismo la vascularización que sigue a quemaduras estandarizadas de la córnea en conejos, y Michaelson IC (1956) la gemación y el crecimiento unidireccional que habitualmente se aprecia en respuesta a un estímulo. Se han realizado varias sugerencias en relación a la naturaleza de esta problemática sustancia; se dijo que era similar a las trefonas del tejido embrionario o leucocitos, a las hormonas producidas por heridas en las plantas (English et al, 1939; Menkin, 1941), a toxinas que actúan quimiotácticamente (Haessler FH, 1927), que representa una respuesta alérgica a proteínas extrañas (Julianelle LA et al, 1933; Julianelle LA y Lamb HD, 1934), que sea la histamina (Offret G y Chauvet, 1957) o una sustancia que aumenta el efecto de la adrenalina (Szegh G, 1957). Sin embargo, ninguno de ellos tuvo éxito en aislar ninguna de estas sustancias en sangre o en el homogenato de córneas vascularizadas (Cogan, 1949; Ashton N y Cook C,

1953; otros), aunque se debe admitir que estos resultados negativos no excluyen su existencia.

Por otra parte, el factor α de necrosis tumoral (TNFα, cachectina) tenía un papel controvertido en la angiogénesis. TNFα es una citoquina producida principalmente por los macrófagos, con varias funciones biológicas bien conocidas. Su función en la angiogénesis es incompleta debido a observaciones discrepantes. Varios estudios indican que TNF inhibe la proliferación de células endoteliales capilares cultivadas (Schweigerer L et al, 1987; Fratér-Schröder M et al, 1987) o de los brotes microvasculares (Sato N et al, 1987) y es citotóxico para las células endoteliales estimuladas (Schweigerer L et al, 1987); estos efectos sugerían que, in vivo, TNF podría inhibir la angiogénesis. Sin embargo, dos estudios informaron que en córneas de conejo y rata, y humana y de ratón, respectivamente, TNFα induce angiogénesis (Fratér-Schröder M et al, 1987; Leibovich SJ et al, 1987). Fajardo LT et al (1992), utilizando el sistema de discos angiogénicos, informó que TNFα tiene un efecto bi-modal dosis-dependiente, de manera que a dosis bajas induce angiogénesis y a dosis alta la inhibe; lo que puede explicar los resultados paradójicos encontrados in vivo según se trate de neoplasias o de inflamaciones dependiendo de sus concentraciones tisulares locales.

Strieter RM et al (1992), encontraron que el tejido corneal humano intacto produce interleucina 8 (Il-8) que es un agente quimiotáxico de neutrófilos y linfocitos en respuesta a la interleucina 1β (Il-1β) y al factor α de necrosis tumoral (TNFα). La Il-8 la segregan un número de tejidos expuestos a citoquinas pro-inflamatorias y es un polipéptido de 8 kD que es un mediador directo del reclutamiento, acumulación y activación de leucocitos en los sitios de inflamación. Mediante el modelo del bolsillo corneal en conejos, estos investigadores encontraron de, a dosis de 2-40 ng/córnea, Il-8 induce neovascularización corneal y propusieron que la angiogénesis Il-8 sufre una modulación dinámica similar a la que normalmente se produce durante la curación de heridas.

De manera alternativa, se ha afirmado que el estímulo se produce como resultado de la anoxia (Bessey OA y Wolbach SB, 1939; Johnson y Eckardt, 1940), un efecto concluyentemente demostrado en otros tejidos (Ashton N, 1957). En esta relación los hallazgos de Langham (1952-54) y de Heald y Langham (1953) fueron interesantes; mostraron que la córnea de un animal vivo no utiliza el oxígeno en su máxima capacidad; por ello Ashton N y Cook C (1953) sugirieron que el factor estimulador podía ser el estado de relativa anoxia constantemente presente en la córnea y que la vascularización se evita normalmente sólo por lo compactado del tejido. Aliado con lo anterior puede ser la vascularización que caracteriza el fallo de los procesos oxidativos normales como se aprecia en estados carenciales de riboflavina, escorbuto, deficiencias de vitamina A y B_6 en ratas, etc., y siguiendo a la acumulación de metabolitos con una concentración aumentada de hidrogeniones. Al mismo tiempo debemos recordar que la vascularización corneal no se afecta por un aumento en la concentración del oxígeno ambiental.

Smith RS (1961) propuso que los mastocitos del limbo corneal inhiben normalmente la vascularización corneal por lo que su destrucción masiva en traumas corneales facilita la vascularización. Sunderkötter et al, (1991) encontró que los mastocitos no aparecen en el infiltrado corneal inicial antes o en conjunción con la emergencia de los neovasos, indicando que no participan con el comienzo de la neovascularización.

Klintworth GK (1973-77), y Fromer CH y Klintworth GK, 1975); usaron un modelo experimental de vascularización corneal utilizando el bolsillo de las mejillas de hámster. Informó que la invasión vascular se precedía de la formación de un tejido de granulación, que se sigue de una infiltración leucocitaria y con frecuencia, fibroblástica de la córnea implantada en la bolsa de la mejilla del hámster y que si no se producía esta infiltración la córnea permanecía avascular, concluyendo que los leucocitos producen factores que estimula el crecimiento vascular direccional. Elianson JA (1978) refutó lo anterior al conseguir vascularización en animales leucopénicos donde no pudo demostrar la infiltración leucocitaria.

Klintworth GK (1991) propuso la siguiente secuencia: pasado u periodo de latencia desde el trauma, se produce una dilatación y un aumento de la permeabilidad de los vasos sanguíneos, edema corneal, retracción de las células endoteliales vasculares y disminución de sus uniones, degradación de la membrana basal de las células endoteliales, migración celular endotelial y replicación, formación de brotes vasculares, formación de lúmenes y anastomosis, formación de la membrana basal de los neovasos, regresión capilar y maduración vascular. En experimentación en córneas de ratas con neovascularización inducida, utilizando el modelo de quemadura central, se ha encontrado que la vascularización es visible macroscópicamente cuando se perfusiona con sangre y esto sucede antes de 36 horas después de la quemadura. Los estudios con auto-radiografía demuestran un aumento en la síntesis de ADN en el endotelio capilar 17 horas después del trauma (Junghans BM y Cellin HB, 1989). La migración de las células endoteliales durante la neovascularización corneal comienza antes del inicio de la mitosis endotelial; por lo que se puede suponer que los procesos que inducen la angiogénesis se producen antes. Las células inflamatorias comienzan a infiltrar el estroma corneal avascular tres horas después de la cauterización. Antes de la aparición de los neovasos, las células infiltrantes se identificaron casi exclusivamente por anticuerpos contra MRP14 que es una proteína de unión al calcio que se le ha dado una participación en la diferenciación de las células mielo-monocíticas (Lagasse E y Clerc RG, 1988). Sólo lo expresan al principio los monocitos y granulocitos pero no los macrófagos maduros. Los macrófagos maduros, los linfocitos T, eosinófilos y mastocitos parecen no formar parte del infiltrado antes del crecimiento de nuevos brotes capilares (no olvidemos que hablamos de quemaduras en córneas de ratas). Otros estudios también muestran que el infiltrado al principio contiene muchos granulocitos (Fromer CH y Klintworth GK, 1973-76; McCracken JS et al, 1979). Sunderkötter C et al (1991) encontró algunas células mononucleares relacionadas con MRP14 pero no con L3T4 o Lyt2.

Los linfocitos T también son angiogénicos, especialmente en experimentos de trasplantes. De esta manera la angiogénesis inducida por linfocitos (Sidky YA y Auerbach R, 1975) podría ser un fenómeno asociado con reacciones inflamatorias específicas como las reacciones injerto-huésped.

Clínicamente, la vascularización corneal se caracteriza inicialmente por una ingurgitación del plexo perilimbal y luego por una invasión de la propia córnea por vasos de nueva formación. Se sigue que la inyección pericorneal es un acompañamiento invariable de procesos inflamatorios o irritativos en la córnea; es esencialmente una congestión del plexo perilimbal normal que es habitualmente invisible macroscópicamente, muchos de los cuales se encuentran, por lo general, vacíos de sangre. Esta inyección aparece clínicamente como un rubor circunferencial de color rosa malva pero, a veces, asume las proporciones de una intensa ingurgitación.

La vascularización de la córnea por neovasos que crecen desde la periferia, puede ser un proceso extremadamente activo; de acuerdo a Kreiker (1923), los vasos pueden crecer de 300 a 500µm por día. Clínicamente, se aprecian fácilmente; por iluminación focal en una córnea relativamente transparente las paredes vasculares pueden reflejar suficiente luz para aparecer como una raya blanca que oscurece la columna sanguínea, mientras que los vasos muy superficiales pueden dar origen a reflejos sinuosos por elevar el epitelio. En una córnea trasparente se observan por retro-iluminación por la luz transmitida donde se destacan claramente como líneas oscuras, y no es infrecuente que se vea la circulación con una magnificación relativamente baja; desde luego, en una córnea opaca, son fácilmente visibles. Cuando se atrofian y obliteran los vasos aparecen como líneas grises oscuras que pueden ser difíciles de ver.

Es interesante que los nuevos vasos invaden la córnea desde el nivel del limbo en los procesos patológicos a diferentes niveles, por lo que la profundidad en la que aparecen puede proporcionar información valiosa sobre la profundidad en la que se están produciendo los cambios activos; así, diferentes sistemas en diferentes niveles pueden cruzarse entre sí sin mezclarse y el lugar de los vasos viejos indica el asiento de enfermedades corneales previas. De acuerdo a la profundidad en la que se presentan, la vascularización desde un punto de vista clínico puede ser superficial, intersticial o profunda.

La *vascularización superficial* se origina del plexo limbal superficial por gemación o formación de lazadas y, obviamente, pasa sin interrupción a la córnea desde la circulación conjuntival.

Con frecuencia es difícil de definir el proceso patológico de la vascularización superficial en sus primeras fases. Recordemos que en el limbo el plexo marginal superficial de la córnea, derivado de las ramas episclerales de las arterias ciliares anteriores, ocupa un triángulo cuyo vértice se sitúan en la terminación de la membrana de Bowman, mientras que su base se apoya contra el tejido episcleral. El área vascular se puede dividir en tres zonas la zona de la palizada donde los vasos de alimentación avanzan a través del limbo; la zona de lazadas vasculares corriendo justo por debajo del epitelio y una estrecha zona marginal de lazadas capilares terminales; en circunstancias normales muchas de ellas se encuentran vacías y son más difíciles de observar pero se vuelven visibles en situaciones de congestión. Estas lazadas vasculares normalmente no se extienden más allá del borde serrado de la opacidad limbal normal sino que se sitúa a lo largo de la línea donde la curva limbal cambia a córnea. Wilson (1932) señaló que este borde se aprecia con facilidad con el haz directo de la lámpara de hendidura; visto con transiluminación con el haz indirecto y debido al paso gradual de la opacidad limbal a córnea trasparente, estos capilares parecen encontrarse en la córnea transparente. Si sobrepasan los límites del limbo como una serie adicional de lazadas vasculares, la vascularización es patológica.

La invasión vascular se puede confinar a un segmento de la córnea o extenderse por todo el limbo, y siempre se encuentra precedida de edema, exudación o de alguna alteración epitelial; cuando es extensa se denomina **pannus** (paño); si es localizada, como en el caso de una úlcera, se describe como *fascicular*. En ocasiones, cuando se encuentra una lesión destructiva cerca del margen corneal (como una ulceración), la invasión es tan densa en el limbo que los vasos individuales se ven con dificultad, levantando el epitelio en una masa rosada gelatinosa, una formación denominada adecuadamente como "charreteras" (pannus en charretera).

Tradicionalmente se designan 4 tipos de pannus diferentes: tracomatoso, leproso, flictenular (escrofuloso) y degenerativo que aparece en ojos ciegos degenerados y, a menudo, asociado con queratopatía bullosa. Se describirán en su contexto apropiado. Con menos frecuencia pueden originarse por causas tóxicas como en el molluscum contagiosum.

En la enfermedad generalizada del epitelio, sin ninguna regularidad del tejido, los vasos superficiales tienden a correr irregular y tortuosamente, mostrando ricas ramificaciones

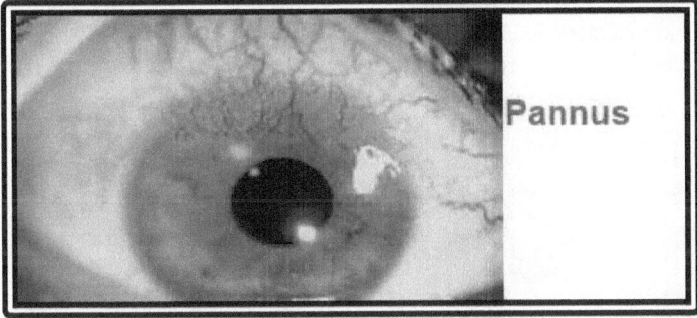

arborescentes y anastomosis desordenadas. Las arterias son estrechas y, como regla, directas; las venas son más gruesas y sinuosas, mostrando a veces saculaciones y tortuosidades. En la fase aguda de la inflamación, los vasos pueden encontrarse rodeados por un manguito blanco de infiltración inflamatoria, y cuando el proceso es severo y destructivo, como en las úlceras corneales, las venas pueden encontrarse segmentadas con dilataciones ampollosas, presumiblemente como resultado del éxtasis y coagulación (Gallemaerts, 1926). Los vasos, que son de un color rojo brillante, pueden situarse en uno de cuatro planos – a veces aparentan ser intraepiteliales, pero Busacca (1952) los encontró siempre debajo de la membrana basal arrugada; a veces son obviamente subepiteliales, formando una capa entre la membrana basal y la de Bowman; a veces atraviesan el plano de la Bowman, desintegrándola al extenderse; otras veces se insinúan entre las lamelas superficiales del estroma y, ocasionalmente en severas lesiones destructivas, coexisten los cuatro elementos.

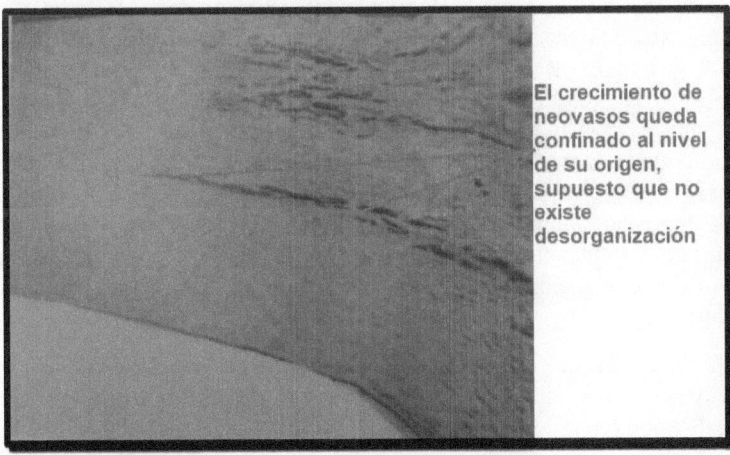

La *vascularización intersticial* deriva generalmente de las arterias ciliares anteriores y cuando se examina clínicamente los vasos parecen desaparecer de la vista cuando atraviesan el borde entre la córnea y la esclera; la única excepción es cuando el iris se adhiere a la cara interna de una herida corneal perforante, en cuyo caso se puede invadir el estroma por vasos uveales, que, sin embargo, se comportan de la misma manera que los derivados desde la periferia. Los nuevos vasos se caracterizan por ser directos y no anastomóticos; invaden la córnea a nivel del proceso patológico y, a causa de la estructura lamelar de la córnea, se restringen a un solo plano y no penetran oblicuamente o se mezclan con otros vasos a diferentes niveles a menos que exista un gran ablandamiento y desorganización del estroma donde pueden producirse inter-anastomosis entre los sistemas de diferentes capas.

Estos vasos intersticiales pueden tomar diferentes formas que se pueden clasificar en los siguientes tipos (Spicer, 1924; Offret y Chauvet, 1950; Busacca, 1952):

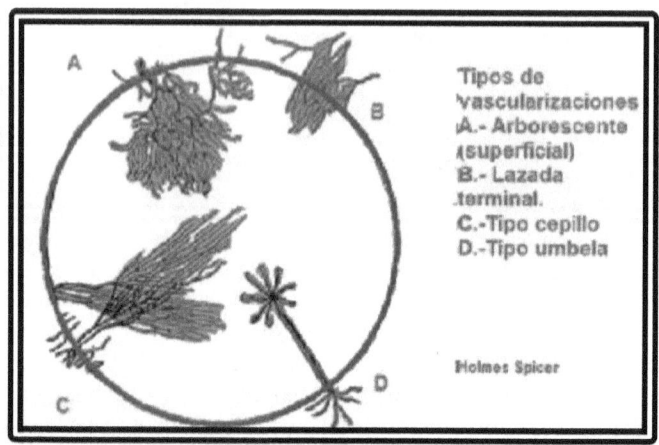

1.- *Lazadas terminales.* En las que pequeñas lazadas vasculares crecen desde el limbo en un plano profundo.

2.- *Forma en cepillo*, que comprende una masa de ramas paralelas no anastomóticas corriendo a considerable distancia en la substancia propia, recordando al modo de ramificación de ramitas de abedul. Habitualmente corren en líneas radiales pero en ocasiones cambian de dirección y se curvan, particularmente si existe más de un foco de inflamación. Este tipo de vascularización puede ser tan densa como para formar una masa conglomerada de color rosado en la que no son fácilmente visibles los vasos individuales, como puede suceder en la queratitis intersticial sifilítica (el parche salmón de Hutchinson, 1858). En casos de larga evolución los finos cepillos profundos se pueden combinar en un único gran tronco que, a su vez, se abren en finos cepillos en su otro extremo, comunicando al mismo tiempo con los vasos superficiales para formar troncos vasculares separados en cada terminación desde la circulación general por capilares, una formación reminiscente de la circulación colateral establecida en el limbo cuando se ha ligado la arteria principal.

3.- *Forma de sombrilla,* que se ve cuando existe un área de inflamación central o para-central, en cuyo caso una única lazada corre hacia ella desde el limbo y, cuando alcanza la lesión, se abre como una sombrilla en un denso pincel de vasos.

4.- *Forma de umbela,* donde un gran vaso y su vena de retorno corren a gran distancia en la córnea y luego se abre en un sistema en forma de estrella de vasos.

5.- *Forma de red,* producido por gemaciones en ángulo recto o divisiones de las lazadas primarias para formar anastomosis libres que se pueden extender ampliamente dentro de la córnea.

6.- *Arcadas intersticiales,* derivadas de los vasos epiesclerales situados especialmente en la porción anterior de la córnea, que se aprecian típicamente en las lesiones esclerosantes de la tuberculosis y la lepra.

7.- *Vasos aberrantes,* que son vasos perdidos que se originan de la epiesclera y atraviesan el estroma irregularmente.

La *vascularización profunda* es más rara que los otros dos tipos (el pannus retrocorneal de Krückmann, 1911). Es un fenómeno tardío que ocurre en la queratitis intersticial típicamente de origen sifilítico cuando se asocia con una uveítis. La fase más temprana se puede observar gonioscópicamente cuando el edema y la infiltración penetran la trabécula uveal a través del ángulo de la cámara anterior, el área se encuentra invadida por neovasos procedentes del iris, a veces tendiendo un puente sobre goniosinequias, y viajan a lo largo de las capas más profundas del estroma a raíz de un infiltrado en expansión insinuándose a sí mismas inmediatamente por delante de la membrana de Descemet (Busacca, 1945-52; Offret y Chauvet, 1950). En estas situaciones los vasos pueden quedarse de manera permanente como un infiltrado organizado en el tejido conectivo.

En un paciente diabético con una rubeosis del iris, Lawrence y Levy (1936) observaron una invasión similar de las capas más profundas del estroma con vasos que, sin embargo, regresaron. Weinberg RJ et al (1977) informó de un caso donde un hombre de 61 años de edad, usuario de lentes de contacto blandas para la afaquia, desarrolló una vascularización corneal profunda a nivel de la membrana de Descemet. Al retirar la lente de contacto la vascularización disminuyó considerablemente.

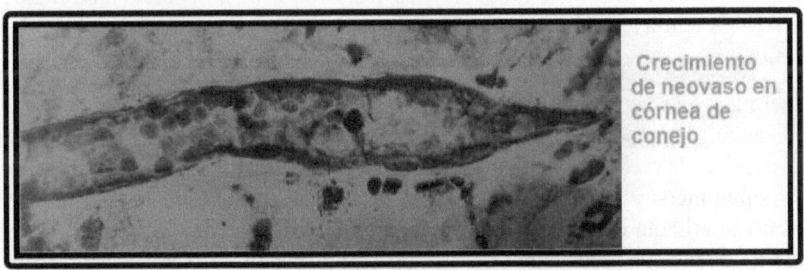

Crecimiento de neovaso en córnea de conejo

El modo de desarrollo de los vasos corneales se ha descrito tanto como un brote de capilares de extremos libres (Schöbl, 1887; Ehlers, 1927) o como una extensión hacia delante de las lazadas vasculares[47]. No obstante, ambos procesos pueden activarse en el limbo (Swindle, 1938), y parece que el medio más común de proliferación de los vasos superficiales es mediante la formación de lazadas en esta región y el de los vasos profundos por un proceso de gemación. Cogan (1948) y Mann et al (1948) mostraron que la vascularización se precede de la ingurgitación de los vasos madres –principalmente las vénulas y capilares –con la formación de aneurismas saculares sobre sus paredes. En ocasiones estos aneurismas estallan y las hemorragias resultantes son invadidas por células endoteliales procedentes de los capilares, filtrándose entre las láminas de un estroma corneal edematoso. En la formación de nuevos canales vasculares Pau (1957) sugirió que participaban las células estromales, pero esta posibilidad se ha negado (Wolter, 1958). Durante el curso de unos pocos días, muchos de estos neovasos retroceden pero algunos sobreviven, formando lazadas habitualmente dirigidas hacia el sitio de la lesión, a menudo formando una circulación consolidada de una considerable complejidad, pero los canales y permanentes que persisten son relativamente pocos.

---

[47] Brückner, 1909; Koeppe, 1920; Kreiker, 1923; Woletr, 1958; otros.

Tratamiento

Como la vascularización se desarrolla en la córnea como un mecanismo de defensa de un tejido en peligro, si se puede controlar de manera rápida y efectiva una destrucción inflamatoria aguda con un tratamiento adecuado, se reduce considerablemente el grado de opacificación y vascularización. En situaciones infecciosas, se puede conseguir un resultado feliz con el empleo de antibióticos, y se puede interferir un proceso inflamatorio mediante el uso de corticoides.

Jones y Meyer (1950) fueron los primeros en describir el efecto de la cortisona sobre la vascularización corneal, mostraron que la inyección subconjuntival de estos fármacos inhibe la vascularización por trauma químico en córneas de conejo; sus conclusiones se han confirmado ampliamente tanto para la cortisona como para sus derivados posteriores (hidrocortisona, prednisona, etc.). Jones y Meyer (1950) pensaron que actuaba sobre los mucopolisacáridos; Bonavolontá y De Berardinis (1951) que actúa sobre el componente colágeno, y Duke-Elder y Ashton(1951) sobre la proliferación endotelial. El efecto vasoconstrictor de la hormona fue citado por Ashton y Cook C (1951-53), el efecto supresor sobre la permeabilidad capilar por Cook C y MacDonald (1951) y la inhibición de la necesaria hinchazón corneal preliminar por Langham (1952).

Los fármacos anti-inflamatorios no esteroideos que se han informado que suprimen la vascularización corneal incluyen: Flurbiprofeno[48], indometacina[49] y ketorolaco (Mahoney JM y Waterbury LD, 1985; Haynes WL et al, 1989). El efecto anti-angiogénico de estos AINEs es muy variable y, por ello, habitualmente no se utilizan con esta finalidad en la clínica.

Otros métodos que se ha informado tuvieron un éxito breve en el tratamiento de la vascularización de la córnea en condiciones experimentales, incluyen la crioterapia, el cauterio térmico, la creación de una barrera en el tejido cicatricial para el crecimiento de los vasos sanguíneos y la escisión quirúrgica de los vasos sanguíneos en el limbo. Estos métodos no se utilizan clínicamente porque su efecto es variable y temporal. Un estudio clínico (Mayer W, 1967) no encontró ningún efecto beneficioso de la crioterapia en el tratamiento de la vascularización corneal.

Establecida la vascularización de la córnea se puede tratar mediante irradiación, láser o cirugía, procedimientos que se pueden indicar para el alivio de una irritación persistente o para anticipar la opacificación de injertos corneales.

La *irradiación,* que es particularmente aplicable para la destrucción de los vasos superficiales, se puede efectuar con rayos X o gammas (Lederman M, 1952; Michaelson IC y Schreiber H, 1956; Mandras G, 1956; muchos otros); el efecto de la radiación ionizante depende del desarrollo de una endarteritis obliterante resultante del trauma al endotelio, un efecto que se aprecia mejor en los vasos en crecimiento (Lenz M, 1950; Okrainetz CL, 1950; Scheie HG et al, 1951). La terapia es más potente cuando se aplica al principio de la vascularización y es eficaz si se aplica antes del desarrollo de los neovasos o más tarde del clímax de su crecimiento; en realidad, existen datos de que la irradiación durante estafase tardía puede estimularla (Mitsubishi, 1952). La terapia no

---

[48] Ziche M et al, 1982; Duffin RM et al, 1982; Miki H et al, 1986; Parke A et al, 1988; Haynes WL et al, 1989; otros.
[49] Deutsch TA y Hughes WF, 1979; Ziche M et al, 1982; Harvey PT y Cherry PMH, 1983; Frucht J y Zauberman H, 1984; Robin JB et al, 1985; Haynes WL et al, 1989; otros.

debería exagerarse para que no se produzcan opacidades corneales en el sitio de los vasos obliterados.

Se ha utilizado el láser de argón sobre la vascularización inducida en córneas de conejo con pulsos relativamente largos; los resultados sugieren que induce remisión (Reed JW et al, 1975). Recordemos que el índice de rechazos corneales aumenta significativamente en córneas vascularizadas.

En 1973, Cherry et al, informaron de los resultados del tratamiento con láser de argón sobre la vascularización corneal en cuatro pacientes. Dos de estos pacientes tenían quemaduras químicas de la córnea y los otros dos tenían queratitis por herpes simple. En 1976, Cherry y Garner se refirieron a estos resultados anteriores del tratamiento con láser de argón como dos fracasos, un éxito y un éxito parcial, lo que los llevó a realizar un ensayo controlado en conejos en un intento por definir el papel del láser de argón en el tratamiento de la vascularización corneal. Cherry PM y Garner A (1976) aconsejaron tratar todos los vasos y no sólo las arterias ya que observaron flujo retrógrado en las venas no tratadas, y señalaron como complicación principal el daño al iris. Mientras tanto, en 1975, Reed et al, informaron que el tratamiento con láser de argón era eficaz en el tratamiento de la vascularización corneal en conejos. No se observaron efectos secundarios significativos.

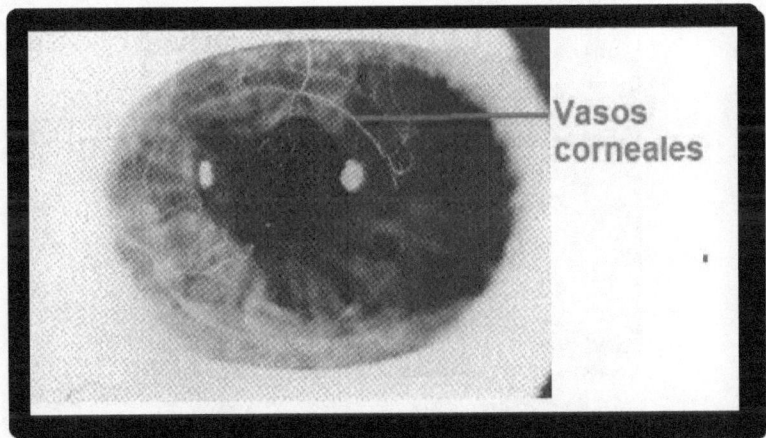

Vasos corneales

En 1982, Marsh y Marshall informaron de los resultados de la fotocoagulación con láser de argón de los vasos sanguíneos de alimentación en pacientes con queratopatía lipídica. Los vasos de alimentación se trataron con los siguientes ajustes del láser de argón a 200 a 800 mW de potencia, 50 a 100 μm., de apertura del haz y pulsos de 0,1 segundos. Según los investigadores, entre los 19 pacientes, seguidos durante al menos un año, la recurrencia de la vascularización corneal no fue un problema en 8 pacientes, se manejó fácilmente en 4 y fue problemática en 7 pacientes que fueron principalmente aquellos con vascularización corneal severa. La densidad y la extensión de la deposición de lípidos en la córnea disminuyeron en el 50% de los casos. Las complicaciones más frecuentes fueron el sangrado en la queratopatía lipídica y el daño al iris. El único problema grave fue un tipo disciforme de queratopatía lipídica que se inflamó después del tratamiento con láser en algunos pacientes. Marsh informó nuevamente en 1982 de los resultados alentadores de la fotocoagulación con láser de argón para reducir la vascularización y los depósitos de lípidos en 41 pacientes con queratopatía lipídica seguidos durante al menos 9 meses. En 1986, Nirankari y Baer informaron los resultados de la fotocoagulación con láser azul-verde de argón en 13 pacientes con vascularización estromal corneal profunda. Después de la fotocoagulación con láser de argón hubo una regresión marcada de la vascularización corneal y la reversión del rechazo del injerto en todos los ojos.

En 1989, Baer y Foster informaron de buenos resultados en el tratamiento de la vascularización de la córnea con el láser de colorante amarillo de 577 μm en pacientes con rechazo del injerto refractario, en pacientes de alto riesgo con vascularización antes del injerto corneal y en pacientes con queratitis que causaron una vascularización que amenazaba la visión. Para Nirankari VS (1992) la fotocoagulación con láser es una herramienta complementaria valiosa en el tratamiento de la vascularización del estroma corneal.

Los métodos quirúrgicos de tratamiento incluyen la peritomía, la queratectomía superficial y tipos especiales de injertos lamelares.

La operación clásica de obliteración de los vasos corneales es la peritomía que consiste en la eliminación de un anillo de tejido conjuntival y subconjuntival diseccionando por fuera el limbo unos 3 o 4 mm., junto con la destrucción mediante cauterio o electrolisis de los vasos más profundos que pasan a la córnea.

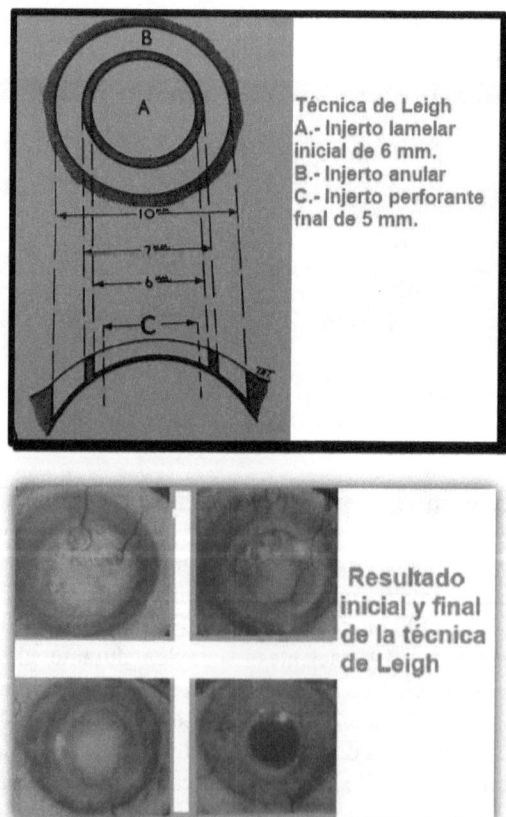

Técnica de Leigh
A.- Injerto lamelar inicial de 6 mm.
B.- Injerto anular
C.- Injerto perforante fnal de 5 mm.

Resultado inicial y final de la técnica de Leigh

La queratectomía superficial es aplicable donde la vascularización es superficial y circunscrita, puede acompañar a la peritomía y/o la irradiación.

El método de Leigh AG (1950), supuesta una vascularización superficial, consiste en la aplicación de un injerto lamelar central de 6 mm., y cuando se ha establecido firmemente (unos 9-12 meses), se coloca un injerto en forma de anillo entre el anterior y la periferia de la córnea que impide el acceso a vasos invasores; finalmente suele ser necesario un injerto central de espesor completo de 5 mm., con propósitos ópticos.

Goren SB et al (1977) informó de la inhibición de la vascularización corneal en conejos inducida mediante una quemadura con nitrato de plata, mediante la aplicación, inmediatamente antes o después del trauma, de un extracto de aorta bovina que, según los autores, contiene un inhibidor de proteasas.

EN EL EPITELIO

En el epitelio se producen algunos cambios mínimos en varias situaciones patológicas, algunos de ellos son primariamente epiteliales mientras que otros son dependientes de cambios en los tejidos subyacentes; algunos son esencialmente degenerativos y otros esencialmente inflamatorios; algunos de causas conocidas y otros de origen y significado obscuro.

Ya hemos comentado la presencia de edema y vascularización en muchas lesiones patológicas; a continuación comentaremos otras reacciones de naturaleza general.

Los fenómenos inflamatorios que afectan al epitelio (queratitis superficial) en fase aguda abarcan dos cambios –una infiltración de elementos invasores y cambios en el propio epitelio, ambos asociados con un edema intra-epitelial, los comentaremos con la queratitis superficial.

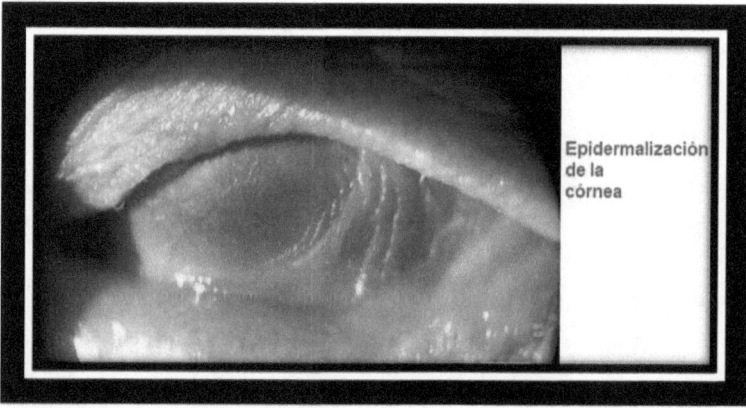

Epidermalización de la córnea

Los cambios degenerativos se producen en situaciones distróficas o en las fases más avanzadas de los procesos inflamatorios. Por otro lado, una pérdida de las capas superficiales puede conducir a un adelgazamiento del epitelio con lo que no se pueden renovar adecuadamente las células basales desvitalizadas o, de manera alternativa, en situaciones crónicas, se puede producir un engrosamiento hiperplásico por la multiplicación de capas y un aumento en el tamaño de las células (acantosis), un proceso que por ejemplo se aprecia en el borde de avance de un pannus tracomatoso. En estos casos las células epiteliales tienden a desarrollarse anormalmente (disqueratosis). Ocasionalmente, particularmente en inflamaciones virales, las células se agrandan enormemente, de 3 a 4 veces su tamaño normal, pierden su forma poligonal normal y se vuelven redondeadas, a menudo polinucleadas y sufren una *degeneración en balón o globo*. Más habitual es que la hiperplasia asuma la forma de una multiplicación de capas donde las células superficiales tienden a volverse queratinizadas (epidermización), al principio manteniendo sus núcleos (paraqueratosis) y finalmente perdiéndolos para convertirse en láminas queratinizadas (queratosis). Esta situación tiende a la xerosis y, cuando la hiperplasia es considerable, las células pueden formar masas redondeadas o "perlas" en las capas epiteliales.

Son habituales dos fenómenos particulares en muchas situaciones patológicas que merecen mayores consideraciones: las erosiones epiteliales y la queratopatía filamentosa.

Erosiones epiteliales

- *Exfoliaciones del epitelio corneal.* No sólo son un resultado frecuente de abrasiones después de traumas mecánicos o químicos, sino que también son características de varias enfermedades edematosas, inflamatorias y degenerativas.

- Las *erosiones epiteliales punctata múltiple* son habituales. Clínicamente aparecen como puntitos muy finos y ligeramente deprimidos que pueden dispersarse en gran número sobre un segmento o la totalidad de la córnea.

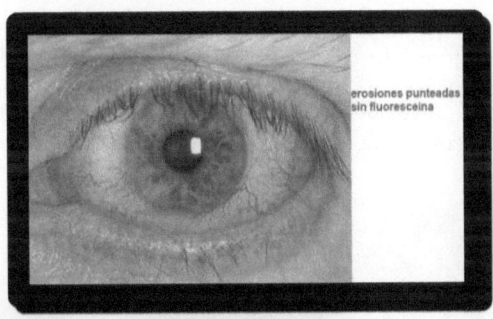

erosiones punteadas sin fluoresceína

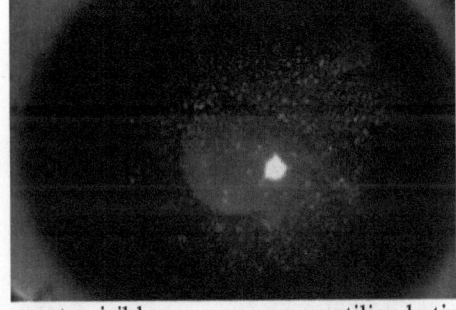

queratitis punteada con fluoresceína

Son escasamente visible a menos que se utilice la tinción con fluoresceína que los hace brillar. Se deben a una descamación prematura de las células superficiales exponiendo a las inmaduras situadas por debajo, y provoca síntomas molestísimos de irritación con lagrimeo y fotofobia. Las molestias, de las que se queja vociferantemente el paciente, parecen inexplicables hasta que se revelan las múltiples lesiones punteadas en la córnea teñidas de un verde brillante por el colorante. Etiología es compuesta pero como veremos todas las enfermedades que lo producen, sólo es necesario una mera recopilación.

Pueden estar causadas mecánicamente por polvos abrasivos, cuerpos extraños o triquiasis, o químicamente en la queratitis por gas mostaza o seda artificial. La causa tóxica se observa en las finas erosiones características de la queratitis que se produce en presencia de verrugas o molluscum en los párpados.

No obstante, la querato-conjuntivitis infecciosa es la causa más habitual. Cualquier infección bacteriana aguda es responsable de producir un racimo de erosiones múltiples; en los casos más dramáticos se pueden asociar con infecciones por neisserias, pero lo más habitual es la presencia de una blefaro-conjuntivitis estafilocócica; en ocasiones una blefaritis produce un cuadro menos intenso de la misma clase. No obstante, las erosiones múltiples son típicas de las infecciones virales, entre las cuales tienen un lugar honorífico el tracoma (virus grande), el linfogranuloma venéreo, el herpes y la vacuna. También son una característica de las complicaciones oculares de lesiones aftosas como la enfermedad de Reiter, el eritema multiforme y el pénfigo benigno de las mucosas, y de las ictiosis, y son la causa de las molestias crónicas asociadas con la queratoconjuntivitis seca.

El tratamiento de las erosiones múltiples depende de la causa primaria a la cual nos referiremos en cada caso.

- Erosiones recurrentes.

Las erosiones corneales recurrentes aparecen como una vacuolización seguida de la exfoliación del epitelio, caracterizado por ciclos recurrentes repetidos durante periodos largos de tiempo. Hansen (1872) fue el primero en describir la enfermedad que denominó *queratitis vesicular neurálgica intermitente,* mientras que von Arlt (1874) utilizó el término de *disyunción epitelial,* mientras que Franke (1906) utilizaba el de *degeneración en globo* de la córnea. A mediados de los 90 del siglo pasado comenzó a considerarse como un síndrome y no como una entidad clínica definida

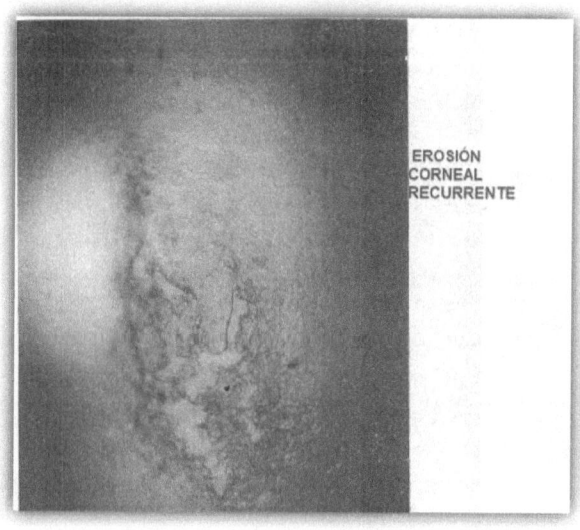

EROSIÓN CORNEAL RECURRENTE

La historia típica es que se inicia de manera bastante espontánea o, a veces, semanas o meses después de una abrasión traumática de la córnea que aparentemente curó bien, el paciente se despierta por la mañana con un dolor ocular agudo presentando todos los síntomas: dolor, lagrimeo, fotofobia y una ligera inyección asociadas con la presencia de un cuerpo extraño. El examen en las primeras revela un rubor circumcorneal, mientras que el epitelio se levanta en una ampolla o, si se ha levantado, se encuentra laxo y desprendido. Habitualmente la tinción con fluoresceína muestra un defecto epitelial afectando tanto a un área mínima como extensa o, incluso, a varias, donde la exposición de las terminaciones nerviosas libres ocasiona un intenso dolor. La laxitud del área circundante del epitelio es un signo constante, y ocasionalmente se desarrollan filamentos epiteliales. Es característico el inicio al despertar; habitualmente se dice que se debe a la adherencia del párpado a un área edematosa y degenerada del epitelio o a una vesícula que se arranca fácilmente de su hecho, pero Cogan (1941) sugirió que la temporización podría ser el resultado del edema corneal causado por la hipotonicidad lagrimal matutina debido a la falta de evaporación nocturna. Ciertamente existen historias auténticas de pacientes que se despiertan por el dolor de un sueño profundo (de Schwinitz, 1902; Chandler, 1945). No obstante, aunque esto pueda suceder, incluso con grandes defectos, el epitelio suele curar en 24-36 horas, y el ojo se tranquiliza rápidamente –hasta el próximo ataque. Las siguientes recurrencias se producen a intervalos de unas pocas semanas o meses sobre un periodo de años, pero disminuyen gradualmente en frecuencia e intensidad hasta desvanecerse. Las recurrencias a menudo, pero no invariablemente, se producen en el mismo sitio. En ocasiones, el área afectada es grande en cuyo caso los ataques se producen a intervalos largos y tienden a ser severos; sin embargo, más habitualmente la lesión es pequeña, de 1 a 2 mm de diámetro, y las recurrencias son más frecuentes pero de naturaleza más leve. Entre los ataques – que es cuando habitualmente vemos al paciente- el ojo aparece normal y tranquilo, pero un examen cuidadoso puede revelar algunos rastros del problema; puede ser discernible una leve irregularidad y opacidad con una lente de +4.0D en el oftalmoscopio (von Szily, 1900) mientras que la lámpara de hendidura muestra diminutos puntitos blanco-grisáceos en el epitelio o una mancha edematoso (Vogt, 1921).

El cuadro histológico no muestra nada específico[50]. Las células epiteliales son necróticas y edematosas, mostrando fragmentación nuclear con la presencia de vacuolas fluidas en y entre ellos. En la región afectada se ven las vesículas y siempre se presenta epiteliolisis en el área de alrededor. Aitken DA et al (1995), realizó un estudio con microscopía de luz y de transmisión electrónica de 25 pacientes, informó que la presencia de leucocitos y células epiteliales degeneradas dentro del epitelio deslizante sugiere que éstas son la fuente de unas metaloproteinasas que escindirían la capa de Bowman por debajo del sistema de anclaje. La formación de células gigantes binucleadas y multinucleadas no parece producirse por fusión de células adyacentes, sino más bien por indentación nuclear y escisión debido a un sistema micro-tubular anormal en el citoesqueleto. Chen YT (2006) encontró que el plano de clivaje en la erosión corneal recurrente traumática se sitúa en la capa de colágeno VII entre la membrana basal y la de Bowman, del complejo de adhesión epitelial.

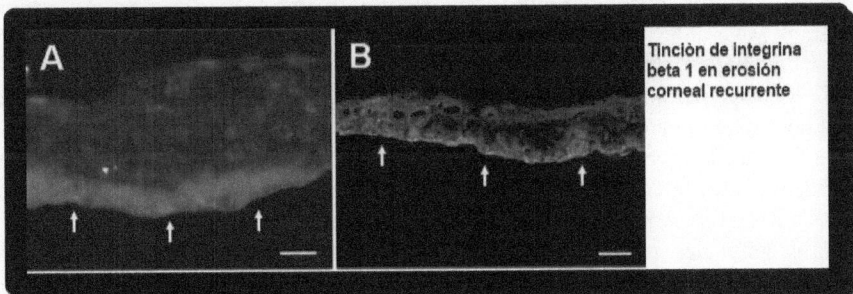

Tinción de integrina beta 1 en erosión corneal recurrente

La causa es especulativa. Los primeros escritores asumieron que la erosión seguía a un trauma, a menudo superficial y trivial que pudo no atraer la atención cuando se produjo y en particular un arañazo con la uña de un bebé (Hansen, 1872; von Arlt, 1874), pero en muchos pacientes no se pudo descubrir este antecedente. En algunos casos puede ser posible, pero en otros es más probable que tuvieran una naturaleza distrófica y que el trauma actúe como un mero mecanismo de disparo. Hansen (1872) sugirió que el estado inicial edematoso era de tipo neuropático, una hipótesis aceptada por muchos de los investigadores posteriores[51], mientras que otros afirmaron que depende de una lesión primaria endotelial (von Szily Jr, 1913; Cogan, 1941). Se sugirió una naturaleza distrófica

---

[50] Haab, 1890; von Szily, 1900; Peters, 1904; Franke, 1906; von Szily Jr, 1913; Aitken DA et al, 1995; otros.
[51] Peters, 1904; Verhoeff, 1909; Salus, 1922; Gifford, 1925; Franceschetti, 1928; otros.

subyacente en algunos casos por su presencia ocasional bilateral sin historia de trauma[52], su presencia, a veces como un síntoma de presentación con otras distrofias corneales, particularmente la forma en celosía (Stanburry, 1948; Etienne, 1949) o la forma macular[53] y su ocasional transmisión hereditaria y su incidencia en otros miembros familiares, por otro lado sanos, que muestran degeneraciones parenquimatosas (Hermann, 1946). Illig KM (1980), sobre la base de su respuesta al tratamiento con tripsina-quimotripsina propuso que la membrana de Bowman se cubre con una fina capa de material proteico que impide la adhesión firme del epitelio y, por ello, se forman las ampollas. Cuando la superficie de la membrana de Bowman se limpia por esta enzima digestiva, el epitelio se adhiere firmemente. Aitken DA et al (19959, como hemos comentado, propuso que unas metaloproteasas sintetizadas por la células epiteliales degeneradas, rompen el anclaje de la membrana de Bowman.

La transmisión hereditaria es del tipo autosómico dominante. Franceschetti (1928) compiló un extenso pedigrí de 6 generaciones y lo actualizó en 1958; en los 40 pacientes afectados la lesión generalmente aparecía entre los 4 y 6 años de edad. El análisis genético de sus miembros excluyó a los genes candidatos TGFB1 y TACSTD2 (Lisho W et al, 2012) que son los genes asociados con la distrofia corneal bilateral autosómica dominante. Wales (1955) describió una familia con tres generaciones en la que el 50% de los miembros se encontraban similarmente afectados. Remler O (1983) informó de un caso familiar con caracteres autosómico dominante de una chica que inició los síntomas a la edad de 9 años, su padre tuvo ataques entre los 11 y 25 años quedando posteriormente asintomático, una tía también sufría de erosiones recurrentes. Otra familia con un cuadro sintomático similar (descrita como distrofia corneal de Thiel-Behke) se encuentra ligada a un locus cromosómico en 10q23-24. Olier VF et al (2016) informó de la presencia de una mutación en COL17Λ1 en 4 familias independientes que presentaban el cuadro fenotípico de erosiones corneales recurrentes.

Los mismos síntomas pueden originarse sin una grosera exfoliación que sea clínicamente demostrable, una enfermedad denominada *queratalgia traumática* (o cicatriz dolorosa) por Grandclément (1888). Sin embargo, la lámpara de hendidura ha mostrado en la mayoría de los casos diminutos punteados o dehiscencias lineales en las capas superficiales del epitelio que a veces toman la fluoresceína (estrías epiteliales, von Szily Jr, 1913-18); las dehiscencias se han demostrado histológicamente (Schulte, 1929). Estas lesiones epiteliales lineales (en huella dactilar) suelen ser transitorias, curando en 1 a 8 semanas (Böricke, 1959). Se han asociado síntomas similares con la aparición de filamentos epiteliales que tienden a cambiar de sitio y orientación día a día (Czermak, 1891; Hess, 1892; Wagenmann, 1892; otros).

Hope-Ross HW et al (1994), estudiando 30 casos de pacientes no respondedores a la terapia convencional, encontró en todos ellos una disfunción de las glándulas de Meibomio manifestada por espesamiento en la secreción y una disminución en el tiempo de rotura de la película lagrimal que era casi inmediata en el 25% de los casos. Sus datos sugieren una asociación de erosiones recalcitrantes con una disfunción de las glándulas de Meibomio.

---

[52] Hirsch, 1898; Salus, 1922; Procksch, 1926; Spektor, 1931; otros.
[53] Schappert-Kimmijser, 1933; Franceschetti y Kiewe, 1936; Somerset, 1936; Bourquin, 1938; otros.

La microscopía láser confocal detecta estructuras granulares brillantes en las capas basal y de células aladas en el epitelio corneal de ojos con erosiones recurrentes de origen traumático. También se evidencian, en la mayoría de los casos, queratocitos activados y unas partículas finas dispersas en el estroma superficial (Chikama T et al, 2008).

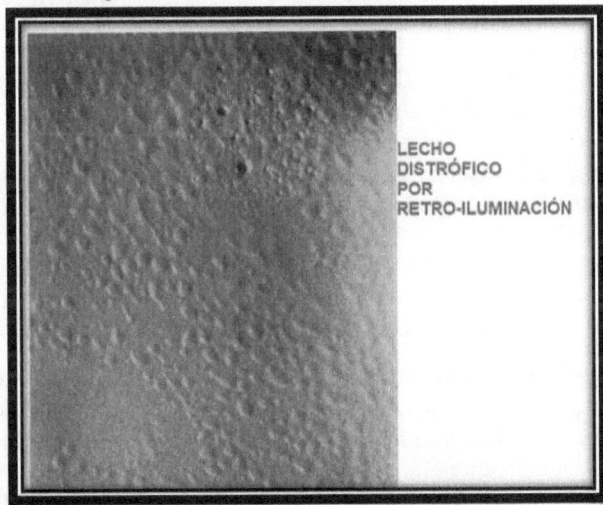

LECHO DISTRÓFICO POR RETRO-ILUMINACIÓN

Tanaka F et al (1991) informó de un caso curioso de erosiones recurrentes en una paciente histérica que supusieron que eran auto-infligidas ya que, al proteger completamente los ojos durante la noche, el cuadro regresó completamente

Ghosh M y McCulloch C, sugirieron que la erosión corneal recurrente, la enfermedad microquística epitelial, la distrofia de huellas dactilares de la córnea y la distrofia en mapa son diversas expresiones de la misma entidad clínico-patológica: la distrofia corneal de la membrana basal epitelial, sobre la base de una pacientes que presentaba los síntomas de erosiones recurrentes y los hallazgos clínicos y patológicos de todas ellas. Tabery HM y Holm O (1987), mediante un estudio basado en secuencias fotomacrográficas, demostraron en un caso de erosión recurrente el desarrollo de quistes y de líneas similares a huellas dactilares. A mediado de los 90 del siglo pasado se empezó a considerar como un síndrome y no como una entidad clínica definida.

El tratamiento inmediato de las erosiones recurrentes debería ser el de una abrasión traumática con colirio antibiótico para prevenir la infección, un cicloplégico para vencer el espasmo ciliar y una fuerte oclusión para evitar que el parpadeo dificulte mecánicamente la regeneración epitelial (24 a 36 horas suele ser suficiente), o el uso de lentes de contacto. Con estas sencillas medidas es posible controlar un número alto de pacientes (112 de 117 pacientes, Hykin PG et al, 1994).

Se han propuesto varios métodos para prevenir o hacer más suaves las recurrencias, como la instilación de quinina (Hirsch, 1898), el galvano-cauterio (Nettleship, 1889) y la inyección subconjuntival de la propia sangre del paciente (Verdaguer, 1945). Para contrarrestar el posible efecto mecánico de los primeros parpadeos matutinos se ha defendido la utilización de un emoliente al acostarse como la metil-celulosa o similares, mientras que, en vista del hecho de que el edema puede preceder a la rotura de las lesiones más pequeñas, Chandler (1945) propuso la aplicación nocturna de una pomada hipertónica de bórico al 10%; Foulks GN (1981) utilizaba una solución coloidal osmótica tópica para conseguir la deshidratación epitelial y lubricación informó de mejorías en casos no respondedores a la terapia convencional.

El suero autólogo no sólo actúa como lubricante de la superficie ocular, sino que también suministra varias substancias esenciales para la recuperación de un epitelio dañado, a saber: vitamina A, factor de crecimiento epidérmico (EGF), fibronectina y una variedad de citoquinas. Con estos factores epiteliotróficos, el suero facilita la proliferación, migración y diferenciación del epitelio de la superficie ocular. Sobre la base de estas propiedades, se ha aplicado el suero autólogo para el tratamiento de enfermedades de la superficie ocular. del Castillo et al (2002) informó que su uso para las erosiones corneales recurrentes es efectivo y seguro en la reducción del índice de recurrencias. El plasma rico en plaquetas contiene una mayor concentración de estos elementos que la sangre normal y se obtiene mediante centrifugación de la sangre total mezclada con anticoagulantes. Las plaquetas son importantes en el proceso de cicatrización de heridas; llegan rápidamente y se adhieren al tejido dañado, iniciando la reacción de cicatrización que incluye la liberación de citoquinas y factores de crecimiento. Por ello se han utilizado en el tratamiento de las erosiones corneales recurrentes, que se ha mostrado efectivo en reducir el índice de recurrencias sin complicaciones significativas (Lee JH et al, 2016).

No obstante, un tratamiento más efectivo para lesiones recurrentes extensas, es la cauterización química utilizando agentes como el ácido carbólico, el tricloroacético al 10% y sulfato de zinc al 20% (Fleischandevl, 1954) o una solución alcohólica de iodina; se deben aplicar libremente sobre el área erosionada y su alrededor para destruir el epitelio inestable hasta la membrana de Bowman, y permitir la regeneración de un nuevo epitelio. Este procedimiento, aunque no exento de dolor, permite la re-epitelización en unos 4 días. Pau H (1982) inducía inflamación aplicando ácido láctico. Un método alternativo, ya abandonado, es la aplicación de pequeñas dosis repetidas de rayos X (Greeves, 1930; Lederman, 1951; Rougier, 1953).

La delaminación epitelial con alcohol es un procedimiento similar a los anteriores de utilización más reciente. Durante el ataque se documentan los sitios de erosiones corneales, bien con diagramas o mediante fotografías de las lesiones teñidas con fluoresceína y bajo luz Wood (azul cobalto). El procedimiento es preferible realizarlo en las condiciones asépticas del quirófano, bajo anestesia tópica y antisepsia con betadine al 5%. Una separados los párpados, se prepara en una jeringa con alcohol diluido al 20%. Se coloca un disco absorbente circular de 4-6 mm de diámetro que cubra las áreas lesionadas y se presiona unos segundos; a continuación se moja este disco con la solución alcohólica y se deja unos 30-40 segundos; se retira y se debrida con esponja quirúrgica. Se lava bien con suero salino balanceado para retirar los restos de alcohol y, a continuación, volvemos a desbridar con una esponja seca para asegurarnos de la eliminación completa del epitelio afectado y terminamos irrigando abundantemente con solución salina balanceada. El ojo se puede ocluir con una lente de contacto blanda de alta hidrofilia, y se instila una gota de antibiótico 4 veces al día durante una semana, cuando retiramos la lentilla. Se comprueba que no existen defectos epiteliales, y si existen se vuelve a ocluir y continuamos con el régimen antibiótico una semana más. Con este procedimiento tanto Dua et al (2006) como Sing RP et al (2007) informaron que se seguridad y eficacia es comparable a la de la queratectomía fototerápica.

Con el tratamiento convencional se ha informado de un índice de éxito que oscila entre el 50% y el 80% (Waltman SR, 1989; Reidy JJ et al, 2000).

En casos no respondedores se pueden realizar múltiples punciones estromales anteriores que supuestamente estimulan una adhesión epitelial más segura y se puede realizar en la consulta (McLean EN et al, 1986; Tritten JJ y Herbort CP, 1992; Reinhard T et al, 1993)). Judge D et al (1990) estudiaron los cambios que se producen en la córnea de conejo con microscopía electrónica; encontraron que las incisiones corneales comenzaron a llenarse con epitelio el día 1. Los queratocitos activados estaban adyacentes al defecto de la membrana basal a los 7 días. La membrana basal pareció curarse entre 2 y 4 semanas. Las proyecciones epiteliales en las incisiones estromales con membrana basal madura subyacente persistían a los 5 meses posteriores a la cirugía. La reproducción de la membrana basal ocurrió mucho más rápidamente después de la punción con aguja que después de micro-diatermia. Se piensa que esto sucede porque las células epiteliales de la córnea quedaban expuestas inmediatamente al colágeno de tipo I, mientras que después de la micro-diatermia, debe secretarse el nuevo colágeno de tipo I en el colágeno necrótico antes de que el epitelio de la córnea secrete la membrana basal. Rubinfeld RS (1990) desarrolló una nueva instrumentación para hacer la técnica más reproducible; Katsev DA et al (1991) informó que punciones de 0´1 mm de profundidad eran suficientes para la producción de una nueva membrana basal y una reacción fibrocítica en el estroma.

Geggel HS (1990) utilizó el láser Nd:YAG para realizar las punciones al igual que otros autores[54]. También se ha utilizado el láser Excimer (John ME et al, 1994; Tuunanen TH y Tervo TM, 1995).

En los casos más resistentes la forma más efectiva de tratamiento consiste en un injerto lamelar (François y Neetens, 1953; Leigh, 1959), aunque los ataques pueden repetirse (Isakow I et al, 1982).

- Filamentos epiteliales

La formación de finos filamentos, una situación que a veces recibe el nombre de *queratopatía* o *queratitis filamentosa*, es un fenómeno común que tiende a ser crónico o recurrente en muchos estados inflamatorios, edematosos o degenerativos.

En infecciones puede aparecer típicamente en una queratitis epitelial punteada cuando se descama la placa de epitelio enfermo pero permanece unida por un extremo; se aprecia especialmente en las queratitis víricas, habitualmente en las debidas a adenovirus, herpes y varicela. El origen bacteriano viene sugerido por su aparición ocasional en estas infecciones y su respuesta al tratamiento con antibióticos (Benner, 1947). Liebman (1955) informó de un caso por una presunta infección por contacto en la que aparecían en un cuadro de la córnea que siempre estaba cubierta por una conjuntiva inflamada como resultado de un estrabismo interno extremo. Unal M y Sarici A (2006) informaron de un caso similar que se produjo tras una parálisis traumática del III par con ptosis y exoforia de gran ángulo donde, a los dos meses, aparecieron síntomas de cuerpo extraño debido a la presencia de múltiples filamentos.

También se puede presentar estos filamentos después de traumas, tanto en heridas o abrasiones como por exposición a diatermia de onda corta (El-Bakly, 1948). Después de la oclusión prolongada del ojo como sucedía después de cirugía para el desprendimiento de retina, pero no está claro si sucede en un ojo previamente anormal, quizás en un grado subclínico.

Los estados edematosos son una causa común de desarrollo de filamentos y, por ejemplo, se pueden ver en las erosiones recurrentes o después del uso de lentes de contacto (Cooper y van Manen, 1948).

---

[54] Dausch D et al, 1993; O´Brart DP et al, 1994; otros.

Entre las enfermedades degenerativas la más característica es la querato-conjuntivitis seca; también se pueden producir a partir de infiltraciones de la conjuntiva y glándula lagrimal por sarcoidosis, en los síndromes de Heerfordt y Miculicz, y después de irradiación de las glándulas lagrimales. Pueden aparecer en otras enfermedades

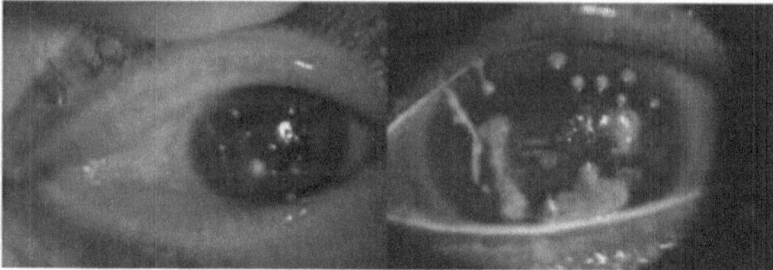

degenerativas como el queratocono, la queratopatía neuropática, inflamaciones cicatrizantes de la conjuntiva como el penfingoide benigno de las mucosas, el eritema multiforme y el tracoma avanzado; en la queratitis asociada con la psoriasis y en la enfermedad degenerativa del epitelio corneal del glaucoma avanzado.

La queratitis filamentosa también puede complicar una uveítis crónica que debería originar la sospecha de una sarcoidosis: También pueden originarse idiopáticamente en cuyo caso su formación se ha adscrito de manera vaga y poco razonable a arterioesclerosis, artritis, alteraciones endocrinas e, incluso, a estados emocionales (de la Fuente, 1947; Steiger, 1956; Pasca y Vitali, 1962; otros).

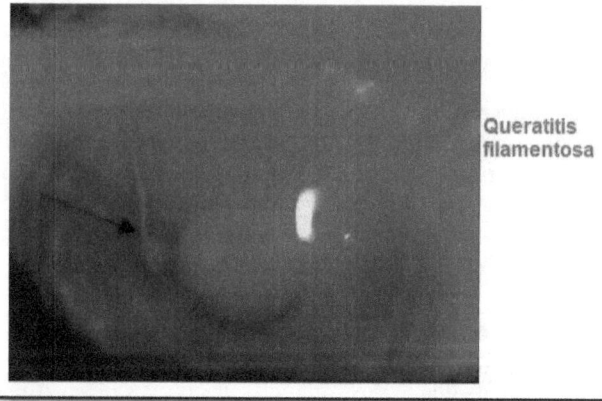

Queratitis filamentosa

En la queratitis seca y en la mayoría de las enfermedades degenerativas, la alteración se inicia con la aparición de pequeñas protuberancias semi-transparentes sobre un epitelio aparentemente normal; gradualmente se alargan como un fino rabito blanco de algunos milímetros de longitud, a veces recordando un hilo de moco, unido firmemente en su base a la córnea y con una terminación bulbosa que se mueve libremente y tiñe con fluoresceína. A veces se presentan con opacidades epiteliales, finas o gruesas, que tiñen brillantemente con rosa de bengala y, a menudo, con opacidades subepiteliales bajo la base del filamento. Su presencia se asocia con una irritante sensación de cuerpo extraño. Después de un tiempo el filamento se cae pero tiende a recurrir. La mayoría aparecen en el mismo ojo y la enfermedad habitualmente, aunque no siempre, es unilateral.

Los primeros es describir estos filamentos fueron Leber (1882), Uhthoff (1883), Fisher (1889) y Czermak (1891) que los consideraron como coágulos fibrinosos y moco originados de la conjuntiva; Treacher Collins (1900) los consideró como el muro de separación de dos vesículas rotas; pero su verdadera naturaleza, sugerida por Roeder

(1887), fue dilucidada por Hess (1892-93) y Nuel (1982-93). Las conclusiones de estos observadores meramente fueron confirmadas por los siguientes investigadores[55].

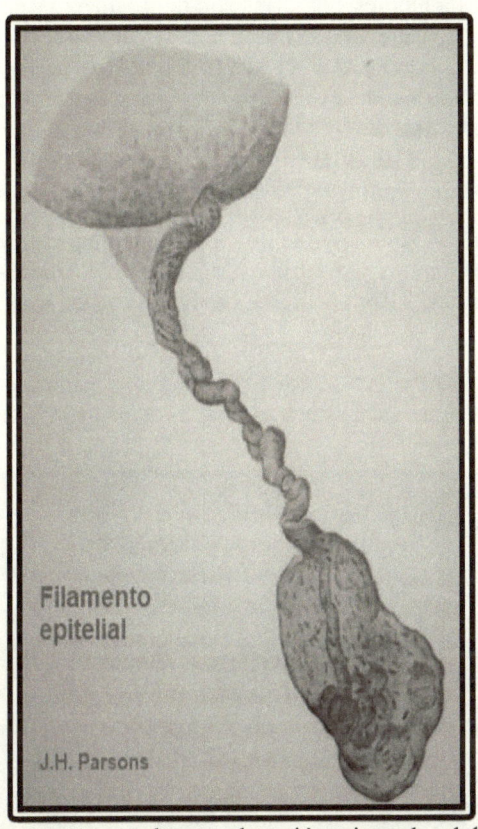

Mostraron que el filamento surge de una elevación triangular del epitelio que, con las células de alrededor, mostraban alteraciones degenerativas como vacuolización o inclusiones hialinas o pigmentarias. Las células que forman el triángulo se vuelven enormemente alargadas y sufren torsión, probablemente debido a los movimientos de los párpados, con lo que los filamentos se retuercen en espiral recordando al cordón umbilical, usualmente dejando una especie de porra en el extremo; todo él se encuentra bañado de un material mucoso. Maudgal PC et al (1979) realizaron un estudio histopatológico de la queratitis filamentosa mediante el uso de la técnica de réplica en cinco pacientes. Los filamentos se producen al deslizar las células epiteliales alrededor de pequeñas áreas de degeneración focal del epitelio superficial. En comparación con los filamentos en otras condiciones, los filamentos en la queratoconjuntivitis seca fueron más pequeños y más gruesos y no muestran el segmento torsional. Los filamentos contienen células epiteliales degeneradas y material mucoide positivo a alcián azul-PAS.

Al alcanzar el extremo final del filamento, las células se vuelven más y más degeneradas, faltan los núcleos o no tiñen, una circunstancia que originalmente llevó a la opinión de que las espirales estaban compuestas de un material homogéneo y sin ningún elemento celular. No obstante, puede ser evidente una división amitótica anormal, con lo que pueden arremolinarse grupos de núcleos. Las espirales de células epiteliales rodean un núcleo homogéneo compuesto principalmente de moco, y puede alcanzar 1 centímetro de

---

[55] Cowell y Griffith, 1894; Monesi, 1901; Zentmayer, 1904; Piccaluga, 1913; Tabery HM, 2003; otros.

longitud. Weskamp C (1956) demostró en dos casos que la alteración inicial puede encontrarse en el estroma corneal subyacente que encontró degenerado en una masa fibrilar gelatinosa; en esta hipótesis la formación del filamento se debe a una especie de erupción volcánica de este material que forma la base del filamento y transporta con él al epitelio supra-yacente. Zaidman GW et al (1985) realizó un estudio en necropsia y encontraron grupos dispersos de células inflamatorias y fibroblastos presentes justo debajo del epitelio basal. Parecía que estas células habían roto la membrana basal epitelial y la capa de Bowman. Estos hallazgos apoyan la teoría de que la queratitis filamentosa resulta del daño a las células epiteliales basales, a la membrana basal epitelial o a ambas.

Wright P (1975) apoyaba la hipótesis de que los filamentos están compuestos de moco con escamas epiteliales, lípidos y materia extraña absorbidos de manera secundaria. La condición se produce cuando hay un exceso de mucosidad en los sitios receptores de la córnea.

No se deben confundir los filamentos epiteliales con los filamentos acelulares del vítreo o de la cápsula cristaliniana que pueden escapar a través de una herida quirúrgica o de otro tipo (Hess, 1893).

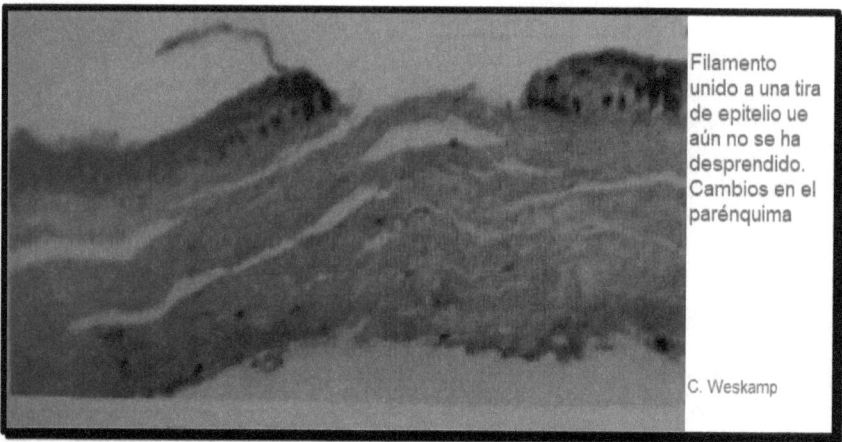

Filamento unido a una tira de epitelio ue aún no se ha desprendido. Cambios en el parénquima

C. Weskamp

El tratamiento de esta condición esencialmente asintomática debería dirigirse hacia la enfermedad causal; si, como a menudo sucede, no se descubre o no es susceptible de medidas terapéuticas, el problema es difícil. Se han ensayado innumerables medidas, desde emolientes (metilcelulosa, etc.), protección con una lente de contacto blanda de alta hidratación, tarsorrafia y desbridamiento del epitelio. Stark H (1961) informó de buenos resultados en 8 casos de diversa etiología utilizando un colirio de anticoagulantes heparínicos en periodos superiores a 4 semanas. Winters y Asbury (1961) encontró en un paciente que desarrolló una queratitis filamentosa siguiendo a un hematoma subdural respondió bien a la irradiación, pero otros informes fueron menos alentadores. Hamilton W y Wood TO (1982) trataron 19 ojos de 16 pacientes con queratitis filamentosa asociada con diversas enfermedades de la córnea con gotas de cloruro sódico al 5%, administrado de tres a cuatro veces al día. La tasa global de éxito fue del 95%. Avisar R et al (2000) encontró resultados similares utilizando diclofenaco sódico al 1%, al igual que Grinbaum A et al (2001).

En muchos de estos casos el papel del oftalmólogo se reduce a una juiciosa pero impotente expectativa.

La membrana de Bowman normalmente no se ve con la lámpara de hendidura como una estructura separada por lo que el diagnóstico de sus cambios depende en gran medida de la localización inferencial de su profundidad, pero se debe señalar que a menudo se asocian con cambios similares en las lamelas estromales subyacentes.

Pliegues en la membrana de Bowman

Estos pliegues aparecen clínicamente como crestas de un vidrio gris o transparente a nivel de la córnea, mostrando ópticamente un doble contorno a menudo con nódulos en su recurrido.

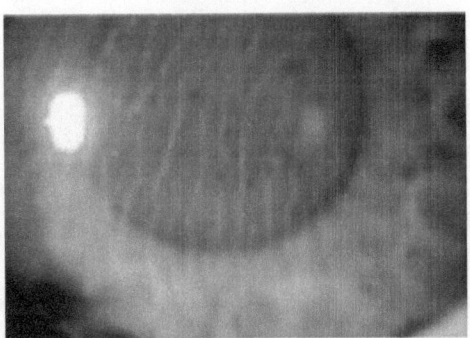

Como regla van verticalmente y no alcanzan el limbo, pero a veces toman formas geométricas complejas e irregulares.

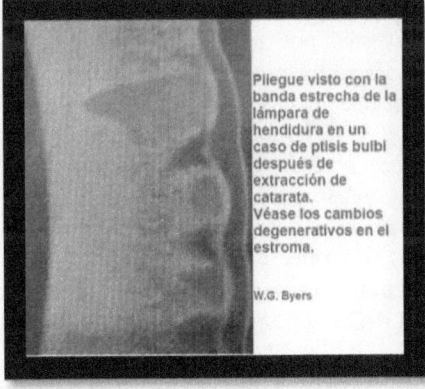

Pliegue visto con la banda estrecha de la lámpara de hendidura en un caso de ptisis bulbi después de extracción de catarata.
Véase los cambios degenerativos en el estroma.

W.G. Byers

Su naturaleza se puede evidenciar con una banda estrecha de la lámpara de hendidura y son fácilmente visibles en las preparaciones histológicas. Hay cuatro tipos, todas en situaciones de hipotensión ocular: (1) un tipo mecánico que se produce en condiciones de hipotensión que, a menudo, es verdad, en ojos que sufren de inflamación ptísica; (2) un tipo inflamatorio; (3) en la queratopatía bullosa y (4) un tipo idiopático que se presenta sin una causa asignable.

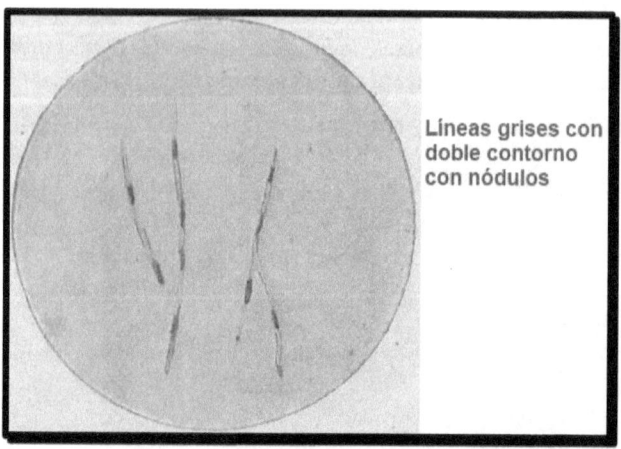

Líneas grises con doble contorno con nódulos

Las *opacidades estriadas superficiales,* el tipo mecánico de arrugas de la membrana de Bowman que se presenta en situaciones de hipotensión ocular, y que fue descrita por Schirmer (1896) en un globo encogido en el que la córnea había disminuido mucho en tamaño, estaba nublada y atravesada por tiras en forma de abanico que terminan en una línea gris curvada; las secciones histológicas mostraron pliegues ondulados en la membrana de Bowman que estaba intacta. Parsons (1904) y Weche (1905) realizaron estudios similares. Caspar (1903) describió un plegamiento similar pero asociado con inflamación traumática, como *opacidades en celosía* (Gitterförmige Hornhauttrübung) y más tarde (1916) como *figuras opacas subepiteliales,* mientras que Reis (1921) describió el mismo fenómeno en traumatismos perforantes en la I Guerra Mundial como *oftalmomalacia.* Haab (1916) describió el mismo aspecto en inflamaciones ptísicas, particularmente tuberculosis como *queratitis alfabética* (con forma de letras), una condición para la cual Fuchs (1918) utilizó el término evasivo de *Faltung und Knickung* de la córnea.

Pliegues en la Bowman. Las depresiones se llenan con epitelio que mantiene lisa la superficie corneal.

J.H. Parsons

El cuadro histológico del tipo puramente mecánico muestra una membrana de Bowman ondulada. El epitelio llena los pliegues anteriores con lo que la superficie corneal se encuentra nivelada, y por detrás participan las lamelas estromales anteriores, cada capa sucesiva es menos fiel que la anterior con lo que se llena el pliegue del vértice con fisuras y fibras que tiñen pobremente. Con frecuencia el estroma subyacente muestra cambios degenerativos.

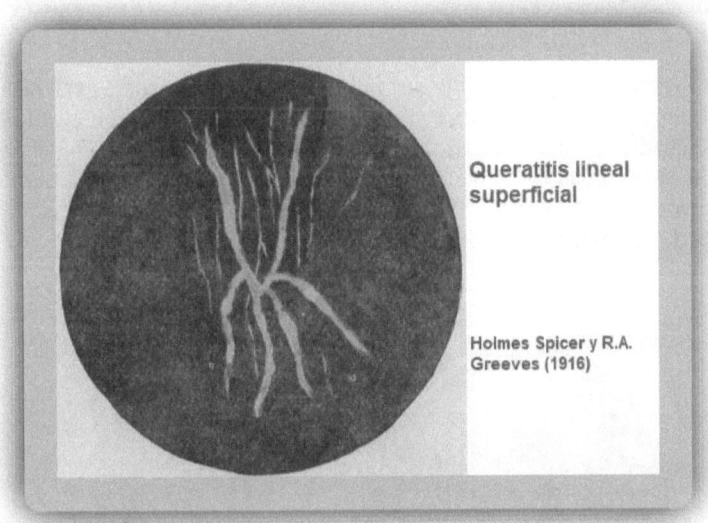

Queratitis lineal superficial

Holmes Spicer y R.A. Greeves (1916)

La *queratitis superficial lineal* de un tipo aparentemente espontáneo puede producirse de forma aguda con dolor y congestión (Spicer WTH y Greeves RA, 1916).

Los pliegues, con frecuencia corriendo verticalmente y sin alcanzar el limbo, tienden a cruzarse entre sí asumiendo formas geométricas complejas y, donde se cruzan, los puntos de tinción indican una pérdida del epitelio. Se desconoce la etiología. Pueden desaparecer después de un ataque inflamatorio breve y agudo sin dejar secuelas o puede persistir durante años con recaídas y exacerbaciones, cada una asociada con hipotonía, produciendo finalmente un deterioro de la visión y causando tantas molestias que el ojo puede ser eliminado.

El cuadro histológico es característico. La lesión esencial es una serie de pliegues en la membrana de Bowman, bajo la cual, llenando la concavidad de los pliegues, hay una acumulación de tejido fibroso sin vascularización acompañante. Sobre el pliegue el epitelio a veces es relativamente normal, pero puede encontrarse erosionado; en contraposición a los pliegues formados mecánicamente en simples opacidades estriadas

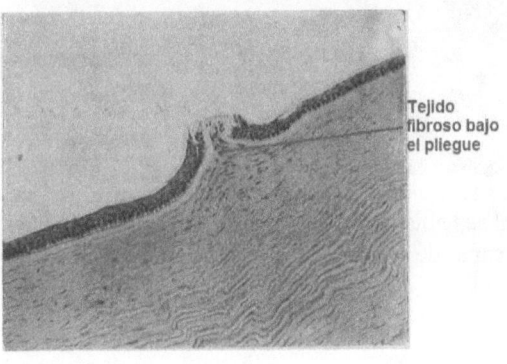

Tejido fibroso bajo el pliegue

superficiales, el epitelio no muestra una tendencia a la nivelación, ni las laminillas sufren la misma perturbación.

Las *opacidades estriadas superficiales idiopáticas* se presentan ocasionalmente, aparentemente son espontáneas e inofensivas en ojos por otro lado normales. Las estrías no aumentan ni en tamaño ni en número durante largos periodos de tiempo (Vogt, 1921; Guerry D, 1950; Jonkers, 1961).

DeVoe (1962) describió *separaciones de la membrana de Bowman* en pacientes que había sufrido un trauma leve o glaucoma absoluto. Previamente DuPont Guerry (1950) había descrito un cuadro clínico similar. Clínicamente su aspecto era el de finas líneas onduladas en la vecindad de la membrana de Bowman, tan finas como para apreciarse mejor mediante transiluminación, y ordenadas en una configuración espiroidea que recuerda a la de las huellas dactilares.

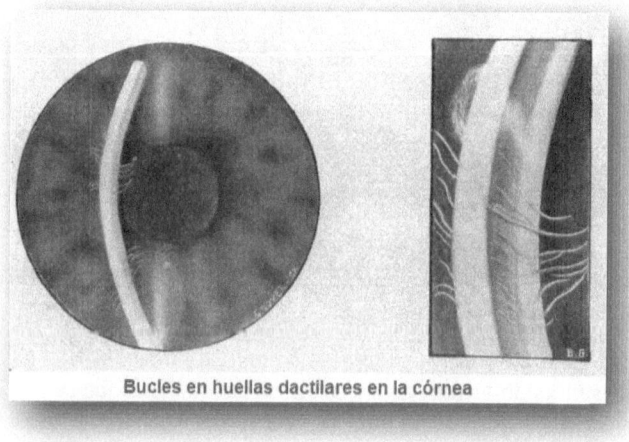

Bucles en huellas dactilares en la córnea

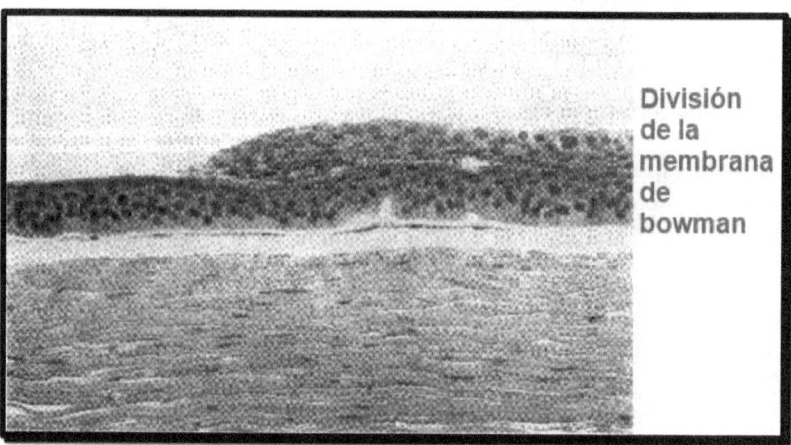

División de la membrana de bowman

El examen histológico reveló que la membrana de Bowman se encontraba escindida y que la capa superficial se había enrollado en pliegues que se extiende hacia el epitelio. El espacio entre las dos capas de la membrana se encontraba ocupado por células aplanadas cuyo origen no estaba claro.

116

Se pueden producir roturas de la membrana de Bowman, como hemos visto, en inflamaciones agudas donde su estructura se erosiona y destruye permitiendo una infiltración celular desde el estroma para penetrar en el epitelio.

Las roturas mecánicas, aparte de las debidas a traumas y contusiones directas, raramente se producen pero pueden aparecer en enfermedades con presión elevada, especialmente en ojos jóvenes (Wintersteiner, 1895; Seefelder, 1905; Reiss, 1921). Son pequeñas con bordes dentados lo que sugiere que el desgarro se produce desde detrás.

Las *líneas corneales seniles pigmentadas* que se deben a roturas de la membrana de Bowman las comentaremos en el apartado de cambios pigmentarios.

- Cambios degenerativos en la membrana de Bowman

En la membrana de Bowman se pueden presentar muchos cambios degenerativos. Se produce una degeneración fibrilar en la membrana y, a menudo, las lamelas superficiales aparecen como erosionadas en el frente de avance de un pannus o de un pterigium; se ven cambios parecidos en la córnea cónica. Hemos visto que en los estados de edema crónico se puede presentar una degeneración similar en la estratificación lamelar de la queratopatía bullosa. En enfermedades degenerativas y en leucomas la membrana puede encontrarse impregnada con gotas grasas, o incrustada de depósitos cálcicos, mientras que se pueden acumular glóbulos hemi-esféricos en su superficie anterior, presumiblemente de naturaleza hialina.

CAMBIOS PATOLÓGICOS EN EL ESTROMA

La mayoría de los cambios patológicos en el estroma corneal se han descrito cuando se han delineados los procesos inflamatorios y de reparación, edema y vascularización. Esencialmente los cambios en el estroma son pasivos. En procesos destructivos activos sufren necrosis tanto los queratocitos como las fibrillas; cuando el edema es prominente la sustancia base mucopolisacárida se hincha y se separan las laminillas y se distorsionan cuando se produce una infiltración celular. En la fase reparativa los múltiples queratocitos y las células invasoras contribuyen a la reparación del tejido por la deposición de nuevas laminillas y, si la destrucción ha sido extensa y sus efectos prolongados, se producen cambios degenerativos que comentaremos posteriormente.

CAMBIOS PATOLÓGICOS EN LA MEMBRANA DE DESCEMET

Pliegues en la membrana de Descemet

Los pliegues o arrugas de la membrana de Descemet son relativamente comunes y aparecen tanto en condiciones traumáticas como inflamatorias, habitualmente cuando existe hipotonía (*opacidades estriadas profundas*).

Con iluminación focal aparecen como líneas brillantes de doble contorno formado por dos reflejos lineales brillantes a ambos lados del pliegue que se unen en los extremos; la anchura del intervalo oscuro entre ellas depende de la incidencia de la banda de iluminación y del ángulo de observación. Con retro-iluminación aparecen como bandas oscuras. Van Graefe (1886) fue el primero en apreciar su naturaleza al observar su aparición en ojos ptísicos, y su formación fue estudiada experimentalmente por Hess (1892-96), Schirmer (1896) y Vogt (1919).

Se producen en (1) condiciones traumáticas, después de heridas perforantes, (2) debido a causas mecánicas, (3) en estados inflamatorios, (4) en diabéticos, e (5) idiopáticamente.

La variedad traumática (también denominada *queratitis estriada profunda*) es la más común y era una de las secuelas más frecuentes de la cirugía intracapsular de la catarata, apareciendo pocas horas después de la operación y persistiendo días o semanas, para desvanecerse gradualmente. Corren desde la herida hacia el centro de la córnea, unas finas líneas paralelas de una opacidad gris; a veces se ramifican o se cruzan en modelos

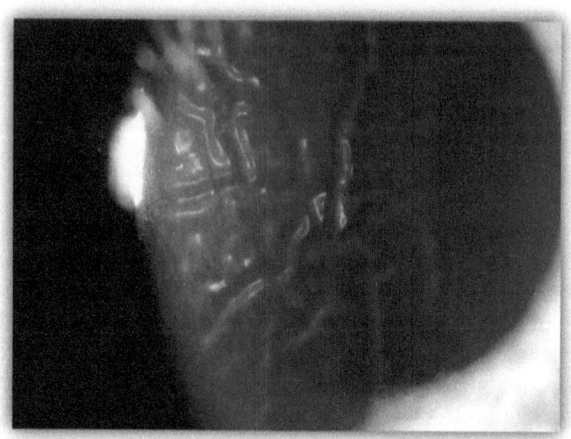

irregulares, mientras que bandas reflejas oscuras rectas producidas ópticamente por los pliegues en la membrana pueden cruzarlas perpendicularmente. Especialmente después de extracciones difíciles donde se producen plegamientos de la córnea, puede añadirse una opacidad difusa, debido al edema resultante del daño endotelial (Leber, 1887).

Se pueden producir pliegues similares después de traumatismos perforantes, en este caso radiando desde la herida, y un aspecto similar puede producirse en las úlceras corneales. Ocasionalmente, después de un traumatismo, las líneas derechas oscuras pueden correr cruzadas a través de una córnea opaca altamente edematosa sin la presencia de pliegues (la opacidad en hilo de Schirmer, 1896). En este caso el cuadro histológico muestra que las láminas se separan por un efusión fluida, aunque a veces muestran un arrugamiento fino y pueden estar hinchadas (Fuchs, 1902).

Pueden provocarse pliegues de un tipo diferente por causas mecánicas como en una oclusión demasiado apretada que. Si se prolonga, puede producir un modelo cruzado irregular de rayas que se asemejan a un papel arrugado (Deutschmann, 1890; Nuel, 1892). Además, en la ptisis bulbi la curvatura corneal puede aumentar tanto por el arrugamiento posterior del globo, que la membrana de Descemet puede convertirse en un amasijo de pliegues que da el aspecto clínico del hielo agrietado en una córnea por otro lado transparente (Parsons, 1904). Solomon R et al (2005) informó de un caso curioso donde aparecían pliegues en la Descemet inducido en las miradas extremas secundarios a un pterigium; el examen con la lámpara de hendidura de un hombre de 49 años mostró los pliegues de Descemet en el ojo izquierdo en la mirada extrema derecha secundaria al efecto restrictivo de un pterigium primario. Los pliegues se correlacionaron con el aumento del astigmatismo documentado en la topografía de la córnea y con la restricción de la motilidad ocular y la diplopía en el intento de aducción.

En inflamaciones puede aparecer un sistema irregular de pliegues en la membrana de Descemet. Fueron señaladas como una complicación de la queratitis intersticial por parte de Raehlmann (1877), Fridenberg (1895) y Dimmer (1901-5), y del herpes por Kraupa (1922) y Spicer (1924), y este último observador los estudió ampliamente. Debido a una hinchazón y edema de las capas posteriores de la córnea y a menudo inicialmente oscurecidos por una neblina general, aparecen como delicadas líneas grises, a veces con doble contorno, corriendo en su mayor parte verticalmente o radiar desde el centro de la córnea, o de manera alternativa tomando formas extrañas y fantásticas. Finalmente pueden formar grandes cuestas de parecido hialino sobresaliendo en la cámara anterior (Stähli, 1918); la prominencia se debe con frecuencia no tanto a la persistencia del pliegue sino a la deposición de nuevo material sobre él, como la acumulación de un exudado fibrinoso o una neoformación por las células endoteliales depositadas en capas. Para Annadanam A et al (2019) los pliegues en la membrana de Descemet asociados con el edema corneal se originan en el estroma medio y posterior y se transmiten de manera secundaria a la membrana de Descemet. Sobre la base del origen estromal de estos cambios anatómicos, "pliegues estromales" debe considerarse un término más preciso que el de "pliegues de la membrana de Descemet".

En la diabetes varios observadores se han impresionado con la frecuencia de la presencia de arrugas en la membrana de Descemet; su incidencia se ha estimado entre un 8% y un 33%[56].

Finalmente pueden presentarse idiopáticamente en un número significativo de sujetos aparentemente normales por encima de los 50 años de edad (Henkind y Wise, 1961).

Las investigaciones histológicas de estos casos la han realizado varios investigadores[57]. Las láminas corneales en las capas más profundas siguen los pliegues y pueden mostrar irregularidades e hinchazones. La formación de los pliegues es puramente mecánico debido a tensiones desiguales, aunque el edema corneal puede tener alguna influencia determinante (Spicer, 1897).

Roturas en la membrana de Descemet

Las roturas son susceptibles de producirse en situaciones donde la córnea se expone a una distensión continua, particularmente en personas jóvenes. Así, se aprecian típicamente en el buftalmos y en la córnea cónica, ocasionalmente en la miopía, mientras que puede encontrarse ocasionada traumáticamente por contusiones o por la compresión del globo, en esta relación no es infrecuente que se produzcan en los traumas del parto.

Las primeras noticias de roturas en la membrana de Descemet fueron anatómicas y procedían de casos con aumento de la presión. Becker (1875) la encontró en un caso de glaucoma secundario, su asociación con el buftalmos lo señaló Grahamer (1884) y se descubrieron en casos de retinoblastomas con distensión del globo por parte de Pinto da Gama (1886), von Gralman (1887), Wintersteiner (1896) y otros. Aunque Arnold (1891) los viera clínicamente en el buftalmos en realidad el mal-interpretó, por lo que debemos a Haab (1899) su certero reconocimiento clínico. En esta condición los desgarros a menudo son múltiples y corren horizontalmente en el área central o como una opacidad concéntrica circunferencial con el limbo (banda opaca de Haab). Investigaciones anatómicas adicionales fueron las realizadas por Reis (1905), Seefelder (1905), Coats

---

[56] Waite y Beetham, 1935; Leopold, 1945; Tosi, 1949; Henkind y Wise, 1961; otros.
[57] Becker, 1875; Nuel, 1892; Hess, 1892-96; Fuchs, 1902; Parsons, 1904; otros.

(1907), Stähli (1915), Guist (1920), Elschnig (1924), Garrow y Loewenstein (1941), otros.

En la córnea cónica el primer informe fue el de Plaut (1900) donde se encontró una súbita

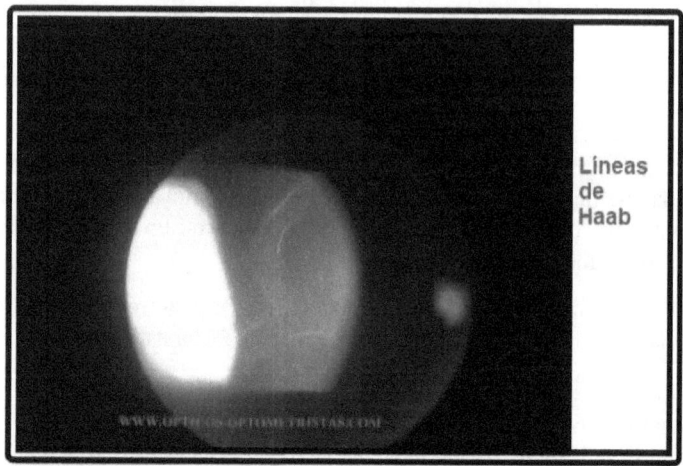

Líneas de Haab

opacidad en el vértice de la córnea debida a la rotura de la membrana de Descemet, lo que Axenfeld (1905) confirmó y extendió. Faber (1906) realizó la primera observación en la miopía de grado alto del tipo progresivo, seguido por las de Fleisher (1906), Stephenson (1906), Casse Wood (1906) y muchos otros.

Su presencia traumática como resultado de la compresión del globo, particularmente en traumas del parto, levantó mucho interés. Los leucomas lineales causados por ellos fueron observados por Wecker (1896), True (1898) y Thompson (1902); la primera descripción histológica se debe a von Hippel (1898) pero su verdadero significado se lo debemos a Thopson y Buchanan (1903). Posteriormente aparecieron muchos informes en la literatura[58]. Las contusiones en el adulto parecen producir roturas en la Descemet de manera mucho más rara, aunque se han informado como trauma de guerra (Hudson, 1920; Juler, 1934). También se han informado de casos de rotura de la Descemet durante la facoemulsificación por maniobras inadecuadas (Orocoglu F y Aksu A, 2015).

Las roturas pueden ser bastante largas y a menudo son sinuosas y en creciente e, incluso, circular. En la parte central pueden alcanzar una anchura de hasta 1 mm., y se afilan en las extremidades. Su aspecto clínico visto con una lupa es el de líneas delicadas casi transparentes, ocasionalmente con algunas opacidades casi traslúcidas alrededor de ellas. Con el oftalmoscopio destacan sobre el fondo rojo como líneas oscuras de doble contorno con un espacio rojo entre ellas. Con la lámpara de hendidura aparecen como estrías brillantes de doble contorno, es decir, cara estría está formada por dos líneas con un espacio oscuro entre ellas. A veces los reflejos se ven en un lado indicando que el margen de la rotura se ha rizado, y otras veces pueden presentarse extensos desprendimiento falciformes de la membrana (Ballantyne, 1926).

Como sucede en las heridas perforantes, el rizamiento en forma de espiral es un fenómeno frecuente debido a la elasticidad de esta membrana. Ocasionalmente, cuando se producen múltiples roturas, pueden desprenderse grandes sábanas de la Descemet entre dos roturas (Scheie, 1955) o pueden colgar libremente en la cámara anterior. A causa de la tendencia

---

[58] Seefelder, 1905; Peters, 1907; Rupprechl, 1908; Fewell, 1933; Lisch W, 1976; Lambert SR et al, 2004; Ponchel C et al, 2009; Pérez Dieste JM et al, 2019; otros.

a rizarse hacia dentro, la curación de extremo a extremo es rara; sin embargo el endotelio crece sobre el área desnuda y puede segregar una nueva membrana cura apariencia final

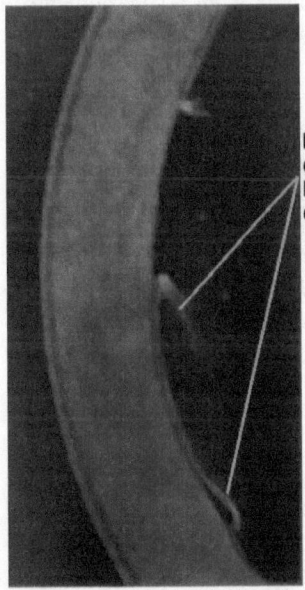

Membrana de Descemet desprendida

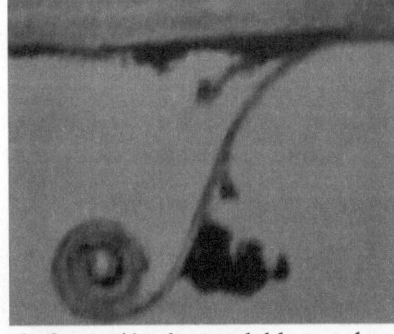

Rizamiento de la membrana de Descemet

es la de una escisión de la original o la formación de una doble membrana. En realidad, tan extenso es este proceso de neoformación, especialmente en casos traumáticos, que pueden aparecer varias capas, dando origen a crestas transparentes permanentes o que el endotelio, acompañado por una membrana subyacente, pueda crecer sobre el ángulo de la cámara anterior y cubrir el iris (Wagenmann, 1889-96).

Cuando se produce la rotura la córnea puede volverse tan opaca, en gran medida por el edema, como para impedir que se vea la rotura, pero habitualmente las áreas entre roturas se encuentran claras. Cuando se reforma el endotelio la opacidad tiende a desaparecer, con lo que el sitio de la rotura se hace difícil de ver, pero otras veces la formación de tejido fibroso deja una opacidad permanente (Chance, 1909; James, 1909; Ballantyne, 1926; otros), mientras que tiras hialinas pueden formar puentes sobre la superficie corneal posterior o abarcar la concavidad de la córnea en la cámara anterior donde se pueden formar redes recordando a celosías o telas de araña[59]. Una miopía o un astigmatismo es una secuela común[60]; Lambert SR et al (2004) informó de la disminución del astigmatismo miópico durante la niñez en dos casos de rotura de la membrana de Descemet producida durante el parto por la utilización de fórceps.

Los *cambios degenerativos* se ven en engrosamientos circunscritos de la membrana de Descemet que abultan como excrescencias en la cámara anterior; son fenómenos comunes en la senilidad en la periferia de la córnea (cuerpos de Hassall-Henle) y en enfermedades crónicas inflamatorias y degenerativas que crecen e invaden el área central (córnea guttata).

Los *cambios regenerativos* se suelen ver cuándo se ha dañado el endotelio y se ha regenerado exuberantemente; al hacerlo se establece una nueva membrana que no sólo llena el defecto sino que asume proporciones hiperplásicas y estar duplicada. Un tipo

---

[59] Hirose, 1932; Lloyd, 1938; Perera, 1941; Zanen y Rausin, 1949; Gasteiger, 1950; otros.
[60] Hudson, 1920; Rowan, 1926; -14D, Lloyd, 1938; -16D, Straub, 1951; otros.

similar de hiperplasia puede producirse ocasionalmente en leucomas causados por traumas antiguos o por enfermedades crónicas de larga evolución. Así, en un área ectásica de una córnea eliminada por injerto, Günther (1962) encontró un adelgazamiento del estroma compensado por un engrosamiento de la membrana de Descemet que había aumentado 5 veces.

CAMBIOS PATOLÓGICOS EN EL ENDOTELIO

Son frecuentes los cambios patológicos en el endotelio corneal y, como regla, son sintomáticos en el sentido de que forman un reflejo de los procesos de la enfermedad en otros lugares, particularmente en el tracto uveal. Como hemos visto, su presencia es de importancia más que local ya que, cuando se altera la continuidad fisiológica de la capa, los fluidos tienden a penetrar en el estroma causando edema del epitelio sobre el área afectada que, si se prolonga, lleva a cambios degenerativos extensos. Se debe recordar que los cambios histológicos que se producen en el endotelio son difíciles de seguir en secciones meridionales y se pueden apreciar mejor en preparaciones de superficie (Nagano, 1911-14; Fuchs, 1917; Wolter, 1957).

Degeneración y regeneración del endotelio

Aparte del trauma, los cambios sintomáticos en el endotelio comprende degeneración y necrosis seguida por regeneración (extensión) y ocasionalmente hiperplasia; estos cambios pueden estar causados por varios factores, actuando tanto anteriormente sobre la córnea como posteriormente desde el ojo interno.

Clínicamente la primera clase se encuentra representada típicamente por los cambios endoteliales que se ven en el lado opuesto a una úlcera infecciosa o en una queratitis intersticial, estos cambios se pueden demostrar por la tinción profunda que aparece después de instilar fluoresceína al 2% en el saco conjuntival durante algunos minutos, un fenómeno que se puede obtener siempre y cuando exista un defecto endotelial (von Hippel, 1902; Benson, 1902; Gräflin, 1903). Experimentalmente se puede observar los mismos cambios endoteliales después de cauterización del epitelio (Monesi, 1902) o de un traumatismo de la córnea por cal, amoníaco u otros productos químicos (Nagano, 1911-1914), por el vapor de dimetil sulfato (Erdmann, 1909) o de cloruro de etileno (Dubois y Roux, 1887; Panas, 1888). Se puede provocar una necrosis similar interfiriendo la nutrición del globo ligando las venas vorticosas o las ciliares (Wagenmann, 1888; von Hippel, 1902) o alterando la constitución química de los fluidos intra-oculares. Lo anterior encuentra su contraposición clínica en los cambios patológicos y necrosis causadas por la presencia de toxinas circulantes en el acuoso en casos, por ejemplo, de irido-ciclitis o tumores intra-oculares, y alcanza su máximo desarrollo en la formación de un absceso anular o en una úlcera corneal interna. Estos cambios en sus menores grados son los precursores del depósito de precipitados queratínicos. El cambio más habitual es el de la degeneración hidrópica donde las células se vuelven vacuolizadas y distorsionadas. Probablemente se produce en ojos por otro lado normales y no se ven clínicamente con la lámpara de hendidura a menos que sean grados extremos cuando aparece como una interrupción del mosaico endotelial, pero que es casi invariablemente aparente en las preparaciones histológicas particularmente si se retrasan (Woletr, 1957-59; Speakman, 1959; Garron y Feeney, 1959). Esta vacuolización se vuelve prominente 5 minutos después de una paracentesis (Mazzei, 1929).

También se pueden producir *cambios edematosos* donde se insinúan gotitas de fluido entre las células endoteliales. Ocasionalmente se forman bullas, separando al endotelio de la membrana de Descemet, apareciendo con iluminación focal directa, como bullas

122

hinchadas oscuras en crecimiento rodeadas por un halo con reflejos desde sus paredes posteriores. Estas bullas pueden acompañar a inflamaciones (el *herpes corneal posterior* de Schnyder, 1924) y otras veces se ha observado que permanecen estacionarias al menos durante dos años (Busacca, 1952).

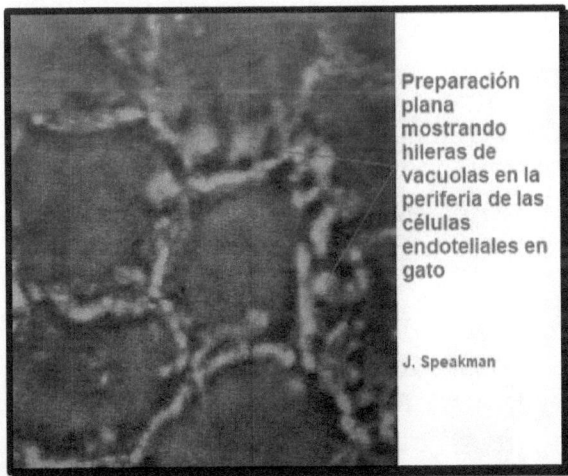

Preparación plana mostrando hileras de vacuolas en la periferia de las células endoteliales en gato

J. Speakman

Los *cambios degenerativos*, a veces seguidas de descamación, se presentan en

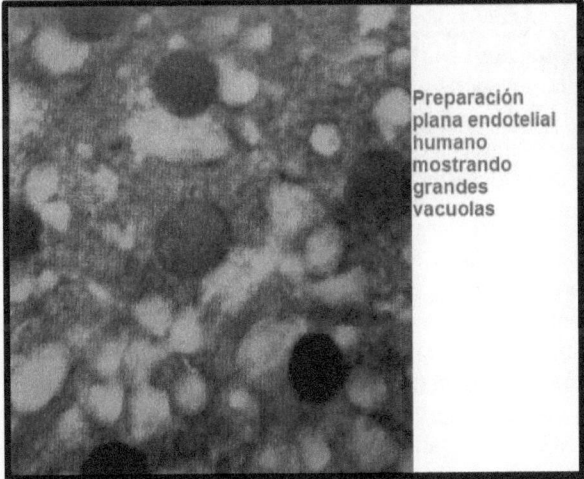

Preparación plana endotelial humano mostrando grandes vacuolas

inflamaciones agudas o crónicas cuando la capa endotelial se infiltra de células y células migratorias, un proceso visto en queratitis intersticiales y en uveítis, en degeneraciones como la distrofia combinada de Fuchs o en la queratopatía en banda, en el buftalmos y, a veces, como un fenómeno senil[61]. La *necrosis* se produce en inflamaciones severas del parénquima profundo como abscesos y úlceras, mientras que en infecciones purulentas severas Fuchs (1917) encontró que las células purulentas podían reunirse entre la membrana de Descemet y una capa endotelial intacta.

---

[61] Kraupa, 1920; Graves B, 1924; Goar, 1934; Cogan DG, 1951; Irvine AR e Irvine AR Jr, 1953; Irvine AR Jr, 1956; RF y HF Binder, 1957; Wolter, 1957; Chi HH et al, 1962; otros.

Por otro lado, cuando se produce la destrucción del endotelio, la reconstrucción se produce por la expansión de células vecinas que, ocasionalmente, toma proporciones hiperplásicas lo que puede provocar la formación de excrecencias localizadas.

PRECIPITADOS QUERATÍNICOS

El depósito de material sobre la superficie posterior de la córnea es un fenómeno relativamente común propenso a producirse en una variedad de circunstancias tanto fisiológicas como patológicas. Las acumulaciones de material generalmente conocidas como *precipitados queratínicos* varían en tamaño desde pequeñas motas, tan finas que su detección es difícil incluso con la lámpara de hendidura, a groseros depósitos bastante evidentes a simple vista.

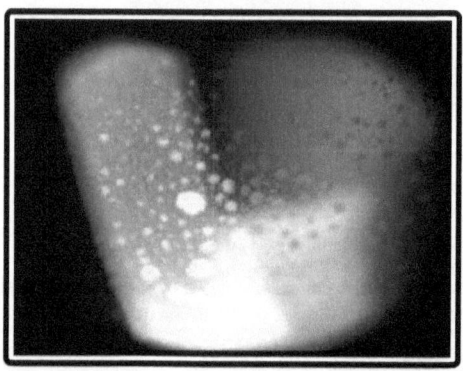

En general son fácilmente visibles y su posición verificada por iluminación directa y también por retroiluminación, pero los más finos sólo se hacen aparentes cuando se focaliza el área de reflexión especular del endotelio, en cuyo caso aparecen como puntos negros iguales a los defectos en el plateado de un espejo. Estos precipitados se depositan sobre la superficie corneal posterior del material flotante en la cámara anterior.

Su distribución depende de varios factores, los más importantes de los cuales son las corrientes de convención en la cámara anterior, la gravedad y cambios en las células endoteliales que predisponen a su adherencia. Pueden situarse a lo largo de una línea vertical relativamente delgada, la línea de Ehrlich-Türk (Ehrlich, 1882; Türk, 1906-11); esta línea puede duplicarse en raras ocasiones o incluso se multiplica (Erggelet, 1915; Vogt, 1930) o, en mayores acumulaciones, puede ampliarse para tomar una forma fusiforme. El tipo clásico de precipitado tiene una forma triangular, como sucede con mayor frecuencia en casos de ciclitis. Esta distribución peculiar depende en gran medida

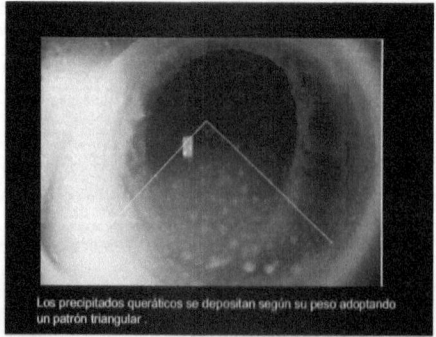

Los precipitados queráticos se depositan según su peso adoptando un patrón triangular.

de corrientes de convención del acuoso determinada por la diferencia en temperatura entre el iris vascularizado y la córnea enfriada por el aire. Es evidente que los sólidos en la corriente tenderá, por razones puramente mecánicas, a ser expulsadas de la circulación con mayor facilidad donde se arremolinan por abajo, una tendencia probablemente ayudada por su peso específico más pesado. Otros tipos o distribuciones incluyen un tipo *difusamente diseminado* cuando los precipitados se dispersan sobre toda la superficie endotelial, como en casos leves de uveítis crónica; el tipo *central* cuando sólo se afecta la región central de la córnea, un tipo *periférico* cuando ocupa el arco de un círculo en el segmento inferior de la córnea y finalmente pueden presentarse islotes bastante irregulares. En estos casos es probable que la localización se encuentre primariamente determinada por cambios en el endotelio, tipo de enfermedad o células denudadas permitiendo la adhesión del material. Sin embargo, en alguna medida probablemente se depositen al azar, como sugiere el depósito ocasional de precipitados sobre la cápsula cristaliniana que, careciendo de endotelio, no puede ejercer ninguna atracción, ni activa ni pasiva.

Precipitados fisiológicos.

(1) Con frecuencia se ven *elementos celulares* sobre la superficie endotelial de ojos normales, especialmente en niños y adolescentes. Erggelet (1915) los encontró en el 2% de los casos, pero Lüssi (1922) y Guggenheim (1923) los encontraron en el 50% de niños en edades comprendidas entre los 7 y 16 años. Se encuentran en una línea vertical de $0'1$ mm de anchura y de $0'4$ a $0'8$ mm de altura situada cerca del borde inferior de la pupila (línea de Ehrlich-Türk) y clínicamente se aprecia tanto por transiluminación como con iluminación focal con la lámpara de hendidura. Representan leucocitos que han circulado por la cámara anterior, y se distinguen de los depósitos patológicos por la demostración ocasional de un movimiento ameboideo y por la ausencia de cualquier tendencia a la aglutinación.

(2) Los *depósitos pigmentados* generalmente son una expresión de cambios seniles encontrándose, según las estimaciones de Moerschler (1922) en el 11% de los menores de 20 años, en el 22% entre los 20 y 50 años, y constantemente en los mayores de 80 años. Cuando son muy finos aparecen con una coloración grisácea y habitualmente asumen una distribución triangular en la mitad inferior de la córnea.

Precipitados patológicos

(1). *Precipitados inflamatorios fibrinosos celulares.*

Ya se ha señalado que el estado del endotelio refleja la presencia de inflamación uveal y que los depósitos de precipitados sobre el endotelio es un signo importante de uveítis.

Wardrop (1808) fue el primero en describir con precisión los depósitos quien los atribuyó a la inflamación de la membrana de Descemet –*Descemetitis, hidromeningitis, acuocapsulitis, queratitis serosa*- y Sichel (1852-59) lo denominó como *queratitis punctata* (k.p.). Sin embargo pronto se originaron dudas sobre la terminología ante la imposibilidad de la existencia de una inflamación en una membrana sin estructura celular (Ruete, 1845), además von Arlt (1853) demostró la conexión entre la aparición de los precipitados y una iritis; y von Graefe (1856) con una coroiditis. Un dato anatómico incuestionable fue el demostrado por E. Fuchs (1884) de que existía un exudado celular y fibrinoso derivado principalmente del cuerpo ciliar; mientras que en un caso de sinequia posterior completa, Baas (1903) mostró que ellos sólo podían derivar del iris.

Los primeros patólogos que describieron su morfología consideraron que se debían a la proliferación del endotelio (Schweigger, 1873) pero observadores posteriores mantuvieron que eran depósitos en el endotelio el cual juagaba un mero papel pasivo, aunque admitían que más tarde podían seguirse cambios degenerativos o proliferativos[62]. Por lo tanto, el término "queratitis punctata" parecía erróneo y, para mantener las iniciales "k.p.", Parsons (1907) propuso la denominación de "keratic precipitates". Posteriormente, otros investigadores encontraron que los cambios edematosos e inflamatorios son un precedente casi constante para los depósitos, por lo que este término podía utilizarse con menos dudas.

Clínicamente la aparición de los precipitados habitualmente se precede por cambios edematosos en el endotelio descrito como *rocío*, presentándose como isletas sobre la cual se produce el depósito. La primera aparición que se puede apreciar mediante retro-iluminación es el de unas gotitas, adscrita por Vogt (1930) a la hinchazón de las células endoteliales y por Koeppe (1922) a elementos depositados. Después de esto aparecen grandes agregaciones de leucocitos y fibrina, a veces con gránulos de pigmentos derivados del tracto uveal, situados en la superficie posterior del endotelio y, a veces, también anterior a la capa celular (Alaerts, 1962; Chi et al, 1962). Delante de ellos el parénquima vecino puede mostrar alguna relucencia e hinchazón posterior debido a que el endotelio degenerado permite la entrada de fluido edematoso y ocasionalmente se puede ver un notable edema en el epitelio. En este caso, se puede hablar de la existencia de tres niveles de opacidad –el nublado de la substancia propia, el endotelio manchado y los precipitados. A continuación se pueden observar más cambios en el endotelio; hasta cierto punto pueden representar una progresión de los cambios originales o pueden encontrarse secundariamente determinados por la presencia de los precipitados. En cualquier caso una vez que las células se han asentado en un punto, otras son atraídas y, si se lavan los precipitados como con una paracentesis o mediante una iridectomía, los depósitos posteriores se acumulan en los mismos puntos.

Rara vez los precipitados se aprecian como pequeñas masas grises redondeadas sobre la superficie anterior del iris (iritis guttata de Doyne) y, más raro aún, en la cápsula anterior del cristalino (Spicer, 1924).

Algunos autores, particularmente Koeppe (1922), realizaron descripciones detalladas de los diversos tipos de precipitados, pero sólo tiene un valor morfológico, y ninguna conclusión etiológica se puede obtener de ello. Como regla el depósito es plano; rara vez son esféricos como en la uveítis tuberculosa (Koby, 1930). Con mayor frecuencia son redondeados, a veces separados y a veces en pequeños racimos; con menos frecuencia tienen forma estrellada o en anillo, bandas y coronas o, más raro aún, en cadenas conectadas por líneas extremadamente tenues y delicadas formando figuras geométricas o complicadas constelaciones (mapa estelar de precipitados de Spicer, 1924). Las líneas probablemente representen la retracción final de un coágulo fibrinoso. En casos severos de larga evolución, típicamente en la tuberculosis, los depósitos se hinchan y conglomeran y se describen como "grasa de carnero p.k.". Los cambios más groseros que se pueden producir y que habitualmente aparecen en casos severos de iridociclitis, es la deposición de exudado en masas para formar *precipitados plásticos*. Siguiendo a cambios endoteliales agudos el material plástico se sitúa en la parte posterior de la córnea que aparece como si hubiera sido enyesado con una pasta dura. En los casos insidiosos de larga duración esta masa puede arrastrarse sobre la superficie endotelial en una zona concéntrica con el limbo, enviando hacia el centro de la córnea unos procesos en forma de conos, cuyos márgenes son irregulares con lengüetas separadas por bahías cóncavas (Spicer, 1924; Vogt, 1930). En este sentido E. Fuchs (1913) diferenciaba entre precipitados verdaderos y falsos: los primeros representan pequeñas colecciones de

---

[62] De Wecker, 1876; Knies, 1880; E. Fuchs, 1884; Ridley, 1895; otros.

células circulantes que se adhieren a la córnea; los últimos se encuentran formados por continuas capas de fibrina sobre la cual se depositan células frecuentemente reunidas en montículos. En los casos más activos se vasculariza y, cuando el endotelio se ha destruido completamente, la parte correspondiente de la córnea, que puede ser extensa, queda con una densa opacidad que recuerda en aspecto a la esclera.

Con frecuencia estos depósitos son pigmentados, especialmente después de pasado algún tiempo. Mientras que los precipitados frescos son habitualmente de color blanco grisáceo y no pigmentado, y los viejos de color marrón amarillento, esto no se debe tomar como una regla fija (E. Fuchs, 1913). Por ejemplo, en la ciclitis heterocrómica los precipitados no son pigmentados. Leber (1879) consideró al pigmento hematógeno, pero es raro, el pigmento típico es la melanina derivada del tracto uveal (E. Fuchs, 1884; Groenouw, 1900).

Cuando amaina la inflamación causal, los precipitados comienzan a absorberse y desaparece el área de rocío de alrededor. Los depósitos pueden desaparecer rápida y completamente; por otro lado, pueden persistir durante años. Con frecuencia, durante su absorción, toma una forma estrellada o puede volverse lineal o amorfo, mientras que sus bordes se vuelven irregulares y como desgastados y con flecos con gránulos de pigmento. La palidez, delgadez y bordes desflecados de los viejos precipitados en comparación con los contornos grasos redondeados de los depósitos frescos es una indicación mejor de su edad que el color. Raramente pueden persistir como un anillo translúcido que parece contener cristales brillantes y tiene un centro opaco (Glaspraecipitate de Vogt, 1930). Los detritos y las partículas de fibrina pueden persistir un tiempo considerable y después de mucho tiempo, cuando no se ve nada con la retro-iluminación, aún se pueden observar algunos débiles puntitos con iluminación focal. Una querato-iridociclitis severa puede dejar grandes placas que pueden volverse semi-transparentes y persistir toda la vida (A. Fuchs, 1923). De manera similar, los depósitos de fibrina que han formado un mapa estelar pueden revestirse con material hialino y persistir permanentemente como un entramado de cristales transparentes sobre la parte posterior de la córnea.

Los aspectos histológicos de los precipitados fueron descritos inicialmente por Schweigger (1873), de Wecker (1876) y Knies (1880), cuidadosamente detallados por E. Fuchs (1884) cuyas observaciones fueron confirmadas y desarrolladas por Ridley (1895), Goenouw (1900), Baas (1903), Harms (1904), Bartels (1905), Straub (1913), Mayou (1924) y otros.

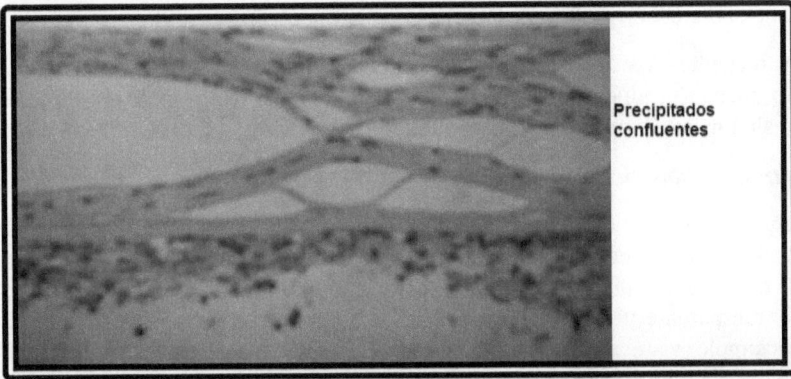

Precipitados confluentes

Los primeros cambios se producen en el endotelio, las células se hinchan, aflojan, a veces se desprenden y, asumiendo actividad fagocitaria pueden contener partículas de pigmento y de leucocitos rotos. Sin embargo, a veces se puede producir una especie de proliferación endotelial (Schweigger, 1873; Uhthoff y Axenfeld, 1896). En el propio precipitado rara vez se ven células polimorfonucleares y linfocitos que de vez en cuando precipitan lo suficiente como para ser vistos a primera vista; en el caso habitual los elementos preponderantes son las células plasmáticas y grandes fagocitos mononucleares. Una red de fibrina atrapa las células, y se pueden ver gránulos de pigmentos intra- y extra-celularmente. Finalmente se produce una degeneración grasa o hialina; los núcleos tiñen mal, los cuerpos celulares corren juntos y finalmente se absorben, dejando atrás los gránulos de pigmentos. Al mismo tiempo se pueden ver acúmulos de histiocitos entre las láminas más profundas del estroma anterior a la membrana de Descemet, mientras que pueden encontrarse cambios degenerativos en la vecindad de los precipitados asociados con excrecencias guttatas en la membrana de Descemet (Chi et al, 1962).

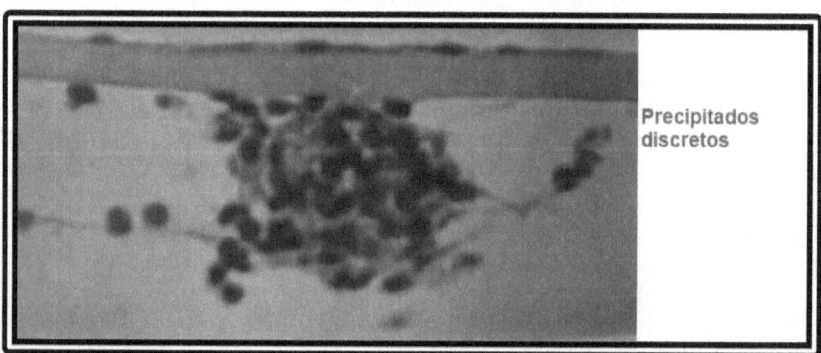

Precipitados discretos

(2) Se pueden ver eritrocitos adheridos a la superficie corneal después de la absorción de un hifema y ocasionalmente pueden persistir durante algún tiempo en forma de rayas paralelas.

(3) Ocasionalmente se ven precipitados celulares de neoplasias en la superficie posterior de la córnea, células tumorales derivadas de una melanoma intra-ocular o de un retinoblastoma: estos depósitos son no vasculares y, por ello, habitualmente se necrosan. El depósito de células de un mieloma es una rareza (Bronstein, 1956).

(4) Después de una catarata traumática pueden verse depósitos de substancia cristaliniana sobre la superficie posterior de la córnea y, hace tiempo, de su extracción o discisión; a veces se asocian con pigmento y pueden permanecer años. Un tipo mucho más raro es la presencia del material degenerado desprendido en casos de catarata exfoliativa que se ha depositado sobre la córnea (Vogt, 1930).

(5) Son frecuentes los depósitos pigmentarios en adición a los vistos como fenómeno senil. Se pueden producir en la miopía, diabetes, glaucoma, después de cirugía intra-ocular o sin una causa aparente. Los comentaremos en las anomalías pigmentarias.

Hebras translúcidas en la cámara anterior

Las hebras translúcidas o redes en la cara posterior de la córnea pueden ser de dos tipos. Uno de ellos forman crestas sobre la superficie corneal y se puede o no asociar con pliegues de la membrana de Descemet; aparecen como un delicado enrejado de vidrio, bastante transparente y de una frágil belleza y, a veces, son tan grandes como para ser vistos a simple vista. Se suelen presentar con mayor frecuencia en las queratitis intersticiales debido a sífilis congénita[63] pero pueden producirse en cualquier tipo de querato-uveítis severa (Tuberculosis, Lloyd, 1930; Herpética, Malbrán, 1937). El

---

[63] 17'5% de los casos, Lehmann, 1927; Balavoine, 1953; Franceschetti y Balavoine, 1953; Swatz, 1953.

segundo tipo es menos común en la que la red hialina se sitúa en la cámara anterior muy próxima a la superficie corneal posterior y unida a ella con delicados filamentos cristalinos[64]. Una vez formadas, las crestas o redes parecen ser permanente.

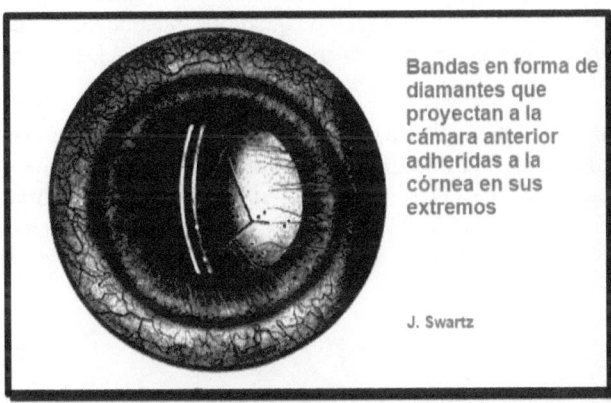

Bandas en forma de diamantes que proyectan a la cámara anterior adheridas a la córnea en sus extremos

J. Swartz

Ambos tipos son fenómenos de nueva formación por el endotelio de material hialino rodeando la base de un exudado fibrinoso en la cámara anterior que ha coagulado en finas hebras; ópticamente tienen las mismas propiedades de polarización que la membrana de Descemet (Franceschetti A y Balavoine C, 1953).

Aparte de un origen inflamatorio, una situación similar, una telaraña de fibras hialinas en la cámara anterior unida a la superficie corneal posterior –puede presentarse después de traumas en el parto (Hirose, 1932; Sørensen, 1952) o puede presentarse en el nacimiento como una anomalía congénita.

Con respecto a la queratitis intersticial sifilítica los últimos casos informados se refieren a córneas que sufrieron de queratoplastia intersticial por queratopatía bullosa pseudofáquica o por edema y opacidad corneal[65] y otro caso con una agudeza visual relativamente buena (Kasetsuma N et al, 2015) por lo que se pospuso la queratoplastia.

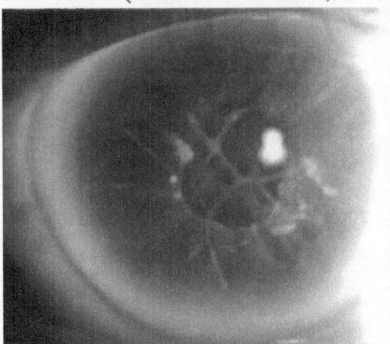

Volutas o crestas retrocorneales

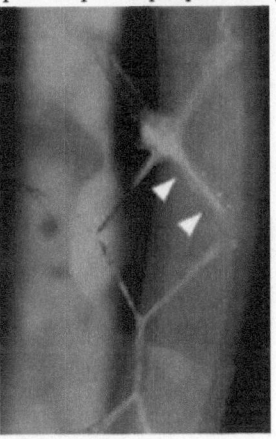

En este último caso, con el microscopio confocal, las volutas aparecían como estructuras tubulares, con hiper-reflectividad externa e hipo-reflectividad interna, con algunas áreas

---

[64] Weill y Jost, 1926; Ziporkes, 1933; Trevor-Roper, 1949; Forgács, 1963; Krawczykowa Z y Sauter K, 1972; Waring GO et al, 1976; Kanai A y Kaufman HE, 1982; otros.
[65] Waring GO et al, 1976; Scattergood KD et al, 1983; Kawaguchi R et al, 2001; Dogru M et al, 2007.

con componentes celulares sobre su superficie, además de presentar pleomorfismo y polimegatismo. El AS-OCT mostraba una membrana de Descemet engrosada y las volutas se extendían desde esta membrana hasta la cámara anterior. Como hemos comentado aparte de presentarse en etapas tardía de la queratitis intersticial sifilítica, también se pueden presentar en otros tipos de queratitis intersticiales, traumas penetrantes previos, glaucoma congénito y roturas de la membrana de Descemet asociadas con traumas en el parto.

Waring GO et al (1976) propusieron como mecanismo de su desarrollo una secuencia de un insulto inflamatorio a un endotelio relativamente joven, cambios en la función endotelial a la actividad de los fibroblastos, la producción de material anormal de la membrana basal y la formación de una nueva membrana de Descemet multicapa. La histoquímica reveló positividad a los colágenos tipo I, III, IV, VI y VIII, fibronectina, laminina y decorina.

Numerosos medicamentos causan efectos secundarios oculares, algunos de los cuales son bien reconocidos y específicos de una clase terapéutica o vía de administración, como la hiperpigmentación del iris y la tricomegalia de las pestañas que se observan con frecuencia en pacientes que toman prostaglandinas tópicas. Otros medicamentos, como las fenotiazinas y el oro, producen opacidades del estroma corneal. Una serie de fármacos sistémicos inducen cambios epiteliales corneales caracterizados por depósitos que pueden presentarse como una queratopatía en vórtice (descrita también como córnea en espiral o vertical; así como con el término de córnea verticillata) o una neblina corneal difusa, queratopatía puntiforme o precipitados cristalinos. Los depósitos pueden estar asociados con fosfolipidosis inducida por fármacos u otros mecanismos, por ejemplo, secuestro lisosomal, precipitación con fármacos o toxicidad para el epitelio. La diferenciación de la etiología se puede complicar por las similitudes de estas afecciones con los depósitos corneales debidos a causas genéticas o afecciones sistémicas (la enfermedad de Fabry y el multipelemieloma también pueden producir una queratopatía en vórtice definida, y la distrofia corneal de Meesmann puede presentar quistes epiteliales difusos en un patrón de vortex) y por la falta de familiaridad con el amplio espectro de medicamentos, muchos de los cuales son medicamentos catiónicos anfifílicos que se sabe producen estos efectos.

La mayoría de los informes sobre cambios epiteliales corneales inducidos por fármacos son específicos de cada fármaco y se centran en una sola clase terapéutica. La mayoría de estos son informes de casos que involucran a un pequeño número de pacientes. La última revisión exhaustiva de este tema se publicó hace casi 14 años (Hollander DA y Aldave AJ, 1988). Desde 2004, la lista de medicamentos causales se ha ampliado, e investigaciones recientes han sugerido mecanismos adicionales, que podrían ser específicos para cada medicamento. La fosfolipidosis, en particular, se ha convertido en un problema en el proceso regulatorio de la Administración de Drogas y Alimentos (FDA) de los EE. UU., Por lo que se han desarrollado estrategias para detectar a los candidatos a medicamentos que tienen el potencial para producir este efecto. La evidencia de apoyo muestra que la fosfolipidosis puede ser una respuesta adaptativa del cuerpo en lugar de una patología adversa (Reasor MJ et al, 2006).

Una serie de fármacos con diferentes acciones farmacológicas produce depósitos en el epitelio corneal y en las estructuras oculares adyacentes que generalmente se resuelven con el cese de la terapia. La mayoría de estos medicamentos son tanto anfifílicos como catiónicos (es decir, tienen una estructura de anillo hidrofóbica en la molécula y una cadena lateral hidrófila con un grupo de aminas catiónicas cargadas), y tienden a producir un patrón en vórtice de los depósitos debido a la acumulación de fosfolípidos (Fosfolipidosis). Otros medicamentos que producen cambios epiteliales en la córnea, como varias clases de antibióticos, no se incluyen en esta categoría. Estas drogas pueden causar una toxicidad corneal significativa, desde lesiones puntiformes superficiales hasta ulceración corneal, pseudomembranas conjuntivales y retrasos en la re-epitelización corneal.

Drogas catiónicas anfifílicas

- Amiodarona. El más estudiado de los fármacos sistémicos que producen cambios epiteliales en la córnea es la amiodarona. La amiodarona es un agente antiarrítmico bloqueador de los canales de potasio desarrollado en Europa en 1961 para tratar la fibrilación ventricular, pero no fue aprobada por la FDA hasta 1985. Se considera efectiva y aún se usa ampliamente. En prácticamente todos los pacientes tratados, causa queratopatía en vórtice bilateral, un patrón de depósitos corneales ocres a dorados con una configuración de vórtice (d´Amico DJ et al, 181). Los depósitos corneales generalmente no interfieren con la agudeza visual, y los síntomas más comunes informados son irritación de los párpados, fotofobia y halos (Ingram DV et al, 1982). Los depósitos se presentan en el 98% de los pacientes que reciben aproximadamente 200 a 300 mg / día y el 99% de los pacientes que reciben 200 a 1200 mg 5 días a la semana (Ingram DV et al, 1982; Ghosh M y McCulloch C, 1984). Pueden manifestarse bajo la lámpara de hendidura tan pronto como 2 semanas después de comenzar el tratamiento, aunque el inicio se informa típicamente entre 1 y 4 meses después de comenzar la a usar amiodarona (D´Amico DJ et al, 1981). En la microscopía electrónica de transmisión, pueden ser visibles los depósitos de lípidos dentro de las inclusiones intracitoplásmicas con una "configuración laminar concéntrica" en el epitelio corneal, conjuntival y del cristalino, en fibrocitos conjuntivales y en el endotelio vascular conjuntival (D´Amico DJ et al, 1981). Debido a que el patrón de la queratopatía evoluciona como una función de la duración de la terapia, desde un espolvoreado de depósitos hasta un patrón de ramificación de vórtice con agregados irregulares, se propuso un sistema de clasificación para la queratopatía de vórtice asociada con el uso de amiodarona (Orlando RG et al, 1998). Aunque la dosis y la duración del tratamiento aumenta el patrón de depósitos corneales, la condición generalmente es reversible dentro de 3 a 20 meses después de la interrupción del tratamiento (Mäntyärvi M et al, 1998). La presencia de queratopatía o las opacidades de la lente, que ocurren en el 50 a 60% de los casos, rara vez requerirán una modificación o suspensión del tratamiento (Mäntyärvi M et al, 1998).

- Aminoquinolinas. Los medicamentos antipalúdicos como aminoquinolina, amodiaquina, cloroquina, mepacrina (quinacrina) e hidroxicloroquina son otra causa común de depósitos corneales inducidos por fármacos. La hidroxicloroquina se usa con frecuencia en los Estados Unidos para tratar la artritis reumatoide y el lupus eritematoso. La tafenoquina, un fármaco de investigación de aminoquinolina de acción prolongada, causa queratopatía en vórtice en el 93% de los sujetos tratados (Nasveld PE et al, 2010). La presentación clínica de los pacientes que usan estos medicamentos es similar a la producida por la amiodarona, comenzando después de 2 o 3 semanas a unos pocos meses de uso de drogas, con depósitos punteados difusos que se agregan con el tiempo en un patrón de vórtice (Orlando RG et al, 1984). Aunque algunos pacientes pueden ser asintomáticos, otros pueden quejarse de halos o visión borrosa. Al igual que la amiodarona, los depósitos se revierten gradualmente al cesar el tratamiento (D´Amico DJ et al, 1981; Nasveld PE et al, 2010), pero a diferencia de la amiodarona, a largo plazo el uso de cloroquina puede producir una retinopatía irreversible, que puede progresar incluso después de suspender el medicamento. Los depósitos corneales inducidos por amodiaquina, bajo microscopía electrónica de transmisión, muestran numerosas "inclusiones de tipo lisosomal con contenidos que se asemejan a los lípidos laminados complejos y la melanina" (Chia PL y John T, 2015).

- Clorpromazina. Se sabe clorpromazina, un antipsicótico de la fenotiazina induce depósitos epiteliales corneales de tipo vórtice 67 cuando se administra en dosis altas o dosis más bajas a largo plazo (Alexander LJ et al, 1985), pero más típicamente, estos depósitos aparecen en el estroma o el endotelio. Las complicaciones oculares se informaron al principio sólo en mujeres, pero ahora se observa que se distribuyen de manera uniforme entre hombres y mujeres. Las toxicidades oculares asociadas incluyen cataratas subcapsulares anteriores, edema corneal y retinopatía pigmentaria. Los cambios corneales y algunos cambios lenticulares pueden ser lentamente reversibles después del cese del fármaco, pero es menos probable que los cambios lenticulares se resuelvan.

- Agentes antineoplásticos. El tamoxifeno, un modulador selectivo del receptor de estrógeno ampliamente utilizado para el tratamiento y profilaxis del cáncer de mama, induce depósitos subepiteliales, queratopatía vórtice y opacidades lineales, incluso a las dosis bajas utilizadas para la profilaxis (20 mg / d), en aproximadamente el 11% de los pacientes. Los cambios en la córnea son reversibles al suspender el medicamento, pero los depósitos retinianos asociados a tamoxifeno pueden no serlo. Nayfield et al (1996) informaron que los cambios en la retina ocurren con más frecuencia que los cambios en la córnea a dosis más altas y puede inducir una reducción de la agudeza visual, depósitos cristalinos refractarios que rodean la mácula concurrente con edema macular y cambios granulares finos en el epitelio pigmentario de la retina.

La suramina es un agente antiparasitario (evaluado también como antineoplásico) que también se sabe que produce queratopatía vórtice en hasta el 33% de los pacientes con las altas dosis de carga utilizadas para tratar el cáncer metastásico (Stein CA, 1989).

- Fármacos anti-inflamatorios no esteroideos

Varios medicamentos antiinflamatorios no esteroides, como ibuprofeno, naproxeno e indometacina, pueden producir queratopatía de vórtice, descrita como depósitos intracelulares en el epitelio y opacidades en las membranas de Bowman y Descemet (Bernstein HN, 1970). Estos depósitos pueden desarrollarse rápidamente, a veces dentro de los días de comenzar el tratamiento a dosis altas (por ejemplo, 1200 mg / d de ibuprofeno). La queratopatía vórtice también se resuelve rápidamente dentro de varias semanas después de que se suspenda la terapia. Los depósitos en la córnea superficial en un paciente tratado con naproxeno durante 2 meses comenzaron como líneas paralelas, y 3 meses después, se había desarrollado en un patrón de vórtice definido que se resolvió completamente después de la interrupción del tratamiento (Szmyd L Jr y Perry HD, 1985). Los informes de queratopatía relacionada con ibuprofeno y naproxeno describieron a un solo paciente, pero la queratopatía por indometacina puede ocurrir con más frecuencia. El tratamiento prolongado con indometacina se asocia con depósitos corneales y retinopatía (maculopatía en ojo de buey). Se informaron estas patologías oculares en una pequeña serie de pacientes (Graham CM y Blach RK, 1988), pero Bernstein encontró depósitos corneales en aproximadamente el 18% de los pacientes en un estudio a largo plazo (Berstein HN, 1970).

- Fármacos anfifílicos catiónicos adicionales.

Los cambios corneales lineales también se pueden ver en una minoría de pacientes después de la aplicación de monobenzona, un agente antipigmentante, en la piel para tratar el vitíligo. Bajo microscopía de luz, los gránulos pigmentados fueron evidentes en las células del epitelio de la córnea y conjuntiva, estroma, endotelio vascular y en los histiocitos (D´Amico et al, 1981). Además, la queratopatía vórtice puede estar causada por la atovacuona, un antimicrobiano derivado de la quinona, que se utiliza para tratar la neumonía por Pneumocystis jiroveci (anteriormente neumonía por Pneumocystis carinii, pero reclasificada cuando se determinó que es fúngica en lugar de protozoaria) asociada con el SIDA; No se ha informado que el fármaco cause signos o síntomas oculares distintos de la queratopatía, y no se ha especificado su incidencia (Shah GK et al, 1995).

El maleato de perhexilina (un agente antiangor) y tilorona (un inductor de interferón antiviral) ambos producen una queratopatía vórtice muy similar a la observada con la administración de amiodarona o cloroquina.

Los antibióticos del grupo de la fluoroquinolona (en particular la ciprofloxacina), cuando se administran por vía tópica, se asocian con depósitos epiteliales corneales cristalinos blancos que son precipitados de la droga (Fraunfelder FW, 2006). Los depósitos pueden desarrollarse en hasta el 18% de los pacientes (Thompson AM, 2007) y, en ocasiones, se observa una disminución de la agudeza visual cuando el epitelio está comprometido (por ejemplo, después de la cirugía ocular) (Vijay Zawar S y Mahadik S, 2014). Los depósitos de medicamentos se resuelven dentro de 2 semanas a unos pocos meses una vez que se suspende el medicamento, aunque a veces se requiere un desbridamiento quirúrgico (Vijay Zawar S y Nahadik S, 2014).

- Oro. Las sales de oro, usadas en el tratamiento de la artritis reumatoide, son otra fuente de depósitos corneales cristalinos inducidos por fármacos.

Después de la inyección intramuscular de tiomalato sódico de oro, 13 de 15 pacientes (87%) tenían depósitos epiteliales descritos como "opacidades diminutas, puntiformes, brillantes, de cristal amarillo dorado", que tenían un patrón de vórtice en solo 2 pacientes (Bron AJ et al. al, 1979). Tres pacientes recibieron terapias conocidas por inducir queratopatía (indometacina en 2 casos y cloroquina en 1), pero como las queratopatías producidas por estos fármacos no tienen características cristalinas, no surgió ninguna dificultad para determinar la causalidad. Con la microscopía confocal, se encontraron depósitos de sal de oro en todas las capas de la córnea, particularmente en el estroma anterior y medio (López JD et al, 2003; Paladini I et al, 2010; Santos Bueso E et al, 2013) y endotelio (Paladini I et al, 2010; Santos Bueso E et al, 2013). La acumulación de oro en la córnea no afecta la agudeza visual, ni causa visión borrosa, deslumbramiento o halos.

- Agentes antineoplásicos (no catiónicos / anfifílicos). Las queratopatías debidas al vandetanib antineoplásico tirosina quinasa (TKI) o al antimetabolito citarabina (ara-C), que se usa para tratar la leucemia mieloide aguda, muestran un patrón más difuso de los depósitos corneales. Con vandetanib, hay un patrón de vórtice, pero aparece en medio de una bruma difusa de opacidades subepiteliales finas (Yeh S et al, 2009; Ahn J et al, 2011); Los depósitos se acompañaron de síntomas de deslumbramiento, disminución de la sensibilidad al contraste, aumento del lagrimeo, o visión borrosa (Ahn J et al, 2911) en presencia de agudeza visual normal o ligeramente reducida (20/25) y, aunque los síntomas mejoraron con Descontinuación de la droga, los depósitos permanecieron Yeh S et al, 2009). Curiosamente, el osimertinib (AZD-9291) recientemente aprobado, un TKI indicado para el tratamiento de pacientes con cáncer de pulmón no microcítico metastático que tienen la mutación del receptor del factor de crecimiento epidérmico T790M, también ha producido un patrón de vórtice en los depósitos (Chia PL y John T, 2015), al igual que la suramina (Holland EJ et al, 1988; Stein CA et al, 1989), que se describió anteriormente como un fármaco anfifílico catiónico, pero también es un TKI (Yeh S et al, 2009).

Al menos el 80% de los pacientes tratados con ara-C en dosis altas (> 1 g / m2) pueden presentar síntomas de fotofobia, sensación de cuerpo extraño y dolor, y pueden presentar queratopatía puntiforme difusa, con numerosas opacidades intraepiteliales en la córnea central, pero la agudeza visual no se ve afectada. Los síntomas y los depósitos se resuelven sin cesar el tratamiento en aproximadamente 2 semanas (Guthoff T et al, 2010). Lochhead y cols. (2003) informaron algunos casos de toxicidad a dosis más bajas, 1 de los cuales fue un paciente con microquistes epiteliales en la córnea central que se acompañaron de visión borrosa, malestar severo, fotofobia, blefarospasmo severo e inflamación moderada de la conjuntiva. En el tratamiento con dexametasona, los síntomas se resolvieron en 3 días y los microquistes desaparecieron después de 1 semana.

- Conjugados anticuerpo-fármaco. Ado-trastuzumab emtansine, un anticuerpo dirigido contra el factor de crecimiento epidérmico humano 2 conjugado con M1, inhibidor de microtúbulos, induce queratitis punteada y visión borrosa; El 4,5% de los pacientes en ensayos clínicos experimentaron este último. Una modificación de la dosis puede mejorar la visión con el tiempo; Sin modificación de la dosis, la visión puede empeorar progresivamente.

Se informa que varios conjugados anticuerpo-fármaco en fase de investigación en desarrollo activo producen cambios epiteliales corneales que generalmente involucran visión borrosa o un deterioro más severo de la visión; pero su estudio caen fuera del propósito de estos apuntes.

- Patofisiología

Los mecanismos específicos subyacentes a las deposiciones epiteliales de la córnea no se conocen completamente. Disfunción lisosomal, ya sea por causas endógenas o exógenas, es responsable de muchas queratopatías epiteliales corneales. Las anomalías lisosomales endógenas están ejemplificadas por la enfermedad de Fabry, en la que los déficits de una enzima intralisosomal específica, la alfa-galactosidasa A, producen acumulaciones masivas de globotriaosilceramida y otros lípidos en el plasma y los lisosomas en todo el cuerpo, incluida la córnea. La disfunción lisosomal exógena resulta de la administración de fármacos que producen fosfolipidosis corneal, es decir, un exceso de acumulación de fosfolípidos que puede acumularse en el epitelio, estroma y endotelio corneal, así como en estructuras oculares adyacentes.

- Fosfolipidosis

Las propiedades químicas de los fármacos, más que los efectos farmacológicos, conducen a la acumulación intralisosomal de lípidos en el caso de los fármacos anfifílicos catiónicos. Se proponen dos teorías: la primera es la inhibición de fosfolipasas lisosomales específicas que normalmente serían responsables de catabolizar los lípidos, y la segunda es que los medicamentos forman complejos de fármaco-lípidos que no pueden pasar del lisosoma o degradarse.

En un modelo con algún soporte experimental, la amiodarona parece inhibir la fosfolipasa A2 lisosomal, posiblemente porque la amiodarona se incorpora a las membranas lisosomales y disminuye la carga superficial neta, que desasocia la fosfolipasa A2 lisosomal de su sitio de unión en la membrana interna y la deja susceptible a las proteasas lisosomales (Shayman JA y Abe A, 2013). Un estudio en el que la gentamicina inhibió la fosfolipasa lisosomal A1, también apoya la hipótesis de la "carga negativa" (Piret J et al, 1992). En otra investigación, tanto la gentamicina como la tobramicina inhibieron la fosfolipasa A y C.

El apoyo para el modelo de inhibición de una enzima o enzima lisosomal específica, aunque no relacionada con la fosfolipidosis, se proporciona mediante hallazgos asociados con la administración de suramina (Stein CA et al, 1989). La biopsia de las lesiones corneales inducida por suramina reveló acumulación de glicosaminoglicano. Se teorizó que la suramina bloquea el catabolismo de estos carbohidratos al inhibir la enzima iduronato sulfatasa, que es necesaria para la degradación lisosomal.

Los defensores del modelo de complejo de fármaco-lípido argumentan que las propiedades anfifílicas catiónicas permiten que estos medicamentos entren en los lisosomas. El fármaco se protona en el ambiente ácido del lisosoma y luego no puede pasar a través de la bicapa hidrófoba que rodea al lisosoma y queda atrapado. El fármaco atrapado se une a los lípidos polares para formar complejos de drogas lipídicas que se convierten en cuerpos lamelares lisosomales que son resistentes a la digestión por fosfolipasas. Una explicación de la tendencia hacia la recuperación después del cese del fármaco es que los complejos inestables podrían haber aumentado la susceptibilidad a las fosfolipasas una vez retirado el medicamento.

Curiosamente, la claritromicina, un antibiótico macrólido, no es anfifílico, pero se comporta como un fármaco anfifílico catiónico en el sentido de que causa fosfolipidosis porque se encuentra secuestrado en lisosomas (Ufuk A et al, 2015). El secuestro lisosomal se produce cuando una base débil hidrófoba ingresa al lisosoma, se protona en el medio ácido y no puede cruzar la membrana.

- Mecanismos alternativos

Otras fuentes de deposición corneal no están relacionadas con la fosfolipidosis. Se cree que la queratopatía vórtice difusa y la turbidez subepitelial producidas por el vandetanib TKI se deben a la deposición de metabolitos derivados de vandetanib o la inhibición del receptor del factor de crecimiento epitelial que podría haber interferido con el recambio epitelial y la migración. Como se mencionó anteriormente, se cree que la acumulación de suramina, también un TKI, se produce debido a la inhibición de la iduronato sulfatasa, lo que introduce la posibilidad de que la inhibición directa de una enzima por vandetanib pueda ser responsable. El depósito cristalino, o precipitado, observado con la administración tópica de fluoroquinolona (con mayor frecuencia ciprofloxacina) a un epitelio comprometido se debe a la precipitación del fármaco, que se produce porque el pH y la solubilidad del fármaco se encuentra en su nivel más bajo cuando se administra por primera vez porque la película lagrimal Asume temporalmente el pH del fármaco. Esto provoca una disminución de la solubilidad en relación con la concentración total del fármaco y da como resultado la precipitación.

- Contribución de la migración epitelial corneal normal

El patrón de vórtice de los depósitos corneales es el resultado del recambio y la migración epitelial normal. La teoría predominante de la homeostasis corneal, la hipótesis XYZ, postula que el epitelio corneal se mantiene mediante un equilibrio entre la descamación de las células de las capas superficiales (Z); proliferación, diferenciación y migración anterior de células del epitelio basal (X); y migración centrípeta de células que se originan de células madre del limbo al centro de la córnea (Y) (Yoon JJ et al, 2014). La presencia de líneas de pigmento distribuidas radialmente que se extienden desde el limbo hasta la córnea central en pacientes con grandes depósitos en córnea sugirió que el pigmento se está arrastrando a medida que las células epiteliales migran y en realidad fue una de las fuentes de apoyo para la hipótesis XYZ (Lemp MA y Matheis WD, 1989). También se ha demostrado que una zona de células en el limbo migra circunferencialmente, lo que podría causar un efecto espiral en las hojas de células epiteliales de migración centrípeta (Hua HS et al, 1993). Normalmente, el camino que toman las células no es visible, pero en las condiciones clínicas que producen queratopatía vórtice, los depósitos intracelulares de fosfolípidos u otras sustancias hacen que las células sean visibles (Hua HS et al, 1996).

La migración normal de las células epiteliales dañadas también explica un patrón de resolución para los depósitos inducidos por citarabina que es diferente al de cualquier otro medicamento en esta discusión. La queratopatía difusa se revierte dentro de 1 o 2 semanas sin secuelas, y el proceso no depende de la modificación o cese de la dosis. Esto se debe a que la citarabina inhibe la ADN polimerasa durante la fase S de la división celular, lo que resulta en células degeneradas en la capa basal del epitelio que son típicamente evidentes en el día 5 de tratamiento. Las células afectadas migran hacia las capas superficiales de la córnea para ser descamadas, lo que coincide con la resolución de los síntomas y es paralela a la tasa de recambio de células de la córnea de 14 días.

Cambios endoteliales

El endotelio también puede afectarse por algunos fármacos. Si ánimo de ser exhaustivos, se ha encontrado alteraciones endoteliales con la inyección intravítrea de vebacimubad; no así con aflibercept (Lass JH et al, 2018) o éstos son mínimos (Muto T y Mashida S, 2019).

Capítulo II

INFLAMACIONES DE LA CÓRNEA

QUERATITIS

James Wardrop (1782-1869) utilizó el término de *queratitis* en su obra "Ensayo sobre la anatomía mórbida del ojo humano" (1808-18), introduciendo una referencia topográfica de la inflamación que anteriormente se denominaban de forma genérica como "oftalmía" y fuera cual fuese su localización ocular o preferente.

Aunque es muy difícil el realizar una clasificación etiológica de las enfermedades de la córnea, podemos considerarlas en seis amplias categorías.

(1). Queratitis infecciosas, que pueden ser bacterianas, víricas, micóticas o parasitarias. Estas infecciones pueden ser (a) exógenas, afectando primariamente a la córnea, (b) por continuidad desde la conjuntiva, esclera o tracto uveal, o (c) de origen endógeno.

(2). Queratitis alérgica apareciendo tanto por alergenos exógenos o como una reacción de hipersensibilidad a toxinas endógenas como en la tuberculosis, sífilis y otras infecciones sistémicas.

(3). Queratitis asociadas con enfermedades de la piel o mucosas como se aprecia en las complicaciones corneales de un gran número de erupciones aftosas y dermatosis.

(4). Queratitis apareciendo como reflejo de una enfermedad sistémica de tipos muy diferentes tanto debidas a errores en el metabolismo, defectos nutricionales u otras causas.

(5). Situaciones de exposición, desecación y neurotróficas que frecuentemente inducen complicaciones corneales, quizás mejor descritas como queratopatías que como queratitis.

(6). Finalmente, quedan aquellas inflamaciones de origen desconocido.

La desventaja de la adopción de clasificaciones como la anterior estriba en la variabilidad de las respuestas de las diversas capas corneales a los mismos agentes; además, como la córnea es capaz de reaccionar a estímulos nocivos sólo en un rango limitado de modelos, diferentes tipos de inflamaciones a menudo producen el mismo cuadro clínico. Se sigue que con frecuencia el diagnóstico se puede realizar evaluando tanto las manifestaciones clínicas como realizando un estudio etiológico. Desde un punto de vista clínico y diagnóstico lo más conveniente es una ordenación topográfica, pero en esto nos encontramos compelido a adoptar una clasificación algo laxa que, como tras, tiene sus defectos. Por lo tanto divido las manifestaciones de la queratitis en tres tipos principales.

1.- Superficiales; primariamente epitelial pero a menudo afectando a las laminillas superficiales del estroma.

2.- Intersticial, la inflamación del estroma; puede ser de distribución difusa o localizada (disciforme).

3.- Posterior, donde primariamente se afecta el endotelio y la membrana de Descemet, a menudo afectando también a las láminas más profundas del estroma.

Muchas de estas enfermedades, particularmente las que pertenecen a la primera categoría donde se produce la afectación simultánea de la córnea y la conjuntiva, ya se han comentado en otros apuntes (Enfermedades de la conjuntiva y corneales asociadas); las señalo fundamentalmente desde el punto de vista del diferencial, pero su descripción detallada ya se ha realizado.

QUERATITIS SUPERFICIAL

La queratitis superficial se puede definir como un proceso inflamatorio que afecta primariamente al epitelio corneal y las láminas adyacentes del estroma (zona de Bowman). Con un propósito descriptivo podemos dividirla en tres tipos clínicos: (a) queratitis epitelial difusa, (b) queratitis punctata o macular (no pustular) y (c) queratitis ulcerativa (pustular).

Queratitis superficial difusa

En una queratitis superficial aguda o subaguda de origen infeccioso inicialmente la superficie epitelial se encuentra rugosa, perdiendo su lustrocidad normal, apareciendo áreas de aspecto gris farináceo entremezcladas con áreas relativamente claras. El fondo histológico esencial es una infiltración por células invasoras desde el limbo, principalmente polimorfonucleares. La regla es la existencia de algo de edema, junto con alguna descamación de las células superficiales conduciendo a la formación de múltiples erosiones que tiñen con fluoresceína o, si algunas células permanecen adheridas, de filamentos; en esta fase la resolución puede ser completa. No obstante, si la infección es incontrolable, el estroma subyacente se vuelve edematoso e infiltrado y, como el epitelio, la infiltración puede ser tan intensa que sobreviene una necrosis del tejido con la formación de pústulas o micro-abscesos; lo que se produce típicamente en la zona para-marginal de la córnea o cerca del frente de avance de un pannus. Con la lámpara de hendidura aparecen como áreas redondeadas, de color gris o amarillento, ligeramente elevadas sobre el nivel de la superficie corneal y rodeada de un halo densamente blanco de tejido edematoso. La terminación natural de esta lesión es la rotura del epitelio con la formación de una úlcera, que puede tener un tamaño considerable cuando se forma por la confluencia de varias pústulas. Además, si la toxemia es muy aguda, la descamación puede afectar a todo el epitelio y, en casos membranosos (como en infecciones por C. difteriae y estreptococos) la necrosis aguda puede afectar a toda la extensión de la córnea. Por otro lado, si la inflamación es menos intensa, puede sobrevenir una *fase crónica* en la que la infiltración por polimorfonucleares se sustituye por linfocitos, se produce vascularización desde el limbo y finalmente se desarrolla tejido de granulación.

La queratitis epitelial difusa aguda es típica de infecciones bacterianas y habitualmente se produce en asociación con conjuntivitis. La blefaro-conjuntivitis es la más común, a menudo asociada con múltiples erosiones; la gonocócica es la más severa y destructiva, pero, como hemos visto, casi cualquier micro-organismo puede producir la afectación difusa del epitelio corneal.

Las infecciones virales típicamente originan lesiones punteadas pero en ocasiones pueden afectar a grandes áreas o a toda la capa epitelial.

La *queratitis difusa superficial crónica* se ejemplifica en el pannus, esencialmente una reacción defensiva contra un agente infeccioso o tóxico. Sobre un segmento o sobre la totalidad de la circunferencia del limbo, las capas corneales superficiales, el epitelio y el estroma superficial se encuentran invadidos por una multitud de células, inicialmente polimorfonucleares y células mononucleares, y, más tarde, por linfocitos y células plasmáticas, a veces masificadas en formaciones nodulares, que se sigue de la emergencia de neovasos desde el plexo limbal para formar una masa vascularizada grisácea debajo del epitelio, desintegrando la membrana de Bowman y las láminas superficiales a medida que se propaga en la *etapa progresiva*. Sobre él y por delante el epitelio sufre de cambios degenerativos y exfoliaciones, y a veces se desarrollan úlceras. Cuando cesa la extensión se sigue de una *etapa estacionaria* hasta que finalmente se llega a la *fase regresiva* con la desaparición del exudado seguido por una atrofia de los vasos; finalmente el pannus queda representado sólo por tejido cicatrizal (*fase esclerótica*) u ocasionalmente por unos meros restos obliterados de los vasos.

Una típica enfermedad inflamatoria que ejemplifica estos cambios es el tracoma; un pannus parecido también es característico de la lepra y del molluscum contagiosum.

No es habitual una queratitis superficial alérgica. Puede producirse de manera aguda, habitualmente con una conjuntivitis, como un edema epitelial transitorio y generalizado debido a una alergia atópica que, ante repetidas exposiciones con el alérgeno, puede provocar la necrosis del epitelio con la formación de úlceras o de una vascularización profunda (O´Brien y Allen, 1943; Hogan, 1952; Braley, 1958). En casos recurrentes y crónicos se pueden formar densas opacidades vascularizadas que se ven, por ejemplo, en el eczema atópico.

Un tipo más difuso de una queratitis superficial crónica, consistente también de una infiltración subepitelial y de una vascularización irregular y a menudo profusa que se puede asociar con diversas enfermedades no relacionadas de naturaleza no infecciosa o desconocida. Las más típicas son la rosácea y la queratitis flictenular mientras que la afectación de la conjuntiva se puede asociar con complicaciones corneales en enfermedades que afectan a las membranas mucosas como el eritema multiforme, el penfingoide benigno de las membranas mucosas y el pénfigo foliáceo. Todas ellas ya se han descrito en otros apuntes.

Una queratitis difusa aguda y a veces destructiva puede ser el resultado de traumas químicos, particularmente aquellos de naturaleza cáustica o vesicante; los comentaremos en los apuntes de Traumatología.

Warnock (1962) describió una curiosa enfermedad que afecta a las capas superficiales y que denominó *úlcera serosa*. La enfermedad que observó en 24 pacientes de todas las edades y habitualmente en varones (5 a 1), aparece de 24 a 48 horas después de una lesión corneal primaria como el alojamiento de un cuerpo extraño, una quemadura o una infección vírica. En una fase preliminar aparece un área cerosa elevada no humectable en el epitelio con un diámetro de hasta 8 mm., acompañado de dolor, fotofobia y lagrimeo. El epitelio regresa a la normalidad en 6-8 días y entonces aparecen unas placas cristalinas blancas a nivel de la membrana de Bowman. Sobre ellas el epitelio muestra episodios periódicos de vesiculación y erosión. Este autor encontró que el tratamiento más satisfactorio era afeitar la placa con una queratectomía lamelar a partir de la cual el epitelio normal crece desde la periferia. Los hallazgos histológicos y bacteriológicos son inespecíficos pero como la enfermedad es transmisible en conejos se propuso una etiología vírica. Kloucek F (1975) describió un cuadro similar que denominó "defecto superficial corneal no humectable" en 11 pacientes. Se desarrolla durante la cicatrización de diversas lesiones corneales. Clínicamente, se describe como un defecto del epitelio con cambios en una membrana de Bowman desnuda, cuya superficie repele las lágrimas y no se puede teñir con fluoresceína. En la imagen histológica, la membrana de Bowman tiene apariencia fibrilar o espumosa. Se tiñe fuertemente con hierro coloidal y azul alcián, pero las reacciones de PAS y azul de toluidina son débiles. Las reacciones histoquímicas para las grasas neutras son muy positivas, pero las de los fosfolípidos son negativas. Los resultados de las extracciones hablan de la presencia de algún componente lipídico, que no es ni grasa neutra ni fosfolípido. Por lo tanto, se supone que pueden existir algunas bases de ceras que reaccionan con la membrana de Bowman patológicamente cambiada. Se estudiaron las muestras de biopsia de la córnea de 6 pacientes con esta afección particular con microscopio electrónico. Además de los métodos de microscopía electrónica de rutina, se realizó una tinción con rojo de rutenio en un espécimen extirpado. Se encontraron cambios marcados en la región de la membrana de Bowman, que se alteró superficialmente o en su anchura total. Sus fibrillas de colágeno se volvieron ásperas y electrónicamente densas, formando una malla trabecular granular o sin estructura. Los espacios inter-trabeculares se rellenaron con un material especial, que también formaba una capa continua sobre la superficie de la membrana de Bowman alterada. Se observaron estructuras filamentosas que se parecen a las huellas dactilares en ciertas áreas de estos espacios; y después de teñir con rojo de rutenio, también fueron visibles numerosos gránulos. El autor consideró que estas dos estructuras son mucopolisacáridos ácidos.

Queratitis punctata (punteada) y macular

Una amplia variedad de enfermedades de los ojos y de los anexos originan lesiones punteadas en las capas superficiales de la córnea; aunque muchas de ellas son de origen infeccioso, otras son de naturaleza tóxica, irritativa o degenerativa, o incluso encontrarse genéticamente determinadas. Como es imposible realizar un diagnóstico completo por razones morfológicas, la aproximación más útil desde un punto de vista clínico es utilizar en primer lugar una terminología descriptiva que no compromete al observador con ningún sesgo etiológico; además los tipos de "manchitas" son legión y, en muchos trastornos, se presentan diferentes tipos al mismo tiempo o aparecer en sucesión. Para ser lógicos algunas de estas lesiones pueden denominarse con mayor propiedad como *queratopatías,* aunque el término de queratitis se utiliza en su sentido más amplio aunque quizás sea ilegítimo en ocasiones.

En este sentido la terminología es algo confusa. La queratitis punteada superficial era un término descriptivo aplicado en los días sonde aún no existía la lámpara de hendidura por Fuchs E (1889) para describir manchitas corneales que podían verse a simple vista o con una lupa, que encontró complicando a una conjuntivitis epidémica en Viena; hoy podemos asegurar casi con certeza que se trataba de la hoy denominada querato-conjuntivitis epidémica causada por adenovirus. La lámpara de hendidura mostró que estas lesiones ocupan un área apreciable mientras que se muestra de existencia de una multitud de lesiones aún más pequeñas y que no tienen nada que ver con la enfermedad descrita por Fuchs. De cualquier manera aún conservado este término descriptivo que podemos clasificar arbitrariamente en los siguientes tipos:

1.- Erosiones punteadas epiteliales.

2.- Queratitis epitelial punteada: Fina; gruesas, areolar, estrellada; filamentosa.

3.- Queratopatía epitelial profunda.

4.- Queratitis combinada epitelial y estromal (subepitelial).

5.- Queratitis subepitelial punteada: gris o amarilla.

6.- Queratitis punteada intersticial: anterior; posterior.

Las *erosiones punctatas epiteliales* ya se han discutido cuando se señaló que habitualmente acompañan a casi cualquier tipo de queratitis traumática, tóxica o inflamatoria, particularmente cuando se presenta un edema. Son lesiones diminutas muy ligeramente deprimidas que difícilmente son visibles sin la ayuda de fluoresceína que las tiñe brillantemente, y representan puntos en los que se encuentran expuestas células epiteliales inmaduras por una descamación prematura o desordenada de las células más superficiales.

La *queratitis epitelial punctata* difiere esencialmente de las erosiones epiteliales en que las lesiones son blancas y opacas, y, por ello, visibles sin la ayuda de tinción. Las células epiteliales implicadas se vuelve opacas y, como regla, tiñen irregularmente con fluoresceína y mejor con rosa de bengala o la antigua floxina, colorantes que tienen afinidad por células que tienden a la hipermadurez, queratinización o sufren del avance de una infección vírica. Estas células tienden a proyectar ligeramente sobre el resto de la superficie corneal. No obstante, existe un rango considerable en la intensidad de la tinción tanto con el rosa de bengala como con la fluoresceína porque las tinciones son captadas por diferentes células. Así, en la queratitis seca las células opacas visibles tiñen intensamente en rojo con el rosa de bengala al igual que otras células anormales que no son visibles antes de la tinción. En otras enfermedades como la queratitis punctata superficial de Thygeson las células opacas pueden requerir más de una gota de colorante al 1% para absorber la tinción y algunas de estas células, especialmente aquellas del centro de la lesión, pueden teñir con fluoresceína. En ocasiones, como en una etiología abrasiva, los puntos tiñen mejor con fluoresceína pero también toman el rosa de bengala.

Las lesiones de la queratitis epitelial punctata se pueden clasificar de acuerdo a su tamaño, forma y distribución; pueden ser finas, gruesas, areolares o estrelladas y asociarse con filamentos epiteliales. Pueden encontrarse dispersas sobre la superficie corneal o agruparse pero incluso agrupadas y numerosas pueden permanecer discretas o volverse confluentes igual que la erupción del sarampión. Son muy típicas de infecciones virales, particularmente en las primeras fases y tienden a progresar para combinar lesiones epiteliales y subepiteliales y finalmente subepiteliales antes de que se resuelvan. Su distribución topográfica varía con su etiología.

La queratitis epitelial fina se encuentra típicamente en las siguientes condiciones:

- Blefaro-conjuntivitis estafilocócica donde se afecta particularmente la parte inferior de la córnea.

- En varias infecciones virales de las cuales la más dramática es el tracoma, donde se afecta particularmente la parte superior de la córnea en una nubosidad difusa y rugosa con exacerbaciones punctatas aquí y allá, donde los acúmulos de células afectadas no están definidas con claridad o son discretas; a veces también se ve en la conjuntivitis de inclusión, en la queratitis del molluscum contagiosum y en la fase de recuperación de la queratitis herpética.

-La conjuntivitis vernal, donde otra vez es la parte superior de la córnea la preferentemente afectada y las lesiones individuales están claramente definidas y son discretas.

- La rosácea, caracterizada por la afectación de la parte inferior de la córnea.

- La queratitis seca y por exposición, donde los punteados se presentan particularmente en el área inter-palpebral.

En la queratitis epitelial punctata gruesa los punteados son mayores y, por ello, más fácilmente visibles con la lupa o, incluso, a simple vista con buenas condiciones de retro-iluminación o iluminación focal. Consisten en agregaciones blanquecinas próximas entre sí de células opacas con bordes regulares, habitualmente ligeramente elevadas sobre el resto de la superficie. Se ven en un número de infecciones virales y, al contrario del tipo fino, parece no existir dudas de que el virus se replica en muchas de las células epiteliales enfermas. Así en el tracoma y en la conjuntivitis de inclusión es posible demostrar inclusiones citoplasmáticas de Halberstaedter-Prowazek (clamidias trachomatis) dentro de las células epiteliales corneales o inclusiones intranucleares acidófilas en el herpes zoster o en el herpes primario; sin embargo en el herpes corneal recurrente es difícil demostrarlos y no constituye un método fiable de investigación diagnóstica. En investigación experimental se ha demostrado repetidamente la presencia del virus en el epitelio corneal en el herpes.

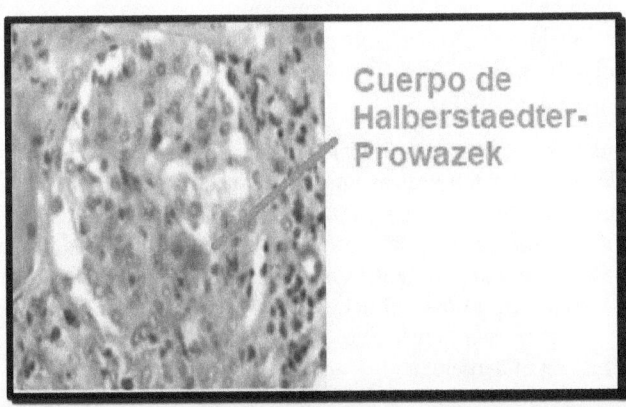

Cuerpo de Halberstaedter-Prowazek

Aunque la queratitis punctata gruesa de probada etiología vírica puede estar muy ocasionalmente precedida y, a veces, acompañada o seguida de lesiones epiteliales finas, las últimas no representan una fase temprana de la primera ya que rara vez se ha visto que se intercambien.

Las lesiones epiteliales punctatas gruesas se ven en las fases iniciales de la invasión epitelial por una variedad de virus –particularmente de la familia herpes y algunos tipos de adenovirus; también se ven en la queratitis punctata superficial de Thygenson y en ocasiones por virus TRIC así como en otras enfermedades como la rosácea, el penfingoide benigno de las membranas mucosas y en la queratitis seca. Como sucede con el tipo fino, los detalles mínimos de los puntitos opacos y su ordenación varían de una infección a otra.

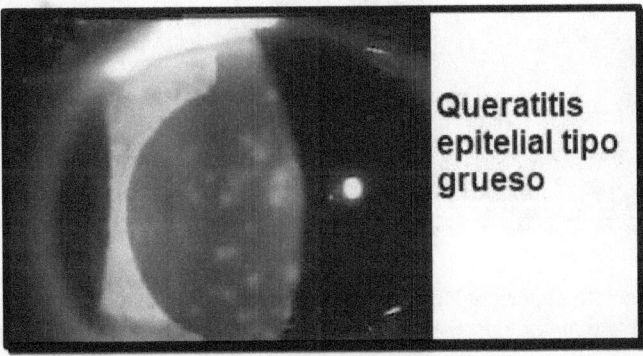

Queratitis epitelial tipo grueso

En el herpes las lesiones son regulares, densas y opacas con tendencia a la empalizada en la periferia, y pueden alargarse para asumir una variedad de formas y puede volverse areolar. En infecciones primarias durante las primeras dos o tres semanas no hay reacción estromal excepto en lesiones en los márgenes de la córnea. Después de este intervalo aparecen opacificaciones estromales superficiales y las lesiones toman el carácter de una queratitis combinada epitelial y subepitelial mientras que puede producirse descamación del componente epitelial y sanar dejando una queratitis punctata subepitelial, o puede extenderse y ulcerarse para formar úlceras dendríticas.

Se pueden ver en el herpes recurrente, pero rápidamente para a la forma combinada.

En el zoster las lesiones epiteliales gruesas preceden a los tipos combinados y subepitelial y a las clásicas opacidades numulares subepiteliales, una evolución que recuerda al herpes recurrente. Las células opacas densas, en algunas de las cuales se pueden demostrar cuerpos de inclusión intranucleares, son menos regulares en su disposición y menos opacas que las del herpes.

En la varicela la queratitis epitelial gruesa es menos opaca que en el herpes. Las motitas blancas individuales que conforman la lesión son más pequeñas, menos regulares en su disposición periférica y tienden a estar en gran parte dentro del epitelio en lugar de la superficie. Algunas lesiones del epitelio de tamaño grueso pueden permanecer y desarrollar lesiones combinadas; otras pueden desarrollar grandes placas de epitelio granular que muestra una marcada tendencia a ulcerarse y desarrollar ramificaciones no diferentes a las úlceras geográficas del herpes. El epitelio enfermo de los bordes del área ulcerada muestra una granulación más fina, de disposición menos regular y menos opacas de lo que es habitual en el herpes.

En la fase inicial de la queratitis por adenovirus unas lesiones epiteliales finas o moderadamente gruesas preceden el desarrollo del tipo combinado y, a continuación, aparecen las características lesiones subepiteliales.

En el tracoma y en la conjuntivitis de inclusión pueden presentarse lesiones epiteliales gruesas, pero tienden a extenderse más profundamente en el epitelio y, a menudo, tienen una pequeña depresión central que conduce directamente a un infiltrado subepitelial y estromal superficial de aspecto sucio que supera rápidamente.

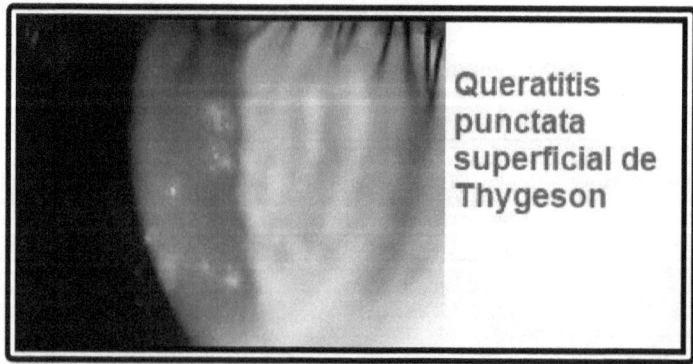

Queratitis punctata superficial de Thygeson

La queratitis punctata superficial de Thygenson se caracteriza por lesiones epiteliales gruesas que se pueden asociar con diminutas opacidades estromales que se ven con iluminación focal pero que desaparecen por retro-iluminación. Las lesiones son circulares u ovales; habitualmente alargadas verticalmente; en ocasiones poseen un contorno irregular sugiriendo una lesión estrellada y, en ocasiones, la diferenciación con el herpes es imposible si sólo se basa en la morfología de las lesiones corneales; la evolución remitente y crónica la diferencia de otras enfermedades.

Esta queratitis es de etiología desconocida aunque se sospecha de virus. Su curso es intermitente y de larga duración habiéndose publicado un caso con 40 años de evolución (Tanzer DJ y Smith RE, 1999). Con el láser confocal se han encontrado agregados de depósitos de alta reflectividad con un aspecto de ráfagas de estrellas (cometas) que se corresponden con lesiones puntiformes epiteliales identificadas con la lámpara de hendidura; los agregados se observaron esporádicamente en las capas de células epiteliales basales y superficiales. También se aprecia un neblina subepitelial y, también de manera esporádica, la presencia de células de Langerhans en la capa epitelial basal y anomalías de la membrana de Bowman (Kobayashi A et al, 2011; Li J et al, 2014).

Aunque suele resolverse espontáneamente sin cicatrización, se han publicado algunos casos con cicatrización del estroma anterior en aquellos con un curso crónico y prolongado (Fintelmann RE et al, 2012). Aunque no tiene tratamiento se ha informado que la pomada de tacrolimus al 0´3% permite un buen control de la enfermedad (Marquezan MC et al, 2015).

Aparte de en infecciones víricas, las lesiones epiteliales punctatas gruesas rara vez se ven. No obstante, en la rosácea pueden verse algunas entre las lesiones finas; también en áreas marginales en el penfingoide benigno y ocasionalmente en la queratitis seca en la que la mayoría de las lesiones son de carácter fino.

La *queratitis punctata areolar* se presenta típicamente en el herpes corneal primario; cuando las lesiones iniciales se agrandan pueden tomar una variedad de formas redondeadas, alargadas y en ocasiones ramificadas que, con la lámpara de hendidura, se ve que ocupan un área considerable.

La *queratitis punctata en estrella* se presenta con mayor frecuencia en el herpes, tanto primario como recurrente. Se pueden considerar a estas lesiones como micro-dendritas y son casi patognomónicas del herpes; en la queratitis punteada superficial de Thygeson, zoster o varicela a veces se observan lesiones parecidas.

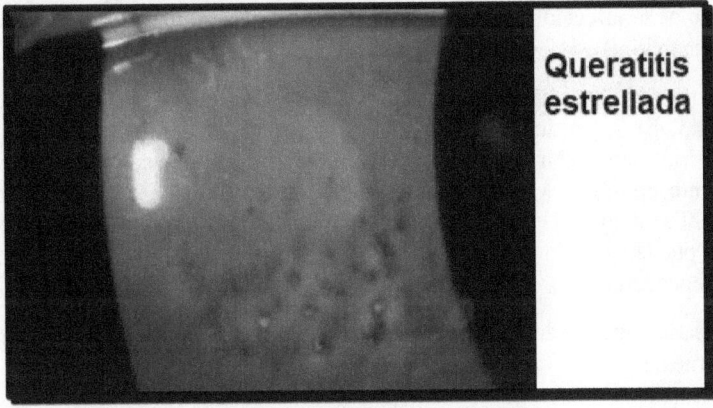

La *queratitis punteada filamentosa* se puede ver cuando el epitelio enfermo de una lesión epitelial punctata gruesa casi se ha descamado completamente pero permanece unido por un extremo; ya hemos visto que la condición se presenta en una variedad de enfermedades, la más importante de las cuales es la querato-conjuntivitis seca, pero los filamentos también aparecen como una fase transitoria en varias enfermedades víricas, las más habituales de las cuales son las debidas a adenovirus, herpes y varicela, así como en varios tipos de querato-conjuntivitis.

Queratopatía punteada epitelial profunda

Las opacidades consistentes en pequeños gránulos opacos situados en la profundidad del epitelio y que no alcanzan la superficie, se presenta en la rosácea y distrofia de Meesmann, en anomalías hereditarias del epitelio corneal asociada con disqueratosis palmaris plantaris y en algunas situaciones poco definidas.

Queratosis punteada combinada subepitelial y epitelial

La secuencia de una queratitis epitelial punteada superficial progresando a lesiones combinadas epiteliales y subepiteliales, seguida de descamación y curación del componente epitelial dejando una queratitis subepitelial punteada es típico de las infecciones víricas. El tamaño y la forma de la lesión subepitelial se encuentra determinada por las características del componente epitelial y puede dar una pista sobre la etiología; así las lesiones areolares o estrelladas casi siempre se deben al herpes, aunque el zoster y la varicela ocasionalmente toman lesiones parecidas. Las opacidades estromales superficiales punteadas que se producen en las infecciones víricas tienen una coloración grisácea vistas con la lámpara de hendidura. Aparecen en el estroma superficial inmediatamente bajo la membrana de Bowman, y la nubosidad grisácea de la separación lamelar parece jugar una gran parte en la opacificación.

En las formas más severas de queratitis punctata en la que la lesión sigue un curso agudo, a veces se desarrolla una hinchazón focal indolente en el estroma superficial. Parece ser difícil que el epitelio sobre un área edematosa inflamada madure normalmente; el epitelio se empapa, tiñe tanto con fluoresceína como con rosa de bengala, y pueden romperse para formar úlceras diminutas. Esta secuencia puede presentarse en la querato-conjuntivitis epidémica y ocasionalmente con las lesiones gruesas que caracterizan estas infecciones como el herpes, pero no necesariamente indica un recrudecimiento de la replicación viral.

Las siguientes son las causas más comunes de este tipo de queratitis, pero aunque es muy característico de la infección viral, debemos reconocer claramente que no todos los casos tienen un origen viral o infeccioso.

Los adenovirus son la causa típica de este tipo de lesión, finas o de tamaño medio para los serotipos 3, 4 y 7, y gruesa en la querato-conjuntivitis epidémica debida al serotipo 8; aunque posteriormente se han incorporado numerosos serotipos causales. En esta última el componente epitelial es sorprendentemente pequeño, no se opacifica y puede ser evanescente. Es un cuadro clínico casi patognomónico, aunque los serotipos 7 y 11, y los herpesvirus pueden ocasionalmente parecerse, así como las opacidades subepiteliales vistas en la oncocercosis.

En la varicela las opacidades mayores pueden tener un tinte amarillento y van a formar abscesos corneales.

En el tracoma las lesiones punteadas combinadas tienen un aspecto ligeramente diferente de las debidas a los virus típicos. El componente epitelial está sucio y a menudo tiene una depresión central o una ulceración que conduce directamente a una verdadera infiltración subepitelial de un tinte amarillento sucio situada, aparentemente, a ambos lados de la membrana de Bowman. De manera similar el estroma superficial opacificado tiene un tono ligeramente amarillento y consiste en puntos duros de color blanco sucio asociado con la nubosidad grisácea de la separación lamelar. Las lesiones estromales más intensas son micro-abscesos y pueden agrandarse para formar las pústulas tracomatosas. Sin embargo, es importante apreciar que este tinte blanco sucio o amarillento se presenta sólo durante los primeros días o semanas (dependiendo del tamaño) de cualquier lesión dada y que a medida que se desactiva la resolución viene precedida de la pérdida de esta coloración. Por lo tanto en el tracoma y en la queratitis punteada por inclusión (virus TRIC) pueden verse lesiones amarillentas o una mezcla de lesiones amarillentas y grises, o simplemente lesiones grises, dependiendo del tiempo y la severidad. No obstante, el valor para el diagnóstico diferencial del tono de la opacificación es importante por lo que merece la pena clasificar las lesiones en grises o amarillas.

En la conjuntivitis de inclusión, aunque se sostiene clásicamente que la córnea no se afecta, puede desarrollarse una queratitis punteada severa en algunos casos. Las lesiones se diferencian del tracoma por la ausencia de pannus o cicatrización de la conjuntiva. Las manchitas son principalmente de distribución central, variando en tamaño desde diminutas, que se ven con mayor facilidad mediante retro-iluminación, a grandes máculas de 1 a 1 y medio mm., de diámetro que se pueden ver a simple vista. Esta enfermedad se ha confundido con la querato-conjuntivitis epidémica pero un punto importante en la diferenciación es que mientras que la conjuntivitis folicular de la última se resuelve en la tercera semana, la conjuntivitis folicular de los virus TRIC permanece activa durante varios meses.

Son más raras otras causas de queratitis punteada epitelial y subepitelial. La queratitis punctata de infecciones bacterianas, como las de neisserias gonorreae o meningitidis es del tipo amarillo, como son las que a veces se ven en la enfermedad de Reiter. Las infiltraciones punteadas en la rosácea y los infiltrados marginales a menudo asociados con la blefaro-conjuntivitis estafilocócica también tienen una coloración amarillenta. La distrofia en celosía puede presentar apariencias confusas; el área central de la opacificación estromal se puede confundir con una queratitis disciforme y las lesiones punteadas estromales o combinadas pueden asemejar a las queratitis virales; además, la historia de ataques recurrentes de inflamación es engañoso y la característica celosía puede fácilmente pasarse por alto si no se examina la córnea con retro-iluminación.

Opacificación punctata de la membrana de Bowman

Siguiendo a las lesiones subepiteliales más severas pueden quedar opacidades permanentes en la membrana de Bowman, a veces asociadas con el desarrollo de una degeneración nodular de Salzmann. Son especialmente propensas a producirse después de lesiones destructivas por virus TRIC o bacterias, pero también se pueden ver después del sarampión o enfermedad flictenular. La opacidad tiene una curiosa calidad homogénea de color gris cristalino y los bordes a menudo son rectos o presentan facetas cóncavas. Con frecuencia existe un ligero engrosamiento de la membrana por lo que el epitelio suprayacente se encuentra levantado y, cuando se instila fluoresceína, la lesión aparece como un pequeño montículo que proyecta como una pequeña isla trasparente a través de la película verde pre-corneal; el propio epitelio suele ser normal y no tiñe ni con fluoresceína ni con rosa de bengala. Estas lesiones son el estado final estacionario de enfermedades previas y pueden quedar de manera indefinida. No producen síntomas salvo un posible defecto visual ligero.

Queratopatía estromal subepitelial punctata (anterior)

En las queratitis víricas, cuando han pasado las fases relativamente transitorias epitelial, combinada y estromal, las opacidades punctatas a menudo tienden a quedarse durante mucho tiempo en las capas superficiales del estroma. Los detalles íntimos de estas lesiones subepiteliales dependen de las características de la enfermedad particular; así las lesiones menores de la queratitis por adenovirus debidas a los serotipos 3 o 4 no son lo suficientemente grandes para verse a simple vista y pueden sanar completamente en pocas semanas o meses, mientras que las lesiones por otros serotipos, particularmente la querato-conjuntivitis epidémica debida al serotipo 8, y ocasionalmente en otros tipos se pueden ver a simple vista y tardar meses en sanar, siendo aún visibles durante años. Las lesiones punctatas tienen un comportamiento similar mientras que en otras condiciones, como en las queratitis por virus TRIC y varicela, la persistencia de las opacidades se relaciona con su tamaño.

En las formas bacterianas piógenas las lesiones subepiteliales de queratitis punctata se desarrollan como abscesos en el estroma superficial sobre las cuales el epitelio puede mostrar grados variables de anomalías durante la fase activa. En ellas, como en los infiltrados catarrales marginales, que habitualmente son de origen tóxico, se ve el mismo tipo de lesiones subepiteliales de curación lenta.

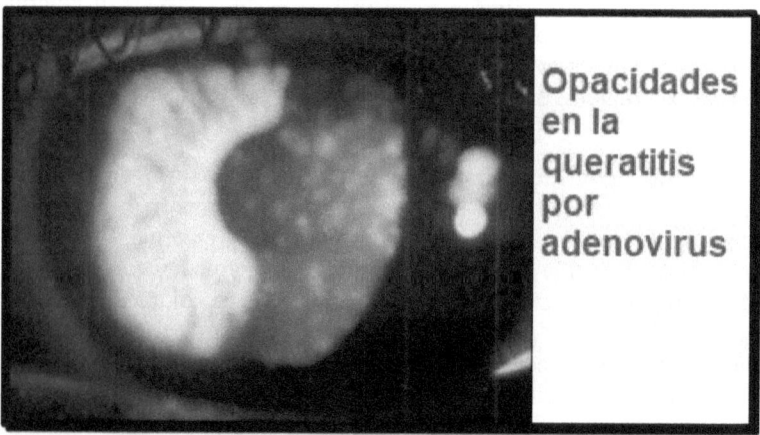

Opacidades en la queratitis por adenovirus

En la lepra la queratitis punctata consiste característicamente en lesiones blancas o calcáreas finas o gruesas en las capas superficiales del estroma pero, a veces, son más profundas y se podría describir como una queratitis punteada intersticial que puede transformarse en una queratitis leprosa difusa.

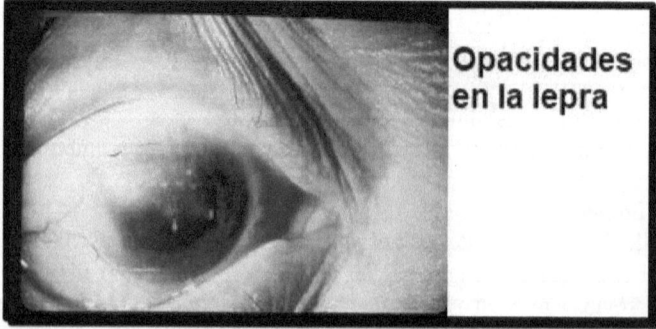

Opacidades en la lepra

La queratitis punteada de la oncocercosis no se distingue fácilmente de la querato-conjuntivitis epidémica. No es infrecuente que el paciente refiera una historia de una conjuntivitis leve precedente, usualmente existe una limbitis oncocercal en las áreas inter-palpebrales, y la enfermedad corneal típicamente desarrolla unos rociados sucesivos de lesiones subepiteliales, especialmente en la periferia, en intervalos de semanas o meses sin ninguna enfermedad conjuntival o epitelial corneal precediendo a la aparición de las lesiones estromales intersticiales.

Queratitis punteada intersticial (profunda)

Las lesiones punteadas del estroma profundo son infrecuentes. Se presentan en la oncocercosis y en la lepra, a veces también en el zoster y herpes, especialmente cuando la córnea se encuentra saturada con esteroides. También puede presentarse en la brucelosis, en la queratitis numular de Dimmer, en la rosácea, en tubercúlides, granulomatosis de Wegener y otros tipos de esclero-queratitis. Rara vez una queratitis intersticial sifilítica se desarrolla de forma irregular con grandes focos de punteados en el tercio posterior del estroma.

Una vez que hemos estudiado la morfología de las lesiones corneales, el diagnóstico etiológico a menudo se puede facilitar con la evaluación de signos y síntomas que pueden presentarse en otros lugares. La siguiente es el listado proporcionado por Jones (1962) de las principales características asociadas. Los cuadros clínicos detallados y los datos de laboratorio se comentan con las enfermedades correspondientes en otros lugares de estos apuntes.

Enfermedades de los párpados asociadas con queratitis o queratopatías punteadas

- Nódulos: molluscum contagiosum; verrugas; rosácea.

- Vesículas o úlceras: Herpes simple; herpes zoster; varicela; penfigoide benigno de las membranas mucosas.

- Foliculitis: Blefaritis estafilocócica y seborreica.

- Dermatitis: Blefaritis seborreica; psoriasis.

- Triquiasis o entropión: Queratitis traumática.

- Ectropion: Queratopatía por exposición o neuroparalítica.

- Retracción palpebral: Queratopatía por exposición, principalmente en el exoftalmos endocrino.

- Madarosis: Lepra.

Enfermedades de la piel asociadas con queratitis o queratopatía punteada

Rosácea; pénfigo benigno de las membranas mucosas; eritema multiforme; lepra; psoriasis; hiperqueratosis folicular de la plata de los piel y palmas de las manos; ictiosis.

- Folicular: Adenovirus; herpes; molluscum contagiosum; conjuntivitis de inclusión; tracoma.

- Papilar gigante: Conjuntivitis vernal.

- Papilar: Síndrome de Sjögren; tracoma.

- Catarral difusa: Conjuntivitis bacteriana; enfermedad de Reiter; eritema multiforme; querato-conjuntivitis leve por adenovirus; varicela.

- Cicatrizal: Tracoma; penfigoide benigno de las membranas mucosas; eritema multiforme; querato-conjuntivitis seca.

Descarga conjuntival asociada con queratitis o queratopatía puntiforme

- Mucopurulenta: gonocócica, meningocócica, enfermedad de Reiter; eritema multiforme; conjuntivitis vernal; tracoma; conjuntivitis de inclusión.

En el tracoma y la conjuntivitis de inclusión la descarga es mucopurulenta sólo en la fase aguda de un inicio severo. Después aunque la descarga puede parecer acuosa o mucosa, son visible puntos opacos de muco-pus con la lámpara de hendidura y el raspado conjuntival revela leucocitos polimorfonucleares además de diversas células mononucleares en tanto la enfermedad permanezca activa.

- Mucoide: Enfermedad de Sjögren; otros tipos de querato-conjuntivitis seca.

- Serosa: Adenovirus; herpes simple y zoster; molluscum contagiosum; verrugas; tracoma; conjuntivitis de inclusión.

Queratitis puntiforme precedida por linfadenopatía

Adenovirus; herpes simple y zoster; varicela; tracoma agudo; conjuntivitis de inclusión.

La linfadenopatía no siempre se presenta y a menudo no se observa en el tracoma ni en la conjuntivitis de inclusión porque frecuentemente estas enfermedades se presentan después de pasada esta fase.

Situaciones limbares asociadas con queratopatía punteada

- Folículos: Tracoma; conjuntivitis de inclusión; molluscum contagiosum; herpes; otras infecciones víricas; rosácea.

- Lesiones necróticas focales: Enfermedad flictenular; herpes; varicela.

- Nódulos y placas: Conjuntivitis folicular vernal; enfermedad de Bowen; melanoma intra-epitelial; avitaminosis A (manchas de Bitot).

Situaciones corneales asociadas con queratitis o queratopatía puntiforme

- Vascularización: Tracoma; rosácea; enfermedad flictenular; querato-conjuntivitis seca; molluscum contagiosum; varicela; penfigoide benigno de las membranas mucosas.

- Queratitis profunda: Herpes simple y zoster; otros virus, distrofia en celosía.

- Facetas adelgazadas de úlceras o enfermedades previas: Herpes, rosácea, querato-conjuntivitis seca; eritema multiforme.

Enfermedad respiratoria asociada con queratitis punctata

Infecciones por adenovirus; mixovirus; herpes recurrente complicando cualquier fiebre.

Enfermedad articular asociada con queratitis o queratopatía puntiforme

Síndrome de Sjögren; artropatía psoriásica; enfermedad de Reiter.

Enfermedad génito-urinaria asociada con queratitis o queratopatía punteada

Blenorrea de inclusión; enfermedad de Reiter; eritema multiforme; penfigoide benigno de las membranas mucosas.

Desórdenes alimentarios asociados con queratitis o queratopatía punteada

- Boca: boca seca: Querato-conjuntivitis seca.

Aftas: Herpes primario, penfigoide benigno de las membranas mucosas; eritema multiforme.

- Estómago: Indigestión: Síndrome de Sjögren; adenovirus.

- Tracto digestivo inferior: Colitis ulcerosa: Enfermedad de Sjögren.

Colitis leve: Adenovirus.

Queratitis o queratopatía punteada sin anomalías de la piel o conjuntiva

- Erosiones epiteliales punteadas: Luz ultra-violeta; conjuntivitis por seda artificial; sulfuro de hidrógeno.

- Queratitis epitelial punteada. Fina: Exposición, neuroparalítica; triquiasis; desconocida.

Gruesa: Queratitis punctata superficial de Thygeson.

- Queratitis punteada combinada: Herpes recurrente; condiciones distróficas.

Estas condiciones o situaciones se resumen a continuación desde un punto de vista morfológico y diagnóstico. Con tres excepciones todas ellas se asocian con infecciones conjuntivales y, por ello, se comentaron en los apuntes correspondientes a las enfermedades conjuntivales y corneales asociadas. De las tres excepciones, la queratitis punctata de la lepra se tratará posteriormente, mientras que las otras dos las vamos a comentar a continuación:

Queratitis punctata superficial de Thygeson

Phillips Thygeson de San Francisco, en 1950, fue el primero en describir una entidad clínica específica, caracterizada por una queratitis epitelial puntiforme gruesa con un curso remitente en ausencia de conjuntivitis. La enfermedad no atrajo demasiado interés en un principio y son escasas las referencias bibliográficas[66]. Se desconoce la etiología; aunque Braley AE y Alexander RC (1953) afirmaron haber aislado un virus del epitelio corneal sus hallazgos no se han confirmado, ni tampoco lo informado por parte de Lemp MA et al sobre su recuperación del virus varicela-zoster de las lesiones de un paciente. No pudieron demostrar una etiología vírica a partir de raspado epiteliales Thygeson (1966), Jones (1963), Tabbara et al (1981) ni Sundmacher et al (1977); tampoco Wakui

---

[66] Braley, 1950; Braley AE y Alexander RC, 1953; Jones BR, 1960-63; Thygeson P, 1962, 29 casos; Nagra PK et al, 2004.

et al (1971) ni Sundmacher et al (1977) encontraron partículas virales en estudios con microscopio electrónico.

Darrell (1981) dirigió su atención sobre el papel del sistema inmune cuando informó de la asociación entre esta queratitis y el antígeno HLA D3, postulando que altera la respuesta inmune de estos pacientes a infecciones virales endógenas o exógenas ocasionando el curso prolongado y las exacerbaciones y remisiones características de la enfermedad. En esta relación Del Castillo et al (1996-1997) y Reinhard y Sundmacher (1999) informaron de la eficacia de la ciclosporina A en conseguir la resolución permanente de las lesiones hasta en el 30% de pacientes con lesiones activas, y Del Castillo (1996-1997) postuló que lo anterior respalda una condición inmunológica provocada por una infección viral, pero Reinhard y Sundmacher (1999) señalaron que la ciclosporina A es un supresor menos potente que el tratamiento con corticoides tópicos. Finalmente, Connell PP et al (2007), mediante análisis de ADN viral, excluyó a los virus herpes 1 y 2, varicela-zoster y a los adenovirus como candidatos etiológicos. Por otra parte no existen datos de una epidemiología contagiosa lo que junto a la respuesta favorable al tratamiento esteroideo tópico sugiere una naturaleza alérgica o disqueratótica.

Se presenta en todos los grupos de edad (6 a 68 años), no tiene predilección por el sexo ni hay ningún acompañamiento sistémico. Se produce bilateralmente aunque un ojo se afecta más que el otro, y uno puede sanar antes que el otro.

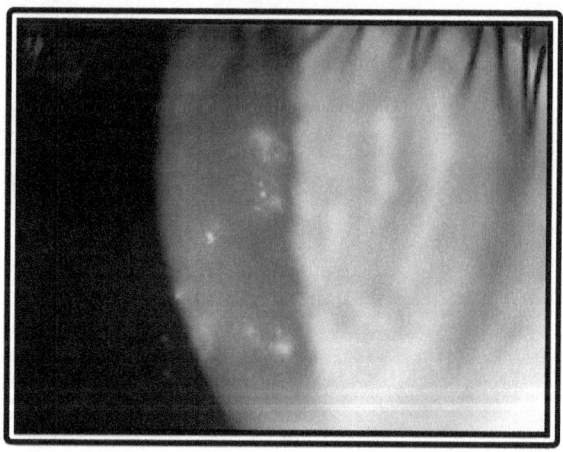

El curso clínico es característico. Sin un inicio agudo aparecen en cualquier lugar de la córnea pero con mayor habitualidad en su centro, opacidades epiteliales punctatas gruesas, de coloración gris, típicamente de forma redondeada aunque también ovaladas, estrelladas o irregulares, y tan pequeñas como para necesitar de magnificación para su visualización. Cada una se compone de una colección de finos puntos grises muy próximos entre sí, levantado levemente sobre la superficie y tiñendo tanto con fluoresceína como con rosa de bengala. La mayoría son estrictamente epiteliales, pero a veces hay opacidades leves en el estroma trasparente subyacente a la retro-iluminación, sugiriendo una separación lamelar causada por el edema; sin embargo, no existe una verdadera queratitis intersticial. En ocasiones, existe una fase filamentosa transitoria.

Las lesiones varían en número desde una o dos hasta 50; la media es de 20. Cada una de ellas es transitoria, sufriendo un ciclo de agrandamiento y disminución, y aparecen nuevas opacidades por lo que, cuando se examinan periódicamente, su geografía siempre es cambiante. Las recaídas son una característica constante donde aparecen nuevas erupciones o manchas sobre un periodo de 2 a 3 años; la resolución final puede producirse dentro de 6 meses o retrasarse hasta 7′5 años; aunque se ha publicados casos extremos con una duración de más de 40 años (Tabbara KF et al, 1981; Tanzer DJ y Smith RE, 1999). En ningún caso se ha informado de cicatrización residual permanente de la córnea, aunque Fintelman (2012) informó de 4 casos de cicatrización que relacionó con la duración de la enfermedad. Durante el curso de la enfermedad habitualmente existe hiperemia de la conjuntiva bulbar especialmente la superior; pero la conjuntiva palpebral permanece normal y no existe adenopatía regional. No se afecta la sensibilidad corneal.

Los síntomas son ligeros pero persistentes y molestas, principalmente por la mañana, consistentes en quemazón e irritación particularmente durante las recaídas con un grado mínimo de lagrimeo. También existe alguna disminución visual, habitualmente del orden de 2/3 pero durante las exacerbaciones disminuye hasta ½.

Durante las fases inactivas las lesiones pueden desaparecer o aparecer como opacidades epiteliales de color gris, planas, en forma estrellada, que no tiñen con fluoresceína. En ocasiones algunos pacientes desarrollan opacidades sub-epiteliales que se vuelven permanentes.

La histología muestra un edema inter- y extra-celular a nivel epitelial (Watson SL et al, 2003; Cheng LL et al, 2004; Kobayashi A et al, 2011); también se han observado otras anomalías en el plexo nervioso subepitelial, membrana de Bowman y estroma anterior que son más severos en ojos con larga evolución.

No existe un tratamiento específico y no son efectivos los antibióticos o antivirales, mientras que el desbridamiento del epitelio produce recurrencias en la capa neo-formada. Sin embargo, los esteroides tópicos tienen un efecto supresor notable tanto sobre la recurrencia de las lesiones puntiformes como de los síntomas, a veces se necesitan de instilaciones horarias para conseguir el final, y se debe continuar el tratamiento hasta la terminación natural de la enfermedad a menos que se produzcan recaídas.

También se ha utilizado la ciclosporina A y el tacrolimus. También se utilizan lentes de contacto blandas, lágrimas artificiales.

Hay algunos informes de remisión y recurrencia después de la cirugía refractiva con láser.

Fite y Chodosh (2001) informaron que el uso de la queratectomía fotorrefractiva (PRK) impidió la recurrencia de TSPK en el área del tratamiento con láser excímero. Seo et al (2002) sugirieron que la tasa de recurrencia de TSPK después de los procedimientos con láser refractivo es menor con PRK que con la queratomileusis in situ con láser (LASIK). Otros informes han sugerido que tanto la PRK como la queratomileusis subepitelial con láser (LASEK) no previenen la recurrencia de la TSPK, e incluso intentos similares de desbridamiento del epitelio corneal son insuficientes para aliviar el curso de la inflamación en estos pacientes (Tabbara KF et al, 1981; Seo et al, 2002).

Queratitis numular

El término numular, del latín nummus (moneda), fue utilizado por Stellwag von Carion (1889) para describir una enfermedad bilateral aguda de la córnea caracterizada por la presencia de múltiples opacidades discoideas en las capas superficiales del estroma; el cuadro clínico completo recuerda al del casi inmediatamente después denominado como queratitis punctata superficial por parte de Fuchs (1889) y posteriormente conocido como querato-conjuntivitis epidémica. Siete años más tarde, Dimmer (1905) describió una entidad completamente diferente con opacidades maculares parecidas que denominó como *queratitis numular.* Aunque es legítimo el uso descriptivo del término, al igual que otros términos morfológicos tienden a producir confusión cuando se aplica con una connotación específica; utilizado en un sentido descriptivo, las lesiones numulares son frecuentes en el herpes simple y zoster, y en la querato-conjuntivitis epidémica; también se presentan en la queratitis de Dimmer, en las enfermedades relacionadas descritas por Westhoff y Lagraulet, y en la brucelosis (Woods AC, 1946; otros). Las tres primeras ya se han comentado, pasemos a la cuarta.

- Queratitis numular de Dimmer.

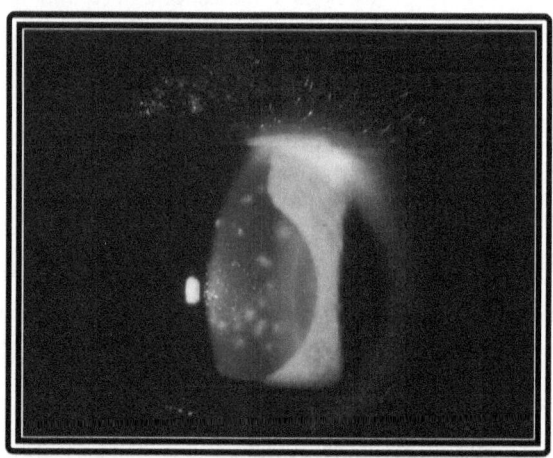

La *queratitis numularis,* como la describió Dimmer en 1905, es una queratitis benigna de desarrollo lento sin conjuntivitis acompañante que se produce esporádicamente y habitualmente es unilateral, caracterizada por infiltrados en forma de discos en las capas superficiales del estroma corneal. Después del informe de Dimmer (195) no hay menciones en la literatura hasta la detallada y primorosa descripción realizada por Salzmann (1928) de 50 casos. La enfermedad parecía ser endógena de un área relativamente pequeña de la Europa Central, particularmente en Austria[67] y la antigua Checoslovaquia (Hynie, 1952, 227 casos). Jese (1936-38) publicó casos similares en la antigua Yugoslavia y Vancea P et al (1958), mientras que se ha informado de casos esporádicos en USA (Elwyn, 1935), China (Chen, 1934), Federación Malaya (actual Malasia) (Lam WP, 1968) y Sudáfrica (Howell SC y Benton C Jr, 1949). La enfermedad parece ser ocupacional, apareciendo esencialmente entre labradores de cualquier edad menos durante la infancia, pero con mayor frecuencia entre los 20 y 30 años de edad; se ha informado de su presencia en menores de 10 años (Sácha, 1934, 3 años y medio de edad; Hofmann H, 1957) o en mayores de 50 años. Casi invariablemente es unilateral (86 de 88 casos, Salzmann, 1934); la incidencia bilateral es rara y la afectación del segundo ojo puede producirse en intervalos de años (Chen, 1934; Szekely, 1935; Elwyn, 1935). La incidencia es estacional, con un pico después de la cosecha de otoño (Hofmann H, 1957) o durante el verano (Hynie, 1952).

El inicio clínico habitualmente es leve con irritación, algo de dolor, fotofobia y lagrimeo, a menudo comenzando después de una historia de un trauma ocular trivial; hay una

---

[67] Aust, 1933-34, 27 casos; Salzmann, 1934, 88 casos; Pillat A, 1957, 114casos; Hofmann H, 1957, 226 casos.

inyección circumcorneal en un ojo por lo demás blanco, asociado con alguna disminución de la visión. La característica principal es la presencia de un número (habitualmente de 10 a 20) de opacidades en forma de disco habitualmente justo por debajo de la membrana de Bowman, pero en ocasiones se encuentran más profundos (Valenton MJ, 1974; otros), principalmente en una localización central pero no es infrecuente que se sitúen cerca del limbo. Cada disco tiene un diámetro de 0´5 a 1´5 mm., pudiendo llegar hasta los 3 mm, y están formados por una nube de puntos diminutos; ocasionalmente y por confluencia se pueden desarrollar opacidades más grandes e irregulares. Al principio el epitelio puede encontrarse elevado sobre la lesión pero pronto se aplana y se desarrolla un área "nuclear" densa central, rodeada por un halo grisáceo difuso. Finalmente el halo desaparece, el disco que abruptamente demarcado y la superficie se hunde, formando una faceta bastante característica; la depresión facetada circular sin ulceración es patognomónica. La evolución es lenta, habitualmente tardando de 9 a 12 meses durante el cual el ojo permanece irritable; la ulceración es rara, pero la vascularización, tanto superficial como profunda, especialmente en asociación con lesiones cercanas al limbo, es bastante común. La absorción de los infiltrados y la formación de cicatrices habitualmente ocupan cerca de 2 años. Después de algunos años se producen cambios tórpidos; las facetas se profundizan, las cicatrices cambian de tamaño y gradualmente tienden a desaparecer o desaparecen completamente, un proceso que puede durar hasta 8 años. No se producen complicaciones intraoculares, falta la linfadenopatía regional y el pronóstico visual es bueno.

Los estudios histológicos no han aportado ningún hallazgo definitivo. Aust (1933-34) vio queratoblastos y laminillas desintegradas con escasa infiltración celular, mientras que Hofmann H (1957) y Vancea P et al (1958) observaron un engrosamiento irregular del epitelio corneal con grupos de infiltraciones de células redondeadas en su base; faltaba la membrana de Bowman y el estroma se encontraba sustituido por tejido conectivo esclerosado.

El diagnóstico diferencial con la queratitis punctata superficial se expuso en los apuntes sobre la Conjuntiva y Enfermedades Corneales Asociadas.

La etiología es incierta pero desde tiempos de Salzmann se consideró que un agente viral es la causa más probable. El único hallazgo positivo fue el informado por Hofman H (1957) que demostró la presencia de cuerpos de inclusión en las células epiteliales y afirmó la inoculación exitosa en la córnea de conejo y a partir de ellos cultivó el organismo en membrana alantoidea de embrión de pollo así como su transmisión a un ojo humano. Pinnolis M et al (1980) informó de un caso de mononucleosis infecciosa asociada con queratitis numular y como la mononucleosis cursa muchas veces de manera subclínica, propuso al virus de Epstein-Barr como candidato de esta queratitis, pero también es cierto que este virus se clasifica dentro de la familia de los herpesvirus que sabemos producen queratitis numulares pero no necesariamente la de Dimmer.

El tratamiento es sintomático pero puede conseguirse comodidad en la fase irritable con oclusión e instilación de atropina; se ha propuesto el uso de cortisona y radio (Hofmann H, 1957) o el injerto lamelar (Vancea P et al, 1958).

Por otro lado desde la descripción original de Dimmer de 4 casos de queratitis, parece que lo que ahora se conoce como queratitis nummularis (Dimmer), no es una enfermedad corneal específica, sino un grupo heterogéneo de enfermedades. Salzmann demostró en ciertos casos una relación clara entre esta enfermedad y la queratitis herpética y sus complicaciones corneales. Los autores posteriores no han diferenciado convincentemente esta queratitis de la queratitis herpética, ya que no se han realizado pruebas para determinar la sensibilidad corneal. Pillat, que usó el criterio de normalidad de la sensibilidad corneal para el diagnóstico de queratitis numular de Dimmer, no pudo diferenciarla adecuadamente de las secuelas de la queratitis por adenovirus; es decir hay autores que no la consideran actualmente como una entidad clínica definida (van Bijsterveld OP y Obster R, 1983; otros).

La *queratitis de los campos de arroz* de Westhoff (queratitis punctata trópica), citada por Duke-Elder, fue una afección observada en la isla de Java por Westhoff (19129 en epidemias entre granjeros adultos (15 a 30) que trabajaban en arrozales ("sawahs") particularmente pero no de manera exclusiva, en la vecindad de Bandung. Mulok Houwer (1938) la consideró idéntica a la queratitis numular de Dimmer. Hay pocos signos de irritación, pequeños infiltrados subepiteliales que no tiñen con fluoresceína y grandes lesiones anulares de situación más profunda en la córnea; la resolución se produce lentamente con la formación de facetas en un periodo de hasta dos años (Gan KH et al, 1956; Gan KH y Heat AA, 1956). Se aisló un virus al que se le atribuyó el papel etiológico (Gan KH et al, 1956).

La *queratitis parecida a un volcán*, citada por Duke-Elder, es un trastorno peculiar descrito por Lagraulet (1962-64) en áreas tropicales de Sudamérica. Es un trastorno benigno parecido a la queratitis sawah de Westhoff en Java y a las lesiones asociadas con la brucelosis. Aparece un número variable de lesiones punteadas (de 5 a 10 y a veces hasta 30) bajo el epitelio recordando a diminutos volcanes cubiertos por nieve con la base en las capas superficiales del estroma y su vértice a nivel de la membrana de Bowman; no tiñen con fluoresceína y faltan los síntomas subjetivos. El trastorno es extremadamente crónico y suele durar unos dos años. Se desconoce su etiología y no responde ni a antibióticos ni a corticosteroides.

La *queratitis numular brucelar* se corresponde a la infección del ojo por Br. Mellitensis, abortus o suis; generalmente la enfermedad se caracteriza por complicaciones intra-oculares, por lo que estudiamos con más detalles en otros apuntes de esta serie. No obstante, puede producirse la afectación corneal demostrada experimentalmente en la inoculación sistémica de cerdos de guinea por parte de Fabyan M (1912), Orloff (1928) y Burky et al (1939) y mediante la escarificación en córneas de conejo por parte de Woods AC (1946-51) y Parnas J et al (1957). Las lesiones típicas son múltiples infiltrados numulares. Los informes clínicos de este tipo de lesiones son escasos. Lundsgaard (1928) describió una queratitis intersticial transitoria con una configuración en forma de canasta en asociación con una irido-ciclitis. Green (1939) lesiones flictenulares y úlceras corneales marginales que curaron completamente, y Woods Ac y Guyton (1944), Woods AC (1946) y Ghose (1951) informaron de pequeñas series de pacientes mostrando datos serológicos o alérgicos de brucelosis con opacidades numulares típicas en las capas superficiales del estroma corneal, a veces pero no siempre asociadas con una uveítis anterior que cura con el tratamiento sistémico de la infección.

Las úlceras se pueden clasificar en dos categorías principales, cada una de ellas con una historia natural diferente: (1) infecciosa, tóxica o alérgica, y (2) degenerativa.

Úlceras infecciosas y tóxicas

La infección es el factor etiológico más común en la aparición de úlceras corneales. En términos generales las que se presentan en el área corneal central habitualmente se deben a infecciones exógenas tanto bacterianas, víricas como micóticas; las que se presentan en la periferia a menudo son de naturaleza tóxica o alérgica, o debidas a infecciones endógenas. Es interesante señalar que antes del advenimiento de los antibióticos, las úlceras corneales bacterianas eran las más frecuentes en frecuencia y severidad, pero actualmente se han sustituido por las víricas, mientras que las micóticas suelen presentarse en pacientes inmunodeprimidos o que utilizan corticoides de manera crónica.

Bacteriana: la etiología más común de las úlceras corneales es infecciosa, y los patógenos bacterianos son responsables de la mayoría de los casos (Farahani M et al, 2017). Las úlceras comienzan como una queratitis después de una ruptura en el epitelio corneal que permite la entrada de bacterias. Estas roturas generalmente se deben al uso de lentes de contacto, abrasiones de la córnea y otros traumas oculares. Otros factores de riesgo incluyen diabetes, cirugía ocular previa, enfermedad ocular crónica, uso de corticosteroides, medicamentos oculares contaminados y trabajo agrícola (Gilani CJ et al, 2017). Los patógenos bacterianos más comunes son estafilococo aureus, estafilococo coagulasa negativo y Pseudomonas aeruginosa. Estafilococo epidermidis y fusarium son las especies más comúnmente implicadas en la queratitis polimicrobiana, siendo el trauma el factor incitador más común.

Viral: el HSV es una causa común de queratitis viral y la causa más común de ceguera corneal infecciosa unilateral en el mundo desarrollado (Austin A et al, 2017). La varicela-zoster y el citomegalovirus también pueden causar queratitis viral, aunque son mucho menos comunes.

Fúngico: las etiologías fúngicas representan sólo del 5 al 10% de todas las infecciones corneales. Son más comunes en las partes más cálidas y húmedas del país y, en la mayoría de los casos, se precipitan por un traumatismo en la córnea con exposición posterior a material vegetal o mineral. Los organismos de especies más comúnmente implicados incluyen Aspergillus, Fusarium, Scedosporium apiospermum, phaeohyphomycetes, Cándida albicans y otras especies de Cándida.

Protozoo: Acantomeba es un protozoo de vida libre que se encuentra en el agua dulce y en el suelo y puede causar queratitis y úlceras corneales principalmente en las personas que usan lentes de contacto.

Enfermedad autoinmune: aunque la mayoría de las úlceras corneales son infecciosas, también es importante poder reconocer las causas no infecciosas de las úlceras corneales.

En todos los casos un proceso inflamatorio agudo precede a la necrosis local, y la eliminación de los tejidos destruidos deja un defecto macroscópico en la córnea. Puede seguirse de curación, pero la importancia clínica de esta lesión se sitúa en el hecho de que tan pronto como la pérdida de substancia penetra en el estroma éste cura por cicatrización dejando una opacidad permanente.

Además, en casos agudos y progresivos pueden producirse complicaciones que conduzcan a la pérdida del ojo. Es cierto que muchos tipos de ulceraciones muestran cuadro clínicos característicos, pero es conveniente describirlas primero en términos generales en cuanto a su curso clínico y, a continuación, la forma más virulenta, la úlcera con hipopion para finalmente describir las complicaciones que pueden originarse en los tejidos más profundos, antes de considerar los tipos especiales.

La incidencia se ha estimado entre 30,000 y 75,000 casos anuales sólo en USA.

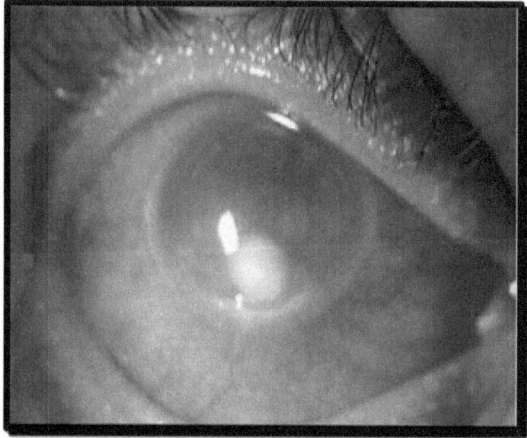

Historia natural

Úlceras corneales simples

La evolución de una úlcera corneal simple típica se puede considerar en 3 etapas. En la etapa inicial de infiltración progresiva hay una infiltración del epitelio por polimorfonucleares o linfocitos procedentes de la circulación periférica suplementada por células similares desde el estroma subyacente si se ha afectado este tejido, seguido de necrosis, un proceso que ya se ha comentado. El epitelio necrótico se descama, la membrana de Bowman sigue su ejemplo, aunque a veces se mantiene durante un periodo de tiempo considerable y en el estroma subyacente se reúne una densa infiltración de células purulentas. A continuación el tejido necrótico cae dejando un defecto en forma de plato, cuyas paredes proyectan debido a la hinchazón de las láminas estromales por la imbibición con fluidos y los rellenos de masas de leucocitos entre ellas. Esta zona de infiltración puede extenderse a una distancia considerable alrededor y por debajo de la úlcera. Por lo tanto, en esta etapa activamente progresiva, los laterales y el suelo son grises, se encuentran infiltrados, desiguales y rugosos, y el área de alrededor también es gris y está infiltrada e hinchada.

Incluso en esta etapa temprana, la actividad reparativa del epitelio puede, como hemos visto, volverse evidente; vuelve a crecer rápidamente hacia la úlcera, se extiende sobre sus bordes, penetra entre las láminas separadas, a veces las células epiteliales se mezclan con los corpúsculos de pus e incluso puede cubrir el suelo. Cuando finalmente se elimina el material muerto, este epitelio también se elimina con él.

Durante la fase activa el proceso se caracteriza por dolor, fotofobia, lagrimeo, blefarospasmo, hiperemia reactiva y alteración de la visión por la propia úlcera si es central y si no por el edema acompañante y el deslustramiento de la superficie corneal. La hiperemia involucra a la red circumcorneal de vasos dilatados desde los cuales deriva el exudado purulento de la córnea. Además, la presencia de una inyección ciliar indica que el iris también se encuentra afectado, una irritación que se refleja en su decoloración y la contracción de la pupila. Esta iritis irritativa sintomática, que puede conducir a la formación de sinequias y en los casos peores conlleva la formación de un exudado plástico e hipopion, es un acompañante constante de la progresión activa de una úlcera corneal; no obstante, no tienen existencia separada aparte de la úlcera, y decae cuando la inflamación corneal comienza a sanar.

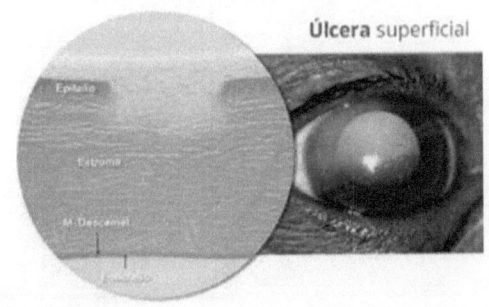

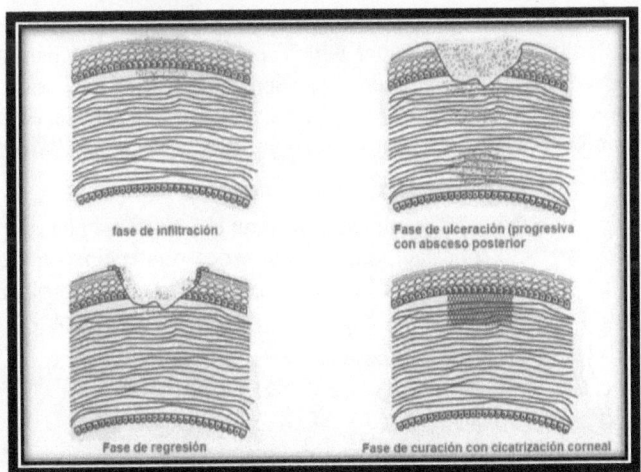

La etapa de infiltración puede progresar en una de dos direcciones –superficialmente, en cuyo caso comienzan a infiltrarse nuevas áreas de la córnea y a ulcerarse hasta que en los casos peores puede sobrevenir una necrosis completa de toda la superficie; o en profundidad a través del grosor del estroma hasta alcanzar la membrana de Descemet y formarse un queratocele. No obstante, en la inmensa mayoría de casos el mecanismo de defensa se demuestra superior a la infección invasora y aparece una línea de demarcación como en otros procesos necróticos. Mientras que las células de pus en el área central mueren o se paralizan por toxinas, en la zona de infiltración circundante sobreviven los leucocitos que digieren y disuelve el material necrótico que finalmente es eliminado. Como incluye a las paredes y el suelo de la úlcera, el defecto en esta fase se vuelve mayor, pero desaparece la infiltración de los bordes y la base que se vuelven lisas y trasparentes en lugar de grises, hinchadas y necróticas, y se alcanza la fase de regresión. Mientras tanto, excepto en pequeñas úlceras no violentas, crece un profusa vascularización superficial desde el limbo, suplementando anticuerpos para combatir la infección y proporcionando material para reparar el defecto. El epitelio crece sobre los bordes para formar una cubierta permanente y comienza la fase de cicatrización.

La cicatrización se produce como la comentada en la cicatrización de heridas, parcialmente por la división de células corneales fijas para formar células en huso,

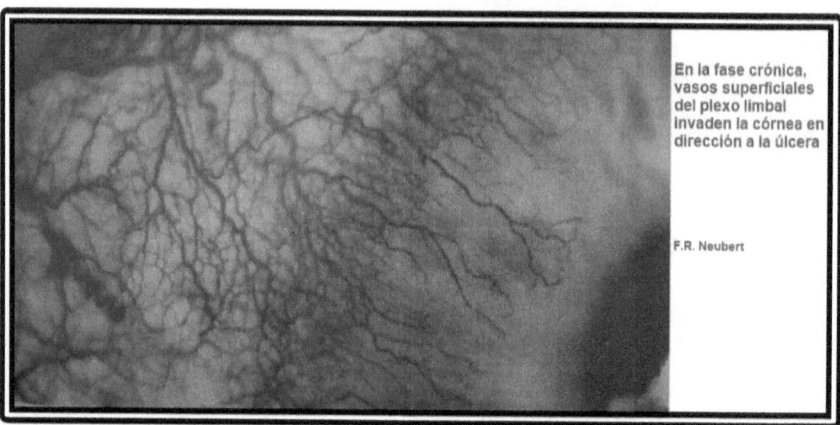

En la fase crónica, vasos superficiales del plexo limbal invaden la córnea en dirección a la úlcera

F.R. Neubert

parcialmente por invasión de macrófagos y parcialmente por las células endoteliales de los neovasos; el tejido neoformado finalmente desplaza al epitelio a su nivel normal o casi, quizás dejando una faceta deprimida irregular. No obstante, como hemos visto, las nuevas fibras con su conformación irregular nunca son ópticamente trasparentes, por lo que siempre queda una cicatriz que, de acuerdo a su densidad óptica y extensión se pueden clasificar como *nébulas, máculas o leucomas* y, si es central, producirá un defecto visual permanente. El mal efecto sobre la visión se acentúa, desde luego, por la presencia de irregularidades y facetas en la superficie corneal.

Ya hemos comentado la perforación con la cicatrización corneal y no necesita de mayor explicación salvo que su efecto sobre la reducción del proceso infeccioso es beneficioso. La caída de la presión intra-ocular inunda al ojo con un fluido intra-ocular plasmoide rico en anticuerpos desde los capilares permeables y ampliamente dilatados (zur Nedden,

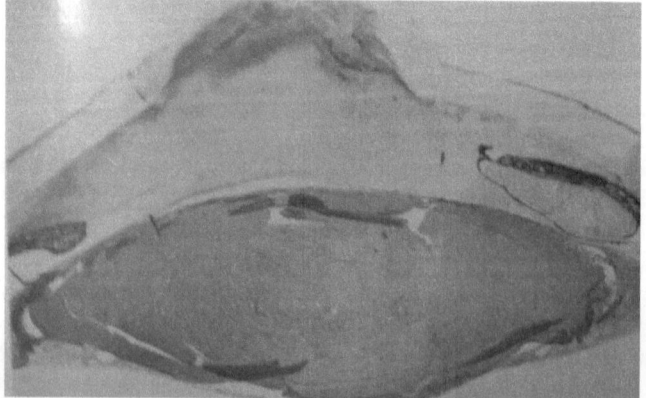

Úlcera corneal central perforada. Hay un hipopion masivo que llena la cámara anterior. Hogan y Zimmerman Texbook.

1907; Duke-Elder, 1927). La nutrición mejora, el dolor se alivia y se facilita la cicatrización; pero superando estas ventajas pueden producirse fácilmente complicaciones debidas a la incarceración del tejido ocular y la penetración de agentes infecciosos al interior del globo.

Es conveniente, aunque seamos repetitivos, resumir las complicaciones. Si la úlcera es pequeña y periférica el iris se pega a ella, esta unión se organiza para formar una sinequia anterior. Si es mayor el iris puede prolapsar a través de la abertura con la fuga del acuoso, constituyendo el denominado *prolapso del iris*; y si la úlcera es central y grande, implicando una separación y necrosis de un área considerable de la córnea, puede producirse un prolapso total. Si la úlcera es pequeña y central se puede formar una catarata polar anterior que se puede complicar con una luxación del cristalino; si es grande se puede producir la extrusión completa del cristalino. Cualquiera de estas complicaciones implica una severa iridociclitis irritativa, la mayoría de ellas de una uveítis purulenta infecciosa que puede resultar en una panoftalmitis inmediata o en una ptisis bulbi. Si el ojo sobrevive se forma un *leucoma adherente* o un *estafiloma anterior;* mientras que la formación de *ectasias* y *fístulas* son complicaciones alternativas. Finalmente, en el momento de la perforación pueden producirse desastres inmediatos en la forma de una *hemorragia intra-ocular* por rotura de los vasos que pierden súbitamente el apoyo de la PIO y se dilatan más allá de su capacidad. La rotura de los vasos retinianos producirá una hemorragia en la cavidad vítrea; los coroidales en el espacio sub-retiniano o sub-coroidal; la última se asocia especialmente con un dolor severo y agudo debido al estiramiento de los nervios y el desgarro de los tejidos; ambas pueden ser tan profusas como para extruir el contenido ocular con la efusión sanguínea (hemorragia expulsiva); usualmente ambas necesitan la inmediata eliminación del ojo.

Úlcera corneal con hipopion

En una úlcera con hipopion (Roser, 1856) la inflamación es de un carácter francamente supurativo. La virulencia de las toxinas liberadas es suficiente para causar una amplia necrosis de los tejidos corneales, mientras que su difusión produce un exudado purulento cuantioso, no sólo desde los vasos limbales sino también de los vasos del iris y del cuerpo ciliar.

Actuando sobre los vasos peri-corneales las toxinas producen una migración extensa de células purulentas hacia la córnea, produciendo un grueso infiltrado blanco-amarillento alrededor del área ulcerada; difundiéndose hacia el interior del ojo producen una vasodilatación tan marcada como para liberar leucocitos y fibrina abundantemente que va

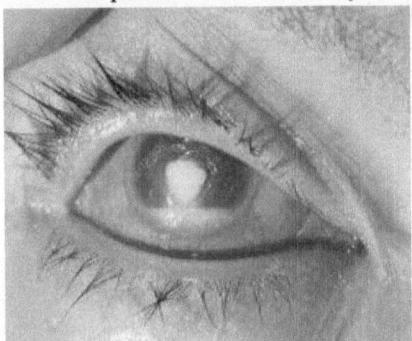

a gravitar hacia el fondo de la cámara anterior para formar el *hipopion*. El proceso es quimiotáxico debido sólo a la difusión de toxinas y, en consecuencia, el hipopion es estéril con tal de que la membrana de Descemet permanezca intacta porque los micro-organismos no pueden atravesarla (Leber, 1891; Uhthoff y Axenfeld, 1896-97; Bach y Neumann, 1897). Este hecho es de una importancia considerable, teniendo en cuenta el fenómeno de la rápida aparición y desaparición del hipopion, haciendo innecesario su eliminación (a diferencia del pus infectado), excepto cuando su tamaño es considerable, y explica su rápida desaparición siguiendo al cese en la actividad del proceso inflamatorio de la córnea. Al principio aparece una nubosidad en la cámara anterior debido a una nube de finos elementos suspendidos. Éstos tienden a caer a la parte inferior donde se reúnen formando una colección tan pequeña que apenas es visible, constituyendo una fina línea blanca casi oculta por el anillo de la esclera; pero si se mantiene la virulencia del proceso infeccioso, el depósito puede crecer, alcanzando la pupila o más para llenar la cámara anterior y ocultar completamente al iris.

Al principio se consideró que el hipopion se situaba en la substancia corneal y que representaba la gravitación del pus entre las láminas (ónix, así denominado por su parecido a la lúnula de la uña). Durante mucho tiempo se pensó que derivaba de la córnea (Horner, 1877) pero la esterilidad del material y la presencia de gránulos de pigmentos en los leucocitos demostró su origen del iris y del cuerpo ciliar[68]. En las primeras fases, mientras que aún es pequeño, se encuentra compuesto casi exclusivamente de leucocitos polimorfonucleares con, a veces, un salpicado de eritrocitos, eosinófilos, mastocitos, linfocitos y grandes células mononucleares derivados del estroma del iris. En esta fase es fluido, cambiando su posición gravitacionalmente si se mueve la cabeza. Con el paso del tiempo y el aumento del elemento fibrinoso va a encerrar las células como en una red, la masa se consolida y se vuelve semi-sólida, por lo que si se abre la cámara anterior se puede agarrar la masa y extraerla con unas pinzas. Al principio el borde superior es horizontal, pero pronto si la condición es progresiva llega más alto en la superficie posterior de la córnea que en la superficie anterior del iris, especialmente más alto en la vecindad de la úlcera, por lo que puede parecer como si el pus se hubiera derramado desde ese lugar. Esta distribución se achaca a la quimiotaxis y por este motive una nube fina de células puede cubrir la superficie corneal mientras que pueden encontrarse grupos de exudados pegados a la cara corneal inmediatamente por detrás de la úlcera. La presencia de estas células, como veremos, macerando el endotelio, puede introducir un foco purulento en las capas posteriores de la córnea y producir una úlcera posterior. Mientras tanto, se han producido grandes cambios en el endotelio; en gran medida se puede exfoliar, mientras que pueden desprenderse células hinchadas y alteradas para mezclarse con el hipopion.

Para que se produzca un hipopion, deben estar presente uno de dos factores: en primer lugar el organismo infeccioso debe ser particularmente virulento o, de manera alternativa, la resistencia de los tejidos debe ser excepcionalmente pobre. Con respecto a la primera consideración, muchos micro-organismos pueden tener la suficiente virulencia para producir una úlcera con hipopion; uno de los más comunes y amplios es el neumococo, y los más virulentos suelen ser pasteurella séptica (multocida) o pseudomona piocianea (aeruginosa). Otros micro-organismo menos virulentos pueden tener un efecto similar, por ejemplo la úlcera diplobacilar causada por moraxella que se encuentra ayudada por su efecto macerante sobre los tejidos; mientras que también pueden ser responsables virus y hongos. El agente puede introducirse por un agente traumático o –como en el caso de pseudomona aeruginosa, a través de preparaciones terapéuticas contaminadas; también puede encontrarse en el fondo de saco conjuntival como sucede con frecuencia con el pneumococo; a este respecto una dacriocistitis crónica infectada es una amenaza

---

[68] Leber, 1891; Wagenmann, 1892; Nuel, 1895; Uhthoff y Axenfeld, 1896-97; otros.

constante para el ojo. Factores etiológicos comunes son los arañazos con uñas sucias o con substancias vegetales como hojas, ramas de árboles, granos de maíz o fragmentos de piedra o carbón por lo que son habituales las úlceras con hipopion en comunidades agrícolas, canteras y zonas mineras. En algunos de estos casos la naturaleza irritante del agente traumático puede tener más importancia que el infeccioso, una influencia que se puede ver en su forma más definida en las úlceras sufridas por los limpiadores de las calderas de vapor (Stevenson, 1927) si no utilizan gafas de protección. En realidad las partículas desprendidas de las calderas pueden producir un hipopion estéril debido sólo a la irritación química.

Las condiciones locales que debilitan la resistencia también son factores predisponentes; así en presencia de leucomas, estafilomas, queratitis neuroparalítica, queratitis por exposición, herpes, queratomalacia, pannus tracomatoso o cualquier otro proceso donde se encuentre alterado el metabolismo, una infección tan leve que en un curso normal de sucesos sólo produciría una úlcera simple, puede ser suficiente para que se forme un hipopion. Se aprecia el mismo resultado en ojos ptísicos degenerados o en el glaucoma absoluto; en ambos casos la ulceración corneal que conduce a un hipopion es un precursor frecuente de una serie de procesos terminales que culminan en la escisión.

Abscesos posteriores secundarios

Asociado con una úlcera corneal de una severidad considerable, se puede producir una infiltración leucocitaria en las capas más profundas de la córnea opuesta a la úlcera constituyendo un *absceso corneal posterior*; puede ser muy pequeño o formar grandes colecciones de células purulentas, formando una protuberancia que proyecta hacia la cámara anterior y ocupar una parte considerable de ella. Estos abscesos pueden situarse en las capas más profundas del estroma, anterior a la membrana de Descemet o, con bastante frecuencia, entre las capas de la membrana de Descemet que se encuentra en proceso de desintegración. Puede existir una comunicación directa con la cámara anterior formando una *úlcera corneal posterior*. En asociación con la úlcera con hipopion pueden existir tres zonas de infiltración: (1) las toxinas bacterianas pueden producir una infiltración purulenta desde el plexo perilimbal, dando origen a una zona de infiltración alrededor de la úlcera; (2) se puede producir una dilatación similar de los vasos ciliares profundos desde los cuales las células purulentas pueden emigrar por delante de la membrana de Descemet y formar un absceso posterior profundo en el estroma corneal; y (3) una vasodilatación similar en el iris y en el cuerpo ciliar produce un hipopion en la cámara anterior. Alternativamente, sin que el segundo mecanismo entre en juego, las células de pus en la cámara anterior puede constituir el hipopion, especialmente las que se adhieren al endotelio opuesto a la úlcera, puede macerar las células endoteliales ya afectadas y, destruyendo la membrana de Descemet, pueden infiltrar el estroma.

El absceso posterior así formado está en comunicación directa con el hipopion y separada de la úlcera superficial por su suelo y capas que forman parte del parénquima (la perforación temprana de la membrana de Descemet, Elschnig, 1898-1901). Si la necrosis progresa en estas circunstancias, desde luego la perforación es rápida y se produce necesariamente sin la formación de un descematocele.

Se ha producido una cantidad considerable de controversia sobre la fuente de estos abscesos posteriores. Wintersteiner (1901) creía que los leucocitos derivaban de los vasos periféricos y se desplazaban interiormente hacia la parte anterior de la membrana de Descemet, y que primero se formaba el absceso posterior que come la membrana de Descemet de delante hacia atrás; mientras que Elschnig (1901) sostenía que derivaban del hipopion y que la membrana de Descemet se destruía por ataques desde atrás, siendo la primera condición la formación de una úlcera interna. Es probable que ambos mecanismos se produzcan juntos o por separados. En casos donde se ha producido la perforación temprana de la membrana es imposible decir desde el cuadro histológico cual fue el infiltrado primario, pero se han descrito casos donde se produjo un absceso posterior sin hipopion (Samuels, 1932) o la membrana de Descemet era normal[69] y, además, la presencia de un hipopion donde las capas posteriores del estroma se encontraban desprovistas de infiltración (Hertel, 1902; Samuels, 1932). Es interesante que se considera más común una perforación temprana de la membrana de Descemet en casos de presión elevada que puede encontrarse precipitada por condiciones mecánicas.

Los abscesos metastásicos posteriores y los asociados con la sífilis lo consideraremos más adelante.

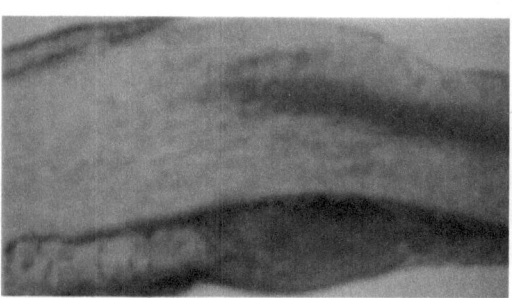

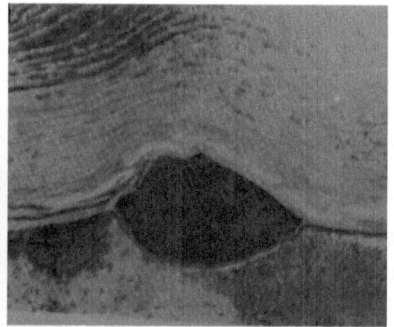

Leucocitos en la cámara anterior detrás de la Descemet que se encuentra invadida y destruida

Absceso corneal posterior, producido por leucocitos que han migrado desde los vasos limbales anteriores a la membrana de Descemet que se encuentra hendida

Cambios en el segmento posterior del ojo. Además de la iritis irritativa que es un acompañante de todas las úlceras, y la severa iridociclitis que se asocia con los tipos más virulentos, pueden producirse más cambios en el segmento posterior del ojo. Son difíciles de observar a través de una córnea infiltrada. Sin embargo, la investigación histológica muestra que el gel vítreo puede encontrarse nublado con opacidades y depósitos celulares. Con frecuencia la coroides es normal hasta alcanzar la región de la papila, pero la retina muestra una marcada infiltración con linfocitos en sus capas más internas, agregados especialmente alrededor de los vasos e intensificado cerca del polo posterior. La distribución de los cambios sugiere la transmisión de productos tóxicos desde el segmento anterior a través del gel vítreo (Del Duca, 1930). Al igual que el hipopion, estas infiltraciones siempre son estériles antes de la perforación de la córnea. Son comunes las opacidades lenticulares, posiblemente debidas a alteraciones en la permeabilidad de la cápsula (Sbordone G, 1952) y puede formarse un absceso encapsulado en el cristalino (von Planta, 1931).

Tratamiento general de las úlceras corneales

La gran mayoría de las úlceras están causadas por infecciones exógenas que llegan a la córnea como resultado de una abrasión del epitelio. Como regla estas abrasiones son diminutas y el trauma que las producen habitualmente son de proporciones insignificantes. El tratamiento se debe dirigir primero a la eliminación del agente causal, tanto si es un cuerpo extraño, una concreción conjuntival o una pestaña mal dirigida –

---

[69] Wagenmann, 1892; v. Hippel, 1898; Elschnig, 1898; Druault y Petit, 1899; Stanka, 1925; Samuels, 1932; Fuchs, 1933; otros.

seguido de la eliminación de los agentes infecciosos junto con descanso y protección del ojo. El control del proceso infeccioso se ha simplificado con la quimioterapia por lo que muchos de los tratamientos de la era pre-antibiótica han quedado obsoletos y sólo tienen un mero interés histórico.

En la fase aguda de ulceración se encuentra indicado una limpieza preliminar del ojo cuando existe mucha descarga conjuntival, y con esta finalidad se puede utilizar una solución salina o borada que es tan eficaz como cualquier otra cosa; los complejos intentos para esterilizar el saco conjuntival con lociones antisépticas sólo tienen un interés histórico. El reposo se consigue mediante la administración tópica de atropina, y la protección mediante la oclusión aplicada con firmeza pero sin presionar, lo suficiente como para evitar el frotamiento de los párpados sobre la úlcera. Esta inmovilización de los párpados es admisible por su valor mecánico al permitir la rápida epitelización y deseable desde un punto de vista sintomático ya que es muy efectivo para aliviar el dolor acompañante. No obstante, en presencia de demasiada descarga conjuntival se encuentra contra-indicado, ya que sus beneficios son menores que las consecuencias de la retención de las secreciones; en este caso, mientras se aplica el tratamiento antibiótico/antivírico a la conjuntiva, se puede utilizar gafas oscuras o grandes vísceras. A menudo es valorable el calor en aras de la comunidad que produce y la estimulación dada a la respuesta inflamatoria; habitualmente se aplica mediante baños periódicos templados o con un calentador eléctrico.

La eliminación de la infección es el primer elemento esencial. Idealmente la elección del fármaco debería estar precedida por cultivos tanto del saco conjuntival como de la superficie de la úlcera con lo que se puede identificar al micro-organismo y evaluar su sensibilidad. Sin embargo, en la práctica es admisible comenzar el tratamiento con el menor retraso posible, por ejemplo con antibióticos de amplio espectro, a la espera de los resultados bacteriológicos.

El tratamiento estándar antes de la era antibiótica era la destrucción de la úlcera, lo que actualmente muy rara vez es necesario; pero debemos tenerlo en cuenta en casos muy rápidamente progresivos o en aquellas raras infecciones (particularmente víricas) muy severas en los que no existe un agente efectivo. Después de un desbridamiento preliminar para deshacerse de los detritos más evidentes, los tejidos donde se produce la extensión activa, particularmente alrededor de los bordes de la úlcera, se destruyen químicamente con ácido carbólico, sulfato de zinc al 20%, solución alcohólica fuerte de iodo, nitrato de plata al 2%, ácido tricloro-acético (al 10% o al 20%) o alcohol absoluto.

Para la *carbolización* primero se anestesia el ojo; se instila fluoresceína y se lava con anestésico para delimitar claramente la extensión completa del área ulcerada. Los párpados se separan con cuidado con los dedos ya que los separadores sólo se deben utilizar si no hay riesgo de perforación, en cuyo caso si el blefarospasmo es severo, es más seguro utilizar retractores. A continuación la úlcera se raspa ligeramente con una cuchara afilada si hay mucho detrito y se seca la córnea con papel secante o hemostetas para evitar la extensión del carbólico. A continuación se dan toquecitos en el área ulcerada con un cepillito empapado en el ácido, poniendo especial atención en el margen activo indicado por el brillo de la tinción con fluoresceína. La punta del aplicador debería repasarse con el secante antes de aplicar para asegurarnos de que no goteará sobre un área corneal normal, un trauma innecesario que causaría un daño permanente y, si cae sobre la conjuntiva, es doloroso y produce necrosis. El área tratada coagula en una escara blanca que se vuelve a secar, se instila atropina y un emoliente suave (metilcelulosa) y ocluimos; los analgésicos se administran por boca para combatir el dolor que puede persistir. La zona ulcerada con los micro-organismos incluidos se organiza en la escara que pronto se desprende y, en los casos favorables, se sigue de una rápida epitelización.

Se han utilizado enzimas proteolíticas (tripsina, quimotripsina) de forma tópica como agentes desbridadores para disolver el tejido necrótico especialmente en úlceras virales pero hay que tener cuidado en no exceder la acción lítica porque puede producir ectasia o perforación (Miller et al, 1958).

La destrucción mediante el calor hace casi un siglo que no se utiliza.

Si a pesar de estas medidas la úlcera continua progresando activamente con lo que la perforación parece inminente; la complicación más temida es el aumento en la tensión ocular que se debe controlar a toda costa. Debemos recordar que en estos casos severos la causa más habitual en el fallo del tratamiento es la incidencia de un glaucoma secundario. Si la tensión se controla adecuadamente la terapia más efectiva es la eliminación completa del tejido afectado y su sustitución con un injerto lamelar (Paufique, 1955; Leigh AG, 1959). Sin embargo, si la tensión continua aumentada o si no disponemos de un injerto inmediato, se puede recurrir a una paracentesis a través de tejido sano o recurrir a la medida extrema de inducir la perforación.

La paracentesis tiene la ventaja de aumentar la nutrición y aliviar el dolor que sigue a una perforación. Si es necesaria es mejor realizarla antes que tarde y se puede repetir varias veces si fuese necesario. La paracentesis es mejor realizarla en córnea periférica y si se presenta un hipopion deberíamos elegir la parte inferior con lo que podremos evacuar el pus.

Si la perforación parece inminente en presencia de un descematocele y la infección se encuentra bajo control, el paciente debería permanecer en cama con una almohada de soporte firme y vendar con cuidado teniendo en cuenta que no se eleve la PIO por movimientos bruscos o esfuerzos, mientras que debemos realizar todos los esfuerzos posibles en evitar la progresión de la úlcera; se debe reforzar la estabilidad mecánica cubriéndola con una solapa conjuntival estirada a través del limbo. No obstante, en estas circunstancias el tratamiento más efectivo indudablemente es la queratoplastia lamelar. Cuando se ha producido la perforación el tratamiento depende de su tamaño y de la localización. Si es pequeña y central es suficiente el reposo en cama, atropina y un vendaje protector; los efectos beneficiosos de la perforación conducirá con toda probabilidad a una rápida curación. Si es pequeña y periférica se sigue un tratamiento similar que habitualmente produce una sinequia anterior, pero es mejor dejar tranquilo el iris hasta que el ojo se haya calmado cuando puede tratarse si fuera necesario. Si la perforación es grande, el iris prolapsado se debe escindir ampliamente si se pueden en los tres o cuatro primeros días, ya que después de este tiempo se organiza y es mejor dejarlo tranquilo. La misma política de inacción es lo mejor para prolapsos muy extensos pero, en estos casos, intentaremos conseguir una cicatriz lo más plana posible mediante vendaje o cirugía de solapa (flaps).

Se debería indicar un tratamiento estimulador si la úlcera alcanza un estado tórpido. Con esta finalidad se defendió la radiación ultravioleta, pero la radiación ionizante mostró tener un efecto más estimulador[70], además de ser más efectiva contra la vascularización y ofrecer un alivio apreciable del dolor. Con esta misma finalidad también se utilizaron rayos fronterizos (grenz, infra-rojos producidos por voltajes bajos)[71], rayos X o radiación

---

[70] Hertel, 1907; Koeppe, 1919; Ascher, 1921; Birch-Hirschfeld, 1924; Duke-Elder, 1926; otros.
[71] Gallardo et al, 1940; Baird JM y Clay, 1940; Jones y Alden, 1941; Baird JM, 1949; otros.

beta. Si se retrasa la curación y la irritabilidad continua debida a una neo-vascularización excesiva (como en una úlcera fascicular) se puede indicar una peritomía. También se puede utilizar una lente de contacto, una tarsorrafia o, mejor, la queratoplastia lamelar.

La reticulación del colágeno (cross-linking) con riboflavina activada con luz ultravioleta es un procedimiento quirúrgico de la superficie corneal desarrollado para el tratamiento del queratocono y la ectasia corneal. Por los conocidos efectos bactericidas y de rigidez corneal producida por la luz ultravioleta y la riboflavina, se ha utilizado este procedimiento para el manejo de la queratitis infecciosa en úlceras resistentes al tratamiento antimicrobiano o asociadas con disolución corneal, pero aún no existe un consenso (Chan TC et al, 2015).

Además de las anteriores se han propuesto innumerables medidas como la instilación de sangre o plasma (Grossman, 1947), aceite de hígado de bacalao o carotenos (Villard et al, 1935), insulina (Aynsley TR, 1945) o extracto placentario (Onfray y Drevillon, 1950). El bloqueo del ganglio ciliar (van Lint, 1945) o del estrellado (Pinto, 1952), y medidas generales como la administración de grandes dosis de ácido ascórbico (Baird y Clay, 1940; Lyle y McLean, 1941; Boyd y Campbell, 1950), inducción de fiebre (Whitney, 1935), terapia de choque proteico (Brown, 1940; Gallardo y Thompson, 1940; Lewis PM, 1946), y muchísimos más.

Finalmente nunca viene mal intentar aumentar la resistencia del paciente, eliminando la existencia de focos infecciones como los dentales por ejemplo.

TIPOS ESPECÍFICOS DE ÚLCERAS CORNEALES

ÚLCERAS MARGINALES

Las úlceras periféricas corneales son relativamente comunes y forman una clase distinta en varios aspectos de las de localización central. Aparte de la invasión directa desde una enfermedad conjuntival (como en el tracoma, conjuntivitis flictenular, rosácea) muchas úlceras en esta región se asocian con infección conjuntival, pero suele ser crónica en lugar de aguda; además, mientras que a veces se puede demostrar la presencia de micro-organismos, muchas pueden parecer que se deben a toxinas elaboradas en la conjuntiva que difunden al limbo, mientras que otras parecen ser de origen alérgico. Por otro lado, por la proximidad al plexo limbal, esta región es prona a afectarse por procesos metabólicos y metastásicos. En consecuencia las úlceras marginales con frecuencia son sintomáticas en lugar de primarias. Como veremos, situaciones similares gobiernan esta localización en la infiltración grasa y en otros cambios degenerativos en los cuales, en realidad, los procesos ulcerativos se superponen fácilmente. Además, estando próximas a la fuente de nutrición, las úlceras marginales tienen la característica de permanecer habitualmente superficiales y simples, y generalmente son más benignas que los procesos ulcerativos en el área central. Topográficamente se presentan dos tipos de úlceras: *úlcera marginal simple* donde la lesión inicialmente es localizada y rara vez se vuelve circunferencial, y la *queratitis marginal superficial,* una lesión más extensa que puede progresar hacia una *úlcera anular.*

Úlcera corneal simple

Clínicamente el desarrollo de una úlcera corneal simple viene marcado por la presencia de dolor y fotofobia simultáneamente con la aparición de una serie de pequeños infiltrados del tamaño de puntas de alfiler cerca del margen de la córnea distribuidos en racimos concéntricos al limbo; poco después coalecen para formar un creciente, y finalmente se rompe el epitelio para formar una úlcera superficial en creciente de coloración grisácea. Próximo a la úlcera los tejidos conjuntival y subconjuntival cercanos al limbo se encuentran hinchados y algo quemóticos; mientras que se desvanece gradualmente un infiltrado en el estroma superficial hacia el centro de la córnea. Es notable que permanece sin afectarse un área de tejido entre el propio limbo y la úlcera.

Las úlceras pueden presentarse de manera única o en grupos, unilaterales o bilaterales, pero tienden a resolverse dejando una opacidad en creciente con forma de arco; alternativamente, pueden volverse tórpidas y vascularizadas, ocasionalmente con un pannus en forma de charretera. Si se extienden lo hacen concéntricamente con el limbo y no lo hacen axialmente en la córnea. No obstante, en la mayoría de los casos permanecen discretas pero tienen la mala costumbre de recurrir.

Desde un punto de vista etiológico las úlceras marginales simples se pueden clasificar en dos tipos: *úlceras catarrales* debidas a una infección directa o a reacciones alérgicas o tóxicas dependiendo de la enfermedad local, y *metastásicas* (o alérgicas) debidas a disturbios sistémicos.

1.- Úlceras catarrales.

Con frecuencia una conjuntivitis crónica se complica con la infiltración y ulceración de la córnea periférica, constituyendo el tipo más común de úlcera marginal simple como se describió anteriormente. La etiología más común es la infección estafilocócica y las úlceras catarrales forman parte del cuadro típico asociado con este micro-organismo caracterizado además por una conjuntivitis, una blefaritis y una queratitis punctata superficial que afecta particularmente a la parte inferior de la córnea; habitualmente su curso es benigno, tienen un índice alto de recurrencias y la frecuente esterilidad de las úlceras sugieren un origen tóxico o alérgico más que una infección directa (Thygeson, 1946). Sin embargo, en ocasiones se presenta un elemento de infección directa y, en el periodo antes de que se dispusiera de un tratamiento efectivo, se originaban serias complicaciones cuando coalecían muchas úlceras marginales estafilocócicas para formar una úlcera anular; en realidad, se ha informado de necrosis corneal central y la pérdida del globo (Allen JH, 1946). Otros micro-organismos asociados con úlceras marginales de este tipo son los gonococos, Hamophilus aegiptius, Moraxella lacunata o dúplex, en cuyo caso la conjuntivitis puede ser severa y la lesión directamente infecciosa, actinomices (Elliot, 1941), C. difteriae (Coachman EH, 1951; Chandler JW y Milam DF, 1978) y Cl. Welchii (Henkind P y Fedukowicz H, 1963); los estreptococos, neumococos y E coli se encuentran rara vez (Thygeson, 1946). Las úlceras marginales, a veces muy vascularizadas y con un pannus en charretera, pueden verse en infecciones víricas como el linfogranuloma venéreo, mientras que en la conjuntivitis de la varicela puede producirse una infiltración marginal de la córnea que se vasculariza y aclara. Como rareza las úlceras marginales pueden aparecer en la miasis ocular.

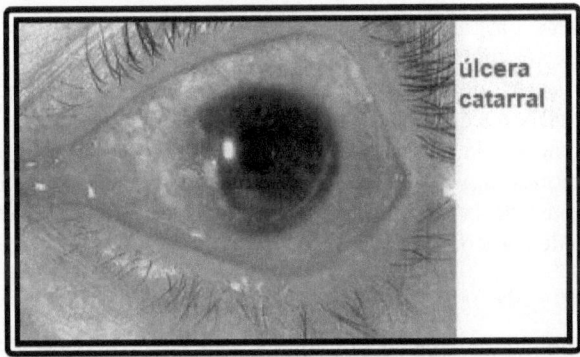

En la región de Renania, von Herrenschwand (19239 describió un cuadro denominado como *úlcera marginal infecciosa de zur Nedden* (1902-4) y desconocida en otros lugares, caracterizada por la presencia de un germen relacionado con la familia moraxella (bacilo de Nedden) que parece ser patógeno sólo para la córnea por lo que no se asocia con conjuntivitis; de hecho esta es la única lesión que el germen parece producir. Aparecen dos tipos de úlceras: (a) un área pequeña de 1 a 2 mm., desde el limbo, se vuelve infiltrada y gris; con el tiempo el epitelio se vuelve necrótico, produciendo una úlcera aislada ovalada o en forma de hoz de 1 mm de longitud por dos de anchura. Varias de ellas pueden coalecer para formar una úlcera en anillo. (b) En el segundo tipo aparecen numerosas pequeñas áreas de infiltrado que se desarrollan a múltiples úlceras punctatas situadas no sólo en el limbo sino que pueden extenderse pero sin alcanzar el centro de la córnea. Típicamente las úlceras son ovaladas. Es excepcional la aparición de un hipopion y se pueden asociar infecciones secundarias aunque el pronóstico es bueno.

A veces no se puede determinar la causa de la conjuntivitis y es interesante que se ha informado como reacciones alérgicas a un anestésico local úlceras corneales de este tipo (Thygeson, 1946). Es probable que las úlceras catarrales vistas no infrecuentemente en la rosácea se deban a infecciones estafilocócicas secundarias.

2.- Úlceras marginales "metastásicas".

Ernst Fuchs (1893) describió originalmente un tipo de ulceración marginal sin conjuntivitis acompañante, usualmente presentadas en personas mayores o en los que sufren de enfermedades sistémicas presuntamente de origen constitucional o metastásico. A menudo la etiología de este tipo de úlceras es oscuro; pero se pueden producir en infecciones sistémicas como la influenza, brucelosis, disentería bacilar, gonorrea con artritis gonocócica y fiebre dengue; otras se han asociado con infecciones agudas del tracto respiratorio, mientras que otras parecen relacionarse con focos sépticos, habitualmente dentales y con menos frecuencia de nariz o garganta. Otra asociación más es con el lupus eritematoso, mientras que puede acompañar a la poliarteritis nodosa úlceras marginales atípicas y severas. Es posible que en algunos casos la infección se deposite metastásicamente desde el plexo limbal; Gilbert (1923) señaló este proceso con una iritis metastásica. Otras son casi con certeza de origen alérgico; en realidad se han informado de estas úlceras como reacciones de hipersensibilidad en la tuberculosis (Hermann JS, 1962) o a fármacos como las sales de oro empleadas para el tratamiento de la tuberculosis (Bonnet P y Bonamour G, 1939; Garbino y del Valle, 1942; Azzolini, 1946) o incluso a la aspirina (Tokuda y Wakae, 1963). Por otro lado, a veces se pueden asociar con enfermedades metabólicas; Fuchs (1893) las consideró originalmente de origen gotoso; mientras que se han propuesto diversos orígenes, algunos sin fundamentos como la riboflavina (Corkey, 1952).

El tratamiento debería dirigirse primariamente a la blefaro-conjuntivitis y si responde a antibióticos la úlcera a menudo cura espontáneamente; pero puede ser difícil especialmente en casos donde predomina el elemento alérgico- notablemente en estafilococias. En ellas puede ser útil la administración de toxoides, especialmente en prevenir las recurrencias. Habitualmente la iritis es mínima por lo que no es necesario la atropina. En situaciones tórpidas puede ser valorable la aplicación de dosis bajas de luz ultravioleta o (mejor) de beta-terapia y, en ausencia de infección activa, puede ser conveniente el uso de corticoides o AINEs.

Queratitis marginal superficial

Esta situación, descrita originalmente por Fuchs (1893), es relativamente infrecuente y se presenta en personas de edades medias o mayores (la *queratitis marginal superficial de Fuchs*). Los primeros informes de la escasa literatura existente fueron los de Martin (1899-1900), Gilchrist (1928), Gifford (1925-42) y Ellis (1939).

En la mayoría de los casos la etiología es bastante oscura. La lesión que típicamente es bilateral, se inicia con la aparición de infiltrados superficiales alrededor de la córnea

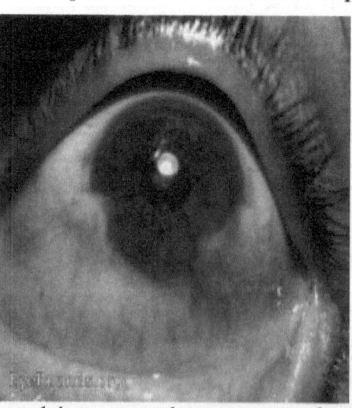

pseudo-pterigium

periférica mientras que el área central permanece clara, un proceso que se puede limitar a uno o más segmentos pero puede progresar para afectar a toda la circunferencia. A veces la enfermedad se detiene en esta fase, pero es más habitual que se desarrolle la ulceración;

la úlcera siempre permanece superficial con una base ligeramente nublada y con bordes afilados e irregularmente festoneados. El curso clínico es lento y crónico con muchas recurrencias y remisiones que hacen que la úlcera se extienda lentamente alrededor de la periferia para formar una úlcera en anillo y, sobre un periodo que puede ser de años, tiende a extenderse sobre la córnea dejando una débil opacidad nebulosa detrás; habitualmente se vasculariza intensamente desde el limbo y con frecuencia se forman pseudo-pterigium donde la conjuntiva se perfila sobre la córnea. No obstante, habitualmente la región axial de la córnea sigue permaneciendo clara con lo que la visión no se afecta seriamente; sólo en los casos peores toda la córnea se vuelve mate y opaca. Los datos inflamatorios sólo son moderados pero existe mucha fotofobia y el dolor es tan intenso como para hacer necesario la enucleación de ambos ojos (Ellis, 1939).

Úlceras en anillo

Puede producirse una úlcera en anillo que se extiende en gran parte o en la totalidad de la córnea periférica como consecuencia de la unión de varias úlceras marginales pero habitualmente se forman con la evolución de una queratitis marginal superficial cuando tiene un carácter circunferencial desde el inicio. Se encuentra un tercer tipo como una rareza en casos tardíos de tracoma en los que existe un pequeño pannus circunferencial. Como sucede con el tipo habitual de pannus tracomatoso existe una tendencia para el desarrollo de un infiltrado en punta de alfiler inmediatamente por delante de la terminación de los neovasos. Estos infiltrados se juntan rápidamente para formar una línea gris que se rompe para formar una úlcera superficial; sólo cuando se afectan las capas más profundas del estroma la parte central de la córnea se vuelve opaca (Soudakoff, 1936; Gifford, 1942).

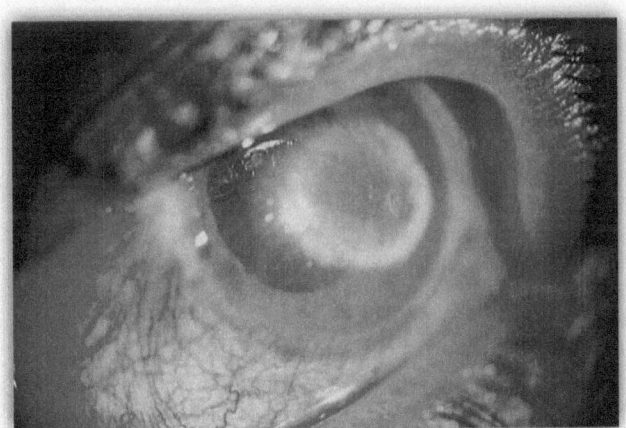

En todos los casos las úlceras en anillo tienden a vascularizarse intensamente y habitualmente permanecen confinadas a la parte superficial del estroma. Solo rara vez se originan severas complicaciones –perforación o suficiente profundización y destrucción extensa de la córnea para formar una cicatriz ectásica, por lo que todo el centro de la córnea abulta si la úlcera es circular, o lo hace oblicuamente si la destrucción se confina a un segmento del limbo. La necrosis corneal central y la pérdida del globo son rarezas.

El diagnóstico diferencial de estas condiciones debe excluir un *absceso en anillo*, una lesión purulenta rápidamente destructiva en las partes más profundas de la córnea. La úlcera de Mooren con sus bordes profundamente socavados y su tendencia a crecer a través de la córnea, y la *distrofia marginal*, una lesión permanente degenerativa en la que el estroma se adelgaza pero el epitelio permanece intacto, que se presenta en pacientes menores de 40 años y generalmente se presenta sin dolor ni signos de inflamación. La ulceración marginal también se puede presentar en un granuloma masivo de la esclera y en la escleritis nodular necrotizante.

El tratamiento en muchos casos sólo puede ser sintomático –atropina, oclusión, calor, esteroides o AINEs tópicos y, a veces, beta-terapia- a menos que se encuentre la causa primaria. En casos severos causantes de mucho dolor, pueden aliviarse con repetidas paracentesis (Gifford, 1942). Ghosh (1956) informó de éxito en dos casos con el uso tópico de dihidro-ergotamina.

ÚLCERAS CENTRALES

Úlceras bacterianas

Ya hemos visto que, con la excepción del gonococo y el bacilo de la difteria, el epitelio corneal normal ofrece una barrera eficiente contra la entrada de bacterias (aunque no de virus); se sigue que a menos que existan circunstancias especiales que disminuya la resistencia del epitelio o incluso causen su exfoliación (enfermedades neuro-paralíticas, edema, xerosis, queratomalacia o un pannus degenerativo), las úlceras son de origen traumático y envuelven dos factores etiológicos asociados –una abrasión del epitelio y una infección del área erosionada. Los traumas habitualmente son de proporciones insignificantes; con frecuencia se trata de abrasiones diminutas debidas al polvo o a pequeños cuerpos extraños que en esta posición expuesta son de ocurrencia diaria; alternativamente pueden encontrarse provocadas por pestañas mal dirigidas, concreciones conjuntivales, filamentos prominentes de tejido cicatrizal o lentes de contacto, todas las cuales, siendo constantemente irritantes, finalmente erosionan el epitelio. Debido a la responsabilidad de los traumas menores en la industria, las úlceras centrales son más comunes en hombres que en mujeres. Esta protección epitelial, como hemos visto, no es efectiva en el caso de infecciones virales que forman una excepción común y sorprendente a esta generalización. No obstante, las úlceras bacterianas se pueden categorizar en dos tipos:

1.- Ulceración corneal secundaria a una extensión de una infección bacteriana de la conjuntiva que ya se ha comentado en los apuntes sobre las enfermedades conjuntivales. Hemos visto que el tipo marginal de ulceración catarral típicamente se asocia con una conjuntivitis crónica; las úlceras se producen con las formas agudas de infección conjuntival, particularmente la conjuntivitis purulenta debida a gonococo, estreptococo, C. difteriae y Haemofilus aegiptius, o la conjuntivitis membranosa debida a estreptococo y C. difteriae. Éstas pueden tomar la forma de ulceración simple o se pueden asociar con hipopion y, a menos que el tratamiento sea el adecuado y comenzado a tiempo, pueden ser extensas y rápidamente perforante.

2.- Ulceración corneal producida como infección primaria o con una afectación conjuntival discreta que a menudo suponen características individuales que vamos a discutir brevemente.

- *Úlcera pneumocócica (ulcus serpens).*

La típica úlcera con hipopion (úlcera serpiginosa o ulcus serpens de Saemisch, 1870) es una úlcera en forma de disco, groseramente infiltrada, blanco-grisácea o amarillenta, de una severa destructividad debida a infección por pneumococo, mostrando una marcada tendencia a extenderse en una dirección especial (latín: serpere, reptar) y típicamente asociada con una queratitis difusa, una iridociclitis severa e hipopion, y, a veces, con abscesos posteriores secundarios en la córnea.

Etiología. Gasparrini (1893) y Uhthoff y Axenfeld (1896) fueron los primeros en establecer que el ulcus serpens y para el caso la mayoría de las úlceras con hipopion se deben a neumococos, y ha sido ampliamente confirmado (Omerod LD et al, 1987; otros muchos). El tipo de neumococo es variable. Cheney (1922) encontró un 75% del tipo IV, un 25% del tipo III y ninguno de los tipos I y II. Wright (1927), en 28 casos, encontró uno del tipo I, dos del tipo II y 22 del tipo IV. Schmelzer (1935) encontró resultados similares siendo el tipo IV el más común, unos hallazgos confirmados por Barkeman (1950) (22 casos del tipo IV de 32), pero las complicaciones fueron tres veces más frecuentes con el tipo III. Desde luego es frecuente que se presente una mezcla de infecciones, pero no hay dudas de que los rasgos característicos se deben al neumococo. Debido a la posibilidad de sufrir abrasiones menores son los trabajadores agrícolas, albañiles, mineros y de la industria los principalmente afectados, y como el neumococo es un habitante común del saco conjuntival, particularmente en presencia de un saco lagrimal crónicamente infectado, este factor debe tenerse en consideración. Esta enfermedad se presenta en una alta proporción en casos de úlcera serpiginosa (13%, Grey Clegg, 1927; 56%, McNabb, 1927). Por este motivo, en personas expuestas a traumatismos menores, la dacriocistitis crónica es una amenaza permanente para el ojo y siempre se debería erradicar. Parmar P et al (2003) informó que la queratitis neumocócica representó el 33,3% de la queratitis bacteriana (58 casos). La mayoría de los casos neumocócicos presentaron queratitis no grave (77,5%). La patología del saco coexistente fue más frecuente en las úlceras neumocócicas en comparación con las úlceras bacterianas no neumocócicas.

Un tercer factor etiológico es el de una pobre resistencia tisular. Por ello estas úlceras se ven especialmente en ancianos y personas debilitadas, los escleróticos y alcohólicos, y en aquellos que ya sufren de alguna enfermedad o de una grave sepsis focal; en realidad, en sujetos sin enfermedades y relativamente sanos, la úlcera pneumocócica toma una forma más leve y atípica. También se ha informado de su presencia en la xeroftalmía por avitaminosis A (Valenton MJ y Tan RV, 1975). Dada T et al (2000) informó de una úlcera con hipopion donde se aisló estreptococo pneumoniae después de una queratomielusis láser in situ supuestamente por frotarse los ojos con los dedos sucios; Ramírez M et al (2002) en la interface del flap después de queratomielusis láser in situ, y Lifshitz T et al (2005) después de LASIK.

El *cuadro clínico* es característico. En las primeras fases la abrasión persiste en lugar de sanar, y su suelo se vuelve grisáceo y nublado. Al aumentar el infiltrado en el estroma superficial se forma una opacidad con forma de disco, y las láminas superiores se hinchan y exfolian con lo que aparece una úlcera con esta forma con una base con detritos grisáceos y bordes hinchados con un infiltrado amarillento. La úlcera aumenta en profundidad y extensión, a veces más en profundidad con lo que se produce una perforación temprana, pero más habitual es su extensión con lo que un gran área de la córnea se convierte en una masa putrefacta. La extensión es irregular, la mayor infiltración se produce en un segmento en el que el borde parece una media luna amarilla espesa donde la infiltración penetra bajo un margen sobresaliente; por otro lado, la progresión se puede detener temporalmente a medida que el epitelio crece sobre un borde necrótico infectado y el suelo, por lo que durante un tiempo la úlcera se arrastra en una dirección. Sin embargo, la aparición de una cicatrización local temprana es engañosa porque de vez en cuando cambia la dirección de la actividad y se produce una forma un formación irregular, hasta que finalmente en los casos más recalcitrantes el proceso se extiende para afectar toda la córnea a una corta distancia del limbo; todo el tejido asume la consistencia del papel secante empapado y responsable de sufrir una necrosis completa. La manera peculiar en que progresa la úlcera probablemente se explique por el hecho de que los neumococos mueren fácilmente cuando los productos de su crecimiento no se eliminan lo suficientemente rápido, por lo que cuando un área ha quedado cubierta por los micro-organismos tienden a morir en ese punto y prosperan más felices en otros lados (Browning, 1927).

Al mismo tiempo, la difusión de toxinas desde el área infectada produce unos efectos amplios. Todo el ojo se congestiona violentamente y la conjuntiva se encuentra quemótica. Incluso en las etapas iniciales la córnea se vuelve grisácea, deslustrada y turbia. Las finas líneas edematosas radiadas desde la úlcera, especialmente desde el borde avance activo, entremezcladas con un punteado diminuto indican una infiltración por células redondeadas. Esta infiltración se puede acentuar en el estroma posterior a la úlcera para formar un franco absceso posterior delante de la membrana de Descemet, una formación que sin embargo es imposible de observar clínicamente. Por las mismas causas se desarrolla una iritis violenta; el iris se decolora, las pupilas son pequeñas y se encuentran fijas por sinequias, el acuoso turbio y aparece un hipopion. Al principio es fluido y gravita hacia la parte inferior de la cámara anterior e, incluso, puede aumentar o disminuir de hora en hora; no obstante, finalmente tiende a aumentar constantemente y volverse consolidado y fibrinoso, hasta que puede ocupar la mayor parte de la cámara anterior.

En las primeras fases los síntomas son de un dolor profundo en el globo y cabeza con algo de fotofobia, pero cuando la necrosis comienza a extenderse el dolor puede disminuir considerablemente; en realidad, en ausencia de un aumento tensional, cuando la úlcera se encuentra peor es sorprendente la escasez de síntomas en un cuadro clínico tan horrible. Sin embargo, se produce un aumento de tensión en una buena proporción de casos (33%, Cridland, 1918). Esta ausencia de síntomas urgentes con frecuencia conduce a catástrofes porque el paciente puede no buscar ayuda hasta que la destrucción de la córnea se encuentra avanzada y ya existe daño interno del ojo.

En ocasiones la úlcera cicatriza sin perforación; en este caso los márgenes se vuelven menos infiltrados y finalmente redondeados. El suelo se alisa, el hipopion disminuye y desaparece, y gradualmente la cavidad de la úlcera se rellena con tejido cicatrizal, a veces ayudado por vasos sanguíneos tanto profundos como superficiales. No obstante, queda una densa cicatriz incapacitante y sinequias posteriores. Cuando, como puede suceder, sin un tratamiento eficiente se produce la perforación, estando provocada por regla general por propagación de la supuración a ambos lados de la córnea –la úlcera por delante y el absceso por detrás- se produce sin la formación de un queratocele. El resultado inmediato puede ser una panoftalmitis y ptisis bulbi. Sin embargo, si el acto de la perforación proporciona el estímulo para una curación definitiva, siempre se forman extensas sinequias anteriores incluso en ausencia de un prolapso, porque el iris se cubre con un exudado plástico que lo pega a la cara posterior de la córnea. Si la perforación es relativamente pequeña el resultado es una densa cicatriz y un leucoma adherente; más habitual es que sea grande provocando un extenso estafiloma anterior y, a veces, una fístula; en los casos peores se puede producir una hemorragia intra-ocular o la pérdida inmediata del contenido del globo. La catarata es una secuela frecuente y si el ojo escapa a la atrofia, la completa seclusión de la pupila o la Incarceración del iris en la cicatriz conducen a un glaucoma secundario. Rara vez pero posible este trágico cuadro clínico se completa con el desarrollo de una oftalmía simpática en el otro ojo.

La *patología* se ha estudiado plenamente, parcialmente mediante investigaciones experimentales y parcialmente en casos clínico[72]. En la córnea, una de las cosas más impresionantes es la extensión de la necrosis; sobre un área grande los corpúsculos corneales pueden tener mal olor o desaparecer, y en el área necrótica se pueden ver los neumococos. La membrana de Bowman se encuentra destruida en la región de la úlcera y con frecuencia dividida en una distancia considerable. La infiltración leucocitaria rodeando la úlcera puede ser considerable y extenderse hacia la periferia. Las capas medias de la córnea se encuentran menos infiltradas y en las capas posteriores, justo por delante de la membrana de Descemet, la densidad de la infiltración habitualmente aumenta para formar un absceso en el sitio opuesto a la úlcera entre el estroma y la membrana de Descemet o entre sus capas. Este absceso posterior en ocasiones puede absorberse; más habitual es que la acción histolítica de los leucocitos cause una perforación temprana de la membrana de Descemet que se abre a la cámara anterior.

Uno de los factores clave de virulencia de S. pneumoniae es la toxina neumolisina, que pertenece a la familia de las citolisinas dependientes de colesterol formadoras de poros, que incluyen perfrina-golisina, estreptolisina y listeriolisina (Tweten RK). La unión del colesterol y la capacidad de formar poros en las membranas de la célula huésped son características principales de los miembros de este grupo de toxinas[73]. Además de su función citolítica, la neumolisina activa el complemento del huésped, lo que resulta en una inflamación mediada por leucocitos polimorfonucleares (PMN). Las funciones citolíticas y de activación del complemento de la neumolisina están asociadas con diferentes dominios de la toxina (Paton JC et al, 1984; otros). La neumolisina es importante para la inflamación asociada con la queratitis neumocócica. Johnson et al (1990) produjeron una cepa de S. pneumoniae deficiente en neumolisina y mostraron que esta cepa era defectuosa en causar los efectos completos de la queratitis en comparación con la cepa parental. La restauración del gen de la neumolisina permitió que esta cepa recuperara su virulencia completa (Johnson MK et al, 1992). La principal diferencia clínica entre la cepa parental o rescatada y la cepa deficiente de neumolisina fue el grado de inflamación, especialmente la infiltración de leucocitos polimorfonucleares (PMN) en la córnea. Cuando el dominio de activación del complemento del gen de la neumolisina se eliminó de S. pneumoniae, la virulencia corneal también se redujo significativamente, pero en menor medida que cuando se eliminó el gen completo (Johnson MK et al, 1995). Estos resultados sugieren que el dominio de activación del complemento de la neumolisina contribuye a la virulencia corneal, aunque este dominio no fue totalmente responsable del daño causado por la toxina.

Alternativamente, como hemos visto, el hipopion en la cámara anterior puede macerar al endotelio y a la membrana, y provoca la extensión de la infiltración en las capas posteriores del estroma. En realidad falta el endotelio en un área grande, tanto si se perfora la membrana como si no; otras veces los leucocitos lo separan de la membrana; mientras que las células endoteliales sufren de cambios degenerativos de nucleolisis y vacuolización y pueden desprenderse en masa para mezclarse con el hipopion.

Pronóstico. Dejada a su evolución una úlcera serpiginosa es una lesión malignamente progresiva y tan pronto como se diagnostique debe iniciarse un tratamiento drástico; si no se hace y en un sujeto relativamente sano, la progresión de la úlcera puede detenerse

---

[72] Verdese, 1888; Fuchs, 1889; Silvestri, 1891; Wagenmann, 1892; Marple, 1893; Nuel, 1895; Uhthoff y Axenfeld, 1896; Green y Ewing, 1896; Elschnig, 1898; v. Hippel, 1898; Druault y Petit, 1899; Wintersteiner, 1901; Hertel, 1902; Miyashita, 1911; Stanka, 1925; Samuels, 1932; y muchos otros.
[73] Palmer M et al, 1998; Kelly SJ et al, 2000; Baba H et al, 2001; Boner BB et al, 2001;

habitualmente. Sin embargo, si por falta de un dolor lo suficientemente apremiante, el proceso ha avanzado mucho antes del tratamiento o si el paciente es anciano, débil o está envenenado por una sepsis, en demasiados casos la ulceración progresa hasta la pérdida del globo.

El número de serias úlceras con hipopion aumenta proporcionalmente con la edad y también con la edad el pronóstico empeora progresivamente.

Tratamiento. El primer paso esencial es el reconocimiento del micro-organismo obtenido por raspado del suelo de la úlcera y tinción Gram, y la administración intensa del antibiótico apropiado tópicamente y mediante inyección subconjuntival para asegurar que se corta la infección; en todos los casos la conjuntivitis se debe tratar vigorosamente y muy importante es que se explore la vía lagrimal y ante la sospecha de la existencia de una dacriocistitis crónica se debe lavar o llenar con una solución antibiótica; en la mayoría de los casos es necesario escindir el saco u obliterar los puntos lagrimales. Cualquier intento de tratar la úlcera en presencia de un saco infectado que descarga continuamente en el ojo es completamente inútil, ilusorio y una pérdida de tiempo.

Marquart ME et al (2007) utilizó como tratamiento un colirio de colesterol aprovechando que éste se une a la pneumolisina neumocócica, informando de una menor virulencia en la queratitis en córneas de conejo. Con la misma finalidad Green SN et al (2008) utilizó antisuero pneumolisina informando también de una menor virulencia en córneas de conejo. La inmunización activa ofrece peores resultados.

Especialmente si hay mucha infiltración y poco dolor merece la pena considerar el método de tratamiento abierto sin oclusión.

Si la úlcera se encuentra avanzada con mucha infiltración y desprendimiento antes de la instauración de la antibioterapia, puede ser admisible realizar un desbridamiento inicial con cauterización química (ácido carbólico o tricloroacético). Un punto importante es el control de la tensión ocular mediante el uso de inhibidores de la anhidrasa carbónica, agentes osmóticos o, incluso, mediante paracentesis y, si a pesar de estas medidas, progresa la ulceración con lo que parecen necesarias medidas drásticas, la sustitución del área enferma por un injerto lamelar es un método efectivo de tratamiento incluso en presencia de desprendimientos extensos e hipopion.

Finalmente se deberían mantener las mejores condiciones generales del paciente.

- *Úlcera flictenular*

La ulceración debida a pseudomona piocianea[74] (aeruginosa) es una de las más serias de todas las infecciones corneales que conduce habitualmente, si el tratamiento no es el adecuado, a la pérdida del ojo. La misma reacción violenta se aprecia en el conejo (Passow, 1923; Bolesch, 1926; Safar, 1927; otros) y es interesante que en este animal la

---

[74] Es una bacteria Gram-negativa, aeróbicas, con motilidad unipolar. Es un patógeno oportunista en humanos y también en plantas. Como otras Pseudomonas, P. aeruginosa secreta una variedad de pigmentos como piocianina (azul verdoso), fluoresceína (amarillo verdoso fluorescente) y piorrubina (rojo pardo). King, Ward, & Raney desarrollaron Pseudomonas Agar P (también conocido como "medio King A") para mejorar la producción de piocianina y piorrubina; y Pseudomonas Agar F (también conocido como "medio King B") para la fluoresceína. P. aeruginosa es a menudo identificada, de modo preliminar, por su apariencia perlada y olor a uvas in vitro. La identificación clínica definitiva de P. aeruginosa frecuentemente incluye, tanto identificar la producción de piocianina y fluoresceína como determinar su habilidad de crecer a 42 °C. P. aeruginosa es capaz de crecer en combustibles como queroseno o gasóleo, ya que es un microorganismo capaz de nutrirse a partir de hidrocarburos

conjuntivitis sólo se desarrolla si el ojo se mantiene cerrado; sólo en este caso una úlcera severa sigue a una abrasión corneal o se puede recuperar el micro-organismo del saco conjuntival (McCulloch JC, 1943). Sin embargo, dadas unas buenas condiciones de cultivo, como se aprecia por los experimentos de Hirotsuji (1958), se encuentra que con la inyección intra-corneal de estafilococos muertos por calor o pneumococos no hay respuesta o es escasa pero cuando se introducen pseudomonas se produce una violenta queratitis con hipopion. En sus experimentos Safar (1927) mostró la presencia del micro-organismo en los tejidos corneales normales lejos del sitio de inoculación 32 horas más tarde; explicó el rápido y maligno curso de la úlcera y su falta de respuesta a la terapia local por la vigorosa propagación y migración activa del micro-organismo en el estroma normal y la profusa producción de endo- y exo-toxinas.

En sus características clínicas la úlcera tiene 4 rasgos que cuando se presentan juntos la hacen fácilmente reconocible: su rápida evolución; la afectación primaria del estroma

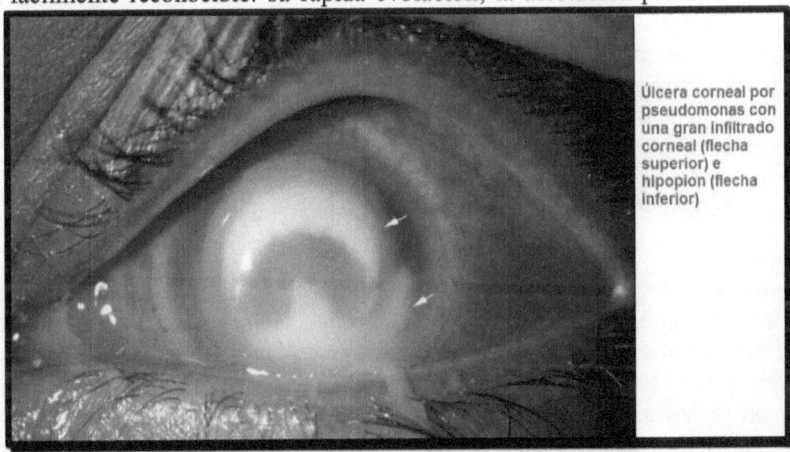

Úlcera corneal por pseudomonas con una gran infiltrado corneal (flecha superior) e hipopion (flecha inferior)

corneal y la rápida extensión que a veces involucra a toda la córnea; el tamaño inusual del hipopion y el carácter del pus, de consistencia mucosa y a menudo de un color verdoso. En presencia del micro-organismo, la úlcera habitualmente se vuelve aparente tres días después de la abrasión o de la eliminación de un cuerpo extraño y habitualmente si se ha ocluido el ojo, se desarrolla una violenta lesión con un centro blanco-mortecino opaco asociado con un dolor considerable. El área afectada se extiende profunda y rápidamente, al principio sin romper el epitelio y luego se necrosa la región central mientras que se desarrolla un anillo de infiltración blanquecina alrededor; finalmente se puede formar un absceso en anillo alrededor de la córnea periférica. La lesión corneal habitualmente se asocia con hipopion y se pierde rápidamente toda la visión del ojo interno con un declive de la visión a la mera percepción de luz. En los tipos menos severos se puede producir la resolución de la lesión dejando una densa cicatriz vascularizada, pero con demasiada frecuencia la formación de un descematocele conduce a la perforación y pérdida del ojo. En 23 casos informados en la literatura desde 1926 y 1939, Joy (1942) encontró que se había perdido el ojo o la visión útil en 20.

Heidari H et al (2018) encontró en una serie de cultivos obtenidos de úlceras corneales que los genes de virulencia más frecuentes entre las cepas de P. aeruginosa fueron exoA y exoS (100%) seguidos de exoU (71.4%) y exoB (28.6%). Todos los aislamientos de P. aeruginosa eran productores de bio-películas y portaban el gen algD (100%). Bahl CD et al (2017) encontró el gen del factor cif en pseudomonas productoras de queratitis. El factor inhibidor de CFTR (regulador de la conductancia transmembrana de fibrosis quística) cif es un factor de virulencia epóxido hidrolasa que se vierte al citoplasma de las células epiteliales de las vías respiratorias del huésped y disminuye los niveles de CFTR que es responsable de mantener la hidratación de la vía aérea superior. Su presencia en la córnea es posible que facilite la formación de bio-películas en el micro-organismo y, por lo tanto, aumente su infectividad.

Afortunadamente estas úlceras son relativamente raras. Desde los primeros registros en la literatura de Herrnheiser (1893) y Bietti (1899), los casos fueron revisados por Mauersberg (1910), Morelli (1922) y Joy (1942) y hasta los años 70 del siglo pasado se habían informado de unos 100 casos; a partir de entonces los informes son más abundantes[75], aunque sigue siendo una infección rara. Desafortunadamente bastantes casos se producen en medios hospitalarios, a veces en forma epidémica, por el uso de colirios, pomadas o instrumentos contaminados; a este respecto el colirio de fluoresceína puede ser un ofensor particular por utilizarse para la tinción precisamente de úlceras (Kyei S et al, 2019); además el micro-organismo crece en soluciones de fisostigmina, salicilatos, cocaína, cortisona y otras soluciones incluidas las antibióticas[76]. Por ejemplo, Offret et al (1962) informó de una infección seria por un colirio contaminado después de una queratoplastia. También se ha informado la contaminación de soluciones y lentes de contacto hidrófilas (Milauska AT, 1972). Pero no sólo se contaminan soluciones utilizadas en medicina, así Wilson LA y Aheam DG (1977) y Reid FR y Wood TO (1979) informaron de 7 casos y 1 caso respectivamente de úlceras corneales asociadas con el uso de máscaras oculares (rímel) contaminadas. También es una de las primeras causas de queratitis en usuarios de lentillas.

El *tratamiento* de estas ulceraciones era bastante ineficaz, tanto en pacientes como en experimentación animal, aunque se tomaran las medidas terapéuticas más drásticas desde el uso de fuertes antisépticos hasta cauterizaciones heroicas y la práctica de una sección de Guthrie-Saemish (abertura de la cámara anterior a través de córnea clara para eliminar el hipopion y estimular la cicatrización; se solía re-abrir diariamente hasta la cicatrización); la evisceración del contenido ocular era el resultado final habitual y sólo rara vez se conseguía salvar un ojo muy dañado con un tratamiento enérgico y precoz (Giannini, 1934), pero la llegada de las sulfonamidas y posteriormente de los antibióticos mejoró notablemente el pronóstico aunque aún se presentan numerosos problemas de resistencias.

La queratoplastia terapéutica se comenzó a utilizar como medida extraordinaria en casos donde fallaba el tratamiento médico, la córnea se perforaba o estaba en peligro inminente o la córnea se encontraba totalmente desprendida. En la primera literatura se encuentran algunos casos aislados de queratoplastia lamelar[77]. Gallenga (1950) informó de mejoría estructural es sus 8 casos y mejoría visual en 4; en la serie de 8 ojos informada por Malik SRK y Singh G (1971) consiguieron mejoría visual, aunque apenas la esperaban, con resultados finales de 6/18 y 6/60 en 7 ojos. Con la queratoplastia penetrante, Löhlein (1950) salvó 12 de 13 ojos; Paufique y Philps (1950) consiguieron una agudeza visual de

---

[75] Tanaka N, 1970; Bohigian GM y Escapini H, 1971; Golden B et al, 1971; Hutton WL y Sexton RR, 1972; Van Horn DL et al, 1973; Kawaharajo K et al, 1974; Mitchell WH et al, 1976; Brinser JH y Torczynski E, 1977; Cernea P y Stefanescu A, 1979; Filippovich BA y Kozel TI, 1979; Prociv P, 1979; Eiferman RA, 1979; Kupferman A y Leibowitz HM, 1979; Hansen KD y Meyer RF, 1980; Kasparova EA et al, 2017; muchos otros.
[76] McCulloch JC, 1943; Thygeson P, 1948; Bignell JL, 1951; Klein M et al, 1954; Sun CC y Sun CY, 1956; Li, 1956; Skrzypczak KE, 1964; Krishnan T et al, 2009; otros.
[77] Coppez, 1949; Paufique, 1950; Molnar, 1960; Ricci, 1964; Stein y Lazar, 1964; otros.

6/9 en un caso temprano y Ricci (1964) y Hallerman (1967) consiguieron éxitos estructurales.

Eiferman RA (1979) combinó la crioterapia y la queratoplastia lamelar para tratar tres casos de úlceras corneales perforadas por pseudomona aeruginosa con extensión escleral, consiguiendo mejorías notables.

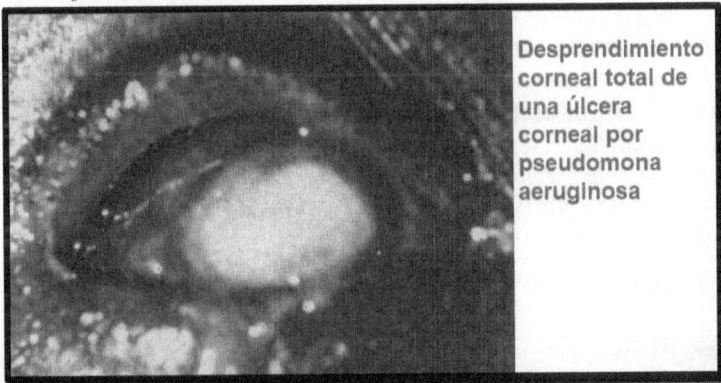

Desprendimiento corneal total de una úlcera corneal por pseudomona aeruginosa

En casos urgentes donde no se dispone de córnea para trasplante podemos utilizar esclera. Larsson S (1946) introdujo una nueva técnica para tratar úlceras perforadas utilizando un injerto escleral autólogo. En 1983, Stilma JS, informó del uso de injertos esclerales autólogos en 6 ojos para el tratamiento de perforaciones corneales periféricas originadas de úlceras de Mooren en negros africanos. Posteriormente, Prydal JI (2006) informó del caso de un conductor profesional con una perforación corneal periférica traumática que trató con un parche escleral autólogo que produjo una rápida rehabilitación visual. Prasher P (2014) utilizó la misma técnica con buenos resultados y, finalmente y es lo que nos ocupa, Jovanic V et al (2018) lo utilizó para el tratamiento de una úlcera corneal perforada por pseudomona en espera de una queratoplastia perforante definitiva.

Se ha estudiado la causa de esta resistencia de pseudomona aeruginosa a diversos antibióticos. Con respecto al mecanismo de resistencia a fluoroquinolonas y aminoglucósidos se ha encontrado repetidamente mutaciones en la región determinante de la resistencia a las quinolonas de los genes diana de las fluoroquinolonas, gyrA y parC, y la presencia de los genes AME (modificadores de enzimas), aph (3 ″) - I y aph (6) -I, en todos los aislados de resistencia a múltiples fármacos (Thirumalmuthu K et al, 2019). La transferencia de resistencia debida a elementos genéticos intercambiables es un mecanismo importante para la transferencia rápida de resistencia a antibióticos en este patógeno; los elementos genéticos móviles asociados frecuentemente con la resistencia a fármacos en pseudomona aeruginosa son los plásmidos, integrones y transposones (Subedi D et al, 2018).

Este micro-organismo puede tener un origen metastásico desde una infección sistémica en cuyo caso la lesión ocular es un absceso en anillo. En el *ecthyema gangrenosum,* una bacteriemia vista habitualmente en infantes debilitados originada desde un infección intestinal generalizada por pseudomona piocianea (aeruginosa) asociada con lesiones gangrenosas de la piel, se puede producir una queratitis ulcerativa caracterizada por necrosis e infiltración del estroma que puede producir cicatrices densas y fuertemente vascularizadas (Tatár, 1943).

- Úlcera por pasteurella.

Pasteurella séptica (multócida) es un cocobacilo gram negativo que forma parte de la flora normal de muchos animales y aves. La infección corneal puede igualar o exceder en virulencia a los estragos causados por pseudomona aeruginosa y habitualmente se asocia con un antecedente de contacto o trauma animal. Afortunadamente esta afectación es rara y así en una encuesta epidemiológica sobre infecciones por pasteurella multócida en el hombre sólo en 4 de 117 casos hubo afectación ocular (Hubbert WT y Rosen MN, 1970). Lindner K (1924) la denominó ulcus serpens fulminante ("B. suisepticus"); después de un inicio comparativamente lento, en ausencia de un tratamiento adecuado, la úlcera puede extenderse con tanta rapidez y virulencia que toda la córnea se vuelve necrótica y se disgrega en un tiempo relativamente corto dejando sólo un pequeño espolón rodeando el limbo. Robinson JD et al (1989) informó de un caso que se produjo como consecuencia de un traumatismo de beisbol.

El tratamiento antibiótico suele ser muy efectivo.

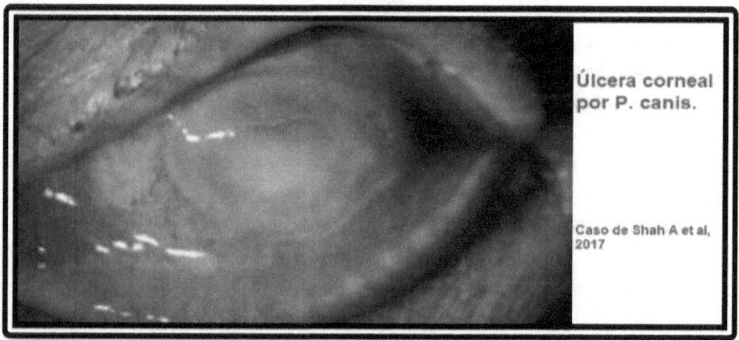

Úlcera corneal por P. canis.

Caso de Shah A et al, 2017

La variedad canis es aún mucho más rara pero se ha informado de un caso de queratitis refractaria al tratamiento que curó con un flap conjuntival seguido de queratoplastia penetrante (Shah A et al, 2017).

- Úlcera diplobacilar (moraxella)

Moraxella es un género de bacterias Gram negativas con forma de bacilo corto, cocobacilo o de cocos asociados en parejas (diplococos), o incluso en pequeñas cadenas. La mayoría de estos microorganismos son inmóviles, no esporulados, con características oxidasa-positiva y catalasa-positiva. Unos son hemolíticos y algunas especies son capsuladas, aerobios aunque algunos pueden ser anaerobios facultativos y no son muy hábiles para fermentar los carbohidratos.

La naturaleza de Moraxella dúplex (licuefaciente de Petit, 1899; osloensis, bovis) y su relación con Moraxella lacunata (de Morax-Axenfeld, 1896/7) es que la primera suele ser responsable de una úlcera corneal central y la segunda de una conjuntivitis subaguda a veces asociadas con úlceras corneales marginales. El micro-organismo es más patógeno en el hombre que en animales (excepto bovis) de laboratorio. Petit (1899) encontró que la inoculación intraestromal en conejos produce meramente una reacción leve y transitoria, pero Elliot et al (1941) y Fedukowicz y Horwich (1953) produjeron abscesos. Morax (1932) infectó ojos de chimpancés y Oeding (1946) que se producía una proliferación transitoria en el peritoneo de ratón.

Aunque la infección se puede producir en cualquier país parecía existir alguna tendencia geográfica. En Europa Central era relativamente común[78]. Desde luego el microorganismo puede presentarse en infecciones mixtas (zur Nedden, 1906). La queratitis es más común en mayores de 40 años (Tobimatsu Y et al, 2018) y viene a representar el 5% de todas las úlceras corneales bacterianas (Varaprasathan G et al, 2004).

El curso clínico puede variar considerablemente pero la infección habitualmente es uniocular y típicamente se produce después de un trauma leve en un adulto que a menudo se encuentra algo debilitado. En esta relación la infección con diplobacilos del grupo Moraxella era la causa más común de úlcera corneal bacteriana en alcohólicos abandonados del distrito Bowery de Nueva York entre 1965 y 1968; después de este año y coincidiendo con una mejoría en la nutrición y en la higiene corporal, se produjo un brusco declive a pesar de no cambiar la población de alcohólicos (Baum J et al, 1980). En general es más leve que la úlcera neumocócica, faltando su tormentoso curso y rara vez conduce a la perforación; además, su tendencia es a profundizar en lugar de extenderse superficialmente con lo que la porción sana de la córnea permanece relativamente clara y falta el margen infiltrado. El organismo se obtiene con mayor facilidad mediante raspado de la base de la úlcera y no de sus bordes, como en la variedad neumocócica. La enfermedad sólo se puede diagnosticar mediante su aislamiento microbiológico.

La lesión habitualmente se inicia con un infiltrado central grisáceo que se desarrolla lentamente hacia una úlcera con una base membranosa grisácea. El área ulcerada permanece circunscrita con un anillo de infiltración alrededor en las capas superficiales del estroma y una segunda área de infiltración en el estroma profundo con una zona clara entre ellas; la última puede desarrollar un absceso posterior secundario y se puede producir un descematocele. Comúnmente aparece un pequeño hipopion en muchos casos, pero la iritis es leve y la conjuntivitis asociada discreta. El progreso es lento, la úlcera rara vez alcanza un tamaño mayor de 3 o 4 mm en una semana y, aunque a veces puede aparecer un dolor severo, la regla es la presencia sólo de molestias moderadas.

El pronóstico, aparte del defecto visual, a menudo es bueno (McNab, 1907; Soudakoff, 1936) y suele recuperarse en unas dos semanas (Tobimatsu Y et al, 2018). Pero puede producirse una situación seria con bastante destrucción (Elliot et al, 1941; Fedukowicz y Horwich, 1953; otros). Aparte de la falta de higiene, ya comentada, se han encontrado otros factores de riesgo que ensombrecen el pronóstico como el alcoholismo con cirrosis hepática, la diabetes mellitus y la malnutrición (Stern GA, 1982; Mian SI y Malta JBN, 2011); en estos pacientes las úlceras son de mayor gravedad y responden peor al tratamiento.

Wagenmann (1892), Paul (1905), Weekers (1909), Lowenstein (1910-13), Elliot et al (1941) y otros realizaron investigaciones patológicas. Habitualmente son aparentes las dos zonas de infiltración, una rodeando la úlcera y una segunda en el estroma profundo. No obstante, las láminas periféricas de la córnea muestran poca o ninguna necrosis.

El tratamiento clásico era la administración de sulfato de zinc que inhibe el fermento proteolítico formado por el organismo, administrado repetidamente en forma de colirio, pomada o iontoforesis. Con Rebouças (1947) se comenzaron a utilizar antibióticos con buenos resultados aunque se han presentado resistencia a algunos de ellos.

---

[78] Paul, 1905, 26 diplobacilos en 87 úlceras con hipopion; Gasteiger, 1929, 10 en 75; Schmelzer, 1935, 13% de la úlceras con hipopion.

Barash A y Chou TY (2017) informaron de la presentación en forma de una úlcera infecciosa en anillo de una queratitis originada por la infección de Moraxella atlantae.

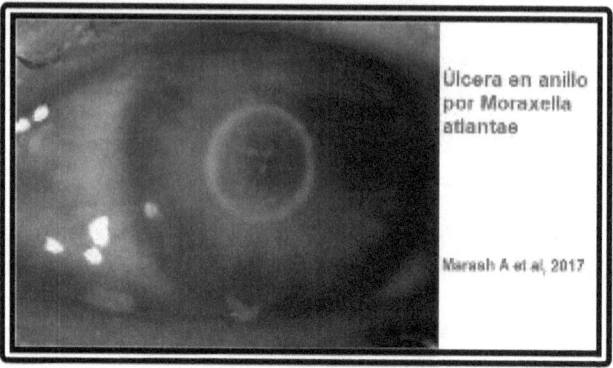

Úlcera en anillo por Moraxella atlantae

Marash A et al, 2017

- Úlcera clostridial

Un tipo peculiarmente virulento de ulceración corneal se puede observar asociado con los organismos formadores de gas conocidos como clostridium. En este contexto son de interés los responsables del tétanos y la gangrena gaseosa que se encuentran en el tracto intestinal de heces de animales y del hombre y, por lo tanto en el suelo.

Tétanos. Las heridas que afectan los anexos oculares son susceptibles de dar lugar a un tétanos cefálico o generalizado. Esta complicación se ha informado como originadas de una herida conjuntival (Samelsohn, 1879; Czukrász, 1963); cuando la córnea se encuentra afectada el metabolismo anaeróbico de este tejido forma un nicho ideal para el crecimiento del micro-organismo y se desarrolla una úlcera severa seguida por el espasmo generalizado del tétanos. Una infección de este tipo puede seguir a una herida penetrante donde habitualmente el ojo se destruye con rapidez por una panoftalmitis (Addario La Ferla, 1931). Una úlcera corneal tetánica puede seguir a un trauma por un cuerpo extraño infectado (Quentin, 1937; Dellaporta, 1950; Tsutsui J, 1957) o producirse por la subsiguiente infección de una córnea traumatizada como en el caso publicado por Hagedoorn (1950) donde se infectó una cornea quemada por fuegos artificiales con los dedos sucios del paciente.

Esta úlcera tiene una evolución característica. Habitualmente el defecto epitelial es pequeño, los bordes se encuentran ampliamente socavados y el área corneal de alrededor está engrosado, elevada e infiltrada. La mayoría de la necrosis se produce en las capas más profundas del estroma, y si la úlcera progresa puede formarse un descematocele y perforarse. El hipopion es un acompañante invariable, la conjuntiva se encuentra intensamente quemótica, existe mucha hinchazón y edema en los párpados con lo que es difícil abrir el ojo, y el dolor es intenso. El bacilo se puede encontrar en la úlcera.

En el tratamiento es conveniente eliminar completamente la capa necrótica para impedir un crecimiento anaeróbico mayor, la administración tópica y sistémica del antibiótico adecuado y la administración inmediata del toxoide antitetánico para prevenir su desarrollo. Con un tratamiento intensivo e inmediato según estas líneas el ojo se puede conservar aunque, a veces, con un denso leucoma adherente (Tsutsui J, 1957).

Majekodunmi S y Odugbemi T (1975) informaron de un caso de úlcera corneal por clostridium welchii (perfringens) en un niño de 10 años de edad, donde no existía el antecedente de trauma con una recuperación sin incidentes. Cobo F et al (2001) informó de otro caso de úlcera corneal causada por Clostridium sordelii.

Gangrena gaseosa. Estos gérmenes, habitualmente clostridium perfringens (welchii) producen una conjuntivitis relativamente leve pero cuando se introducen en el ojo a través de una herida perforante inducen una panoftalmitis rápidamente maligna; hasta 1956 se habían informado de 56 de estos casos (Leavalle, 1955). Pringle (1919) informó de casos de ulceración corneal sucedidos en la Primera Guerra Mundial. Hsu Y et al (2008) describió un caso en un hombre de 50 años, por otro lado sano, que desarrolló una úlcera corneal y perdió la visión en 48 horas, con perforación corneal y panoftalmitis con lo que se tuvo que enuclear el ojo. El examen histológico reveló necrosis corneal y perforación, con inflamación aguda en todas las capas del ojo. Se identificó clostridium perfringens en el absceso de la cavidad vítrea.

En los días pre-Listerianos de cirugía séptica la gangrena gaseosa era relativamente común; reapareció durante la Primera Guerra Mundial y, por ese tiempo, el único tratamiento posible para la excepcionalmente rara infección de un ojo era una rápida evisceración. No obstante se demostró que la penicilina, cloranfenicol y tetraciclinas eran efectivas contra estos micro-organismos pero sólo si se administran precozmente.

Úlcera actinomicética

La ulceración corneal, a veces de una severidad considerable, pueden originarse de dos familias de la orden actinomicetal – con más frecuencia por actinomices (anaeróbico) y más raro por nocardia (aeróbico). El diagnóstico de certeza sólo es posible realizarlo mediante microbiológica que debería realizarse en cualquier caso de úlcera tórpida de la córnea que progresa a pesar del tratamiento antibiótico, particularmente si se han utilizado corticosteroides.

No es habitual la existencia de una úlcera primaria debida a actinomices y siempre sigue a un traumatismo; la invasión de un sitio como la superficie corneal sin abrasión parece improbable para un organismo anaeróbico, pero Singh M y Kaur B informaron de una úlcera actinomicética sin trauma conocido que respondió espectacularmente a la penicilina. La mayoría de los casos se deben a Act. Israelí[79], pero se han descrito algunos casos debidos a Act. bovis (Gingrich WD, 1962; Gingrich WD y Pinkerton ME, 1962).

Se desarrolla un parche necrótico central seco en la córnea de un ojo que se encuentra obviamente inflamado; a menudo se encuentra rodeada por un canal amarillo de demarcación a veces con un contorno nodular y rara vez por un segundo canal en anillo. Habitualmente una iritis y un hipopion acompañan a la lesión corneal. Cuando se desprende el área secuestrada puede formarse un descematocele y perforarse; el área secuestrada se encuentra permeada por el micro-organismo. Como regla el proceso clínico es lento y tórpido pero en ocasiones es rápido y turbulento. Por ejemplo, en el caso informado por Roche (1949) afectó a toda la córnea en un absceso en anillo desarrollado en 24 horas, pero sanó con el tratamiento dejando una densa cicatriz vascularizada.

El tratamiento clásico consistía en eliminar con un cuchillete el área necrosada seguido de cauterización, pero Roche (1949) obtenía buenos resultados con penicilina subconjuntival y iodina sistémica; o bien con el antibiótico adecuado tras cultivo y estudio de sensibilidad lo que puede preservar la funcionalidad del ojo.

---

[79] De Berardinis, 1904; zur Nedden, 1907; Löwenstein, 1910-14; Calderaro, 1913; Davids, 1921; Thies, 1931; Roche, 1949; McLean, 1963; Puttanna S, 1969; otros.

La úlcera debida a Nocardia (fundamentalmente asteroides y muchísimo menos brasiliensis) también es rara pero menos peligrosa[80]. La úlcera típica tiene una base sucia grisácea y socavada con bordes necróticos sobresalientes; evoluciona con un curso lento y crónico, mostrando signos periódicos de curación sólo para abrirse y volverse más extensa; pero habitualmente no penetra mucho en profundidad, sólo un cuarto del grosor del estroma corneal. No hay hipopion (Schardt WM et al, 1956). Las afecciones corneales anómalas asociadas con una conjuntivitis nocardial incluyen múltiples áreas de infiltración superficial de la córnea (Bruce GM y Locatcher-Khorazo D, 1942; McLean, 1963) o una queratitis intersticial vascularizada (Benedict WL e Iverson HA, 1944).

Behaegel J et al (2018) ha informado de un caso atípico en un usuario de lentes de contacto que comenzó como una úlcera corneal circular y lesiones de cabeza de alfiler

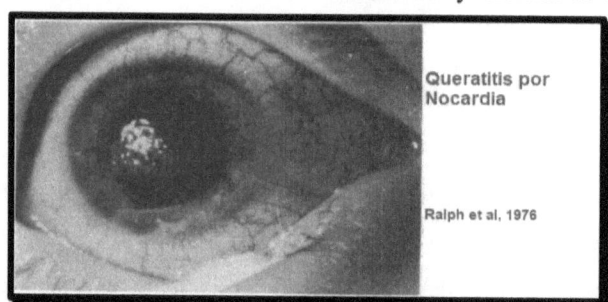

ordenadas en un patrón en corona que se pensó secundaria a la lentillas pero el cultivo reveló la presencia de Nocardia; respondió al tratamiento con amicacina.

Se ha asociado con el uso de lentes de contacto (Enzenauer RW et al, 1989; Sridhar MS et al, 2002); se ha informado después de queratoplastia penetrante (Colonia J et al, 1997) y en un paciente con lepra (Tendolkar UM et al, 1998).

Meur PJ y van Bijsterveld OP (1984) aislaron nocardia gypsoide de una úlcera corneal de un paciente de 65 años de edad; la úlcera tenía un diámetro de unos 3 mm con bordes elevados y rodeada por una zona infiltrada de 1 mm aproximado; respondió a cloranfenicol. Sridhar MS et al (1998), informó de un caso ocasionado por N. caviae. También se han aislado las especies ciriacigeorgica, farcinica y otitidiscaviarum (Lalitha P et al, 2007); exalbida (Mizota A et al, 2007).

La infección, en líneas generales, responden bien a la antibioterapia, pero Lalitha P et al (2012) encontró resultados peores cuando utilizaba corticosteroides, pero Srinivasan M et al (2014) encontró lo contrario. Se ha informado de resistencia a amicacina (Patel R et al, 2015; Johansson B et al, 2017). Shah P et al (2017) informó de un caso que presentó multi-resistencia; utilizó una queratectomía lamelar asistida por láser de femtosegundo que eliminó con éxito el tejido infectado y permitió una mayor penetración de los antibióticos tópicos. La sensibilidad a los medicamentos regresó finalmente, revelando resistencia a múltiples fármacos y sensibilidad sólo a trimetoprim / sulfametoxazol y tobramicina, algunos de los cuales el paciente ya había tomado y fallaron. La infección se resolvió por completo después de volver a administrar la polimixina B / trimetoprim y tobramicina, dejando una cicatriz residual mínima.

---

[80] Bruce GM y Locatcher-Khorazo D, 1942; Schardt WM et al, 1956; Hayes CV et al, 1956; Sigtenhorst ML y Gingrich WD, 1957; McLean, 1963; Newmark E et al, 1971; Ralph RA et al, 1976; Hirst LW et al, 1979-82; Srinivasan M y Sharma S, 1987; Douglas RM et al, 1991; Friling R et al, 1995; otros.

Úlcera tuberculosa

La enfermedad tuberculosa de la córnea casi invariablemente es secundaria, extendiéndose en este tejido desde la conjuntiva o como una queratitis esclerosante desde la esclera o desde el tracto uveal, o presentarse como una respuesta alérgica a la proteína tuberculosa que puede aparecer como una queratitis flictenular o intersticial; estas formas se discuten en otros lugares pero es conveniente señalar que los infiltrados infecciosos profundos pueden abrirse en una ulceración que se vuelve vascularizada (Rollet y Colrat, 1924; Margotta, 1925; Löwenstein, 1928).

La infección primaria de la córnea que conduce a una ulceración es muy rara, ya que parece que el epitelio corneal es muy resistente a los efectos citotóxicos de la proteína tuberculosa (May y Weiser, 1956).

La inoculación experimental en animales es difícil, incluso si se utilizan cultivos virulentos, a menos que se penetre la cámara anterior (Parsons, 1904). Sin embargo, se ha logrado en conejos, cerdos de guinea y perros: Baumgarten (1878), Haensell (1879), Schieck (1896), Igersheimer (1922), Carrère (1928), Emanuelle (1929), Samoiloff (1930) y Churgina (1930-31). En el sitio de la lesión se encuentran grupos de células endoteliales que rápidamente se cubren y ocultan por masas de células linfoides, que posteriormente se sigue de una infiltración parecida a un pannus desde el limbo. El proceso se dirige hacia la caseificación pero no se produce perforación, aunque pueden aparecer nódulos en el iris.

A pesar de la dificultad de la inoculación directa en animales se producen cuadros clínicos en los que parecen existir pocas dudas de que la lesión es primaria de la córnea, el término "primario" se debe entender referido a una infección ocular. Puede tomar dos formas: ulcerativa e infiltrativa.

El tipo *ulcerativo* es el más común. Estas lesiones, de las cuales se pueden recuperar los bacilos, fueron descritos por Roy y Álvarez (1885), Panas y Vassaux (1885), Rachet (1887), Giglio (1895), Greeff (1901), v. Hippel (1918) y otros. Los hallazgos histológicos o el desarrollo posterior de tubérculos en el ojo interno han confirmado el diagnóstico en otros casos[81]. En algunos casos fue clara la naturaleza primaria de la infección como el de Greeff cuando se produjo la auto-inoculación a través de un arañazo con unas uñas infectadas de una persona tuberculosa.

La úlcera es variable en su aspecto. Lesiones nodulares pueden abrirse para formar úlceras, puede simular el cuadro de un ulcus serpens o una queratitis disciforme con ulceración (Beaumel, 1935); pero en todos los casos son procesos lentos, tórpidos, mostrando poca tendencia a la curación durante periodos de algunos meses. La infección tuberculosa puede extenderse hacia el interior del ojo o producirse la perforación (v. Hippel, 1918). En el global, las lesiones tienden a tener un curso crónico con recaídas y remisiones.

El tipo de lesión *infiltrativa* puede tomar la forma de nódulos o tuberculomas habitualmente situados cerca del limbo que tienden a extenderse hacia la córnea como una lengüeta opaca grisácea (Bach, 1896; Tyson, 1928). Puede producirse una lesión infiltrativa profunda, situada centralmente (Reis, 1907) o distribuirse como una queratitis pustuliformis (Bietti A, 1908).

---

[81] Schönfelder, 1924; Nicolato, 1928; Mayou, 1929; Key, 1931; otros.

El diagnóstico rara vez se puede realizar por su aspecto clínico a menos que se presenten las típicas lesiones tuberculosas en la conjuntiva o el ojo interno. Debe descansar en la exclusión de otros factores, la positividad al test cutáneo o lesiones tuberculosas evidentes en otros lugares y, mucho mejor, el cultivo del bacilo por raspado de la lesión o mediante inoculación animal.

El tratamiento descansa esencialmente en la limpieza local de la úlcera, cauterización si se encuentra gravemente infiltrada, el uso tópico intensivo de estreptomicina suplementado con PAS y sal sódica que se puede administrar por iontoforesis. Estas medidas locales se deben complementar con un tratamiento sistémico para la tuberculosis.

Úlceras sifilíticas

Las típicas lesiones corneales son difusamente intersticiales (alérgicas), producirse en las capas más profundas (metastásicas) o extenderse hacia este tejido por extensión directa de una escleritis o ciclitis gomosas, las veremos más tarde.

No obstante, trabajos experimentales en conejos muestran que pueden producirse una infección sifilítica primaria en la córnea (sifiloma corneal primaria, Hoffman, 1920), este caso es de la máxima rareza clínica pero puede suceder (Binet, 1883).

- Úlceras por Acantomeba

La queratitis por Acantomeba es una infección corneal grave y dolorosa causada por Acantomeba, con un curso prolongado que presenta remisiones y exacerbaciones Maycock NJ y Jayasal R, 2016). Varios artículos mostraron que la incidencia de AK aumentó recientemente en el Reino Unido, India y Nueva Zelanda (Lalitha P et al, 2012; Mckelvie J et al, 2018; Carnt N et al, 2018). Además, se informó que los casos recientes de AK (2013–2015) fueron más graves que los casos anteriores (2009–2012) (Roozbahani M et al, 2018). Una vez establecido, la queratitis por acantomeba es difícil de tratar. Aunque los avances diagnósticos y terapéuticos han mejorado significativamente el pronóstico general, la infección recalcitrante y los malos resultados persisten en algunos casos.

Algunos informes mostraron que la duración de los síntomas informado por el paciente antes del tratamiento fue confiable para predecir el resultado visual final y evitar la queratoplastia (Illingworth CD et al, 1995; Claerhout I et al, 2004; Dark JK et al, 2009). Además se encontró que los pacientes con diagnóstico tardío (> 30 días) tenían peor pronóstico, mala agudeza visual final y un período prolongado de enfermedad (Lee MH et al, 2018). Por el contrario, Alfonso-Muñoz et al informaron que la profundidad de la infestación (dentro del estroma profundo) en el momento del diagnóstico parecía ser el principal factor de riesgo para requerir queratoplastia penetrante, y Tu EY et al (1998) informaron que la estadificación de la enfermedad corneal en la presentación con el examen con la lámpara de hendidura fue altamente predictivo (Tu EY et al, 2008; Alfonso Muñoz EA et al, 2018). Carnt et al informaron que los malos resultados de la queratitis por acantomeba se asociaron con la presencia de complicaciones inflamatorias severas, edad de >34 años, uso de corticosteroides usados antes de administrar la terapia antiamobiana y la duración de los síntomas >37 días antes de la terapia antiamobiana.

La presentación clínica de la queratitis es variada e inespecífica por lo que para un diagnóstico correcto es necesario recurrir a los cultivos a partir de raspados corneales que confirmarán la presencia de este protozoo.

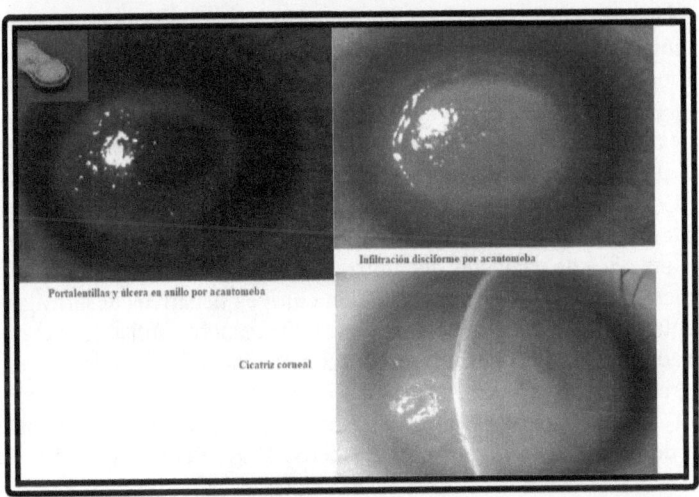

Portalentillas y úlcera en anillo por acantomeba

Infiltración disciforme por acantomeba

Cicatriz corneal

ÚLCERAS VIRALES

Las úlceras de la córnea debido a infecciones virales ya los hemos discutido en unos apuntes previos. Recordemos que las más típicas son las úlceras dendríticas asociadas con el herpes, úlceras similares y a menudo más severas complicando al virus de la vacuna, la úlcera tardía y frecuentemente incapacitante vista en la viruela, la úlcera tardía que se produce como una rareza en la varicela, la úlcera tórpida y molesta vista en el zoster, las úlceras raramente vistas en las paperas y gripe (posiblemente secundaria) y ocasionalmente con un hipopion en la enfermedad de inclusión citomegálica que se presenta en bebés.

En el tracoma las úlceras son comunes y a menudo indolente, a veces marginales, más a menudo presentándose cerca del borde de crecimiento del pannus o, a veces, en posición central. Las úlceras tóxicas que complican las verrugas y el molluscum contagiosum también se han discutido, así como las úlceras marginales de la fiebre Dengue y el linfogranuloma venéreo. Finalmente, la úlcera a veces asociada con la enfermedad de Behçet que a veces se acompaña de hipopion, puede entrar en esta categoría.

ÚLCERAS MICÓTICAS

Ya hemos señalado que los hongos abundan en el suelo y en el aire, y viven libremente como parásitos sobre la vegetación y la mayoría de los animales; y son igualmente comunes en el hombre. Desde la descripción inicial por Leber (1879) de un caso de infección fúngica de la córnea debido a aspergilos, han aparecido casos esporádicos en la literatura en los años siguientes con una media de un caso anual de las muchas formas de queratitis micóticas debidas a una u otra de la multitud de especies conocidas que afectan al hombre. Por otro lado, en ciertos países estas infecciones son uno de los problemas oftalmológicos más importantes. En años pasados hubo un pico de incidencias en occidente, un fenómeno que parece debido a dos factores: primero, un aumento en la simbiosis entre bacterias y hongos debido a la introducción de los antibióticos, y segundo, a las alteraciones en la resistencia de los tejidos resultantes del uso tópico de corticosteroides que permite que hongos normalmente saprófitos y simbióticos puedan volverse patógenos facultativos.

Los datos en favor de la parte jugada por estos dos métodos de terapia son concluyentes.

El primero en interesarse por el desarrollo de infecciones fúngicas de la córnea después del uso de corticosteroides fue Thygeson et al (1953) y desde su publicación han aparecido varios estudios convincentes, particularmente los de Mitsui y Hanabusa (1955), Ley y Sanders (1956), Hinose et al (1957), Anderson et al (1959) y otros, mientras que se ha mostrado experimentalmente en conejos que el uso previo de corticosteroides facilita grandemente el desarrollo de queratitis micóticas, un aumento en su incidencia del 20% al 80% (Ley,1956) o ser una pre-condición necesaria para su desarrollo (Montana y Sery, 1958). Es interesante que Mitsui y Hanabusa (1955) encontró hongos en los sacos conjuntivales del 67% de pacientes que utilizaban esteroides tópicos pero sólo en el 18% de los controles, y que el 50% de aquellos con cultivos negativos desarrollaron cultivos positivos después de 3 semanas de terapia tópica. De manera similar, hay varios informes de la diseminación sistémica de una infección fúngica local después de terapia esteroidea general (Seligmann, 1953; Mankowski y Littleton, 1954; Vogel et al, 1955; otros). La supresión del crecimiento bacteriano tiene un efecto desafortunado similar sobre la proliferación de estos micro-organismos (Roberts, 1957; Pannarate, 1958; Anderson et al, 1959).

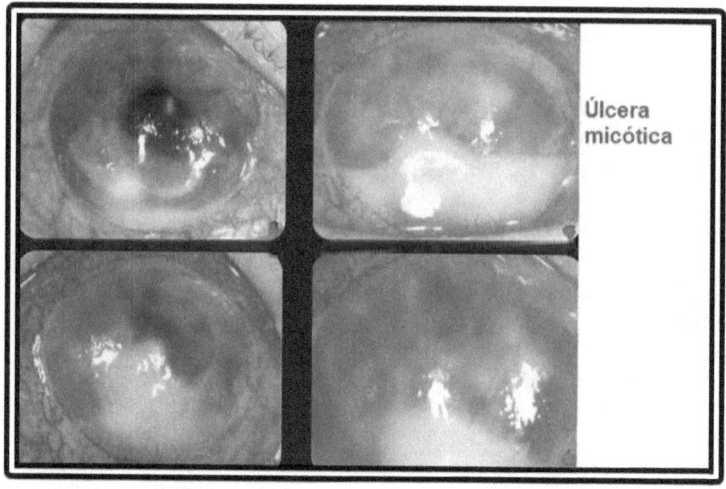

Úlcera micótica

El cuadro clínico de las úlceras micóticas corneales es tan uniforme que pueden describirse como un tipo; cualquier característica específica asociada con un micro-organismo individual la señalamos a continuación. Típicamente la infección se inicia después de un trauma corneal, habitualmente una abrasión superficial o una rotura del epitelio causada por un cuerpo extraño a menudo de naturaleza vegetal que ocurre con frecuencia, pero no siempre, entre la gente del campo cuyo contacto con la vegetación es habitual; otros casos son de origen animal como una abrasión corneal infligida por el rabo de una vaca (Bedell, 1947). Alternativamente, la infección micótica puede desarrollarse en un ojo donde ya existía la abrasión epitelial, como en el herpes. En el sitio del daño epitelial se desarrolla una ulceración superficial grisácea con una superficie mate, seca rodeada por una línea amarilla de demarcación asociada con un hipopion que ocasionalmente puede ser masivo.

El curso general de la lesión es lento y tórpido. Las capas superficiales del estroma de alrededor parece que se licua para formar un cráter poco profundo y el núcleo central toma un aspecto laminado con una superficie desmenuzada, mientras que desde el halo de demarcación radian líneas oscuras que se extienden a los tejidos de alrededor. Este proceso puede durar semanas, pero muy lentamente la línea de demarcación profundiza en un canal y finalmente el área infiltrada se desprende, dejando una úlcera extensa. Después de desprenderse el secuestro, la curación tiende a seguir, la perforación es rara pero puede producirse, y la vascularización corneal está visiblemente ausente. Durante esta lenta evolución los síntomas subjetivos son habitualmente severos, aunque a veces el dolor puede ser considerable.

En los casos no diagnosticados el progreso de la enfermedad sigue una rutina típica. La úlcera inicial se trata de con antibióticos (o a veces con una combinación de antibióticos y esteroides) después de lo cual la enfermedad parece mejorar y el cuadro inflamatorio disminuir; después de lo cual el proceso de curación, que al principio parecía satisfactorio, se vuelve estático pero poco después las características de una úlcera micótica evolucionan rápida y extensamente con una mayor tendencia a la perforación.

Los exámenes histológicos se han realizado en un gran número de casos. La zona desprendida muestra necrosis avanzada y una rica permeación por un micelio densamente afieltrado que forma una red de fibras. El área de la córnea que rodea al secuestro se encuentra densamente infiltrado por un típico anillo de leucocitos, mientras que el iris y el cuerpo ciliar están infiltrados con células redondeadas. Parece como si las toxinas del hongo, cuando se concentran localmente, produzca una necrosis completa y, difundiendo, cause quimiotácticamente una intensa migración de células desde todo el segmento anterior del globo. Un resultado es la concentración suficiente de leucocitos alrededor de la lesión como para causar una línea completa y aguda de demarcación por sus enzimas histolíticas; otras la formación de un hipopion. Sólo rara vez el hongo penetra al interior del globo e invadir el vítreo.

La experimentación animal se ha realizado repetidamente desde que Leber (1879) reprodujera la enfermedad en conejos donde se reproduce fielmente la humana[82]. Cuando se inyectan hogos como Aspergillus y Cándida en el estroma a menudo se produce una úlcera, pero no siempre, a veces sin hipopion y nunca con vascularización, pero si se añade una bacteria patógena (como estafilococo aureus) la ulceración es más violenta, el emplastamiento más extenso, la vascularización es la regla y puede producirse perforación y panoftalmitis. Si se añade penicilina, en casos de infección mixta, la reacción es menos severa pero si se emplean en ausencia de infección secundaria, la ulceración tiende a ser más severa (Ley AP, 1956; Van Winkle et al, 1964), pero cuando se añaden corticosteroides la úlcera tiende a perforarse rápidamente y a menudo se pierde el ojo.

Las infecciones por hongos implican interacciones adaptativas entre el hombre y el patógeno. Para infectar tejidos los hongos se ajustan a las condiciones locales, como el pH ambiental, la temperatura y el suministro de nutrientes. El aspergilo y otros hongos que son patógenos para el hombre tienen la capacidad de colonizar e invadir la superficie ocular lesionada a través de mecanismos que permiten su crecimiento y supervivencia.

---

[82] Stern SG y Kulvin MM, 1950; Fazakas S, 1950; Fazakas A, 1953; Ley AP, 1956; Hirose et al, 1957; Montana JA y Sery TW, 1958; Barsky D, 1959; Byers JL et al, 1960; Kumstát Z et al, 1962; Agarwal LP et al, 1963; Hoffmann y Schmidt, 1963; Graf K, 1963; otros.

Los sistemas metabólicos compartidos por varios hongos incluyen una vía que detecta y responde al pH extracelular, conocida como vía Pal/Pac C en aspergilos y vía RIM101 en Cándida (Peñalva MA y Arst HN Jr, 2002), este proceso consiste en receptores de la superficie celular y una cascada intracelular. Los productos genéticos involucrados en la percepción del pH, la transducción de señales y el procesamiento molecular incluyen los sensores de hongos PalI/rim9p y PalH/Rim21p; las proteínas intracelulares PalF/Rim8p, Pal C y Pal A/Rim20p; una proteasa similar a calpaína Pal B/Rim13p, y el factor de transcripción Pac C/Rim101p. La escisión proteolítica mediada por Pal B del factor de transcripción conteniendo Pac C de zinc da lugar a una subunidad funcional que regula la expresión génica de fosfatasas, proteasas y otras enzimas (Tilburn J et al, 1995; Diez E et al, 2002; Peñalva MA et al, 2008).

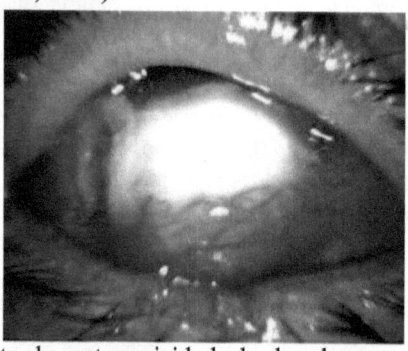

La vía Pal/PacC afecta la patogenicidad de los hongos. Las cepas de fusarium oxiosporum, colletotrichum acutatum y esclerotinia esclerotiorum, que contienen alteraciones disruptivas en el homólogo del gen Pac C, han alterado significativamente su virulencia para plantas y, en el caso de F. oxiosporum, para los ratones; también se altera la virulencia de A. nidulans para la córnea humana (Hua X et al, 2010). La vía Pal/pac C también juega una parte operativa en la producción de aspergilosis experimental (Bignell E et al, 2005). Además, los estudios de infecciones por C. albicans han demostrado que la vía ortóloga RIM101 es fundamental en la infección por este hongo de las membranas mucosas y la córnea (Davis D, 2003; Mitchell BM et al, 2007; Yuan X et al, 2010). La producción de proteinasas parece ser un importante factor de virulencia de los hongos filamentosos en queratitis micóticas, relacionado significativamente con la resistencia a anfotericina B (Nayak N et al, 2010).

El diagnóstico de la queratitis micótica a medida se omite a causa de su rareza en la práctica oftalmológica media; sin embargo, siempre se debería tener en mente cuando una úlcera persistente mantiene un curso tórpido a pesar del tratamiento rutinario con antibióticos, y el cirujano siempre debería estar en alerta cuando se han administrado corticoides tópicos. El cuadro clínico habitualmente es típico; la característica principal es la presencia de hipopion en una úlcera que por sí misma no es progresivamente violenta. El diagnóstico sólo se puede confirmar por examen histológico de los desechos centrales, preferiblemente con la tinción del ácido periódico de Schiff, y mejor mediante cultivo; técnicas más recientes vienen demostrando su utilidad, así Vengayil S et al (2009), en un estudio prospectivo, encontró que la técnica PCR es un método de diagnóstico rápido de las queratitis fúngicas, además de ser más sensible que el método de montaje húmedo con KOH y el frotis Gram. Demasiado a menudo el diagnóstico se retrasa hasta que se ha escindido el ojo (5 de 6 casos, Barsky D, 1959). A este respecto el diagnóstico histológico, que permite visualizar elementos fúngicos, parece ser más efectivo que los cultivos (Ishibashi Y y Kaufman HE, 1986; Arara R et al, 1988); lo que han confirmado otros autores (Menassa N et al, 2010; Badiee P et al, 2010).

También se han informado de casos de queratitis fúngica en usuarios de lentes de contacto, entre un 4% de usuarios de lentes cosmética y el 27% de los usuarios de lentes terapéuticas (Wilhelmus KR et al, 1988).

Prajna NV et al (2002) informó de un curioso caso de queratitis fúngica bilateral en una mujer de 60 años de edad que padecía de ictiosis lamelar desde la infancia no tratada. No existía antecedentes de trauma y desarrolló úlcera corneales en ambos ojos; todos los frotis revelaron la presencia de filamentos de hongo y en los cultivos se aisló Aspergillus flavus en un ojo y Curvularia lunata en el otro.

El tratamiento de las úlceras micóticas en ocasiones es difícil. El método clásico era eliminar la zona del secuestro con bisturí y cauterizar a continuación con un gálvano-cauterio. El tratamiento evolucionó hacia el uso de agentes fungistático suplementado, si fuera necesario, por queratoplastia. No hay dudas de que una vez eliminada una infección secundaria se debe discontinuar el uso de antibióticos, aunque la tobramicina, moxifloxacino, cloranfenicol y BAK tienen un modesto efecto sobre Fusarium y cloranfenicol y BAK sobre Aspergillus (Day S et al, 2009) y no utilizar los corticosteroides. Con respecto a los antibióticos, se ha informado de respuesta positiva en cinco casos confirmados de queratitis fúngica al tratamiento con monoterapia de moxifloxacino (Matoba AY, 2012). Posiblemente el método más efectivo de tratar con una úlcera que muestra signos de progresión a pesar del tratamiento, y el medio más esperanzador de asegurar la conservación de una visión útil en una lesión que en el mejor de los casos deja una densa cicatriz, es su sustitución oportuna por un injerto lamelar.

El manejo de los trasplantes de córnea después de una queratitis micótica a menudo plantea un dilema terapéutico. Los médicos dudan en usar esteroides tópicos debido a su potencial aumento del crecimiento de hongos, pero Bell NP et al (1999) encontró que la ciclosporina A parece tener un efecto inhibidor sobre el crecimiento de hongos in vitro y puede ser una alternativa importante a los esteroides tópicos para el tratamiento de los trasplantes de córnea después de una queratitis micótica.

A continuación vamos a comentar algunos tipos específicos de úlceras micóticas de la córnea.

Aspergilosis

El aspergilo, el primer hongo demostrado en una úlcera corneal por Leber (1879), es una de las infecciones micóticas más comunes que originan úlceras corneales. Aspergillus es un género de alrededor de seiscientos hongos, y es ubicuo. Los hongos se pueden clasificar en dos formas morfológicas básicas: las levaduras y las hifas. Aspergillus es un hongo filamentoso (compuesto de cadenas de células, llamadas hifas). El hábitat natural de las especies de Aspergillus son el heno y el compostaje. Dentro del tipo de hifas se encuentra las no pigmentadas que reciben el nombre de hialohifomicetos. A su vez tiene dos formas de presentación: Una saprofítica en la que aparece como un hongo con hifas septadas del que surgen los conidióforos que a su vez tienen una dilatación que es la cabeza aspergilar de la que surgen unas estructuras de forma ampular que son las fiálides, de las que surgirán las estructuras reproductivas (también llamados propágulos) que reciben el nombre de fialoconidias.

Saubermann G y Scholer HJ (1959) revisaron 90 casos de la literatura. La micosis puede ser primaria de la córnea o secundaria a una afectación conjuntival (6 de 11 casos primarios, Fazakas S, 1951). La gran mayoría de casos es producida por A. fumigatus pero se han identificado otras especies, por ejemplo, A. niveus (Ziobrowski S, 1955), A. versicolor (Anderson B et al, 1959), A flavus, niger y nidulans (Puttana et al, 1963); A. fischeri (Coriglione G et al, 1990). En una úlcera corneal de color negro Kumar M et al (1997) aislaron A. niger que responsabilizaron de la coloración. En una revisión más frecuente se ha encontrado que dentro de Aspergillus las especies más frecuentemente implicadas son: fumigatus, flavus, terreus y niger; con menor frecuencia siguen glaucus, ochraceus y tamari (Manikandan P et al, 2008) y ocasionalmente otras especies como A. brasiliensis (Manikandan P et al, 2010), pseudotamarii (Baranyi N et al, 2013).

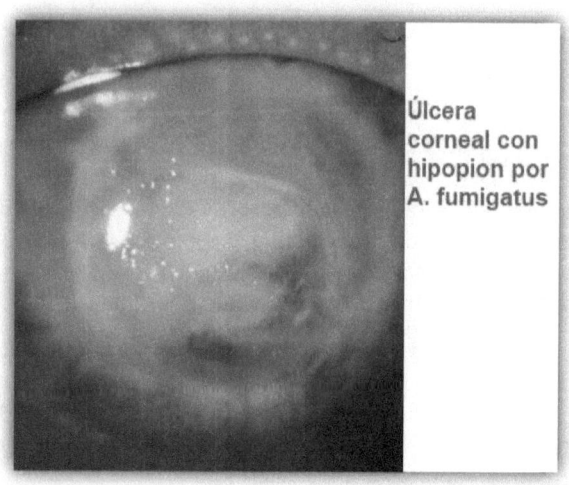

Úlcera corneal con hipopion por A. fumigatus

El cuadro clínico y su curso son los típicos, siguiendo la descripción ya comentada; la perforación es rara pero se ha documentado (Castroviejo y Muñoz Urra, 1921; Barsky D, 1959; Villard C et al, 1989). Desde la publicación de Leber (1879) se han informado de bastantes casos[83]. En ocasiones las lesiones toman una forma menos grave y no es central sino cercana al limbo. En este caso se vasculariza, recordando en su cuadro clínico a una queratitis fascicular, y un secuestro relativamente pequeño se elimina rápidamente. Se ha informado en usuarios de lentes de contacto, y después de queratotomía radial (Heidermann DG et al, 1995).

Con el microscopio confocal las hifas fúngicas se ven como filamentos de alto contraste de 6 micrones de diámetro y de 60 a 400 micrones de longitud (Winchester K et al, 1997).

Janukowiczowa H et al (1983) utilizó un tratamiento combinado con láser de argón y clotrimazol con buenos resultados. Komadina TG et al (1985), en un modelo de queratitis por A. fumigatus en conejos, no encontró efectivo el tratamiento con ketoconazol oral o

---

[83] Fuchs, 1894; Uhthoff y Axenfeld, 1896-97; Schimer, 1896; Nobbe, 1898; Wicherkiewicz, 1900; Markow, 1900; Kayser, 1903; Buchanan, 1903; Johnson, 1903; Martin, 1904; Zade, 1907; Orloff, 1913; Lindner, 1913; Grüter, 1914; Castroviejo y Muñoz Urra, 1921; di Fede, 1930; Fazakas A, 1941; Stern SG y Kulvin MM, 1950; Hervouët y Lenoir A, 1953; Mitsui Y y Hanabusa J, 1955; Mangiaracine AB y Liebman SD, 1957; Anderson B et al, 1959; Saubermasn G y Scholer HJ, 1959; Shaikovsky, 1959; Barsky D, 1959; Marquardt R, 1960; Balakrishnan E, 1961; McLean, 1963; Teoh GH et al, 1982; Kumar M, et al, 1997; Hirose H et al, 1997; Winchester K et al, 1997; Burt b et al, 2003; Sun Y et al, 2007; Mehta H et al, 2008; G et al, 2008; otros.

tópico solo, pero al añadir natamicina parecía aumentar la esterilización del hongo. También se han utilizado itraconazol per os (Villard C et al, 1989; Agarwal PK et al, 2001); fluconazol oral (en conejos, O'Day DM, 1990); anfotericina B en pomada (Hirose H et al, 1997); voriconazol (Mehta H et al, 2008; Prakash G et al, 2008; Parchand S et al, 2012). Mendicuta J et al (1995) utilizaron protectores de colágeno impregnados con anfotericina B con buenos resultados.

En conejos se ha encontrado que el polihexametileno biguanidina es un efectivo inhibidor del crecimiento de Aspergillus (Rebong RA et al, 2011); posteriormente se informó de su utilidad en queratitis fúngica humana por fusarium (Behrens-Baumann W et al, 2012).

Moniliasis Cándida albicans también causa el típico cuadro de ulceración corneal asociada con hipopion[84].

La úlcera aparece pulcramente circunscrita; su suelo habitualmente se encuentra cubierto por una fina delgada membrana seca que se adhiere firmemente al tejido subyacente y se confina a las capas más superficiales del estroma. Pueden presentarse reacciones anómalas como una queratitis punctata superficial.

Otras *úlceras corneales* menos comunes, a menudo con hipopion, se deben a diversos hongos como monosporum, microsporum, cefalosporum, periconia, curvularia, etc.; podemos decir que casi cualquier hongo puede producirla si se dan las condiciones adecuadas.

Las *queratitis micóticas secundarias* debidas a una infección primaria de la conjuntiva o los párpados se han informado en la esporotricosis (Amias, 1930) y en blastomicosis donde pueden producirse úlceras corneales o lesiones granulomatosas en el limbo (Fergunson, 1928).

ÚLCERAS PARASITARIAS

La ulceración corneal por parásitos es extremadamente rara. La única excepción es la Leishmaniasis donde una infección corneal primaria puede conducir a una queratitis supurativa de gran severidad; ya se ha comentado.

Úlceras alérgicas

Aparte de las úlceras marginales que con frecuencia tienen una base alérgica, las úlceras corneales centrales debidas a hipersensibilidad son comparativamente raras. Los ejemplos más sobresalientes son las úlceras flictenulares, frecuentemente de tipo fascicular, y el catarro vernal se puede complicar con úlceras tórpidas. Ambas se han comentado.

También pueden producirse casos dramáticos de ulceración severa en respuesta a antígenos exógenos a los cuales el individuo se ha vuelto hipersensible. Hemos discutido las complicaciones corneales en la querato-conjuntivitis alérgica y como recordamos se ha informado de ulceración severa siguiendo al uso de raíz de lirio o de tintes como parafenileno-diamina en cosmética.

---

[84] Romano Yalou R et al, 1935; Sykes EH, 1946; Birge HL, 1951; Urrets-Zavalia A et al, 1951; Mendelblatt DL, 1953; Urrets-Zavalía A et al, 1958; Anderson et al, 1959; Manchester PT Jr y Georg LK, 1959; Currie D, 1963; Agarwal LP et al, 1963; De Gottrau P et al, 1993; Liu Y et al, 2013; otros.

Bajo este encabezamiento vamos a discutir dos enfermedades, las queratitis debidas a exposición y las influencias neurotróficas, que implican serias consecuencias corneales. Una patología parecida sería la *queratitis seca*.

Queratitis por exposición

Una queratitis por exposición debida esencialmente a desecación, tiende a producirse en todas las condiciones donde no se produce un cierre adecuado de los párpados, correspondiente en cierto sentido con la conjuntivitis debida a una insuficiencia palpebral (Elschnig, 1908). Se puede apreciar en muchas circunstancias: en una proptosis excesiva, como en el exoftalmos del bocio o con un tumor orbitario; cuando el cierre de los párpados es deficiente, como en la parálisis del orbicularis (generalmente formando parte de una parálisis facial), en el espasmo del elevador o en situaciones de ectropion. La ausencia de parpadeo es un factor importante o la falta de cierre palpebral durante el sueño, como puede suceder en enfermedades exhaustivas o en el coma. La queratitis por exposición de este tipo es más prevalente en países cálidos donde la evaporación es rápida cuando los párpados no cierran completamente con lo que la porción inferior de la córnea permanece expuesta (Fuchs y Wu, 1948; Lebas, 1956); Ayoub (1944) describió esta situación como *queratitis por desecación* en soldados de los ejércitos del Oriente Medio en la II Guerra Mundial que se encontraban expuestos al calor y a la arena del desierto frecuentemente en condiciones de extrema fatiga.

Ocasionalmente se ha visto como un efecto secundario en el tratamiento prolongado del tétanos con tubocurarina (Cuendot, 1957).

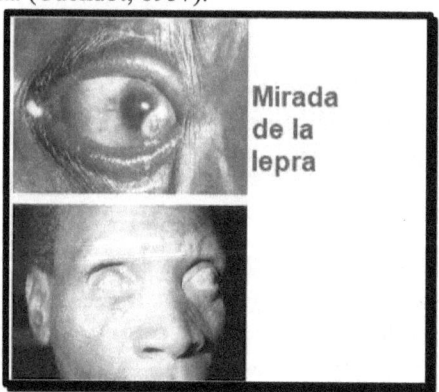

También es un problema considerable en la lepra tuberculoide, particularmente cuando los párpados se vuelven rígidos, inmóviles y retraídos, y finalmente atróficos, una situación que a menudo se acentúa con una parálisis del músculo orbicular debido a la infiltración lepromatosa de sus nervios, y por la hipo-estesia corneal. En los grados más leves es difícil cerrar los ojos y permanecen abiertos durante el sueño; en los grados severos quedan abiertos constantemente en la denominada "mirada de la lepra" con el caso seguro desarrollo de una severa queratitis por exposición.

La enfermedad habitualmente comienza de manera insidiosa, al principio como una bruma difusa y con la desecación del epitelio en el área expuesta (habitualmente la parte inferior de la córnea) con el desarrollo de una fina queratitis punctata epitelial que puede teñir con fluoresceína seguida de los cambios característicos de la xerosis, al principio a menudo en parches habitualmente asociados con una fina vascularización. Si persiste la exposición se desarrollan fisuras y exfoliaciones del epitelio. A continuación el estroma se vuelve nebuloso y, finalmente, si no se añade una infección, tiende a volverse queratinizado. Sin embargo, habitualmente sobreviene una infección secundaria y se produce una úlcera tórpida, dejando una opacidad densa.

Si se trata desde el principio el pronóstico es bueno. Como medida temporal la córnea debe mantenerse lubricada con un colirio blando (como metilcelulosa) durante todo el día y protegido con gafas si el paciente es ambulatorio, y cubrir el ojo durante la noche con un oclusor después de llenar la abertura palpebral con pomada lubricante. El emoliente también se puede retener bajo una lente de contacto escleral. Al mismo tiempo se debe corregir la causa de la exposición; alternativamente, si esto no fuera posible, se debería realizar una tarsorrafia. Suele ser suficiente una tarsorrafia lateral que afecte al cuarto o tercio externo de la abertura palpebral. Un procedimiento alternativo es usar una sutura circunferencial tensada bajo la piel alrededor de la abertura palpebral; mientras que en casos paréticos se puede conseguir una movilidad considerable mediante una operación de eslinga o sujeción al músculo temporal. En este procedimiento dos tiras continuas de fascia y músculo temporal se pasan a través de un túnel subcutáneo al canto externo y tiras faciales se pasan a través de túneles en los márgenes de los párpados superior e inferior para unirlos a los cantos internos.

Queratitis neurotrófica

Se acepta que los nervios sensoriales ejercen una influencia profunda sobre el bien estar de este tejido, particularmente de su componente epitelial, pero el efecto y cómo lo ejerce ha sido objeto de controversia durante más de siglo y medio. Magendie (1824) fue el primero en mostrar que cuando se corta el nervio trigémino se producen cambios en la córnea, una observación ampliamente confirmada por la experiencia general. Estos cambios no ocurren solamente en la córnea; se producen cambios similares de naturaleza trófica en la piel a través de toda el área de distribución de cualquier nervio cuando se destruye su raíz posterior por enfermedad o trauma[85] como la falta de sensibilidad, vasodilatación, edema y la tendencia a la formación de úlceras tórpidas; y es lógico concluir que, aunque por razones específicas, los cambios es la córnea son más dramáticos que las que se producen en otros lugares, su etiología es la misma.

Se considera que la queratitis neurotrófica es una enfermedad rara con una prevalencia estimada de menos de 5 / 10,000. Se estima que la queratitis neurotrófica afecta al 6% de los casos de queratitis herpética, al 12.8% de los casos de queratitis por herpes zoster y al 2.8% de los pacientes que se sometieron a procedimientos quirúrgicos para la neuralgia del trigémino.

La causa subyacente de estos fenómenos ha levantado una inmensa cantidad de teorías.

1.- *Hipótesis de las fibras tróficas.* Magendie (1824) consideró originalmente que los cambios degenerativos que siguen a las lesiones del trigémino se debían a la interrupción de la actividad de fibras tróficas específicas en este nervio, cuya función era la de regular el metabolismo de los tejidos, una hipótesis apoyada por von Graefe (1854). Magendie concluyó que estas fibras derivaban del simpático, una conclusión refutada por los hallazgos de Claude Bernard (1858). Gaute (1891) situó esta influencia trófica en las células del propio ganglio semilunar, y Merkel (1874) consideró que la raíz mesencefálica

---

[85] Dubler, 1884; Head y Campbell, 1900; Head, 1910; Elliot, 1915; Morton, 1926; otros.

era este centro. No obstante, todos los trabajos posteriores no pudieron confirmar la existencia de fibras tróficas en ningún nervio sensorial, una circunstancia que rechaza necesariamente esta hipótesis; por ejemplo, para verificar esta hipótesis Kniazev GG y Kniazeva GB (1989) realizó una desaferenciación del ojo mediante electrocoagulación del núcleo sensorial del trigémino en la médula oblonga. A pesar de que se conserva la conexión de las células sensible con la periferia, la queratitis neuroparalítica se produce al mismo tiempo que después de seccionar la ramificación del nervio trigémino. Tampoco se confirmó la hipótesis de una descarga excesiva de catecolaminas desde las terminales simpáticas como causa de la desaferentación. La desimpatización ocular no evita la aparición de la queratitis neuroparalítica. Se supone que la interrupción de la corriente de información en el centro hace que la regulación de la homeostasis de los tejidos periféricos sea imposible, que sería la causa de la alteración trófica.

2.- *Hipótesis de una acción irritativa anormal.* En contraposición a la idea de que el daño se producía por la ausencia de influencias tróficas normales, Charcot (1859) propuso que el daño se producía por estímulos deletéreos transportados a lo largo de fibras nerviosas dañadas o anormales. La ausencia de cualquier actividad normal no es el factor causal, sino la presencia de una actividad desordenada. Como veremos, las propuestas posteriores están más en conformidad con esta hipótesis que con la primera; y es de señalar que la extensión de los cambios tróficos no es de ninguna manera paralelo con la extensión de la destrucción neural. Así con la antigua técnica de extracción del cristalino que requería una amplia queratotomía, quedaban anestesiadas grandes áreas corneales que se recuperaban lentamente, sin embargo no se producían cambios degenerativos, mientras que en muchos casos típicos neurotróficos en un grado avanzado están en consonancia con el mantenimiento de la sensibilidad corneal (Pau H, 1950).

3.- *Hipótesis vasomotora.* Schiff (1867) propuso que los cambios tróficos se debían a alteraciones vasomotoras que más tarde modificó (1894) por la propuesta de que una simple hiperemia congestiva se convertía en una hiperemia inflamatoria por ligeros traumatismos externos. La presencia de disturbios vasomotores es evidente en la mayoría de los casos de este tipo, pero no son más intensos que en otras condiciones.

4.- *Hipótesis traumática.* Desde que encontró que el coser los párpados prevenía eficientemente el inicio de una queratitis neuroparalítica, Snellen (1857) avanzó la teoría de que los traumatismos superficiales a un ojo insensible era el factor causal, lo que encontró el apoyo de von Gudden (1884) y de otros. Es indudable la importancia de este factor pero aunque en ausencia de trauma no se desarrolla ninguna de las graves complicaciones de la queratitis neuroparalítica, indudablemente se producen manifestaciones de metabolismo alterado. Claramente el trauma no es más que un incidente, aunque sea importante.

5.- *Hipótesis de la desecación.* Feuer (1876) fue el primero en sugerir que los síntomas neuropáticos originados del secado de la córnea, en gran parte debida a que la disminución de la sensibilidad abolió los movimientos de parpadeo y así aumenta la evaporación. La teoría fue apoyada por von Hippel (1889) y Ollendorff (1900), mientras que Verhoeff (1925) sugirió que un traumatismo al nervio petroso mayor superficial inhibe la secreción lagrimal. Sin embargo, Senftleben (1875) mostró (en perros) que si se dificulta la evaporación y se excluyen los traumas después de una gaserianectomía, no se produjo ningún efecto dañino; al igual que los casos de queratitis neuroparalítica que se producen en la clínica cuando la ptosis acompañante evita la xerosis o si se ha evitado la tendencia a la sequedad de manera eficiente. Mientras que se suele estar de acuerdo en que la sequedad es un factor etiológico importante pero no es el único. La desecación de la córnea produce una queratitis por exposición no una queratitis neuroparalítica; pero al mismo tiempo se debe admitir como uno de los factores responsables de la enfermedad, parcialmente quizás debido a una disminución en la humectabilidad de las células superficiales por la película lagrimal debido a su metabolismo anómalo (de Hass, 1962).

6.- *Hipótesis infecciosa*. La propuesta de que la queratitis neuroparalítica era de naturaleza infecciosa y que la única peculiaridad de la condición era la facilidad para la entrada de micro-organismos por la sequedad de la córnea, se debe a Wadsworth y Eberth (1870), mientras que Balogh (1876) y Turner (1895) añadieron la influencia de traumas repetidos en un tejido insensible. Es indudable que las condiciones locales facilitan el ataque de micro-organismos a tejidos que muestran poca resistencia; pero la alteración primaria se sitúa en la condición de los propios tejidos.

7.- *Hipótesis de la degeneración celular directa*. Gowers (18929 hizo hincapié en la continuidad desde las células ganglionares parenterales hasta la distribución final del nervio en los tejidos; en esta hipótesis, la degeneración de las fibras nerviosas conlleva la posibilidad de una subsiguiente degeneración seguida de necrosis de las células del epitelio que rodean a los filamentos arborescentes terminales de los nervios.

8.- *Hipótesis del metabolismo celular anormal* que parece proporcionar una explicación bastante adecuada del fenómeno. Sigue a las extensas investigaciones de Lewis (1927) donde los disturbios neurotróficos se deben a un metabolismo celular anormal resultante de la deprivación de los controles normalmente transportados por los nervios sensoriales actuando en gran medida a través de la actividad antidrómica. Uno de los principales factores implicados es el control de la liberación de sustancias histaminoides para las cuales las células epiteliales actúan como reservorios y el consiguiente efecto sobre la circulación periférica. La pérdida de la inervación del epitelio alterará este control con el resultado de la alteración metabólica celular que puede alterar las propiedades de la superficie.

Los experimentos en animales confirman estos cambios. Así, después de seccionar el trigémino, de Simone S (1955-56) encontró un aumento en la permeabilidad del epitelio corneal, un aumento en el contenido acuoso de la córnea y una reducción en su actividad respiratoria y glucolítica. También se reduce el contenido de acetil-colina en la córnea (Hallerman, 1952).

Esta última hipótesis se ha ido desarrollando en los últimos años haciendo hincapié en el deterioro de la inervación corneal producida en la queratitis neurotrófica y en otras enfermedades, como la diabetes, que conduce a una disminución en la producción lagrimal y un deterioro en la cicatrización de heridas.

Como hemos visto el trigémino proporciona la inervación corneal a través de ramas que pierden su perineuro y mielina antes de penetrar en el estroma corneal a través del limbo córneo-escleral, para formar el plexo estromal y, a partir de él, los plexos subepiteliales y sub-basales que proporcionan la sensibilidad al epitelio corneal. Las neuronas aferentes primarias de la córnea se encuentran representadas por receptores polimodales que responden a estímulos mecánicos, térmicos y químicos, mecano-receptores activados por estímulos mecánicos y receptores al frio que responden al enfriamiento corneal. Los nervios sensoriales corneales reaccionan al daño de la superficie ocular induciendo síntomas de dolor e irritación y provocando reflejos de protección como el del parpadeo y el del lagrimeo. Además los nervios corneales proporcionan un apoyo trófico a los tejidos de la superficie corneal, estimulando la cicatrización de heridas y el mantenimiento de la integridad anatómica mediante la liberación de neuro-mediadores y factores de crecimiento.

Las fibras corneales liberan factores tróficos que garantizan el apoyo metabólico y la acción reguladora en el epitelio corneal, manteniendo la renovación fisiológica, la integridad anatómica y la estimulación de la cicatrización de heridas. Los nervios corneales expresan muchos mediadores incluyendo la substancia P, el péptido relacionado con el gen de la calcitonina, acetilcolina, colescistoquinina, noradrenalina, serotonina, neuropéptido Y, péptido vaso-intestinal, met-encefalina, péptido natriurético cerebral, vasopresina y neurotensina. Entre ellos se ha demostrado que la substancia P y el péptido relacionado con el gen de la calcitonina son capaces de modular la proliferación de las células epiteliales, la estratificación, migración y adhesión. Por otra parte, el epitelio corneal y los queratocitos liberan neuropéptidos, neurotrofinas y factores de crecimiento que influyen sobre la supervivencia de las fibras nerviosas, la diferenciación y la maduración, incluyendo al factor de crecimiento neural (NGF), el factor neurotrófico derivado del cerebro (BDNF), el factor neurotrófico ciliar (CNTF), la neurotrofina 3, el factor de crecimiento epidérmico y el factor neurotrófico de las células gliales (Mastropasqua et al, 2017). Estos mediadores representan los actores principales del intercambio entre el epitelio corneal y sus nervios que liberan mutuamente mediadores y factores de crecimiento, y se activan entre sí para producir citoquinas, neuropéptidos y neuro-mediadores para mantener el trofismo y cicatrización normal de la córnea. Por lo tanto, todas las condiciones locales y sistémicas que dañen los nervios sensoriales pueden alterar estas interacciones, causando un deterioro de la renovación fisiológica del epitelio corneal y del índice de curación (Mastropasqua L et al, 2017). No obstante, Knyazev GC et al (1990) encontró que los cambios corneales en ratas después de desaferenciación no se deben a la liberación excesiva de substancias P y de otros neuropéptidos desde las fibras aferentes degeneradas, aunque es posible que se encuentren alteradas sus relaciones.

Entre todos estos factores, el factor de crecimiento neuronal (NGF) es una neurotrofina descubierta a comienzo de los años 50 del siglo pasado por R. Levi Montalcini que promueve la gemación neuronal tanto en neuronas intactas como lesionadas. Proporciona un soporte trófico a las neuronas después de una lesión, y revierten los cambios patológicos inducidos por el daño nervioso periférico (Levi-Montalcini R, 1987). NGF ejerce sus funciones biológicas uniéndose a p75NTR de baja afinidad (un receptor de neurotrofina de la superfamilia del receptor del factor de necrosis tumoral) y al receptor de TrKA de alta afinidad (un receptor de la familia quinasa tirosina). La córnea humana produce NGF y expresa receptores NGF de alta afinidad (Lambiare A et al, 2000). NGF demostró tener un papel importante en la integridad y función de la superficie ocular, estimulando tanto la proliferación y supervivencia de las fibras nerviosas y epiteliales. Estudios in vivo demostraron que aumenta la concentración de NGF después de trauma neural y que su administración acelera la cicatrización corneal (Lambiase A et al, 2000).

De acuerdo a estos últimos estudios cualquier lesión en el trigémino afecta su relación trófica con las células corneales alterando las relaciones entre estas moléculas que controlan el trofismo de los tejidos corneales, como ejemplificamos en el esquema anterior.

Se sigue de la última hipótesis, complementada con los conocimientos de la actividad de las biomoléculas anteriores, que las alteraciones no se deben a la ausencia de impulsos tróficos o a la presencia de impulsos irritativos anteriores, sino a la falta de sensibilidad que provoca la carencia de una actividad antidrómica periférica normal; cuya anormalidad esencial es la ausencia de substancia moduladoras que conduce a una acumulación no regulada de metabolitos que, a su vez, inducen un estado de edema tisular y una vasodilatación refleja asociada; este estado de deterioro de la vitalidad conduce a

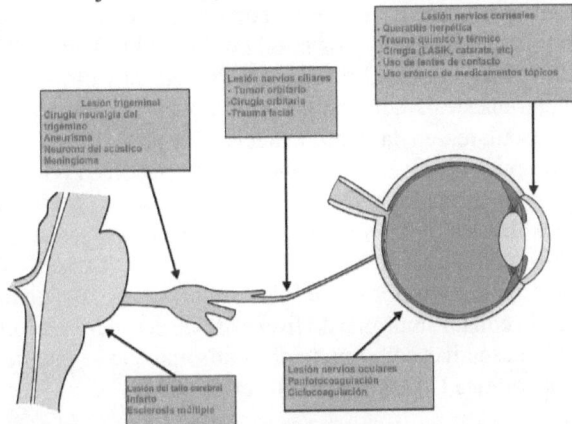

la degeneración, desecación y exfoliación del epitelio que, si no se protege el ojo, permite que traumas mínimos tengan efectos graves y facilite el acceso de micro-organismos; y que la vasodilatación asociada produzca la congestión acompañante y ocasionales iritis.

Existen dos enfermedades que merecen mencionarse donde las influencias neurotróficas juegan una parte determinante, la primera de las cuales abarca una miscelánea de estados clínicos mal definidos que tienen un síntoma común convenientemente denominada como *queratitis vesicular difusa,* y la segunda es una entidad clínica bien definida la *queratitis neuroparalítica.*

Queratitis vesicular difusa (edema esencial de la córnea) ya se ha comentado. En esta relación recordemos que uno de los síntomas más precoces y un acompañante invariable de las alteraciones tróficas de la córnea es la presencia de vesiculación; de hecho, en todos los casos donde se presentan vesículas epiteliales en ausencia de inflamación o presión alta, se debería investigar el factor trófico; y, en realidad en el edema anestésico de la córnea del glaucoma absoluto el neurotrofismo parece jugar una parte importante en la vesiculación. Hay casos donde se desarrolla la enfermedad sin una causa aparente excepto la hipo-estesia corneal y, en este sentido, puede ser interesante recordar las investigaciones de Pflimlin (1930) de que cerca del 10% de la población tiene una disminución constitucional de la sensibilidad corneal.

Queratitis neuroparalítica. Es el cuadro clínico presentado en los grados más extremos de alteración neurotrófica; en realidad se considera actualmente como sinónimo de la queratitis neurotrófica. La enfermedad se produce después de una lesión del V par tanto en su tronco periférico, en el ganglio semilunar o en los tractos supraganglionares (ver esquema anterior).

Típicamente sigue a la sección de la división oftálmica del nervio, a la sección o destrucción del ganglio por alcohol, electrocoagulación (Pastic, 1940), radiofrecuencia percutánea (Onofrio BM, 1975; Lewis RA et al, 1982) o a la sección de la raíz sensorial del ganglio (rizotomía) (Pannabecker, 1944), y sólo como una rareza después de una tractotomía bulbar (Chavanne y Rougier, 1949). También puede producirse por una comprensión del tronco nervioso por un tumor, un aneurisma o su traumatismo por una fractura craneal (Contullera, 1947). Los casos que siguen a lesiones ganglionares e infra-ganglionares se desarrollan de manera más aguda y rápida que aquellas en la raíz bulbo-espinal y sus núcleos asociados; en las últimas sólo se desarrollan en alrededor de un tercio de los casos (Wilbrand y Saenger, 1901; Hartmann, 1924). El síndrome se ha señalado como resultado de tumores en el tallo cerebral, tuberculomas (Paton, 1926), tabes, siringomielia en cuyo caso puede ser hereditario (Castan, 1934; Jéquier M y Verrey A, 1950; Küllenberg E, 1957), meningitis basal (Willbrand y Behr, 1927; Duquet, 1933) meningioma cerebral (Vantieghem G y Maudgal PC, 2007) y otras; se ha observado en asociación como hemi-anestesia del lado corporal opuesto y del mismo lado de la cara debido a lesiones vasculares en la protuberancia (Liégard, 1911; Berrenechea y von Gralman, 1930), y después de envenenamiento con gas acetileno (Gaedatz, 1927). Se ha informado de ulceración corneal con desprendimiento con una córnea anestesiada en la esclerosis diseminada (Butler, 1921) y en la diabetes. En raros casos una paresia congénita del trigémino produce una queratitis típica (Lawford, 1907; Kayser, 1921; Pillat, 1949; otros) que comentaremos posteriormente. Se ha informado de un caso de fractura cigomática complicada con un síndrome de fisura orbitaria superior, en el que se encontró involucrado el nervio nasociliar como parte del síndrome que se manifestó clínicamente con queratitis neuroparalítica (Madhusudan GR et al, 2004).

En todos los casos la situación corneal es más aguda cuando la lesión del V par se complica con una parálisis de VII debido al lagoftalmos asociado (Pannabecker, 1944).

Los cambios degenerativos corneales pueden aparecer de manera aguda después de la lesión al trigémino (36 horas después de la destrucción del ganglio, Postic, 1940) y alrededor del 25% de los casos se hacen evidentes dentro de la primera semana; en el 80% de los casos la enfermedad comienza dentro de los seis primeros meses. Después de este tiempo parece que el metabolismo celular tiende a reajustarse y la córnea se vuelve menos susceptible pero siempre persiste algún peligro, y en cualquier momento se pueden precipitar los síntomas ante traumas menores. Es interesante el caso informado por Klauber que data de 1917, debido a la lesión de la arteria cerebelar posterior inferior se produjo una paresia del trigémino y del simpático (síndrome de Wallenberg) que no produjo complicaciones oculares durante 9 meses; entonces, mientras el paciente estaba tomando yoduro de potasio, se produjo una insuflación de calomel (mineral de cloruro de mercurio usado en farmacia) en el ojo produciendo su típica querato-conjuntivitis que degeneró en una franca queratitis neuroparalítica.

El cuadro clínico es característico. La primera aparición, que puede ser el resultado inmediato al traumatismo del nervio, es una hiperemia conjuntival que puede persistir de 8 a 10 días y que disminuye gradualmente en intensidad; esto se debe considerar como una advertencia de problemas futuros, y una adecuada protección del ojo en esta fase puede prevenir posteriores desarrollos. Coincidentemente puede aparecer una iritis –a veces antes y a veces después de los cambios corneales, y bastante independientes de ellos. Las alteraciones corneales pueden iniciarse dentro de las primeras 24 horas de la lesión con una falta significativa del lustre y la aparición de un punteado nuboso debido al edema. La tinción punteada múltiple se sigue rápidamente de vesiculación. En ocasiones el proceso se detiene aquí y se resuelve en un cuadro que recuerda a una queratitis vesicular difusa o de erosiones recurrentes; a veces las áreas de degeneración se encuentran claramente circunscritas (manchas de Gaute, 1891), mientras que aparecen depresiones tipo platillos (Dellen de Fuchs, 1911) cerca de la periferia pero es más habitual que la vesiculación se siga de una rápida y masiva exfoliación del epitelio, comenzando en el centro o algo más abajo y extendiéndose para afectar a toda la superficie corneal hasta que sólo queda un pequeño anillo de epitelio alrededor del limbo. Este es el cuadro característico de la queratitis neuroparalítica y de nada más excepto, quizás, de una necrosis aguda debida a una toxemia muy aguda.

El epitelio puede proliferar en la periferia formando un anillo gris que se proyecta ligeramente sobre el área central denudada. La superficie desnuda está seca, lechosa y turbia, y en casos negligentes la turbidez se extiende al estroma donde la opacidad es permanente a menos que se pierda la córnea por supuración. Este proceso puede terminar en que toda la córnea se vuelva opaca y aplanada, pero es más habitual que una infección secundaria obtenga un punto de apoyo, se siga de ulceración que habitualmente corre a un buen ritmo con el desarrollo de un hipopion y termine en perforación; si el ojo sobrevive el resultado suele ser un leucoma aplanado y completo. Es interesante que la hipotonía sea un acompañante frecuente en todas las fases (Lagrange, 1922; Paton, 1926). Las alteraciones tróficas en la piel en el área de distribución del trigémino habitualmente no tiene marcas, pero se ha observado una hipertrofia de las pestañas (Schöpfer, 1929).

El sello distintivo de esta enfermedad es la reducción o ausencia de la sensibilidad corneal. La queratitis neurotrófica (o neuroparalítica) se puede clasificar en tres etapas según la clasificación de Mackie. Esta clasificación se basa en la gravedad del daño corneal, que aumenta de la etapa 1 a la etapa 3.

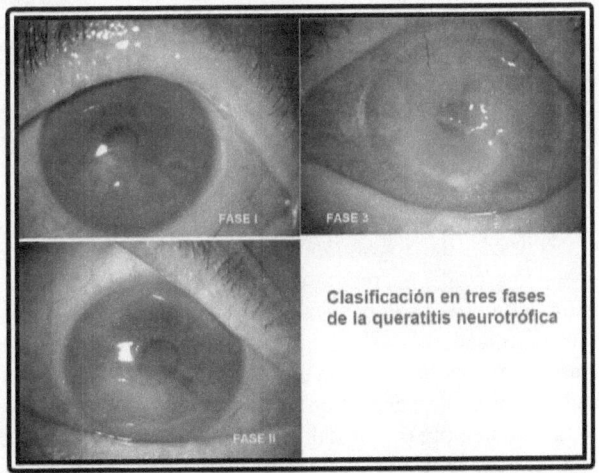

Clasificación en tres fases de la queratitis neurotrófica

La etapa 1 se caracteriza por cambios epiteliales corneales con epitelio corneal seco y turbio, la presencia de queratopatía puntiforme superficial y edema corneal.

La etapa 2 se caracteriza por defectos epiteliales recurrentes y / o persistentes con forma ovalada o circular, localizada con mayor frecuencia en la mitad superior de la córnea.

La etapa 3 se caracteriza por una úlcera corneal con afectación del estroma que puede complicarse con la fusión del estroma y la progresión a la perforación corneal.

En resumen, la estadificación de la queratitis neurotrófica se caracteriza por cambios epiteliales (etapa 1), defectos epiteliales persistentes (etapa 2) y úlcera corneal (etapa 3).

La evaluación de la córnea incluye una evaluación cuantitativa de la disminución de la sensación de la córnea con un Cochet-Bonnet o un estesiómetro de gas sin contacto. El examen con lámpara de hendidura puede ser de gran ayuda para identificar las lesiones corneales características y para buscar una atrofia sectorial del iris, que es característica de las infecciones herpéticas. Una úlcera, si se ve, requiere de un examen microbiológico para descartar una infección.

El examen del fondo de ojo puede revelar un disco óptico pálido o inflamado en casos de tumores intracraneales con compresión del trigémino. La función de la película lagrimal debe evaluarse porque la sensibilidad corneal disminuida puede alterar la película lagrimal y desencadenar un círculo vicioso en el que la disfunción de la película lagrimal empeora el pronóstico de la queratitis neurotrófica. Los párpados deben ser examinados, tanto por razones de diagnóstico como de pronóstico. El lagoftalmos exacerbaría los cambios observados en la queratitis neurotrófica.

El curso de la enfermedad es extremadamente lento y crónico con muchas recaídas, y en todo se caracteriza por la ausencia de síntomas agudos –en gran medida debido a la anestesia asociada. Si se proporciona una protección adecuada a la córnea en una etapa suficientemente temprana y se mantiene el tiempo suficiente, el pronóstico puede ser bueno; de otra manera es malo porque la enfermedad es progresiva y el mejor resultado obtenible es un leucoma visualmente incapacitante.

Las primeras investigaciones patológicas se realizaron principalmente en ojos con una fase avanzada de la enfermedad[86]; los cambios degenerativos son muy intensos en el epitelio y hay una extensa necrosis del estroma en la parte nubosa de la córnea que se asocia con una infiltración debida a infección secundaria.

El diagnóstico diferencial se debe realizar con la queratitis por exposición, con la xerosis y la queratomalacia, todas las cuales se caracterizan por la sequedad de la córnea, el advenimiento de úlceras tórpidas y la ausencia de síntomas irritativos en correspondencia con la severidad evidente de la lesión. Sin embargo, la lesión trigeminal difícilmente puede dejar de ser diagnosticada.

El *tratamiento* más eficiente de la queratitis neuroparalítica es la profilaxis. Tan pronto como se produzca la lesión del trigémino el ojo ipsilateral debe protegerse con una almohadilla y un vendaje cuidadosamente ajustado sobre los párpados cerrados. Si se produce la inyección conjuntival son necesarias tales precauciones y, con frecuencia, no se desarrollan otras complicaciones. Si a pesar de ello se producen cambios epiteliales se debe realizar una tarsorrafia que no necesita anestesia porque los párpados son insensibles en estas circunstancias, y es de señalar que, a pesar de la pérdida de sensibilidad, la cicatrización de la herida siempre es normal. Una de las características más llamativas de la enfermedad es la rapidez en la mejoría que se sigue; casi invariablemente en los tres días siguientes de coser los párpados, se ha regenerado el epitelio y recuperada la trasparencia corneal a menos, desde luego, que se haya establecido una ulceración o la opacificación del estroma. Incluso con una gran úlcera con hipopion se debería realizar la tarsorrafia ya que habitualmente se sigue de una rápida mejoría. Sólo en los peores casos se requiere la escisión del ojo.

Como regla general, una vez pasados los 10 primeros días, existe menos riesgo de desarrollo de problemas serios; una generalización que, sin embargo, tiene muchas excepciones. Es notable el que incluso pequeñas uniones entre los párpados ejercen una protección suficiente, por lo que pasadas algunas semanas la tarsorrafia puede reducirse con seguridad a una pequeña tira de unos 2 milímetros de anchura que no necesita ser central, con lo que las molestias al paciente son mucho menores. Lo más importante es dejarla un largo periodo de tiempo que se ha calculado en un mínimo de 6 meses, con una

---

[86] Treitel, 1876; de Schweinitz, 1891; von Hippel, 1899; Elschnig, 1906; otros.

media de 12 meses. Si los párpados se abren antes de tiempo la tendencia es que la córnea vuelva a lesionarse en menos de 24 horas.

Se han defendido otros métodos menos radicales de profilaxis y tratamiento. Macmillan JA y Cone W (1937-38) practicaban el cierre de los puntos lagrimales para conservar toda la humedad disponible, una medida que puede ser beneficiosa, mientras que otros utilizaron lentes de contacto esclerales con la misma finalidad y como protección (Klein M, 1943; Dufour R, 1952; Annen D, 1986). También se propuso la administración de acetil-colina tópica para remedirá la deficiencia metabólica (Hallermann, 1952; Dufour R y Rosselet E, 1953). Una simpatectomía cervical adecuada parece tener un efecto protector sobre la córnea contra el desarrollo de queratitis neuroparalítica (Adam GG y Cullen JF, 1987) pero Knyazev GG y Kaniazeva GB (1989) no pudieron confirmarlo. Se ha inducido una ptosis protectora mediante el uso de toxina botulínica A en lugar de la clásica tarsorrafia (Kirkness CM et al, 1988).

El factor de crecimiento neural (NGF) y las gotas oculares de suero autólogo se consideran tratamientos prometedores para la queratopatía neurotrófica.

Es conveniente realizar unas anotaciones sobre el uso de anestésicos sobre el epitelio corneal. Después de instilaciones prolongadas, y especialmente si los párpados no se cierran entre instilaciones, el epitelio corneal se vuelve edematoso y opaco, y finalmente se exfolia, a veces en grandes sábanas. Uno de los primeros cambios es la desecación asociada con una falta de lustre y un aspecto apagado (Marx, 1921); en esta fase áreas punteadas pueden teñir con rosa de bengala y pueden aparecer transitoriamente las depresiones en platillo de Fuchs (1911) cerca del limbo. A continuación las células epiteliales se vuelven edematosas y finalmente se desprenden, un cambio que como un todo puede dejar a la córnea completamente exfoliada. Puede producirse una opacidad permanente de las capas superficiales del estroma, una tragedia por el uso de estos fármacos de manera poco juiciosa y prolongada.

Se ha informado del desarrollo de una queratitis neuroparalítica dos días después de la inyección retrobulbar del anestésico trimecaína. Los autores suponen que los trastornos vasculares tempranos, una caída en el flujo sanguíneo al iris y un aumento de la permeabilidad de vasos, resultantes del bloqueo de los nervios sensoriales se encuentra entre las causas en los cambios posteriores en el trofismo corneal (Knyazev GG et al, 1989).

En la infancia

En general, la etiopatogenia del deterioro de la inervación sensorial de la córnea en niños reconoce el mismo rango de causas que los adultos, aunque son mucho menos frecuentes en la población pediátrica. De hecho, las enfermedades como la diabetes no controlada, la esclerosis múltiple avanzada y la lepra son muy poco realistas en los niños, e incluso la infección por herpes simple, que puede ocurrir en los niños, necesita una larga historia de recurrencias antes de inducir daño a los nervios de la córnea. Además, debe considerarse que la cirugía corneal y refractiva, así como el abuso de los anestésicos locales, la terapia tópica del glaucoma crónico y el uso prolongado de lentes de contacto, que se encuentran entre las causas iatrogénicas más comunes de la queratitis neurotrófica en adultos, desempeñan un papel muy limitado en la infancia.

Por otro lado, pueden considerarse algunas enfermedades congénitas extremadamente raras en la etiopatogenia de la queratitis neurotrófica en niños. Entre ellos, la rara anestesia corneal congénita podría ser una causa de ulceración y cicatrización corneal en niños. El inicio típico es hasta los 3 años de edad, más comúnmente entre los 8 y los 12 meses de edad. Puede ocurrir como una enfermedad aislada o asociada con enfermedades sistémicas como la disautonomía familiar (síndrome de Riley-Day), el síndrome de Goldenhar, el síndrome de Möbius y la insensibilidad congénita al dolor. Típicamente, la anestesia corneal congénita ocurre bilateralmente; sin embargo, también se describen casos unilaterales. La córnea puede verse afectada de forma aislada o como parte de un déficit sensorial de la 1ª y 2ª (y posiblemente la 3ª) rama del nervio trigémino (Mackie IA, 1978; Bonini S et al, 2003).

Solo se han notificado casos de NK dispersos, lo que destaca la rareza del desarrollo de NK en los síndromes congénitos que son raros per se. Estas incluyen las siguientes enfermedades congénitas, todas consideradas como enfermedades raras.

- Infecciones: Herpes simplex, herpes zoster, lepra (Karacorlu MA et al, 1994).

- Patologías corneales: Distrofia en empalizada y granular.

- Traumas: Uso de lentes de contacto, queratomielusis in situ asistida con láser (Nassaralla BA et al, 2003), incisión corneal (Campos M et al, 1992), queratoplastia lamelar y penetrante.

- Medicamentos tópicos: Anestésicos, timolol, betaxolol, trifluridina, sulfacetamida, diclofenaco sódico (Szerenyi K et al, 1994).

- Substancias tóxicas: Quemaduras químicas, exposición al espray de pimienta de óleo-resina capsicum (Vesaluoma M et al, 2000), exposición a sulfuro de hidrógeno (Lambert TW et al, 2006).

- Parálisis corneal del V par: Cirugía de la neuralgia del trigémino, neoplasias, aneurismas, trauma facial, congénitas: síndrome de Riley-Ray – hipoestesia corneal Möbius – síndrome de Goldenhar – hipoestesia corneal familiar – anestesia trigeminal corneal – insensibilidad congénita al dolor con anhidrosis.

- Enfermedades sistémicas: Diabetes, deficiencia de vitamina A, esclerosis múltiple.

- Miscelánea: Incremento de la edad, síndrome de Adie (Purcell JJ Jr, et al, 1997).

El *síndrome de Riley-Day (disautonomía familiar)* pertenece al grupo de las neuropatías autónomas y sensoriales hereditarias (HSAN) y, de acuerdo a la clasificación numérica de sus 4 formas que propusieron Axelrod y Gold-von Simon (2007), también se conoce como HSAN III. Es una enfermedad hereditaria autosómica recesiva que afecta al desarrollo y función de los nervios a través de todo el cuerpo, con una prevalencia menor a 1:1.000,000. Esta enfermedad es casi exclusiva de individuos judíos del este europeo (ashkenazi) y la incidencia es de 1 de cada 3,600 nacidos vivos (Axelrod FB y Gold G, 2007). La frecuencia de portadores en esta población es casi de 1/30. A nivel mundial se han registrado unos 600 casos desde el descubrimiento de la enfermedad, con aproximadamente 350 de los afectados aún vivos (Fundación Disautonomía, Web).

Se ha informado de ulceración corneal en casi la mitad de los pacientes (Goldberg MF, 1968). Sin embargo se debe señalar que esta enfermedad se caracteriza por alacrima congénita que produce un ojo seco severo más que una queratitis neurotrófica, y nunca se ha informado que las lesiones corneales en los pacientes afectados sean úlceras por queratitis neurotróficas; sólo hay un caso en la literatura descrito con un defecto epitelial corneal causado por "pérdida de sensibilidad corneal e hipolacrimación" (Nishida T et al, 1997). Por lo tanto no es posible determinar la causa del daño epitelial en este caso. Pero incluso aunque admitamos que se trata de una queratitis neurotrófica, el impacto de este síndrome en las queratitis neurotróficas es prácticamente despreciable.

El *síndrome de Goldhar-Gorlin* (espectro óculo-aurículo-vertebral). Este síndrome fue descrito por Canton en 1861 y por von Arlt en 1881, pero sólo en 1952 Goldenhar-Gorlin proporcionaron una descripción completa. Es un raro defecto congénito con una prevalencia de 1-9/100,000, que se manifiesta con un número de anomalías cráneo-faciales que afectan a las estructuras embriológicamente derivadas del primer y segundo arco branquial que habitualmente afecta a la cara (microsomía hemifacial) y orejas (microtia). En el 50% de los casos se pueden encontrar otras anomalías en el corazón y en los ojos (dermoide epibulbar). La mayoría de los casos son esporádicos con un 1-2% de casos transmitidos de manera autosómica dominante (en estos casos, la región afectada más probable es 14q32 y la proporción hombre a mujer es de 2 a 1). Afecta entre a/5,000 a 1/25,000 nacidos vivos. En el global, las anomalías oftálmicas afectan aproximadamente al 66% de los casos con dermoides epibulbares (28-35%), blefaroptosis (10%), coloboma palpebral superior (20%) y microftalmia (18%). Se piensa que las lesiones corneales se relacionan tanto con la disminución en la producción de lágrimas como con una queratitis neurotrófica, posiblemente debida a hipo- o aplasia del núcleo trigeminal como se puede entender de casos que afectan a unos pocos niños o adultos jóvenes (Synder DA et al, 1977; Mohandessan MM y Romano PE, 1978; Weidle EG et al, 1987). Además, la afectación aislada del nervio facial se puede observar en el 20% de los casos.

La serie publicada por Mansour et al (1985) no hace referencia a queratitis neuroparalítica como una de las manifestaciones oculares de este síndrome en 57 pacientes consecutivos. De hecho, sólo un caso de anestesia corneal se asoció con una queratopatía punctata epitelial (Villanueva O et al, 2005) que, incluso si admitimos que se trata de una queratitis neuroparalítica en lugar de una queratitis por exposición debida a la aimetría facial, hace que el impacto de este síndrome sobre el global de queratitis neuroparalíticas sea también insignificante.

El *síndrome de Möbius* es una enfermedad extremadamente rara descrita por el oftalmólogo P.J. Möbius en 1888 quien describió a unos pocos pacientes con la presencia de una parálisis congénita no progresiva de los nervios facial y abducens. Se desconoce la prevalencia actual; sin embargo, en la literatura se encuentran unos 300 casos sin datar diferencias en el género. La mayoría de ellos son casos esporádicos aislados sin historia familiar. Se estima una media de 2 casos por millón de nacidos. Se debe señalar que el nervio afectado es el facial y no el trigémino. Sólo en una minoría de casos se afecta también el trigémino. Por ello es más probable que la lesión corneal, en el contexto de este síndrome, se encuentre causada por exposición y no se trate de una queratitis neuroparalítica. Aunque teóricamente es posible que un subgrupo de pacientes con afectación del trigémino tengan hipoestesia corneal aún no se ha descrito ningún caso de queratitis neuroparalítica y, por lo tanto, no impacta en el global de las queratitis neurotróficas.

La *hipoestesia corneal familiar* (anestesia trigeminal familiar) tiene una prevalencia desconocida y sólo hay algunos informes en la literatura. Sin embargo, estos informes no diferencian entre la anestesia trigeminal aislada y la hipoestesia corneal asociada con otros síndromes listados arriba. Por lo tanto, el impacto de la anestesia trigeminal familiar sobre la prevalencia global de la queratitis neurotrófica se puede considerar casi con certeza como despreciable.

La *insensibilidad congénita al dolor con anhidrosis* tiene una prevalencia desconocida. Se han publicado unos 52 casos, de los cuales sólo en 14 hubo afectación corneal (Jarade EF et al, 2002). Considerando la extrema rareza de esta enfermedad incluso si asumimos afectación corneal en todos los casos en algún momento de sus vidas, su impacto sobre el global en la queratitis neurotrófica es despreciable.

El cuadro clínico y su estadiaje ya se han comentado en la forma adulta de la queratitis neuroparalítica.

La historia clínica y los hallazgos clínicos son cruciales para hacer un diagnóstico adecuado. La anamnesis a menudo destaca enfermedades sistémicas, cirugías neurales previas, infecciones herpéticas corneales recurrentes, traumatismo y abuso de drogas tópicas. Otras observaciones características incluyen una desproporción entre los signos clínicos observados con la lámpara de hendidura y los síntomas referidos por el paciente, que a menudo es completamente asintomático. De hecho, la sensibilidad corneal es una información clave para orientar el diagnóstico. Obviamente, considerando todo esto, está claro que hacer un diagnóstico de anestesia corneal congénita y de queratitis neurotrófica es extremadamente difícil en niños pequeños, a menos que se confirme el diagnóstico de un síndrome conocido que cause anestesia corneal. De hecho, en pacientes adultos y colaborador, se puede realizar fácilmente una evaluación cualitativa de la reducción de la sensibilidad corneal con un trozo de algodón torcido, pero se prefiere una evaluación cuantitativa con un estesiómetro Cochet-Bonnet o un estesiómetro de gas sin contacto, que debe ser obligatorio. La estesiometría de Cochet-Bonnet es el método más utilizado y se realiza tocando la córnea central y periférica con un hilo de nylon que se puede alargarse hasta 60 mm (cuanto más largo es el hilo, más ligero es el toque en la córnea) y registrando la respuesta del paciente. Deben analizarse por separado todos los cuadrantes de la córnea porque, en algunos casos, como en el herpes simple y en la queratitis por zoster, la sensibilidad corneal alterada puede ser solo sectorial. Esta prueba es difícil de realizar, si es posible, en niños pequeños, que no colaboran y no pueden decirle al oftalmólogo a qué longitud del hilo Cochet-Bonnet sienten la sensación corneal al tocarla. El uso de microscopía confocal corneal in vivo para visualizar el plexo nervioso subepitelial alterado tampoco es factible en niños pequeños.

El examen con lámpara de hendidura puede ser de gran ayuda, especialmente en niños, para evidenciar las características de las lesiones corneales según la gravedad de la enfermedad. La atrofia del iris puede ser un signo de una infección previa por herpes o una inflamación intraocular previa, que a veces se observa en pacientes en estadio 2 de la queratitis neurotrófica (Scuderi GL et al, 2007). Puede haber palidez del nervio óptico o hinchazón debido a un tumor intracraneal que causa compresión y deterioro del trigémino; por lo tanto, siempre se debe realizar una visita completa que incluya el examen de fondo de ojo dilatado; en el caso de la visualización de cambios en la cabeza del nervio óptico, siempre es importante excluir el glaucoma mediante pruebas de presión intraocular y examen del campo visual. Además, una evaluación clínica de la función de los diferentes nervios craneales puede ayudar a localizar la causa de la disminución de la sensibilidad corneal. Por ejemplo, una disfunción aislada de los nervios craneales VII y VIII puede indicar un neuroma acústico o daño por resección quirúrgica de la lesión, mientras que la paresia de los nervios craneales III, IV y VI puede indicar un aneurisma o una patología del seno cavernoso que también puede afectar al nervio trigémino.

Por último, los párpados también necesitan ser examinados cuidadosamente por razones tanto de diagnóstico como de pronóstico. De hecho, los párpados que no se cierran correctamente no solo indican una parálisis del nervio craneal VII y ayudan en el diagnóstico de la enfermedad, sino que también pueden empeorar el cuadro clínico y acelerar la progresión hacia la enfermedad en estadio 3 por la exposición epitelial por lagoftalmos.

La anestesia corneal es el sello distintivo de la queratitis neurotrófica y, por lo tanto, la presencia de síntomas oculares como ardor, sensación de cuerpo extraño, fotofobia y ojo seco fácilmente orienta el diagnóstico hacia otras enfermedades de la superficie ocular. Las úlceras corneales infecciosas, tóxicas o inmunes también difieren de las de la queratitis neurotrófica, ya que suelen ir acompañadas de inflamación ocular e infiltrados estromales. Para excluir la presencia de una úlcera infecciosa, se debe realizar un examen microbiológico (en presencia de una lesión corneal que no cicatriza, no solo si hay infiltrados presentes, siempre se deben realizar exámenes microbiológicos). Para excluir las úlceras corneales tóxicas, todos los tratamientos tópicos deben interrumpirse. Con el fin de excluir las úlceras corneales inmunes, también se debe realizar una evaluación sistémica exhaustiva para los trastornos inmunes.

Como en la deficiencia de células madre del limbo también se puede observar una vascularización corneal superficial y defectos epiteliales, un examen adicional que puede realizarse en casos dudosos es la citología de impresión, una técnica mínimamente invasiva que permite la visualización e identificación directa del fenotipo epitelial corneal o conjuntival mediante tinción de Schiff ácido o inmunotinción para citoqueratinas.

Hemos visto que lo principal del tratamiento es la protección corneal, pero es conveniente que pasemos a detallar las opciones disponibles. El tratamiento de la queratitis neurotrófica depende en gran medida de la etapa de la enfermedad y de la gravedad. De hecho, el enfoque terapéutico para la enfermedad en etapa 1 está principalmente dirigido a prevenir la degradación epitelial, mientras que el tratamiento para las etapas 2 y 3 está dirigido principalmente a facilitar la curación de la lesión corneal para prevenir consecuencias irreparables en la función visual. Más específicamente, en presencia de un defecto epitelial persistente, el tratamiento apunta a prevenir la participación del estroma con la formación de úlceras corneales, mientras que los casos más avanzados, con la presencia de una úlcera corneal y la fusión del estroma, requieren de atención inmediata para detener la lisis estromal y prevenir la perforación de la córnea, lo que a menudo se obtiene mediante cirugía.

El uso de lágrimas artificiales sin conservantes puede ayudar a mejorar la superficie de la córnea en todas las etapas de la enfermedad, y debe recomendarse la lubricación continua con compuestos sin conservantes, especialmente en niños, no solo en pacientes en etapa 1. El uso de gotas oculares antibióticas tópicas sin conservantes a menudo se recomienda en los niños para prevenir la sobreinfección en los ojos con queratitis neurotrófica en las etapas 2 y 3; sin embargo, también debe tenerse en cuenta que las lesiones no son infecciosas y, por lo tanto, el uso de antibióticos tópicos es solo un preventivo. Cuando hay inflamación ocular, especialmente en el caso de la visualización de hipopion en la cámara anterior, se han propuesto los esteroides tópicos y pueden ser muy necesarios; sin embargo, su uso es muy controvertido y se debe ser extremadamente cauteloso, ya que los esteroides pueden aumentar el riesgo de fusión y perforación de la córnea al inhibir su curación. Los fármacos antiinflamatorios no esteroides tópicos también pueden inhibir el proceso de curación y deben evitarse, ya que su beneficio adicional para controlar la inflamación de la cámara anterior sería mínimo. Independientemente del uso concomitante de esteroides tópicos, en el caso de fusión del estroma, se ha sugerido el uso de inhibidores tópicos de la colagenasa como la N-acetilcisteína (Sarchahi AA et al, 2007) y la administración sistémica de tetraciclina o medroxiprogesterona y generalmente se considera una opción terapéutica válida Davis EA y Dohlan CH, 2001). Los tratamientos no farmacológicos para la queratitis neurotrófica incluyen lentes de contacto corneales o esclerales terapéuticas en el caso de defectos epiteliales persistentes para promover la curación del epitelio corneal y posponer las complicaciones corneales graves (Gould HL, 1967). El uso terapéutico prolongado de lentes de contacto puede aumentar el riesgo de infecciones secundarias y es obligatorio el uso concomitante de antibióticos tópicos (Kent HD et al, 1990).

Deben evitarse los tratamientos quirúrgicos, especialmente en los niños, ya que todos amenazan con una reducción en la función visual. Por lo tanto, la cirugía generalmente se reserva para casos refractarios o para casos que muestran una progresión rápida de la enfermedad hacia el adelgazamiento del estroma a pesar de todos los esfuerzos terapéuticos. La tarsorrafia parcial o total es el procedimiento más simple y extendido utilizado para promover la curación de la córnea en presencia de un defecto epitelial persistente neurotrófico. La tarsorrafia quirúrgica se puede realizar fácilmente y la apertura de la tarsorrafia puede agrandarse unas semanas después de la curación de la córnea; sin embargo, la apertura prematura de una tarsorrafia suele dar lugar a una recurrencia temprana de la enfermedad. Como alternativa a la tarsorrafia, se ha propuesto el uso de la inyección de toxina botulínica A del músculo del párpado del párpado para cubrir el defecto epitelial persistente y promover la cicatrización.

El trasplante de membrana amniótica es una técnica quirúrgica para la reconstrucción de la superficie ocular que produce resultados relativamente buenos y puede considerarse en el tratamiento de las úlceras corneales neurotróficas refractarias. El trasplante de membrana amniótica es relativamente fácil de realizar y es eficaz para promover la curación del epitelio corneal, reducir la vascularización y reducir la inflamación de la superficie ocular. También se ha propuesto un trasplante de membrana amniótica multicapa para tratar úlceras corneales neurotróficas más profundas.

El colgajo conjuntival es un procedimiento más invasivo que debe restringirse solo a casos muy graves con perforaciones inminentes. De hecho, aunque este procedimiento quirúrgico es muy efectivo, ya que puede restaurar la integridad de la superficie ocular y proporcionar apoyo metabólico y mecánico para la curación de la córnea, también compromete la función visual y el resultado estético es muy pobre: en este procedimiento, se cubre una úlcera corneal profunda (o una perforación de la córnea) por un colgajo conjuntival pedunculado asegurado en su lugar mediante suturas finas que proporcionan soporte vascular a la córnea. El objetivo principal de este procedimiento es preservar la integridad anatómica del ojo, pero obviamente tiene un impacto severo en la función visual ya que el colgajo se vasculariza.

En presencia de una pequeña perforación (menos de 3 mm) se puede usar un enfoque menos invasivo, mediante la aplicación de pegamento de cianocrilato en la lesión, seguido de la aplicación de una lente de contacto con vendaje suave o un trasplante de membrana amniótica. Los defectos más grandes requieren un colgajo conjuntival o una queratoplastia lamelar; sin embargo, debe tenerse en cuenta que la tasa de éxito de los trasplantes de córnea en pacientes con queratitis neurotrófica es muy baja debido a la falta de soporte trófico, con la consiguiente mala cicatrización de las heridas y el riesgo de recurrencia del defecto epitelial persistente / úlcera (Hirst LW et al, 1982).

En los niños con anestesia corneal congénita u otras formas de enfermedad que pueden causar queratitis neurotrófica, un diagnóstico rápido y un control y terapia de por vida son importantes para prevenir la ambliopía y el daño visual permanente. El objetivo principal de la terapia es prevenir la formación de defectos epiteliales. Una lubricación intensiva es esencial. Generalmente también se recomienda el uso de gafas de seguridad para evitar lesiones autoinfligidas en niños pequeños.

Si se desarrollan defectos epiteliales persistentes o úlceras corneales francas, se necesita una terapia rápida y agresiva para evitar una perforación corneal. En los defectos epiteliales persistentes, se pueden usar lentes de contacto blandas altamente hidrofílicas junto con la aplicación profiláctica de antibióticos no conservados en gotas para los ojos.

Cuando se desarrollan úlceras, el trasplante de membrana amniótica puede considerarse en niños. La tarsorrafia y la ptosis protectora por la inyección de toxina botulínica en el elevator palpebrae pueden considerarse en casos más graves, pero el potencial ambliogénico de todos estos tratamientos debe considerarse siempre en niños pequeños.

En condiciones de extrema *caquexia o marasmo* , particularmente en niños que sufren de queratomalacia debido a carencia de vitamina A o en el kwashiorkor, tienden a desarrollarse úlceras indolentes de tipo colicuativo en la córnea con el resultado frecuente de perforación que es tan rápida que la córnea parece licuarse sin ninguna reacción inflamatoria. Estas enfermedades se estudiaron en otros apuntes,

Son frecuentes las complicaciones corneales en las *erupciones muco-cutáneas* y, a menudo, son serias; no es infrecuente la perforación en el pénfigo, particularmente de tipo foliáceo, en el pénfigo benigno de las membranas mucosas, en el hidroa vaciniforme, en la dermatitis herpetiforme, en el eritema multiforme, en la epidermiolisis bullosa y en la enfermedad de Reiter. Todas ellas ya se han discutido.

También son comunes las complicaciones corneales en las *dermatosis*: rosácea, eczema atópico, seborrea, eritroderma exfoliativo, queratosis follicularis espinulosa decalvans, liquen plano, ptiriasis rubra pilaris, poroqueratosis y mastocitosis cutánea difusa. Ya se han descrito.

QUERATITIS INTERSTICIALES

La presencia y las características generales de las inflamaciones profundas de la substancia de la córnea ya eran bien conocidas en la primera literatura, y así Mackenzie (1830) en su *Practical Treatise on Diseases of the Eye,* bajo el epígrafe de "corneítis escrofulosas" proporciona una notable descripción de la densa vascularización y el aspecto engrosado y áspero de la córnea como "de un cristal sobre el que se respirado". La estrecha relación de esta patología con las enfermedades generales, particularmente la sífilis más que la tuberculosis, fue firmemente establecido por J. Hutchinson, pero quizás sea más interesante la figura de William Thomas Holmes Spice (1880-1935) con su monografía Parenchymatous keratitis (1924) donde proporciona un estudio minucioso de cerca de 700 casos seguidos durante varios años.

El término *queratitis intersticial* (parenquimatosa) denota una inflamación del estroma corneal, sin diferenciar entre su parte anterior y posterior.

La enfermedad se puede deber a la invasión directa de un agente infeccioso introducido a través del epitelio, llevados a través de los vasos limbares o como resultado de la extensión de una infección de la esclera o la úvea vecina, pero es más frecuente que se trate de un fenómeno anafiláctico, expresión de una reacción antígeno-anticuerpo. En la córnea no se produce un fenómeno de Arthus hemorrágico típico a menos que previamente se haya vascularizado y así quedar convertida en un tejido similar a la piel (Rich y Follio, 1940); pero en la córnea avascular pueden producirse intensos cambios en el tejido conectivo de un tipo degenerativo o necrótico acompañado de una inflamación exudativa aguda.

La córnea avascular es un sitio ideal para el alojamiento de antígenos que estimule la formación de anticuerpos porque el tejido estromal avascular actúa como un reservorio de transferencia inmunológica; la siguiente llegada de antígenos estimula la reacción, a veces de una virulencia necrótica y habitualmente lenta en su resolución por lo que sin tratamiento la duración se mide en meses o años. Desafortunadamente la etiología de muchos casos permanece siendo dudosos y se pueden asumir sólo por inferencia de su asociación con enfermedades sistémicas.

Wessely (1911) fue el primero en describir la *queratitis anafiláctica* quien produjo una intensa inflamación intersticial de este tipo en la córnea de un conejo sensibilizado al suero de caballo. Esta observación se confirmó ampliamente[87] y se ha demostrado que es activa en la infección sifilítica (Merté, 1959), tuberculosis (Igersheimer, 1922; Samojloff, 1931) y en la estreptocócica (Hogan MJ et al, 1962). Es interesante que Tremaine MM (1957) produjera una reacción corneal mediante la transferencia pasiva de leucocitos en un conejo sensibilizado y Salvin SB y Gregg MG (1961) por albúmina.

La reacción antígeno-anticuerpo es un fenómeno real localizado en el punto de encuentro de los dos como se demuestra al inyectarlos simultáneamente en dos sitios diferentes de una córnea normal (sin sensibilizar); en esta situación se desarrolla una línea opaca de

---

[87] Von Szily, 1913-15; von Poppen, 1914; von Hofe y Krantz, 1932; Julianelle et al, 1934; Boles-Careninni B y Cima V, 1952; Shirai et al, 1952; Shikano, 1958; Nelken et al, 1960; Obenberger J, 1963; otros.

precipitación y de infiltración inflamatoria entre y en ángulos rectos de los sitios de inyección donde se encuentran los dos por difusión (Morawiecki J, 1956; Breebaart AC y James-Witte J, 1959). Pueden producirse dos tipos de reacciones.

(a) Si se inyecta un antígeno (suero de caballo) en una cantidad considerable en la córnea, la reacción local se desvanece rápidamente, pero si se inyecta una cantidad similar en la córnea del otro ojo o subcutáneamente de 10 a 12 días más tarde, se produce una reacción tormentosa en el primer ojo donde se inicia una nubosidad intersticial desde el limbo que progresa hacia su centro seguido de franjas de vasos en crecimiento (reacción secundaria debida a la memoria adquirida con la primera). Esta queratitis "espontánea" se conoce como *fenómeno de Wessley* y es un análogo local de la enfermedad del suero; es una reacción de naturaleza anafiláctica causada por anticuerpos que aparecen en sangre y tejidos, llegando a la córnea a través de los vasos limbales y reaccionando con la porción del antígeno inyectado en la córnea que aún no se han absorbido. Morawiecki J (1956) describió una modificación de esta reacción donde la zona de infiltración toma la forma de un anillo concéntrico con el limbo formado por un infiltrado celular proveniente de los vasos (*fenómeno de Morawiecki*).

(b) Cuando no hay una cantidad de antígeno suficiente en la córnea para producir una reacción como la anterior, si se realiza una segunda inyección de la proteína extraña en el estroma corneal del mismo ojo, se desarrolla una turbulenta queratitis en menos de 24 horas que se vasculariza, debido a la interacción del antígeno con los anticuerpos formados localmente después de la primera inyección (de sensibilización). Esto se conoce como fenómeno de Szily (1913-1915). La reacción es violenta y deja la córnea salpicada de parches grises debidos a infiltración leucocitaria con los restos de neovasos.

En otras ocasiones el sitio de máxima opacificación se concentra en un anillo concéntrico con el limbo que demostró Germuth TG et al (1958), utilizando proteínas extrañas marcadas con flúor, que eran de antígenos. Además, si se inyectan cantidades mínimas de antígeno en una córnea sensibilizada, Breebaart y James-Witte (1959) encontraron que la reacción se limita a un área estrictamente localizada y estaba marcada por la aparición de anillos débiles de infiltración visibles sólo con magnificación, concéntricos con el sitio de inyección. Si se produce una inyección adicional de antígenos en una córnea que se acaba de recuperar de una queratitis anafiláctica fulminante (de von Szily), se desarrolla un intenso anillo de reacción visible a simple vista, consistente en uno o dos círculos de infiltración densa y necrosis, otra vez concéntrica con el sitio de inyección (Breebaart, 1960). Estos anillos locales se desarrollan por la interacción de antígenos frescos y los anticuerpos ya presentes en la córnea sensibilizada (Sery TW et al, 1962).

Las queratitis intersticiales se pueden dividir en dos tipos dependiendo del tipo de inflamación: no supurativas y supurativas. La primera se describe convenientemente de acuerdo a su extensión y distribución en forma difusa y una variedad disciforme localizada. Además de estas dos amplias categorías, se encuentran formas anómalas y raras, mientras que la lepra y la oncocercosis asumen formas variegadas características de ellas mismas.

Queratitis intersticial difusa

Este tipo de inflamación es relativamente común en infecciones bacterianas, especialmente la sífilis y la tuberculosis, infecciones virales como paperas y linfogranuloma venéreo, e infecciones parasitarias como la tripanosomiasis y quizás la toxoplasmosis; la etiología de otros casos sigue siendo desconocida, un buen ejemplo es la asociación de una queratitis intersticial con síntomas vestibulares y aurales (síndrome de Cogan). También se produce una infiltración difusa del estroma en la sarcoidosis, la enfermedad de Hodgkin y en la micosis fungoide.

- De origen bacteriano

Queratitis intersticial difusa sifilítica.

Alrededor del 90% de los casos de queratitis intersticial difusa se presentaban en pacientes sifilíticos, lo que se conocía desde los tiempos de Jonathan Hutchinson (1858-1863)[88], y en la gran mayoría de ellos la enfermedad es congénita; pero esto ya no es así. Schwartz GS et al (1998) encontraron que la queratitis estromal inmune activa suele estar causada por el VHS o es idiopática y que, aunque la sífilis es la causa principal de queratitis estromal inmune bilateral inactiva, es responsable de solo el 18,6% del total de casos.

La queratitis se caracteriza por una extensa inflamación infiltrativa del parénquima corneal, particularmente de sus capas más profundas, de un curso crónico y tendencia benigna, asociada con una inflamación del tracto uveal anterior.

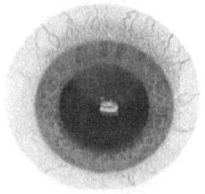 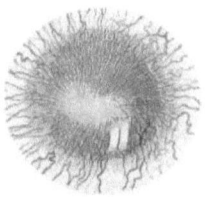 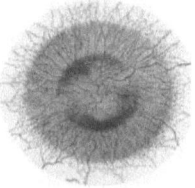

Evolución de la queratitis sifilítica

Fase aguda, edema estromal inflamatorio agudo con neovascularización

Inflamación corneal con densa vascularización superficial y profunda

clarificación parcial con regresión de la vascularización

La asociación de una uveítis anterior con la queratitis es de la mayor importancia y es casi constante; así en la serie de 700 casos de Spicer (1924) sólo se encontraron un 6% de casos con ausencia de signos clínicos de uveítis. En realidad, algunos autores (Leber, 1873; Löwenstein, 1927; otros) partiendo del hecho de que los primeros cambios que ocurren en el endotelio corneal) son indicativos de uveítis y que los cambios más groseros se encuentran frecuentemente en el cuerpos ciliar, afirmaron que la uveítis es la enfermedad primaria y que la queratitis es secundaria y sintomática.

Los cambios en el ojo interno, particularmente en la coroides, pueden no ser visibles hasta que ha pasado el ataque agudo; a veces sólo se evidencian en el ojo menos afectado, y a menudo han precedido a la queratitis en años y han dejado atrás una imagen típica de restos atróficos y pigmentados de una coroiditis periférica o un aspecto esclerosado en el fondo de ojo generalmente con engrosamiento arterial y pigmentación a lo largo de los vasos más pequeños.

La queratitis intersticial característicamente forma una de las manifestaciones tardías de la sífilis hereditaria; se ha registrado presentándose en la 3ª generación (Anderson EE, 1950). Como los cambios que deja atrás son permanentes vasos sanguíneos y algunas opacidades corneales), su presencia con frecuencia tiene un considerable valor diagnóstico, particularmente cuando se asocia con otros estigmas luéticos.

Aunque sólo una pequeña proporción de casos (cerca del 3%) de queratitis intersticiales se encuentran en la sífilis adquirida, su presencia es bien conocida. Valude (1897) reunió

---

[88] Clausen, 1912; Cunningham, 1922; Spicer, 1924; Igersheimer, 192; Herzau y Hossmann, 1932; Arens C, 1981; Lee ME y Lindquist D, 1989; Probst LE et al, 1994; muchos otros.

40 casos, Stephenson (1903) 100 casos de la literatura y Spicer (1924) vio 23 casos. Puede presentarse relativamente pronto desde la adquisición de la infección 5 meses, Lawford, (1900), pero como regla es una manifestación tardía que se presenta 10 años más tarde en la historias natural de la sífilis); es interesante que este intervalo se corresponde aproximadamente con su desarrollo después del nacimiento en los casos congénitos. Varios observadores han señalado que la enfermedad se ha asociado con un chancro primario cerca del ojo[89], una circunstancia que involucrando dos situaciones raras parece más que una simple coincidencia. En términos generales la enfermedad en su cuadro clínico y curso recuerda estrechamente la variedad hereditaria, pero habitualmente es mono-ocular (60% de los casos), frecuentemente es más leve y limitada a un área sectorial de la córnea y a veces parece más susceptible al tratamiento. Sin embargo, pueden presentarse casos de mayor severidad, con el desarrollo de hipopion durante el ataque y después una opacidad completa de la córnea (Spicer, 1924); no obstante, Kraupa (1950) consideró estas manifestaciones como representantes de una infiltración gomosa de la córnea.

Aunque el origen sifilítico de muchos casos de queratitis intersticial es incuestionable, el mecanismo íntimo de su patología aún es materia de debate. La enfermedad es fácilmente reproducible en monos, perros, ovejas o conejos mediante la implantación de material sifilítico en el ojo o mediante metástasis después de inoculación en órganos distantes como los testículos. Estos experimentos se han repetido multitud de veces[90] y se han encontrado treponemas en la córnea en un número considerable, sin importar el tipo de lesión producida, si la queratitis permanece localizada cerca del limbo o se extiende hacia el centro de la córnea, o aparece primero como una lesión central, parece que los micro-organismos invaden este tejido desde la periferia, entrando desde la cámara anterior en el ángulo y multiplicándose en los linfáticos limbares.

No obstante, en tanto en cuanto la enfermedad clínica afecta al hombre, la conclusión obvia dibujada desde la experimentación, que la enfermedad se deba a la presencia local de treponemas se presenta cuestionable por el hecho de que estos micro-organismos se pueden demostrar en gran número en la córnea de fetos sifilíticos o en recién nacidos sin ninguna reacción (von Hippel, 190) mientras que se ha encontrado sólo en raras ocasiones en la córnea de pacientes con una queratitis activa (Igersheimer, 1910; Clausen, 1912; Weve, 1924). Por estos motivos se acepta que la enfermedad es una manifestación de una reacción local antígeno-anticuerpo precipitada tanto por una invasión a pequeña escala de treponemas en una córnea rica en anticuerpos (Igersheimer, 1910-2) o por liberación de antígenos en una córnea sensibilizada (Schieck, 1914). En esta hipótesis el treponema entra en la córnea durante el periodo de su difusión generalizada a través de todo el cuerpo en el estado fetal y sensibiliza este tejido; alguna alteración en el estado sifilítico posterior libera toxinas derivadas de micro-organismos ocultos en tejidos de otras partes y transportados por la corriente sanguínea hacia el ojo, produce la intoxicación de una córnea sensibilizada. El cambio en el estado sifilítico se puede deber a una difusión masiva de toxinas debido a la aparición de lesiones gomosas frescas (Lister, 1948) o a la muerte de treponemas por el tratamiento antisifilítico –un preludio no infrecuente al desarrollo de la queratitis (Braley, 1958).

---

[89] Lang, 1891; Lawford, 1900; Collins, 1906; Fisher, 190; otros.
[90] Bertarelli, 1906-7; Scherber, 1906; Greeff y Clausen, 1906; Mühlens, 1907; Schucht, 1907; Grouven, 1907; Uhlenhuth y Mulzer, 1911; Brown, 1922; Igersheimer, 1922; Chesney y Kemp, 1925; Löwenstein, 1927-29; Grigoriew, 1929; Clapp CA, 1929-32; Funabashi, 1930-33; Bessemans et al, 1935; Yokota, 1935; Chesney y Woods, 1944; otros.

El mecanismo de la reacción se ha explicado de varias maneras. Shesney AM y Woods AC 1944) encontraron que la córnea de conejos infectados no compartía la inmunidad a la reinfección, una deficiencia que explicaría la presencia tardía de la enfermedad. Riehm (1952) propuso que los treponemas se encontraban protegidos durante mucho tiempo por la avascularidad de la córnea pero posteriormente, cuando los anticuerpos invaden la córnea, los micro-organismos desintegrados y sus toxinas producen una reacción alérgica que se desploma sólo después de que todos han sido destruidos. Los experimentos de Merté MJ (1960) en los que se desarrolla una reacción típica de sensibilidad retrasada de 10 a 14 días después de una inyección de micro-organismos muertos en la córnea de animales previamente infectados parecen concluyentes. Finalmente, uno de los argumentos más convincentes en favor de la naturaleza de su enfermedad es su comportamiento clínico –su notoria falta de respuesta al tratamiento antisifilítico, su tendencia a comenzar o recaer durante el tratamiento activo cuando las manifestaciones de la enfermedad en otros lugares están respondiendo favorablemente, así como su supresión dramática con corticosteroides tópicos.

Se han propuesto otros agentes etiológicos subsidiarios. Así la edad de incidencia y las características de muchos pacientes sugieren la participación de alteraciones endocrinas que ellas mismas pueden encontrarse condicionadas por los treponemas[91]. Se ha asumido que las deficiencias nutricionales locales causadas por enfermedad vascular de los vasos circumcorneales participan en su desarrollo (von Michel, 195; Löwenstein, 1927). Pero el único factor en el que se encuentran más o menos de acuerdo es el trauma como una causa precipitante[92]. Las estimaciones en la literatura del porcentaje de casos en cuyo inicio la queratitis se precedía de un trauma al ojo varía de manera muy considerable: 0'3% (Mohr, 1910), 1'75% (Cunningham, 1922), 2'42% (Langendorff, 1922), 3% (Spicer, 1924), 4% (Guy, 1926), 11'46% (Carmi, 1923) o el 20% (Butler TH, 1922). Incluso siguiendo a un trauma quirúrgico como una punción para la catarata congénita (Larson, 1947) con desastrosos resultados psicológicos. Aunque muchos lo han negado (von Hippel, 1906; Igersheimer, 1928) y aunque muchos de los casos informados descansan en datos inconclusos, hay pocas dudas de que existe una relación, pero desde el punto de vista de la jurisprudencia médica difícilmente se puede decir el trauma produzca la enfermedad. Se han producido un número igual de casos de traumas severos en la sífilis congénita que no se siguieron de queratitis, pero en los que la enfermedad se desarrolló espontáneamente después de un largo intervalo. Es probable que sí se han desarrollado las condiciones favorables para el inicio de la enfermedad, el trauma tienda a resaltar la tendencia constitucional y precipitar una cadena de sucesos a los que se les puede pedir sólo una relación incidental –una regla que tiene una aplicación muy amplia y general pero no sólo para las lesiones sifilíticas en cualquier parte del cuerpo sino sobre el global de la medicina.

Patología. Como la queratitis intersticial no es una enfermedad destructiva no es sorprendente que los informes patológicos sean relativamente escasos y, desafortunadamente, muchos de los casos descritos no se corresponden con las etapas agudas sino con periodos tardíos o terminales cuando las particularidades de la enfermedad se encuentran oscurecidos por las ruinas de una amplia destrucción tisular.

Dieron descripciones histológicas Krückow (1875), Meyer (17), von Hippel (1893-1908), Stancutéano (1904), Stock (1905), Seefelder (1906), Elschnig (1906), Reis (1907),

---

[91] Enroth, 1920; Towbin y Prosorowski, 1929; Terrien, 1933; Klauder JV et al, 1951.
[92] Perlia, 1905; St. Martin, 1920; Fertig, 1920; Klauder FV, 1933; Chesney AM y Woods, 1944; de Courcy TL, 1950; otros.

Gilbert (1910), Clausen (1912), Stähli (1913), Watanabe (1914), Greeves (1915), Kunze (1920), Spicer (1924), Jaeger (1925), Ling (1929) y Weskamp C (1949) entre los primeros. Algunas de estas descripciones se realizaron en ojos de fetos o de recién nacidos (Seefelder, Reis, von Hippel, Clausen); la mayoría de los pacientes padecieron la enfermedad alrededor de un año o más; sólo unos pocos mostraban queratitis activa (Elschnig, Jaeger). Por lo tanto, como cabría esperar, no existía un cuadro consistente de la enfermedad y la mayoría de los informes difieren marcadamente de acuerdo a su curso y duración, y de otros factores de complicación clínica.

Parece que el proceso destructivo esencial es una necrosis de las laminillas corneales asociada con una infiltración celular masiva, principalmente de linfocitos; el tejido muy pronto se vasculariza fuertemente mientras que en una fase posterior la recuperación se efectúa parcialmente por proliferación de células corneales fijas y parcialmente por tejido fibroso derivado de los elementos invasores.

Como regla general, los cambios patológicos afectan con mayor severidad a las capas posteriores de la córnea, especialmente cerca de la periferia; en estos lugares la infiltración puede ser tan densa y los neovasos tan numerosos como para producir un aspecto que recuerda al tejido de granulación. A veces la infiltración permea todo el grosor de la córnea, y la membrana de Bowman puede erosionarse hasta que se reduce a una estructura similar a un hilo o destruirse completamente. Prominente entre los elementos de la infiltración son las agregaciones nodulares de linfocitos y, a veces de células corneales fijas proliferantes, mientras que en los casos más severos y agudos se pueden ver muchas áreas necróticas (Elschnig, 1906). Como regla el epitelio se afecta poco; pero con frecuencia en endotelio se encuentra muy enfermo o falta. La membrana de Descemet puede encontrarse arrugado y ser irregular o incluso presentar roturas, y sobre la superficie endotelial posterior son comunes las acumulaciones de leucocitos; en ocasiones se han encontrado engrosamientos focales o difusos de la membrana de Descemet con guttas corneales que forman crestas hialinas consistentes en laminaciones concéntricas recién formadas que algunas veces cuelgan en la cámara anterior como hebras o telarañas (Waring GO et al, 1976); con el microscopio electrónico las crestas están formadas de membranas de Descemet duplicadas con excrecencias de una substancia similar a la membrana basal (Kanai A y Kaufman HE, 1982).

La característica más conspicua es la invasión del estroma por neovasos. Desde luego, se trata de una reacción defensiva con un propósito benéfico; y los vasos corren a diferentes niveles correspondientes con los sitios de inflamación activa, manteniendo los diferentes sistemas su individualidad a menos que las laminillas se encuentren ampliamente desintegradas y sustituidas por tejido de granulación, en cuyo caso se pueden producir anastomosis entre los diferentes niveles. Mucho tiempo después de que haya pasado el ataque y han desaparecido todos los signos de inflamación, permanecen los vasos a menudo meramente como tubos endoteliales, aplanados y vacíos, entre los planos de las láminas corneales. Un resultado final común es una marcada córnea guttata secundaria, las excrecencias hialinas a menudo formando líneas y dibujos habitualmente siguiendo un curso paralelo a los vasos fantasmas en la profundidad del estroma (Wolter JR, 1960).

Se encuentran extensos cambios en otros lugares del ojo. La córnea muestra la máxima densidad de infiltración en la periferia, pero como regla la región más afectada de todas es la que rodea al canal de Schlemm y la trabécula; son prominentes los depósitos de pigmento y las sinequias periféricas (Oksala A, 1957). En este lugar la densa infiltración linfocitaria se continúa con la parte anterior de la esclera, mientras que es la regla la presencia de iritis, ciclitis y coroiditis anterior, caracterizadas también por infiltraciones nodulares de linfocitos y, a veces, mostrando formaciones de células gigantes. Bonnet y Moreau (1951) llamaron la atención sobre la asociación de periflebitis retiniana y queratitis intersticial sifilítica, y Focosi M (1947) también observó una coroiditis yuxtapapilar concurrente.

Ocasionalmente se presentan groseras masas parecidas a gomas en el cuerpo ciliar. Con frecuencia se presenta una epiescleritis con una densa infiltración alrededor de los vasos pericorneales, a veces con una tendencia a la formación de pannus sobre la córnea.

Incidencia. En relación al sexo, Spicer (1924) en su gran serie de 700 casos, encontró un 39% de varones y un 61% de mujeres en casos congénitos; en la variedad adquirida se produce lo contrario, la proporción fue de 32 y 68% respectivamente. Estas proporciones se reproducen aproximadamente en la literatura (Cretzburg, 1953; Dunlop EM y Zwink FB, 1954). Hay una definida preferencia por la edad en la segunda mitad de la primera y la segunda década de la vida, pero un infante puede nacer con una queratitis activa; la serie de Spicer (1924) contiene tres de estos casos. Por debajo de los 5 años de edad es relativamente rara (6% de casos, Spicer, 1924); entre los 5 y los 10 años de edad, un 23%; entre los 10 y 15 años, un 21%; de 20 a 25 años, un 14'2%; de los 25 a los 30 años, un 8% y después cae rápidamente. De los 30 a los 40 años de edad, el 4'2%, y después de los 40 años la enfermedad es rara y las manifestaciones clínicas habitualmente son recurrencias o debidas a sífilis adquirida (Devlin PJ, 1945; Corrado y Toselli, 1949).

Como regla la enfermedad es *bilateral* en la variedad hereditaria; en la adquirida la mayoría de los casos son unilaterales. Habitualmente existe un intervalo de algunas semanas entre la afectación de los dos ojos y generalmente, pero no de manera invariable, ambos siguen un curso clínico similar. En la mayoría de los casos el segundo ojo se afecta dentro de 12 meses (75% de los casos, Spicer, 1924; 91%, Creutzburg, 1953); ocasionalmente el intervalo es mayor y en alrededor del 2% de los casos es superior a 5 años (17 años, Rajam, 1954; hasta 18 años, Spicer, 1924; Dunlop EM y Zwink FB, 1954). No hay relación entre la severidad del segundo ataque y la longitud del intervalo. Sólo raramente se han observado casos del tipo congénito durante grandes intervalos sin una incidencia bilateral (26 años, Spicer, 1924; 44 años, Remler O, 1952).

Curso clínico. Los primeros signos de la enfermedad se pueden detectar con la lámpara de hendidura un tiempo considerablemente anterior a que los síntomas sean evidentes y, por lo tanto, pueden verse en el ojo aparentemente sano cuando el otro se ve afectado (Vogt, 1930). En el endotelio se puede ver un edema y un área de células indistintas en la zona de reflexión especular, un signo inicial seguido por la aparición de discretos precipitados queratínicos y una mínima nébula en el estroma corneal. Estas apariciones biomicroscópicas pueden preceder al inicio de los síntomas y a la inyección circumcorneal en varias semanas. También se puede demostrar por la tinción profunda con fluoresceína, cuando aparece un marmolado verdoso en las áreas afectadas en la superficie endotelial; el cuadro clínico probablemente es indicativo del comienzo de una iridociclitis; como algo inusual la uveítis puede preceder a los cambios corneales (P. e I. Bonnet, 1953).

El cuadro clínico grueso habitualmente se inicia con síntomas subjetivos severos-dolor, lagrimeo, fotofobia y blefarospasmo, asociado con una inyección circumcorneal, que se sigue del desarrollo de una neblina corneal difusa. La nubosidad de la córnea puede aparecer rápidamente, desarrollándose extensamente en unos pocos días, y se sigue de la aparición de vasos sanguíneos. Constituyen el inicio de la fase progresiva de la enfermedad y, mientras que suele ser corta, puede prolongarse durante un periodo de algunos meses. Típicamente también se asocia con el desarrollo de una iridociclitis y una coroiditis anterior, fenómenos que pueden ser difíciles de observar debido a la nubosidad de la córnea. Posteriormente sigue la fase florida, cuando la enfermedad se encuentra en su máximo, y durante 2 o 3 meses el ojo permanece agudamente inflamado y la córnea fuertemente vascularizada como para que se vea de un rojo uniforme sucio. La fase tercera o de regresión sigue a la anterior, un largo periodo de tiempo de muchos meses, durante los cuales los síntomas remiten gradualmente, la nubosidad tiende a disminuir y los vasos a reducirse.

La turbidez de la córnea se debe a cambios que se producen en todas sus capas, y la suma de los cambios puede hacer que el tejido se vea como vidrio esmerilado y reducir la visión a una mera percepción de luz. Se compone de los siguientes elementos. La superficie epitelial muestra una falta de lustre y un edema que puede progresar hacia la formación de vesículas y bullas. En el estroma la infiltración celular y vascular habitualmente aparece primero como una mácula gris aislada, tenue y de bordes suaves. En bastante más de la mitad de los casos se inicia como una invasión desde la periferia, habitualmente primero en la parte superior de la córnea. Las máculas aumentan en número y coalecen para formar una bruma general que avanza hacia el centro, precedida por una línea de avance para encontrarse con las provenientes del lado opuesto hasta que toda la córnea queda turbia. En cerca del 30% de los casos (Spicer, 1924) no se pueden distinguir máculas separadas porque la nubosidad desde el principio parece generalizada. En cerca del 10% de casos de turbidez, tanto como máculas separadas como masas difusas, aparecen primero en el centro.

Como regla en todos los casos se pueden encontrar manchas más densas dentro de la nubosidad general. En las capas más profundas de la córnea la neblina puede estar compuesta de tres factores. Es muy común una arruga o plegado de la membrana de Descemet, dando el aspecto de opacidades estriadas, que generalmente se ocultan rápidamente por la nubosidad general. Detrás de estos, los cambios endoteliales pueden causar una densa opacidad, a veces limitada al área central y a veces avanzando como una onda irregular desde la periferia.

Por último, se presentan casi invariablemente precipitados queratínicos con la uveítis anterior acompañante, habitualmente como puntos, a veces como formaciones en forma de pesas o de mapas estelares, y ocasionalmente como grandes agregaciones plásticas, apareciendo primero como un disco central o un anillo peri-central. Los cambios groseros de esta naturaleza son indicativos de una inflamación seria y, tendiendo a destruir el endotelio, pueden dejar la córnea opaca permanentemente.

Siguiendo a la turbidez viene la invasión vascular desde la periferia. En los casos más habituales de opacidades centrales, los vasos invaden la córnea por todos los lados; cuando las opacidades se inician periféricamente los vasos invaden el mismo sector que las máculas. Los vasos se originan de las arcadas terminales de los vasos conjuntivales, avanzan una corta distancia sobre la superficie para formar una hinchazón en creciente o "charretera" que ocasionalmente puede ser tan prominente como para recordar un tumor limbal (Stephenson S, 1917); los vasos más profundos, que a menudo pueden ser trazados hacia los vasos ciliares anteriores corriendo en la esclera y penetrando por el limbo a unos pocos milímetros de él, invaden los tejidos más profundos, corriendo típicamente entre las láminas en largas líneas paralelas onduladas en formación de pincel. La extensión de esta invasión puede variar desde un ligero avance de los vasos más superficiales hasta un denso fieltro de los vasos más profundos que, como son de localización profunda y no fácilmente individualizables, dan una coloración rosa-rojiza apagada uniforme a la córnea (el parchen salmón de Hutchinson). Esta invasión vascular habitualmente tiene una duración de 4 a 5 semanas y como los vasos se dirigen hacia el centro siguiendo al desarrollo progresivo de una opacidad central, absorben las antiguas máculas periféricas, dando la impresión de empujar la nubosidad delante de ellos. Finalmente toda la córnea se vuelve intensamente roja sin ninguna demarcación visible entre ella y la esclera. Mientras tanto todo el tejido se encuentra hinchado y, en los casos peores, con un aspecto gelatinoso de color rosa-grisáceo sucio y su superficie vaporosa, punteada, desigual, puede aparecer a punto de desprenderse, por lo que da la impresión de que el ojo está en una situación desesperada. Sin embargo, en la gran mayoría de casos tan pronto como los vasos alcanzan el centro y la córnea se ha vascularizado completamente, la inflamación disminuye rápidamente, los síntomas desaparecen y se inicia la limpieza.

El proceso de limpieza es lento y tedioso, y habitualmente comienza desde el margen y avanza centralmente siguiendo la invasión vascular. La resolución siempre se acompaña de un adelgazamiento de la córnea que, en ocasiones, puede ser de un grado extremo. Es sorprendente, particularmente en personas jóvenes, en qué medida se produce esta limpieza, pero habitualmente queda alguna opacidad intersticial como una nubosidad difusa. Con frecuencia quedan unas líneas cicatrizales grises en zigzag, y en ocasiones se aprecian líneas claras secundarias, a menudo dando curiosos modelos geométricos.

Ya hemos visto que se afecta la porción anterior del tracto uveal en un gran número de casos, siendo la ciclitis la manifestación más común. Sin embargo, desde un punto de vista clínico la inflamación en el interior del ojo queda oculta por la opacidad corneal, una consideración importante ya que si no se tratan, la limpieza de la córnea puede mostrar una pupila fuertemente desplazada y ocluida por exudados plásticos. La ciclitis se demuestra por la presencia de precipitados queratínicos y por la inyección ciliar profunda, y frecuentemente se asocia con una bajada de presión, mientras que una coroiditis anterior viene sugerida por la presencia de opacidades vítreas. Después de pasado el ataque, el iris puede quedar adelgazado y atrófico, y la periferia de la coroides se encuentra moteada por áreas de atrofia y la presencia de pigmento amontonado. Más raro es que se produzca una corio-retinitis en el polo posterior.

Este es el curso clínico de la enfermedad; la fase inicial dura una semana o dos, la fase florida de 2 a 4 meses y la etapa de resolución evoluciona lentamente durante 1 o 2 años. De media, los síntomas agudos duran 4 meses y después desaparece la fotofobia, el lagrimeo y la congestión ciliar. Sin embargo se producen muchas variaciones. Pueden aparecer lesiones parecidas a gomas en las capas superficiales del estroma que responde bien al tratamiento (Kraupa, 1950); la enfermedad puede permanecer en la periferia de la córnea o confinada a un solo sector, y ser de duración corta y benigna; alternativamente pueden existir más de un centro separado de inflamación simultáneamente, cada uno de ellos limitado a una parte pequeña de la córnea y alimentada por su propia invasión vascular. Además, puede faltar la vascularización (Löwenstein, 1927-29; Palich-Szántó, 1959) aunque es dudoso que exista una queratitis completamente avascular. De manera alternativa la enfermedad puede estar casi completamente representada por cambios en la superficie posterior, comprendiendo un "catarro" endotelial con la deposición de exudados plásticos. Puede aparecer como un anillo turbio alrededor del centro de la córnea, dejando el centro y la periferia comparativamente limpios (*queratitis parenquimatosa annularis* de Vossius, 1905) (Gilbert, 1910; otros); a veces se asocia con un pliegue circular bien desarrollado de la membrana de Descemet. Ocasionalmente se presentan grandes defectos en esta membrana produciendo un tipo de úlcera interna o posterior.

La formación de una úlcera posterior es muy rara, aunque puede ser más frecuente de lo señalado ya que puede ocultarse por la turbidez corneal. Igersheimer (1922) las vio en sus experimentos con animales. Patológicamente el cuadro presentado es una pérdida de sustancia sobre la superficie posterior de la córnea; clínicamente se ve una opacidad central en las capas corneales más profundas y asociada con una gran rotura en la membrana de Descemet en la región de la infiltración más densa, mientras que hay un agrupamiento masivo de células sobre la superficie posterior de la córnea. Queda una cicatriz central densa y permanente, y una línea blanca más densa marca la rotura de la membrana de Descemet. Elschnig (1906) concluyó que habitualmente se asocia con una elevación de la tensión.

La ulceración de la superficie epitelial corneal es muy infrecuente, aunque se han producido casos donde se ha abierto una densa infiltración gomosa central conduciendo a una perforación (Spicer, 1924). Papastathopoulos (1960) informó de una ulceración gomosa de la córnea en presencia de iritis e hipopion, pero este último es de aparición rara; y una hemorragia en la cámara anterior donde los depósitos plásticos se tiñen de rojo, es más raro aún. Ocasionalmente se ha informado de una hemorragia en la córnea donde se han producido extravasaciones de sangre provenientes de roturas vasculares en los penachos de vasos ingurgitados que invaden el estroma corneal.

Las recurrencias no son de ninguna manera desconocidas. Spicer (1924) las encontró en el 9% de sus casos. Habitualmente vienen poco después del ataque principal, pero pueden producirse varios años después (15 o 30 años, Spicer, 1924). Como regla son recrudecimientos transitorios que parecen instigados por el frío o traumas; en ocasiones son muy severos. Es interesante que cuando se ha producido un ataque localizado, las siguientes recurrencias pueden aparecer en partes diferentes de la córnea. Si se detiene el uso de corticoides tópicos demasiado pronto, se asocia indudablemente con un mayor índice de recurrencias (50%, Oksala, 1957).

Secuelas. Las secuelas corneales a veces son intensas y asumen varias formas. Ya se ha comentado que habitualmente queda alguna neblina corneal y siempre hay algunos vasos vacíos. Habitualmente desaparecen los precipitados, pero si persisten dejan una opacidad lechosa permanente a cuyos lados se adhieren; en algunos casos éstos pueden ser extensos. Los desgarros en la membrana de Descemet son permanentes y a veces interfieren seriamente con la visión. En ocasiones se encuentran muy desarrollados como sistemas concéntricos de anillos rodeando la opacidad permanente dejada después de una queratitis annularis (Stähli, 1919; Spicer, 1924). Pueden permanecer adheridos a la superficie endotelial crestas o redes hialinas[93], que ya hemos comentado, o se pueden organizar masas de tejido conectivo en la cámara anterior (Stähli, 1919; Gilbert, 1921). No es infrecuente el desarrollo de un prematuro arco senil. Puede producirse una degeneración calcárea sobre la superficie de la córnea y puede interferir no sólo con la visión sino también con la comodidad, y puede desencadenar una irritación constante hasta que se alivia con la eliminación de esta película. Finalmente, el adelgazamiento corneal puede ser intenso, en ocasiones reduciendo el grosor del tejido a la mitad, lo que conduce a una ectasia local o general y con mucha frecuencia a un grosero astigmatismo, con un queratoglobo o buftalmos como posible resultado final. De manera más rara una escleritis que rodee la córnea tendrá un efecto similar y la esclera atrófica adelgazada también puede sufrir una ectasia considerable, produciendo un estafiloma intercalar. Finalmente, la uveítis puede dejar sus secuelas habituales –sinequias posteriores,

---

[93] Weill y Jost, 1926; Lehman, 1927; Malbrán, 1937; Belavoinde C, 1951; Krawczykowa Z y Sauter K, 1972.

opacidades vítreas, etc., incluyendo la presencia ocasional de ptisis bulbi o el desarrollo de un glaucoma secundario.

Se han informado de casos, aunque raros, del desarrollo de una amiloidosis localizada secundaria (Dutt S et al, 1992).

La presencia varios años después de una queratitis intersticial de un glaucoma tardío que aparece a comienzos de la edad adulta se conoce desde los tiempos de Hutchinson (1863) quien informó del caso de un hombre de 24 años de edad que tenía los discos ópticos profundamente excavados siguiendo a la enfermedad corneal que desarrolló a la edad de 6 años. Kraupa (1934), Schulmann (1934) y otros han informado de casos parecidos. A veces este glaucoma retrasado es del tipo de ángulo cerrado (Sugar, 1962), pero es más habitual la evolución hacia un glaucoma crónico simple que se puede deber a cambios patológicos en la trabécula o a la presencia de sinequias anteriores periféricas causadas por la inflamación previa[94]. Se ha informado de iridosquisis asociada con la queratitis intersticial, tanto como estigma de la sífilis (Foss AJ et al, 1992) como asociado con glaucoma (Salvador F et al, 1993); recordemos que la iridosquisis por sí misma se asocia en un 50% con el desarrollo de glaucoma.

Posteriormente se encontraron datos de dos mecanismos en la producción del glaucoma igualmente comunes. En el primero existe una cámara anterior profunda que se superpone a viejos cambios inflamatorios –sinequias anteriores periféricas, acúmulos pigmentarios en la trabéculas y anomalías en la configuración del iris, caracterizados por una mala respuesta al tratamiento médico pero bueno a la cirugía filtrante que puede implicar una endotelización y formación de membranas cristalinas en el ángulo como informó Grant WM (1975) en un caso de una serie de 49; en el segundo tipo se observa un glaucoma de ángulo cerrado reversible con un segmento anterior anatómicamente pequeño que responde bien a la iridectomía; Grant WM (1975) mantenía que este tipo de ángulo cerrado, como hemos comentado, seguramente es coincidente ya que no existen datos de que un segmento anterior pequeño sea particularmente prevalente entre pacientes con sífilis congénita o queratitis intersticial.

El *pronóstico* es en el global bueno; en realidad, considerando la intensidad de los cambios inflamatorios y la densidad de la infiltración y vascularización, uno de los aspectos más sorprendentes de la enfermedad es la extensión en que la opacidad puede limpiarse. Antes de la introducción de los esteroides la enfermedad era prolongada y rara vez se conseguía una agudeza visual normal aunque muchos de los pacientes quedaban con una visión razonablemente buena; alrededor del 70% conseguían una agudeza visual final entre 6/6 y 6/18, y sólo un 10% quedaban incapacitados con una visión menor de 6/60 (Langendorff, 1922; Schott, 1923; Igersheimer, 1928; otros). Sin embargo, con el uso de los esteroides tópicos, no sólo se redujo drásticamente el tiempo necesario para la recuperación (los síntomas subjetivos se alivian en 3 o 4 días y la uveítis anterior activa se resolvió en 3 o 4 semanas en una serie de 18 casos, Horner GO, 1954). El tipo más serio de opacidad es el resultado con la denudación endotelial que será permanente. Especialmente es cierto cuando grandes masas de precipitados plásticos se reúnen en las partes inferiores de la córnea en cuyo caso el tejido de la vecindad se vuelve de apariencia tendinosa y recuerda a la esclera. Este tipo de cambio conlleva un peor pronóstico que la infiltración parenquimatosa más densa.

---

[94] Knox DL, 1961; Britten MJ y Palmer CA, 1964; Sugar HS, 1962; Lichter PR y Shaffer RN, 1969.

El *tratamiento general* se debe dirigir hacia la infección sifilítica, no porque haya mucha diferencia en la evolución de la enfermedad local, sino porque se pueden prevenir ulteriores exacerbaciones sifilíticas.

El tratamiento más efectivo es la penicilina a grandes dosis aunque siempre deberemos tener en mente la posibilidad de resistencias.

Algunos autores consideraron que el tratamiento sistémico es ventajoso y acorta la enfermedad corneal (Weve, 1929; Klauder y Robertson, 1931; otros); otros encontraron que es desaconsejable y concluyeron que los resultados obtenidos con y sin tratamiento específico son paralelos tanto en la severidad de los síntomas y en la duración de la enfermedad (Browning, 1916; Spicer, 1924; Fleisher, 1928; y muchos otros). Es significativo que el tratamiento precoz de la sífilis congénita no evita el inicio de la queratitis en una fecha posterior (von Hofe, 1933) ni que el tratamiento durante el primer ataque impida la afectación subsiguiente del otro ojo (Browning, 1916); se ha informado de casos donde se desarrolló la enfermedad corneal en pacientes que tuvieron un tratamiento adecuado de su sífilis.

Tratamiento local. El tratamiento actual de la queratitis intersticial se inició con Geddes AK y McCall MF (1950) quienes informaron del tratamiento exitoso con cortisona sistémica de una queratitis intersticial con una duración de 5 semanas en una chiquilla de 10 años de edad que no había respondido a la penicilina. Este informe fue rápidamente confirmado y se estableció por numerosos observadores que la aplicación tópica de los corticoides, administrados a concentraciones máximas con menores efectos colaterales, era incluso más efectivo que su administración sistémica[95]. No obstante el tratamiento debe ser intensivo. Además, como estas hormonas no curan la enfermedad sino que meramente suprimen la reacción inflamatoria; el tratamiento debe continuarse, aunque con menos intensidad, durante el periodo correspondiente al curso natural de la enfermedad –de 18 meses a 2 años; de otra manera casi con certeza se producirán exacerbaciones. Comenzado temprano y realizado con eficiencia este tratamiento alivia los síntomas en unos pocos días, controla la uveítis en unas pocas semanas y bien puede dejar la córnea limpia y la visión intacta. Desde luego se debe combinar con instilaciones de atropina en la fase activa; y Hamburger FA (1961) recomendó la instilación de un vasodilatador con la cortisona para aumentar su efectividad. Inicialmente el calor siempre es confortable. También se ha utilizado con éxito la combinación oral de ciclosporina y esteroides a bajas dosis (Orsoni JG et al, 2004).

Si la enfermedad no se encuentra bajo observación hasta que está avanzada, la resolución es, desde luego, más lenta y pueden quedar opacidades residuales. Si esto conlleva una considerable incapacidad residual, la queratoplastia que habitualmente tiene que ser del tipo penetrante, da resultados excelentes[96].

En el injerto de casos recientes la vascularización puede causar ansiedad pero puede disminuirse mediante radiación o necesitar un segundo injerto; sin embargo, la

---

[95] Cook, 1951; Crane GN Jr y McPherson SD Jr, Horne GO, 1951-55; Maddin S y Danto JL, 1951; Pinkerton OD, 1951; Simpson NG et al, 1951; Raimondo y Leo, 1952; Drews LC et al, 1953; Pksala, 1953-57; Ségal P y Zylo-Filipowicz A, 1954; Klauder JV y Meyer GP, 1954; Sie-Boen-Lian y Oey-Khoen-Lian, 1954; Beauvieux J y Chabot J, 1955; Sánchez-Beaujon, 1955; Davids et al, 1958; Hager G, 1958; Ashworth AN, 1958; otros.

[96] Franceschetti y Streiff, 1936; Philps y Fincham, 1952; Goegebuer A, et al, 2003; Claerhout I y Kestelyn P, 2004; otros.

vascularización profunda de la queratitis intersticial rara vez da lugar a problemas, y en los casos tardíos los resultados suelen ser buenos.

Fiebre recurrente

Es una enfermedad infecciosa aguda caracterizada por episodios febriles paroxísticos agudos asociados con una postración considerable causada por el treponema recurrentis (obermeieri) (Obermeier, 1869-73), aunque actualmente se clasifican dentro de las borrelias; un organismo que utiliza como vectores al pediculum corporis o a garrapatas. Durante los ataques agudos se encuentran treponemas (borrelia) en sangre periférica. La enfermedad se presenta de manera espontánea a lo largo de todo el mundo. El género Borrelia comprende las espiroquetas transmitidas por artrópodos. Además de los procesos de interés veterinario, estos microorganismos son responsables de dos enfermedades: la de Lyme o borreliosis de Lyme, que se transmite por garrapatas duras de la familia Ixodidae, y la fiebre recurrente, transmitida por garrapatas blandas de la familia Argasidae, y la forma epidémica de esta enfermedad, transmitida por el piojo del cuerpo.

Son comunes las complicaciones intraoculares como uveítis o neuritis óptica, y también se ha informado de la presencia de una queratitis intersticial en las capas superficiales del estroma. Este, habitualmente se produce en la fase tardía de la enfermedad, es transitorio y no se asocia con una vascularización extensa, recordando al cuadro clínico de una queratitis leve de origen sifilítico (Nataf, 1946). Se ha informado de queratitis intersticial en la enfermedad de Lyme (Kauffman DJ y Wormser GP, 1990; Karma A et al, 1995); y como una queratitis intersticial numular unilateral (Miyashiro MJ et al, 1999).

Como en la mayoría de las enfermedades febriles las úlceras herpéticas pueden complicar el cuadro (Hamilton JB, 1943; Magee, 1950; Pages R, 1952) y se han informado como secuelas tardías el desarrollo de opacidades en forma de banda y queratitis bullosa.

Se trata con antibioterapia.

Queratitis intersticial tuberculosa

La parte jugada por M. Tuberculosis en la producción de una queratitis intersticial es discutible. Ya hemos visto que una queratitis difusa es un acompañamiento frecuente de la enfermedad flictenular, una reacción alérgica atribuida a las toxinas tuberculosas. Una queratitis secundaria se puede desarrollar como una extensión de una escleritis tuberculosa o como una complicación de una infección del segmento anterior del globo por extensión directa. Pero parece indudable que existe un tercer tipo, una queratitis intersticial en un sentido primario, no determinada por una infección de superficie.

Desde un punto de vista clínico la enfermedad es indudablemente rara; en realidad, Igersheimer (1948) era de la opinión de que la queratitis luética siempre es primaria, mientras que la tuberculosa sólo se produce secundariamente a escleritis o uveítis. Así, en 435 casos de queratitis intersticial Cunningham (1922) sólo atribuyó dos a la tuberculosis, y en 185 casos Igersheimer (1928) consideró a cuatro como tuberculosas; en cada serie la inmensa mayoría de casos eran sifilíticos. Algunos de estos pacientes muestran pruebas cutáneas positivas a la tuberculosis así como reacciones positivas a la sífilis, y tienen adenitis cervical, traqueo-bronquial o abdominal, mientras que la enfermedad corneal ha mejorado con el tratamiento con tuberculina; es muy probable que muchos de estos casos representaran infecciones mixtas, a veces quizás más tuberculosa que sifilítica. Otros, mostrando el mismo cuadro clínico, aparentemente no son sifilíticos y probablemente sean tuberculosos. En un análisis de 740 casos de tube4rculosis ocular Brun (1948) encontró queratitis profunda y nodular en el 18´6% de los casos, muchos de ellos con adenopatías. La queratitis intersticial también se produce en asociación con el liquen escrofuloso de la conjuntiva (Krey, 1926; Rapisarda, 1947).

La posibilidad de la existencia de una queratitis intersticial tuberculosa viene sugerida por el hallazgo en un caso de Roy y Álvarez (1885) de M. tuberculosis en la córnea. La rareza de este hallazgo proporciona una analogía completa con la correspondiente enfermedad sifilítica. La analogía se vuelve más completa por la facilidad con la que se puede producir una violenta queratitis tuberculosa experimental con la inyección intracorneal del bacilo en animales sensibilizados (Igersheimer, 1922; Samojloff, 1931), mientras que su base alérgica se corrobora por el hecho de que, mientras que se puede producir la queratitis en conejos mediante la inoculación de bacilos tuberculosos en la cámara anterior, una reacción mucho más vigorosa sigue a la re-inoculación o, incluso, a la siguiente inoculación con tuberculina (Lagrange, 1924; Montalti, 1927; Guillery, 1927; otros). Por lo tanto, la explicación etiológica más probable es que estos casos representen una reacción alérgica a las toxinas del micro-organismo.

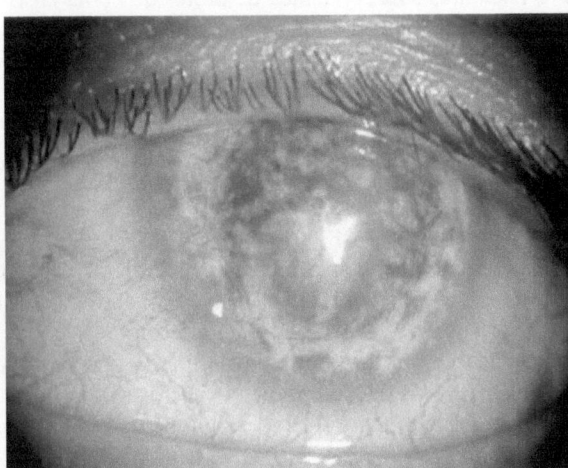

Queratitis intersticial relacionada con la tuberculosis

El cuadro clínico, que recuerda al sifilítico, habitualmente muestra características peculiares: la infiltración se produce en las capas medias y profundas de la córnea y frecuentemente se limita a un sector, generalmente en posición inferior, y la enfermedad a menudo es unilateral. El curso clínico generalmente es prolongado como la típica variedad sifilítica, pero la limpieza es menos rápida y completa, quedando como un legado permanente bastantes leucomas densos localizados[97].

Yangzes S et al (2019) ha informado de un caso que se presentó con perforación corneal junto con queratitis intersticial y vascularización corneal profunda.

El *tratamiento* de la queratitis intersticial tuberculosa es primariamente el de la enfermedad general y responde bien al tratamiento convencional: estreptomicina, PAS e isoniacida, combinado con atropina.

En vista del hecho de que la alergia es un factor importante en la etiología, el tratamiento también se debería dirigir hacia la eliminación de la hipersensibilidad; a este respecto en la literatura existen numerosos informes del valor de la tuberculina aunque hoy se encuentran cuestionados. Los corticoides se deben utilizar con mucho cuidado sí se

---

[97] Rollet y Colvat, 1927; Vejdovsky, 1928; Löwenstein, 1928-29; Tooker CW, 1929; Igersheimer, 1948.

sospecha una infección local ya que experimentalmente se ha encontrado que facilita el progreso de la enfermedad hacia la perforación y la pérdida del globo. También se han utilizado inmunosupresores como ciclosporina y tacrolimus.

Las opacidades residuales se pueden eliminar mediante queratoplastia, a menudo con resultados excelentes (Sourdille, 1950).

- Infecciones virales

Ya se ha comentado la presencia de una queratitis intersticial difusa en infecciones virales. Recordemos que las más importantes son la rápida y difusa afectación de toda la córnea en las paperas, una enfermedad diferenciada del resto por la rapidez en que se limpia; que en las debidas al herpes la afectación estromal es completa en lugar de ser disciforme; que las debidas a influenza son raras y que las debidas al linfogranuloma venéreo tienen a ser segmentarias y muy vascularizadas.

En un estudio realizado en 341 pacientes sobrevivientes de brotes de ébola en Guinea, Hereth-Hebert E et al (2017) encontraron menos del 1% de queratitis intersticiales, siendo la uveítis la complicación ocular más frecuente.

- Infecciones parasitarias

Tripanosomiasis

Una queratitis intersticial difusa es una rara complicación de la enfermedad del sueño. Thiroux y de la Salle (1911), Daniels (1911-18), Shircore (1913) y Stock (1928) describieron casos de enfermedad bilateral en pacientes infectados con tripanosoma gambiensis. La serie más grande es la de Daniels con 15 casos de lesiones oculares en 42 casos de infección en África central y del oeste. Hay una ligera fotofobia y congestión, alguna iridociclitis y una opacidad corneal difusa con neovascularización en todas las capas de la córnea; en los casos más severos puede producirse necrosis del estroma con una cicatrización densa y permanente. Sin embargo, si se coge a tiempo la enfermedad reacciona rápidamente y bien al tratamiento general. El interés teórico de esta patología es que, en contraposición a la queratitis sifilítica, la enfermedad se puede curar con los fármacos apropiados, una indicación de una etiología diferente, presuntamente una infección directa en oposición a una reacción alérgica.

Se ha informado de queratitis intersticiales en la ***malaria*** pero es probable que en la mayoría de los casos se traten de infecciones herpéticas[98].

Se ha sugerido que la ***toxoplasmosis adquirida*** se produce queratitis intersticial. Oksala (1953) encontró en pacientes con sífilis congénita y reacciones positivas a toxoplasmosis que la queratitis intersticial era atípica en tanto en cuanto la enfermedad comenzó como una iritis y la vascularización de la córnea sólo apareció durante el periodo de reabsorción.

Roizenblatt J, informó de una queratitis intersticial presuntamente causada por leishmanias americana (mucocutánea) aunque no se pudo identificar el parásito.

Ya se ha adscrito la afectación corneal en la oncocercosis.

---

[98] Achenbach, 1897; Desvaux, 1898; Agricola, 1917; Sinha, 1952).

En la infestación con **taenia solium** después de la extrusión del gusano, se ha informado del desarrollo de una queratitis intersticial presuntamente de origen alérgico (Lemaitre, 1950).

- Queratitis intersticial de etiología desconocida

Síndrome de Cogan

La queratitis intersticial no sifilítica asociada con síntomas vestíbulo-auditivos es una combinación que Cogan DG (1945) fue el primero en categorizar en una serie de 4 pacientes no sifilíticos con edades comprendidas entre los 20 y 25 años, quienes desarrollaron una queratitis intersticial asociada con vértigo, tinnitus y sordera neurológica; un estudio posterior alcanzó los 13 casos (Norton EW y Cogan DG, 1959). Desde luego J. Hutchinson ya había subrayado la combinación de queratitis intersticial y sordera en la sífilis congénita. No existe una preferencia por el género[99], ni se ha encontrado en la literatura que este síndrome tenga una predisposición familiar (Treviño González UJL et al, 2018).

La enfermedad ocular en el síndrome de Cogan, que a menudo es bilateral, se presenta con dolor, fotofobia, inyección ciliar y visión reducida, seguida de una infiltración irregular del estroma corneal profundo. Las opacidades son de color amarillento y de carácter nodular, la vascularización profunda es leve y la uveítis asociada generalmente también lo es. Esta situación persiste algunos meses con frecuentes variaciones menores en su aspecto y ocasionales exacerbaciones. A veces los síntomas aurales preceden a los síntomas oculares o lo siguen rápidamente; mientras que el vértigo disminuye, la sordera total y la pérdida de equilibrio se mantiene (Ma YJ et al, 2019), se ha informado que la afectación ocular desaparece casi por completo en un periodo de un año, pero la afectación auditivo-vestibular es duradera (más de 19 años, Hülse H y Partsch CJ, 1975); sólo ocasionalmente muestran alguna mejoría (Rosen E, 1949). Un caso parecido ya se había descrito antes de la publicación de Cogan (Morgan y Baumgartner, 1934) y también se habían descrito casos atípicos como la presencia del síndrome a edades tempranas (a los 4 años y medio, Stevens H, 1954), y la incidencia de una sordera marcada 22 años después de una queratitis de tipo flictenular (Schwarz A y Elmiger F, 1960).

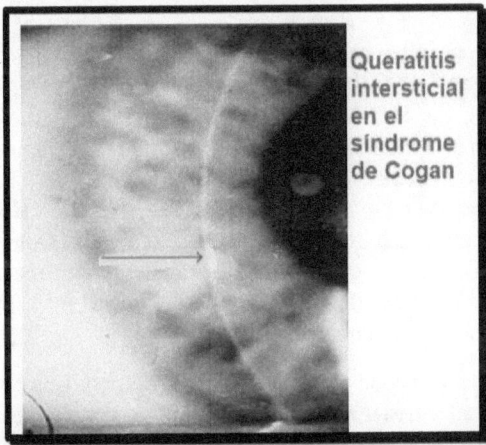

Queratitis intersticial en el síndrome de Cogan

Actualmente se consideran dos formas de presentación del síndrome: típico y atípico.

[99] McCallum RM et al, 1992; Grasland A et al, 2004; Gluth MB et al, 2006; Azami A et al, 2014.

Los síntomas oculares en la forma típica de la enfermedad, como acabamos de ver, son: una queratitis intersticial no sifilítica, ojo rojo, dolor y fotofobia, diplopía y sensación de cuerpo extraño. Los síntomas audio-vestibulares son severos en la mayoría de los casos, incapacitantes y generalmente bilaterales; consisten en pérdidas auditiva neurosensorial, tinnitus y vértigo que puede provocar vómitos, nistagmo y ataxia (Gluth MB et al, 2006; Murphy G et al, 2009).

Hay síntomas oculares asociados con la queratitis intersticial no sifilítica que dan origen al concepto de síndrome de Cogan atípico. Algunos de ellos son: uveítis anterior o posterior, escleritis, epiescleritis, ulceración corneal, queratitis ulcerativa periférica, hemorragia subconjuntival, exoftalmos, edema de papila y parálisis óculo-motoras entre otras (Phernani A et al, 2008; Zenone T, 2013).

Además de los síntomas oculares y auditivo-vestibulares, el síndrome atípico presenta manifestaciones sistémicas como fiebre, astenia y adinamia. Cerca del 30% de pacientes manifiestan síntomas reumatológicos como mialgia, artralgia y, a veces, artritis. Hay pacientes que manifiestan síntomas de vasculitis de vasos grandes y medianos, especialmente en la aorta. También hay casos en los que se afecta el tracto digestivo con hemorragias y diarrea debido a arteritis mesentérica (Ho AC et al, 1999; Grasland A et al, 2004; Zenone T, 2013).

Se ha implicado una afectación vascular en su etiología y así se han publicado varios casos en pacientes con poliarteritis nodosa; en ellos se realizaron 4 autopsias, tres de las cuales mostraban enfermedad vascular sistémica que se puede interpretar como ejemplos de su etiología (Crawford WJ, 1957; Einsenstein B y Taubenhaus H, 1958; Fisher ER y Hellstrom HR, 1961) y la otra mostraba un tipo inusual de aortitis primaria que fue fatal pero no había afectación de los vasos pequeños en otros tejidos (Cogan DG y Dickersin GR, 1964). También se ha asociado con insuficiencia vascular mesentérica (LaRaja RD, 1976).

Puede ser significativo que Cogan DG y Sullivan WR (1975) no pudieran encontrar alteraciones en el estado inmunológico humoral o mediado por células en cuatro pacientes diagnosticados de síndrome de Cogan, pero no disponían de la sutilidad de los medios actuales.

Aparte de enfermedad vascular orgánica, se han incriminado en su etiología disturbios vasomotores pero Cogan DG (1945) y Robson JT (1950) no encontraron mejoría tras simpatectomía cervical; Fisher ER y Hellstrom HR (1961) sugirieron una relación con enfermedades vasculares sistémicas con cambios que recuerdan a los vistos en la enfermedad de Buerger. Otros casos se han asociado con sordera indeterminada (Fair y Levi, 1960), con la sospecha de una infección viral (Lindsay JR y Zuidema JJ, 1950) y se ha considerado significativo una afectación cerebral asociada (Donald y Gardner, 1950). Finalmente, se ha informado de queratitis intersticiales y síntomas vestíbulo-auditivos siguiendo a la administración de ácido 3-metil-1-pentil-3 il ptalato, utilizado en infestaciones por gusanos (Hoekenga, 1956).

El diagnóstico de esta enfermedad es principalmente clínico. Los estudios de laboratorio para el diagnóstico de enfermedades autoinmunes, como anticuerpos antinucleares, no se presentan en este síndrome, sólo son útiles para el diagnóstico diferencial. No obstante, existen datos de la relación entre el síndrome de Cogan típico y algunos marcadores en estudio. El anticuerpo Hsp70 tiene una alta sensibilidad para el diagnóstico del síndrome de Cogan típico. De manera que si se obtiene un resultado negativo se puede excluir la forma típica (Toubi E, 2014; Bonaguri C et al, 2014).

No existen criterios o guías de tratamiento que se basa en mejoría de los síntomas o disminución de complicaciones en series de casos. Va desde el uso de esteroides para inflamaciones oculares leves hasta la inmunosupresión sistémica para contrarrestar la pérdida auditiva. Los agentes inhibidores del factor de necrosis tumoral parece ser efectivo.

Las enfermedades sistémicas asociadas con procesos infiltrativos se pueden complicar con una queratitis intersticial –**sarcoidosis, enfermedad de Hodgkin y micosis fungoides**, que se describen por separado.

Los **envenenamientos químicos** pueden ser responsables de una queratitis intersticial. **Fármacos** como el arsénico y el oro (Zamir E et al, 2001) pueden producir estas lesiones probablemente como una respuesta alérgica.

El trinitrotolueno, un antiguo componente de colirios, se ha informado que produce una reacción necrótica completa implicando una exfoliación del epitelio y endotelio con una densa infiltración del estroma (Browning CW y Lippas J, 1955).

Queratitis disciforme

La queratitis disciforme es una inflamación subaguda no supurativa del parénquima corneal de una naturaleza tórpida crónica, caracterizada por una opacidad discoidea, a menudo de estructura concéntrica, debida a una infección de los tejidos externos, generalmente después de un trauma o una infección viral; actualmente se atribuye a la

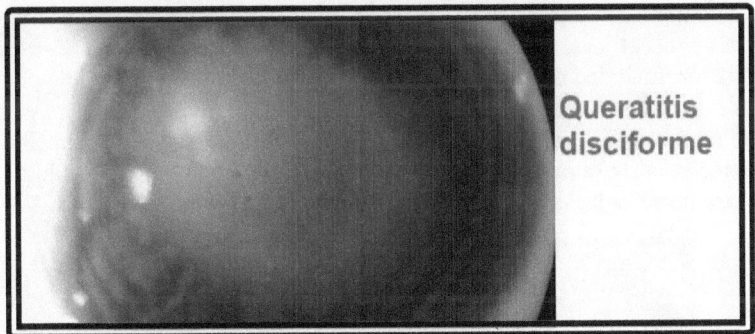

Queratitis disciforme

reactivación del virus herpes simplex en ojos previamente infectados con un componente autoinmune (Knickelbein JE et al, 2009).

La inflamación es infiltrativa y de carácter necrótico pero no del tipo que precede a la formación de pus y destrucción ulcerativa; por ello los viejos autores la denominaron como *abscesus siccus* (Arlt, 1870).

Fuchs (1901) estableció un concepto más actual al señalar su etiología compuesta. Se puede originar después de un trauma, la infección entra en la substancia de la córnea a través de la abrasión. El herpes, como ya hemos visto, es la causa más frecuente (Fuchs, 1901; Grüter, 1930; muchos otros) y su cuadro clínico se puede seguir tras la inoculación experimental del virus en conejos. Recientemente se considera que la enfermedad disciforme es primariamente una reacción inflamatoria en el endotelio con endotelitis y sólo secundariamente se produce un edema estromal en ausencia de inflamación o neovascularización y, como acabamos de ver, se atribuye a la reactivación del virus herpes simplex que produce una reacción autoinmune. Otras infecciones virales pueden producir un resultado similar como la vacuna (Sudarsky RD, 1957), viruela, adenovirus (Allan-Yaycioglu R y Poyraz S, 2018) o varicela (Tessler HH y Krimmer BM, 1975).

Algunos casos se presentan en la sífilis (Verrey, 1925; Brav, 1945), se ha sugerido como causa un traumatismo durante el parto debido a los fórceps (Chavarria, 1948) y como complicación ocular de la enfermedad por arañazo de gato causada por Bartonella henselae (Gabler B et al, 2000) pero en muchos casos la etiología es oscura. Se ha informado acompañando al síndrome de Reiter (Mark DB y McCulley JB, 1982; Suresh PS, 2016); como presentación de una tuberculosis extracelular (Arora R et al, 2010), y en un ojo lleno de silicona (Bastion ML y Zahidin AZ, 2010). Se decía que su naturaleza era neurotrófica (Peters, 1905; Junius, 1921) pero en la mayoría de los casos con toda probabilidad es una manifestación de una reacción antígeno-anticuerpo inducida por la entrada repetida de antígenos en un estroma sensibilizado.

Las investigaciones patológicas muestran en esencia una hinchazón de las laminillas corneales en el área afectada con necrosis masiva, una carencia de infiltración leucocitaria y una ausencia de micro-organismos.

Cuadro clínico. La enfermedad comienza con la aparición de un edema epitelial, la superficie corneal se vuelve nublosa y áspera, y se desarrolla una nubosidad intersticial en el área central que se vuelve edematosa y pastosa. Estos cambios se acompañan de síntomas de una irritación marcada con dolor, fotofobia, lagrimeo e inyección circumcorneal, frecuentemente con signos de una uveítis anterior. Pueden ser marcados los pliegues en la membrana de Descemet, el edema endotelial es extenso y tienden a depositarse precipitados sobre el área de la córnea correspondiente a la infiltración. Durante este periodo de progresión activa la nubosidad intersticial, que se compone de una nube de diminutos puntos grises, se extiende lentamente, con frecuencia mostrando laminaciones concéntricas, hasta que se forma un disco de algún tamaño. Esencialmente se sitúa en la profundidad de la córnea, a menudo separado de la superficie por un área clara y, en esta región, la córnea se encuentra muy hinchada como muestra el marcado reflejo anular con la lámpara de hendidura (Vogt, 1930). Este engrosamiento central habitualmente persiste durante algún tiempo e incluso puede permanecer durante años; sólo muy raramente se ha señalado un adelgazamiento de la córnea (Bartels, 1907).

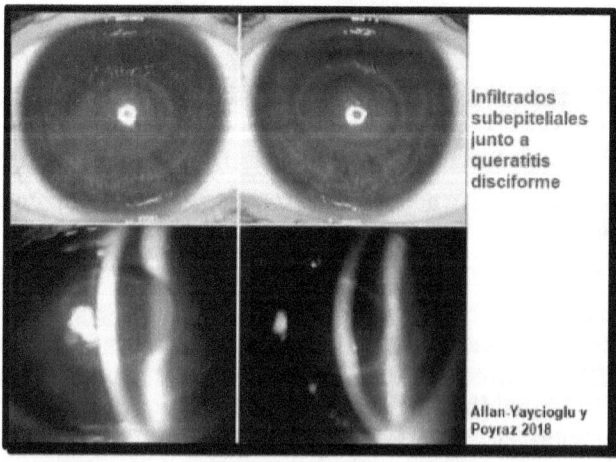

Infiltrados subepiteliales junto a queratitis disciforme

Allan-Yaycioglu y Poyraz 2018

En algunos casos se puede producir una resolución rápida y no suelen aparecer vasos; pero como regla en un periodo tardío de la enfermedad variando de 6 semanas a un año después del inicio, unos vasos profundos que recuerdan a los de la queratitis intersticial invaden la córnea en su tercio medio, tomando un curso radial desde la periferia y se ramifican en forma de paraguas cuando alcanza la infiltración central, a veces reforzado por una vascularización superficial. En el caso habitual queda una opacidad permanente que gradual y lentamente se consolida en una cicatriz opaca.

Se ha informado de la producción de un severo astigmatismo irregular (Anasta CN et al, 1996) y de la curiosa reducción espontánea en la corrección miópica siguiendo a una queratitis estromal disciforme por varicela (Choong YF y Hawksworth NR, 2002).

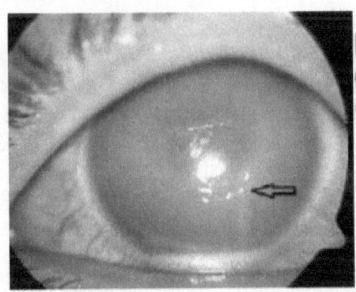

Defecto epitelial en queratitis disciforme

Sureshy 2016

En raras ocasiones un pequeño defecto epitelial en el centro del área de infiltración indica el sitio del trauma o infección original. A veces en los casos más severos aparecen múltiples fisuras en la membrana de Bowman sobre el centro de la lesión que se puede asociar con un edema permanente y anestesia del epitelio.

El pronóstico es bueno en tanto en cuanto la lesión permanezca circunscrita y no conduce a la pérdida del globo; pero malo en la medida en que sigue un curso largo y tórpido, y deja una opacidad permanente e incapacitante (Fiorentzis M et al, 2015, en un caso infantil bilateral; otros).

El *tratamiento* es difícil y consiste primero en calor húmedo y atropina. Como la mayoría de los casos se deben a una reacción inmunológica, el tratamiento tópico con corticoides es ideal; sin embargo, antes de comenzarlo, debemos asegurarnos que se ha eliminado cualquier elemento infeccioso. El tratamiento debe ser prolongado ya que una interrupción temprana tiende a producir recaídas.

La duración de la enfermedad se puede acortar considerablemente con una queratoplastia.

Anteriormente se propusieron otras formas de tratamiento que, como regla, eran ineficaces, como la iontoforesis con iodina (Schnyder, 1919; Verreya, 1935), rayos grenz (rayos X de baja energía) (Franceschetti A et al, 1952) o implante placentario (Collier M, 1953).

Queratitis linearis migrans

Adalberto Fuchs (1926) describió una rara e intrigante manifestación de queratitis intersticial en la que una línea de opacidad granular en el estroma corneal profundo asociado con precipitados queratínicos, que se desplazaba lentamente desde un lado hacia el otro de la córnea. Vejdovsky (1952) describió una opacidad lineal similar que viajó desde el limbo inferior al superior en una córnea por otro lado transparente. Collomb (1923) describió una línea migratoria superficial similar, no asociada con precipitados, mientras que Wright (1963) de una línea opaca similar que, indiciándose superficialmente en la parte inferior de la córnea, viajó a través del estroma a la superficie endotelial y hacia arriba hacia el limbo opuesto. La mayoría de estos casos se produjeron en sujetos sifilíticos (Fuchs, 1926; Vejdovsky, 1952; Wright, 1963) pero en otros no había sífilis y la etiología permaneció oscura (Collomb, 1923; Engelbrecht, 1927). No he encontrado otros casos en la literatura revisada.

Queratitis periódica fugax

Sauvant J (1950) utilizó este término para describir una situación peculiar en la que opacidades en las capas más profundas del estroma corneal asociadas con hinchazón y precipitados queratínicos mostraban una forma inconstante y una tendencia a emigrar dentro de la córnea. La enfermedad era bilateral y se presentó en un joven de 17 años, en el que se excluyeron la sífilis y la tuberculosis. Las lesiones fueron lábiles durante un periodo de 2 meses y dejaron opacidades permanentes en un ojo, mientras que en el otro la resolución fue casi completa. Se desconoce la etiología pero Sauvant trazó un paralelismo entre esta enfermedad y la epiescleritis periódica fugax. No he encontrado ningún caso similar en la literatura manejada.

Queratitis con forma en anillo

Una infiltración intersticial de la córnea que toma la forma de uno o dos anillos concéntricos rodeando una lesión en el estroma y sin relación con el limbo, es un fenómeno raro pero interesante probablemente de naturaleza alérgica dependiente del desarrollo de una reacción antígeno-anticuerpo. Ya hemos comentado que se ha reproducido experimentalmente en animales. Breebaart (1963) señaló un cuadro similar en pacientes en los que se desarrolló una opacidad en forma de disco de etiología incierta en el estroma corneal que se siguió de la aparición de uno o más anillos concéntricos a alguna distancia de la lesión primaria y separados entre sí por córnea clara; desaparecen cuando se resuelve la lesión inicial. Este autor interpretó el fenómeno como resultado de la interacción de anticuerpos desarrollados en el estroma corneal con antígenos de la lesión primaria.

Queratitis en la lepra

En vista del hecho de que las complicaciones de la lepra que afectan al ojo externo implican al estroma corneal y la esclera, es mejor comentarlas en conjunto. Ya hemos señalado que probablemente no exista una verdadera conjuntivitis leprosa. No es para nada raro una queratoconjuntivitis por exposición y ya se ha descrito. La característica afectación de la parte anterior del tracto uveal se describirá en los apuntes sobre la úvea.

Las complicaciones epibulbares se encuentran entre las más comunes de las muchas vistas en esta enfermedad; su incidencia varía dentro de amplios límites en diferentes países y razas. Se decía que todos o la mayoría de los casos desarrollan complicaciones corneales si la enfermedad es lo suficientemente larga pero esto no es cierto. Aparecen con mayor frecuencia en los casos lepromatosos (100% en mayores de 30 años, Hibi H, 1956) y se estima que su presencia global varía en diferentes países desde el 90% (Pinkerton, 1927, en Hawai; Prendergast, 1940, en Luisiana; Harley RD, 1946, en Panamá); 84%, de los cuales el 50% se produce en los primeros 5 años después de la infección (Moratal, 1931, en Sud-américa), 62% (Gibson JB, 1950, en Australia) hasta el 25% (Somerset, 1962, en la India). Aparte de la geografía, parecen existir diferencias raciales, así Winter PD (1950) encontró que la incidencia de complicaciones oculares era baja entre bantúes y significativamente mayor entre europeos (caucásicos) en África, un hallazgo paralelo al de la India al comparar su incidencia entre nativos y europeos (Cochrane RG, 1955). No obstante lo anterior, estudios más recientes no muestran ya tendencia geográfica ni climática (Johnstone PA et al, 1991).

En el ojo externo las manifestaciones de la lepra incluyen las siguientes: (1) Queratitis punctata que puede ser de localización superficial, intermedia o profunda; (2) Lepromas esclerales y epiesclerales; (3) Pannus leproso y (4) Queratitis intersticial. La habitual simetría de las lesiones es sorprendente.

Tanto en los tipos tuberculoides como lepromatosos de lepra se puede producir algún grado de hipoestesia o anestesia[100], pero es interesante que la ulceración es rara. En los nervios corneales pueden verse formaciones redondeadas o en manguito[101]; a menudo son signos tempranos de la enfermedad y pueden presentarse en córneas por otro lado sanas, con mayor frecuencia en casos lepromatosos (60%, Hibi H, 1956).

La queratitis punctata de la lepra es la manifestación más común de la enfermedad en el ojo, particularmente en casos lepromatosos, rivalizando en frecuencia con el pequeño lepromata blanco del iris. Se observa con mayor frecuencia como una queratitis punctata superficial pero la infección puede emigrar hacia las capas más profundas de la córnea.

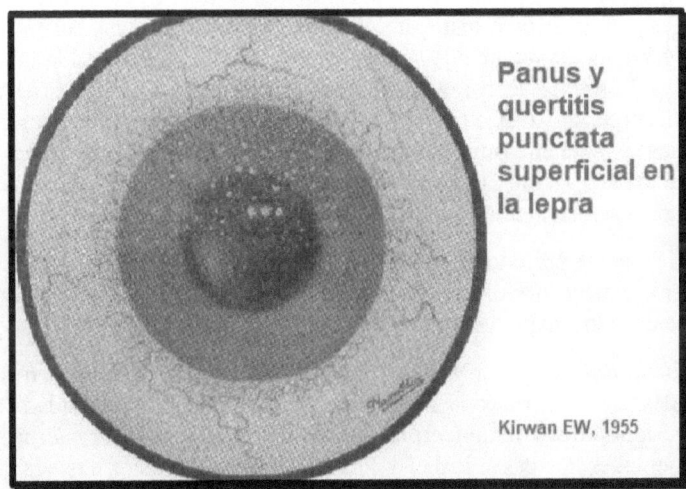

Panus y quertitis punctata superficial en la lepra

Kirwan EW, 1955

La queratitis punctata superficial de la lepra puede ser la única complicación ocular y forma un cuadro patognomónico diferente de cualquier otra cosa[102]. Se extiende desde el margen superior y externo de la córnea y gradualmente tiende a cubrir su mitad superior, se esparcen manchas blancas diminutas de contorno irregular que parecen granitos de tiza, a veces en forma de una opacificación lechosa grisácea bien delimitada en el estroma. La queratitis punctata es epitelial y subepitelial, no tiñe con fluoresceína, y no se produce vascularización en esta fase. En el limbo se encuentra involucrado el grosor total de la substancia propia y cuando se alcanza la región central el infiltrado se vuelve más superficial, con lo que el área afectada tiene una forma cuneiforme, con la base de la cuña hacia arriba. El epitelio suprayacente parece normal. Este es el cuadro clínico característico, pero se debe recordar que las manchitas pueden ser tan pequeñas y escasas como para escapar a la observación a menos que se investiguen cuidadosamente con la lámpara de hendidura. Un acompañante frecuente es una iritis, tanto precediendo como siguiendo a la lesión corneal.

---

[100] Soto MC y Zubelsu AB, 1963; Krassai A, 1970; Karaçorlu MA et al, 1991; Daniel E y Thompson K, 1999.

[101] Minder, 1929; Pillat, 1930; Elliot, 1949; Saxena, 1963; otros.

[102] Bull OB y Hansen GA, 1873; Neisser, 1886; Borthen y Lie, 1899; Meller, 1905; Trantas, 1912; Levitt, 1922; Peter, 1924; Knapp, 1925; Pfingst, 1926; Naar, 1927; Gyotoku, 1927; Pillat, 1930; King EF, 1936; Harley RD, 1946; Choyce DP, 1955; Kirwan EW, 1955; muchos otros.

La enfermedad no es dolorosa ni ocasiona síntomas subjetivos, y puede permanecer así hasta que progresa hacia el centro de la córnea causando una visión borrosa. A diferencia del resto de las manifestaciones oculares de la lepra, las manchitas pueden desaparecer en gran medida por absorción durante el tratamiento (Levitt, 1922). Por otro lado puede progresar superficialmente para formar un pannus y en profundidad para formar una queratitis intersticial (Pillat, 1930).

Entre los primeros exámenes histológicos podemos citar los de Jeanselme y Morax (1898), Meller (1905), Axenfeld (1913), Gabriélidès (1914) y Suganuma y Hojo (1914) mediante raspados corneales; las manchas contienen agregaciones de bacilos de la lepra situados en grupos entre las laminillas de la membrana de Bowman rodeadas por una infiltración polimorfonuclear conteniendo células leprosas. El epitelio se encuentra intacto pero Pinkerton (1927) y Pillat (1930) recuperaron bacilos de él, y este último también los encontró en partes de la córnea clínicamente libres de la enfermedad, y en la conjuntiva del párpado inferior.

Okano Y (1994), en un estudio histopatológico realizado en 29 ojos, encontró queratitis e iridociclitis fundamentalmente en la forma lepromatosa y rara vez en la tuberculoides. En la fase activa, las células leprosas y espumosas mostraron reacción positiva a la tinción ácida y al anticuerpo anti-BCG, pero no reaccionaban en la etapa silenciosa. Todas las células espumosas, tanto en fase activa como silenciosa, mostraron una reacción positiva a KP1, pero no reaccionaron a lisozima ni a alfa-1-antitripsina, lo que sugiere que las células espumosas se originan de macrófagos pero que su actividad biológica fue baja.

Una queratitis punctata profunda es relativamente rara, donde máculas grisáceas de 1 a 3 mm de diámetro, mucho mayores que las vistas en el tipo superficial, ocupan las capas más profundas del estroma; la vascularización es mínima (Somerset, 1962).

Los *lepromas nodulares* se ven con una frecuencia considerable en los tejidos subconjuntivales en las formas lepromatosas y mixtas de la enfermedad. Se pueden desarrollar por continuidad de un leproma que crece sobre los bordes intermarginales de los párpados por extensión desde la piel o por infiltración y corrosión a través de la lámina tarsal para aparecer subconjuntivalmente, o pueden crecer desde los tejidos episclerales, particularmente en el limbo. Pueden ser pequeños y múltiples o formar granulomas aislados.

(a).- En el tipo miliar los nódulos aparecen habitualmente en espigas, especialmente en el limbo en su cuadrante externo, como firmes lunares amarillos en frecuente asociación con espigas similares sobre el iris; patológicamente son lepromas miliares, conteniendo células leprosas y bacilos. Se desarrollan muy lentamente y ocasionalmente erosionan la esclera; desde aquí la enfermedad tiende a extenderse hacia la córnea, primero como un punteado del estroma con diminutos puntitos blancos y luego como un pannus leproso y una queratitis intersticial (Prendergast, 1940).

(b).- Los lepromas aislados no se ven tan frecuentemente. Forman crecimientos amarillos o blancuzcos y tienden a ulcerarse, dejando un borde endurecido elevado y una base necrótica sucia; y, otra vez, su curso es extremadamente lento. En el limbo habitualmente se ven en el cuadrante temporal superior, frecuentemente simétricos en los dos ojos; pero pueden presentarse más de un granuloma (Collins, 1909) y pueden extenderse circunferencialmente alrededor del limbo, posteriormente sobre la esclera o anteriormente en la córnea con lo que finalmente se sustituyen las capas superficiales de este tejido por una masa de tejido de granulación. No son infrecuentes los lepromas gigantes que a veces pueden estar injertados sobre una queratitis superficial, pero es un suceso desastroso. La enfermedad es extremadamente crónica y los nódulos pueden permanecer durante años sin demasiados cambios y produciendo escasos síntomas; pero a veces muestran signos de actividad, volviéndose inyectado, hinchado y sensible; otras veces se desarrolla una queratitis marginal esclerosante. Después de repetidas exacerbaciones el resultado final puede ser el desarrollo de un estafiloma intercalar (Holmes NJ, 1961).

El examen histológico muestra la típica histología del leproma –una infiltración de células redondeadas con linfocitos, células plasmáticas, polimorfonucleares y fibroblastos con muchos neovasos, todo ello intercalado con las típicas células grandes de la lepra y bacilos de Hansen[103]. Sobre esta masa el epitelio se encuentra epidermalizado y destruida la membrana de Bowman y las capas superficiales del estroma.

El *pannus leproso* recuerda estrechamente al pannus flictenular y no es de ninguna manera característico. Puede seguir a una queratitis punctata superficial (Pillat, 1930) pero típicamente es una secuela de nódulos limbares, particularmente cuando infiltran el estroma, y aunque el área axial tiende a permanecer clara durante mucho tiempo, al final se afecta. En ocasiones la resistencia de la membrana de Descemet es sobrepasada y termina en perforación con lo que se pierde el ojo. Cualquiera que sea el resultado, la opacidad corneal resultante se vuelve superficialmente vascularizada produciendo el pannus leproso. En estos casos se han encontrado bacilos de la lepra en las células epiteliales (Naar, 1927).

La *queratitis intersticial* en la lepra consiste en una infiltración profunda que se extiende centralmente desde la periferia presentándose como una secuela para afectar al cuerpo ciliar, o como una extensión de un nódulo limbal. Otra vez, el sitio más común de localización es el cuadrante superior externo y la afección con frecuencia es bilateral. Una infiltración grisácea, a veces segmentaria y a veces circunferencial, se extiende lentamente desde el limbo hacia el centro de la córnea, a veces dejando la región axial relativamente limpia. El epitelio puede ser normal, pero con frecuencia se asocia con una queratitis punctata superficial; puede existir alguna inyección circunferencial pero, en contraste con la enfermedad sifilítica, la vascularización intersticial es escasa y tardía (Harley RD, 1946). En ocasiones la córnea se encuentra engrosada (queratitis hiperplástica) y la opacidad no tiende a limpiarse con el paso del tiempo.

El pronóstico debería ser reservado ya que en muchos casos el ojo interno se encuentra muy afectado.

Tratamiento. Se decía con razón que la lepra era una horrible enfermedad para vivir y difícil de morir por su causa, pero el pronóstico de la enfermedad en todas sus formas se revolucionó con la introducción de las sulfonas; no obstante el tratamiento debe continuar al menos durante dos años después de desaparecer toda actividad, lo que en las formas lepromatosas puede necesitar hasta 8 años. Estos fármacos bacteriostáticos detienen el progreso de la enfermedad y a menudo producen una mejoría considerable en lesiones leprosas que aún se encuentre en una fase reversible. Sin embargo, este tratamiento sólo se debe administrar con el mayor de los cuidados y experta supervisión para que una sobredosis no cause una reacción alérgica del tipo del eritema nodoso, una consecuencia desgraciada que puede durar años. El eritema nudoso de la lepra puede tratarse mediante antipiréticos y antiinflamatorios. En los casos graves se han aplicado corticoides (prednisona 60-120 mg/día). También se debe aplicar un antimicrobiano: rifampicina, clofazimina o talidomida (200 mg), dos veces al día, e ir disminuyendo la dosis de este

---

[103] Hansen, 1880; de Vincentiis, 1880; Philippson, 1895; Borthen y Lie, 1899; Franke y Delbanco, 1900; Neame H, 1927; Santonastaso, 1931-32; Uchida, 1932; Riad, 1934; otros.

fármaco gradualmente hasta llegar a 50-100 mg/día en casos crónicos. Este fármaco está contraindicado en mujeres en edad fértil. En casos de reacciones de inversión graves se emplean los corticoides. La complicación más desastrosa que puede aparecer durante esta crisis es una iritis plástica destructiva y, en el caso que se produzca, se debe detener inmediatamente el tratamiento e instaurar terapia anti-alérgica intensa.

El fármaco clave en esta enfermedad es la dapsona, antagonista del ácido fólico. En adultos se emplea a dosis de 50-100 mg/día, en una sola dosis, y en niños se emplea a 1-2 mg/kg de peso y día, hasta 100 mg al día. Es un fármaco inocuo en el embarazo y muy barato. Sus efectos secundarios son raros y consisten en la aparición de hemólisis, hepatitis y dermatitis exfoliativa, potencialmente mortal. Con esta medicación algunos bacilos pueden sobrevivir durante muchos años y dar lugar a recidivas cuando se interrumpe el tratamiento, especialmente en casos de lepra lepromatosa. La dapsona ha mostrado problemas de resistencia en algunos pacientes, especialmente los que presentan déficit de glucosa-6-fosfato deshidrogenasa, situación que se ha resuelto con la aplicación de varios fármacos a la vez durante un período de tiempo determinado. De esta manera la epidemia de resistencia a la dapsona ha desaparecido. También se ha empleado la rifampicina. La dosis habitual en la lepra es de 600 mg al día en adultos y de 10-20 mg/kg de peso y día en niños, sin sobrepasar los 600 mg/día. El precio de este antibiótico limita el tratamiento con el mismo en algunos países. Otros preparados empleados han sido la clofazimina, etionamida y protionamida. El primero de ellos se emplea a dosis de 50-100 mg/día en adultos y a dosis de 1 mg/kg de peso y día en niños. Todos ellos presentan efectos secundarios importantes. Recientemente se han empleado minociclina y claritromicina, antimicrobianos con efectos más prometedores.

El tratamiento de la enfermedad multibacilar debe consistir en la administración de 3 fármacos, habitualmente, dapsona, rifampicina y clofazimina. La OMS recomienda su administración durante un mínimo de 2 años. En Estados Unidos se recomienda la administración de 2 o 3 fármacos durante los 3-5 primeros años, y mantener posteriormente el tratamiento con dapsona durante toda la vida del paciente.

El tratamiento local, si existe cualquier signo de actividad, es mediante atropina y esteroides locales administrados 3 o 4 veces al día, o subconjuntivalmente durante las exacerbaciones (Degos R et al, 1952; otros). Rara vez se requieren de otras medidas, pero a veces se puede necesitar de una tarsorrafia por una queratitis por exposición; de injertos corneales para tratar opacidades después de detenida la enfermedad (Degos R et al, 1952; otros); en realidad un ojo muy dañado puede superar felizmente una queratoplastia penetrante o una extracción de una catarata (Jones RF, 1963).

En un porcentaje de pacientes que se consideran curados porque son microbiológicamente negativos todavía manifiestan muchas discapacidades que estaban presentes antes de que comenzaran el tratamiento o porque no se revertió el daño nervioso pre-existente. Por lo tanto, es posible que después de la cura de la lepra aún se desarrolle una nueva patología ocular (Lewallen S et al, 2000). Estos últimos autores encontraron que la incidencia de queratitis en estos pacientes se asocia con la presencia de lagoftalmos como secuela.

Queratitis intersticial supurativa

Una inflamación supurativa del estroma corneal que conlleve la formación de un absceso puede quedar localizado en forma de un absceso corneal o puede tomar la forma más destructiva de un absceso en anillo.

Absceso central de la córnea

El absceso central de la córnea es una condición relativamente rara, causada habitualmente por una infección exógena donde un micro-organismo de una virulencia suficiente para causar supuración alcanza el estroma dejando a las capas superficiales relativamente sin afectar; más común en estos casos es que las capas superficiales finalmente sufran necrosis con el resultado de una ulceración, pero se producen casos donde la lesión de superficie es mínima, y la infiltración y supuración son esencialmente estromales.

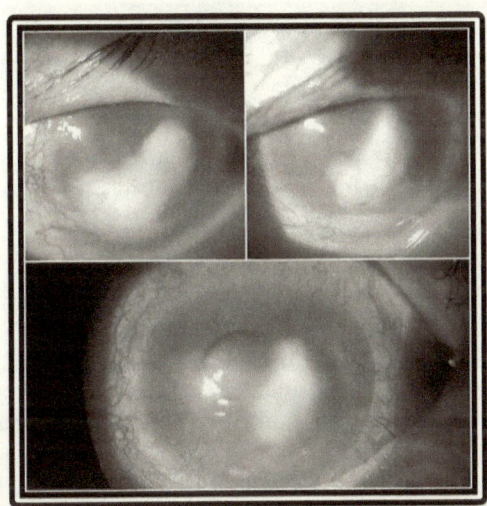

Esta lesión se puede desarrollar si se infecta una herida punzante; puede producirse en las capas profundas del estroma en asociación con una úlcera superficial debida a una infección bacteriana virulenta como las producidas por pneumococos o pseudomona piocianea, o con infecciones víricas, la más típica de las cuales era la vacuna. Se han observado abscesos gomosos en la sífilis[104].

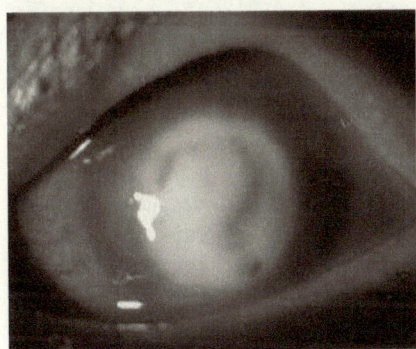 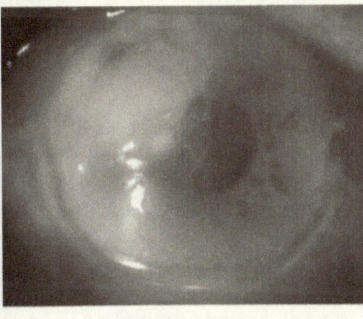

Absceso
corneal

Se inicia como una nubosidad central rodeada por un área edematosa; la formación de un absceso viene indicado por el desarrollo de una opacidad densa blanca en el estroma rodeado por líneas radiales de edema y un engrosamiento del tejido en un ojo intensamente inflamado. Si se produce la resolución queda una cicatriz completamente opaca; si no, se puede producir una perforación interna o externa con serias consecuencias

---

[104] Terson, 1905; Boelschowky, 1908; Cosmettatos, 1924; Bonnet et al, 1933.

para la integridad del ojo. Todas estas situaciones y su tratamiento ya se han discutido en otros lugares de estos apuntes.

Absceso en anillo de la córnea

El absceso anular de la córnea es una lesión rara pero agudamente destructiva donde la mayor parte de la córnea se necrosa rápidamente y en masa; el centro necrótico se encuentra rodeado por una faja anular de infiltración purulenta, la terminación habitual es una panoftalmitis.

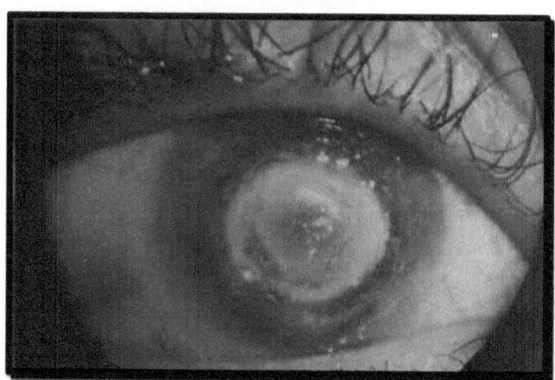

Como regla esta lesión desastrosa es el resultado de una violenta infección local siguiendo a un trauma, generalmente un pequeño traumatismo perforante[105] o por la infección de la herida en la cirugía de la catarata (Fuchs, 1903). Se han producido casos en quemaduras severas (Hanke, 1903; Snell, 1921), y Stölting (1913) lo asoció con una rotura escleral interna. La inflamación necrotizante sigue rápidamente al trauma, a veces en 12 horas pero el intervalo varía entre 1 y 11 días; en un caso informado por Fuchs apareció como una infección tardía 3 años después de un trauma perforante que produjo la incarceración del iris en la esclera.

Se han implicado diversos micro-organismos como bacilo subtilis[106], pseudomona piocianea (Happe, 1907; Schneider, 1926; Safar, 1927), estreptococo (Liesegang TJ et al, 1984) y un miembro del grupo Proteus (Hanke, 1907). Se desarrolló en 24 horas en una infección fulminante por actinomices (Roche, 1949). La introducción de estos micro-organismos en córneas de conejo ha reproducido la enfermedad típica. Otros casos se producen metastásicamente –después de una fractura de fémur (Weiss, 1875), en la cistitis (Hirschberg, 1880), endocarditis pneumocócica (Axenfeld, 1894), neumonía (Morax, 1904), púrpura (Giri, 1918), en la plaga septicémica (Herbert, 1919), después de cirugía cardíaca (Subramanian A, 2018) y en un diabético moribundo con carbunclos (Seale, 1931). Se ha asociado con pioderma de la cara (Sayrum, 1947) y eritema multiforme; y en usuarios de lentes de contacto (Landau L y Berson D, 1970).

El cuadro clínico es de los más dramáticos que se ven en Oftalmología. Con gran rapidez la córnea se vuelve turbia, la conjuntiva quemótica y el iris fijo, y muy pronto aparece una infiltración anular amarillenta, habitualmente de una anchura de 1 a 2 mm., separada por 1 mm de córnea clara del limbo. Sin importar la posición de la herida, el anillo siempre es periférico y siempre hay una zona de córnea clara alrededor. Mientras tanto, el epitelio

---

[105] Collins, 1893; Fuchs, 1903; Happel, 1907; Cramer, 1910; Kodama, 1910; Flieringa, 1922; Gifford y Hunt, 1929; otros.

[106] Happe, 1907; Kodama, 1910; Flieringa, 1922; Gifford y Hunt, 1929; Hoffmann, 1933; Álvarez A, 1950.

corneal desaparece en bloque, se establece la panoftalmitis, la córnea toma la consistencia del papel secante mojado, y puede desprenderse y el ojo perderse.

Fuchs (1903) elaboró sistemáticamente la histología y los cuadros descritos por otros investigadores son consistentes con sus hallazgos[107]. En el centro de la córnea existe una necrosis completa y extensa, más marcada en las capas profundas que en las superficiales; la periferia siempre es vital. Faltan tanto el epitelio como el endotelio y se conservan las membranas de Bowman y Descemet. Alrededor de la periferia hay una infiltración masiva polimorfonuclear, generalmente más concentradas en las capas medias y profundas de la córnea. Fuchs (1903) explicó el proceso como un intento de aislar y eliminar la córnea necrosada como si fuera un secuestro. Ijiri Y et al (1993) encontró en experimentación animal, que la elastasa (una proteasa) es un factor necesario pero no suficiente para la formación del absceso en anillo en la queratitis pseudomonal.

El pronóstico es completamente malo a menos que se pueda identificar y tratar rápidamente el micro-organismo causante con la administración intensiva local y general del antibiótico adecuado, en cuyo caso puede producirse la resolución con la formación de una densa cicatriz y una escasa o ninguna visión útil (Álvarez A, 1950); se debe recordar que en la mayoría de los casos la córnea se encuentra bastante opaca y se pierde la percepción de luz en las primeras 24 o 36 horas. Singh D et al (1980), en un caso, realizó una queratoplastia de emergencia informando de buenos resultados visuales. En los días pre-antibióticos sólo en 3 casos se conservó el ojo con algo de visión (Fuchs, 1903; Hanke, 1903 y Happe, 1907); la regla era la evisceración o enucleación del ojo. La mayoría de los casos metastásicos han resultado fatales a menos que se haya controlado rápidamente la infección sistémica.

---

[107] Collins, 1893; Axenfeld, 1894; Hanke, 1903-5; Morax, 1904; Happe, 1907; Stoewer, 1907; Tertsch, 1910; Stölting, 1913; Attias, 1914; Flieringa, 1922; Gifford y Hunt, 1929; otros.

Queratitis profunda no supurativa

Existen dos tipos de inflamaciones no supurativas asociadas con las capas más profundas de la córnea, una forma difusa y otra punctata.

Queratitis profunda difusa

El término queratitis profunda habitualmente se aplica al tipo de queratitis intersticial profunda asociada con una uveítis anterior; afecta a adultos y habitualmente es unilateral, es menos extensa que las variedades anteriores ya consideradas, de un curso clínico menos severo y prolongado, y tiene una etiología variada y con frecuencia oscura.

La enfermedad puede variar enormemente en severidad; los casos en un extremo de la escala muestran una opacidad muy ligera y los precipitados queratínicos enlazan a este grupo con ciclitis no complicadas; las del otro extremo pueden recordar a una queratitis intersticial en toda regla. El caso medio se inicia con síntomas agudos de irritación, dolor, fotofobia, lagrimeo e inyección circumcorneal. La superficie de la córnea se vuelve edematosa y punteada, pierde su pulido y se desarrolla una nubosidad intersticial profunda, localizada habitualmente en la región central pero a veces afecta a la periferia o a un sector de la circunferencia. En las fases iniciales y a través de la nubosidad se puede formar por lo general un intrincado sistema de estrías de doble contorno indicando arrugas en la membrana de Descemet, pero pronto se oscurece por la presencia de una mayor nubosidad general que muestra deberse a innumerables manchitas pequeñas y estrías.

En esta etapa la tinción profunda con fluoresceína muestra grandes parches en las capas profundas de estroma y áreas de un considerable tamaño en los cuales falta en endotelio. Rara vez la opacidad toma la forma de anillos concéntricos ordenados regularmente. Los precipitados queratínicos, a veces en cantidad y confinados al área de la opacidad, son de una presencia frecuente, pero pueden faltar los signos de una iritis. Puede faltar la vascularización y, aunque en algunos casos es marcada, habitualmente e4s de una extensión insignificante. Ocasionalmente, los datos de inflamación parecen localizarse en la región de la membrana de Descemet (la descemetitis de Desvignes, 1949).

Después de un periodo de invasión de algunos días, los síntomas persisten alrededor de unas 4 semanas, y luego comienza la resolución. En la mayoría de los casos la limpieza es bastante completa, pero en ocasiones queda una opacidad permanente. Las complicaciones son pocas, pero se debe recordar que no es nada raro el desarrollo de un glaucoma secundario, mucho más común que en la variedad sifilítica típica de queratitis intersticial. Ocasionalmente produce la desorganización completa del ojo.

La etiología es variada y, mientras que se puede producir en varios grupos bien definidos de casos, como el herpes, en muchos de ellos no se puede culpar a nada definido (Rönned, 1921; Spicer, 1924; Ehlers, 1927; otros). Mientras que algunos pacientes se encuentran sanos, la mayoría se encuentran enfermos, afligidos vagamente con gota, reumatismo, constipación, sepsis y otras evidencias de absorción tóxica crónica, y con frecuencia existe una historia de exposición directa al frio o a un trauma leve. En el global parece probable que la etiología usual sea una reacción alérgica a alguna infección crónica de un tipo leve (como la tuberculosis, Nantz, 1952) ocurriendo en un individuo con una resistencia deteriorada.

El tratamiento general depende de la causa, con particular atención en erradicar las infecciones. Se debe recordar que la mayoría de los pacientes son malos sujetos, frecuentemente ancianos, debilitados o malnutridos para quienes serían recomendables un tratamiento tónico general. El tratamiento local debería ir en línea con lo expuesto para las queratitis estromales; consistente en una mezcla de calor, atropina y la administración de corticoides.

El aumento tensional se suele controlar con inhibidores de la anhidrasa carbónica, suplementado si fuera necesario con cirugía de drenaje.

Queratitis punctata profunda

La queratitis punctata profunda (de Mauthner, 1875) es una rara enfermedad caracterizada por la aparición de pequeñas opacidades discretas punctatas en una córnea por otro lado trasparente, presentándose en el curso de una iritis sifilítica. Fue descrita originalmente por Mauthner (1875) en la sífilis adquirida, pero también se puede presentar en el tipo hereditario (Bryn, 1927).

Las opacidades son habitualmente pequeñas, de alrededor de 1 mm de diámetro claramente definidas, de color blanco grisáceo y situadas principalmente en el parénquima profundo; no obstante, se pueden aproximar a la región superficial como en el caso de Schöninger (1924) en el que eran relativamente superficiales y confluentes. Varían en número desde 4 a 40 (Weill, 1927). No causan ni irritación ni vascularización, y pueden aparecer y desaparecer rápidamente produciendo escasos síntomas o ninguno (Purtscher, 1884; Baumert, 1927).

El tratamiento es, en líneas generales, el de la sífilis.

Queratitis profunda supurativa

Absceso posterior metastásico y úlcera de la córnea

Hemos visto que en varias enfermedades de la córnea se puede producir una inflamación secundaria en las capas más profundas del estroma corneal conduciendo a la formación de un absceso que, abriéndose a través de la membrana de Descemet, forma una úlcera interna. Se puede ver como una anomalía congénita, es de presencia frecuente en las úlceras con hipopion y puede producirse en la queratitis intersticial. Rara vez se ha publicado como debidas a infecciones piógenas siguiendo a un traumatismo penetrante como en el caso descrito por Meller (1909) cuando una endoftalmitis siguió a la perforación de la córnea con una aguja. Vasek (1928) y Mariotti (1931) también describieron casos donde la etiología parecía ser un traumatismo que permitió el acceso del micro-organismo. Finalmente se debe considerar el raro caso del establecimiento de una lesión supurativa en las capas posteriores de la córnea situadas periféricamente que eventualmente se abre en la cámara anterior, determinado por una infección metastásica. Esta lesión se ha asociado con tuberculosis y sífilis.

El absceso posterior tuberculoso de la córnea es una enfermedad rara de la que rara vez se ha informado. Hartridge (1895) describió una infiltración nodular de la córnea abultando en la cámara anterior hasta tocar la cápsula cristaliniana, una iridociclitis con formación nodular, y un hipopion masivo. Stanculéano (1904) y Bietti (1908) informaron de casos similares. En el de Bietti se identificó el bacilo tuberculoso; en los casos de Hartridge y en el de Stanculéano aunque no lo encontraron, la histología era sugerente de tuberculosis. En estos casos se presumió que se trataban de depósitos metastásicos de micobacterias, la queratitis era secundaria o coincidente con la iritis. En estos casos fue necesaria la enucleación del ojo.

La *queratitis pustuliforme profunda* es la entidad clínica olvidada y muy común asociada con la sífilis congénita, una relación que E. Fuchs (1915) fue el primero en establecer en un estudio de 16 casos; más tarde Beyn (1924) lo denominó como *absceso sifilítico metastásico agudo* y Enroth (1927) como *queratitis luética con hipopion*. La lesión corneal se asocia con una iridociclitis y presuntamente se debe a la invasión metastásica del ojo por treponemas. Se puede ver como una queratitis gomosa y con raras excepciones (Puscarin, 1931) se produce en la sífilis adquirida de alguna antigüedad (Cosmetattos, 1924; Kraupa, 1950); en algunos casos un trauma parece ser un factor precipitante (Audéoud-Naville, 1935).

La enfermedad se inicia con una fotofobia moderada e inyección ciliar, síntomas que se siguen por la aparición de una infiltración profunda, generalmente de forma triangular con su base en el limbo y el vértice dirigido hacia el centro de la córnea. Se desarrolla gradualmente en las siguientes tres o cuatro semanas como una masa pustular nodular amarillenta en las capas profundas de la córnea con la que se asocia un virulento hipopion, iritis y un dolor peri-orbitario profundo.

Muy rara vez la enfermedad es bilateral (Meller, 1918; Granström, 1929; Puscariu, 1931), y ocasionalmente las pústulas son múltiples y dispersas sobre un área amplia (Puscariu, 1931).

Se ha realizado el examen histológico en varios ojos (Fuchs, 1915, 4 casos; Igersheimer, 1930; Klien, 1935), todos ellos mostraban una densa supuración infiltrativa de las capas corneales más profundas, y la mayoría de ellos presentaron defectos en la membrana de Descemet, que permite la comunicación con la cámara anterior. Schneider R (1952) aisló treponemas en la cámara anterior mediante punción.

En los casos sifilíticos que evolucionaron, el tratamiento anti-sifilítico puede no prevenir la destrucción del ojo o la necesidad de su enucleación debido a un glaucoma secundario, pero si el tratamiento es precoz, la mayoría de los casos sobreviven con la conservación de una visión útil, lo que ya se producía antes de la introducción de la penicilina[108]. Es interesante que esta enfermedad, presumiblemente debida al alojamiento del treponema en el ojo, ofrece la única oportunidad entre las enfermedades corneales sifilíticas de una respuesta espectacular al tratamiento anti-sifilítico.

Las *queratitis secundarias a enfermedad ocular* como la queratitis esclerosante (von Graefe), esclero-queratitis (von Szily) etc., se tratan con las enfermedades de la esclera.

---

[108] Meller, 1918; Fuchs A, 1919; Schneider, 1922; Seefelder, 1923; Bryn, 1924; Rumjanzeva, 1926; Enroth, 1927; Granström, 1929; Schäfer, 1932; Adamantiadis, 1935.

Capítulo III

DEGENERACIONES CORNEALES, DISTROFIAS Y PIGMENTACIONES

La variedad caleidoscópica de las apariencias clínicas que se ven en la córnea y que se pueden considerar adecuadamente como distrofias y degeneraciones es desconcertante en su complejidad. Se conoce la etiología de muchas de ellas pero su racionalización sigue siendo compleja. En un sentido general podemos considerar 4 categorías:

(a). En primer lugar, un grupo de enfermedades de naturaleza degenerativa que ocurren con tanta regularidad con el paso de los años que se pueden considerar como cambios normales de la edad. Sin embargo, a veces es difícil diferenciar entre procesos que legítimamente se podrían denominar como cambios seniles degenerativos. Además, ciertos cambios degenerativos en la córnea de una naturaleza secundaria provocados por enfermedades o traumas en el segmento anterior pueden simular cambios seniles. Por otra parte, a veces pueden existir dificultades para trazar una línea de separación entre cambios distróficos y situaciones seniles fisiológicas, por un lado, y degeneraciones primarias por el otro. Así, los depósitos hialinos de la córnea guttata cuando se confinan a la periferia de la córnea, se producen regularmente como un cambio senil normal, pero si se desarrolla en el área central de la córnea, se reconoce el mismo proceso como una distrofia endotelial patológica. Además, ciertas enfermedades como la córnea farinata y la zapa (shagreen) de cocodrilo, se consideraron durante mucho tiempo como simples cambios seniles para ser considerados posteriormente como distrofias en virtud de su incidencia familiar ocasional.

(b). Muchas de las degeneraciones corneales tienen las mismas características que cambios similares que se presentan en otras partes corporales con la reserva de que la avascularidad de este tejido tiende a hacer su incidencia más frecuente y su carácter más dramático, mientras que su trasparencia las hace sorprendentemente evidentes. Esencialmente son de naturaleza patológica, el resultado de una enfermedad en el ojo o en otras partes corporales, y comúnmente son de naturaleza grasa, hialina o calcárea, y estos depósitos se modifican por la naturaleza del tejido.

(c). En otro apuntes, discutimos las *infiltraciones corneales debidas a alteraciones metabólicas,* las denominadas **tesaurismosis**, afectando al metabolismo de los carbohidratos (gargolismo, distrofia dermo-condro-corneal), lípidos (enfermedad de Hand-Schüller-Christian; Enfermedad de Tay-Sachs, etc.) o de las proteínas (cistinosis).

(d). Las *distrofias corneales* se consideran mejor como aquellas opacidades de una naturaleza patológica que, apareciendo a veces como congénitas, lo suelen hacer durante la primera década de vida a menudo en varios miembros de una familia, tienen las características de ser bilaterales y desarrollarse sin una razón aparente en un ojo por otro lado normal en ausencia de inflamación o vascularización; al alcanzar una cierta fase a menudo se vuelven estacionarias, ocasionalmente regresan, pero a veces progresan para causar una considerable discapacidad visual.

CAMBIOS CON LA EDAD

Cambios en la forma y propiedades ópticas

La córnea como un todo cambia su forma con la edad, volviéndose más plana; su curvatura disminuye particularmente en el meridiano vertical. También se vuelve más delgada; las láminas se empaquetan más estrechamente, pierde el lustre y la trasparencia que caracteriza la juventud y aumenta su índice refractivo por lo que refleja la luz oblicua con más fuerza. Estos cambios se muestran en los ancianos en los que durante el examen con la lámpara de hendidura hay una prominencia relativamente mayor de la banda posterior del paralelepípedo corneal.

Dellen (facetas)

Ernst Fuchs (1911) fue el primero en describir unas excavaciones poco profundas como en platillos, cerca del limbo, habitualmente en su lado temporal. Habitualmente son elípticos (alrededor de 1´5 a 2´0 mm.), con bordes bien definidos, empinados hacia la córnea y con una pendiente más suave hacia el limbo, con una opacidad ligera en el suelo.

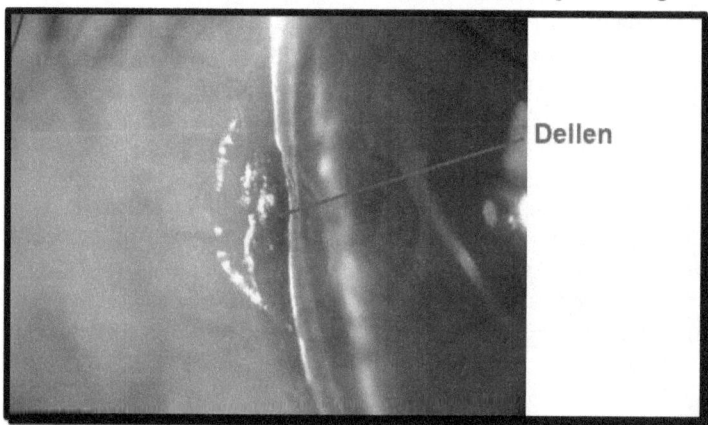

Con iluminación focal el hoyuelo arroja una sombra sobre el iris lo suficientemente evidente como para llamar la atención si el iris es de color claro. Pueden ser muy transitorios durante algunas 48 horas; de acuerdo a Trantas (1952) pueden cambiar su forma de hora en hora. Suelen situarse al lado de una elevación. Subjetivamente pueden originar una sensación de relámpago pero son esencialmente asintomáticas.

Las investigaciones patológicas muestran que la excavación se debe al adelgazamiento o pérdida de la capa epitelial asociado con un adelgazamiento de la capa de Bowman y el estroma superficial (Fuchs E, 1911; Fuchs A, 1929).

Se discute la etiología. Se ha sugerido que las facetas se deben a una compresión u obliteración de los capilares limbales (Fuchs A, 1929) o a una desecación local (Trantas, 1952), mientras que su parecido con un fenómeno similar observado en un grado menor durante la anestesia con cocaína y en un grado marcado en la picadura de Gaule en lesiones del trigémino, sugiere un elemento neurotrófico. Además de su aparición con la edad en cuyo caso es muy probable que se deba a una vasoesclerosis limbal, pueden aparecer, como hemos dicho, por una hinchazón o elevación del tejido peri-limbal causado por una epiescleritis, pingüecula, tumor limbal, una efusión o inyección subconjuntival masiva, o un edema conjuntival alérgico (Frangopoulos, 1957). También se ha informado en el lagoftalmos, después de una larga administración de cocaína o después de cirugía de cataratas; la infiltración de una ampolla de filtrado (Natita A et al, 2015) y después de cirugía muscular, especialmente las realizada con abordaje límbico[109]. Se ha publicado siguiendo a una elevación de la conjuntiva después de un cerclaje escleral que se resolvió cuando disminuyó la hinchazón conjuntival (Krachmer JH y Palay DA,

---

[109] Vancea et al, 1953; Tessler HH y Urist HJ, 1975; Biedner BZ et al, 1977; Naritaa A et al, 2015

2013); después de la fuga de aceite de silicona de la cavidad vítrea en un ojo afáquico al espacio subconjuntival a través de un implante de Molteno (Hyung SM y Min JP, 1998) y a través de las incisiones de las vitrectomías (Siqueira RC et al, 2007; Hahgoub MH et al, 2017).

Córnea farinata

Este aspecto de una córnea harinosa, originalmente descrita por Vogt (1930), como un cambio senil, se produce bilateralmente, aunque Guffanti A (1970) describió un caso monolateral, y se caracteriza por un moteado de la parte posterior del estroma corneal con finas opacidades pulverulentas habitualmente invisibles a menos que se utilice

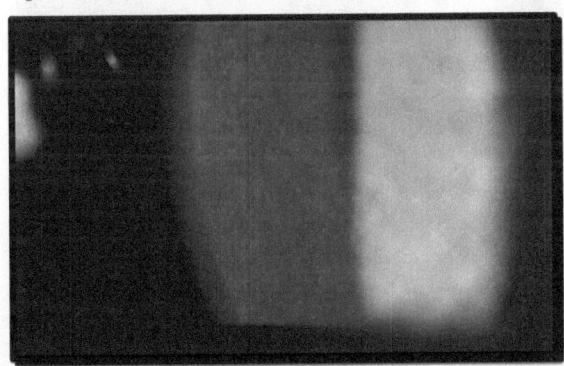

magnificación.

Mientras que no es infrecuente verla en la ancianidad, puede presentarse como un rasgo familiar (Pippou, 1941; Paufique L y Etienne R, 1950). De acuerdo con Ourgaud AG (1956) tiene relación con el glaucoma y la distrofia de Fuchs.

Duran L et al (1990) encontró que las opacidades corneales se debieron a un queratocito estromal anormalmente agrandado por vacuolas intra-citoplasmáticas que contienen inclusiones similares a lípidos.

Utilizando microscopía confocal, se observan pequeñas partículas altamente reflectantes en el citoplasma de los queratocitos en el estroma profundo adyacente a la capa endotelial corneal. No se detectan anomalías en la capa epitelial, en la capa media del estroma, a nivel de la membrana de Descemet y en la capa endotelial (Kobayashi A et al, 2003).

Faja (cinturón) blanca limbal

Este cuadro, descrito por Koeppe (1917) y a continuación con mayores detalles por Vogt (1921-30) quien le dio su nombre, es una opacidad blanco amarillenta que forma un arco en media luna que corre concéntricamente con el limbo y se sitúa superficialmente en la zona inter-palpebral, con mayor frecuencia sobre el lado nasal que sobre el temporal (1'7:1, Sugar HS y Kobernick S, 1960). Se ve mejor con iluminación oblicua o con retro-iluminación.

La opacidad se sitúa a nivel de la membrana de Bowman y el estroma subyacente inmediato; a veces se separa del limbo por un intervalo limpio de alrededor de 1 mm., y puede recordar el inicio de una queratopatía en banda (tipo I de Vogt); otras veces no existe intervalo y el borde central de la opacidad blanca es irregular como si estuviera prolongado por las ramificaciones obliteradas de los capilares limbales (tipo II de Vogt).

No aparece antes de los 20 años de edad (Marty F, 1957) pero no es infrecuente después de la entrada en la madurez[110].

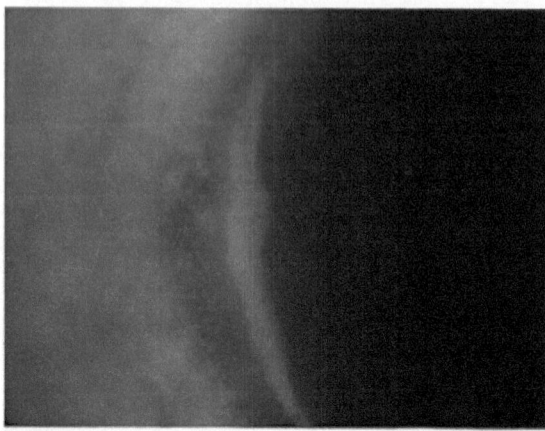

El cambio es probablemente una degeneración senil que quizás se asocie con una hiperlipemia (Collier M, 1961). Sin embargo, la posibilidad de una tendencia familiar viene sugerida por su presencia con otras enfermedades corneales de un carácter familiar (Schnyder, 1939; Collier M, 1961). Este último autor lo observó en un paciente con placas hialinas de la esclera.

Toledo (1958), Franceschetti A y Forgács J (1959), y Sugar HS y Kobernicks S (1960), entre otros, estudiaron su patología. Los cambios esenciales son una destrucción de la membrana de Bowman y de las laminillas superficiales del estroma, junto con una deposición de partículas de calcio y áreas de degeneración hialina y elastótica, y una hipertrofia del epitelio suprayacente. Franceschetti A y Forgács (1959) señalaron una semejanza estrecha del cuadro histológico con el del comienzo de una degeneración en banda y consideró que el cinturón podría considerarse como una forma frustra o abortiva de esta degeneración limitada a la periferia, mientras que Sugar HS y Kobernick S (1960) dibujaron una analogía con los cambios vistos en la pingüecula y pterigium.

En pacientes con fallo renal se ha encontrado en el examen con lámpara de hendidura cambios similares a los descritos en el tipo II del cinturón blanco limbal de Vogt. La histología de estos cambios mostró elastosis senil y depósitos hialinos epiteliales y subepiteliales, junto con depósitos de calcio (Severin M et al, 1978; Klaasen-Broekema N y van Bijsterveld OP, 1993).

Se ha informado de un caso excepcional en un niño de 13 años de edad donde se asoció el cinturón blanco limbal de Vogt con una retinitis pigmentaria (Vignesh AP, et al, 2015).

Degeneración en mosaico (piel –shagreen- de cocodrilo de Vogt)

La piel o cuero de cocodrilo anterior fue el nombre dado por Vogt (1930) a un cuadro clínico en forma de motas bilaterales debida a opacidades grisáceas poligonales en la membrana de Bowman en la región axial de la córnea, en un paciente anciano de 80 años de edad. Vogt lo consideró como un fenómeno senil. En un hombre de 70 años de edad, Moro y Amidei (1953) encontraron que el cuadro se debía a un fino punteado en la

---

[110] 6% de hombres y 30% de mujeres, Goar EL, 1950; 20% de mujeres mayores de 40 años, Nano et al, 1951; 3´4% de 3,000 sujetos, Collier M, 1960; 60% de todos los pacientes mayores de 40 años, Sugar HS y Kobernick S, 1960.

membrana y, en realidad, consideraron el cuadro histológico tan similar a la queratopatía en banda que propusieron que este peculiar modelo no era una entidad nosológica independiente sino que representa la fase inicial del proceso de la queratopatía en banda, una propuesta apoyada por Cesa (1962). Este cuadro senil en progresivo y finalmente produce una discapacidad visual considerable.

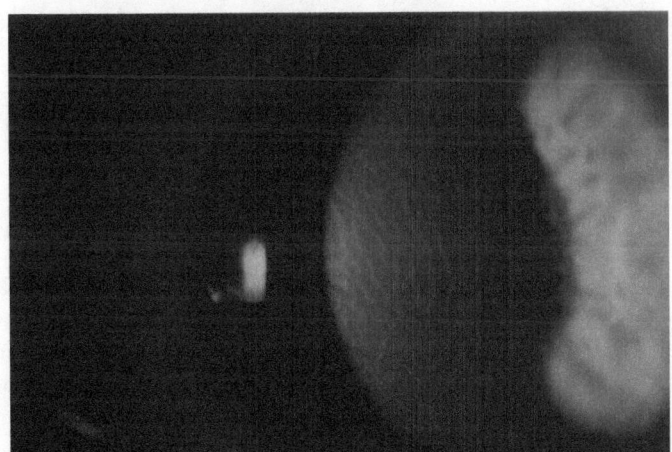

Valerio M (1939-42) describió una forma juvenil de degeneración en mosaico que se presentó sin otras anomalías oculares en un varón de 25 años de edad cuyo padre padecía de una queratopatía en banda. Kopsa M y Marusić K (1958) describieron la presencia familiar del mismo tipo, también con carácter hereditario dominante, en 5 personas (la madre, dos hijas y dos hijos) con edades entre los 18 y 55 años en dos generaciones de una familia. Se han descrito otros casos asociados con anomalías oculares, como megalocórnea (Boles-Carenini, 1961; Malbrán et al, 1965), queratopatía en banda periférica y múltiples malformaciones del iris (Collier M, 1962). En estas formas tempranas la progresión no es tan marcada y la pérdida visual varía de ligera a severa.

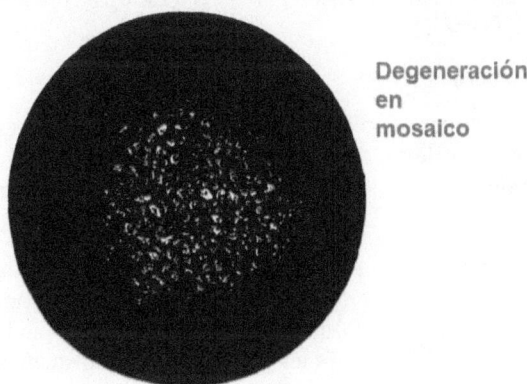

Degeneración en mosaico

Una tercera variedad la constituye la *forma postraumática* con un aspecto clínico similar (Muller, 1949; Franceschetti A y Forni S, 1950). En este tipo el examen histológico ha revelado roturas en la membrana de Bowman, cuyos bordes se doblan hacia atrás mientras que se forma tejido conectivo entre la membrana y el epitelio. Muller (1949) concluyó que los parches poligonales grises se corresponden con áreas donde la membrana se encuentra intacta y las líneas oscuras a las roturas.

Tripathi RC y Bronj (1975) estudiaron histológicamente un ojo ptísico que mostraba esta degeneración.

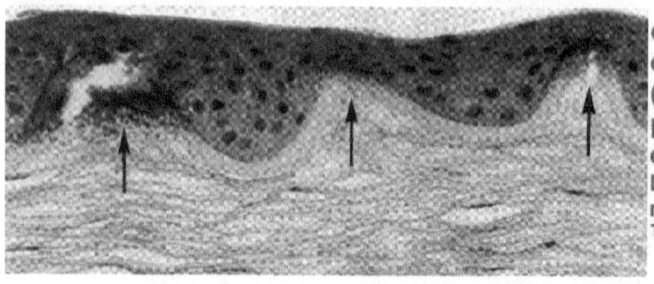

crestas pronunciadas en la capa de Bowman (flechas) que se proyectan hacia el epitelio.
Degeneración en mosaico
Triphathi RC y Bron J, 1975

Los cambios más prominentes se encontraron en la superficie corneal. La membrana de Bowman presenta crestas prominentes espaciadas entre 100 y 400 µm. El epitelio se acomoda a las crestas y, sobre los vértices, se comprimen y aplanan las células epiteliales, de modo que la superficie sólo presenta irregularidades menores. La membrana de Bowman es algo irregular en grosor y presenta roturas en algunos lugares. Hay depósitos granulares irregulares más intensos en las crestas que en los valles que tiñen de negro con el colorante de von Kossa, de púrpura profundo con quinolizarina y de azul brillante con alcián lo que, junto con otras tinciones, indica la presencia de calcio que fue confirmada por Pouliquen Y et al (1976). De este estudio y de los de Müller (1949) y de Moro y Amidei (1953) parece que el nivel de opacificación depende de la calcificación de la membrana de Bowman. Este mosaicismo es del mismo orden que el mosaicismo normal y propusieron, en su caso, a la hipotonía como favorecedora de este modelo.

Cuando la visión se encuentra muy afectada un trasplante lamelar es una buena opción terapéutica.

Se ha encontrado un proceso similar, denominado profundo, en la región axial de la membrana de Descemet consistente en parches redondeados o poligonales dando un efecto de adoquinado. Ha sido descrito por Vogt (1930), Weizenblatt (1938), Streiff (1948) y Goodside V (1958).

Cuerpos de Hassall-Henle

El primero en describir excrecencias en forma de gotas proyectando hacia la cámara anterior alrededor de la periferia, fue Hassall (1846) cuya descripción fue ampliada por Henle (1866); constituye el cambio senil más común e invariable que se observa en este tejido.

La membrana de Descemet tiende a aumentar uniformemente en grosor durante la vida, pero después de los 20 o 30 años de edad aparecen engrosamientos nodulares localizados en el área periférica alterando el mosaico regular de las células endoteliales. Schnyder (1920) las señaló en dos niños de 10 y 14 años de edad respectivamente, y en la ancianidad son universales.

Se ven mejor con la lámpara de hendidura en la zona de reflexión especular donde aparecen como hoyuelos redondos oscuros en la capa endotelial; originalmente se interpretaron como excavaciones (Koeppe, 1916-20) y como un lecho edematoso por parte de Stähli (1920), pero Vogt (1921) los describió como protuberancias en forma de gotas o guttae detrás de la superficie corneal posterior. Con una media de 0´07 a 0´08 mm de diámetro, se presentan constantemente en adultos; en ocasiones confluyen y se vuelven visibles macroscópicamente.

Representan una sobre-actividad de la formación de hialina por las células endoteliales y son comparables en todos los sentidos con cuerpos similares encontrados en la cápsula cristaliniana o en la membrana de Bruch (Leber, 1879; Salzmann, 1912). Como veremos, en las inflamaciones y degeneraciones, y en enfermedades distróficas se vuelven mayores, más numerosas e invaden el área central (córnea guttata).

Degeneratio esferularis elaioides

La degeneración esferular oleosa se presenta en personas mayores donde se desarrollan unas gotas que recuerdan al aceite de oliva (esferularis eloioides) bajo el epitelio cerca del limbo como describieron Lugli (1935) y Puglisi-Durante (1935). Actualmente se encuadra dentro de la denominada queratopatía climática que resumiremos posteriormente.

El proceso es progresivo, iniciándose nasal y temporalmente para extenderse hacia arriba y abajo, y luego axialmente donde puede interferir la visión.

El examen histológico muestra una degeneración fibrilar de la membrana de Bowman en cuyos intersticios se acumula un material que recuerda a la hialina.

Alajmo (1953) describió un cuadro similar afectando al área central de la córnea en un varón de 39 años de edad que describió como *degeneratio primario oleoguttata centrale et superficiale,* que también, de hecho, se puede adscribir a la queratopatía climática.

Arco senil

También conocido como arcus pinguiculis, arcus lipoides y gerontoxon (γέρων, anciano; τόξου, arco). El arco senil es una infiltración anular de material lipídico de la periferia del estroma corneal y de la zona perilímbica de la esclera. Constituyendo dos bandas concéntricas de alrededor de 1 mm de anchura dejando completamente libre el área limbal entre ellas; es de presencia constante en la vida adulta.

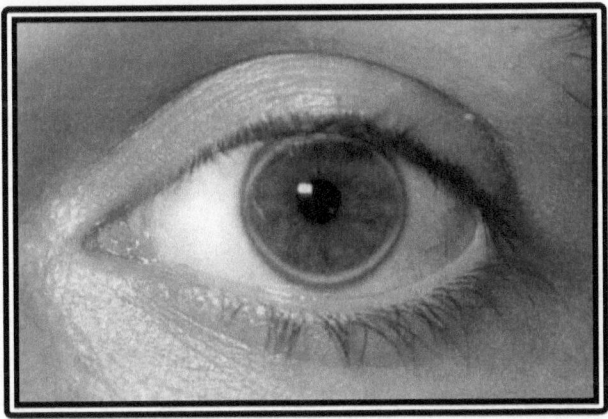

Se ha encontrado que se presenta en algún grado en el 28% de los mayores de 30 años por Abrahamsen AF (1963) en Escandinavia; Broch C (1963) lo encontró en el 15% de los hombres entre 40 y 44 años y en el 59% entre los 40 y 66 años; después de esta edad es casi universal (80% entre 60 y 69 años; 90% entre los 70 y 80 años, Rohrschneider W, 1958) y por encima de los 80 años en el 100% de las personas (Marty F, 1957).El arco senil es más prevalente en varones; en mujeres se encuentra sólo en una pequeña proporción hasta la sexta década pero su prevalencia aumenta a partir de esta edad (Lindholm, 1960; Klein et al, 1975; Cooke NT, 1981) y es muy rara antes de la menopausia. En un estudio realizado sobre 2143 habitantes de Singapore, Hughes K et al

(1992) encontró las siguientes prevalencias de arco corneal: de 18 a 29 años, 0'5% de varones y 0'3% de mujeres; en el grupo de 30 a 49 años de edad, 18'1% y 13'3%, y en el grupo de 50 a 69 años de edad, un 70'7% y 55'3% respectivamente. También se ha encontrado una diferencia racial siendo más frecuente en varones de raza negra (Patterson L, 1982).

Ocasionalmente se presenta un arco de aspecto exactamente igual en el nacimiento o se desarrolla en la juventud o principios de la vida adulta que se conoce como *gerontoxon anterior* o *arco juvenil* (o pre-senil); como acabamos de comentar tiene el mismo aspecto que la variedad senil pero se ha observado que se extiende en un sector hacia el centro de la córnea como una formación triangular (Mann, 1957). En el primer caso se puede presentar como un fenómeno aislado o más habitualmente en asociación con otras anomalías congénitas como la esclera azul o la megalocórnea (Franceschetti A, 1930; Paufique L et al, 1950) o con aniridia (Zeeman, 1949). Presentándose en la juventud probablemente es el resultado de una degeneración local prematura, de una exposición prolongada a polvo irritante o productos químicos, o de una enfermedad corneal como una queratitis intersticial, especialmente si se asocia con una hipercolesterolemia (Forsius H, 1958); en el último caso puede ser unilateral. También es particularmente común en sujetos con el tipo familiar de hipercolesterolemia[111] como comentaremos posteriormente.

La aparición más temprana de un arco se evidencia como un anillo periférico de nubosidad en la región de la membrana de Descemet que habitualmente se ve en la parte inferior y luego en la superior de la córnea; puede aparecer poco después de la pubertad, tan pronto como los 15 años de edad (Meyer, 1927); en realidad, Marty F (1957) lo encontró en el 17% de los sujetos del grupo de 20 a 30 años de edad. Aproximadamente a los 40 años comienza a aparecer una neblina similar en la región de la membrana de Bowman y las capas superficiales del estroma, no extendiéndose al propio limbo sino que termina abruptamente en el límite de la membrana de Bowman.

Cada opacidad va creciendo hasta que finalmente, alrededor de los 60 años de edad, se fusionan las dos capas, formando un arco de opacidad en la parte superior de la córnea y un segundo por debajo, y en una etapa posterior las dos se encuentran circunferencialmente para formar un círculo completo. El resultado final aparece como un anillo opaco separado por una zona clara (el intervalo lúcido de Vogt, 1930) del limbo; se limita por una línea aguda en su borde externo y se difumina gradualmente en el borde

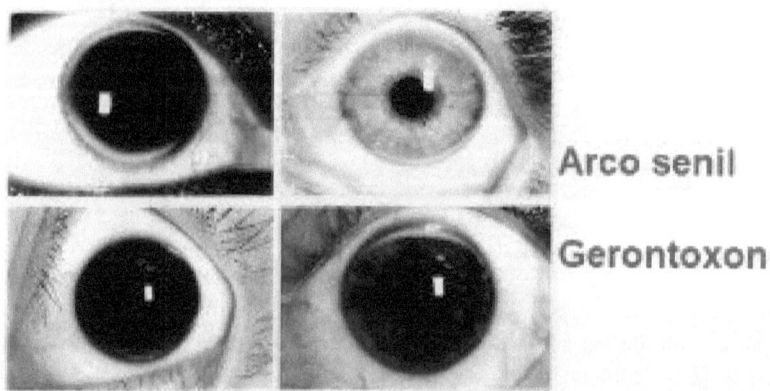

Arco senil

Gerontoxon

---

[111] Klatskin, 1941; Adlersberg D y Parets AD, 1949; Forsius H, 1954; Jensen OA, 1960; Zech LA Jr y Hoeg JM, 2008.

interno, a veces mostrando un doble anillo concéntrico pero nunca se aproxima a la zona pupilar. Examinado en sección óptica la zona periférica aparentemente clara se ve como normal sólo en los tejidos más superficiales. La membrana de Bowman se encuentra bien definida e, iniciándose desde su borde periférico la opacidad superficial corre un poco oblicuamente hacia dentro hacia el centro de la córnea para fusionarse con la opacidad profunda que se extiende hasta la periferia y se mezcla con el limbo en las capas más profundas.

La propia opacidad muestra un lustre amarillo sucio o grisáceo, y se puede resolver en una multitud de puntos diminutos; a veces corren entrecruzadas unas líneas oscuras en el estroma corneal (Vogt, 1930). La condición habitualmente es simétrica y bilateral. Sin embargo, su dependencia de los vasos sanguíneos limbares se ve en el hecho de que cuando se produce un aumento de la vascularización como por una vieja inflamación o un tumor, el depósito se forma preferentemente en la vecindad (Forsius H, 1954; Cogan PG y Kuwabara T, 1959). Mediante tomografía se ha informado que el arco comienza en las zonas más calientes de la córnea (Fielder AR et al, 1981); a este respecto se ha encontrado que la mayor densidad del arco se encuentra a las 12 horas para disminuir de manera progresiva y bastante simétrica hasta la posición 9/3 horas, siendo la posición menos densa las de las 6 horas (Phillips CI et al, 1990). Estos últimos autores explicaron esta distribución por la mayor vascularización y temperatura existente en el limbo superior.

Una rara variante del arco ordinario se representa por la aparición de un doble anillo corneal de opacidad, el primero emergiendo con la esclera en el limbo, y el segundo separado del anterior por una zona semi-trasparente. A veces se encuentra vascularizado (Collins, 1904-9; Vaikkakara S et al, 2007). Como regla no es circunferencial sino limitado a un segmento; o se extiende por arriba y abajo reduciendo a la córnea trasparente a una forma ovalada.

Se ha encontrado que la histéresis corneal media y los valores del factor de resistencia corneal son menores que los encontrados en controles sin arco senil, indicando que éste puede cambiar las propiedades biomecánicas de la córnea (Ayhan Z et al, 2016).

Existen algunos datos de que la herencia juega una parte en el desarrollo del arco senil para Vogt et al (1939) y el mismo Vogt (1942) mostró que gemelos idénticos lo desarrollan en forma similar a la misma edad; Ahuja (1959), en el informe de una familia donde se presentó en 4 varones durante 3 generaciones, reunió 13 grupos familiares de la literatura. Cuanto antes aparece el cuadro más evidente es el factor genético. La presencia múltiple dentro de familias sugiere una herencia ocasional recesiva (Joel, 1923; Franceschetti A, 1930; Löwenstein, 1936); pero otras genealogías muestran una clara transmisión dominante del tipo juvenil (Kieser, 1876; Landesberg, 1886, madre e hijo; Stephenson, 1921, 21 afectados de 32 en 4 generaciones con esclera azul; Rollet, 1933, 3 en 2 generaciones). La transmisión dominante parece ser la más habitual (Rintelen, 1942).

La patología del arco ha levantado mucho interés. Canton (1850-51) realizó el primer examen histológico con descripciones cuidadosas de sus aspectos histológicos que fueron confirmados por Virchow (1856) e Hiss (1856). Estos escritores, encontrando glóbulos intracelulares, consideraron la entidad como una degeneración grasa. Sin embargo, las dificultades en demostrar las habituales tinciones para grasas, condujo a Fuchs (1891) a considerarlo un cambio hialino, y a Leber (1897) una degeneración calcárea. Takayasu (1901), razonando desde la tinción con Sudan III, reavivó la teoría de que los depósitos eran grasos y sugirió que era de una naturaleza parecida al colesterol. Finalmente, Attias

(1912) estableció que se trata de una infiltración lipídica, lo que confirmaron Chuma (1923), Versé (1924-25), Rohrschneider W (1925-27) y Löwenstein (1936) y que Cogan DG y Kuwabara T (1959) identificaron como grasas neutras, fosfolípidos y esteroides. Sheraidah GA et al (1981) estudió la composición bioquímica del arco corneal, encontró que la apolipoproteína B fue una característica ocasional de los extractos; no fueron evidentes interacciones con glucosaminoglucanos y la composición lipídica, en particular la fracción del éster de colesterol, tampoco fue consistente con un origen reciente de componentes plasmáticos y particularmente de las lipoproteínas de baja densidad.

Histológicamente los cambios lipídicos son principalmente extracelulares afectando primariamente a las membranas limitantes de la córnea, a las láminas del estroma corneal y situados entre y dentro de las láminas esclerales. Los depósitos más pequeños se encuentran en la membrana de Bowman ordenados con mayor densidad en sus límites periféricos donde produce el borde nítido visto clínicamente; desde ahí se desvanece axialmente, extendiéndose más lejos que en el estroma inferior. Aquí, los depósitos son mayores, presentándose tanto dentro como entre las láminas y rara vez en los corpúsculos corneales y, a veces, se encuentran en todas sus capas grandes células espumosas histiocitarias. En las capas más profundas corren hacia arriba hacia el margen escleral; siguen al área limitante del tejido normal, más allá del cual hay depósitos de material lipídico en las capas profundas de la esclera y, cuando se alcanza el nivel del cuerpo ciliar, se encuentra afectado todo el grosor; sin embargo, se libra la región que rodea inmediatamente los vasos[112]. La densidad de la sudanofilia de la membrana de Descemet aumenta hacia la periferia pero termina a corta distancia del limbo.

Cogan DG (1960) observó que en las primeras fases los depósitos de grasa en la membrana de Descemet toman la forma de una doble laminación ocupando las porciones anteriores y posteriores de la membrana.

Etiológicamente se acepta que un arco es un cambio senil pero los factores que determinan su incidencia son especulativos y se han centrado en dos posibilidades principales –enfermedad arterial e hipercolesterolemia. En general se está de acuerdo en que es independiente de los cambios degenerativos que se producen en la propia córnea (Cogan DG y Kuwabara T, 1959), el que depende de la proximidad de los vasos sanguíneos es obvio, y que es probable que los lípidos se depositen desde la corriente sanguínea aunque no está claro por qué no en la inmediata vecindad de los capilares.

Los escritores más antiguos propusieron varias hipótesis ingeniosas para explicar su incidencia: sequedad de esta parte debido a que los poros están demasiado cerrados para emitir fluidos (Duddell, 1729); acción deteriorada de los vasos que cesan de verter en el tejido corneal sano (Walker, 1834); la aproximación de las láminas debido a la desaparición de la humedad (Seiler, 1805) y así. Middlemore (1835) y Lawrence (1844) lo compararon con las enfermedades de las arterias en la vejez y su relación con la arterioesclerosis conllevando una obliteración progresiva del sistema capilar en el limbo y se ha mantenido esta teoría durante bastante tiempo. Sin embargo, aunque esta relación se mantuvo (Kmonicek J y Ninger E, 1954) no es de ninguna manera invariable y su existencia se ha negado vigorosamente[113]. Por otro lado, se ha citado un aumento de la permeabilidad de los vasos sanguíneos como el factor causal (Andrews JS, 1962).

---

[112] Parsons, 1902; Chuma, 1923; Versé, 1924-25; Cogan DG y Kuwabara T, 1959; otros.

[113] Boas, 1945, en 1,000 pacientes consecutivos; Rintelen, 1942, en 600 autopsias; Lundquist, 1952, en 150 autopsias; Gessler A, 1959; Lindholm H, 1960; otros.

La teoría de un trastorno del metabolismo lipídico implicando una hipercolesterolemia ha sido igualmente defendida con vigor, una hipótesis considerablemente fortalecida por la demostración por parte de Rohrschneider W (1925-27), Löwenstein (1936), Babel J (1950) y Forsius H (1954) que se puede reproducir experimentalmente una situación similar en animales alimentados con una dieta rica en colesterol; sin embargo, el cuadro reproducido en conejos, es lo suficientemente diferente del arco en el hombre como para aceptarlo sin reserva. Indudablemente existe una relación con la hipercolesterolemia familiar[114] pero la relación no siempre es constante y no existe un paralelismo entre la presencia de un arco y un xantelasma palpebral (Löwenstein, 1936). No obstante, el arco puede presentarse en la fase inicial de la hipercolesterolemia esencial y en la xantomatosis[115] y en algunos casos no existen dudas de que el metabolismo lipídico es anormal (Finley et al, 1961). Que tales anomalías sistémicas puedan determinarse genéticamente puede explicar la herencia de algunos casos (Skeller E, 1955). Es interesante que no exista un paralelismo consistente entre la hipercolesterolemia y la presencia de un arco (Gran JM y Gertler MM, 1950; Lindholm M, 1960) y ninguna relación con los tipos secundarios de hipercolesterolemia (diabetes, nefrosis lipídica) es equívoco (Bürger y Schlomka, 1928; Waite y Beetham, 1935) pero sí se ha encontrado una relación consistente con la hiperlipoproteinemia tipo IIa y IIb (Pawaresch MR et al, 1976; Jaeger W y Eisenhauer GG, 1977). También se ha encontrado una relación entre el infarto de miocardio y la precocidad en la aparición del arco senil relacionado con la elevación de las lipoproteínas séricas que sería el factor subyacente de ambas patologías, por lo que conveniente investigarlas en arcos seniles de aparición por debajo de los 60 años de edad, ya que se considera al arco senil como síntoma de hiperlipoproteinemia, y de enfermedad coronaria (Sucu M y Davutoglu V, 2009; Chen HT et al, 2009; Ang M et al, 2011) aunque otros autores han negado esta relación. Varnek L et al (1969), en un examen de 200 pacientes sanos de entre 39 y 49 años de edad, encontró que los que presentaban arco pre-senil tenían niveles de colesterol más elevado que los controles; además los arcos en la región nasal-inferior se producían junto con hipercolesterolemia con mayor frecuencia que en los arcos supero-externos.

Zolog N (1979) informó de un caso de arco pre-senil en una mujer de 27 años de edad que utilizaba regularmente de anticonceptivos y presentó una ganancia de peso de 57 a 81 kg. El autor supuso la relación con la obesidad a través de una alteración del metabolismo lipídico, pero en la serie de Hickey N et al (1970) se encontró una relación negativa entre obesidad y arco senil.

Hickey N et al (1970), en un estudio en 504 varones, encontró una relación estadísticamente significativa entre el arco senil y la ingesta de alcohol, aunque no pudo determinarla para enfermedad coronaria, tabaquismo, lípidos totales séricos y colesterol sérico, lo que fue confirmado por Ewing JA y Rouse BA (1980). Es probable que esta relación se establezca por la alteración metabólica que induce el consumo crónico de alcohol, especialmente sobre las lipoproteínas.

Es probable que la etiología sea compuesta, el fenómeno se encuentra esencialmente determinado por cambios seniles en la estructura y metabolismo de la córnea, acentuado y a veces acelerado por procesos degenerativos en la circulación perilimbal, a veces por

---

[114] Gran SM y Gertler MM, 1950; Forsius H, 1954; Schetter, 1954; Blodi FC y Yarbrough JC, 1962; Zech LA Jr y Hoeg JM, 2008; Macchiaiolo M et al, 2014; otros muchos.

[115] Arning y Lippmann, 1920; Klatskin, 1949; Kornerup, 1948; Adlersberg y Parets AD, 1949; Adlersberg, 1951.

una disminución en la capacidad lipolítica del suero, y a veces por anomalías en el metabolismo de los lípidos que favorece su depósito.

La condición no origina síntomas ni altera la visión, por lo que no se requiere de tratamiento. No obstante, Palich-Szántó (1960) informó de una pérdida de epitelio y una infiltración de las capas superficiales de la córnea confinada al área del arco asociado con síntomas inflamatorios; aparentemente este cuadro se resolvió espontáneamente.

La condición anterior no se debe confundir con el denominado pseudo-gerontoxon que es un depósito local de lípidos en la córnea periférica, que se presenta en pacientes con antecedentes de enfermedad ocular alérgica, como la queratoconjuntivitis vernal (Jeng BH et al, 2004). Estas opacidades parecen clínicamente similares a un arco corneal, de ahí el nombre de pseudo-gerontoxon. Se cree que el depósito de lípidos en el pseudo-gerontoxon se produce como resultado de infiltrados del limbo prolongados y la mayor permeabilidad del limbo que acompaña a la queratoconjuntivitis vernal, en oposición a los niveles elevados de lípidos en suero del arco corneal.

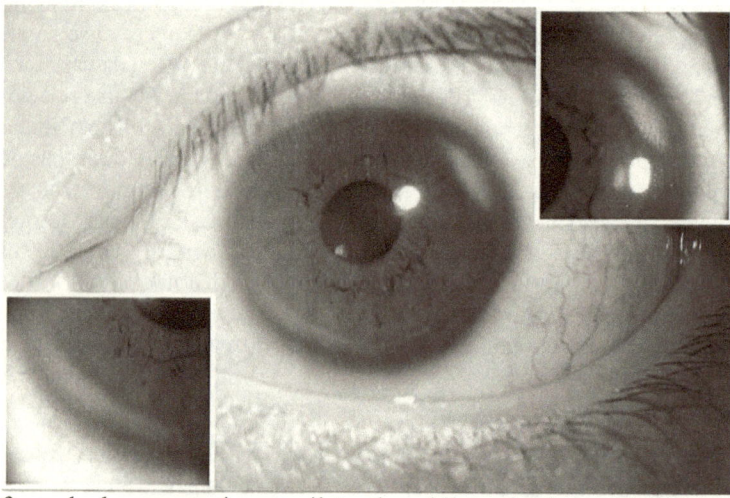

Se han informado de presentaciones unilaterales y bilaterales de pseudo-gerontoxon (Lea SA y Swann PG, 2009). El hallazgo de un pseudo-gerontoxon es indicativo de la presencia de enfermedad alérgica ocular actual o anterior y puede ser el único signo ocular de esta historia alérgica ocular. En la población general, el hallazgo de pseudo-gerontoxon es raro, como lo demuestra el número limitado de informes de esta afección en la literatura, sin embargo, en poblaciones de pacientes con queratoconjuntivitis vernal, el hallazgo de pseudo-gerontoxon es más común. Shoja MR y Besharti MR (2006)

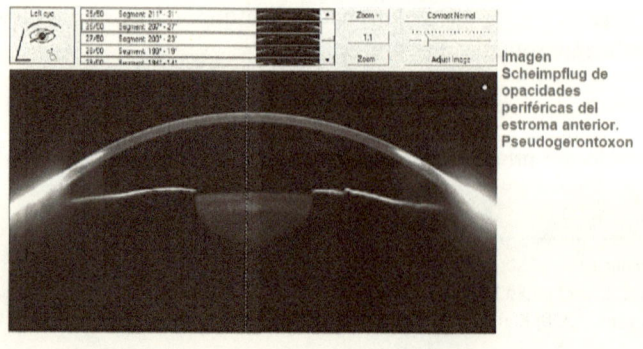

Imagen Scheimpflug de opacidades periféricas del estroma anterior. Pseudogerontoxon

observaron 24 casos de pseudo-gerontoxon en una población de 150 pacientes con queratoconjuntivitis vernal.

La diferenciación entre pseudo-gerontoxon y el arco corneal en un paciente joven es importante, debido a las posibles asociaciones sistémicas. El nivel en la córnea en el que se ubican las opacidades puede ayudar en esta diferenciación. Como se ilustra, las opacidades en el pseudo-gerontoxon se encuentran en el estroma corneal anterior. En contraste, el depósito de lípidos en el arco corneal generalmente comienza en el estroma más profundo y progresa para involucrar todo el espesor del estroma.

Anillo de Ascher

Originalmente informado por Ascher en 1963, estos anillos intra-corneales son raros[116]. Se producen de forma unilateral o bilateral, y varían tanto en el ancho como en el diámetro del anillo en pacientes de 25 a 80 años de edad. Las investigaciones hematológicas y autoinmunes han sido normales y no se han afectado otros miembros de la familia. La paquimetría y la microscopia especular no son destacables (Khan JC y Schuttleworth GN, 2000; Silvestri A y Boisjoly H, 2003). Bopp S y Laqua H (1991) describieron diminutos puntos grisáceos distribuidos dentro de las capas estromales externas que forman una banda circular tipo arcus lipoides en la biomicroscopía. En contraste, Melles GR et al (1998) no pudieron detectar la deposición corneal en la biomicroscopía pero comentaron sobre la reflectividad acústica similar al tejido corneal.

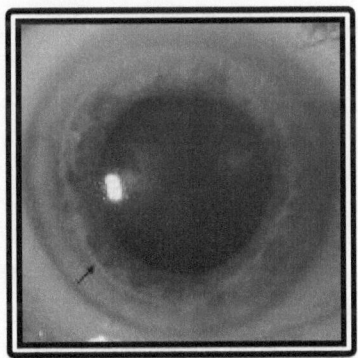

La tomografía de coherencia óptica, demuestra la afectación de espesor total del estroma corneal. La microscopía confocal de la opacidad del anillo revela la presencia de opacidades extracelulares altamente reflectantes ubicadas dentro del estroma afectado.

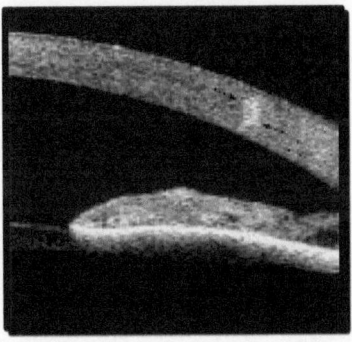

---

[116] Bron AJ, 1969; Laqua H, 1972; Rieger G, 1987; Bopp S y Laqua H, 1991; Melles GR et al, 1998; Khan JC y Schuttleworth GN, 2000; Rohrbach JM et al, 2001; Silvestry A y Boisjoly H, 2003.

Las hipótesis de su etiología incluyen una distrofia o degeneración corneal desconocida. Bron AJ (1969) sugirió que los anillos representan una reacción inmunológica, con daño estromal en el sitio de las interacciones previas antígeno-anticuerpo, aunque su discreción y estabilidad argumentarían en contra de esto. La aparición de los anillos, particularmente en la microscopía confocal, sugeriría que representan micro-depósitos extracelulares exógenos o endógenos anómalos en el estroma corneal. Su estabilidad aparente, el posicionamiento discreto en la córnea periférica media y la falta de cualquier respuesta inflamatoria o infiltrativa asociada posiblemente sugieren una alteración en la formación de fibrillas de colágeno.

El pronóstico visual es muy bueno y no requiere tratamiento.

Las vamos a clasificar en axiales y periféricas de acuerdo a su localización.

DEGENERACIONES AXIALES

Degeneración e infiltración grasa

Ya se ha discutido la naturaleza de la degeneración e infiltración grasa de la córnea y mientras que aún no se ha dilucidado completamente la naturaleza precisa de los procesos que determinan la incidencia de estos cambios, parece que la acumulación de lípidos en forma visible se puede deber ocasionalmente a un exceso de estas substancias en sangre, a veces a un fallo del metabolismo graso, y con frecuencia a un estado patológico celular que falla en utilizar el material lipídico con lo que éste se deposita, presuntamente como resultado de un trastorno en la actividad enzimática provocado por agentes como infecciones, toxinas o traumas leves. Especialmente es probable que esto suceda en asociación con cicatrices curadas, viejas vascularizaciones intersticiales o cualquier enfermedad de la córnea de larga evolución, de la esclera adyacente o del ojo en su totalidad.

Hemos visto que el material lipídico se puede acumular en una córnea aparentemente normal casi como un cambio fisiológico en el caso de un arco senil. Sin embargo, Heath (1935) sostuvo que las diversas formas de degeneración lipídica de la córnea son todas manifestaciones de la misma alteración básica determinada por un defecto cons6titucional en el metabolismo graso acoplado con algún factor precipitante que puede variar desde una cantidad excesiva de grasa en la dieta de los ancianos, a uveítis, presencia de toxinas o los efectos de un trauma.

Sigue siendo problemática la relación entre los cambios grasos en la córnea y un exceso de lípidos en sangre. Aunque, como hemos visto, en experimentación animal se pueden conseguir depósitos lipídicos en las córneas de animales alimentados con grasas, en el hombre esta relación no es constante. Es cierto que otros tipos de degeneración grasa, aparte del arco senil, se producen en presencia de hipercolesterolemia, pero tampoco la relación es constante. Así, por un lado, Meesmann (1927), Gilbert (1929), Ivanova (1935), Davidson A (1947) y Sysi R (1950, entre otros, han informado de casos asociados con la hipercolesterolemia, y van Canneyt J (1948) encontró que la lesión corneal en casos de xantomatosis se limpiaban con una dieta baja en grasas y libre de colesterol. Por otro lado, Davidson B et al (1951), registrando la afectación corneal en casos de xantomatosis generalizada, señaló 37 casos de esta enfermedad en los que no se produjo ninguna afectación corneal; de manera similar, se han descrito cambios lipídicos en la córnea en ausencia de hipercolesterolemia (Frankel S y Schneider J, 1947; Bartolozzi y de la Fuente, 1947; Braendstrup P, 1948). Forsius (1961) concluyó que existía una relación con niveles de colesterol alto en personas jóvenes y de mediana edad pero no en personas mayores. Se ha propuesto la existencia de una esteatosis mixta en lugar de una simple hipercolesterolemia (Klatskin, 1941) o de una "hiperlipemia de retención" donde aumentan las grasas neutras en el suero (Dunphy, 1949).

Al igual que otras células corporales, las corneales tienen la capacidad de formar grasa cuando se exponen a substratos específicos, un proceso enzimático que requiere de la presencia de grasas adecuadas en el suero; los substratos determinan la naturaleza de la grasa formada y sólo el ácido oleico formará grasa sudanófila. Cogan (1960) propuso que la grasa normalmente no se deposita porque los substratos sanguíneos se presentan en forma ligada y, por lo tanto, no se encuentran disponibles para la lipogénesis.

Experimentalmente, en córneas de conejo con queratopatía lipídica, se ha encontrado que los depósitos se corresponden con ésteres de colesterol y que también contienen colesterol libre. La proporción de ésteres de colesterol acumulado se corresponde estrechamente con la misma proporción en el plasma hiper-colesterolémico de las lipoproteínas de baja u muy baja densidad (Reddy C et al, 1987); sobre esta base y la ausencia de aumentos en fosfolípidos y triglicéridos, este último autor supuso que los queratocitos los utilizaban pero no hacían lo mismo con los ésteres de colesterol todos ellos procedentes del suero, y que por ese motivo se acumulan en la córnea, lo que fue apoyado por Roth SI et al (1988). Además, y como hemos visto, la enfermedad cardiovascular y la arterioesclerosis se han relacionado con cambios lipídicos en la córnea.

Es interesante el papel de la vascularización. Aunque los cambios grasos se pueden producir en una córnea aparentemente normal, en la mayoría de los casos los depósitos parece ser dependientes de la presencia de vascularización, el legado de alguna enfermedad previa. Sabemos que en conejos hipercolesterolémicos el depósito de lípidos en la córnea toma la forma general de un arco, pero si la vascularización de la córnea se produce por cauterización el depósito se acentúa en esa localización con lo que se produce un cuadro de queratopatía lipídica en lugar de un arco (Cogan, 1960). Clínicamente, mientras que la vascularización pre-existente indudablemente facilita el desarrollo de depósitos grasos en la córnea, la presencia de grasa resulta en un aumento adicional de la vascularización estimulada posiblemente por una reacción del tipo de cuerpo extraño; en este caso, no sólo aumentan los vasos intersticiales sino que grandes neovasos invaden el tejido procedentes de la circulación conjuntival.

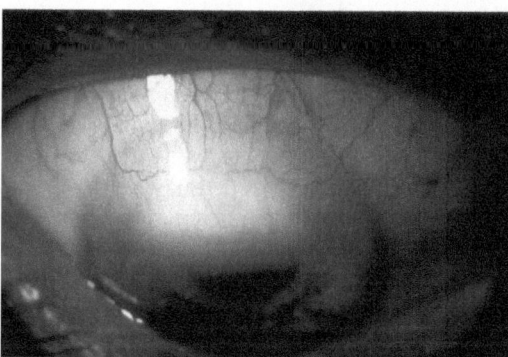

Degeneración lipídica

Los casos idiopáticos son escasos en la literatura[117] y los comentaré luego.

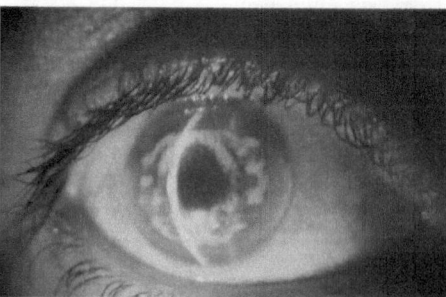

Queratopatía lipídica esencial

[117] Baum JL, 1969; Fine BS et al, 1974; Friedlander et al, 1977; Alfonso E et al, 1988; Duran JA y Rodríguez Ares MT, 1991; Silva Araujo A et al, 1993; Spraul CW et al, 2002; Loeffler KU y Seifert P, 2005; Levy J et al, 2005; Castro Rebollo M et al, 2009; Ghanem RC et al, 2012.

Es materia de disputa si los cambios grasos en la córnea son el resultado de una enfermedad local o si son adicionales a una alteración general del metabolismo graso, pero desde el aspecto clínico se producen casos en los que los cambios grasos parecen deberse a veces a una enfermedad corneal pre-existente, otras veces a una alteración sistémica del metabolismo graso, y otras veces a un cambio distrófico corneal idiopático. Desafortunadamente existe un considerable sobrelapamiento entre las lesiones resultantes, cuyas características morfológicas de ninguna manera se encuentran bien definidas, con lo que es imposible una clasificación precisa por ahora.

Hiperlipoproteinemia. Tres tipos de depósitos de lípidos de la córnea se han relacionado con la hiperlipoproteinemia. En el arco corneal, el lípido se deposita preferentemente en la parte más cálida de la córnea inicialmente y, en el hombre, el lípido permanece casi exclusivamente extracelular. En los animales, el arco corneal se asocia con la deposición inicial de lípidos extracelulares seguida por la aparición de lípidos intracelulares y la vascularización, por lo que el arco corneal establecido tiende a volverse más típico de la queratopatía lipídica. En los seres humanos, la hiperlipoproteinemia puede ser un factor sistémico asociado y la aparición temprana del arco corneal es una característica reconocida de ciertas hiperlipoproteinemias primarias y sus fenotipos secundarios. En los perros, el arco corneal siempre se asocia con hiperlipoproteinemia. La vascularización corneal es una característica ubicua de la queratopatía lipídica en todas las especies y tanto los fibroblastos necróticos como las células espumosas son comunes en las lesiones progresivas. La extensión y posición de la deposición de lípidos y la evolución de la queratopatía lipídica pueden relacionarse con la enfermedad ocular local y los lípidos y lipoproteínas circulantes. Muchos aspectos de la patogenia de la queratopatía lipídica son similares a los de la aterogénesis. La hiperlipoproteinemia, especialmente la hipercolesterolemia, es la anomalía sistémica más frecuente. En la distrofia estromal cristalina (distrofia estromal cristalina de Schnyder) de la córnea no hay elemento inflamatorio ni vascularización. La distrofia está asociada con la acumulación de lípidos dentro de los fibroblastos de la córnea, pero las células espumosas típicas están ausentes, la opacidad cristalina involucra la parte más fría de la córnea, se correlaciona con la muerte local de los fibroblastos y siempre es bilateral. Puede haber hiperlipoproteinemia, pero esto no es así de manera universal (Crispin S, 2002).

Degeneración grasa secundaria

Es común la presencia de una degeneración grasa secundaria en una enfermedad previa de la córnea, y es un fenómeno paralelo a cambios similares en otros tejidos.

Es un cambio terminal que se produce en células degeneradas y conviene señalar que no necesariamente requiere de un largo tiempo de desarrollo; así Jaensch (1927) encontró gotitas grasas en las capas superficiales del parénquima dos semanas después de un traumatismo por una explosión de dinamita, y Attias (1911) señaló la presencia de gotas grasas en el epitelio corneal en una queratitis exfoliativa en un infante de dos meses de edad. Shapiro LA y Farkas TG (1977), después de un hidrops, encontraron depósitos lipídicos en el estroma corneal posterior y medio, y cambios degenerativos en las laminillas corneales y membrana de Bruch. El examen de laboratorio reveló una hiperlipemia del tipo IV, con niveles normales de colesterol en suero y elevación de pre-beta-lipoproteínas y triglicéridos. Kulning W y Freyler H (1985) aparte de depósitos grasos encontraron largas fibras de colágeno esparcidos en la placa.

Estos cambios son una presencia frecuente en viejas cicatrices y en enfermedades corneales de larga evolución (Frankel S y Schneider J, 1947); se ha señalado alrededor de un viejo cuerpo extraño (Shapira, 1933), en la queratomalacia (Jaensch, 1927), en la queratitis exfoliativa (Bachstez, 1921), después de herpes corneal (Marín-Amat, 1948), en queratitis parenquimatosa (Nakaizumi, 1920), en el epitelio en glaucoma de larga evolución (Jaensch, 1935), después de hidrops corneal (Shapiro LA y Farkas TG, 1977) y como un cambio general a través de todo el tejido corneal después de un glaucoma

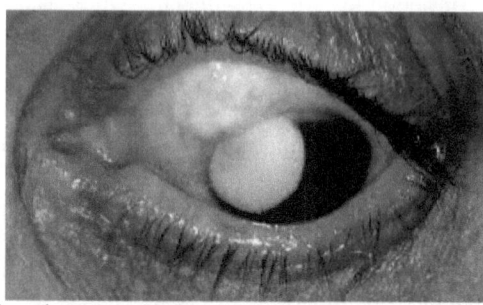

Degeneración lipídica después de trabeculectomía

siguiendo a la extracción de cataratas (Shapira, 1933); también se ha observado después de tracoma (Takayasu, 1912; Soliman AM, 1972), con una escleritis anterior difusa (Morisawa M et al, 2003) y Gilbert (1929) encontró una infiltración de la córnea y la esclera en un caso de una vieja iridociclitis.

Queratopatía lipídica

Es el nombre dado por Cogan (1960) al cuadro clínico resultante *de la aparición de grasa en un área de vascularización corneal previa;* puede producirse muchos años después de la enfermedad original y puede desarrollarse súbitamente sin asociarse con ninguna reactivación de la lesión original.

En el área vascularizada aparece una placa blanca cuya naturaleza varía con el grado de vascularización y el estado de la córnea; así, cuando la vascularización se limita a un área localizada en una córnea compacta, el depósito de grasa tiende a adoptar una forma en disco; cuando la córnea se encuentra hinchada el depósito toma la forma de abanico radiando desde las terminaciones de los vasos y, en presencia de una vascularización extensa, el cambio graso es igualmente difuso.

Se han informado de casos idiopáticos bilaterales como los de Croxatto JO et al (1985) que catalogó como secundario, Omerod LD (1987), y Alfonso E et al, 1988. Ghanem RC et al (2012) informó de dos casos de queratopatía anular idiopática bilateral que evolucionó lentamente durante más de una década siendo finalmente necesaria una queratoplastia.

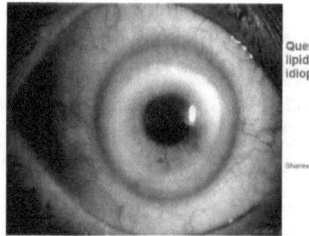

Queratopatía lipídica anular idiopática

Ghanem Rc et al. 2012

A veces la enfermedad es reversible y la grasa puede desaparecer, particularmente si la córnea se encuentra hinchada.

Marsh RJ y Marshall J (1982) trataron la queratopatía con láser de argón actuando sobre el vaso de alimentación, de sus 22 casos sólo 6 mejoraron la visión aunque la extensión y densidad de la placa disminuyó en aproximadamente un 50% en el total de los casos. Esta fotocoagulación puede producir edema corneal e infiltración leucocitaria y, por lo tanto, neovascularización; para evitarlo Mendelsohn AD et al (1987) indujo trombosis fotoquímica en conejos con queratopatía lipídica informando de buenos resultados. Con esta misma finalidad se ha utilizado terapia fotodinámica con buenos resultados y bien tolerada (Igarashi T y Takahashi H, 2010; Al-Abdullah AA y Al-Assiri A, 2011).

También se ha utilizado bevacizumab en inyecciones subconjuntivales e intra-corneales para la neovascularización en la queratopatía lipídica demostrando ser un método bien tolerado y efectivo para obliterar la neovascularización, con escasos efectos adversos oculares y sistémicos, e informándose de algunas regresiones de los depósitos lipídicos (Oh JY et al, 2009; Chu S et al, 2011) y en forma tópica (4 veces al día (Castro Rebollo M et al, 2011).

Anillos blancos de la córnea

Este aspecto clínico se menciona rara vez en la literatura, probablemente a causa de que es fácil que pasen por alto ya que la lesión es diminuta y no origina síntomas. Sin

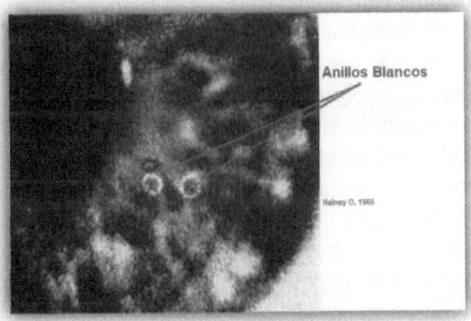

embargo, no es tan raro como se puede juzgar por el hecho de que Kuan (1936) vio 11 casos en dos años, Halway O (1965) 14 casos en 4 años, mientras que Jacoby y Domínguez (1944) revisaron 50 y Hesse (1942-1949) observó 51 casos. El anillo blanco, de unos 0'5 mm de diámetro, tiene forma redondeada u ovalada, y está formado de diminutos puntos blancos que coalecen para formar una línea continua con pequeñas constricciones o irregularidades en su contorno y con frecuencia presenta lagunas en su recorrido; dentro del círculo pueden existir pequeños puntos de un tipo similar. Las motitas tienen predilección por la parte inferior de la córnea y se sitúan a nivel de la membrana de Bowman que puede encontrarse rota (Hesse, 1949; Halmay O, 1965) o más profundamente en el estroma anterior (Miller y Gordon, 1950); el epitelio suprayacente es liso y no existe alteración en el tejido de alrededor.

Histológicamente las motitas se deben a agregaciones de material lipídico (Muramatsu, 1935; Uyama, 1936) aunque las propiedades de tinción sugieren la presencia de calcio (Ballantyne, 1942; Hesse, 1949; Miller y Gordon, 1950).

George Coats (1912) fue el primero en describirlos y los consideró como una enfermedad congénita, una hipótesis compartida por Mayou (1933). Otros autores lo asociaron con traumas[118] o con una enfermedad intra-ocular (Ballantyne, 1933-42). Aunque no se puede conseguir un historial de traumas en algunos casos (Stallard, 1934), la presunción más probable es que es una forma de infiltración grasa secundaria de una pequeña cicatriz que sigue a un trauma mínimo (y a menudo olvidado), como el producido por un cuerpo extraño que penetró bajo el epitelio y que es conforme con el hecho de que muchos de estos casos se produjeron en maquinistas de ferrocarriles (Halmay O, 1965). Además se han descrito casos donde los anillos aparecieron poco después del impacto de un cuerpo extraño (carboncilla, 3 casos y una limadura, Purtscher, 1949); MacRae (1935) encontró el típico anillo asociado con una nébula corneal, mientras que se han descrito múltiples anillos después de que la córnea fuera salpicada con partículas de arena 30 años antes (Miller JH y Gordon WH, 1950). Miller EM (1966) los consideró como enfermedad profesional, por las salpicaduras, de los trabajadores de las piedras calizas. Por otro lado, se ha sostenido que el factor etiológico esencial es un trastorno del metabolismo lipídico (Bonnet-Gehin y Tavernier, 1963).

Se ha informado que algunos casos se limpian espontáneamente (Halway O, 1965).

Degeneración grasa primaria (lipidosis, xantomatosis)

Conway JA y Loewenstein A (1943) fueron los primeros en discutir si se puede acumular grasa en una córnea por otro lado aparentemente normal, y que sólo cuando esto sucede en ausencia de signos de inflamación, disturbios epiteliales o vascularización puede considerarse legítimamente la existencia de una degeneración grasa primaria; puede aparecer vascularización en fases posteriores como resultado de una respuesta de cuerpo extraño a la presencia de grasa. Si se acepta este estricto punto de vista la enfermedad es rara y la mayoría de los casos descritos en la literatura desde los tiempos de Kamochi (1893) representan cambios secundarios (Heath, 1935), pero parece razonable mantener esta definición a la espera de mejores datos a sabiendas que cada vez se reducirá más. Estos cambios habitualmente se producen cuando el contenido lipídico del suero se encuentra elevado pero en ocasiones (en cuanto conocemos) es normal y se describen bajo el encabezamiento de *xantomas de la córnea*.

En la diferenciación entre situaciones primarias y secundarias, las primeras publicaciones, iniciadas con la contribución de Kamochi (1893), se deben rechazar por la falta de información suficiente, y debemos recordar que hasta algo más de la mitad del siglo pasado, los métodos analíticos eran poco fidedignos; más aún, la posición se complica por el hecho de que las infiltraciones, sea cual sea su origen, tienden a ser clínica y patológicamente iguales. Si admitimos la existencia de una lipidosis primaria de la córnea, se puede definir como una infiltración lipídica que habitualmente se produce a finales de la vida; a veces unilateral, a veces bilateralmente, caracterizada por la aparición de opacidades parenquimatosas blancas o amarillentas, difusas o localizadas, situadas central o periféricamente, que se vascularizan y tienden a progresar por ataques irritación recurrentes. Rara vez la enfermedad regresa espontáneamente (Braendstrup P, 1948); habitualmente el cambio degenerativo progresa y, volviéndose más superficial, finalmente conduce a la pérdida del epitelio y a síntomas dolorosos, mientras que si se establece un tejido cicatrizal, la visión se afecta seriamente.

El elemento familiar no es prominente, pero Tsopelas (1948) sugirió que se pueden presentar en algunos casos, mientras que se ha descrito una forma juvenil (Orzalesi F,

---

[118] Gallemaerts, 1926; Vogt, 1930; MacRae, 1935; Ziporkes, 1936; Waldman, 1942; Miller JH y Gordon WH, 1950; Sármány J, 1964; Halmay O, 1965; Miller EM, 1966; Custovic K y Cuendet JF, 1971; Singh G, 1981.

1947; Franceschetti A y Babel, 1950). Di Ferdinando (1954) estudió una familia interesante donde el hijo mostraba una típica degeneración cristalina, mientras que el padre presentaba una degeneración grasa primaria de la córnea.

Numerosos escritores han realizado estudios patológicos de los cambios grasos en la córnea[119]. Muestran una deposición de grasa en todos los grados afectando al epitelio, membrana de Bowman, substancia propia y endotelio. Es probable que la grasa sea inicialmente intra-celular y cuando se produce necrosis se vuelva extra-celular. Las principales acumulaciones se producen en las capas medias del estroma donde las láminas muestran cambios necróticos y vacuolas, mientras que entre ellas se sitúan gotitas grasas y agujas de cristales. También hay una infiltración de grandes histiocitos sufriendo degeneración espumosa, su citoplasma se encuentra lleno de gránulos grasos. En realidad, la mayor parte de la grasa se sitúa en ellos, y las acumulaciones son especialmente numerosas en la región del ángulo de filtración. Los elementos teñidos por Sudán son más numerosos que los teñidos por ácido ósmico mostrando que aunque se presentan grasas neutras, la mayor parte de los depósitos pertenecen al grupo del colesterol. Cuánto más vieja es la lesión más prominentes son los componentes cristalinos y menores las células histiocitarias, y en casos muy antiguos, a medida que la degeneración se vuelve más completa, aparece tejido fibroso y puede ser evidente la calcificación. Spantang (1927) describió un caso interesante donde se combinó una degeneración grasa y calcárea.

.- *Tratamiento de la degeneración grasa.*

A pesar de la probable relación entre los cambios grasos y la hipercolesterolemia, aún no se han presentado datos de su modificación con la dieta, aunque aparentemente ocurrió (van Canneyt, 1948).

El problema es el de la sustitución de un tejido vascularizado y opacificado mediante una queratoplastia, pero cuando se han producido cambios difusos en toda la córnea, el problema quirúrgico puede presentar grandes dificultades. La queratoplastia se puede seguir de la infiltración lipídica del injerto (Davidson A, 1947). Es interesante que en un caso bilateral tratado con queratoplastia por Wright (1930) un injerto fue exitoso y el otro sufrió una infiltración grasa.

Degeneración hialina

Ya se ha comentado la naturaleza de la degeneración hialina y amiloide. Smolin G y Thoft RA (1994) la describieron como una entidad patológica rara y específica. Otros autores han utilizado el término como sinónimo de la queratopatía climática o de la degeneración esferoidea de la córnea (Gray RH et al, 1992) como veremos posteriormente ya que se agrupan actualmente dentro de la queratopatía climática.

En la córnea el material se deposita extra-celularmente, iniciándose como pequeños gránulos que coalecen en glóbulos homogéneos redondeados que frecuentemente muestra su crecimiento por acreción sobre su borde festoneado. Como con la degeneración grasa, los cambios hialinos en la córnea se producen en forma primaria y secundaria. La secundaria es común, tanto en el estroma como en el epitelio en cicatrices degeneradas y leucomas, en el pannus tracomatoso y en otros procesos similares.

---

[119] Komachi, 1893; Tertsch, 1911; Bachstez, 1921; Meyer, 1928; Vannas, 1931; Shapira, 1933; Katz y Delaney, 1933; Ivanova, 1935; Wright, 1936; Davidson A, 1947; Franceschetti A y Babl, 1949; Cogan, 1960; Georgiades y Chilas, 1962.

Los depósitos hialinos se asocian con la membrana de Bowman recordando a las drusas vistas en la membrana de Descemet o de Bruch; son interesantes en vista de la diferencia en la constitución de esta membrana. Se han descrito en varias situaciones patológicas, y en un ojo casi normal en la intoxicación por plomo (Elschnig, 1899), pero es muy probable que la membrana de Bowman no juegue ninguna parte activa en su desarrollo y meramente se deposite sobre ella.

El tipo primario de degeneración hialina se ve en forma granular, macular y en celosía. Kozlowski (1953) describió una forma de degeneración hialina de la córnea que denominó *degeneratio hialoidea granuliformis corneae,* caracterizada por la deposición bilateral de material hialino agregados en pequeñas opacidades amarillentas en la mitad inferior de la córnea donde causó excrecencias verrucosas sobre la superficie.

Histológicamente demostraron ser masas redondeadas de material hialino inmediatamente bajo el epitelio, algunas de ellas rodeadas por invaginaciones epiteliales. En este caso no existían signos de tracoma u otras enfermedades.

Para Frising M et al (2003) esta entidad sería la fase inicial de una degeneración corneal de Salzmann; este supuesto se basa en el hecho de que los hallazgos histológicos respectivos ya indican la presencia de esta patología. En la región de engrosamiento nodular, el tejido estromal superficial consiste en fibrillas de colágeno que se hialinizan y se disponen de forma irregular en ausencia de cambios inflamatorios o vascularización. El epitelio corneal muestra degeneraciones focales, mientras que la membrana de Bowman no se identifica en su ubicación subepitelial habitual.

Se trata mediante queratoplastia superficial.

Queratopatía en banda hialina nodular (queratopatía climática)

Posiblemente se traten de variantes de las actuales queratopatías climáticas. Bartolucci (1933) probablemente fue el primero en describir esta curiosa presentación clínica con una incidencia geográfica restringida a Somalia que más tarde estudió Zanettin G (1937) en las islas del Mar Rojo (76 casos). En esta región era tan común que se llamó "la ceguera de Dahalach o Dahlak". Falcone C (1954) informó de un cuadro clínico similar (340 casos en Somalia) que denominó "distrofia corneal tropical". Bietti GB et al (1955) describió casos similares en Eritrea, Somalia y alrededor del Golfo Pérsico, Nataf R et al (1957) en Túnez, Gandolfi A (1962) en Libia y entre negros del Transvaal (antigua colonia británica en Sudáfrica).

Existe una opacidad nodular elevada de una coloración parduzca que se produce simétricamente en ambas córneas con una distribución en banda confinada a la fisura palpebral dejando limpia la región inmediatamente alrededor del limbo. No hay vascularización o de otra enfermedad ocular. Los nódulos se deben a acúmulos globulares hialinos entre el epitelio y la membrana de Bowman; el epitelio y el estroma son esencialmente normales.

La causa de la degeneración no está clara, pero en vista de su presencia en países tropicales donde existe un índice alto de evaporación, se adscribieron a condiciones climáticas, pero su presencia en el Transvaal pone dudas en esta hipótesis.

Si se necesita tratamiento éste consiste esencialmente en una queratoplastia lamelar.

La **queratopatía climática por gotitas** es una enfermedad degenerativa de la córnea adquirida y potencialmente incapacitante que es altamente prevalente en ciertas comunidades rurales de todo el mundo (Serra HM et al, 2015) y que incluyen a la degeneración hialina que acabamos de describir. Afecta predominantemente a los varones mayores de 40 años. Tiene muchos otros nombres, como distrofia nodular en forma de banda de Bietti, queratopatía del labrador, degeneración esferoidal, queratopatía actínica crónica, degeneración de gotas de aceite, degeneración elastoide y degeneración corneal queratinoide.

La primera descripción de una enfermedad corneal que pudo haber sido una queratopatía climática por gotitas fue realizada por Baquis E en 1898; y tres décadas más tarde por Lugli en 1935. Luego, en 1937, Zanettin encontró una queratopatía climática en pescadores del archipiélago de Dahlak en el Mar Rojo, que describió como una forma grave de esta enfermedad que conduce a la ceguera por opacidad corneal (Zanettin G 1937). Desde entonces, se han hecho muchas descripciones de esta enfermedad en diferentes partes del mundo que comparten una humedad baja común, vientos constantes y exposición crónica a altos niveles de radiación ultravioleta (UVR): Somalia (Fretillere Y et al. 1967; Falcone C 1954; Bietti GB et al. 1955), Eritrea (Bietti GB et al. 1955; Rodger FC, 1973), El Golfo Pérsico (Bietti GB et al. 1955), Túnez (Nataf R et al. 1957), Libia (Gandolfi A, 1962), Sudáfrica (Etzine S y Kaufmann JC 1964; Freedman A, 1973; Freedman J, 1973), Labrador y New Foundland en Canadá (Freedman A, 1965; Young JD y Finlay RD, 1975), Islandia (Forsius H, et al. 1970), Siberia (Forsius H, 1972), Estados Unidos (Fraunfelder FT, et al. 1972; Klintworth 1972), Australia (McGuinness et al. 1972; Taylor 1980), Baffin Island (Freedman A, 1965), Norte de Canadá (Forsius H y Eriksson A, 1973; Wyatt 1973), Guinea (English FP, 1973), Norte de Camerún (Anderson y Fuglsang 1976), Seychelles Islas (Pilley 1976), archipiélago finlandés (Forsius 1976), Punjab India (Singh y Singh 1978), Groenlandia (Norn 1978), Chad (Resnik desde 1988), región Titicaca en Perú (Forsius H y Losno W, 1985), Ruanda (Forsius H, et al. 1995) y más recientemente en Argentina (Urrets-Zavalia et al. 2006).

Serra HM et al (2015) proporciona la siguiente lista de nombres utilizados en la literatura, algunas de las cuales se han comentado en sus variantes de presentación clínica:

1.- Según su presunta etiología: Queratopatía climática en gotas (Freedman A, 1973; Gray RH et al, 1992); queratopatía actínica crónica (Klintworth GK, 1972); degeneración climatológica en forma de banda (Forsius H, 1972).

2.- Según el área geográfica: Ceguera de las islas Dahlak (Zanettin G, 1937; Rodger FC, 1973); distrofia corneal de los trópicos (Falcone C, 1954); distrofia corneal (Falcone C, 1954); distrofia corneal nodular del cinturón de países tropicales y suelos áridos (Bietti GB et al, 1955); queratopatía de Labrador (Freedman A, 1965); queratopatía de Nama (Freedman J, 1973); queratitis de Labrador (Tremblay M y Dube J, 1974), queratopatía de esquimales (Parsons JH, 1904; English FP, 1973).

3.- Según epónimos: Distrofia nodular de Bietti (Etzine S y Kaufmann JCE, 1964); distrofia nodular corneal de Bietti (Tremblay M y Kaufmann J, 1964).

4.- Según su presentación clínica: Degeneratio corneae esferularis elaioides (Lugli, 1935); degeneración primaria superficial central en gota de aceite (Alajmo A, 1953); distrofia nodular en forma de banda (Etzine S y Kaufmann JCE, 1964); queratopatía nodular hialina en forma de banda (Duke-Elder S y Leigh AG, 1965); degeneración esferoidea (Fraunfelder FT et al, 1972); distrofia gelatinosa (Freedmann J, 1973); queratopatía de gotitas (Garner A et al, 1976), degeneración en gotitas corneal (Anderson J y Fuglsang H, 1976).

5.- Según la naturaleza de los depósitos: Degeneración coloidea corneal (Baquis E, 1898); degeneración hialina corneal (Sachsalber A, 1901); degeneración hialina de tipo especial (Parsons JH, 1904); degeneración granular hialina corneal (Kozlowski B, 1953); degeneración corneal queratinoide (Garner A, 1970); degeneración corneal proteinacea (Christensen GR, 1973); degeneración corneal elastótica (Brownstein S et al, 1973); Elastosis corneal (Rodrígues MM et al, 1975).

6.- Según la actividad de los pacientes: Queratopatía del pescador (Prasadrao RS, 1961).

La queratopatía climática se puede clasificar en tres niveles según la participación del tejido y los aspectos clínicos[120]:

- Grado 1 se caracteriza por múltiples depósitos subepiteliales translúcidos, pequeños y fuertemente confluentes, localizados cerca del limbo temporal y / o nasal, que se ven mejor con la iluminación de hendidura dispersada desde atrás y gran aumento. Con frecuencia se observa una franja peri-limbal de córnea clara. En esta etapa, la agudeza visual no está comprometida.

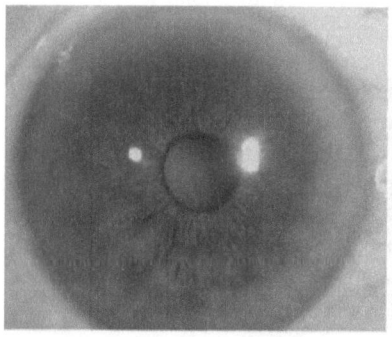 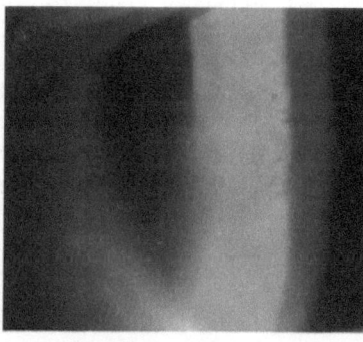

Queratopatia climática grado 1

- En el Grado 2, la turbidez se extiende sobre las 2/3 partes inferiores de la córnea, dando una apariencia empañada. El hecho de que la córnea superior esté protegida por el párpado superior sugiere un factor etiológico que contribuye a la exposición crónica de la córnea a la iluminación UV y otros factores de estrés ambiental. La agudeza visual está de moderada a severamente afectada.

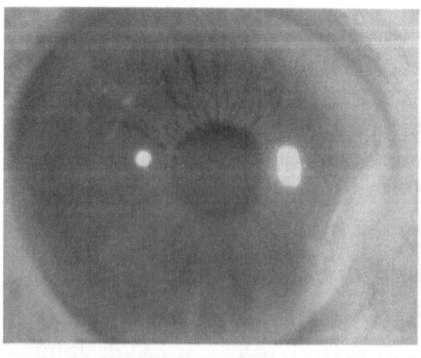 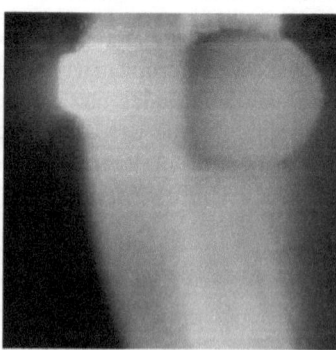

Queratopatía climática grado II

El grado 3 se caracteriza por la presencia de grupos de gotitas subepiteliales doradas de diferentes tamaños, algunas de ellas de 1 mm de diámetro, que se extienden en tamaño y cubren la córnea a medida que avanza la enfermedad. En casos avanzados, se pueden observar áreas de opacificación del estroma anterior vascularizada o fibrosis. Una vez que

---

[120] Fraunfelder et al. 1972; Freedman 1973, Urrets-Zavalia et al. 2006; Urrets-Zavalia et al. 2007

la córnea central se encuentra densamente comprometida, la grave pérdida visual que se produce puede ser definitiva en estos pacientes. En etapas avanzadas de la enfermedad, una disminución importante en la sensibilidad de la córnea puede provocar cambios tróficos en ella, perforación y pérdida visual permanente (Ormerod et al. 1994).

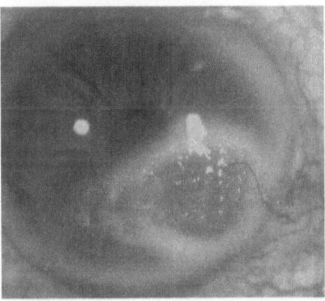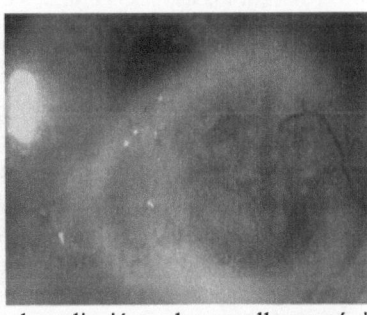

Queratopatía climática

grado III

Además de los hallazgos corneales, la radiación solar que llega crónicamente a la parte inferior del iris (más expuesta) también podría desempeñar un papel en la inducción de la despigmentación o atrofia del iris en sus capas anteriores, como se ha observado en el 30% de los pacientes con queratopatía climática en gotas (Urrets-Zavalía et al. al. 2007).

La presentación clínica y la gravedad de las lesiones pueden variar significativamente según la región particular y sus condiciones climáticas. Se han descrito formas más graves de queratopatía climática en gotitas en regiones con mucho calor y sequedad, como las islas del Mar Rojo (Zanettin 1937; Rodger 1973), en comparación con la afectación corneal descrita en pacientes de regiones frías como Labrador y el Ártico Polar (Freedman 1965; Forsius 1972).

La queratopatía climática en gotas es una entidad clínicamente bien definida, y su diagnóstico es fácil para un oftalmólogo experimentado, incluso en sus primeras etapas, siempre que se realice un examen cuidadoso con lámpara de hendidura. El diagnóstico diferencial incluye todas las enfermedades que producen un aspecto clínico empañado de la córnea. La iluminación con lámpara de hendidura y el alto aumento revelan los depósitos subepiteliales translúcidos confluentes típicos. La enfermedad es bilateral, aunque con frecuencia se observa asimetría, ya que un ojo puede presentar enfermedad de grado 1 y el otro ojo un grado 2 o 3. Por el contrario, la degeneración esferoidal secundaria se produce en ojos enfermos, generalmente ciegos y de manera unilateral. El diagnóstico diferencial se debe hacer con la degeneración esferoidal secundaria, distrofia gelatinosa en forma de gota, edema corneal, degeneración corneal en forma de banda, degeneración nodular de Salzmann, queratopatía proteoglicana estromal climática, degeneración limbal de Vogt, distrofias corneales superficiales, como la enfermedad de Reis-Buckler y la distrofia granular, y la degeneración corneal hipertrófica periférica (Järventausta et al. 2014).

Actualmente, no hay disponible ningún tratamiento farmacológico para la queratopatía climática en gotas, aparte del trasplante de córnea que es la única opción de tratamiento para las etapas avanzadas de la enfermedad. Sin embargo, se ha observado recurrencia de queratopatía climática en pacientes injertados con queratoplastia lamelar y penetrante entre los 3 años y medio y los 7 años después de la cirugía. En ambos casos, la enfermedad comenzó en la periferia horizontal del injerto y se extendió centralmente. Estas recurrencias ocurrieron en pacientes que continuaron estando expuestos de manera persistente a los factores etiológicos (Al-Rajhi y Cameron 1996). El injerto, aunque es relativamente efectivo, no es adecuado para pacientes que viven en regiones remotas y pobres del mundo.

Un importante conjunto de nueva información se ha acumulado en los últimos años desde que Klintworth (2008) revisara los aspectos clínicos e histológicos de esta queratopatía.

En los últimos 6 años, Serra HM et al (2015) junto con otros investigadores, han añadido una nueva perspectiva a nivel celular de esta enfermedad corneal degenerativa. Aunque hace muchos años, se describieron los depósitos globulares en la capa más anterior de la córnea en la queratopatía climática mediante microscopía óptica y electrónica (Garner et al. 1973; Johnson y Overall 1978), recientemente, se ha estudiado las anomalías de la queratopatía climática en gotas utilizando microscopía de escaneo láser confocal in vivo. La microscopía confocal clínica se desarrolló para superar algunas de las limitaciones convencionales de la microscopía de luz y electrónica, así como de la necesidad de tener que arreglar y procesar muestras antes de su evaluación. A finales de la década de 1980s, los avances tecnológicos llevaron al desarrollo del microscopio clínico confocal que permite la visualización detallada de las córneas de un paciente a nivel celular. Gracias a esta técnica, ha sido posible obtener imágenes celulares en las diferentes capas de la córnea, clasificarlas y estimar su densidad (Cavanagh et al. 1990; Ruggeri y Pajaro 2002). La distribución nerviosa dentro de la córnea se ha estudiado con elegancia mediante la tinción histopatológica (Müller et al. 1996, 1997), pero la microscopía de escaneo láser confocal ha proporcionado una técnica para examinar el cambio en la densidad de inervación asociada con el trauma y las condiciones patológicas en la córnea del paciente (Auran et al. al. 1995). Aunque las degeneraciones y distrofias corneales ya se han estudiado mediante escaneo láser confocal, no fue hasta recientemente que se describieron las anomalías corneales en pacientes con queratopatía climática usando esta técnica (Urrets-Zavalia et al. 2012).

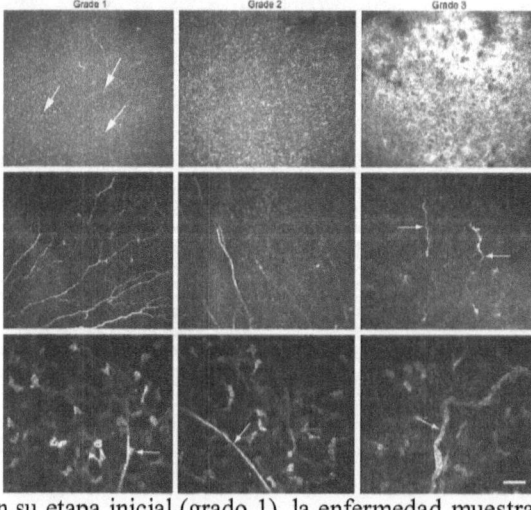

Imágenes de microscopia de escaneo láser confocal in vivo. La capa de Bowman. (A) Grado 1: numerosos depósitos hiperreflectivos en forma de punto (flechas) en la córnea central. (B) Grado 2: aumento de la densidad de los depósitos. (C) Grado 3: depósitos hiperreflectantes confluentes. Nervios subbasales. (D) Grado 1: aspecto normal y densidad del plexo nervioso subbasal. (E) Grado 2: disminuye la densidad de las fibras nerviosas con una terminación nerviosa abrupta. (F) Grado 3: densidad nerviosa extremadamente disminuida y fibras nerviosas fragmentadas (flechas). Nervios estromales. (G) Grado 1: nervio normal y ramificación (flecha). (H) Grado 2: Nervio con grosor irregular (I) Grado 3: Configuración irregular del nervio. (Barra = 50 lm).

En su etapa inicial (grado 1), la enfermedad muestra cambios incipientes con depósitos puntiformes reflectantes en la membrana basal y la capa de Bowman. En el estroma superficial se observó una reflectividad leve y difusa, dispersada posteriormente, y el plexo nervioso sub-basal es normal.

En sus estadios moderados y avanzados (grados 2 y 3), se observa una mayor reflectividad del epitelio corneal superficial y la condensación de los depósitos puntiformes dentro de la capa de Bowman y el estroma corneal. La densidad del plexo nervioso sub-basal disminuye y los nervios se alteran morfológicamente. También se ha observado algunos depósitos hiporreflectantes redondos dentro del estroma anterior hiperreflectivo que pueden estar relacionados con los de gotas de queratinoides. Al contrario de los nervios estromales normales y la ramificación encontrada en el grado 1, los nervios estromales presentan configuración irregular y grosor en los grados 2 y 3 Serra HM et al, 2015).

Los cambios iniciales no parecen afectar al plexo nervioso sub-basal, pero las formaciones de depósitos posteriores conducen a cambios en los nervios sub-basales y estromales que producen alteraciones que pueden ser responsables de la hiposensibilidad corneal encontrada en estos pacientes (Urrets-Zavalía et al. al. 2007). Las consecuencias patológicas sobre los nervios, causadas por la acumulación de material extracelular, pueden ser similares a la patogénesis del tipo II de la distrofia corneal en celosía (enfermedad de Meretoja). En esta enfermedad, la acumulación de proteína gelsolina anormal conduce a la destrucción de los nervios corneales (Rosenberg et al. 2001; Mattila et al. 2014).

En estadios avanzados, se han observado placas hiperreflectivas del estroma subepitelial, queratocitos activados y vascularización periférica (Serra HM et al, 2015). La progresión de la enfermedad se acompaña de un incremento de las células dendríticas en el área del limbo y con un compromiso del epitelio (cuerpos de inclusión) y la arquitectura basal (vacuolas) que puede ser secundaria a fibrosis e hipoestesia (Urrets-Zavalía et al. 2012). El estroma corneal profundo y el endotelio corneal no se ven afectados.

Se han realizado muy pocas investigaciones durante el siglo anterior para tratar de dilucidar los mecanismos moleculares implicados en la patogénesis de la queratopatía climática. A pesar de que algunos de sus componentes se identificaron en las gotitas (Tabbara 1986; Duhaiman et al. 1988), su composición precisa sigue siendo desconocida. Hace unos años, Fujii et al., preparó y caracterizó un anticuerpo policlonal contra los péptidos que contienen D-beta-Asp (Fujii et al. 2000) que se usó para demostrar la acumulación de proteínas D-beta-Asp contenidas en la piel y en varias partes de los ojos, incluido el cristalino, esclerótica, epitelio ciliar, membrana limitante interna, lámina cribosa y drusas (Kaji et al. 2007). En 2010, los mismos investigadores informaron una acumulación anormal de proteínas D-beta-Asp en tres muestras de córnea con queratopatía climática en gotas y en pingüeculas, pero no en córneas con queratopatía ampollosa, queratitis intersticial o córneas normales (Kaji et al. 2010). Un estudio previo realizado por el mismo grupo mostró que los materiales amorfos encontrados en los mismos tres pacientes con queratopatía climática en gotas eran proteínas agregadas que contenían productos finales de glicación avanzada, incluida la N- (carboxi) metil-L-lisina, pirralina, pentosidina e imidazolona (Kaji et al. 2007). Los productos finales de glicación avanzada tardan mucho tiempo en formarse porque no están involucradas enzimas en sus formaciones. Como todos estos cambios estructurales conducen a la acumulación de proteínas alteradas, los autores propusieron que la formación y acumulación de productos finales de la glicación y proteínas que contienen D-beta-Asp subyacen a la patogénesis de la queratopatía climática en gotas.

Para Serra HM et al (2015) suponen que la queratopatía climática en gotas surge en la córnea de personas con exposición crónica a condiciones ambientales desfavorables (UV-B, falta de vegetación / sombra, clima seco con condiciones de viento, bombardeo de partículas, deficiencia nutricional parcial de aminoácidos, falta de protección ocular y factores genéticos). El estrés oxidativo y los procesos inflamatorios conducen a una progresiva degradación y acumulación de material proteináceo en la membrana de Bowman y en el estroma superficial.

Como en otros cambios de este tipo la degeneración calcárea puede ser de origen primario y secundario.

La *degeneración calcárea secundaria* se presenta en enfermedades similares a las de la degeneración hialina, con la que se asocia frecuentemente tanto de manera contemporánea como secuencialmente, como se aprecia en lesiones como cicatrices antiguas, leucomas, úlceras ateromatosas o la queratopatía en banda.

El carbonato y el fosfato cálcico en íntimas combinaciones orgánicas se depositan primero como gránulos finos, y más tarde en nódulos irregulares o láminas; la mayoría de ellos se depositan en la membrana de Bowman y en las capas superficiales del estroma. Los depósitos tienden a actuar como cuerpos extraños y la irritación que causan produce la encapsulación con tejido fibroso, a veces conteniendo células gigantes, mientras que las agregaciones más superficiales pueden encapsularse por el epitelio y finalmente exfoliarse.

Como veremos, los depósitos calcáreos, particularmente en el epitelio pueden formarse en la córnea en casos de hipercalcemia, por ejemplo en la sarcoidosis y osteoporosis, y particularmente aquellas inducidas por la administración excesiva de vitamina D; e enfermedades hereditarias y sistémicas, en afecciones inflamatorias crónicas del segmento anterior e interacciones químicas (gotas para los ojos con conservante: Schlötzer-Schrehardt U et al, 1999; Bernauer W et al, 2006).

Se ha informado de la formación de hueso en la córnea como una extensión de la osificación de la úvea (Zwigner A, 1940).

La *degeneración calcárea primaria* (de Axenfeld; distrofia calcárea de la córnea), si existe, es un proceso extremadamente raro. Axenfeld (1917) registró un caso bilateral en un muchacho de 8 años de edad donde se produjo un depósito masivo de fosfato cálcico en los estratos superficiales y centrales del parénquima, afectando ligeramente a la membrana de Bowman pero dejando indemne al epitelio; el examen histológico mostraba que los gránulos de calcio eran principalmente agregaciones entre las láminas en espacios interlamilares y sustituyendo a las láminas necrotizadas. La enfermedad se inició en la periferia de la córnea en ausencia de signos microscópicos de un antecedente de inflamación, y progresa hacia el centro donde se podía ver un moteado fino con la lámpara de hendidura.

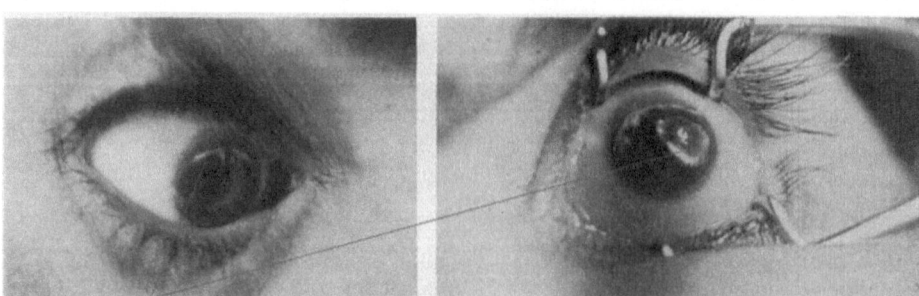

Degeneración calcárea bilateral

Mohan H et al (1969)

En un paciente anciano descrito por Michaïl (1935) se produjo un cambio masivo similar de manera secundaria en la medida en que siguió a una ligera lesión, pero parecía muy desproporcionado con respecto al daño original; un caso posterior fue el informado por Tita (1940) donde los depósitos se encontraban localizados. En ninguno de estos tres casos existían datos de hipercalcemia. Mohan H et al (1969) añadió un caso bilateral y

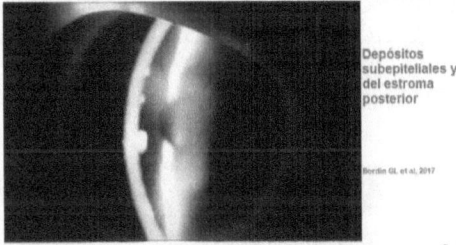

otro unilateral. Menezo JL et al (1975) informó de otro caso con forma anular y que siguieron durante 15 años. Bordin GL et al (2017) informó de otro caso en un varón de 26 años de edad.

El paciente no tenía antecedentes de enfermedad ocular o sistémica, uso de gotas para los ojos, traumatismo, discapacidad visual familiar o distrofia corneal. El examen con lámpara de hendidura reveló una cámara anterior tranquila y profunda, sin evidencia de inflamación conjuntival, cristalinos transparentes y depósitos corneales cristalinos profundos y superficiales sin edema. Los depósitos corneales se observaron en su mayor parte en profundidad en el estromal posterior / Descemet de la periferia al centro, el subepitelio central y Bowman en el ojo derecho. En el ojo izquierdo se observaron depósitos de espesor total. El epitelio se salvó en ambos ojos. El reflejo de la pupila, el iris, la presión intraocular y la fundoscopia fueron normales. Los parámetros de laboratorio revelaron un nivel de calcio sérico de 9.92 mg / dL (rango normal, 8.5-10.5 mg / dL) y una concentración de fosfato alcalino de 141 U / L (rango normal, 37-147 U / L). También realizamos una prueba de calcio en orina de 24 horas que también se consideró normal (97 mg / dL, rango normal de 25 a 300 mg / dL).

Las imágenes de AS-OCT mostraron una señal hiperintensa que correspondía a una intensa deposición de calcio en la capa de Bowman y en el estroma central posterior adyacente a la membrana de Descemet en el ojo izquierdo. También se observa deposición de calcio estromal difuso. El ojo derecho presentaba depósitos leves en el mismo lugar en relación con el ojo izquierdo. Se observó un aumento de la paquimetría en ambos ojos.

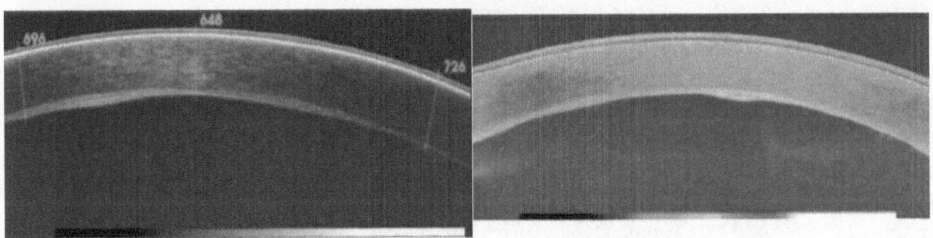

OCT del caso informado por Bordin GL, 2017

Hemos comentado que en el caso informado por Spanlang (1927) parecían coexistir una degeneración primaria calcárea con una grasa.

Con respecto al tratamiento cuando los depósitos son superficiales, la degeneración calcárea secundaria se puede tratar con la aplicación de tetra-acetato de diamina etileno disódico (0´4 al 1´38%) en solución neutra o con una queratoplastia lamelar.

La queratopatía (opacidad) en banda, una degeneración descrita inicialmente por Dixon (1848) y a continuación por su colaborador Bowman (1849), se ha descrito con varios nombres –*película calcárea de la córnea* (Dixon, 1848), opacidad *en forma de faja* (von Arlt, 1850), *opacidad en forma de cinta o banda* (von Graefe, 1869), *queratitis en banda* (Obertüschen, 1872), *queratitis trófica* (Magnus, 1883) y *opacidad zonular* (Fuchs, 1918).

La enfermedad se caracteriza por un desarrollo lento y gradual de una banda grisácea axial desde los limbos en la parte expuesta de la córnea en la abertura palpebral ligeramente por debajo de la mitad de la pupila. Para O´Connor GR (1972) parece

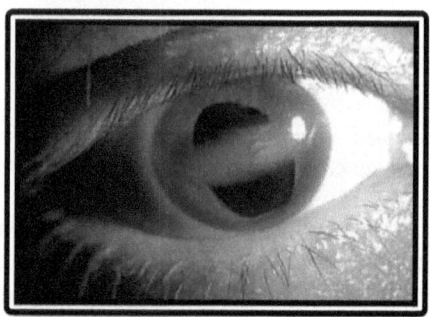

representar la vía común final de la expresión de una tendencia calcificante en un número de situaciones mórbidas independientemente de sus diferentes etiológicas, por lo que se podría considerar como un cambio degenerativo inespecífico.

Su aspecto clínico es característico. El primer cambio es una ligera turbidez a nivel de la membrana de Bowman en la que se distinguen agujeritos oscuros redondos; estos últimos son patognomónicos y así se puede diagnosticar el comienzo de la enfermedad meses o años antes de que la opacidad sea visible macroscópicamente (Koby, 1924). En la mayoría de los casos estos cambios se producen inicialmente cerca de la periferia donde aparecen primero los dos extremos de la banda; la opacidad grisácea siempre se encuentra separada del limbo por una zona clara; el borde limbal es agudo mientras que el axial se desvanece gradualmente; reduciéndose en puntos dispersos y hendiduras. Como regla general, la opacidad se extiende lentamente durante años hacia el centro hasta que se encuentran los dos segmentos. Finalmente, una banda intacta se extiende de manera directa a través de la córnea en la abertura palpebral, por lo general algo inclinado temporal e interiormente; los extremos más viejos siempre son algo más anchos y profundos que el centro formado más recientemente. Más raro es el inicio central y la extensión lateral, sin embargo, nunca alcanza el limbo; en este caso la opacidad es más ancha en el centro. No obstante, ocasionalmente la opacidad se extiende para completarse con una rapidez notable –en tres meses y medio en niños hipercalcémicos (Kendall AC, 1957), en 8 a 10 semanas en la hiper-vitaminosis D (Cogan DG, 1951), apareciendo 10 semanas después de una iridociclitis aguda para completarse en 52 días (Smiley WK et al, 1957). Otros casos de desarrollo rápido son los producidos tras el uso de inyecciones intra-camerales del activador tisular de plasminógeno que produjo una opacidad a las 24 horas de su aplicación en un caso (Wollensak G et al, 1996) y una semana después en otro (Althaus C et al, 1996). Una vez formada rara vez se revierte pero se ha observado en la enfermedad de Still (Hatherly, 1951) y en casos secundarios de hipercalcemia cuando se controla adecuadamente la enfermedad general (Schiess?, 1892; Miller S, 1958).

En todos los casos la opacidad se sitúa bajo el epitelio que habitualmente permanece intacto durante algún tiempo, aunque en los tipos secundarios la superficie a menudo está finamente punteado y ondulado. Al principio la translucidez se debe a una multitud de puntitos grises; más tarde la películas se vuelve como la tiza, blanca y sólida, frecuentemente mostrando pequeños agujeritos redondos en su superficie y grietas o hendiduras transparentes. Los agujeritos pueden corresponderse con los canales nerviosos que atraviesan la membrana de Bowman y las hendiduras transparentes a grietas o roturas en esta estructura. Finalmente pueden desprenderse trocitos de incrustaciones. La presencia de cambios guttáticos en el endotelio ya se ha comentado. Sorprendentemente, en tanto en cuanto el epitelio permanece intacto, la sensibilidad corneal permanece normal (Nettleship, 1879). La tomografía de coherencia óptica demuestra la presencia de una capa altamente reflectiva alrededor de la membrana de Bowman que se corresponde con

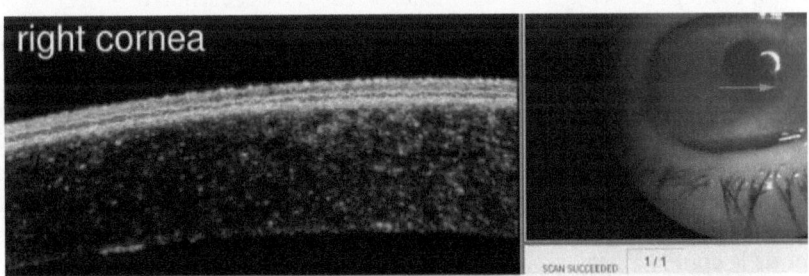

OCT mostrando hiperreflectividad alrededor de la membrana de Bowman en la queratopatía en banda

los depósitos granulares lineales subepiteliales extracelulares encontrado en la histología y que tiñen con von Kossa para el calcio (Mansour AM y Haddad R, 2016).

Como se ha comentado la acumulación progresiva de calcio deteriora la transparencia de la córnea, especialmente en el área interpalpebral, con la consiguiente dificultad visual. En estos pacientes se ha encontrado que la dispersión intraocular hacia delante, la dispersión corneal hacia atrás y las aberraciones de orden mayor son significativamente más altas que en ojos normales; pero la agudeza visual sólo se relaciona significativamente con la dispersión intraocular hacia delante (Kamiya K et al, 2017).

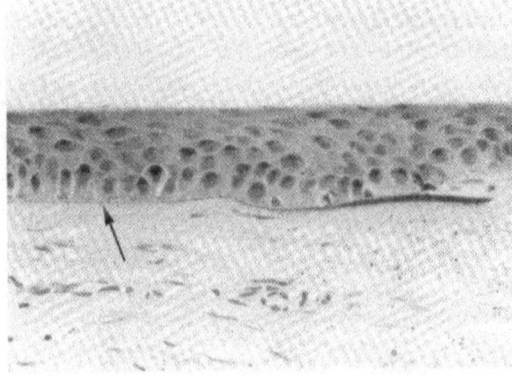

Depósitos tempranos de calcificación en la membrana basal y en la porción más anterior de la capa de Bowman. Tinción de von Kossa, X 60. La flecha indica el área de los primeros cambios.

La patología de la enfermedad se ha estudiado extensamente[121]. Inicialmente aparece un fino depósito granular sobre la cara externa de la membrana de Bowman, primero dejando el epitelio libre aunque eventualmente esta capa degenera. Finalmente, la membrana de Bowman y las capas superficiales del estroma son substituidos por un tejido fibroso avascular en la que se entremezclan áreas de degeneración hialina y una multitud de gránulos basófilos a lo largo de todo el epitelio, a veces engrosados y a veces adelgazados y atróficos. Los primeros investigadores encontraron que los depósitos granulares contienen carbonato y fosfato cálcico en forma no cristalina (Dixon, 1848; Nettleship, 1879), un hallazgo que confirmaron estudios posteriores y mediante la tinción de von Kossa para el calcio que mostraron que también existían pequeñas cantidades de sulfuro y silicatos en los casos avanzados (Sisson RJ, 1933; Goar EL, 1950; Arora R et al, 2007).

La etiología es múltiple pero es esencialmente un cambio degenerativo.

Experimentalmente von Hippel (1928) produjo un cuadro muy similar en conejos 20 días después de la ligadura de las venas vorticosas, y en una colonia de conejos con hipercalcemia. Economon JW et al (1963) encontró que aunque todos desarrollaban amplios depósitos cálcicos, la queratopatía en banda sólo se desarrollaba en presencia de uveítis. Indudablemente un factor determinante de su presencia es una alteración en el intercambio nutricional en el limbo (van Canneyt J y Kluyskens J, 1947); por otro lado, pueden acompañarse de cambios guttatos (del latín gutta, gotas) sobre la superficie posterior de la córnea[122], una asociación que ha sugerido que las alteraciones subclínicas en el endotelio pueden ser un factor causal. Además, puede estar condicionada por la hipercalcemia (Cogan DG et al, 1948) o producirse en presencia de anestesia corneal (Hery, 1952). Conrads H (1957) describió dos casos asociados con pingüeculas y consideró a las dos condiciones esencialmente similares, procesos localizados y necróticos con calcificación producidos como cambios secundarios. Observando una hipertrofia excesiva de los nervios corneales, Vrabec F (1956) propuso que podría ser significativo un elemento neurotróficos. La relación de los fosfatos contenidos en soluciones oftálmicas con la formación de depósitos cálcicos se considera como un factor determinante en su producción (Bernauer W et al, 2006; Popiela MZ y Hawksworth N, 2014) en el que participaría un estado inflamatorio subclínico.

Los casos se pueden dividir en cuatro categorías:

(1) *Secundarios a enfermedad ocular.* Es el tipo más común y puede aparecer en una diversidad de enfermedades, la más importante de las cuales es la uveítis. Típicamente la queratopatía se produce en ancianos con ojos degenerados y atrofiados, el resultado de irido-ciclitis de larga evolución, aunque el ojo no necesariamente tiene que estar encogido y la visión puede ser relativamente buena (van Canneyt J y Kluyskens J, 1947). También se puede presentar en pacientes cuya superficie corneal se encuentra comprometida debido a reacciones adversas a los conservantes/tampones de los colirios, particularmente aquellos sometidos a tratamientos crónicos[123]

Un segundo grupo afecta a niños que padecen en su gran mayoría de reumatismo en cualquier grado del tipo de la poliartritis infantil (enfermedad de Still) asociado con una

---

[121] Nettleship, 1873; Goldzieher, 1879; Bock, 1887; Usher, 1893; Leber, 1897; Best, 1900; von Hippel, 1901; Streiff EB y Zwahlen P, 1946; Wergelin E y Niessen V, 1955; Vrabec F, 1959; O'Connor GR, 1972; y muchos otros.

[122] Sala, 1934; Sagher, 1937; Colombo, 1943; Paufique et al, 1949.

[123] Najjar DM et al, 2004; Galor A et al, 2008; Jhanji V et al, 2011; Moisseiev E et al, 2013; Weng SF et al, 2016.

iritis tranquila, crónica no desorganizativa[124].También en niños se han informado de casos aparecidos después del tratamiento de una retinopatía del prematuro tipo 1 con láser de diodo (Ali SF et al, 2019); este último autor la consideró como una complicación tardía de la retinopatía del recién nacido.

Un tercer tipo más raro se aprecia como secuela tardía de la queratitis intersticial sifilítica (Holmes Spicer, 1924), mientras que también se observa el cambio degenerativo típico en casos de glaucoma de larga evolución.

(2) *Casos traumáticos.* Son raros e interesantes, y puede ser que algunos casos considerados como primarios realmente fueran de este tipo. La queratopatía sigue a exposiciones crónicas con irritantes como el mercurio en forma de vapores (Clarke, 1870; Nettleship, 1879), calomel espolvoreado diariamente en los ojos (Fuchs, 1926) o vapores de bicromato cálcico (Merz-Weingandt, 1927). También se ha informado en sombrereros que, al cortar pieles de liebres, constantemente les entraban pelos en los ojos (Topolanski, 1894; Harrinson, 1936).

(3) *Constitucional o secundarios a enfermedad sistémica.* Se puede desarrollar la típica queratopatía en banda o depósitos calcáreos en la conjuntiva en la hipercalcemia del hiperparatiroidismo o envenenamiento por vitamina D en el tratamiento de la sarcoidosis o la osteoporosis; se discute en otro lugar, pero es importante señalar que los cambios corneales pueden proporcionar el primer signo clínico del estado hipercalcémico (Walsh y Murray, 1953; Nguyen MTD et al (2019) después de inyecciones de denosumab utilizado en el tratamiento de la osteoporosis). Miller S (1958) registró su presencia en un caso de síndrome de Falconi; Lessell S y Norton EW (1964) en la hipofosfatemia y Thomas C et al (1949) en la esclerosis tuberosa de Bourneville. Fregnan E (1958) encontró que 3 de 7 casos tenían tuberculosis pulmonar y consideró a la tuberculosis como un posible factor etiológico.

(4) *Queratopatía en banda primaria.* Esta es la variedad más rara, presentándose sin una causa evidente en ojos aparentemente normales, una distinción realizada en primer lugar por Nettleship (1879). Era el tipo originalmente descrito por Dixon (1848) y otros presuntos casos fueron señalados por Schwigger (1871), Obertüschen (1872), Landesberg (1873), Lewkowitsch (1881), Verderame (1924), Sagher (1937-38), Klainguti (1939), Azzolini (1949), Charney SM (1966) y otros. Sin embargo, es muy probable que algunos de ellos pudieran haber sido de carácter irritativo o de origen traumático y, por lo tanto, fueran de naturaleza secundaria mientras que otros pudieron deberse a alteraciones en el metabolismo del calcio, una relación desconocida para los primeros autores; en realidad, el único criterio cierto de la presencia de una verdadera distrofia primaria es su presencia familiar en ojos aparentemente normales sin historia de uveítis o, en el caso de niños, de poli-artritis, y en ausencia de una bioquímica sanguínea normal. Si se acepta esta reserva algo restrictiva, se pueden reconocer dos tipos, uno senil y otro juvenil. El primero se ejemplifica en los casos informados por Velhagen (1904) afectando a dos hermanos de

---

[124] 13 de 18 casos descritos como queratitis en banda primaria por Ohm, 1910; Fuchs, 1918; Uhthoff, 1918; Behmann, 1921; Hauptvogel, 1922, fueron anotadas como padeciendo de artritis juvenil, y los casos de Waubke, 1922, Friedlanender, 1933, y Holm, 1935, tenían poliartritis. Walsh y Chan (1934) registraron un caso de larga evolución en un muchacho de 18 años de edad con una iridociclitis bilateral, catarata congénita y una invasión peculiar de la conjuntiva sobre la córnea. Posteriormente se han informado de otros casos: Kurnick, 1942; Franceschetti A y Bamatter, 1945; Black, 1947; Vesterdal y Sury B, 1952, 162 casos de enfermedad de Still de los cuales 34 desarrollaron iridociclitis y de ellos, 2º estaban afectados de queratopatía en banda; Sury B, 1952; Strazzi A, 1952; Hery, 1952; Bonnet, 1953; Zarrabi y Parhami, 1956; Fregnan E, 1956; Smiley WK et al, 1957; muchos más

66 y 71 años de edad. El tipo juvenil se puede presentar con el nacimiento pero habitualmente aparece alrededor de la pubertad (hermano y hermana de 11 y 16 años de edad, Fuchs A, 1939; 3 de 9 niños, Streiff y Zwahlen, 1946; un padre y su hijo, Gless, 1950). Taylor PJ et al (1959) informó de un caso interesante de una familia griega que vivía en Episkopi en Chipre donde 16 varones de 38 en 6 generaciones exhibieron una queratopatía en banda desde el nacimiento o durante los primeros meses de vida que habitualmente progresaba hacia la opacificación completa de la córnea asociada con otras

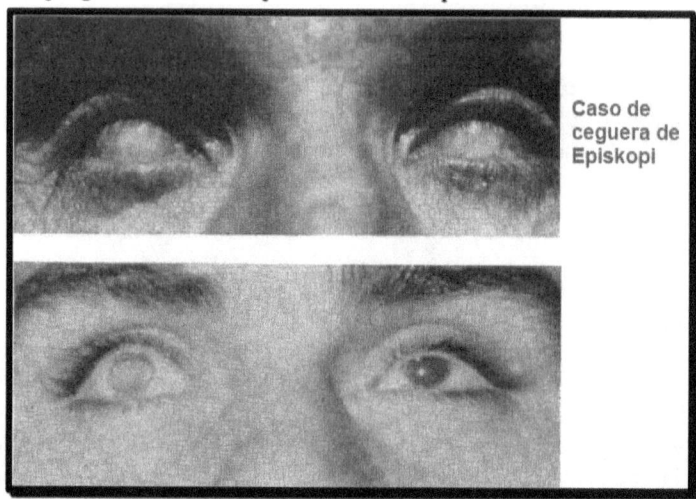

Caso de ceguera de Episkopi

varias anomalías como cataratas, opacidades retrolentales y degeneración retino-coroidal; todos los que sufrían de esta distrofia recesiva ligada al sexo se volvieron ciegos en edades tempranas ("ceguera de Episkopi").

Se ha informado que las mutaciones bi-alélicas en el gen SLC4A4 causa manifestaciones variables en niños que incluyen acidosis tubular renal proximal, retraso en el desarrollo, queratopatía en banda y glaucoma (Khao AO y Basamh OS, 2018).

En líneas generales la causa más frecuente era en el estudio realizado por Najjar DM et al (2004) de 65 casos, el edema corneal crónico, mientras que en otro estudio realizado por Al-Hilty A et al (2018) sobre 68 ojo, la causa más frecuente era la alteración de la superficie corneal por reacciones adversas a los conservantes/tampones de los colirios utilizados para el tratamiento del glaucoma.

La patogénesis aún no se encuentra completamente aclarada, pero durante mucho tiempo se asumió que era de naturaleza degenerativa. Se ha discutido si la degeneración hialina estaba etiológicamente relacionada con los depósitos de calcio (Gifford, 1924) o si los depósitos de sales de calcio eran independientes de este cambio (Tooke, 1913).

La mayoría del calcio corporal se encuentra en forma cristales amorfos de hidroxiapatita que es una substancia cristalina compuesta principalmente de calcio y fósforo, aparte de cantidades menores de otros iones. Las leyes físico-químicas aplicables a la hidroxiapatita dependen principalmente de la solubilidad del fosfato cálcico bajo diversas condiciones y, en el mejor de los casos, la solubilidad de este compuesto es muy baja, por lo que en situaciones de ligera alcalosis, como sucede con la sangre y fluidos corporales, se encuentra en peligro de saturación y deposición. Esta deposición se puede facilitar por ciertas condiciones locales como cambios en el pH, una evaporación súbita, un aumento en la concentración local de uno de los dos iones principales o la aparición de un cristal de fosfato cálcico en un área donde el límite de saturación casi se ha alcanzado.

Los tipos secundarios probablemente se deben a daño corneal y Loewenstein (1946) sugirió que como la membrana de Bowman tiene el metabolismo más lento de los tejidos corneales, una alcalosis en esta región podría facilitar el depósito de fosfato cálcico. Presumiblemente en condiciones degenerativas o en uveítis difunde más calcio a la córnea, tanto unido a proteína como ionizado, desde capilares dañados o dilatados, como sucede en los estados hipercalcémicos; Smiley WK et al (1957) sugirió que la pérdida respiratoria de dióxido de carbono podría permitir la precipitación en las capas superficiales. Cogan DG (1957) concluyó que la pérdida de agua a través de la membrana semi-permeable superficial resultaba en una concentración de electrolitos que excedía el nivel de saturación y precipitaban, en esta hipótesis el proceso es una super-saturación en lugar de una necrobiosis.

La localización de los depósitos en el área interpalpebral se ha adscrito a los efectos de la irritación y la sequedad. Doughman DJ et al (1969) creó un modelo experimental de queratopatía en banda en conejos; al producir una intoxicación con vitamina D se produjo una queratopatía en banda en todos ellos, cosa que no se producía si cerraba quirúrgicamente los párpados, pero sí si mantenía a los animales en completa oscuridad pero con los ojos abiertos. Llegó a la conclusión de que la evaporación era la causa de la distribución interpalpebral de esta queratopatía; aunque es probable que no evaluara otro posible factor causal y es que en cualquier superficie mucosa libremente expuesta la pérdida de anhídrido carbónico afecta la ionización de ácido carbónico y, de esta manera, disminuyen los hidrogeniones libres con el consiguiente aumento del pH (alcalosis). Por otro lado, Collins (1900) propuso que se podía deber al ordeño de fluidos por el parpadeo en esa área.

La inmunidad de la zona limbal se ha adscrito generalmente a la mayor irrigación vascular en la periferia corneal.

Los síntomas pueden ser ínfimos en tanto en cuanto el epitelio permanezca intacto, especialmente en la enfermedad primaria, pero cuando la superficie se vuelve áspera, la irritación puede ser considerable y constante.

Tratamiento. Cuando los depósitos se deben a una hipercalcemia puede producirse ocasionalmente la reversión y limpieza de la córnea (Walsh y Howard, 1947; Kendall, 1957). Miller S (1958), por ejemplo, informó del tratamiento exitoso (e inusual) de un paciente con síndrome de Falconi mediante la producción de una ligera alcalosis sistémica mediante la administración oral de una gran dosis de bicarbonato sódico oral. Cuando no es posible, se intentaba eliminar las incrustaciones. Varios autores aconsejaron la aplicación de soluciones químicas sobre la opacidad como ácido acético, tartárico, nítrico o hidroclorhídrico[125]; zur Nedden (1906) defendió el tartrato amónico neutro (10%). Se ensayaron inyecciones subconjuntivales de ioduro potásico (Ohm, 1910) y la aplicación de rayos X (Merkulow, 1929), y posteriormente se comenzaron a utilizar agentes quelantes como el tetra acetato diamina etileno disódico (EDTA) después de eliminar el epitelio produciendo resultados más satisfactorios (Grant, WM, 1952; Breinin GM y DeVoe AG, 1954; otros). La quelación con EDTA funciona mediante el secuestro del calcio y el ablandamiento de los depósitos. A menudo se requiere de un desbridamiento mecánico posterior, pero a pesar de ello suele proporcionar una superficie corneal más suave. El problema es que se está dejando de comercializar.

---

[125] Nettleship, 1879; Galezowski, 1881; Sommer, 1925; François, 1934; Rószler, 1947; Linhart, 1952; otros.

El desbridamiento manual con cuchillete puede producir una superficie irregular (Grant WM, 1952; Wood TO y Walker GG, 1975). Bee CR et al (2018) han informado recientemente de un proceso ambulatorio realizado bajo anestesia tópica y la ayuda de la lámpara de hendidura o un microscopio portátil. El ojo se prepara con povidona yodada y separador previa anestesia tópica; en ojos con placas elevadas se puede utilizar una hoja Beaver del nº 69 para reducir los depósitos cálcicos y también se puede utilizar para desbridar el epitelio corneal que cubre la banda calcificada, aunque no suele ser necesario. A continuación se utiliza una fresa de diamante aplicada de manera suave y uniforme de manera rotaria o de vaivén mientras se lubrica con solución salina para extraer el calcio. Es importante no aplicar demasiada presión en zonas localizadas para evitar la producción de adelgazamientos injustificados. Una vez eliminada la placa, la lesión se cubre con una lente de contacto blanda que se mantiene alrededor de una semana; se administra antibióticos tópicos durante la semana y prednisolona tópica alrededor de un mes.

En casos más avanzados o no respondedores se puede realizar un injerto lamelar. Otra opción es la queratectomía foto terapéutica en la que se extirpa la superficie corneal con un láser excímero; tiene en inconveniente de ser un procedimiento costoso y puede producir cambios refractivos.

Úlcera ateromatosa

Una úlcera ateromatosa (Fuchs, 1902) es un proceso ulcerativo rápidamente progresivo que se produce en una vieja cicatriz leucomatosa que ha sufrido una amplia degeneración por lo que la vitalidad reparativa es mínima. Como regla general, una cicatrización sigue a una perforación, y en la pseudo-córnea hubo incarceración uveal y, a veces, quedaron restos del cristalino; pero finalmente todos sus restos y los del propio tejido corneal se sustituyeron por elementos fibrosos, que sufren una degeneración hialina y calcárea. El epitelio suprayacente en algunos lugares se encuentra atrofiado y en otros permea entre las irregularidades de los tejidos subyacentes, socavando y rodeando las placas calcáreas. Este epitelio se degenera y atrofia lentamente, se vuelve xerótico y cornificado, o se pierde en la formación de vesículas, con lo que enseguida se inicia un proceso ulcerativo; una vez iniciado evoluciona rápidamente, la infección se propaga a lo largo de los crecimientos epiteliales y, como la actividad reparativa en los tejidos es inexistente, rápidamente se establece la necrosis. Habitualmente no se produce una extensión superficial o es mínima y, como el proceso necrótico es penetrante, se puede expulsar un gran secuestro.

En los casos menos severos donde existe suficiente vitalidad en los tejidos para establecer una zona de demarcación, la necrosis y en encogimiento se limita a un secuestro superficial; pero con frecuencia la perforación se sigue de una panoftalmitis.

En el caso habitual el único tratamiento racional es la escisión de un ojo ya ciego y que con certeza en el futuro será una fuente de miserias recurrentes.

Degeneración nodular de Salzmann

Es una rara degeneración no inflamatoria y lentamente progresiva que ocurre en personas afectadas durante mucho tiempo por queratitis, habitualmente pero no siempre del tipo flictenular; se caracteriza por el desarrollo de nódulos mostrando en una etapa temprana hipertrofia y en una etapa posterior cambios degenerativos en el tejido superficial corneal. Difiere de la distrofia familiar en que no se encuentra determinada genéticamente, aparece en cualquier momento de la vida, habitualmente no es bilateral, afecta principalmente a mujeres, los nódulos son grandes y escasos, y no hay cambios distróficos entre ellos.

Aunque Fuchs (1902) señaló la aparición de opacidades nodulares en casos viejos de queratitis "eczematosa" que describió como queloides, Salzmann (1925) fue el primero en establecerlo como entidad clínica al informar de una serie de 23 pacientes (de los cuales 18 eran mujeres y 5 hombres) con sus características clínicas en Graz; es curioso que en Viena, situada a unas 100 millas no encontrara ningún caso. No obstante, la enfermedad se ha descrito en muchos países, principalmente en pacientes que tuvieron o pudieron haber tenido una queratitis flictenular[126] y ocasionalmente como una complicación del tracoma (Bietti, 1947; Tavolara L, 1953). Lim MC y Chan WK (2009)

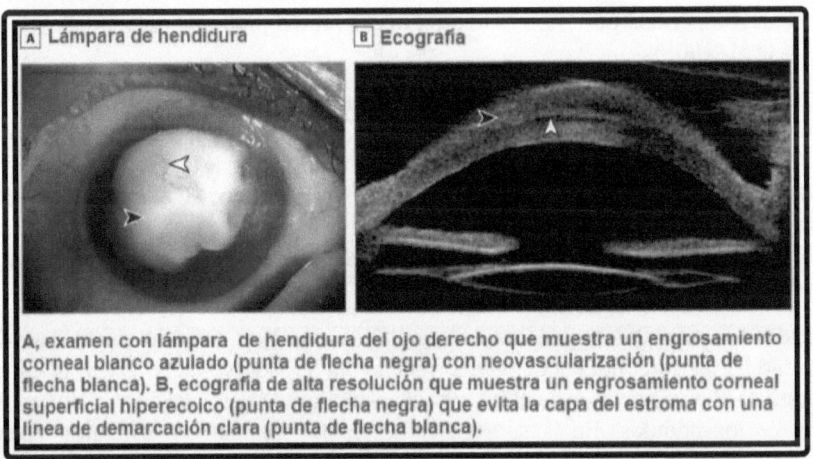

A, examen con lámpara de hendidura del ojo derecho que muestra un engrosamiento corneal blanco azulado (punta de flecha negra) con neovascularización (punta de flecha blanca). B, ecografía de alta resolución que muestra un engrosamiento corneal superficial hiperecoico (punta de flecha negra) que evita la capa del estroma con una línea de demarcación clara (punta de flecha blanca).

informaron del desarrollo de una degeneración nodular de Salzmann después de queratomielusis in situ.

El cuadro clínico se superpone a los signos de una queratitis antigua en una córnea que no se vascularizó completamente, la situación más habitual en el borde de un pannus. Los nódulos de color blanco azulado, habitualmente en número de 1 a 8, se vuelven evidentes, produciendo unas prominencias marcadas sobre la superficie; con frecuencia no causan fenómenos irritativos sino que meramente afecta a la visión, pero otras veces la fotofobia, el lagrimeo y la irritación pueden ser muy severos, apareciendo intermitentemente en ataques agudos. Las opacidades gris-azuladas o blanquecinas son más frecuentes en la periferia que en el centro corneal y, aunque son habitualmente discretas, se ha informado un caso que se presentó con la formación de un anillo periférico (Hurmeric V et al, 2011). Pueden aparecer persistentemente nódulos frescos durante años (50 años, Muir, 1940).

Graue-Hernández EO et al (2010) realizó un amplio estudio estadístico de ciento ochenta ojos de 108 pacientes. Setenta y nueve pacientes (72,2%) eran mujeres y 29 (27,8%) eran hombres. Setenta y dos pacientes tenían enfermedad bilateral. La edad media para todos los pacientes fue de 60,8 (13-92) años, y el tiempo medio de seguimiento fue de 61,2 meses (0-357 meses). El 76,1% de todos los ojos eran de raza blanca. El logaritmo medio del ángulo mínimo de resolución con la mejor agudeza visual corregida fue de 0.24 (Snellen equivalente 20/35, rango -0.12 a 2.60, SD 0.44). La disminución de la agudeza visual fue el síntoma más frecuente en el 30,6% de los pacientes. El eje visual se vio afectado en el 30% de los casos. La disfunción de la glándula de Meibomio fue la afección coexistente más frecuente, identificada en el 41,7% de los casos. Para los casos

---

[126] Katz D, 1930-53; Ladekarl, 1930; Lugli, 1931; Brown EV y Katz D, 1934; Muir, 1940; Bischler V, 1946; Pavisic Z, 1949; Wolff PG, 1949; Alajmo?, 1953; Etienne R y Moreau PG, 1957; Hugonnier R et al, 1961; otros.

bilaterales, las correlaciones de Spearman para la agudeza visual mejor corregida, la magnitud del astigmatismo, el equivalente esférico y la extensión de la enfermedad fueron estadísticamente significativas (P = 0,001). Se encontró que la cantidad de cuadrantes afectados era un predictor significativo para el astigmatismo (P = 0.01). Se indicó cirugía en 41 ojos de 30 pacientes. La disminución de la agudeza visual fue la indicación más común para la queratectomía superficial. Los pacientes con más de 1 cuadrante de la córnea afectada o aquellos en los que estaba involucrado el eje visual central tenían más probabilidades de requerir cirugía (P = 0.015 y 0.0001, respectivamente). El resultado quirúrgico fue satisfactorio en el 90,2% de los casos; 9 ojos (21.9%) desarrollaron recurrencias. La pérdida de visión también fue el síntoma predominante en el estudio de Farjo AA et al (2006).

Después de una breve revisión de los síntomas generales en la distrofia corneal nodular de Salzmann, en 28 pacientes, Nagy M et al (2007) descubrieron en el examen radiológico artrosis deformante en todos los pacientes y, en casi todos los casos, se diagnosticó osteoporosis. El examen histológico reveló un cambio regresivo en el cartílago costal de 3 pacientes de carácter macular idéntico. 22 pacientes tenían catarata y 20 padecían de discapacidad auditiva. Por lo tanto, estos autores consideraron que la enfermedad podría pertenecer a las queratocondrosis.

El examen de los nódulos muestra un cuadro diverso dependiendo de la fase de la enfermedad[127]. El epitelio puede variar mucho en grosor y puede mostrar cambios degenerativos. La membrana de Bowman se desintegra y destruye, a veces sólo en la periferia de los nódulos. En la substancia propia las láminas superficiales muestran fibrilación, picnocitosis y vacuolización, y en etapas posteriores degeneran groseramente; en esta fase se puede producir una infiltración celular y vascularización con la deposición de material hialino. En el caso descrito por Etienne R y Moreau PG (1957) los cambios patológicos fueron principalmente superficiales a la membrana de Bowman (distrofia de la membrana anterior). Cada nódulo de Salzmann aparece como un montículo hipercelular de matriz extracelular situado entre un epitelio corneal adelgazado y una capa de Bowman fragmentada. Las células estromales dentro de cada nódulo se tiñeron positivamente para vimentina, consistente con un fenotipo de fibroblastos, mientras que las células epiteliales que recubren cada nódulo fueron positivas para la metaloproteinasa de matriz 2 y negativas para la metaloproteinasa de matriz 9 (Stone DV et al, 2008).

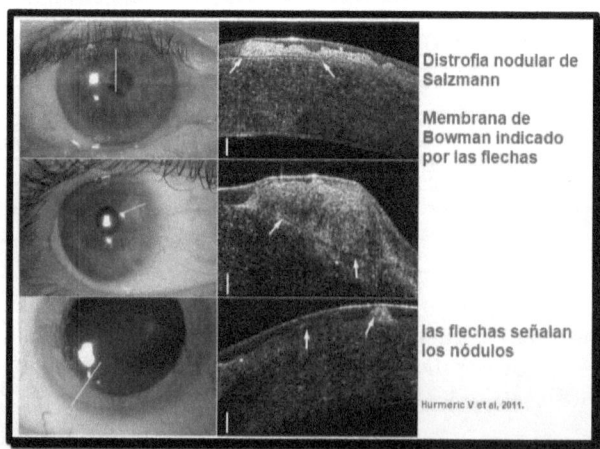

Distrofia nodular de Salzmann

Membrana de Bowman indicado por las flechas

las flechas señalan los nódulos

Hurmeric V et al, 2011.

---

[127] Salzmann, 1925; Ladekarl, 1930; Brown EV y Katz D, 1935; Muir, 1940; Bischler V, 1946; Tavolara L, 1953; otros.

La microscopía confocal in vivo muestra una red irregular de estructuras altamente reflectantes que representan queratocitos activados, que se podían observar mediante microscopía óptica y caracterizarse inmunohistológicamente como miofibroblastos. Las áreas no estructuradas con mayor reflectividad se relacionan con fibras de colágeno dispuestas irregularmente y depósitos hialinos en el nódulo. Las células epiteliales en vivo aparecieron de forma atípica y alargada (Meltendorf C et al, 2006).

El epitelio en la degeneración nodular de Salzmann muestra características similares a las células amplificadoras transitorias del limbo y parece ser metabólicamente más activo que el epitelio corneal central diferenciado (Eberwein P et al, 2010) y sugirieron que podría estar relacionado con la deposición de fibrillas de colágeno subepiteliales observadas en la distrofia nodular de Salzmann y que señala una posible afectación del epitelio corneal en la etiología de la degeneración nodular de Salzmann.

La degeneración nodular de Salzmann puede tener un componente genético, ya que en varios casos informados se producen en múltiples generaciones (Singer AR et al, 1998; Auw-Haedrich C et al, 2009; Papanikolau T et al, 2010). Un informe de tres casos de degeneración nodular de Salzmann en tres generaciones consecutivas de una familia destacó la posibilidad de un patrón de herencia autosómico dominante (Singer AR et al, 1998). Esto fue corroborado por otro informe de cuatro casos en cuatro generaciones consecutivas (Papanikolau T et al, 2010). Sin embargo, dado que hasta la fecha no se han identificado genes únicos asociados con la degeneración nodular de Salzmann, ha habido un debate no resuelto sobre si estos casos representan la presencia de un enlace genético único en la degeneración nodular de Salzman o si estos individuos poseían la misma mutación de sentido erróneo en el gen TGFβI que se sabe que es la base genética de muchas otras distrofias corneales (Papanikolau T, 2010).

La degeneración nodular de Salzmann se ha asociado con varias patologías oculares que incluyen disfunción de las glándulas de Meibomio, blefaritis crónica, triquiasis, tracoma, traumatismo ocular previo, queratitis puntiforme de Thygeson, queratitis vernal, queratitis filamentosa, uveítis crónica, queratitis flictenular y queratitis epitelial de membrana basal (Hamada S et al, 2011; Hurmeric V et al, 2014). El traumatismo ocular previo y la cirugía previa, incluida la extracción de cataratas, la escisión de pterigium y la queratomileusis in situ asistida por láser (LASIK), y el uso a largo plazo de lentes de contacto, especialmente de lentes blandas, también se han asociado con la degeneración nodular de Salzmann (Farjo AA et al, 2006) Graue-Hernández EO et al, 2010; Hamada S et al, 2011-14). El factor común entre todas las afecciones asociadas con la degeneración nodular de Salzmann es una protección epitelial deficiente, debido a la irritación crónica o a la interrupción mecánica de la barrera epitelial-estromal durante trauma o cirugía, que se cree que es importante en el desarrollo de la degeneración nodular de Salzmann. Sin embargo, es importante recordar que las condiciones como la disfunción de las glándulas de Meibomio y el uso de lentes de contacto son prevalentes en la población y su coexistencia con la degeneración nodular de Salzmann no implica necesariamente causalidad.

El *tratamiento*. La elección del tratamiento en la distrofia nodular de Salzmann viene dictada por la presentación de los síntomas y la extensión de la enfermedad. Como el síntoma más comúnmente informado es la sensación de cuerpo extraño, la administración conservadora con lubricación ocular, las compresas tibias y la higiene de los párpados pueden utilizarse en la mayoría de los individuos, y las personas con inflamación subyacente también pueden beneficiarse de un ciclo corto de corticosteroides tópicos y / o doxiciclina oral. Los nódulos elevados, los nódulos en el eje visual central que causan disminución de la visión o el fracaso del manejo conservador son indicaciones comunes para la intervención quirúrgica. Sin embargo, la cirugía es necesaria en una minoría de individuos que van del 13% al 32%.

La cauterización de los nódulos induce una opacificación extensa de la córnea (Salzmann, 1925); Brown EV y Katz D (1935) recomendaron la escisión superficial con un cuchillete de Graefe, la base del nódulo se elimina con la trefina de Elliot hasta alcanzar córnea clara. Muir (1940) practicaba la escisión simple. Los nódulos de Salzmann producen un aplanamiento de la córnea central con un alto error de refracción hipermetrópico y un incremento significativo de las aberraciones de la córnea. Roszkowska AM et al (2009) informó que después de la extracción manual con alcohol de la capa alterada, la recuperación visual y refractiva, la topografía corneal y la normalización de la aberrometría fueron inmediatas y estables durante el período de observación de un año.

También se puede practicar un injerto corneal lamelar (Katz D, 1953; Franceschetti A y Maeder G, Etienne R y Moreau PG, 1957) y la queratomielusis in situ (Moshirfar M et al, 2010; He X y Donaldson KE, 2019).

Otros cirujanos practican un limpiado con cuchillete, seguido de queratectomía fototerapéutica, aplicando mitomicina C en casos de retratamiento[128].

Córnea úrica; Queratitis úrica

Es una condición bilateral extremadamente rara en la cual el estroma se impregna con depósitos de urea y urato sódico[129]. Bergmeister (1936) describió un caso donde la infiltración se localizaba exclusivamente en el epitelio corneal. En el caso habitual el proceso se inicia con la aparición de una opacidad amarillenta cerca del limbo que progresa lentamente hacia al centro, mientras que se pueden dispersar por todo el estroma máculas aisladas de material cristalino. La córnea se vasculariza, existe mucha irritación, a veces ulceración y una uveítis concomitante; el pronóstico visual es serio.

Aunque el contenido en ácido úrico sanguíneo suele estar elevado es muy raro que se presente en pacientes gotosos, sino en aquellos cuya eliminación de ácido úrico es normal, hecho que sugiere que la lesión se encuentra condicionada por factores locales. En un caso de queratopatía nodular Chevallereau (1891) encontró depósitos cristalinos de urato sódico. Yazdanyar A et al (2018) informó de un caso en un paciente hiperuricémico que desarrolló ulceraciones periféricas que consideraron de origen inflamatorio.

En pacientes gotosos los depósitos de cristales especialmente en la córnea y esclera se puede producir como una rareza habitualmente asociado con una amplia inflamación intraocular; los síntomas se corresponden con los del aumento temporal del contenido de ácido úrico en sangre y, en realidad, se trata de un proceso inflamatorio, no degenerativo.

Degeneración mucinosa

Es un proceso degenerativo que describió Axenfeld (1930) en un niño de 3 años de edad. Progresó durante algunos años para formar opacidades prominentes blancas bilaterales en el centro de ambas córneas; en un ojo casi cubrió toda la córnea y en el otro tomó la forma de una mariposa; las opacidades se limpiaron en alguna extensión después de vascularizarse.

---

[128] Marcon AS y Rapuano CJ, 2002; Meltendorf C et al, 2006; Khaireddin R et al, 2011; Viestenz A et al, 2016
[129] Uhthoff, 1915; Weve, 1924; Scheffels, 1925; Axenfeld, 1930; Motolose, 1938.

El examen histológico mostró fibrilación de las láminas y el depósito de un material mucinoso. No existían datos de mixedema, ni la administración de hormona tiroidea produjo ningún efecto. Es difícil de decir si representa una entidad clínica separada.

Necrosis no inflamatoria de la córnea

Ya hemos visto que la necrosis inflamatoria de la córnea es un proceso bien conocido, asociado con una infiltración anular supurativa de este tejido. Una necrosis no inflamatoria es muy rara, pero se puede producir en la obliteración completa de los vasos peri-corneales, tanto superficiales como profundos. Un caso de este tipo fue informado por Pfingst y Towner (1933) en una muchacha que padecía de una endarteritis obliterante generalizada que afectó en un grado marcado el aporte sanguíneo a la parte anterior de la esclera. Se desarrolló un enorme hematoma subconjuntival que cubrió la córnea y protruía entre los hinchados párpados y, en este proceso, la córnea se desprendió en masa. La paciente se encontraba comatoso y murió; la histología mostró una necrosis completa en ausencia de pruebas inflamatorias.

DEGENERACIONES PERIFÉRICAS

Varias condiciones degenerativas afectan a la zona periférica de la córnea que ya hemos descrito como cambios seniles: arco senil, excavaciones de Fuchs, faja o cinturón limbal blanco de Vogt, cuerpos de Hassall-Henle y la degeneratio esferularis elaioides. A continuación comentaremos otras tres: la degeneración marginal de Terrien, la degeneración marginal pelúcida y la úlcera de Mooren.

Degeneración marginal de Terrien

Es una rara enfermedad bilateral que se inicia con la opacificación y vascularización de la periferia de la córnea, progresando mediante la degeneración del estroma con la formación de un canalón que termina en una ectasia. Trümphy (1881) fue el primero en describirlo como una "deformidad peculiar" de la córnea, y ha recibido varios nombres: queratitis de surco periférico (Schmidt-Rimpler, 1889), distrofia marginal ectásica (Terrien, 1900), esclerosis y atrofia periférica (Fuchs, 1901), ectasia marginal periférica (Lauber, 1905), atrofia marginal senil (Fuchs, 1915), sulcus marginales y queratoleptisis (Trantas, 1925).

La enfermedad es infrecuente, el propio Terrien sólo vio tres casos en 30 años de práctica, y hasta 1960 se habían publicado alrededor de 130 casos en la literatura con algunos detalles[130]. Alrededor del 75% de los pacientes son varones; sus edades varían entre los 6 y 70 años, y alrededor de un tercio eran menores de 40 años de edad en los que se

---

[130] Peyret, 1940; Folk, 1943; Iriarte, 1947; Collenza, 1947; Pinheiro, 1947 5 casos típicvos; Panneton y Charbonneau, 1948; Wilson, 1948; Collier, 1952; Chinaglia, 1952, dos casos y una revisión extensa; Baron y Saba, 1952; Lagos, 1954; Kurz, 1956; Aberastain, 1957; Giménez Almenara, 1957. Casos más recientes son los de Carty RE y Maino JH, 1981; Austin P y Brown SI, 1981; Beauchamp GR, 1982; Thurschwell LM, 1983; Guyer DR et al, 1987; Golubović S, 1994; Baizal V et al, 1999; Yang R y Guo R, 2004; Srinivasan S et al, 2006; Skibek A et al, 2008; Coppens G y Foets B, 2008; Ferrari G et al, 2010; Ceresara G et al, 2011; Hattori T et al, 2013; Kursiah, 2013; Munro H et al, 2014; Vest A et al, 2018.

encontrado un componente inflamatorio (Austin P y Brown SI, 1981); habitualmente es bilateral pero no siempre los dos ojos se encuentran en la misma etapa de evolución.

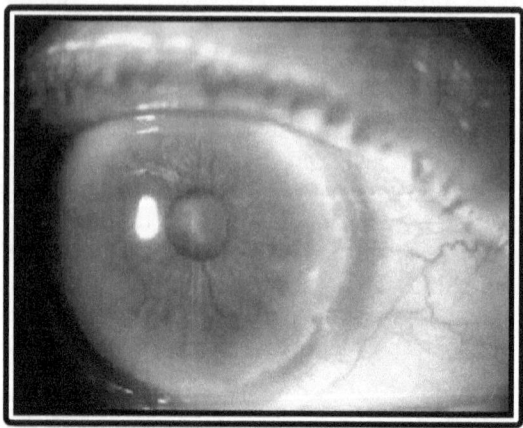

Clínicamente la enfermedad se inicia con una fina opacidad periférica constituida por un fino punteado que recuerda a un arco senil y dejando un área clara similar entre él y la esclera excepto en las capas más profundas del estroma pero diferenciándose en estar, en cierta medida y en ciertos grados, vascularizado; por lo tanto la degeneración comienza habitualmente superpuesta a un arco senil pero también puede presentarse en su ausencia.

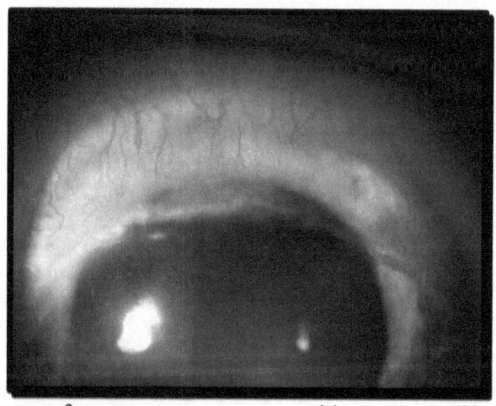

Gradualmente empieza a formarse un surco parecido a un canalón, habitualmente entre el arco y el limbo; de manera alternativa el canalón puede sustituirse por discretas áreas ectásicas (François, 1936). El epitelio permanece intacto y a medida que profundiza la canaleta también lo hacen sus paredes pero la central lo hace bruscamente y su borde afilado sobresales como una línea blanca. El suelo del surco se vasculariza con vasos radiales del limbo que vuelven a aparecer algo más allá del surco. Al profundizar el surco su suelo se vuelve progresivamente más delgado y finalmente, cediendo ante la presión intra-ocular, comienza a abultar formando una ectasia. Debido a la creciente delgadez, el área ectásica recupera algo de su transparencia en esta fase; por lo general se desliza paulatinamente hacia la esclerótica, pero permanece fuertemente acotado en su lado central demarcado por la línea blanca del borde agudo del surco original. Se ha demostrado la existencia de cavidades en la córnea periférica mediante AS-OCT, lo que sugiere la posibilidad de que el adelgazamiento corneal se asocia con la formación de cavidades en el estroma en lugar de producir ectasias (Hattori T et al, 2013). Finalmente, se puede producir la rotura que conlleva perforación y prolapso del iris, una catástrofe relativamente rara provocada presuntamente por un trauma leve[131], aunque se ha informado de casos de perforación aparentemente espontánea (Srinivasan S et al, 2006).

La evolución de la enfermedad es extremadamente lenta y el desarrollo de la ectasia puede tardar de 10 a 20 años. Habitualmente la parte superior de la córnea se afecta primero y desde allí los cambios se desarrollan con mayor rapidez; el surco se extiende circunferencialmente de manera lenta, pero una ectasia en la parte inferior es extremadamente rara. El cuadro habitual es el de una ectasia por arriba y un surco por debajo; pero la misma córnea puede mostrar una ectasia, un surco y una zona normal, o ectasias vesiculares localizadas a lo largo del curso de un surco. En un número de casos se han descrito pseudo-pterigium, lo que tiene el peligro si no se reconoce la degeneración de producir una perforación iatrogénica al intentar eliminarlo (Kursiah MR et al, 2013). El pseudo-pterigium tiene unas características especiales ya que se produce en posiciones diferentes a las de las 3 y 9 horas habituales, crece sobre la córnea en un eje oblicuo y tiene un frente de avance ancho y plano (Goldman KN y Kaufman HE, 1978).

No se afecta la sensibilidad corneal centralmente, disminuye en el suelo del surco y falta en el área ectásica.

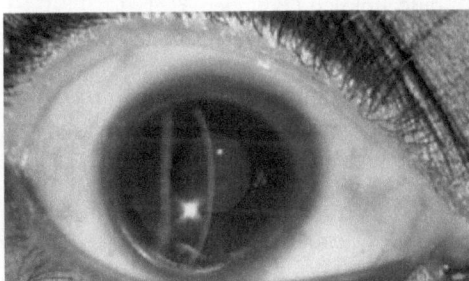 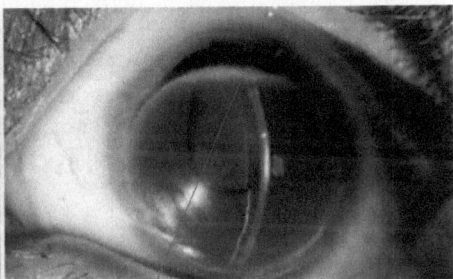

Degeneración marginal de Terrien.   Perforación con prolapso del iris

Soong HK et al (1986) informó de 4 casos, donde se desarrolló un hidrops corneal por la rotura espontánea de la membrana de Descemet. En todos ellos, el hidrops se caracterizó por la presencia de un bolsillo intracorneal claro en lugar de una nubosidad estromal. Casos adicionales son los de Asenhurst M y Slomovic A (1987) y Romanchuk KG et al (1990). Se ha informado de la formación de ampollas de filtración espontánea en la degeneración marginal de Terrien, probablemente debida a la formación de un quiste o de una ectasia (Soong HK et al, 1986; Munro M, et al, 2014).

El síntoma esencial es un lento y progresivo deterioro visual debido al desarrollo de un astigmatismo causado por el aplanamiento de la córnea en el meridiano que pasa a través del surco o la ectasia. Habitualmente el astigmatismo así producido es contra la regla (22D, Ischreyt, 1907) o irregular (Pesudous K, 1994; otros muchos) y si la lesión se extiende alrededor de la periferia se puede producir una condición óptica que recuerda a la córnea cónica y que es imposible de corregir. En algunos pacientes, la topografía corneal central puede permanecer relativamente esférica si el área de adelgazamiento es relativamente pequeña o si el desorden se extiende alrededor de toda la circunferencia corneal (Wilson SE et al, 1990). En un número de casos (alrededor de un tercio) hay síntomas intermitentes de irritación parecidos a los de una conjuntivitis leve y rara vez

---

[131] Seefelder, 1906-10; Schutz, 1911; Uhthoff, 1922, bilateral; Druner y Wiedersheim, 1924; Manes y Moulié, 1930, bilateral; Zentmayer, 1936; François, 1936; Richards WW, 1963; Hinken, 1964; Pouliquen Y et al, 1989; López JS et al, 1991; Srinivasan S et al, 2006; Fernándes M y Vira D, 2015; otros.

son molestos. En realidad, los síntomas suelen ser tan escasos que el paciente puede no tener consciencia de la lesión hasta que traumas mínimos rompen la delgada área ectásica.

La biomicroscopía ultrasónica mostró en un caso informado por Skribek A et al (2008) la ausencia de la membrana de Bowman y un engrosamiento de la membrana de Descemet, que anteriormente sólo se podía detectar mediante muestras histológicas. La OCT también es una técnica útil mostrando en un caso informado por Ferrari G et al (2010) de la presencia de una membrana de Bowman irregular y la presencia de un material amorfo junto con la exudación de lípidos y de un material hiper-reflectante en forma de agujas en la región corneal periférica afectada. En la córnea central se encontró una escasez anómala del plexo subbasal con, además, escasas ramificaciones, así como numerosos queratocitos activados, a veces organizados en nidos hiperreflectivos

Se han realizado varias investigaciones patológicas[132] y muestran cambios que no son característicos. Inicialmente en el borde central del surco, la membrana de Bowman y las láminas corneales se dividen en fibrillas, que más tarde se sustituyen por tejido conectivo mostrando poca o ninguna infiltración inflamatoria, aunque recientemente se ha informado de la presencia de alguna inflamación en un tercio de los casos (Beauchamp GR, 1982); también se ha encontrado un infiltrado lipídico (Poliquen Y et al, 1989). El epitelio permanece intacto todo el tiempo, aunque las células basales pueden encontrarse modificadas; la membrana de Descemet puede estar rota, desprenderse o faltar, o alternativamente estar engrosada o dividida en dos capas como si intentara contrarrestar el estiramiento. Los estudios histopatológicos a menudo revelan hallazgos característicos de innumerables vacuolas intracelulares y extracelulares en el estroma afectado (Ding Y et al, 2019).

Se ha encontrado una mayor actividad de la enzima N-acetil-beta-glucosaminidasa en el fluido lagrimal de estos pacientes (Hayasaka S et al, 1987). Esta enzima rompe los enlaces químicos de glucósidos y amino azúcares que forman componentes estructurales de membranas celulares. La enzima se produce en la glándula lagrimal pero su papel, si existe, en esta degeneración no se ha dilucidado.

López JS et al (1991) comparó histoquímicamente especímenes de degeneración marginal de Terrien y de úlcera de Mooren y encontró que menos del 25% de las células residentes en el espécimen de degeneración marginal de Terrien expresaron antígenos de clase II de histocompatibilidad mayor en comparación con el 75% al 100% de las células residentes en el espécimen de úlcera de Mooren. La proporción de células CD4 (T ayudante / inductor) a células CD8 (T supresoras / citotóxicas) en el espécimen de degeneración marginal de Terrien fue de casi 1: 1 en comparación con 24: 1 en el espécimen de úlcera de Mooren. Además, menos del 5% de las células infiltrantes de la muestra de degeneración marginal de Terrien se tiñeron de forma positiva para CD22 (células B), en comparación con el 25% al 50% de la muestra de úlcera de Mooren. Estos datos pueden ayudar a explicar por qué la degeneración marginal de Terrien sigue un curso más benigno que la úlcera de Mooren.

Se desconoce la etiología y son numerosas las propuestas, pocas con sentido; la ausencia o indefinición clínica y signos patológicos de inflamación y su lento progreso y la bilateralidad apuntan a un origen degenerativo o abiotrófico (Wilson, 1948). Los estudios bacteriológicos son negativos o inconclusos. Cattaneo (1926) encontró hiper-colesterolemia en dos casos, una sugerencia de afinidad con el arco senil. Thamm (1931),

---

[132] Fuchs, 1901-15; Seefelder, 1907-10; Ruprecht, 1907; Coats, 1911; Schiek, 1928; Chinaglia, 1952; Legrand y Hervouët, 1953; Frasca, 1958; otros.

observando numerosas infiltraciones amarillentas, confirmadas por François (1936) que eran de colesterol, la consideró esencialmente una degeneración grasa; Castán (1935) también encontró indicaciones de lo anterior, como un xantelasma en los párpados e islotes grasos en los tarsos.

También se ha asociado con alteraciones endocrinas (Ishikawa, 1929), la enfermedad de Paget (Moro y Bello, 1951) o un estado neurotrófico (Collenza, 1947), mientras que su presencia junto con querato-conjuntivitis seca y artritis reumatoide sugirió una posible relación con enfermedades del colágeno (Collier, 1952; Frasca, 1958). También se ha asociado con eritema elevatum diutinum (Shimazaki J et al, 1988); con distrofia polimorfa posterior (Wagoner MD y Teichmann KD, 1999; Zarei-Ghanavati S et al, 2012, en un paciente con artritis reumatoide), con opacidades estromales en enrejado (Zhang Y y Jia H, 2014). La asociación con pterigium bilateral (Lagos, 1954) o un catarro primaveral (Garzino, 1951) probablemente son incidentales.

Sobre la base de sus resultados con tomografía de coherencia óptica, Ferrari G et al (2010) apoya la hipótesis de la existencia de un estado inflamatorio leve (negado, como hemos visto, anteriormente) con un modelo nervioso subbasal atípico.

El *tratamiento* es escasamente efectivo. Terrien (1900) y Adamantiades (1910) cauterizaron repetidamente un área ectásica, de este modo redujeron considerablemente el astigmatismo. La escisión de la porción ectásica son el reforzamiento de la herida con un colgajo conjuntival fue efectivo en varias ocasiones (Lauber, 1905; Fisher, 1910; Schieck, 1928). Se ha defendido la aplicación de ácido tricloroacético (Paufique y Prost, 1948; Lagos, 1954) o la cauterización (Paufique y Magnard, 1955), mientras que Tosti (1957) aconsejó la ciclodiatermia, queratectomía y reparación conjuntival.

Se han realizado queratoplastia con éxito, tanto de grosor completo de la mitad superior de la córnea (Legrand y Herouët, 1953) o un injerto en sector lamelar profundo (Leigh, 1962); mientras que también se han utilizado autoinjertos esclerales (Hinken, 1964).

La queratoplastia con córneo-esclera desecada es un procedimiento seguro y efectivo, y una alternativa a la queratoplastia lamelar con córneo-esclera fresca (Yang R y Guo R, 2004).

Para la reparación de la ectasia marginal, Caldwell DR et al (1984) realizaban el siguiente procedimiento: Escindían el área ectásica a lo largo de su dimensión paralimbal más delgada hasta alcanzar la membrana de Descemet y lateralmente hasta alcanzar estroma sano, y suturaban de forma permanente los bordes con prolene 9-0; el error refractivo se corrige con gafas o lentes de contacto. Con este procedimiento consiguieron mejoría de la agudeza visual en tres de cuatro pacientes y, en todos ellos, disminuyó el astigmatismo.

Degeneración marginal pelúcida de la córnea

Fue descrita por Schalaeppi (1957) como un adelgazamiento que afecta a la parte inferior de la córnea, sin extenderse al limbo (separado de él 1 o 2 mm) y no asociada con vascularización ni infiltración lipídica, y conservando la sensibilidad corneal normal, pero fue Krachmer JH (1978) quien la caracterizó completamente. Generalmente es bilateral con diferentes etapas de evolución en cada ojo, aunque se han informado de casos unilaterales[133] que es posible que representen el comienzo de una futura forma bilateral. Se presenta en pacientes entre los 20 y 50 años de edad, de ambos sexos sin evidencias de transmisión hereditaria. Se ha reconocido bajo diferentes nombres como queratocono

---

[133] Wagenhorst BB, 1996; Basak SK et al, 2000; Akpek EK et al, 2001; Kaushik S et al, 2003.

cilíndrico, protrusión corneal o córnea piriforme (Pouliquen Y et al, 1980). Se han descrito otros casos similares[134]. El área de adelgazamiento corneal tiene una anchura de

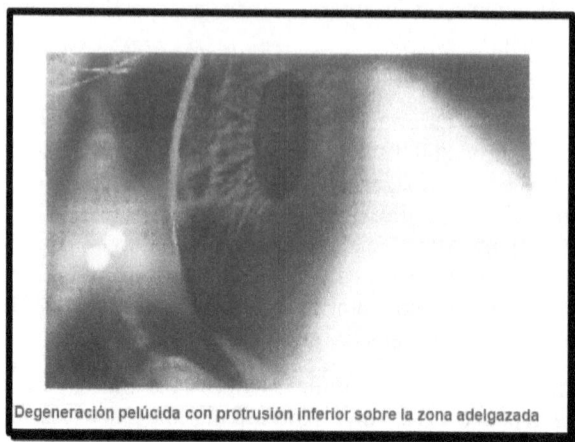
Degeneración pelúcida con protrusión inferior sobre la zona adelgazada

1 a 2 mm, separado del limbo por un área corneal normal. Con la presencia del adelgazamiento corneal inferior, hay una protuberancia sin adelgazamiento, que la diferencia del queratocono, del tejido corneal situado sobre esa área. Como consecuencia de esta deformidad, que produce un astigmatismo irregular significativo, los pacientes presentan una agudeza visual baja que es difícil de corregir.

Estos mismos cambios se pueden producir en la córnea superior, acompañando o no a los inferiores[135]

La topografía corneal muestra un marcado aplanamiento de la córnea central a lo largo de un eje vertical y un marcado aumento de la periferia corneal inferior, que también se extendió hacia los meridianos corneales oblicuos inferiores periféricos medios. La córnea periférica media disminuye gradualmente su potencia por encima de los meridianos oblicuos inferiores (Maguire LJ et al, 1987). Se ha encontrado que los aumentos en las aberraciones de la córnea similares a un coma reflejan la progresión subclínica de la degeneración marginal pelúcida a lo largo de los años (Kamiya K et al, 2003).

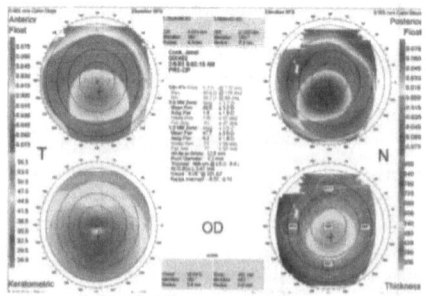
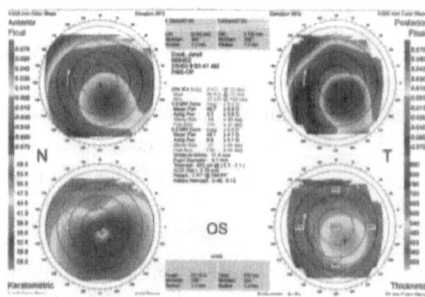
Topografía corneal demostrando el astigmatismo contra la regla

---

[134] Fuchs, 1901; Salas, 1934; Montellano, 1951; Piffaretti, 1955; Zucchini, 1962; François J et al, 1968; Nagy M y Viguáry L, 1972; Horodeński J, 1978; Krachmer JH, 1978; Pouliquen Y et al, 1980; Kayazawa F et al, 1984; Ambrósio JR et al, 2002; Mérula RV y Trindade FC, 2006; otros.
[135] Cameron JA y Mahmood MA, 1990; Taglia DP y Sugar J, 1997; Bower KS, et al, 1997; Rao SK et al, 1999; Sridhar MS et al, 2004.

Durante su curso puede presentarse un hidrops corneal agudo que es una complicación frecuente[136], y perforaciones espontáneas[137].

Se han realizado varios estudios patológicos (Rodrígues MM et al, 1981). El estroma anterior contiene fibrillas de colágeno degeneradas con proteoglucanos muy grandes. Las láminas se encuentran fusionadas y los queratocitos aparecen como fibroblastos (Akhtar S et al, 2013), lo que sugiere que podría estar relacionado con un trastorno local en la síntesis de las fibrillas de colágeno.

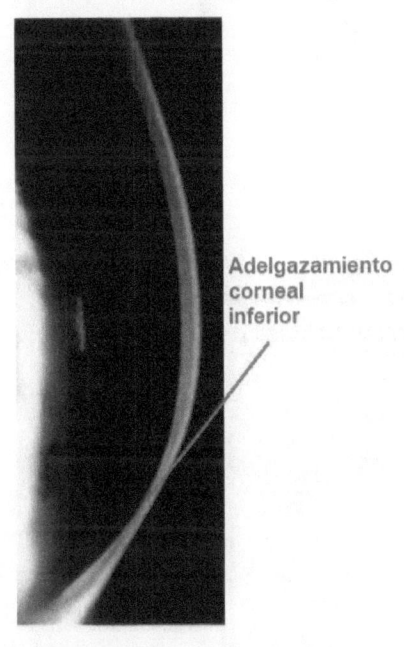

Adelgazamiento corneal inferior

Etio-patogénicamente se piensa que puede tratarse de una variedad de queratocono o una manifestación diferente del mismo factor etiológico (Pauliquen Y et al, 1980; Kayazawa F et al, 1984). En 5 miembros familiares asintomáticos de un paciente con degeneración marginal pelúcida, Santos RM et al (1999) encontró un miembro con cambios sugerentes de la enfermedad y otro con cambios sugerentes de un queratocono mediante topografía corneal, lo que apoya la hipótesis anterior. En la serie de 116 ojos de Sridhar MS et al (2004), la degeneración marginal corneal pelúcida se asociaba en un aproximadamente 10% de los casos con queratocono y en un 13% con el queratoglobo; en esta serie alrededor del 15% de los casos la degeneración era de tipo superior.

La degeneración corneal marginal pelúcida se ha asociado con esclerodermia (Sii F et al, 2004) y, entre las oculares, con córnea plana (Khan AO et al, 2005).

En el *tratamiento* las lentes esféricas rígidas permeables al gas son una buena opción para pacientes incluso con degeneración marginal corneal pelúcida avanzada. En pacientes con astigmatismo de menos de 10D, una lente con una curva base de 6.0 a 7.0 mm y un diámetro de 8.0 a 9.5 mm parece ser una buena lente inicial para el ensayo, y para pacientes con astigmatismo de más de 10D, una lente con una curva base de 7.0 a 7.5 mm y un diámetro de 10.0 a 10.5 mm parece ser una buena lente inicial (Raizada K y Sridhar MS, 2003), mientras que Kompella VB et al (2002) aconseja utilizar grandes diámetros. En aquellos pacientes con enfermedad inicial o moderada intolerantes a las lentes de contacto, se ha utilizado implantes de anillos intracorneales con buenos resultados (Mularoni A et al, 2005; Barbara A et al, 2005).

Entre los procedimientos quirúrgicos los preferidos inicialmente fueron las queratoplastias lamelares en creciente y sus variantes[138], con la aparición frecuente de un

---

[136] Gulusević S y Parunović A, 1988; Carter JB et al, 1989; Aldave AJbet al, 2003; Jengt BH et al, 2003; Taboureau E et al, 2006; otros.

[137] Orlin SE y Sulewski ME, 1998; Akpek EK et al, 2001; Aldave AJ et al, 2003; Jeng BH et al, 2003; otros.

[138] Schanzlin DJ et al, 1983; Schnitzer JI, 1984; Durán JA et al, 1991; Cameron JA, 1992; Javadi MA et al, 2004; otros.

pannus como complicación más frecuente; la recesión corneal en cuña (Dubroff S, 1989), epiqueratoplastia (Fronterè A y Portesani GP, 1991).

Rasheed K y Robinowitz YS (2000) utilizaron un procedimiento combinado mediante una queratoplastia lamelar en creciente junto con una queratoplastia penetrante central, informando que elimina la tendencia hacia un astigmatismo contra la regla progresivo

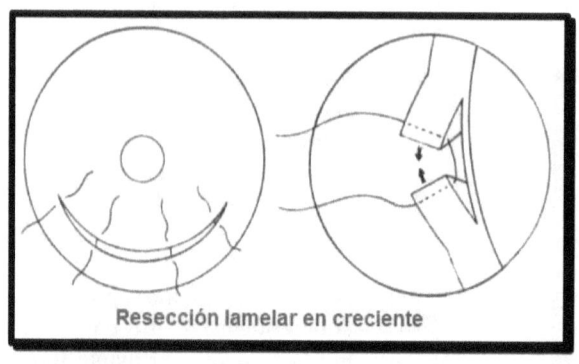

Resección lamelar en creciente

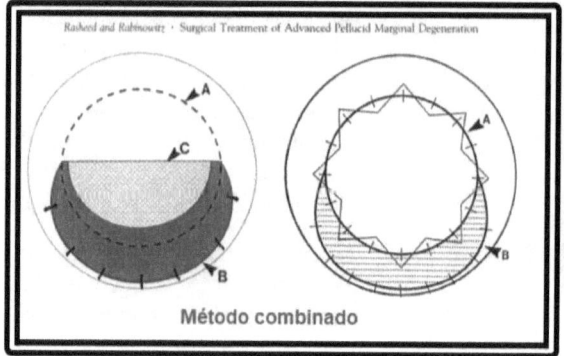

Método combinado

que es lo habitual con la queratoplastia penetrante sola; además puede eliminar el uso de lentes de contacto gas permeable permanentes para controlarlo que es otra opción terapéutica (Biswas SK et al, 2000).

Recientemente se ha utilizado la técnica de reticulación corneal con buenos resultados (Bayraktar S et al, 2015; Mamoosa B et al, 2016; Bikbov MM et al, 2017, otros).

Úlcera de Mooren

Albert Mooren (1828-1299) fue en Rhinelander (Condado de Oneida, Wiscosin, USA) que estudió en Bon y Berlín donde fue alumno de von Graefe. Pasó su vida laboral como jefe del Hospital Oftalmológico Municipal de Düseldorf (1862-1883); además actuó como Director del Instituto Oftalmológico de Liëge. Un artista completo como cirujano, un escritor de un estilo divertido e inusual y un hombre profundamente religioso. Fue querido y respetado por todos los que le conocieron como demuestra en monumento que le erigieron en la ciudad de Düsseldorf.

La *úlcera de Mooren* (úlcera serpiginosa, Nettleship E, 1902-5) fue descrita originalmente como una entidad clínica por Mooren A (1867) quien la denominó como *ulcus rodens;* y según su criterio se trata de una ulceración superficial crónica de etiología desconocida, que se produce en ancianos y que, iniciándose en la periferia corneal como un borde socavado característico y sin tendencia a la perforación, progresa lenta e implacablemente, acompañado de mucho dolor, hasta que toda la córnea pueda encontrarse afectada.

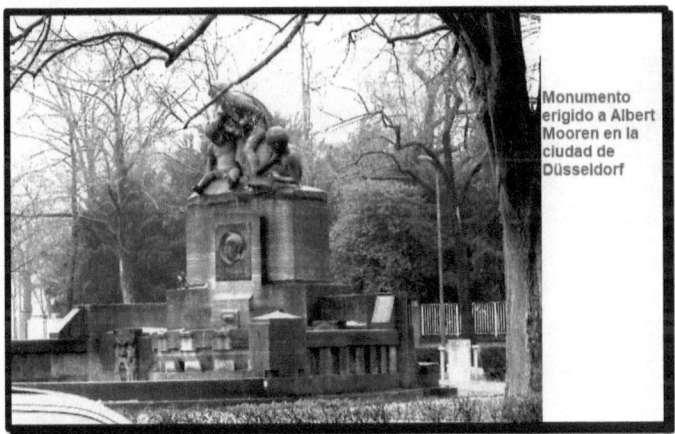

Monumento erigido a Albert Mooren en la ciudad de Düsseldorf

Debido a la diversidad de informaciones se propuso el término de "síndrome de fusión corneal "(Brown SI, 1978) en espera de una mejor categorización.

Es una enfermedad relativamente rara; por ejemplo, Heintz (1932), informando de 5 casos, sólo pudo encontrar 70 en la literatura. Alrededor de la cuarta parte de los casos son bilaterales, pero no necesariamente simultáneos; un intervalo de varios años puede separar la afectación del primero con la del segundo ojo (4 años, Wiedersheim, 1935). Müller HK y Sölner F (1956) sugirieron la posibilidad de un factor hereditario al informar de la presencia de la enfermedad en un hombre y su hermana que vivían en diferentes partes del país.

Se consideró que la úlcera de Mooren existía en dos formas, una benigna que responde al tratamiento y habitualmente se presenta en ancianos; y otra progresiva, a menudo bilateral, mostrando una pobre respuesta al tratamiento y tendiendo a producirse en personas jóvenes (Wood TO y Kaufman HE, 1971). Lamentablemente muchas úlceras divergen en el curso o en la respuesta y no se pueden acomodar a esta clasificación que genera una impresión de falsa simplicidad de una patología subyacente compleja. Lo anterior se encuentra subrayado por el rango de datos histopatológicos obtenidos de varios estudios. Posteriormente y sobre una base autoinmune se categorizó una forma clásica y tórpida, y otra inflamatoria (Faye M et al, 1991). La clasificación de Watson (1997) dividió la enfermedad en tres tipos según el aspecto clínico: (1) úlcera de Mooren unilateral, (2) úlcera de Mooren agresiva bilateral y (3) úlcera de Mooren indolente bilateral.

La etiología es oscura. Se propuso un origen bacteriano pero no se ha encontrado ningún patógeno significativo. Andrade (1900) describió un diplobacilo específico gram positivo; Rodizina (1934) un bacilo parecido al de zur Nedden, que produjo un cuadro clínico y patológico similar en el ojo de un conejo, y Sie-Boen-Lian y Li Shao Chen (1960) describieron un virus aislado de células epiteliales. Ciertamente no es infrecuente que la enfermedad se acompañe de una inflamación de la conjuntiva, episclera y esclera adyacente. Koeppe (1917) lo asoció con la tuberculosis, Meytheler (1960) con la sífilis, Kuriakase ET (1963) en la India lo asoció con la anquilostomiasis y Wilson Se, et al (1994) con la hepatitis C. Trojan HJ, informó de 34 casos en Togo y propuso que se debía a una reacción antígeno-anticuerpo a toxinas de Helmintos. Una segunda propuesta inculpa a enfermedades metabólicas y la malnutrición (Heintz, 1932; Gasteiger, 1949), mientras que una tercera propuesta predica un disturbio trófico debido a enfermedad local (Gasteiger, 1949), a cambios primarios en el V par craneal (Junius, 1919; Triebenstein, 1929) o del simpático (Denti, 1923); se ha observado que la enfermedad se desarrolló a partir de un traumatismo corneal con ácido (Evans, 1950) y con un alambre de cobre

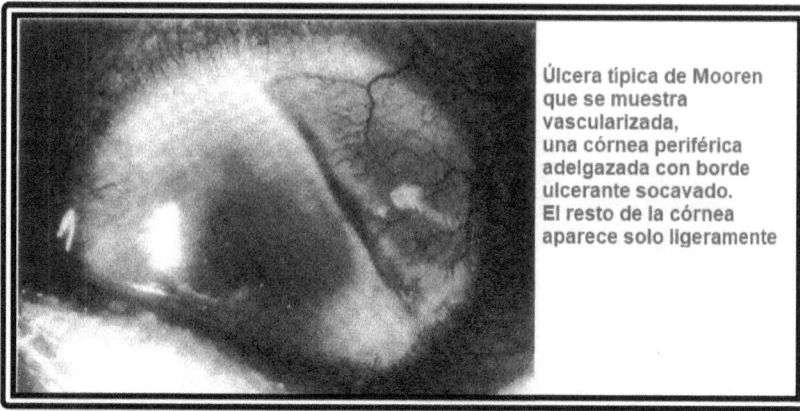

Úlcera típica de Mooren que se muestra vascularizada, una córnea periférica adelgazada con borde ulcerante socavado. El resto de la córnea aparece solo ligeramente

(Joseph E y Offret G, 1950). Es interesante observar que una ulceración socavada similar se puede desarrollar en la región paralimbal como complicación del síndrome de Vogt-Koyanagi (Basar, 1950) o de una periarteritis nodosa (Cogan DG, 1955). Se ha asociado con vasculitis sistémica, artritis reumatoides, poliarteritis nodosa y granulomatosis de Wegener. Curiosamente Zegans ME et al (1999) investigó 21 pacientes con el diagnóstico clínico de úlcera de Mooren; en ninguno de ellos encontró datos de una historia, clínica o serología de padecer enfermedad reumatológica ni serología positiva para la hepatitis C. No obstante, en estos pacientes eran más probables las referencias a traumas corneales, cirugía o infecciones.

Existe un consenso que la úlcera de Mooren es una enfermedad autoinmune que se dirige a la córnea sin otra asociación de enfermedad sistémica. El apoyo a esta idea provino de Gottsch y colegas que encontraron anticuerpos contra la calgranulina C en el suero de pacientes con úlcera de Mooren (Zhao JC y Jin XY, 1993; Gottsch JD et al, 1995). La calgranulina C se expresa de manera única en el tejido estromal de la córnea. Además los estudios epidemiológicos de la India identificaron una historia de trauma ocular, cirugía previa de cataratas, infección bacteriana y de helmintos como factores de riesgo para desarrollar la úlcera de Mooren (Zegans ME et al, 1999) que pueden exponer la calgranulina C al sistema inmune. Taylor CJ et al (2000) identificaron una asociación de HLA-DR17 (3) y HLA-DQ2 con la úlcera de Mooren.

El cuadro clínico es variado. Aparecen uno o dos parches de infiltración grisácea cerca del margen corneal que lentamente se extiende y difunde, a veces coaleciendo, para formar un surco poco profundo. En esta fase la lesión puede parecer una úlcera marginal o incluso una degeneración marginal periférica (Axenfeld Th, 1907); con menos frecuencia se inicia como una eflorescencia epiescleral cerca del limbo (Gifford H, 1899; Ishikawa K, 1913; Salus, 1919). En cualquier caso se extiende lentamente, penetrando alrededor de un tercio del grosor de la córnea y va socavando al epitelio corneal y a las láminas superficiales en su borde de avance con lo que se forma un borde saliente infiltrado grisáceo que se puede levantar, lo que es bastante característico. Por delante del frente de avance siempre hay finas opacidades y, a veces, focos amarillos de infiltración, pero por lo demás la córnea permanece limpia, mientras que generalmente hay alguna hinchazón e infiltración en la conjuntiva del limbo (Gifford, 1899). La úlcera tiende a extenderse lenta e inexorablemente aunque a veces son habituales periodos de tranquilidad relativa, en ocasiones de meses de duración.

La extensión se produce en tres direcciones: alrededor de la periferia, hacia el centro y ocasionalmente hacia la esclera, levantando el tejido conjuntival y epiescleral en un anillo rojo alrededor del área enferma (Heintz, 1932). La porción no afectada de la córnea mantiene bastante de su transparencia hasta los últimos momentos pero, a menos que se verifique el proceso, todo el tejido se erosiona con el tiempo. Mientras tanto, detrás del borde que progresa activamente se produce la curación desde la periferia con el desarrollo de neovasos, pero el área curada, privada de sus capas superficiales y con frecuencia muy vascularizada, permanece indefinidamente nublada con un resultado visual desastroso – una calamidad cuando la enfermedad es bilateral. En algunos casos todo lo que finalmente queda es la membrana de Descemet cubierta por epitelio mediante la cual el paciente puede mantener algo de visión. No obstante, la perforación o el hipopion rara vez se produce, si aparece cualquiera de las dos probablemente se deba a una infección secundaria (Feingold H, 1921). No obstante, la incidencia de perforación corneal en algún estudio ha llegado al 13'5% (Chen J et al, 2000). Puede producirse una catarata secundaria que debería ser extraída.

La patología[139] muestra un cuadro poco característico que esencialmente es el de un proceso necrótico con una infiltración crónica de células redondeadas. La membrana de Bowman y las láminas anteriores se destruyen en el área ulcerada; el suelo se encuentra cubierto por granulaciones compuestas principalmente de células redondeadas con numerosos vasos sanguíneos diminutos, y el borde sobresaliente, consistente en epitelio y algunas láminas superficiales, se encuentra infiltrado y sufre necrosis. La parte curada del suelo está cubierto con un epitelio engrosado con una línea base irregular, enviando procesos celulares hacia el interior en varias direcciones, debajo de la cual hay una delgada capa de tejido cicatrizal organizado, altamente vascular y al principio rico en linfocitos y al final en fibras finas. Debajo de lo anterior las láminas corneales profundas

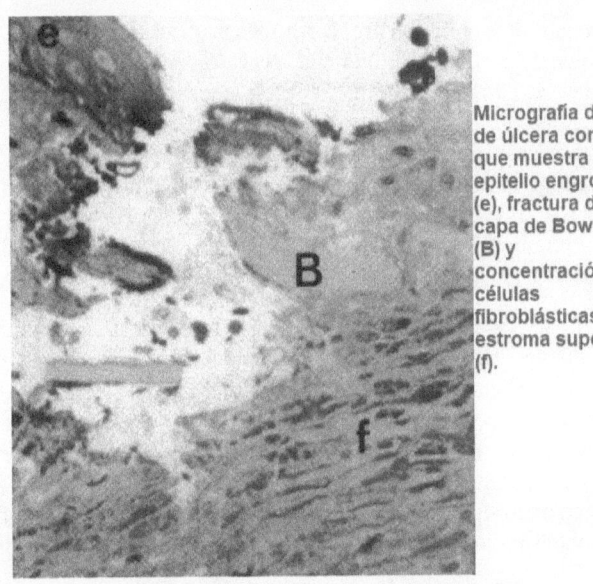

Micrografía de luz de úlcera corneal que muestra epitelio engrosado (e), fractura de capa de Bowman (B) y concentración de células fibroblásticas en el estroma superficial (f).

---

[139] Lawford, 1889; Schmidt-Rimpler, 1899; Hillemanns, 1900; Lister WT, 1903; Hayashi M, 1908; Ichikawa K, 1913; Epalza E, 1915; Salus, 1919; Feingold M, 1921; otros.

son casi normales, quizás mostrando una nucleación aumentada y alguna vascularización profunda, mientras que la membrana de Descemet y el endotelio no muestran cambios. El tejido granular se presenta en la esclera, en la que también puede existir una pérdida de substancia.

En realidad no existía un acuerdo generalmente aceptado de las características, histológicas, particularmente en relación a la extensión de la inflamación asociada con la enfermedad, que varía desde la presencia de unas pocas células inflamatoria y un número aumentado de queratocitos estromales (Edwards WC y Reed RE, 1968), a úlceras que contienen linfocitos y leucocitos PMN (Brown SI, 1978) hasta casos donde los leucocitos son las únicas células en el infiltrado (Foster CS et al, 1979). Lee HJ et al (2015) informó en un caso de úlcera de Mooren fulminante, una infiltración masiva de células inflamatoria en el estroma corneal anterior e hiperplasia epitelial en la conjuntiva adyacente. El análisis inmunohistoquímico reveló la presencia en el infiltrado de linfocitos CD4+ y CD8+, linfocitos B CD19+CD45+ y macrófagos CD14+CD68+, también habían unos pocos neutrófilos y ningún linfocito NK CD56+.

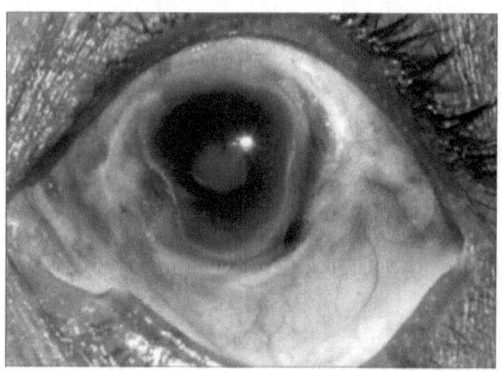

Los *síntomas* son habitualmente severos pero en ocasiones son mínimos hasta que la úlcera se encuentra bien desarrollada. Aunque la inyección es ligera, el dolor acompañado de fotofobia y lagrimeo es constante durante la fase ulcerativa activa; el dolor es el típico de la neuralgia del trigémino, a veces recordando a la anestesia dolorosa[140], y puede ser tan intenso como para necesitar la enucleación del ojo. Con demasiada frecuencia a pesar de cualquier tratamiento, la ulceración y el dolor son constantemente progresivo y el pronóstico es malo. La actividad de enzimas proteolíticas en lágrimas puede ser útil en la evaluación y progreso de la enfermedad, no así los niveles de inmunoglobulinas (Zajácz M y Berta A, 1985).

El *Tratamiento,* como se puede imaginar, representa un problema de mucha dificultad que a veces sólo se puede solventar mediante la enucleación. Como cabe esperar se ha ensayado una multitud de técnicas. El tratamiento mediante la escisión del borde de avance y cauterización con ácido carbólico, tricloroacético, iodina, alcohol absoluto u otros productos químicos, o con cauterio, rara vez es exitoso. La iontoforesis con zinc ocasionalmente parece detener la progresión. Jones EL (1934) utilizó curetaje, termocauterio e inyecciones subconjuntivales masivas de cianuro de mercurio, mientras que la coagulación diatérmica la han practicado muchos autores[141]. El tratamiento con

---

[140] También se ha informado de lo contrario, un cuadro de anestesia dolorosa que desarrolló úlcera de Mooren bilateral (Khakshoor H et al, 2012).
[141] Holmström, 1946; Malmquist F, 1947; Cronquist S, 1947-49; Somerset EJ, 1957; Vancea P, 1958.

radiación no ha dado resultados uniformes, aunque se ha informado de éxitos aislados con el radio (Ward, 1933) o la beta-terapia[142]. Los colgajos conjuntivales pueden ser útiles si son lo suficientemente grandes para cubrir toda el área ulcerada (Kreiker, 1933); sólo son de utilidad si son liberales y se emplean inmediatamente después de una cauterización completa (Ivancic-Ljustina, 1948). Giardini A (1950-52) recomendaba el autotrasplante conjuntival con mucosa labial. Ocasionalmente parece seguirse buenos resultados después de la producción de una hipotonía prologada, tanto por esclerotomía (Wibo, 1926-28; Brückner, 1935) o realizando una fístula con el cauterio (Néchitch, 1926) o por repetidas reaperturas de una paracentesis (Fuchs, 1933). Lógicamente estos tratamientos están obsoletos.

A partir de la aceptación de una patología inmunitaria se recomienda el tratamiento sistémico con ciclosporina A a dosis altas para conseguir unos niveles plasmáticos de 150-200 ngr/ml como tratamiento de elección inicial y debe iniciarse inmediatamente (Stammer J et al, 1997). Tandon R et al (2008) utilizaba ciclosporina A tópica al 2% informando de buenos resultados.

En el tratamiento quirúrgico Gifford S (1922-23) empleó una técnica de "queratoplastia delimitada" en dos casos; realiza una incisión en córnea normal justo por delante del borde avance que abría repetidamente. La queratoplastia lamelar también se ha demostrado útil aunque algunos injertos se erosionaron tiempo después (Leigh, 1959; Dugmore, 1963). Lugossy (1947) y Linn (1949) defendieron un tratamiento adyuvante utilizando un shock proteico con leche, y aunque Czerek-Jaquczńask (1959) informó del éxito con la aplicación tópica de cortisona, la mayoría de los casos parecen resistentes a este tratamiento. Posteriormente y sobre la base de un origen autoinmune, Faye M et al (1991) propuso una combinación de periectomía y corticoides sistémicos que utilizaron con éxito en 6 negros senegaleses destacando que la curación es más rápida en la forma inflamatoria que en la clásica. Sugirieron que la periectomía parece suprimir la causa del conflicto inmune y tener una acción autohematoterápica; los corticoides realizarían una acción inmunosupresora y anti-inflamatoria. Mavrakanas NA et al (2007) informó de un tratamiento exitoso en una úlcera de Mooren maligna mediante la combinación de antibióticos, corticoides, ciclosporina A y suero autólogo.

También se ha utilizado el trasplante de membrana amniótica, especialmente en la forma maligna, y así Al Motowa S y Al Zobidi M (2015) consiguieron mantener la integridad anatómica y detener la progresión, con mejoría visual al menos en el corto plazo, en un caso de úlcera de Mooren maligna que había perforado. Emplearon su técnica del sándwich. El trasplante de membrana amniótica se ha ensayado asociado a otras terapias como combinado con autoinjerto conjuntival (Chen KH et al, 2004), con peritomía conjuntival (Lambiase A et al, 2005), con dosis altas de ciclosporina A sistémica (Spelberg H y Sundmacher P, 2007) y junto con colirio de suero autólogo (Lavaju P et al, 2013). Para Schallenberg M et al (2013) el trasplante de membrana amniótica no puede curar formas graves de úlcera de Mooren porque la enfermedad se basa en un proceso inmunológico. Sin embargo, es compatible con la terapia inmunosupresora en situaciones agudas como adelgazamiento corneal crítico o defectos epiteliales persistentes.

---

[142] Krassó, 1932; Ruíz Labrador, 1949; Evans, 1950; d'Ermo, 1950; Lederman M, 1957.

El término "distrofia" deriva del prefijo "dis" con el significado de "malo o difícil" y "trofia" significando "nutrición" o, interpretado de una manera más correcta, "metabolismo". Es un defecto genético a nivel celular. Las distrofias corneales son el resultado clínico de un metabolismo celular anormal. Todas las células de las diversas capas anatómicas de la córnea, desde el epitelio al endotelio, se encuentran afectadas en diferentes formas, conduciendo a una multitud de entidades clínicas específicas enraizadas en líneas celulares distintivas (Sorkin N et al, 2019; Dudakova L et al, 2019).

En oftalmología, las distrofias corneales se han referido típicamente a un grupo de trastornos hereditarios que generalmente son bilaterales, simétricos, de progresión lenta y no están relacionados con factores ambientales o sistémicos. Hay excepciones a cada parte de la definición de distrofia. La distrofia de la membrana basal epitelial y la distrofia turbia central de François son condiciones degenerativas más que hereditarias en la mayoría de los pacientes. Las distrofias corneales también pueden ser clínicamente unilaterales, por ejemplo, distrofia corneal polimorfa posterior. Los cambios sistémicos se ven ocasionalmente como en la distrofia corneal de Schnyder, donde es habitual la hipercolesterolemia.

Otro desafío es que no está claro dónde trazar la línea divisoria entre las enfermedades corneales hereditarias bilaterales esencialmente estacionarias como la córnea plana (por mutaciones en el queratocan) y las enfermedades bilaterales hereditarias llamadas distrofias corneales. Esto se subraya en la entidad, la distrofia corneal amorfa posterior (por la eliminación de queratocan junto con otros 3 genes), que generalmente es mínimamente progresiva y puede estar asociada con anormalidades del iris. En consecuencia, muchos estarían de acuerdo en que el término distrofia corneal puede tener un significado más histórico que práctico.

En 1890, el término distrofia corneal fue introducido en la literatura por Groenouw A y luego por Biber H (1890). Groenouw informó de 2 pacientes con "noduli corneae", aunque no distinguió entre un paciente con distrofia corneal granular y el otro con distrofia corneal macular. Más tarde, Biber describió a un paciente con distrofia corneal reticular. Posteriormente, Fuchs E (1910), Uhthoff W (1915) y Yoshida Y (1924) continuaron utilizando el término "distrofia corneal".

Clasificación

Hubo numerosos defectos en el sistema de clasificación de distrofia corneal tradicional y el más ampliamente utilizado (Waring GO III et al, 1978). Algunas de las distrofias se nombraron antes del advenimiento de la lámpara de hendidura, mientras que la mayoría se describieron antes del desarrollo del mapeo genético, que con la introducción del genotipo revolucionó nuestra base de conocimiento de las distrofias corneales. El genotipo reveló tanto la heterogeneidad genotípica, es decir, una sola distrofia como la distrofia corneal de Meesmann está asociada con diferentes genes (KRT3 y KRT12) y con la heterogeneidad fenotípica, el gen TGFBI está asociado con múltiples fenotipos de distrofia alélica distintas, Reis-Bücklers distrofia corneal, distrofia corneal de Thiel-Behnke, distrofia corneal granular tipo 1, distrofia corneal granular tipo 2 y distrofia corneal reticular clásica. El sistema de clasificación IC3D intenta abordar estas deficiencias críticamente importantes.

Como se señaló anteriormente, una serie de entidades anteriormente consideradas como distrofias corneales son probablemente degeneraciones más que enfermedades hereditarias. Por ejemplo, la mayoría de los casos de distrofia de la membrana basal epitelial no tienen una base hereditaria. La distrofia turbia central de François, aunque hereditaria en algunas familias, es fenotípicamente idéntica a la de la piel de cocodrilo posterior. La única distinción es que la distrofia central nubosa (turbia) de François está asociada con una historia familiar. Solo hay unas pocas publicaciones que describen una familia completa con esta distrofia (François J, 1956; Strachan IM, 1969; Bramsen T et al, 1976). Por lo tanto, en las descripciones de pacientes con distrofia corneal nubosa central de François sin antecedentes familiares detallados, es imposible excluir la posibilidad diagnóstica de una degeneración posterior de (shagreen) cocodrilo (Karp CL et al, 1997).

La distrofia corneal endotelial de Fuchs es una distrofia corneal muy común y tiene una base familiar (Krachmer JH et al, 1978; Hamill CE et al, 2013). La distrofia corneal endotelial de Fuchs en estadio 1 consiste solo en córnea guttata sin descompensación corneal. No todos los pacientes con distrofia corneal endotelial de Fuchs en estadio 1 progresan, pero ¿Son las guttas corneales no progresivas evidencia de una degeneración corneal en lugar de una distrofia corneal endotelial de Fuchs? La respuesta no se conoce pero tiene importantes implicaciones clínicas. A menudo, el paciente con córnea guttata es informado de que tiene un diagnóstico de distrofia corneal endotelial de Fuchs. Si el individuo consulta Internet u otras fuentes, su investigación inevitablemente sugerirá que la distrofia corneal endotelial de Fuchs es una enfermedad que a menudo progresa a edema corneal, pérdida visual e intervención quirúrgica. Por lo tanto, un diagnóstico prematuro de distrofia corneal endotelial de Fuchs en ausencia de antecedentes familiares, evidencia genética o edema corneal puede tener un impacto psicológico adverso importante en el paciente que anticipa una pérdida visual futura y la necesidad de una cirugía de trasplante corneal.

Otras distrofias se describieron hace décadas con información clínica mínima o poco clara y sin información genética. En particular, distrofias como Grayson-Wilbrandt podrían ser variantes de otras distrofias conocidas o incluso podrían no existir.

Los nombres de distrofia engañosos también han contribuido al diagnóstico erróneo. Entre los individuos con la enfermedad anteriormente denominada como distrofia corneal cristalina de Schnyder, el 50% en realidad tiene depósitos cristalinos visibles (Weiss JS, 1992). El diagnóstico correcto de aquellos pacientes afectados en ausencia de cristales a menudo confundía incluso a los médicos experimentados que dependían de esta suposición defectuosa junto con literatura errónea, ambos apoyando la noción de que los cristales eran parte integral del diagnóstico (Weiss JS, 1994-96). De hecho, los errores en la distrofia corneal de Schnyder fueron el impulso principal para crear el grupo de revisión de nomenclatura IC3D en el 2005. Debido a que la publicación IC3D del 2008 observó "una vez establecido en los libros de texto", que es extremadamente difícil purgar información incorrecta sobre enfermedades raras. Muchos mitos se perpetúan porque muy pocos oftalmólogos han visto un número sustancial de distrofias corneales inusuales". Incluso los subespecialistas corneales experimentados a menudo no pudieron diagnosticar correctamente a aquellos pacientes con distrofia corneal de Schnyder cristalino (Weiss JS, 1994) y los pacientes no fueron diagnosticados durante décadas.

La publicación IC3D de 2008 contenía la clasificación anatómica tradicional que organizaba las distrofias según la capa corneal que se vio afectada principalmente (Waring GO III, et al, 1978). Las plantillas para cada distrofia se crearon en un formato estándar para resumir las características clínicas, informaciones patológicas y genéticas, así como fotografías clínicas representativas.

Estas categorías se especificaron de la siguiente manera:

"Categoría 1: una distrofia corneal bien definida en la que se ha mapeado e identificado el gen y se conocen las mutaciones específicas.

Categoría 2: una distrofia corneal bien definida que ha sido mapeado a uno o más loci cromosómicos específicos, pero el (los) gen (es) aún no se han identificado.

Categoría 3: una distrofia corneal bien definida en la que el trastorno aún no se ha asignado a un locus cromosómico.

Categoría 4: esta categoría está reservada para una distrofia corneal sospechada, nueva o previamente documentada, aunque la evidencia de que sea una entidad distinta aún no es convincente".

La clasificación de distrofia corneal de "nivel anatómico" tradicionalmente aceptada tiene limitaciones, ya que las distrofias se asignaron únicamente a la capa más afectada. Sin embargo, la distrofia corneal de Reis-Bücklers (RBCD) y la distrofia corneal de Thiel-Behnkes (TBCD) afectan no solo el área subepitelial con la destrucción de la capa de Bowman sino también el estroma anterior, y más tarde el estroma más profundo. Aunque categorizadas anatómicamente como "distrofias de capa de Bowman", las distrofias del gen TGFBI afectan a múltiples capas. Otras distrofias corneales también afectan a más de una capa. La distrofia corneal granular (MCD) afecta tanto al estroma como al endotelio, y la distrofia corneal de Schnyder (SCD) involucra el epitelio, el estroma y el endotelio. Como entendemos las células primarias de origen, puede ser menos importante clasificar las distrofias como limitadas a una capa específica. Además, la histopatología, aunque ofrece una resolución mejorada a nivel celular, también está sujeta a casos individuales y variaciones en el estadio de la enfermedad.

Distrofias epiteliales y subepiteliales

1. Distrofia de la membrana basal epitelial (EBMD) mayoritariamente degenerativa, raramente C1

2. Distrofias epiteliales de erosión recurrente (ERED): distrofia corneal de Franceschetti (FRCD) C3, Distrofia Smolandiensis (DS) C3 y Distrofia Helsinglandica (DH) C3

3. Distrofia corneal mucínea subepitelial (SMCD) C4

4. Distrofia corneal de Meesmann (MECD) C1

5. Distrofia corneal epitelial de Lisch (LECD) C2

6. Distrofia corneal gelatinosa en forma de gota (GDLD) C1

Distrofias epiteliales-estromales de TGFBI

1. Distrofia corneal de Reis – Bücklers (RBCD) C1

2. Distrofia corneal de Thiel-Behnke (TBCD) C1

3. Distrofia corneal reticular, tipo 1 (LCD1) C1: variantes (III, IIIA, I / IIIA, IV) de distrofia corneal reticular C1

4. Distrofia corneal granular, tipo 1 (GCD1) C1

5. Distrofia corneal granular, tipo 2 (GCD2) C1

Distrofias del estroma

1. Distrofia corneal macular (MCD) C1

2. Distrofia corneal de Schnyder (SCD) C1

3. Distrofia corneal estromal congénita (CSCD) C1

4. Distrofia corneal de Fleck (FCD) C1

5. Distrofia corneal amorfa posterior (PACD) C1

6. Distrofia nublada central de François (CCDF) C4

7. Distrofia corneal predescemet (PDCD) C1 o C4

Distrofias endoteliales

1. Distrofia corneal endotelial de Fuchs (FECD) C1, C2 o C3

2. Distrofia corneal polimorfa posterior (PPCD) C1 o C2

3. Distrofia endotelial hereditaria congénita (CHED) C1

4. Distrofia corneal endotelial ligada al cromosoma X (XECD) C2

Distrofias eliminadas

Distrofia corneal de Grayson-Wilbrandt (GWCD) C4.

DISTROFÍAS EPITELIALES Y SUBEPITELIALES

Distrofia de membrana basal epitelial (EBMD)

Herencia mendeliana en el hombre; también conocida como: Distrofia de mapa-punto-huella digital, Distrofia epitelial microquística de Cogan y Distrofia de la membrana basal anterior.

Herencia. Se han informado de casos familiares aislados. Sin embargo, debido a que la mayoría de los casos no tienen herencia documentada, se consideran degenerativos o secundarios a un trauma. Se ha mapeado en 5q31 en el gen del factor de transformación beta-inducido TGFBI en dos familias (Munier FL et al, 1997; Boutboul S et al, 2006).

Comúnmente se presenta en la vida adulta. Raramente se ha descrito en niños. Se cree que la mala adhesión de las células epiteliales basales al material laminar basal anormal predispone a erosiones recurrentes (Fogle JA et al, 1964).

Fenotípicamente puede presentarse en varias formas (Rodrígues MM et al, 1974; Laibson PR et al, 1975):

Mapas: islas irregulares de epitelio engrosado, gris y brumoso con bordes ondulados y circunscritos, que afectan particularmente a la córnea central o paracentral. Pueden presentarse aislados o combinado con otros signos (Fig. 1A).

Puntos (Cogan): opacidades intra-epiteliales irregulares, redondas, ovaladas o en forma de coma, no manchadas, de color gris masilla, agrupadas como un archipiélago en la córnea central (Fig. 1B). Típicamente se combina con otros signos, especialmente con mapas (Cogan DG et al, 1964; Bron AJ y Brown NA, 1971; Beon AJ y Tripathi AC, 1973).

Líneas de huellas digitales: paralelas, líneas curvilíneas, generalmente paracentral, se visualiza mejor con retroiluminación (Fig. 1C). Se puede presentar aislado o combinado con otros signos, especialmente mapas (Guerry D, 1950).

Patrón de ampolla (Bron): patrón subepitelial como vidrio esmerilado, se visualizar mejor mediante (Fig. 1D). Puede presentarse aislado o combinado con otros signos.

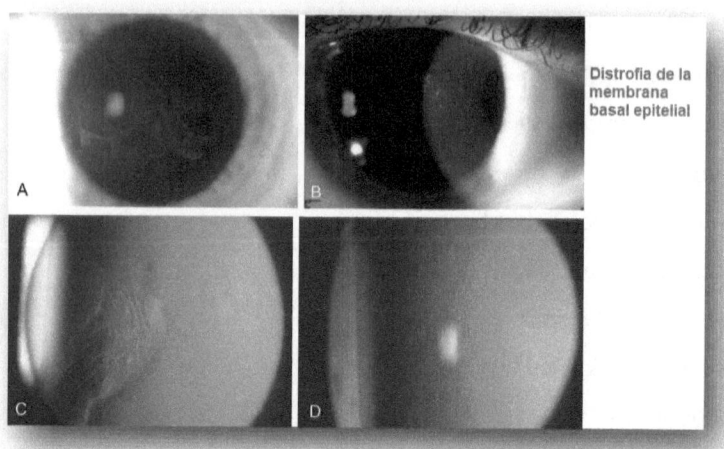

EBMD puede ser asintomática, asociarse con episodios erosivos dolorosos y / o puede causar disminución de la visión al inducir un astigmatismo irregular leve (diplopía monocular, imágenes "fantasmas"). La localización y el grado de patología pueden fluctuar con el tiempo.

El microscopio de luz revela lo siguiente: Mapas: Hojas de material laminar basal intraepitelial, multilamelar (Fig. 1F). Líneas de huellas digitales: extensiones intraepiteliales en forma de costillas de material laminar basal (Fig. 1E). Puntos: pseudoquistes intraepiteliales que contienen restos citoplasmáticos (Bron AJ y Tripathi AC, 1973; Laibson PR, 1976). Patrón de ampolla: acumulación subepitelial irregular de material fibrilogranular. A diferencia de otras distrofias superficiales, la capa de Bowman

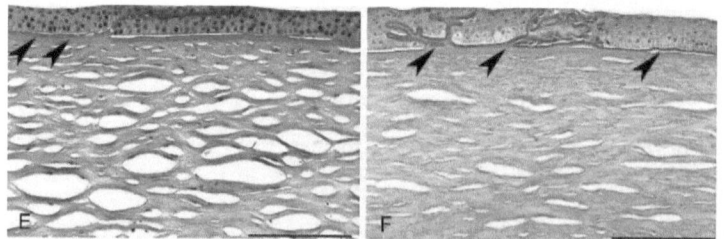

La microscopía óptica muestra un material excesivo en la membrana basal (puntas de flecha) que se interpone entre el epitelio distorsionado y la capa de Bowman intacta para formar hojas redundantes correspondientes a mapas (E) y líneas de huellas digitales (F) (E, tricromo de Masson; F, PAS)

es normal.

La microscopía de transmisión electrónica muestra en la forma en m unas láminas gruesas y multilamelares (2–6 nm de espesor) de membrana basal epitelial que se extienden hacia el epitelio. En las líneas de huellas digitales una sustancia fina fibrilar (17 nm de diámetro) y granular (8 nm) además de ondas ondulantes de la membrana basal. En la forma en puntos: unos pseudoquistes intraepiteliales que contienen células degenerativas con núcleos picnóticos y restos citoplasmáticos; y en la forma de ampollas unos montículos discretos no quísticos de material granular anormal depositado entre el epitelio y la capa de Bowman que indenta las células epiteliales basales suprayacentes (Hau SC y Tuft SJ, 2011). Puede imitar quistes clínicamente, pero en la histología no hay quistes.

Esta distrofia se ha informada asociada con queratocono (Georgeon C et al, 2016) y después de queratomileusis asistida con láser de femtosegundo (Chuckpaiwong V et al, 2018).

El tratamiento es conservador para aliviar las molestias con respecto a la borrosidad de la visión y las erosiones dolorosas. En casos refractario se ha informado de mejoría con el uso de un polímero de heparan sulfato (Labetoulle M et al, 2019). También se ha utilizado la queratectomía foto-terapéutica con respuesta positiva en muchos pacientes en los que el alivio sintomático se consiguió a largo plazo (Lee WS et al, 2016).

Distrofias epiteliales de erosión recurrente (EREDs)

Se trata de una enfermedad autosómica dominante que se caracteriza por erosiones epiteliales corneales recurrentes secundarias a una alteración de la adhesión epitelial (Hammer B et al, 2008; Vahedi F et al, 2018). Desarrollada en la niñez las erosiones corneales conducen a cicatrización subepitelial y fibrosis que pueden confundirse con depósitos distróficos (Hammar B et al, 2010; Lisch W et al, 2012). Como acabamos de ver las erosiones corneales epiteliales recurrentes se presentan en las primeras décadas de la vida y duran de 1 a 7 días. Durante los intervalos sin dolor, no hay cambios biomicroscópicos evidentes (fig. 2A). A mediados de la vida, se desarrollan opacidad subepitelial difusa, central, fibrosis subepitelial (Fig. 2B) o se forman una especie de queloides protuberantes.

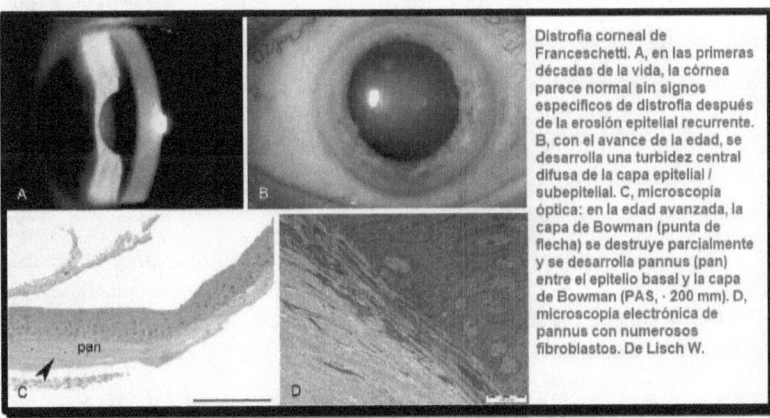

Distrofia corneal de Franceschetti. A, en las primeras décadas de la vida, la córnea parece normal sin signos específicos de distrofia después de la erosión epitelial recurrente. B, con el avance de la edad, se desarrolla una turbidez central difusa de la capa epitelial / subepitelial. C, microscopía óptica: en la edad avanzada, la capa de Bowman (punta de flecha) se destruye parcialmente y se desarrolla pannus (pan) entre el epitelio basal y la capa de Bowman (PAS, · 200 mm). D, microscopía electrónica de pannus con numerosos fibroblastos. De Lisch W.

Los ataques erosivos epiteliales severos comienzan en la infancia y se repiten a lo largo de la vida. A menudo los ataques comienzan de noche. La discapacidad visual por opacificación corneal central como consecuencia de erosiones ocurre en aproximadamente el 50% de los casos. Con el avance de la edad hacia los 30-40 años, se produce una reducción lenta en la frecuencia de los episodios erosivos dolorosos aunque la irregularidad epitelial resultante conduce a un daño visual (Hammar B et al, 2008).

Entre sus variantes se encuentran la distrofia corneal de Franceschetti (FRCD), la distrofia Smolandiensis (DS) y la distrofia Helsinglandica (DH). Estas tres distrofias corneales se caracterizan por el desarrollo de erosiones corneales en la primera década de la vida seguida de una fibrosis subepitelial progresiva y se han clasificados juntas en el IC3D como ERED. Aunque sus bases genéticas permanecen siendo desconocida, la similitud de su fenotipo clínico con el observado en ERED asociado con una mutación en CLO17A1 indica que estas distrofias probablemente compartan la misma base genética (Johnson F et al, 2015; Lin BR et al, 2016; Oliver VF et al, 2016).

El microscopio de luz muestra en FRCD y basado en una biopsia perilimbal superficial, un epitelio basal irregular con espacios intercelulares agrandados. Se presentaban depósitos positivos al azul alcián, tanto intracelular como intercelularmente. Existía una destrucción parcial y ausencia de la capa de Bowman con pannus de tejido conectivo avascular intermedio entre el epitelio basal y la capa de Bowman. Negativo para la coloración roja de Congo. En DS se encuentra que la estructura de tipo queloide se tiñe positivamente con rojo Congo que indica amiloidosis secundaria.

La microscopía de transmisión electrónica muestra en FRCD una irregularidad en el tamaño y la forma de las células epiteliales basales y hendiduras intercelulares agrandadas que corresponden a depósitos positivos al azul Alcián. Presumiblemente mitocondrias "distróficas" entre las células epiteliales basales. Hay un pannus que contiene numerosos fibroblastos.

La inmunohistoquímica en FRCD muestra una expresión reducida segmentaria de las proteínas de unión estrecha claudina y E-cadherina, componentes del desmosoma. La expresión de decorina parece mejorar en la capa epitelial basal en comparación con la córnea postmortem normal. En DS, hay abundancia de fibronectina en el estroma sub-epitelial central, localizado en áreas de fibrosis subepitelial. Los queratocitos en estas áreas son inmunorreactivos para la proteína A4 de unión al calcio S100.

La microscopía confocal en DS muestra un adelgazamiento anormal del epitelio corneal, ausencia de la capa de Bowman con acumulación de material patológico a nivel de la capa de Bowman, y los nervios corneales subepiteliales son escasos y tortuosos.

La diferencia en la gravedad de la opacificación corneal en FRCD, DS y DH podría explicarse por la presencia de polimorfismo y la diferencia en la expresividad de un gen común. El término "erosiones corneales recurrentes familiares" es descriptivo y no diagnóstico ya que las erosiones recurrentes se producen con frecuencia en otras distrofias corneales.

Finalmente dado que el clínico no está familiarizado con el trastorno y el mismo patrón de herencia dominante, curso clínico similar y características fenotípicas se presentan en RBCD y TBCD, los individuos afectados probablemente se puedan diagnosticar erróneamente como una distrofia TGFBI.

Por lo general, los lubricantes, las lentes de contacto terapéuticas y, a veces, el desbridamiento epitelial y la queratectomía fototerapéutica son la base para el tratamiento de las erosiones corneales en estas distrofias.

Distrofia corneal mucinosa subepitelial (SMCD)

Sólo hay un caso publicado por lo que en el IC3d se incluye en la categoría 4 reservado para casos posibles pero aún no confirmados.

Feder RS et al (1993) describió a una familia con una distrofia corneal anterior inusual transmitida de manera autosómica dominante.

El inicio, producido en la primera década de la vida, se caracteriza por frecuentes erosiones corneales recurrentes. Estos episodios disminuyen durante la adolescencia y se sigue de una disminución progresiva de la visión.

El examen con lámpara de hendirá revela opacidades subepiteliales bilaterales y nubosidad, que afectaba a toda la córnea, pero de una manera más densa en la porción central de la córnea.

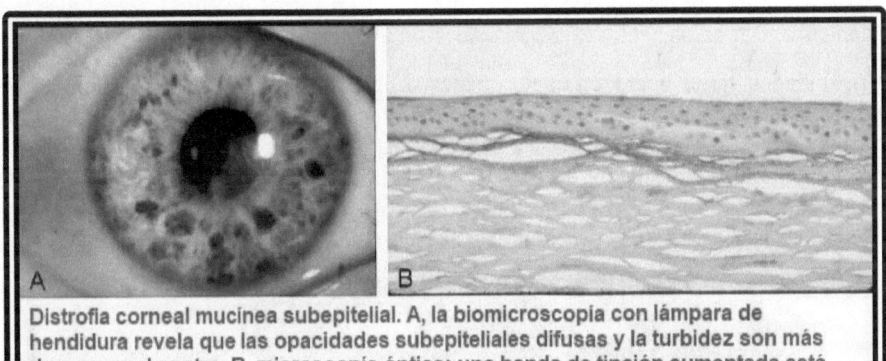

Distrofia corneal mucinea subepitelial. A, la biomicroscopia con lámpara de hendidura revela que las opacidades subepiteliales difusas y la turbidez son más densas en el centro. B, microscopía óptica: una banda de tinción aumentada está presente debajo del epitelio. La capa de Bowman es delgada (azul Alcian). Fotografía de Robert Feder, MD.

La histopatología reveló una banda subepitelial de un material eosinofílico, positivo a la tinción con ácido periódico de Schiff y al alcián azul, sensible a la hialuronidasa, y de situación anterior a la membrana de Bowman.

El microscopio electrónico demostró la presencia de depósitos subepiteliales consistentes en un material fibrilar fino con glucosaminoglucano. El análisis inmuno-histoquímico indicó que el material acumulado contenía una combinación de condroitín 4-sulfato y dermatán sulfato. Según Feder et al, recuerda a la distrofia de Grayson-Wilbrant pero se diferencia en la composición histoquímica.

Distrofia corneal de Meesmann (MECD)

También conocida como *distrofia epitelial hereditaria juvenil* con su variante de *Stocker-Holt*.

Descrita por primera vez en 1935 por Pameijer, y más tarde en 1939 por Meesmann y Wilke, la distrofia corneal de Meesmann (MECD; OMIM 122100) es un trastorno hereditario dominante que afecta el epitelio corneal.

Pameijer (1935) informó de una familia donde cinco miembros mostraron alteraciones corneales epiteliales vesiculares bilaterales. El estroma y el endotelio eran normales y la sensibilidad corneal no estaba afectada. Solo los miembros mayores sufrían molestias oculares. Meesmann y Wilke (1939) describieron tres familias afectadas por una distrofia epitelial de la córnea, caracterizada por pequeños puntos y vesículas en el epitelio junto con leves irregularidades de la superficie corneal. Como en los casos de Pameijer, la córnea se tiñó repetidamente con fluoresceína. La condición fue heredada como autosómica dominante. La agudeza visual promedio fue de aproximadamente 0.5 y nunca inferior a 0.33. La enfermedad comenzó en la infancia, progresó lentamente y estuvo acompañada de ataques de irritación. Se han descrito otras familias con esta distrofia por parte de Bock (1941), Burki (1946), Paufique y Ettienne (1950), Stocker FW y Holt LB (1955), François (1957), Stokes (1960), Snyder (1963), Kuwabara y Ciccarelli (1964),

Kornzweig (1964); Behnke H y Thiel HJ, 1965; y Alkemade PP y van Balen AT, 1966, entre otras.

La enfermedad comienza en la niñez con la aparición de múltiples vesículas diminutas intraepiteliales que se extiende como una banda hacia los limbos, siendo más numerosas en el área interpalpebral con un epitelio claro alrededor. La iluminación directa muestra opacidades grisáceas difusas variables presentadas en diversos modelos y con bordes distintivos. Se ha informado de patrones epiteliales en forma de cuñas y espirales y se pueden encontrar áreas centrales o periféricas sin afectar.

Las opacidades grises aparecen como quistes solitarios transparentes en la iluminación indirecta. Aproximadamente el 85% de los ojos muestran microquistes afectando a todo el epitelio, mientras que en el resto se localizan en la córnea superior, en la inferior, central o periféricamente. La fusión de varios quistes puede producir opacidades lineales refractivas con córnea clara entre ellas. La córnea puede encontrarse ligeramente adelgazada y la sensibilidad corneal puede encontrarse reducida.

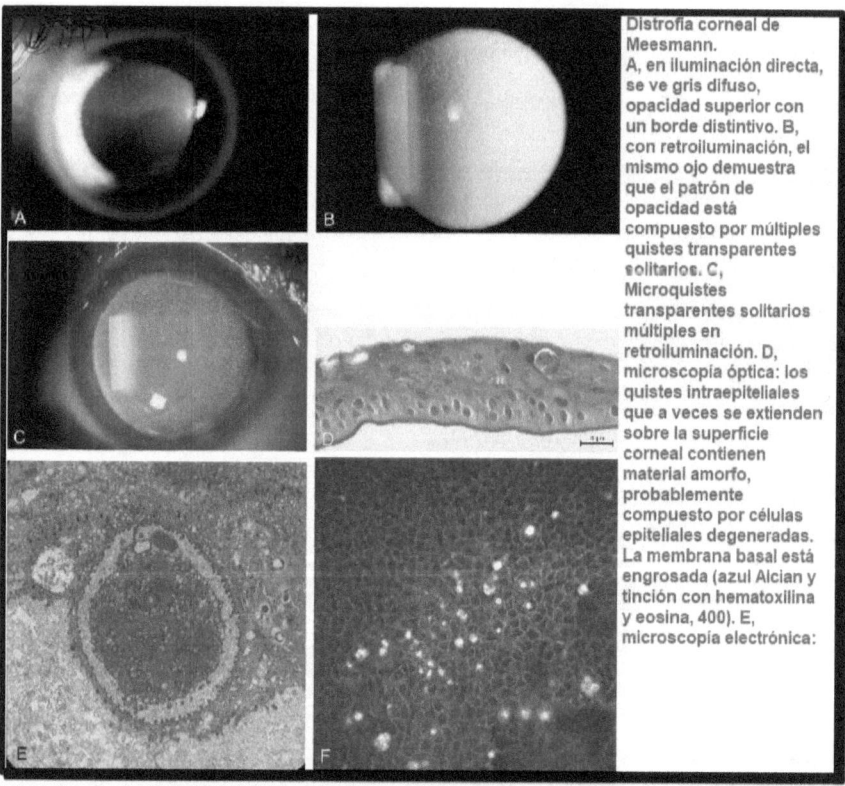

Distrofia corneal de Meesmann.
A, en iluminación directa, se ve gris difuso, opacidad superior con un borde distintivo. B, con retroiluminación, el mismo ojo demuestra que el patrón de opacidad está compuesto por múltiples quistes transparentes solitarios. C, Microquistes transparentes solitarios múltiples en retroiluminación. D, microscopía óptica: los quistes intraepiteliales que a veces se extienden sobre la superficie corneal contienen material amorfo, probablemente compuesto por células epiteliales degeneradas. La membrana basal está engrosada (azul Alcian y tinción con hematoxilina y eosina, 400). E, microscopía electrónica:

En la variante de Stocker-Holt toda la córnea muestra opacidades epiteliales punteadas grises finas que se tiñen con fluoresceína, y opacidades lineales finas que pueden aparecer en forma de espiral.

Los pacientes típicamente son asintomáticos o pueden tener una reducción visual leve, aunque algunos pacientes se quejan de deslumbramiento y sensibilidad a la luz (fotofobia), también se pueden quejar de lagrimeo y tener una intolerancia a las lentes de contacto. La sensación de cuerpo extraño o desgarro puede aumentar hasta erosiones epiteliales recurrentes muy dolorosas. En raras ocasiones, la visión borrosa es el resultado de la irregularidad corneal y la cicatrización. Los pacientes con la variante Stocker-Holt muestran signos y síntomas más severos con un inicio más temprano en comparación con la distrofia corneal clásica de Meesmann.

Tiene un curso estacionario o lentamente progresivo.

Con el microscopio óptico el epitelio se encuentra engrosado y desorganizado; y siempre muestra quistes intraepiteliales llenos de restos celulares PAS positivos, que fluorescen. Las células también contienen material positivo para PAS y diastasa (glucógeno). La membrana basal es de tipo multilaminar, se encuentra engrosada y se proyecta hacia el epitelio basal. La variante de Stocker-Holt muestra un epitelio variablemente engrosado, con células vacuoladas y degeneradas. La membrana basal se encuentra variablemente engrosada y se extiende hacia el epitelio. La capa de Bowman y el estroma permanecen normales.

El microscopio de transmisión electrónica muestra que la "sustancia peculiar" intra-citoplasmática representa una colección focal de material fibrogranular rodeado por enredos de filamentos citoplasmáticos. Estos quistes son redondos y uniformes (10–50 µm). Algunas lesiones con puntos reflectantes en el citoplasma probablemente se corresponden con núcleos celulares. No hay informes de la variante de Stocker-Holt.

La microscopía confocal muestra áreas hiporreflectantes en el epitelio basal que varían de 40 a 150 mm de diámetro, algunas con manchas reflectantes en el interior. Se han detectado numerosos microquistes intraepiteliales corneales y material hiperreflectante que se cree que representan células degeneradas cercanas a la capa basal del epitelio corneal en pacientes mayores. En comparación con la capa epitelial basal, la capa superficial contiene microquistes más grandes con cambios atróficos del material hiperreflectante. Las líneas de demarcación, claramente visualizadas entre los micro-quistes, corresponden a la demarcación biomicroscópicamente visible entre las áreas claras y afectadas. En la variante de Stocker-Holt se muestran múltiples microquistes epiteliales y material hiper-reflectivo, anomalías en los nervios subepiteliales, y material hiperreflectivo en forma de un punteado diminuto o de aguja en el estroma (Nishino T et al, 2019).

MECD se ligó por primera vez a mutaciones en los genes de la queratina 3 (KRT3; ID de gen # 3850; OMIM # 148043) y queratina 12 (KRT12; ID de gen # 3859; OMIM # 601687) en 1997 por Irvine et al. Estos genes codifican las queratinas K3 y K12 altamente conservadas, específicas de la córnea, que son las proteínas de filamento intermedio responsables principalmente de conseguir la resistencia mecánica y dar soporte estructural a las células epiteliales de la córnea (Szaflik JP et al, 2008). Como las queratinas corneales se producen de manera natural como heterodímeros K3/K12 obligados, se supone que las mutaciones genéticas que alteran la proteína codificada por KRT3 o KRT12 afecten negativamente a la función del complejo heterodímero K3/K12. Hasta la fecha, se han identificado 25 mutaciones en KRT3 y KRT12 en individuos con MECD, cada uno ubicado en los motivos[143] de iniciación de hélice (KRT12) o de terminación de hélice (KRT3 y KRT12)[144].

---

[143] Un motivo es un elemento conservado en la secuencia de aminoácidos o nucleótidos, que habitualmente se asocia con una función concreta. Los motivos se generan a partir de alineamientos múltiples de secuencias con elementos funcionales o estructurales conocidos, por lo que son útiles para predecir la existencia de esos mismos elementos en otras proteínas de función y estructura desconocida.

[144] En KT3: Irvine AD et al, 1997; Chen YT, 2005; Ezaflik JP et al, 2008; Chen JL et al, 2015.

Las queratinas son un grupo de proteínas estructurales en los epitelios de la piel, el cabello, las uñas y la córnea. Estas proteínas se presentan como heteropolímeros obligados, ensamblados a partir de dímeros compuestos de filamentos intermedios de tipo I y tipo II. En la córnea, el filamento intermedio tipo I es K12, pero el filamento intermedio tipo II es K3. Estructuralmente, los filamentos intermedios consisten en un dominio de cabeza N-terminal, un dominio central de barra helicoidal α que comienza con un motivo de iniciación de hélice y termina con un motivo de terminación de hélice y un dominio de cola C-terminal.

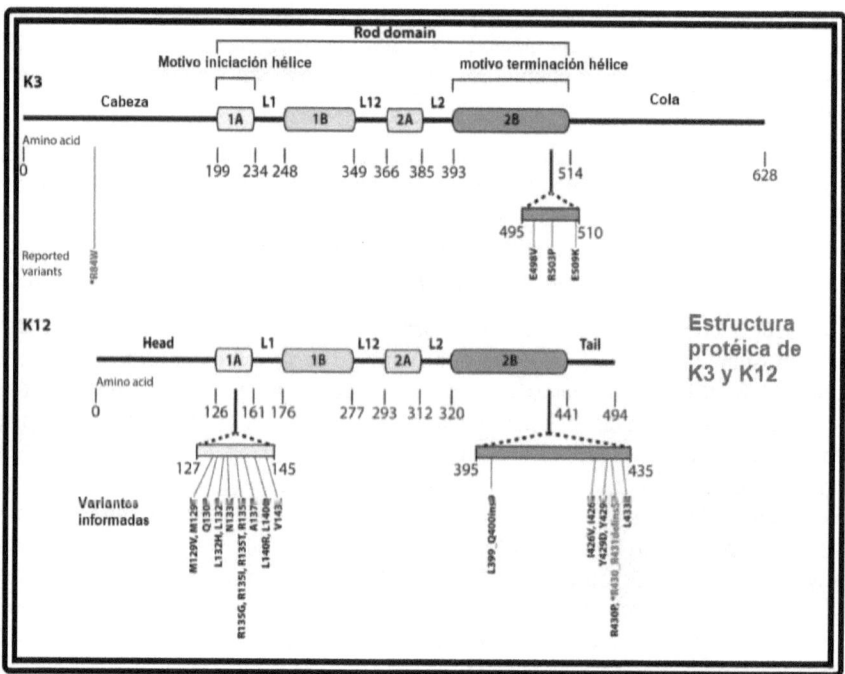

Estructura protéica de K3 y K12

En el esquema se indican los sitios donde se han encontrado mutaciones que alteran la funcionalidad de las queratinas corneales y que conducen a la aparición de esta distrofia.

En los casos sintomáticos se puede realizar una queratectomía foto-refractiva pero se ha informado frecuentes recurrencias de las lesiones en menos de un año (Ghanem RC et al, 2017; Greiner JV et al, 2017).

Distrofia corneal epitelial de Lisch (LECD)

También conocida como distrofia micro-quística en forma de banda y espiral del epitelio corneal.

Esta distrofia corneal epitelial fue descrita por Lisch W et al en 1992, en 5 miembros de una familia. La describió mediante el examen con lámpara de hendidura como "opacidades grisáceas, en forma de banda y plumosas que a veces aparecen en patrones en espiral", presentadas tanto unilateral como bilateralmente.

En KT12: Irvine AD et al, 1997; Nishida K et al, 1997; Coleman CM et al, 1999; Corden LD et al, 2000; Irvine AD et al, 2002; Takahashi K et al, 2002; Yoon MK et al, 2004; Chen YT et al, 2005; Nichino O et al, 2005; Wang LJ et al, 2007; Sullivan LS et al, 2007; Seto T et al, 2008; Ehlers N et al, 2008; Nielsen K et al, 2008; Clausen I et al, 2010; Hassan H et al, 2013; Ogasawara M et al, 2014; Nishida T et al, 2019.

Análisis posteriores y de conexión sugirieron un modelo de herencia dominante ligado al X, mapeado en el gen Xp22.3 (Lisch W et al, 2000).

El análisis histopatológico de raspados superficiales del epitelio corneal afectado muestra láminas de células con un citoplasma "burbujeante" y vacuolas de glucógeno, prevalentes en las capas celulares suprabasales[145].

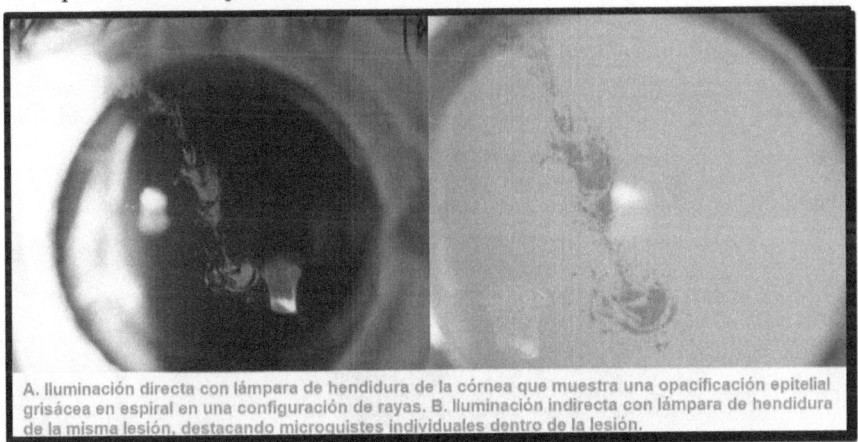

A. Iluminación directa con lámpara de hendidura de la córnea que muestra una opacificación epitelial grisácea en espiral en una configuración de rayas. B. Iluminación indirecta con lámpara de hendidura de la misma lesión, destacando microquistes individuales dentro de la lesión.

El análisis con lámpara de hendidura revela diferentes formas de defectos grises homogéneos, a menudo en patrones en espiral y fimbriados. La microscopía confocal in vivo muestra regiones bien demarcadas de células afectadas uniformemente con núcleos hiporreflectivos y citoplasmas hiperreflectivos[146]. Adicionalmente, la microscopía electrónica revela que las vacuolas contienen una substancia laminada y aglomerada o material es espiras además de encontrar en el epitelio medio y superficial, que hay células con miríadas de vacuolas e inclusiones en 2 formas; vagamente floculante o material laminar con o sin membrana circunscrita, y estructuras en espiral o membranosas más densas en electrones.

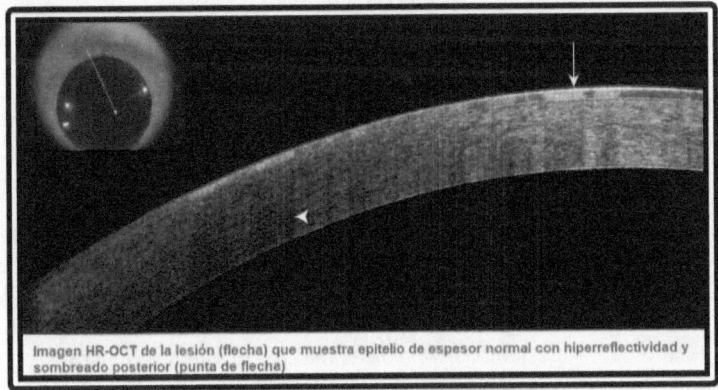

Imagen HR-OCT de la lesión (flecha) que muestra epitelio de espesor normal con hiperreflectividad y sombreado posterior (punta de flecha)

La OCT de alta resolución (HR-OCT) muestra una hiperreflectividad homogénea dentro del epitelio, sin engrosamiento epitelial asociado, que se presenta en un patrón intermitente que se corresponde con las espirales vistas en la clínica (Pole C et al, 2016).

---

[145] Lisch W et al, 1992; Robin SB et al, 1994; Charles NC et al, 2000; Wessel MM et al, 2011; Kurbanyan K et al, 2012; Weiss JS et al, 2015.

[146] Lisch W et al, 2010; Wessel MM et al, 2011; Kurbanyan K et al, 2012; Weiss JS et al, 2015.

Las lesiones progresan muy lentamente y, si se afecta el eje visual, puede producirse un deterioro visual.

El *tratamiento* consiste esencialmente en la observación a menos que se produzcan cambios en la visión (por afectación del eje visual) o en la comodidad. El desbridamiento epitelial con alcohol se ha utilizado exitosamente (Charles NC et al, 2000). Lisch W et al (2010) utilizó lentes de contacto para inducir la regresión de la opacidad mediante lo que interpretó un desplazamiento del epitelio. Ambos métodos presentan algún grado de recurrencia. También se ha utilizado la queratectomía foto-refractiva combinada con mitomicina C, con mínimas recurrencias (Lisch W et al, 2010; Wessel MM et al, 2011).

Distrofia corneal en gotas gelatinosa (GDLD)

También conocida como *amiloidosis subepitelial* y *amiloidosis familiar primaria* (Grayson). Fue descrita por primera vez por Nakaizumi (Japón) en 1914.

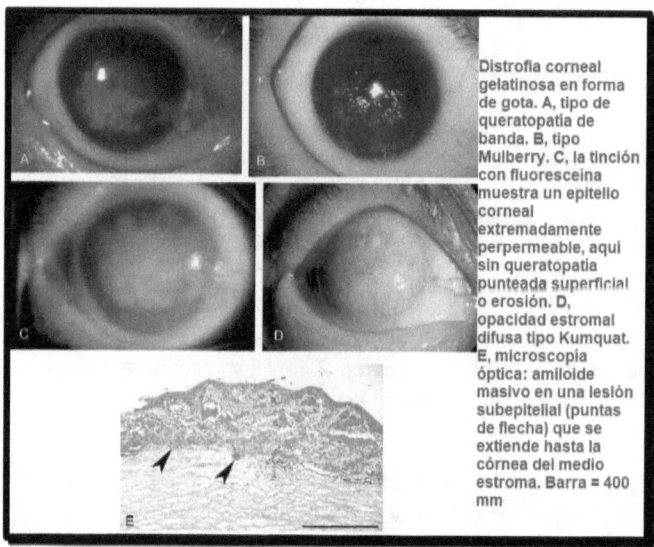

Distrofia corneal gelatinosa en forma de gota. A, tipo de queratopatía de banda. B, tipo Mulberry. C, la tinción con fluoresceina muestra un epitelio corneal extremadamente perpermeable, aquí sin queratopatia punteada superficial o erosión. D, opacidad estromal difusa tipo Kumquat. E, microscopía óptica: amiloide masivo en una lesión subepitelial (puntas de flecha) que se extiende hasta la córnea del medio estroma. Barra = 400 mm

En esta distrofia aparecen unos gránulos de color blanco lechoso sobre la superficie epitelial que son los primeros hallazgos clínicos. Ito T et al (2004) distinguió 4 formas clínicas: el tipo de queratopatía de banda, el tipo de opacidad del estroma, el tipo de kumquat y el tipo típico de mora. En la etapa inicial, la substancia amiloide se encuentran entre las células basales del epitelio corneal y la lámina basal. La propia lámina basal, la membrana de Bowman y el estroma permanecen intactos. Se observan numerosos filamentos de aproximadamente 7 nm de ancho. Además se ven numerosas fibrillas de unos 10 nm de ancho en las células basales dañadas. Con el avance de la edad, aumenta la cantidad de amiloide y desaparece la membrana de Bowman (Ohnishi Y et al, 1982). Takahashi M et al (1985) encontró fibrillas amiloides en inclusiones citoplasmáticas de macrófagos estromales.

Sintomáticamente la enfermedad clínica aparece en la primera o segunda década de la vida en incluye fotofobia y visión borrosa (Lasram L et al, 1994) junto con sensación de cuerpo extraño. Hacia la tercera década, las masas gelatinosas elevadas, de color gris amarillento, afectan gravemente la agudeza visual y se requiere de queratoplastia lamelar para la mayoría de los pacientes. La incidencia se estima en 1/300,000 en Japón, mientras que sólo unos pocos casos se han informado en países occidentales (Ramsey et al, 1972; Weber FL y Babel J, 1980).

La microscopía confocal muestra que las células epiteliales tienen forma irregular y a menudo son alargadas. Existe una leve desorganización de la arquitectura epitelial general. Se observan grandes acumulaciones de material reflectante brillante dentro o debajo del epitelio y dentro del estroma anterior. No se pueden detectar anormalidades evidentes en la córnea posterior.

Inmunohistoquímicamente, los depósitos de amiloide en la córnea casi no tiñen con anticuerpos contra la proteína amiloide AA (Akiya S et al, 1990) ni tampoco contra AF, AB y queratina (Büchi ER et al, 1994); pero el epitelio sí reacciona frente a estos anticuerpos, lo que sugiere que al menos el epitelio puede producir un precursor amiloideo relacionado con la proteína AA-3.

La distrofia corneal gelatinosa recurrente en forma de gota comparte varias características histopatológicas con su contraparte primaria, con algunas otras características, como la presencia de proteoglicanos sulfatados anormalmente grandes y colágeno de espaciado largo, la permeabilidad de las uniones epiteliales estrechas y la duplicación del epitelio membrana basal (Quantock AJ et al, 1998).

El origen de la substancia amiloide para Ohnishi Y et al (1982) son las células basales pero Takahashi T et al (1983) opina que son los fibroblastos y Akiya S et al (1990) que el epitelio produce, al menos, un precursor. Para Büchi ER et al (1994) el amiloide podría proceder de la película lagrimal.

La enfermedad se transmite con carácter autosómico recesivo. En un principio se pensó que la mutación se producía en el gen beta ig-h3, pero posteriormente se comprobó que no (Dota A et al, 1998) sino en el locus 1p32 del gen Transductor de señal de calcio asociado a tumor 2 (TACSTD2, anteriormente M1S1) (Tsujikawa M et al, 1999).

La mayoría de los pacientes desarrollan recurrencia después de la queratectomía superficial, la queratoplastia lamelar o la queratoplastia penetrante, generalmente en unos pocos años.

DISTROFÍAS EPITELIALES-ESTROMALES DE TGFBI

El TGFBI (también conocido como queratoepitelina; MIM 601692) es una proteína de la matriz extracelular inducida por el factor de transformación del crecimiento beta 1 y se expresa altamente en el epitelio corneal. El TGFBI humano codifica una proteína de 683 aminoácidos que contiene un motivo RGD (Arg-Gly-Asp) altamente conservado, que actúa como secuencia de reconocimiento de ligando para varias integrinas. Por lo tanto, se asocia con interacciones entre células y colágeno con un papel en la regulación de la adhesión celular. Hasta la fecha, se ha informado que las mutaciones de TGFBI están involucradas con varios subtipos de distrofias corneales, incluidas en celosía, granular, Avellino, Reis-Bücklers, distrofia corneal de Thiel-Behnke y algunas otras. Los estudios genéticos moleculares de distrofias corneales han demostrado una clara correlación genotipo-fenotipo, ya que la mutación específica del gen TGFBI causará formas definidas de distrofia corneal.

Distrofia corneal de Reis – Bücklers

También denominada como *distrofia corneal de la capa de Bowman, tipo I (CDB1); distrofia corneal geográfica (*Weidle); *Distrofia corneal granular atípica; distrofia* *corneal granular tipo 3; distrofia de la membrana limitante anterior, tipo 1* y *distrofia corneal granular superficial.*

La enfermedad se transmite de manera autosómica dominante, mapeado en 5q31 para el gen del factor de transformación del crecimiento beta-inducido.

La distrofia aparece en la niñez. Se desarrollan opacidades tempranas geográficas irregulares tempranas confluentes con densidades variables a nivel de la capa de Bowman y el estroma superficial, inicialmente discretas (Fig. A) y posteriormente extendiéndose al limbo y al estroma más profundo (Fig. B). Se puede confundir con TBCD, especialmente en las primeras 2 décadas. En esta etapa temprana, el RBCD muestra opacidades difusas más irregulares con interrupciones claras, mientras que el TBCD exhibe múltiples manchas con formación reticular.

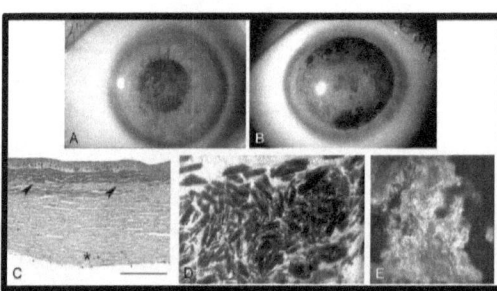

Distrofia corneal de Reis – Bücklers. A, opacidades confluentes irregulares, geográficas. B, las opacidades geográficas se extienden al limbo y al estroma más profundo en un caso más avanzado. C, microscopía óptica: el tricromo de Masson tiñe de queratohialina intensamente rojo debajo del epitelio y entre las láminas del estroma superficial. Tenga en cuenta la destrucción característica de la capa Bowman. Las manchas rojas más profundas (asterisco) son artefactos de la queratoplastia lamelar (mutación Arg124Leu TGFBI), barra = 200 mm. D, microscopía electrónica: banda ancha de cuerpos subepiteliales con forma de varilla dispuestos irregularmente (· 3000). E, la microscopía confocal in vivo muestra un material granular altamente reflectante sin ninguna sombra dentro del epitelio basal

La visión está deteriorada desde la infancia y pueden producirse erosiones corneales recurrentes dolorosas.

Se produce un deterioro lento y progresivo de la visión. Las erosiones corneales recurrentes tienden a disminuir con el tiempo. El curso es similar pero con frecuencia más agresivo que el TBCD, pero es posible que no se pueda distinguir en un caso individual.

La capa de Bowman se sustituye por una capa en forma de lámina de depósitos granulares que tiñe con el tricromo rojo de Masson (Fig. C), que pueden extenderse al estroma subepitelial y, en casos avanzados, aparecen depósitos redondos dispersos en el estroma medio y posterior.

La microscopía de transmisión electrónica muestra que los cuerpos subepiteliales densos en electrones, en forma de barra o trapezoidales idénticos a los de GCD1 (Fig. D), reemplazan la capa de Bowman y se extienden desde el nivel basal de las células epiteliales hasta el estroma anterior y, algo, hasta el estroma más profundo. Las células epiteliales basales pueden contener vesículas con bastones similares. La microscopía electrónica es necesaria para que el diagnóstico histopatológico definitivo se distinga del TBCD, que demuestra fibras rizadas, no cuerpos en forma de bastón.

Los cuerpos en forma de bastón son inmuno-positivos para proteína del factor de transformación del crecimiento beta-inducida (queratoepitelina).

La OCT muestra una capa confluente homogénea de depósitos hiperreflectantes, a menudo con borde anterior aserrado, que es evidente a nivel de la capa de Bowman y el estroma anterior. Es más gruesa en el centro (72–132 mm), se vuelve más delgada en la periferia media y desaparece hacia el limbo. Con la microscopía confocal se encuentran depósitos distintivos en el epitelio y la capa de Bowman. Los depósitos en la capa de células epiteliales suprabasales y basales muestran una reflectividad extremadamente alta del pequeño material granular o amorfo sin sombras (Fig. E). La capa Bowman se sustituye por material irregular altamente reflectante, incluso más reflectante que en TBCD. Se pueden observar depósitos finos redondos o en forma de huso en la parte anterior, y escasos en el estroma posterior.

Para el tratamiento se ha utilizado una disección roma de la capa de tejido fibroso subepitelial con buenos resultados (Wood TO et al, 1978). También se ha utilizado la queratoplastia penetrante, pero se han informado de recurrencias (a los 10 años, Olson RJ y Kaufman HE, 1978; a los 15 años, Caldwell DR, 1978); la queratectomía superficial (Schwartz MF y Taylor HR, 1985); la queratoplastia lamelar; queratectomía foto terapéutica (Rogers C et al, 1993) y la queratolisis corneal (Kamoi M et al, 2005).

Distrofia corneal de Thiel-Behnle (TBCD).

También denominada como *distrofia corneal de la capa de Bowman, tipo 2* (CDB2); *distrofia corneal en panal de miel; distrofia de la membrana limitante anterior, tipo II; distrofia corneal de fibras rizadas* o *distrofia corneal de Waardenburg-Jonkers.*

La enfermedad se transmite con carácter autosómico dominante, mapeado en 5q31, del gen del factor de transformación del crecimiento beta inducido. Suele estar causada por mutación Arg555Gln en el gen TGFB1 (Hou YC et al, 2012) aunque también se ha informado de mutación Arg555Trp en este gen (Yu Y et al, 2015) en una familia china.

La enfermedad se inicia en la niñez temprana. Los signos iniciales son manchas solitarias u opacidades dispersas de forma irregular al nivel de la capa de Bowman, seguidas de opacidades simétricas subepiteliales en forma de panal con córnea periférica típicamente no afectada. En pacientes mayores, las opacidades pueden progresar a las capas estromales más profundas y a la periferia corneal. Es difícil distinguir de la distrofia corneal de Reis-Bücklers (RBCD) en casos tempranos o individuales. Alelos raros que combinan Arg555Gln con otras mutaciones de TGFBI conducen a variantes de TBCD con opacidades atípicas.

Síntomas: Las erosiones corneales recurrentes pueden ser dolorosas en la primera y segunda décadas. La discapacidad visual gradual se desarrolla más tarde. Las erosiones son menos frecuentes y la aparición de discapacidad visual es más tardía que en RBCD.

Como resultado del aumento de la cicatrización corneal se produce un deterioro progresivo y lento de la visión. Las erosiones corneales recurrentes disminuyen con el tiempo. Tiene un curso similar pero con frecuencia menos agresivo que RBCD pero es difícil de distinguir casos individuales.

Microscopía de luz: Alternancia de engrosamiento irregular y adelgazamiento de la capa epitelial para compensar las crestas y surcos del estroma subyacente, con ausencia focal de la membrana basal epitelial. La capa de Bowman se sustituye por un pannus fibro-celular superficial con un patrón de diente de sierra ondulado patognomónico.

Microscopía electrónica de transmisión: la presencia de fibras de colágeno rizadas de 9 a 15 nm de diámetro (Fig. E), distingue de manera importante TBCD de RBCD.

Inmunohistoquímica: las fibras rizadas son inmuno-positivas para la proteína del factor de transformación del crecimiento beta-inducido (queratoepitelina).

Microscopía confocal: Se encuentran depósitos distintivos en el epitelio y la capa de Bowman. Los depósitos en la capa basal de células epiteliales muestran una reflectividad homogénea con bordes redondos que acompañan a las sombras oscuras (Fig. F). La capa de Bowman se sustituye por material reflectante irregular que es menos reflectante que en la RBCD.

Tomografía de coherencia óptica: material hiperreflectante prominente a nivel de la capa de Bowman que se extiende hacia el epitelio en un patrón característico de diente de sierra (Fig. Cii), una característica importante para distinguir TBCD de RBCD.

El tratamiento es el habitual ya comentado para otras distrofias.

Distrofia corneal de celosía, tipo 1 (clásico) (LCD1) y variantes

También denominada como distrofia de Biber-Haab-Dimmer. La enfermedad se transmite con carácter autosómico dominante por la afectación del gen TGFB1 ya comentado en 5q31,

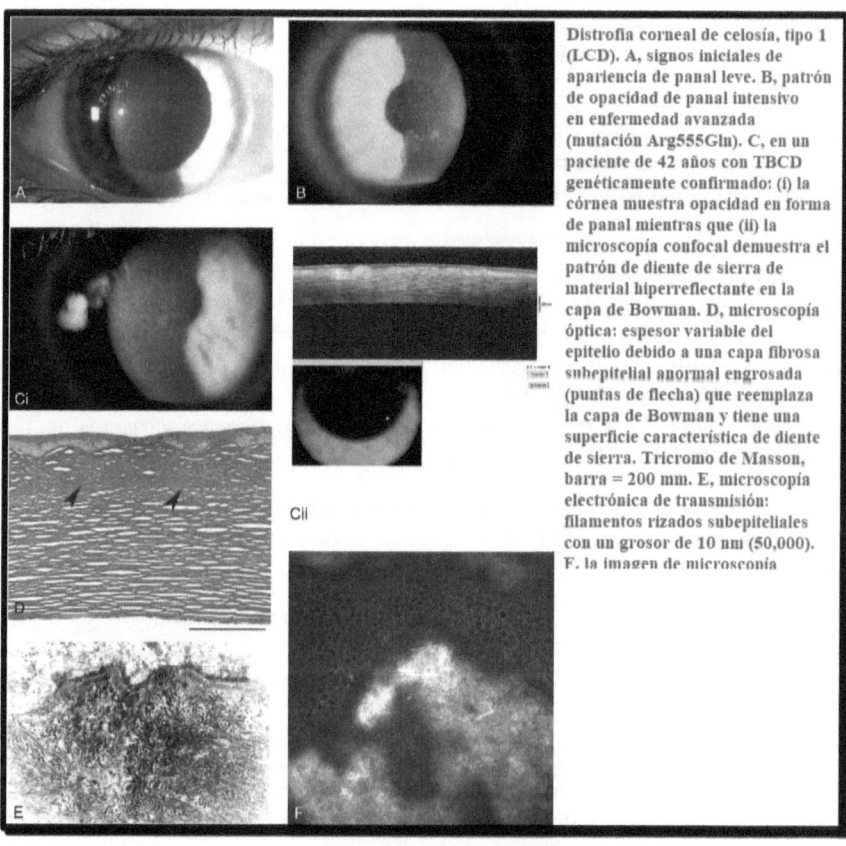

Distrofia corneal de celosía, tipo 1 (LCD). A, signos iniciales de apariencia de panal leve. B, patrón de opacidad de panal intensivo en enfermedad avanzada (mutación Arg555Gln). C, en un paciente de 42 años con TBCD genéticamente confirmado: (i) la córnea muestra opacidad en forma de panal mientras que (ii) la microscopía confocal demuestra el patrón de diente de sierra de material hiperreflectante en la capa de Bowman. D, microscopía óptica: espesor variable del epitelio debido a una capa fibrosa subepitelial anormal engrosada (puntas de flecha) que reemplaza la capa de Bowman y tiene una superficie característica de diente de sierra. Tricromo de Masson, barra = 200 mm. E, microscopía electrónica de transmisión: filamentos rizados subepiteliales con un grosor de 10 nm (50,000). F. la imagen de microscopía

La enfermedad se inicia en la primera o segunda década de la vida. Los primeros signos son opacidades superficiales centrales como manchas que generalmente se desarrollan al final de la primera década (Fig. A). En la retroiluminación, las líneas reticulares periféricas aisladas, pocas y sutiles en capas más profundas, son visibles inicialmente en el estroma superficial del mismo paciente (Fig. 9B). Hacia finales de la primera década también se desarrollan líneas de refracción de ramificación fina y/o puntos subepiteliales, blanquecinos y ovoides. Estas líneas comienzan de manera central y más superficial, se extienden de forma centrífuga y profunda, pero no afectan el estroma periférico lejano, la membrana de Descemet y el endotelio (Figs. 9C, D). La neblina en forme de vidrio esmerilado subepitelial difuso de la córnea central y paracentral se desarrolla simultáneamente con las líneas reticulares en la córnea central y paracentral, y luego progresa (Fig. 9C), acompañado de erosiones recurrentes.

El desarrollo de turbidez central difusa en la segunda a tercera década puede reducir la visión lo suficiente como para requerir intervención quirúrgica. El número de líneas reticulares puede diferir entre los 2 ojos (se describen casos unilaterales). La variante LCD, tipo IIIA también muestra líneas centrales de celosía más gruesas (Fig. A), mientras que la LCD, tipo IV se caracteriza por depósitos más profundos sin erosión epitelial (Fig. 10B).

La incomodidad ocular, el dolor y la discapacidad visual, a veces comienzan tan pronto como la primera década como consecuencia de los frecuentes ataques erosivos recurrentes. El curso es progresivo, a menudo con marcada disminución visual en la cuarta década.

La atrofia epitelial y la interrupción con la degeneración de las células epiteliales basales, el adelgazamiento focal o la ausencia de la capa de Bowman, progresan con la edad. El material amiloide eosinofílico se acumula entre la membrana basal epitelial y la capa de Bowman. La deposición estromal de amiloide distorsiona la arquitectura de las láminas corneales. Los depósitos de amiloide se tiñen positivamente con rojo Congo (Fig. 9E) y muestran birrefringencia y di Rhos rojo-verde bajo luz polarizada (Fig. 9F). Además, los depósitos exhiben metacromasia con cristal violeta y fluorescencia con el uso de tinción con tioflavina T.

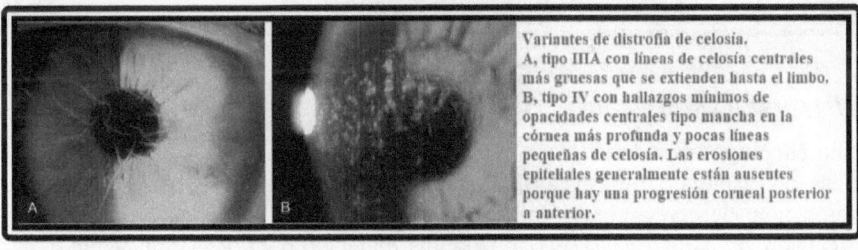

Variantes de distrofia de celosía. A, tipo IIIA con líneas de celosía centrales más gruesas que se extienden hasta el limbo. B, tipo IV con hallazgos mínimos de opacidades centrales tipo mancha en la córnea más profunda y pocas líneas pequeñas de celosía. Las erosiones epiteliales generalmente están ausentes porque hay una progresión corneal posterior a anterior.

Microscopio de transmisión por electrones muestra masas extracelulares de fibrillas finas, alineadas al azar y densas en electrones, de diámetro uniforme de 8 a 10 nm, que son características de la proteína amiloide. Hay menos queratocitos en las áreas de depósito de amiloide: algunos se degeneran con vacuolización citoplasmática, mientras que otros parecen metabólicamente activos. La membrana de Descemet y el endotelio son normales.

Microscopia confocal: Estructuras lineales y ramificadas (Fig. 9G) en estroma con reflectividad cambiante y márgenes pobremente delimitados. Dichas líneas deben diferenciarse de otras imágenes similares (es decir, hongos).

Las variantes de distrofia corneal en celosía (LCD) (Figs. 10A, B) están causadas por más de 2 docenas de mutaciones amiloidogénicas heterocigotas distintas, casi todas las cuales se encuentran en el cuarto dominio FAS1 de TGFBI. Las variantes de LCD (anteriormente designadas tipo IIIA, I/IIIA, IV y amiloidosis polimórfica) tienen un inicio tardío en comparación con la LCD clásica. Las líneas de la red pueden ser más grandes, con una apariencia de limbo a limbo (tipo IIIA), más delgada (tipo I / IIIA), más pequeña (tipo IV) o incluso faltar (amiloidosis polimórfica), aunque uno debe tener en cuenta que la el patrón de la red depende mucho de la edad y de la mutación. Algunos pacientes no tienen líneas reticulares clínicamente evidentes. Las erosiones epiteliales corneales son un signo típico de presentación de LCD, tipos IIIA e I/IIIA, pero están prácticamente ausentes en otras (tipo IV y amiloidosis corneal polimórfica). La frecuencia de erosiones recurrentes es más común en los subtipos que progresan de anterior a posterior (tipos IIIA e I/IIIA) en comparación con los que progresan de posterior a anterior (tipo IV). Aunque la LCD clásica se ha encontrado en numerosos países, las variantes de LCD están mayormente restringidas geográficamente. Por ejemplo, LCD tipo IIIA y LCD tipo IV se informaron predominantemente en Japón e Italia, y se informó que las 2 variantes LCD tipo IV se derivaron de mutaciones fundadoras solitarias en Japón e Italia.

Históricamente, se crearon múltiples subtipos de celosía sobre la base de variaciones fenotípicas y genotípicas. La llamada distrofia corneal reticular tipo 2 (LCD2) es un nombre inapropiado, de hecho comprende amiloidosis sistémica más líneas reticulares corneales y debe denominarse amiloidosis familiar, tipo finlandés o tipo de gelsolina. De manera homónima, se conoce como síndrome de Meretoja (Figs. 11A, B).

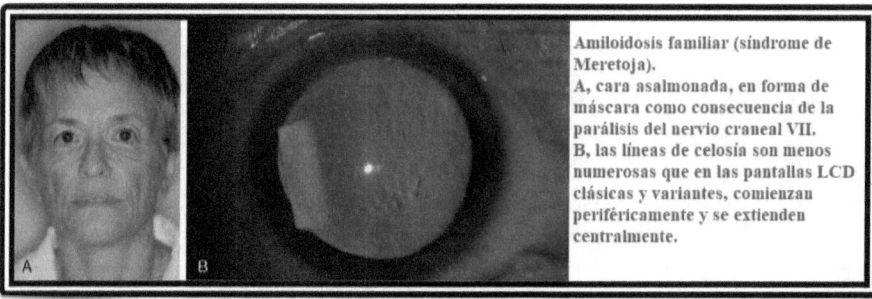

Amiloidosis familiar (síndrome de Meretoja).
A, cara asalmonada, en forma de máscara como consecuencia de la parálisis del nervio craneal VII.
B, las líneas de celosía son menos numerosas que en las pantallas LCD clásicas y variantes, comienzan periféricamente y se extienden centralmente.

Distrofia corneal granular, tipo 1 (Clásico) (GCD1)

También conocida como *distrofia corneal de Groenouw tipo I*. Como las anteriores se transmite de manera autosómica dominante por afectación del gen del factor de transformación del crecimiento inducido por beta-TGFBI, mapeado en 5q31. La secuenciación del exón 4 de TGFB1 reveló una mutación p.R124S (Bouyacoub Y et al, 2019).

Comienza en la infancia, desde los 2 años de edad.

En los niños, se desarrolla un patrón de vórtice (Fig. A) de gránulos parduzcos superficiales a la capa de Bowman. A medida que el paciente envejece, los gránulos bien definidos, aparecen blancos con la iluminación directa con un estroma claro intermedio (Fig. B). El tamaño y el número de gránulos aumentan dando como resultado la aparición de copos de nieve (Fig. C y D). En la retroiluminación, estos gránulos se componen de puntos translúcidos extremadamente pequeños con apariencia de vacuolas, astillas de vidrio o migas de pan molido. Las opacidades no se extienden al limbo. En la vida posterior, los gránulos se extienden al estroma más profundo que se aproxima a la membrana de Descemet. Los homocigotos tienen manifestaciones más severas.

El deslumbramiento y la fotofobia son síntomas tempranos. La agudeza visual disminuye a medida que la opacificación progresa con la edad. Las erosiones recurrentes se ven con frecuencia. Los casos homocigotos tienen síntomas más severos.

Con la progresión, las opacidades se vuelven más confluentes en la córnea superficial y reduce la agudeza visual. La observación en serie a lo largo del tiempo demuestra tanto en GCD1 como en GCD2 que la pérdida de gránulos después de las erosiones epiteliales en realidad puede dar como resultado la eliminación del estroma.

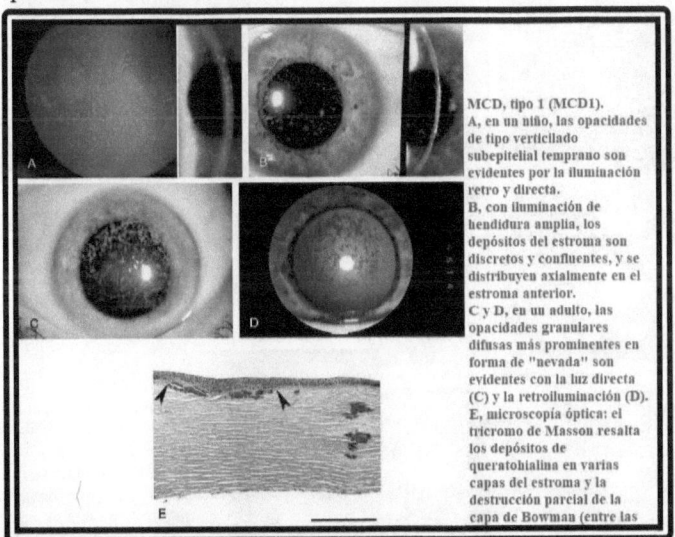

MCD, tipo 1 (MCD1). A, en un niño, las opacidades de tipo verticilado subepitelial temprano son evidentes por la iluminación retro y directa. B, con iluminación de hendidura amplia, los depósitos del estroma son discretos y confluentes, y se distribuyen axialmente en el estroma anterior. C y D, en un adulto, las opacidades granulares difusas más prominentes en forma de "nevada" son evidentes con la luz directa (C) y la retroiluminación (D). E, microscopía óptica: el tricromo de Masson resalta los depósitos de queratohialina en varias capas del estroma y la destrucción parcial de la capa de Bowman (entre las

Microscopía óptica: múltiples depósitos del estroma pueden extenderse desde el epitelio profundo hasta la membrana de Descemet. Las opacidades hialinas se tiñen con tricromo de Masson (Fig. E).

Microscopía electrónica de transmisión: los cuerpos densos en forma de varilla son similares en apariencia a los de la distrofia corneal de Reis-Bücklers.

Inmunohistoquímica: los depósitos anormales reaccionan con los anticuerpos frente a la proteína inducida por el factor de crecimiento beta (queratoepitelina).

Microscopía confocal: opacidades hiperreflectantes anormales en copos de nieve y formas trapezoidales.

Se ha informado de la asociación con el queratocono en una familia donde todos los casos de asociación se presentaron en mujeres (Cankaya C, et al, 2018).

Se ha informado que, en esta distrofia, el intervalo más largo libre de recurrencia se consigue mediante queratoplastia penetrante, y que la queratectomía foto-terapéutica proporciona la recuperación visual más rápida pero con un intervalo libre de recurrencia más corto (Lewis DR et al, 2017).

Distrofia corneal granular, tipo 2 (GCD2) MIM # 607541.

También denominada como *distrofia de Avellino y distrofia granular combinada.*

Durante casi un siglo, esta entidad se consideró una variante leve de MCD (Groenouw tipo I). Bücklers, ya en 1938, describió y presentó a una gran familia con este fenotipo. Cincuenta años después, Weidle publicó informes sobre los mismos pacientes y subdividió a la distrofia granular de acuerdo con sutiles diferencias clínicas. En 1988, Folberg et al., describió la histopatología de depósitos amiloides y hialinos en tales pacientes. En 1992, se publicaron los hallazgos clínicos de estos pacientes y se denominaron como distrofia corneal de Avellino. El término Avellino (el distrito de Italia donde se originó el pedigrí publicado inicialmente) entró en uso popular y así se publicaba, pero ahora se considera obsoleto debido a la presencia global de la distrofia.

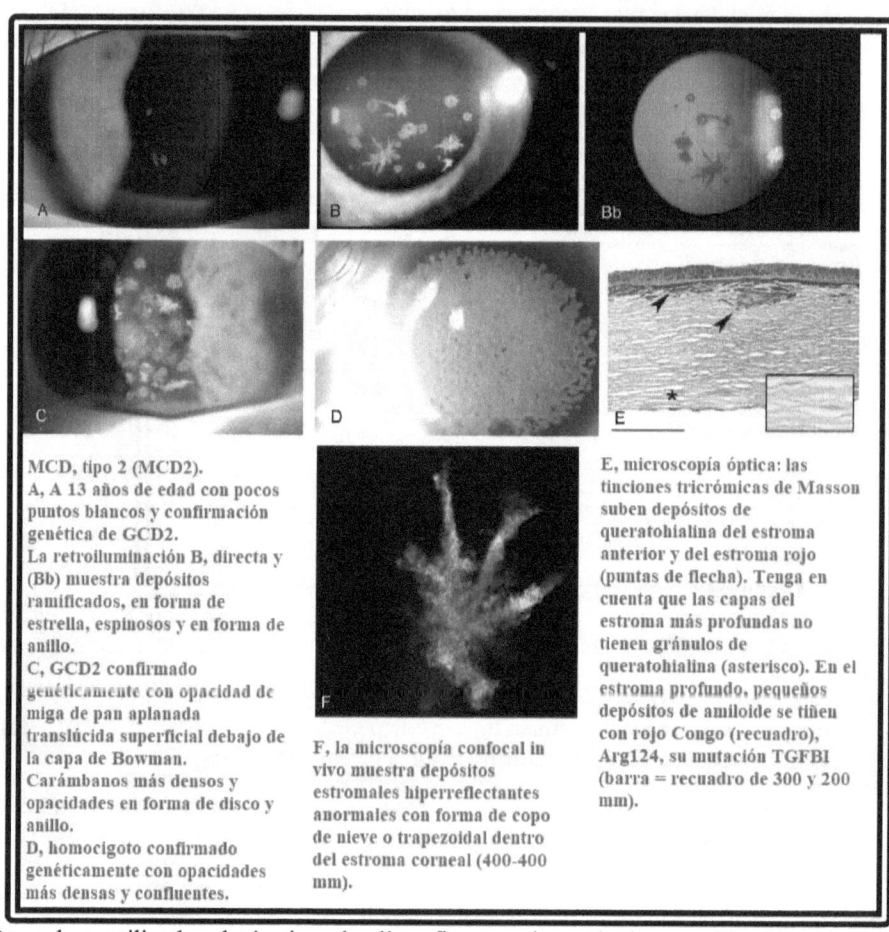

MCD, tipo 2 (MCD2).
A, A 13 años de edad con pocos puntos blancos y confirmación genética de GCD2.
La retroiluminación B, directa y (Bb) muestra depósitos ramificados, en forma de estrella, espinosos y en forma de anillo.
C, GCD2 confirmado genéticamente con opacidad de miga de pan aplanada translúcida superficial debajo de la capa de Bowman.
Carámbanos más densos y opacidades en forma de disco y anillo.
D, homocigoto confirmado genéticamente con opacidades más densas y confluentes.

F, la microscopía confocal in vivo muestra depósitos estromales hiperreflectantes anormales con forma de copo de nieve o trapezoidal dentro del estroma corneal (400-400 mm).

E, microscopía óptica: las tinciones tricrómicas de Masson suben depósitos de queratohialina del estroma anterior y del estroma rojo (puntas de flecha). Tenga en cuenta que las capas del estroma más profundas no tienen gránulos de queratohialina (asterisco). En el estroma profundo, pequeños depósitos de amiloide se tiñen con rojo Congo (recuadro), Arg124, su mutación TGFBI (barra = recuadro de 300 y 200 mm).

Otros han utilizado el término de distrofia granular-reticular combinada, aunque el componente amiloide generalmente sólo es aparente en la histopatología y no se parece a las líneas reticulares.

Se transmite hereditariamente con carácter autosómico dominante, debido a mutaciones en el gen TGFB1, mapeado en 5q31.

Los pacientes homocigotos tienen un inicio temprano con distrofia diagnosticada, ya a los 3 años de edad, en comparación con los heterocigotos, que pueden ser diagnosticados a la edad de 8 años. La mayoría de los GCD2 se diagnostican en la adolescencia o en la edad adulta temprana.

En el heterocigoto, los signos iniciales son sutiles pequeños puntos blanquecinos situados en el estroma superficial (Fig. A), que típicamente desarrollan pequeños radios o espinas. Algunos pueden disponerse linealmente como un collar de perlas. Más tarde, todos los ojos muestran parches redondeados blanquecinos superficiales que tienen centros comidos como por polillas, por lo que incluso pueden parecer discoides o en forma de anillo. La mayoría de los pacientes también desarrollan depósitos puntiagudos anteriores a medio-estromales que tienen forma de estrella, carámbano o de araña (Fig. B) y son parcialmente translúcidos en la retroiluminación (Fig. Bb). Los pacientes también pueden presentar depósitos completamente translúcidos, cortos, lineales, tipo guion o puntos en el estroma posterior, más profundos que las opacidades ramificadas del estroma.

Las líneas cortas o en guiones, que a veces se observan en GCD2, se pueden distinguir de las líneas reticulares observadas en la LCD clásica y la mayoría de sus variantes:

1. Los guiones en GCD2 aparecen más blancos, y las líneas de celosía en LCD son más refráctiles.

2. Los guiones en GCD2 rara vez se cruzan entre sí, mientras que las líneas de celosía en LCD se cruzan característicamente para dar como resultado la configuración de celosía patognomónica.

Como consecuencia de las erosiones epiteliales, la caída espontánea de los gránulos superficiales da como resultado la limpieza de la zona central de la opacidad, que también se vuelve más gruesa con las recurrencias. En última instancia, las opacidades en miga de pan, aplanada, translúcida y más superficiales se reúnen en el estroma anterior sub-Bowman (Fig. C).

La expresividad fenotípica varía considerablemente con pacientes que manifiestan sólo unos pocos puntos blancos y otros que muestran depósitos en todo el estroma. Los pacientes con GCD2 tienen menos opacidades en el estroma que aquellos con GCD1. Los pacientes homocigotos inicialmente muestran numerosos puntos pequeños en la córnea superficial en la primera infancia. En la edad adulta, existen opacidades más grandes, muy densas y de forma irregular en el estroma superficial que se vuelven más profundas con el tiempo (Fig. D).

La visión disminuye con la edad a medida que el eje visual central se ve afectado, y el dolor acompaña a las erosiones epiteliales.

El curso es lentamente progresivo. Los homocigotos muestran una progresión más rápida.

Las opacidades corneales se extienden desde el epitelio basal hasta el estroma profundo. Hay depósitos tanto de hialina como de amiloides y se tiñen como manchas o individualmente con tricromo de Masson y/o rojo Congo (Fig. E). Los homocigotos demuestran hallazgos más severos.

Microscopía confocal: Se aprecian depósitos reflectantes redondos en forma de pan rallado con bordes bien delineados, o depósitos trapezoidales irregulares altamente reflectantes en el estroma anterior (similar a GCD1). También se observan depósitos lineales y ramificados con reflectividad cambiante (Fig. F) (similar a los de LCD).

La lesión de la córnea central produce una exacerbación de esta distrofia corneal con una opacificación acelerada. Por lo tanto, la queratomileusis in situ con láser, la queratectomía fotorrefractiva y la queratomileusis epitelial in situ asistida con láser están fuertemente contraindicadas en esta distrofia. Por lo general, GCD2 empeora más después de queratomileusis in situ con láser que después de la queratomileusis epitelial in situ asistida por láser o de queratectomía fotorrefractiva.

En pacientes heterocigotos GCD2, la queratectomía foto-terapéutica superficial (PTK) se puede usar juiciosamente para reducir la turbidez del estroma anterior visualmente significativa, reconociendo que en ocasiones se pueden requerir tratamientos repetidos de PTK y posiblemente queratoplastia. En GCD2 homocigótica, la PTK produce una recurrencia más rápida que en GCD2 heterocigótica. Sin embargo, cuando se indica una intervención, se puede usar PTK repetida en un esfuerzo por posponer una intervención más definitiva mediante queratoplastia.

DISTROFIAS ESTROMALES

Distrofia Corneal Macular (MCD)

También conocida como distrofia corneal de Groenouw tipo II o distrofia moteada de Fehr (1904). Se transmite con carácter autosómico recesivo por mutaciones en el gen carbohidrato sulfotransferasa 6 (CHST6) (Akama TO et al, 2000).

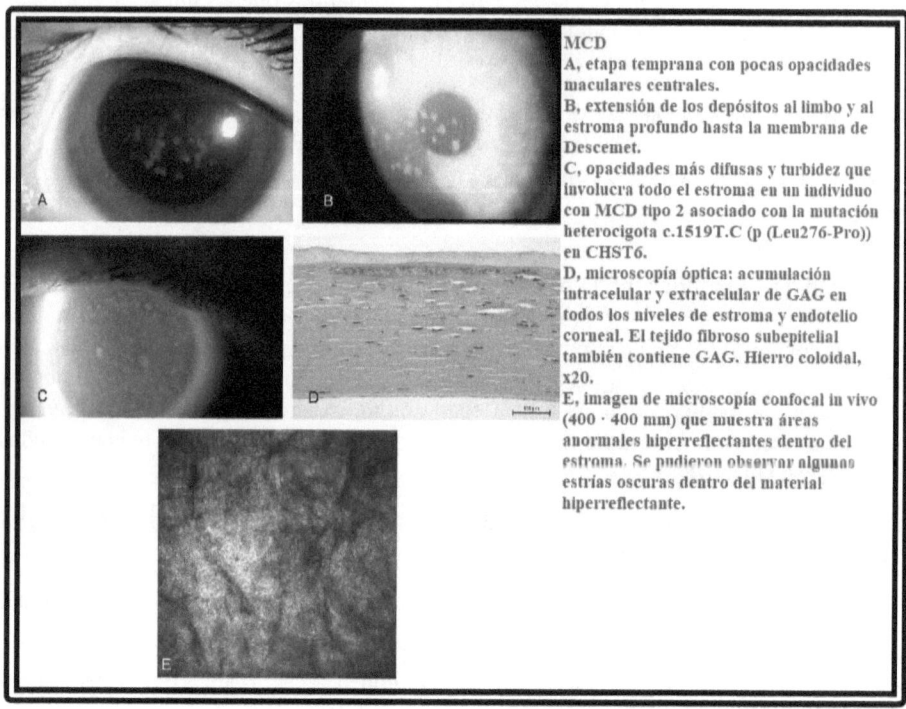

MCD
A, etapa temprana con pocas opacidades maculares centrales.
B, extensión de los depósitos al limbo y al estroma profundo hasta la membrana de Descemet.
C, opacidades más difusas y turbidez que involucra todo el estroma en un individuo con MCD tipo 2 asociado con la mutación heterocigota c.1519T.C (p (Leu276-Pro)) en CHST6.
D, microscopía óptica: acumulación intracelular y extracelular de GAG en todos los niveles de estroma y endotelio corneal. El tejido fibroso subepitelial también contiene GAG. Hierro coloidal, x20.
E, imagen de microscopía confocal in vivo (400 · 400 mm) que muestra áreas anormales hiperreflectantes dentro del estroma. Se pudieron observar algunas estrías oscuras dentro del material hiperreflectante.

CHST6 codifica la N-acetil glucosamina-6-O-sulfotransferasa corneal (C-GlcNAc6ST), una enzima que cataliza la sulfatación de los residuos de GlcNAc en el glucosaminoglucano principal de la córnea, el queratán sulfato, para generar queratán sulfato sulfatado (KS). La sulfatación defectuosa del sulfato de queratán que está causado por una deficiencia en esta enzima conduce a malformaciones en la organización de las fibrillas en la córnea, lo que resulta en una opacificación corneal progresiva en pacientes con MCD.

Se han informado de diversas mutaciones: c.95C>A; c.353C>T (p.Ser118Phe), c.521A>G (p.Lys174Arg), c.577C>G (p.Pro186Arg), c.613C>T (p.Arg205Trp), c.786delC (p.L264Cfs*117), c.820G>A (p.Glu274Lys), c.992C>T (p.His308Tyr), c.1072T>C (p.Tyr358His), (Park SH et al, 2015), E71Q (Carstens N et al, 2016); c.164T>C, c526G>A, c,610C>T, c738C>G, c.631C>T y c.1ª>T en pacientes turcos (Yaylacioglu Tuncay F et al, 2016); c.382G>A (p.A128T), c.290-291 (p.S98L), c.61-62ins (p.L20R), c.418C>7 (p.R140X), c.432C>A (p.S144R), c.892C>T (p.Q298X) (Wang L et al, 2017).

Se ha encontrado un aumento en la apoptosis de los queratocitos (Szentmáry N et al, 2010) que Wang L et al (2017) explica por un aumento en la proteína homóloga de unión al potenciador CCAAT (CHOP), que induce apoptosis por estrés del retículo endoplásmico rugoso de los queratocitos.

La enfermedad comienza en la infancia.

Inicialmente, se desarrollan opacidades centrales, superficiales, irregulares, parecidas a manchas blanquecinas, que dan nombre a la condición (Fig. A); y a diferencia de GCD, estas motas afectan el limbo y el estroma profundo hasta la membrana de Descemet (Fig. B). Simultáneamente, se desarrolla una neblina difusa progresiva, que afecta a todo el estroma corneal (Fig. C). El epitelio permanece liso, pero ocasionalmente desarrolla erosiones corneales. La córnea es mucho más delgada de lo normal. A medida que el trastorno progresa, la membrana de Descemet se vuelve más grisácea y desarrolla excrecencias guttatas, aunque rara vez se produce descompensación endotelial.

La discapacidad visual severa se produce entre los 10 y los 30 años de edad. La sensibilidad corneal se reduce y raramente pueden presentarse fotofobia y erosiones dolorosas recurrentes.

La enfermedad tiene un curso lentamente progresivo.

Microscopía de luz: Se aprecian roturas en la capa de Bowman. Los glicosaminoglicanos (GAG) se acumulan de manera difusa intracelular y extracelularmente en todo el estroma corneal. Es exclusivo de las distrofias estromales el que la membrana de Descemet y el endotelio se encuentren principalmente involucrados, como viene a demostrarlo el engrosamiento de Descemet y la guttata más la tinción endotelial con hierro coloidal de Hale o azul Alcian (Fig. D).

Microscopía electrónica de transmisión: los queratocitos y las células endoteliales tiñen positivamente los GAG, y contienen vacuolas y cuerpos lamelares. La matriz extracelular contiene GAG fibrillogranulares focales y difusos.

Microscopía de coherencia óptica: La OCT de dominio temporal y dominio espectral muestra hiperreflectividad en todo el estroma corneal correspondiente a la opacidad corneal difusa junto con opacidades hiperreflectivas difusas, especialmente en la capa de Bowman. La OCT de dominio espectral es capaz de visualizar cambios tempranos en la capa de Bowman, mientras que la OCT de dominio temporal revela acumulaciones hiperreflectantes en el estroma corneal anterior y en el estroma de la córnea posterior periférica.

Microscopía confocal: Se observan acumulaciones borrosas y limitadas de depósitos altamente reflectantes en el epitelio basal, y el estroma anterior y medio (Fig. E). Algunos de estos pueden tener vagos parecidos a estrías oscuras. Los queratocitos normales pueden que no se vean.

Aunque clínicamente indistinguible, se clasifican 3 variantes de MCD en función de la inmuno-reactividad de epítopos sulfatados específicos de sulfatos de queratán antigénicos (AgKS) en la córnea y el suero.

• MCD tipo I: sin reactividad AgKS en la córnea o en el suero.

• MCD tipo IA: Los queratocitos manifiestan reactividad AgKS, pero el material extracelular no. El suero carece de AgKS.

• MCD tipo II: Todos los depósitos anormales reaccionan positivamente con AgKS, y el suero tiene niveles normales o más bajos de AgKS.

Los hallazgos de la microscópica electrónica de la córnea en las mucopolisacaridosis sistémicas son similares a los hallazgos que se observan en la distrofia macular. Sin embargo, en el examen clínico y con la microscopía óptica, los hallazgos de la córnea demuestran una opacificación más difusa y temprana, sin manchas en las mucopolisacaridosis que muestran afectación corneal (especialmente los tipos Hurler, Hurler-Scheie y Maroteaux-Lamy). La diferencia fenotípica decisiva entre MCD y las mucopolisacaridosis son las motas, que aparecen en MCD.

Se ha informado de un solo caso de isodisomía uniparental (materna) que representa la primera evaluación de asociación con una distrofia corneal. Debido a que el MCD se hereda de forma recesiva, se necesita portar dos alelos con una mutación patógena. En este caso, el padre tiene 2 genes CHST6 normales y la madre tiene 1 gen CHST6 normal y 1 mutado. Debido a que el niño tiene 2 mutaciones del gen CHST6 idénticas (homocigotas) y se excluyó la no paternidad, la única explicación es una duplicación del cromosoma o locus que transporta el CHST6 mutado de la madre (Yellore VS et al, 2007).

Se ha informado la asociación de esta distrofia con queratocono (Kosrirukvongs P et al, 2016).

La queratoplastia penetrante parece ser la técnica de elección para esta distrofia (Rubinstein YC et al, 2016).

Distrofia corneal de Schnyder (SCD)

También conocida como: Distrofia corneal cristalina de Schnyder (SCCD); Distrofia cristalina de Schnyder cristales de seno; Distrofia estromal cristalina hereditaria de Schnyder; Distrofia del estroma cristalino; Distrofia corneal cristalina del estroma central; Distrofia cristalina corneal de Schnyder y Distrofia cristalina corneal de Schnyder. Fue descrita inicialmente por van Went JM y Wibaut F (1924) y por Schnyder WF (1929).

La enfermedad se transmite con carácter autosómico dominante por alteración del gen dominio de preiltransferasa UbiA que contiene 1-UBIAD1; mapeado en el locus genético 1p36.

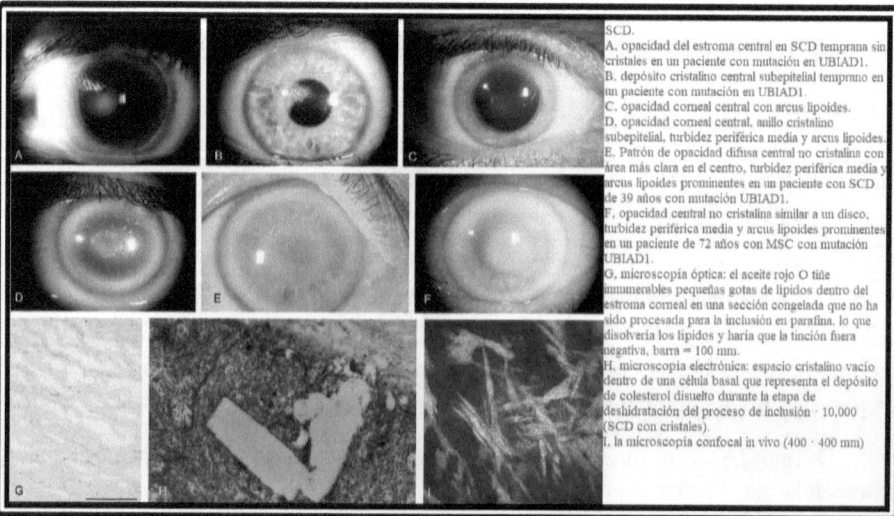

SCD.
A, opacidad del estroma central en SCD temprana sin cristales en un paciente con mutación en UBIAD1.
B, depósito cristalino central subepitelial temprano en un paciente con mutación en UBIAD1.
C, opacidad corneal central con arcus lipoides.
D, opacidad corneal central, anillo cristalino subepitelial, turbidez periférica media y arcus lipoides.
E, Patrón de opacidad difusa central no cristalina con área más clara en el centro, turbidez periférica media y arcus lipoides prominentes en un paciente con SCD de 39 años con mutación UBIAD1.
F, opacidad central no cristalina similar a un disco, turbidez periférica media y arcus lipoides prominentes en un paciente de 72 años con MSC con mutación UBIAD1.
G, microscopía óptica: el aceite rojo O tiñe innumerables pequeñas gotas de lípidos dentro del estroma corneal en una sección congelada que no ha sido procesada para la inclusión en parafina, lo que disolvería los lípidos y haría que la tinción fuera negativa, barra = 100 mm.
H, microscopía electrónica: espacio cristalino vacío dentro de una célula basal que representa el depósito de colesterol disuelto durante la etapa de deshidratación del proceso de inclusión : 10,000 (SCD con cristales).
I, la microscopía confocal in vivo (400 · 400 mm)

Shearman AM et al. (1996) localizaron por primera vez SCD en el cromosoma 1p36 a través del análisis de enlace en dos grandes familias suecas y finlandesas. En 2007, Orr y cols. (2007) y Weiss y cols. (2007) verificaron de forma independiente que el dominio mutacional de la preiltransferasa UbiA que contiene 1 gen (UBIAD1) causó SCD. Por lo tanto, generalmente se postula que el inicio de SCD está asociado con mutaciones en UBIAD1 causadas por la sustitución de bases. Hasta la fecha, se han informado de diversas mutaciones (solo en los exones 1 y 2): A97T (Nickerson ML et al, 2010), G98S (Jung Y et al, 2009), Y174C (Kobayashi A et al, 2009), N102S[147], D112G (Orr A et al, 2007), D112N (Nickerson ML et al, 2010), D118G (Weiss JS y otros, 2008), R119G [Orr A y otros, 2007; Yellore VS et al, 2007], L121V (Yellore VS et al, 2007; Weiss JS et al, 2008), L121F (Al-Ghadee H et al, 2011), V122E (Nickerson ML et al, 2010), V122G (Nickerson ML y otros, 2010), S171P (Weiss JS y otros, 2008; Mehta JS, et al 2009), T175I (Orr A et al, 2007; Weiss JS et al, 2008), G177R (Weiss JS et al, 2007-8), G177E (Nickerson ML et al, 2013), K181R (Kobayashi A et al, 2009), G186R (Weiss JS et al, 2008), L188H (Nickerson ML et al, 2010), N232S (Orr A et al, 2007), N233H (Kobayashi A et al, 2009), D236E (Weiss JS et al, 2008) y D240N (Weiss JS et al., 2010). Los estudios de la base genética de SCD demostraron que todas las mutaciones en el gen UBIAD1 eran mutaciones sin sentido.

Se ha encontrado que UBIAD1 cataliza la prenilación[148] de la filoquinona vegetal (PK) para producir MK-4, la forma predominante de vitamina K hormonalmente activa en humanos y un cofactor importante en la coagulación sanguínea y el metabolismo óseo. También interviene en la síntesis de del coenzima Q10. La vitamina K2 sirve como portador de electrones mitocondriales durante la generación de ATP por la cadena de transporte de electrones y se encuentra disminuida en estos pacientes.

HMGCR es una enzima limitante de la velocidad de la ruta biosintética del colesterol que cataliza la síntesis de mevalonato. Como un intermedio importante, el mevalonato da lugar no solo al colesterol, sino también a los isoprenoides no esteroideos, como el farnesil pirofosfato y el geranilgeranil pirofosfato (GGPP), que además generan ubiquinona, dolichol y hemes [15]. Curiosamente, estas moléculas derivadas de mevalonato también son los productos finales de los miembros de la superfamilia UBIAD1, lo que sugiere un posible vínculo entre HMGCR y UBIAD1.

Tal vez ya pueda comenzar en la infancia, pero el diagnóstico generalmente se realiza en la segunda o tercera década de vida. El diagnóstico puede retrasarse aún más en pacientes que tienen la forma cristalina de la enfermedad.

Los cambios corneales son predecibles en función de la edad. Los pacientes de 23 años o menos tienen una opacidad corneal central en forma de anillo o disco y/o cristales subepiteliales combinados con una forma central abarrotada de cristales (Figs. A, B). Entre los 23 y 38 años de edad, también se observa arcus lipoides (Fig. C). Después de la edad de 38 años, también se desarrolla turbidez pan-estromal medio-periférica, lo que hace que toda la córnea se vea borrosa (Figs. D-F). A pesar del antiguo nombre (ahora obsoleto) de SCCD, solo el 50% de los pacientes muestran cristales corneales. Los cristales pueden ser unilaterales, raramente pueden retroceder y pueden presentarse tardíamente en la enfermedad.

La agudeza visual disminuye y las quejas de deslumbramiento aumentan con la edad. Aunque la visión escotópica puede ser notablemente buena (considerando el aspecto de

---

[147] Orr A et al, 2007; Weiss JS et al, 2007; Yellore VS et al, 2007; Weiss JS et al, 2008; Du C et al, 2011.
[148] Prenilación o lipidación es la adición de moléculas hidrofóbicas a una proteína.

la lámpara de hendidura), la visión fotópica puede disminuir de manera desproporcionada. La sensación corneal disminuye con la edad. Tanto los miembros afectados como los no afectados de los pedigríes pueden tener hiperlipoproteinemia (tipo IIa, III o IV).

Aunque la enfermedad progresa lentamente, la mayoría de los pacientes mayores de 50 años tienen una reducción severa de la visión fotópica.

Microscopía óptica: Demuestra la presencia de depósitos anormales de fosfolípidos y colesterol esterificados y no esterificados intra y extracelulares en células epiteliales basales, en la capa de Bowman y en el estroma. Como los solventes orgánicos y las resinas pueden disolver los lípidos, la tinción de los lípidos [como Oil Red O (Fig. G) o Sudán negro] se facilita, al enviar tejido fresco para la patología, asegurando una fijación adecuada para las tinciones especiales. Además, hay informes publicados de córneas de SCD con tinción positiva de rojo Congo, que sugieren una deposición secundaria de amiloide, y otro informe con la adición de tinción de azul Alcian que sugiere una deposición secundaria de GAG.

Microscopía electrónica de transmisión: La acumulación anormal de fosfolípidos y colesterol esterificados y no esterificados intracelulares y extracelulares se depositan en el epitelio (Fig. H), en la capa de Bowman y en todo el estroma. Rara vez se han informado de lípidos endoteliales.

Microscopía confocal: los depósitos intra y extracelulares altamente reflectantes pueden conducir a la eventual interrupción del plexo nervioso epitelial /subepitelial basal (Fig. I).

Aunque SCCD ha sido el nombre más comúnmente usado para esta entidad, esto ha causado confusión diagnóstica ya que solo el 50% de los pacientes muestran cristales corneales. En consecuencia, SCD debe ser el nombre preferido. Si el oftalmólogo no sospecha SCD cuando realiza una queratoplastia, puede perderse la oportunidad de realizar tinciones para lípidos si la muestra corneal no se conserva correctamente.

Distrofia corneal estromal congénita (CSCD) MIM # 610048.

También conocida como *distrofia estromal hereditaria congénita*. Es una enfermedad hereditaria que se transmite con carácter autosómico dominante, debida a una alteración del gen de la decorina (DCN) en 12q21.33.

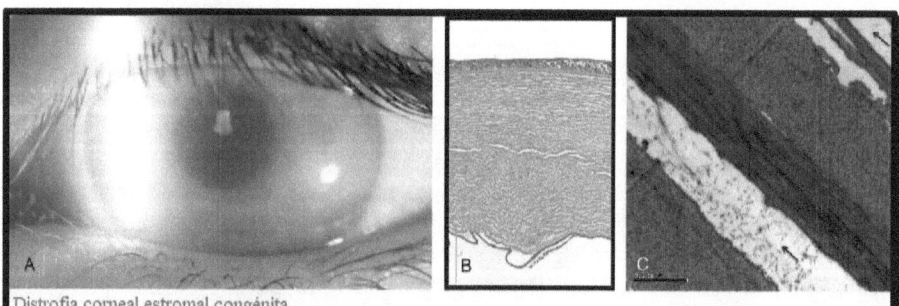

Distrofia corneal estromal congénita.
A. nubosidad difusa con opacidades parecidas a escamas en todo el estroma en un paciente de 4 años con una mutación DCN framehift (c.967delT).
B. microscopía óptica: la córnea está marcadamente engrosada con láminas estromales que se separan entre sí de manera regular con algunas áreas de deposición, barra = 200 mm.
C. Microscopía electrónica: las láminas de colágeno aparentemente normales están separadas por áreas de sustancia amorfa con pequeños filamentos (flechas) característicos de la afección (aumento original · 20).

Se ha demostrado la delección de un solo par de bases (c.941delC) en la secuencia de codificación del gen decorina, prediciendo un truncamiento C-terminal de la proteína decorina (p.Pro314fsX14) (Rødahl E et al, 2006).

La enfermedad aparece de manera congénita; con una nubosidad corneal bilateral difusa con opacidades estromales blanquecinas en forma de escamas en todo el estroma (Fig. A). Los cambios son igualmente pronunciados en todas las áreas de la córnea. La superficie de la córnea es normal y no tiñe con fluoresceína ni se encuentra vascularizada. La paquimetría demuestra un aumento del grosor del estroma.

Entre los síntomas destaca una pérdida visual de moderada a severa. La fotofobia ocurre en una minoría de pacientes. El curso es no progresivo o lentamente progresivo.

Microscopía óptica: las láminas del estroma se encuentran separadas irregularmente y pueden contener un material amorfo (Fig. B).

La microscopía de transmisión electrónica muestra áreas amorfas que consisten en filamentos delgados dispuestos aleatoriamente en una sustancia base con electro-luminiscencia, que separan láminas de apariencia normal (Fig. C). Los cambios se pueden ver en todos los niveles del estroma. Las capas anormales son más anchas en el estroma posterior. Los queratocitos y el endotelio son normales, aunque se ha informado de la ausencia de la zona con bandas anteriores de la membrana de Descemet. La acumulación de decorina se encuentra en las áreas amorfas según lo determinado por microscopía inmunoelectrónica (Bredrup C et al, 2010).

La tomografía de coherencia óptica muestra aumento del grosor corneal y una mayor reflectividad difusa en el estroma.

Microscopía confocal: las células epiteliales parecen normales. El aumento de la reflectividad del estroma anterior impide estudios más detallados.

Distrofia corneal de Fleck (FCD) MIM # 121850.

También denominada como distrofia moteada (en mostacho) de François-Neetens.

Esta distrofia se transmite con carácter autosómico dominante por alteración en el gen fosfoinositida quinasa, dedo FYVE que contiene PIKFYVE, en el locus 2q34. Anteriormente conocido como fosfatidilinositol-3-fosfato / fosfatidilinositol 5-quinasa tipo III — PIP5K3.

Tiene un inicio congénito o en los primeros años de vida.

La distrofia se presenta como opacidades sutiles pero distintivas, pequeñas, translúcidas, con forma discoide o como opacidades discretas, planas, de color blanco grisáceo, con forma de caspa y, a veces, en forma de anillo, dispersas escasamente a cualquier nivel del estroma, por lo demás claro (Figs. A, B).

Las manchas pueden extenderse al limbo y se detectan mejor con el haz de la lámpara de hendidura o mediante retroiluminación. El epitelio, la capa de Bowman, la membrana de Descemet y el endotelio no están involucrados. La afectación corneal asimétrica o unilateral es posible.

Síntomas: asintomáticos, ocasionalmente fotofobia leve o disminución de la sensibilidad corneal.

Tiene un curso no progresivo.

Microscopía óptica: queratocitos hinchados y vacuolados, que contienen GAG (tinción con azul alciano y hierro coloidal) y complejos lípidos (demostrado por Sudán negro y aceite rojo O).

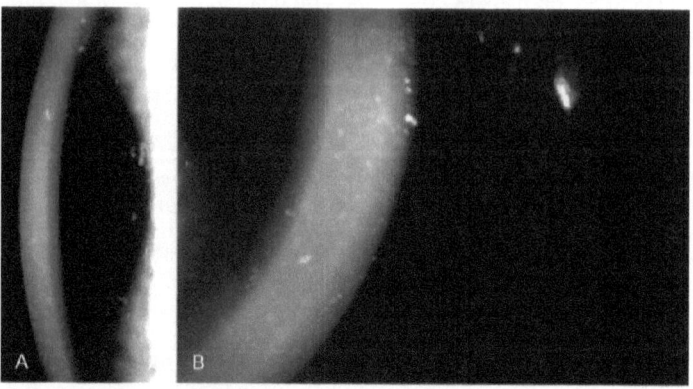

Distrofia corneal de Fleck.
Opacidades similares a la caspa observadas en 2 pacientes diferentes a lo largo del estroma usando: (A) iluminación oblicua amplia, y (B) a diferentes profundidades en la fotografía con lámpara de hendidura.

Microscopía electrónica de transmisión: algunos queratocitos muestran inclusiones basadas en membranas con un material granular delicado.

Tomografía de coherencia óptica: las motas corresponden a áreas pequeñas que son ligeramente más brillantes.

Microscopía confocal: acumulación de material hiperreflectivo de 2 a 18 mm en forma de puntos en los núcleos de queratocitos estromales de tamaño normal y, a veces, agrandados. Se han informado de variaciones en los nervios basales y depósitos de 70 x 110 mm en forma de nuez o riñón.

Distrofia corneal amorfa posterior (PACD) MIM # 612868.

También nombrada como *Distrofia estromal amorfa posterior*.

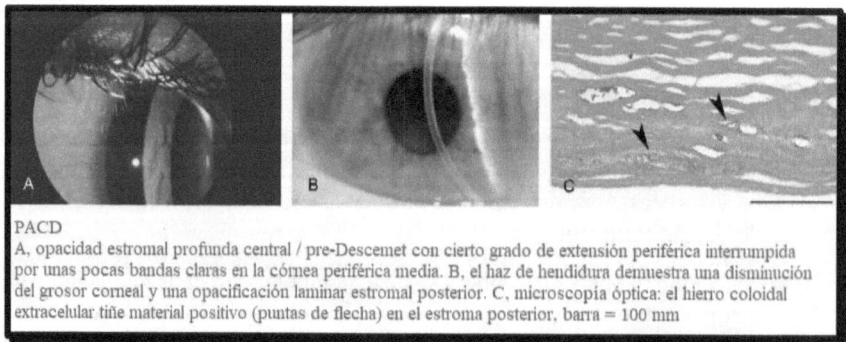

PACD
A, opacidad estromal profunda central / pre-Descemet con cierto grado de extensión periférica interrumpida por unas pocas bandas claras en la córnea periférica media. B, el haz de hendidura demuestra una disminución del grosor corneal y una opacificación laminar estromal posterior. C, microscopía óptica: el hierro coloidal extracelular tiñe material positivo (puntas de flecha) en el estroma posterior, barra = 100 mm

Esta distrofia se transmite con carácter autosómico dominante por supresión de Supresión de queratocan (KERA), lumican (LUM), decorina (DCN) y epiphycan (EPYC). En el locus 12q21.33.

El comienzo a menudo se produce en la primera década de la vida y ha sido informado ya a las 16 semanas, lo que sugiere un origen congénito.

La PACD se presenta como opacidades difusas de color blanco grisáceo que pueden afectar a cualquier capa del estroma pero son más prominentes en la parte posterior (Fig. A). Las lesiones pueden ser centro-periféricas, extendiéndose al limbo, o periféricas, esta última con hallazgos y síntomas menos pronunciados. A menudo están presentes roturas estromales transparentes. El grosor corneal se encuentra disminuido (tan delgado como 380 mm) (Fig. 18B) y son característicos el aplanamiento corneal a menos de 41 dioptrías con hipermetropía asociada, particularmente en la forma centro-periférica. La membrana de Descemet y el endotelio pueden estar sangrados por las opacidades, y se han observado anormalidades endoteliales focales. Se han informado de líneas prominentes de Schwalbe, procesos finos del iris, restos pupilares, adherencias iridocorneales, corectopia, pseudopolicoria y salpicado del estroma anterior, particularmente en pacientes con el patrón centro-periférico, pero no hay asociación con el glaucoma.

La agudeza visual se ve levemente afectada, pero generalmente es mejor de 20/40.

El curso es estable o lentamente progresivo en la mayoría de los casos.

Microscopía óptica: Existe irregularidad de las láminas del estroma posterior con tinción coloidal de hierro, anterior a una membrana delgada de Descemet, y atenuación focal de las células endoteliales (Fig. C).

Microscopía electrónica de transmisión: hay fibras de colágeno anormalmente orientadas y queratocitos anormales con desorganización de las láminas del estroma posterior. Una capa fibrilar que se asemeja a las fibras de colágeno del estroma interrumpe la membrana de Descemet. Estos hallazgos no son patognomónicos de esta distrofia y pueden encontrarse en otras anormalidades. En 1 paciente se presentó con más pronunciados, depósitos subepiteliales adicionales y una gruesa capa de colágeno posterior a la membrana de Descemet.

Microscopía confocal: se presentan micro pliegues y una capa hiperreflectante en el estroma posterior.

El posible inicio congénito, falta de progresión y la asociación con anormalidades del iris aumenta la posibilidad de disgenesia mesodérmica en lugar de una verdadera distrofia corneal.

Distrofia central nublada de François

François (1956) informó de ocho casos de distrofia corneal que no se habían descrito previamente. La lesión, visible solo con la lámpara de hendidura, afectaba a un disco en el tercio central del estroma corneal y consistió en pequeñas áreas grises nubladas con estructura indefinida y márgenes poco definidos. Estas áreas eran más grandes y más numerosas en la parte posterior del estroma y se hacían más pequeñas y menos frecuentes en la parte anterior.

En algunos casos, las capas anteriores del estroma no se vieron afectadas, pero en otros los parches grises alcanzaron la membrana de Bowman. El endotelio corneal y el epitelio no se vieron afectados. La edad de sus pacientes osciló entre 35 y 76 años. No se consideró que la distrofia afectara a la agudeza visual, ya que en aquellos pacientes con una agudeza de menos de 6/6 había otras lesiones oculares para explicar la discapacidad visual. En una familia de cinco miembros, dos estaban afectados, pero los otros seis casos descritos no habían afectados.

El modo de herencia se desconoce aunque se han descrito algunos casos autosómicos dominante (Strachan IM, 1969; Bramsen T, 1976). Puede ser fenotípicamente indistinguible de la piel de cocodrilo posterior, que es una degeneración corneal.

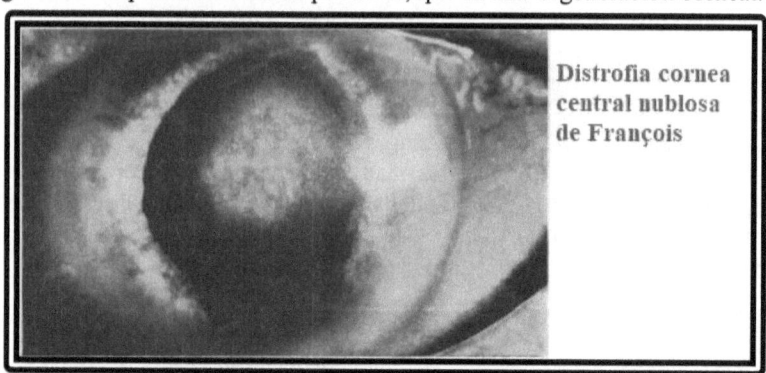

Distrofia cornea central nublosa de François

Karp CL et al, (1997) describió un caso en una mujer de 80 años sometida a queratoplastia penetrante. La microscopía óptica reveló tinción del estroma para mucopolisacárido ácido. La microscopía electrónica de transmisión reveló vacuolas extracelulares, algunas de las cuales tenían material fibrilo-granular y depósitos densos en electrones. El material fibrilo-granular se presentaba en y alrededor de algunos queratocitos. Numerosas vacuolas endoteliales contenían material fibrilo-granular y gránulos redondos densos en electrones. Karp CL et al (1997) sugirieron que las opacidades en pacientes con distrofia corneal turbia central de Francois se deben a la acumulación extracelular de mucopolisacárido y material lipídico.

Kobayashi A et al (2004) describió los hallazgos con microscopía confocal in vivo en dos casos no relacionados. Las capas epiteliales basales y superficiales, las capas estromales y las capas endoteliales eran normales. Sin embargo, se observaron pequeños gránulos y depósitos altamente refractivos en la capa estromal anterior en ambos casos. Además, se observaron múltiples estrías oscuras entre la matriz extracelular con intensidades aumentadas en el estroma posterior adyacente a la capa endotelial corneal en ambos casos. Utine CA et al (2010) confirmó los hallazgos anteriores y añadió que no encontró queratocitos en el estroma.

Debido a las imprecisiones anteriores esta distrofia se encuadra dentro de la categoría 4 de la IC3D.

Distrofia corneal predescemet (PDCD)

La distrofia corneal pre-Descemet (PDCD) aislada no es una entidad bien definida ni es claramente un trastorno hereditario o degenerativo (córnea farinata). Aunque no existe un patrón definido de herencia, se ha descrito en familias de más de 2 a 4 generaciones. Se ha informado que el subtipo de PDCD puntiforme y policromático es autosómica dominante en 1 pedigrí y puede representar una distrofia específica (Fernández Sasso D et al, 1979; Lagrou L et al, 2016 informó de otra familia). Se observan opacidades corneales profundas similares en la ictiosis ligada al cromosoma X.

Se desconoce el locus y el gen afectado en las formas aisladas, mientras que en las asociadas con la ictiosis ligada al X, el gen afectado es la sulfatasa esteroidea (STS) en Xp22.31.

Por lo general comienza después de los 30 años de edad, pero se ha encontrado en niños de hasta 3 años (distrofia pre-Descemet puntiforme y policromática).

PDCD tiene varios subgrupos, muchos de los cuales pueden representar cambios esporádicos, degenerativos y secundarios relacionados con la edad. Las opacidades grises focales, finas y polimórficas que pueden ser centrales, anulares o difusas se encuentran en el estroma profundo inmediatamente anterior a la membrana de Descemet. Se piensa que estos depósitos son de la naturaleza del colesterol (Kempster RC et al, 1997).

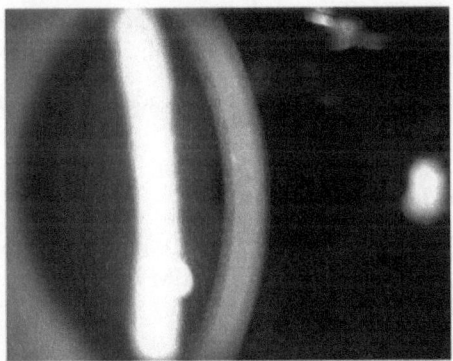

En el subtipo puntiforme y policromático, los cambios son más uniforme y policromática, y la córnea es por otro lado normal. Se han observado opacidades similares en asociación con otras enfermedades oculares y sistémicas, como pseudoxantoma elástico, ictiosis ligada al cromosoma X, queratocono, distrofia polimorfa posterior, distrofia de membrana basal epitelial y CCDF.

La visión generalmente no se ve afectada y los pacientes son asintomáticos, aunque se ha informado de erosiones recurrentes (Rudolf M et al, 2002).

El PDCD puntiforme y policromático no es progresivo. Otras formas muestran progresión.

Microscopía óptica: los estudios histopatológicos no son consistentes. Córnea normal, excepto los queratocitos agrandados en el estroma posterior que contienen vacuolas e inclusiones intra-citoplasmáticas de material lipídico.

Microscopía electrónica de transmisión: vacuolas intracelulares unidas a la membrana que contienen material denso en electrones que sugiere lisosomas secundarios e

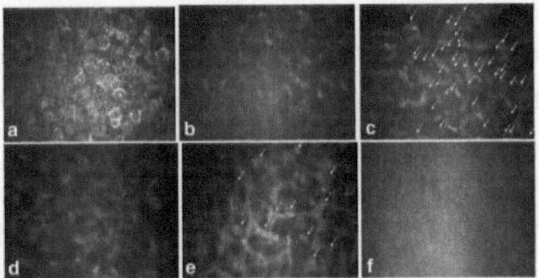

prominentes. b Aspecto normal de nervios subbasales paralelos. c Estroma anterior con queratocitos de tamaño normal y partículas hiperreflectantes extracelulares. d Estroma medio con densidad celular normal y morfología de queratocitos. e Estroma posterior con queratocitos hiperreflectantes agrandados y partículas hiperreflectantes distribuidas regularmente. f Aspecto normal del endotelio.

inclusiones de una lipoproteína similar a la lipofuscina compatible con un proceso degenerativo. No se observan depósitos extracelulares.

Microscopía confocal: puntos hiperreflectantes ubicados antes de la membrana de Descemet, y en un caso se informa que están presentes en todo el estroma (Kontakadis GA et al, 2014).

Curran et al (1974) realizaron un análisis histopatológico de la córnea de un caso de PDCD y descubrieron que los queratocitos se agrandaban por la acumulación de vacuolas en el compartimento intracelular que contenían lipoproteínas similares a la lipofuscina. Lo que se ha confirmado posteriormente (Shi H et al, 2017, entre otros).

Categoría: 1 para la PDCD asociada con ictiosis ligada a X, y 4 para la PDCD aislada.

DISTROFIAS ENDOTELIALES

Distrofia corneal endotelial de Fuchs (FECD)

MIM #136800 (FECD1), MIM#610158 (FECD2), MIM #613267 (FECD3), MIM #613268 (FECD4), MIM #613269 (FECD5), MIM #613270 (FECD6), MIM #613271 (FECD7), MIM #615523 (FECD8).

También nominada como Distrofia corneal endoepitelial.

La distrofia corneal endotelial de Fuchs (FECD) fue descrita por primera vez por el profesor Ernst Fuchs como "Dystrophia epithelialis" hace más de 100 años, cuando notó un patrón de opacidad corneal lentamente progresiva con una mayor afectación de la córnea inferior, sensación corneal reducida y variación diurna en síntomas que afectan principalmente al epitelio en pacientes de edad avanzada. Seis años después, con el desarrollo del biomicroscopio con lámpara de hendidura, Koeppe observó el hallazgo clásico de guta en el endotelio corneal de pacientes con edema corneal descrito por Fuchs. Los autores posteriores encontraron diferentes signos clínicos asociados con la distrofia, incluida la progresión de los cambios endoteliales a edema corneal, reducción de la densidad de las células endoteliales corneales con tamaño y forma anormales, formación de una membrana de Descemet marcadamente engrosada que contiene excrecencias de guta, haces de colágeno en forma de huso y la naturaleza hereditaria de la enfermedad. Es una de las causas más frecuente de ceguera en occidente y la causa principal de trasplante corneal. Afecta al 4% de la población mayor de 40 años en los Estados Unidos (Musch DC et al, 2011) y es de dos a cuatro veces más frecuente en mujeres (Afshari NA et al, 2006; Musch DC et al, 2011).

Los casos sin herencia conocida son los más comunes. Se han informado de algunos casos con herencia autosómica dominante. La base genética de FECD es compleja y heterogénea, lo que demuestra una expresividad variable y una penetrancia incompleta.

El gen afectado en la FECD de inicio temprano es: COL8A2; y los locus encontrados son:

Para la FECD de inicio temprano: 1p34.3 – p32 (FECD1).

Para la FECD de inicio tardío: 13pter-q12.13 (FECD2), 18q21.2-q21.3 (FECD3), 20p13-p12 (FECD4), 5q33.1-q35.2 (FECD5), 10p11. 2 (FECD6), 9p24.1-p22.1 (FECD7) y 15q25 (FECD8).

Se han identificado dos subtipos clínicos de FECD. El de inicio temprano, que es raro y se presenta dentro de la primera década y progresa a través de la segunda a la tercera década; y el de inicio tardío típico que comienza en la segunda a la tercera década y evoluciona con síntomas en la quinta a la sexta década[149]. Ambos subtipos parecen tener un tiempo de progresión similar desde el inicio de la enfermedad hasta la descompensación corneal.

La córnea guttata comienza centralmente y se extiende periféricamente (etapa 1). Algunos pacientes demuestran guttas pero nunca progresan a etapas posteriores, mientras que otros avanzan hacia la descompensación endotelial y el edema estromal (etapa 2). El endotelio corneal tiene una apariencia de metal golpeado con o sin polvo de pigmento. Las guttas corneales en la FECD de inicio tardío son más grandes que las observadas en la FECD de inicio temprano.

La membrana de Descemet se encuentra engrosada. El edema estromal puede progresar hasta afectar el epitelio, causando edema intraepitelial e inter-epitelial (ampollas epiteliales); queratopatía ampollosa (etapa 3). La fibrosis subepitelial, la cicatrización y la vascularización superficial periférica por el edema crónico ocurren en casos de larga evolución (etapa 4).

La visión se reduce de manera intermitente por el edema epitelial/estromal. La agudeza visual empeora por la mañana debido al aumento del edema estromal/epitelial después del cierre nocturno del ojo. Además, pueden producirse dolor, fotofobia y epífora debido a erosiones epiteliales resultantes de la ruptura de ampollas epiteliales. Hay una pérdida visual progresiva. Las guttas solas pueden no causar edema corneal, y el edema leve de la córnea puede no causar disminución de la visión. La enfermedad más grave asociada con disminución de la visión a menudo tiene edema y fibrosis epiteliales y estromales.

Fisiopatología.-

Las células endoteliales contienen varios complejos de unión, incluidas las uniones estrechas, la mácula ocluida, la mácula adherente y las uniones huecas. El mantenimiento de una córnea transparente depende del endotelio que produce un estado de deshidratación estromal relativa. Las uniones apretadas entre las células epiteliales forman una barrera para reducir el flujo de agua desde la película lagrimal hacia el estroma, pero la ausencia de una barrera continua de unión apretada entre las células endoteliales proporciona una barrera permeable al humor acuoso desde la cámara anterior. Las células endoteliales transportan activamente iones mediante bombas de Na^+/K^+ -ATPasa en la dirección opuesta del movimiento hacia adentro del agua, manteniendo un equilibrio dinámico entre la deturgescencia y la tendencia del estroma a hincharse. El número de sitios de bombeo iónico por célula endotelial pueden estar aumentado en las primeras etapas de la FECD, pero con la progresión de la enfermedad se reducen notablemente y coinciden con la aparición del edema corneal. Burns et al (1981 demostraron que a pesar de que los células endoteliales corneales forman una barrera permeable, su ausencia conduce a una mayor permeabilidad corneal y podría ser

[149] Cross HE et al, 1971; Krachmer JH et al, 1978; Warin GO et al, 1978; Magovern M et al, 1979; Rosenblum P et al, 1980; Wilson SE y Bourne WM, 1988;

el primer defecto fisiológico en la FECD. La evidencia sugiere que la pérdida progresiva de las bombas de iones es más importante que la pérdida de la función de barrera las células endoteliales corneales en la progresión de la FECD.

El estrés oxidativo juega un papel importante en la patogénesis de la FECD. Se ha propuesto una vía común con la producción desequilibrada/tasa de eliminación de especies reactivas de oxígeno y especies reactivas de nitrógeno y sus efectos nocivos para la célula. Además, los análisis de la matriz de reacción en cadena de la proteómica y la polimerasa detectaron una regulación descendente generalizada de antioxidantes y genes relacionados con el estrés oxidativo. Este entorno pro-oxidativo podría provocar daños en el ADN mitocondrial y nuclear, cambios en la morfología celular y apoptosis. Apoyando esta hipótesis está el hallazgo de un número menor de mitocondrias (Johns DR, 1995; Jurkuras UV et al, 2010; Czarny P et al, 2013) y muerte celular apoptótica mediante ensayos de marcado de extremos de desoxinucleotidil transferasa-dUTP y análisis de fragmentación de ADN (Borderie VM et al, 2000; Li QJ et al, 2001).

Matthaei et al (2014) mostraron que una enzima NOX4 (Matthaei M et al, 2014) que genera especies reactivas de oxígeno y un marcador de senescencia celular CDKN2A (Krishnamurthy J et al, 2004) se sobre-expresaron en las células endoteliales corneales de FECD recolectadas de pacientes trasplantados. Además, descubrieron que la vía CDKN2A podría contribuir aún más a la senescencia de las células endoteliales corneales en FECD, ya que sus activadores transcripcionales ETS1 y ARHGAP18 (SENEX) aumentaron y disminuyó un represor transcripcional de CDKN2A, ID1.

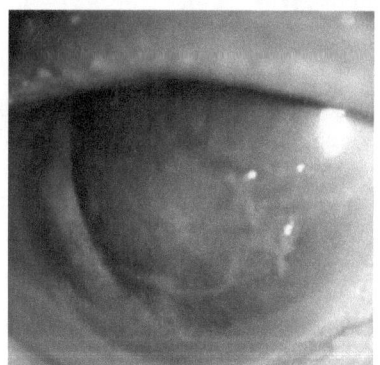 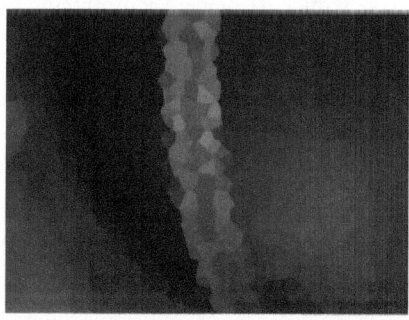

El plegamiento de proteínas es vital para una célula funcional. La acumulación de proteínas mal plegadas puede conducir al estrés del retículo endoplásmico, lo que induce toxicidad celular y apoptosis. Un mecanismo llamado respuesta de proteína desplegada (UPR) reduce la acumulación de proteínas mal plegadas para aliviar el estrés celular, pero para niveles severos y prolongados de estrés en el retículo endoplásmico, la respuesta de proteína desplegada también puede producir apoptosis. Las córneas de FECD mostraron evidencia de aumento de UPR por microscopía electrónica de transmisión e inmunohistoquímica (Engler C et al, 2010; Okumura N et al, 2017).

Patológicamente la principal característica de la distrofia corneal endotelial de Fuchs es la irregularidad de la membrana de Descemet que puede alcanzar hasta cuatro veces su grosor normal (Naumann GO y Schlotzer-Schrehardt U, 2000; Yuen HK et al, 2005; Shosha MA et al, 2010). La capa anterior o fetal de la membrana de Descemet es normal, sin embargo la posterior o bien falta o es muy delgada. Se encuentra formada por un colágeno anormal que típicamente contiene unas excrecencias focales (las guttas) que es la que le confiere el grosor anormal. En algunos casos las guttas se encuentran incrustadas por una capa fibrilar suelta[150]. Existe un aumento en la expresión del colágeno tipo IV, laminina y fibronectina en el lado posterior de la membrana; también se ha encontrado elevado el factor de transformación del crecimiento beta-inducido por proteína (TGFBIp) y agrupina, todas localizadas en las guttas (Jurkunas BV et al, 2008-9; Weller JM et al, 2014). Otro estudio ha informado de la sobreexpresión de la proteína de la matriz extracelular agrina, y de los colágenos tipo III y XVI en la capa posterior de especímenes de distrofia corneal endotelial de la membrana de Descemet, pero el significado de todo ello aún se nos escapa aunque apunta hacia una anomalía funcional de las células endoteliales encargadas de la formación de la membrana de Descemet.

Microscopía óptica: engrosamiento difuso y laminación de la membrana de Descemet. Células endoteliales dispersas y atróficas, excrecencias hialinas (guttas) en la membrana de Descemet engrosada. Las guttas se entierran o confluyen, o pueden faltar. Degeneración, adelgazamiento y reducción de células endoteliales. Ondulación creciente de las láminas de colágeno del estroma.

Microscopio de transmisión por electrones:

- FECD de inicio temprano, capa de banda anterior engrosada de membrana Descemet. Degeneración de células endoteliales. Engrosamiento del estroma con desorganización severa e interrupción del patrón laminar.

- FECD de inicio tardío, múltiples capas de material similar a la membrana basal en la parte posterior sin banda de la membrana Descemet.

Microscopía confocal: polimegatismo, pleomorfismo, hexagonolidad disminuida, y número reducido de células endoteliales.

Factores de riesgo: Se han descubierto varios factores de riesgo genético para la FECD. El primer factor de riesgo genético para FECD, el factor de transcripción 4 (TCF4), fue detectado por un estudio de asociación de todo el genoma (Baratz KH et al, 2010). Una repetición de trinucleótidos, (CTG)n también conocida como CTG18.1, se encuentra dentro de un intrón del gen TCF4. La expansión de la repetición del trinucleótido TCF4 está asociada con FECD y la expansión a >40 repeticiones confiere una relación de riesgos de 1,64 para un trasplante de córnea. Los pacientes negros norteamericanos con distrofia de Fuchs tienen menos probabilidades que los pacientes blancos de mostrar la expansión CTG18.1, lo que ayuda a comprender las diferencias poblacionales en la presentación clínica de la enfermedad (Egrhari AO et al, 2017) y la menor probabilidad de progresión y necesidad de trasplante corneal y no a las memeces que dicen muchos político/as vividores de la "igualdad" (Léase igual da). Otros estudios también señalan diferencias raciales en esta expansión, y así se ha informado de un 44% en la población china de Singapur y de un 35% en pacientes indios (Nanda GG et al, 2014). La expresión repetida de CTG18.1 puede reducir la expresión génica de TCF4 y ZEB1, lo que sugeriría que un mecanismo que desencadena una pérdida de función puede contribuir a la distrofia de Fuchs (Foja S et al, 2017).

Tratamiento. Ya hemos comentado que es la primera causa de trasplante corneal en occidente.

En la distrofia de Fuchs con degradación visual debido a las guttas centrales, la descemetorrexis sin injerto es un procedimiento viable para la rehabilitación visual. Se requiere de una cuidadosa selección de pacientes, pero el advenimiento del ripasudil

---

[150] Iwamoto T y DeVoe AG, 1971; Bourne WM et al, 1982; Yuen HK et al, 2005; Zaniolo K et al, 2012.

tópico como agente de rescate, sugiere que es posible una aplicación más amplia de la cirugía.

Distrofia corneal polimorfa posterior (PPCD)

MIM # 122000 (PPCD1), MIM # 609140 (PPCD2), MIM # 609141 (PPCD3).

Nombres y epónimos alternativos: distrofia polimorfa posterior; Distrofia de Schlichting.

Es una distrofia bilateral que Koeppe, en 1916, fue el primero en describir como lesiones "bullosas" en la superficie corneal posterior en seis pacientes. Las adhesiones del iris son un hallazgo bien reconocido que fue informado por Soukup F en 1964, y su asociación no infrecuente con el glaucoma fue señalado por Rubenstein RA y Silverman JJ en 1968. La investigación histopatológica comenzó con Morgan G y Patterson A en 1967, utilizando el microscopio de luz, e informaron de un engrosamiento irregular de la membrana de Descemet y de protrusiones de esta membrana hacia la cámara anterior. En 1971, Boruchoff SA y Kuwara T publicaron sus hallazgos con el microscopio electrónico destacando la característica importante de la presencia de células endoteliales de tipo epitelial. En 1974, Grayson M resumió las características clínicas y patológicas de esta distrofia, destacando la importancia de los cambios asociados de la cámara anterior.

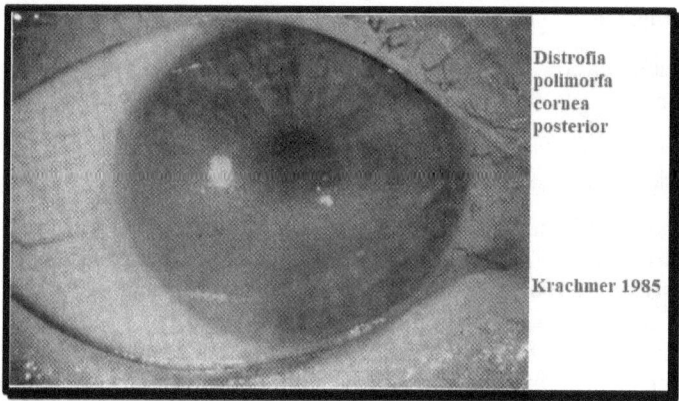

Distrofia polimorfa cornea posterior

Krachmer 1985

La enfermedad suele transmitirse con carácter autosómico dominante (McGee HB y Falls HF, 1953; Hansen TE, 1983; Krachmer JH, 1985; muchos otros), aunque se ha informado de casos esporádicos (Hansen TE (1983) y muy rara vez como autosómica recesiva (Cibis GW et al, 1977).

La distrofia se ha asociado con glaucoma (Rubenstein RA y Silverman JJ, 1968; Pratt AW et al, 1976; Threlked AB et al, 1994), con queratocono[151], con el síndrome de Alport (Teekhasaenee C et al, 1991; otros), con la degeneración marginal de Terrien (Wagoner MD y Teichmann KD, 1999; Zarei Ghanavati S et al, 2012) y con el queratoglobo (Harissi-Dagher M et al, 2007; Patel SP et al, 2011).

Se han identificado varias mutaciones genéticas que permite clasificar a esta distrofia en tres tipos:

- PPCD1. Se piensa que es el resultado de una mutación heterocigótica en el promotor del gen OVOL2 en el cromosoma 20p11.

---

[151] Gasset AR y Zimmerman TJ, 1974; Weissman BA et a, 1989; Bechara SJ et al, 1991; Blair SD et al, 1992; Driver PJ et al, 1994; Zaarour K et al, 2017.

- PPCD2. Existe mutación en el gen COL8A2 (cadena alfa 2 del colágeno tipo VIII) en el cromosoma 1p34.3.

- PPCD3. La mutación se produce en el gen ZEB1 en el cromosoma 10p.

La enfermedad suele comenzar en la primera niñez. La distrofia a menudo es asimétrica. Opacidades de la membrana de Descemet y el endotelio tienen características morfológicas características: opacidades grises geográficas; lesiones vesiculares, individuales o agrupadas, a menudo rodeadas de una opacidad circular gris; bandas endoteliales paralelas de color blanco grisáceo con material blanco "escamoso" a lo largo de las bandas (vías del ferrocarril), que pueden extenderse por toda la córnea.

Los casos ocasionales pueden estar asociados con una opacificación difusa de la membrana de Descemet y múltiples opacidades endoteliales vesiculares más grandes. Se ha informado sobre el endurecimiento corneal queratocónico y no queratocónico, con la mayoría de los individuos con PPCD3 demostrando curvaturas corneales mayores de 48.0 dioptrías en ambos ojos. Se puede desarrollar edema corneal, que requiere un trasplante corneal en aproximadamente el 20% al 25% de las personas afectadas.

Se ha informado de adherencias iridocorneales periféricas en aproximadamente el 25% de los casos y una presión intraocular elevada en aproximadamente el 15% de los casos.

Las alteraciones endoteliales a menudo son asintomáticas; pero se puede desarrollar una discapacidad visual secundaria al edema corneal.

Raramente la nubosidad corneal es congénita. Los cambios endoteliales a menudo no cambian con los años. Es posible una progresión lenta de las vesículas polimórficas y un mayor grosor de la membrana de Descemet con el paso de los años e, incluso, décadas ocasionalmente produciendo la descompensación endotelial.

En la distrofia corneal polimorfa posterior (PPCD) el endotelio corneal manifiesta una morfología epitelial que va a producir una membrana basal aberrante. La membrana basal establecida por estas células endoteliales epitelizadas se encuentra engrosada de forma anormalmente variable, lo que explica la clásica apariencia de "superficie lunar" vista con la retro-iluminación de la lámpara de hendidura (Litke AM et al, 2018; Asselineau K et al, 2018).

Las células endoteliales epitelizadas pueden emigrar aleatoriamente en la cámara anterior. Sobre la superficie del iris la membrana basal que segrega puede producir corectopia y ectropion pupilar. Puede producir sinequias posteriores con cierres sectoriales del ángulo, con lo que aumenta el riesgo de glaucoma. Por otro lado, estas células endoteliales distróficas son ineficaces para cumplir su función normal de bombeo de los fluidos estromales, con lo que se puede producir un edema estromal difuso incluido el epitelial, lo que contribuye a la aparición de fotofobia y a la presencia de erosiones corneales.

Microscopía óptica: Membrana de Descemet con múltiples capas de colágeno en su superficie posterior que manifiestan excrecencias focales fusiformes o nodulares. Ampollas, discontinuidades o reduplicación de la capa de células endoteliales.

Microscopía de transmisión electrónica: La porción con banda anterior de la membrana de Descemet es normal, aunque la porción posterior sin banda puede ser notablemente anormal, lo que se demuestra por alteraciones en el grosor, una apariencia multilaminar y ocasionales guttae. Dos tipos de colágenos en la parte posterior de la membrana de Descemet forman capas de hasta 25 nm de espesor. Las células endoteliales afectadas muestran características ultraestructurales de las células epiteliales, como micro-vellosidades y desmosomas.

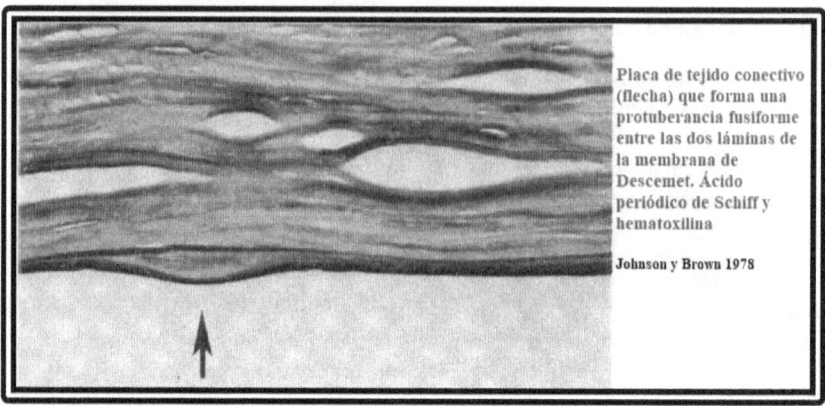

Placa de tejido conectivo (flecha) que forma una protuberancia fusiforme entre las dos láminas de la membrana de Descemet. Ácido periódico de Schiff y hematoxilina

Johnson y Brown 1978

Inmunohistoquímica: PPCD 1: Muestra positividad con anticuerpos anti-CK7, CK8, CK18 y CK19.

Microscopía confocal: Se encuentran lesiones vesiculares; áreas oscuras redondeadas con algunos detalles celulares aparentes en el medio que dan una apariencia de rosquilla; y la clásica imagen de "vía férrea" ya comentada. Hay polimegatismo endotelial.

Distrofia endotelial hereditaria congénita (CHED) MIM #217700.

También conocida como distrofia corneal de Maumenee. Se transmite de manera autosómica recesiva por alteración del gen de la familia de portadores de solutos 4, transportador de borato de sodio, miembro 11-(SLC4A11), mutaciones genéticas identificadas en el 76% de los pedigríes CHED, localizado en el cromosoma 20p13.

Se presenta de manera congénita y bilateral. A menudo asimétrico. Existe nubosidad corneal que va desde la neblina difusa hasta la apariencia lechosa de vidrio esmerilado con ocasionales puntos grises focales. Engrosamiento de la córnea (puede ser de 2 a 3 veces el grosor normal). Raramente secundaria queratopatía de banda subepitelial. Presión intraocular rara vez elevada. El recuento de células endoteliales se redujo significativamente (aproximadamente 10 veces en comparación con los controles de la misma edad).

Se presenta como una nubosidad corneal con visión borrosa a menudo acompañada de nistagmo. Mínimo o nulo lagrimeo o fotofobia.

Curso: Relativamente estacionario con poca o ninguna progresión.

Microscopía óptica: Se observa un edema epitelial y estromal difuso, hay defectos en la capa de Bowman, el endotelio corneal se encuentra degenerado con células endoteliales dispersas y atróficas multinucleadas, y una membrana de Descemet laminada engrosada debido a la secreción anormal y acelerada por las células endoteliales.

Microscopía electrónica de transmisión: múltiples capas de material similar a la membrana basal en la parte posterior de la membrana de Descemet. Degeneración de las células endoteliales con muchas vacuolas. Engrosamiento del estroma con desorganización severa e interrupción del patrón laminar.

Inmunohistoquímica: colágeno de los tipos I, III y V dentro de la capa de colágeno posterior de la membrana de Descemet por el cambio fibroblástico de las células endoteliales.

Las mutaciones en SLC4A11 también son responsables del síndrome de Harboyan, un trastorno que implica distrofia endotelial corneal congénita y pérdida auditiva neurosensorial poslingual progresiva.

Distrofia corneal endotelial ligada al cromosoma X (XECD)

Se transmite de manera dominante ligada al cromosoma X por alteración génica en Xq25.

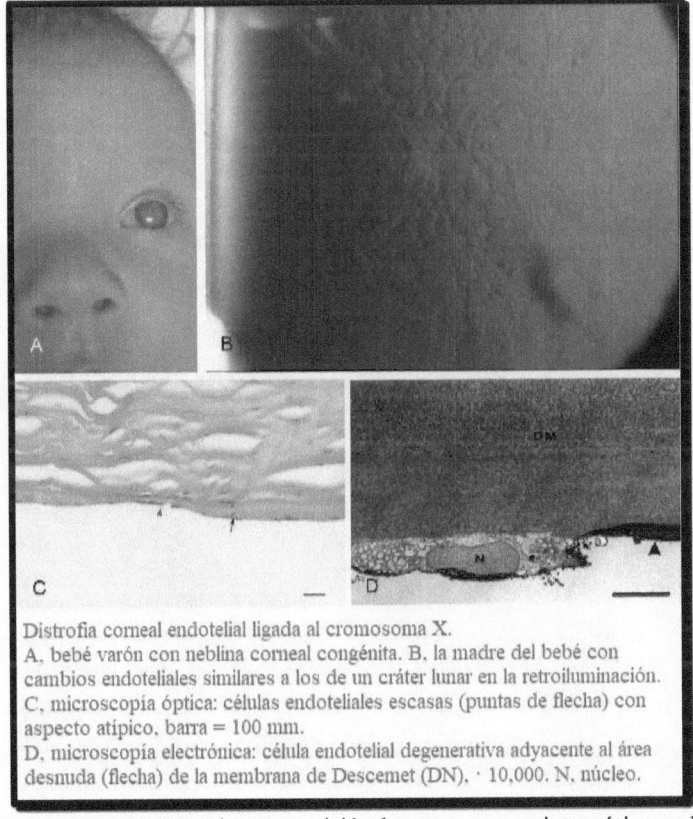

Distrofia corneal endotelial ligada al cromosoma X.
A. bebé varón con neblina corneal congénita. B. la madre del bebé con cambios endoteliales similares a los de un cráter lunar en la retroiluminación.
C. microscopía óptica: células endoteliales escasas (puntas de flecha) con aspecto atípico. barra = 100 mm.
D. microscopía electrónica: célula endotelial degenerativa adyacente al área desnuda (flecha) de la membrana de Descemet (DN). · 10,000. N. núcleo.

Se presenta en varones a menudo como visión borrosa, y es asintomática en las féminas.

Los signos en varones son los de una turbidez congénita que va desde la neblina difusa hasta el aspecto del vidrio esmerilado o aspecto lechoso (Fig. A). Posible nistagmo. Solo cambios endoteliales en forma de cráter lunar. Queratopatía de banda subepitelial secundaria combinada con cambios endoteliales similares a cráteres lunares.

Mujeres: Sólo cambios endoteliales parecidos a cráteres lunares (Fig. B).

Curso: Hombres, mínimamente progresivo. Féminas, no progresivas.

Microscopía óptica: Presenta cambios endoteliales similares a cráteres lunares y queratopatía subepitelial. Adelgazamiento irregular del epitelio y la capa de Bowman. Estroma anterior con láminas de colágeno dispuestas irregularmente. Engrosamiento irregular de la membrana Descemet con pequeñas excavaciones y pozos. Pérdida de células endoteliales o apariencia atípica (Fig. C).

Microscopía electrónica de transmisión: Hay cambios endoteliales similares a cráteres lunares y queratopatía en banda subepitelial. Acumulaciones subepiteliales de un material granular amorfo. Adelgazamiento irregular de la capa de Bowman (hasta 0,5 mm) con muchas interrupciones y huecos.

Engrosamiento de la membrana de Descemet (20–35 mm) que consiste en una zona anillada anterior y posterior anormal. Ausencia completa de la zona posterior sin banda. Capa endotelial discontinua con células que aparecen en parte normales y en parte degenerativas (Fig. D). No hay evidencia de uniones adherentes parecidas a desmosomas.

El queratocono es una enfermedad que se caracteriza por una ectasia no inflamatoria de la córnea en su porción axial, que habitualmente se vuelve manifiesta en la adolescencia o la juventud, y resulta en una considerable discapacidad visual debido al desarrollo de un alto grado de astigmatismo miópico irregular. En los casos marcados constituye una discapacidad seria. La enfermedad se conoce desde tiempos lejanos (Mauchart, 1748; Taylos, 1766), pero el primero en describirlo adecuadamente y distinguirla de otras ectasias corneales fue Nottingham en 1854. No obstante de la consideración anterior como una ectasia Smolek MK y Klyce SD (2000) estudiaron el área corneal durante la evolución del queratocono; al contrario de lo que cabría esperarse de un estiramiento de la córnea, que debería acompañarse de un aumento en la superficie corneal, estos autores encontraron que la superficie corneal tiende a conservarse, por lo que consideraron al queratocono como una forma especializada de alabeo o pandeo de la superficie en lugar de una verdadera ectasia corneal.

El queratocono afecta a 1/2000 en la población general, con un rango en diferentes estadística que varía desde 1 a 1000 hasta 1 a 25,000, con una prevalencia de 54′5 x 105 (Kennedy RH et al, 1986), pero con la mejoría de los medios técnicos ha subido a valores de 1/600 a 1/420 (Caporossi A et al, 2006); y se suele desarrollar en la pubertad con una progresión variable que puede llegar a la 3ª-4ª década de la vida para estabilizarse posteriormente. Su prevalencia es del 8′8-229 x 100.000. En un estudio de registros hospitalarios, Pearson AR et al (2000) encontraron que los pacientes asiáticos, comparados con caucásicos, tenían un incidencia aumentada en cuatro veces, además de tener una edad de presentación más joven y necesitar antes de injertos.

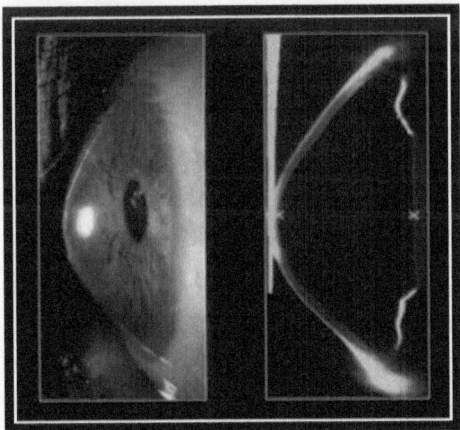

Se asocia con un astigmatismo irregular, especialmente miópico aunque también se han publicado casos mixtos. Dentro de los errores refractivos el más frecuente es el astigmatismo miópico compuesto a la regla, seguido del miópico contra la regla y finalmente el oblicuo (Cruz Becerril A et al, 2015).

Como veremos, se asocia con pérdida de la agudeza visual, particularmente en relación con la irregularidad corneal progresiva que habitualmente es asimétrica entre los dos ojos del paciente. En ocasiones el paciente puede presentar síntomas de fotofobia, deslumbramiento y diplopía monocular.

La sospecha clínica del inicio de un queratocono se basa en criterios refractivos como es la existencia de un cambio en la potencia y el eje de un astigmatismo, una refracción fluctuante y otros hallazgos clínicos como signos de una retinoscopia llamativa. Las técnicas de imagen como la topografía y la topometría nos proporcionan información adicional.

Históricamente, la enfermedad se ha referido de forma algo confusa con varios términos diferentes, que incluyen hiperqueratosis, oclodes, córnea cónica, córnea cónica, cornée conique, pan de azúcar, prolapso de la córnea, procidentia corneae, estafiloma transparente de la cornée, estafiloma pellucidum, estafiloma córneas totales conicum pellucidum, estafiloma diáfano, queratcono y queratocono (Grzybowski A y McGhee N, 2013).

En la literatura encontramos varios nombres para referirse a las primeras fases de un queratocono; básicamente son los de forma frustra de queratocono, sospecha de queratocono y el de queratocono preclínico o subclínico (Shi Y, 2016). El primero en proponer el nombre de forma frustra de queratocono fue Amsler (1961) y posteriormente lo adoptó Klyce SD (2009) como "el ojo congénere (de un ojo con queratocono manifiesto) que no presenta hallazgos clínicos de ninguna clase excepto ciertos cambios topográficos".

El segundo término encontrado es el de sospecha de queratocono, del que existen varias opiniones en cuanto a su uso. En opinión de Klyce SD (2009), el término debería reservarse para córneas con cambios topográficos muy específicos y para pacientes que no tienen queratocono en el ojo congénere: "En términos generales, una sospecha de queratocono topográfica tendría un área localizada de elevación que, a menudo, es inferior, pero puede ser central o, más raro, superior, y puede presentarse como un arco asimétrico de eje truncado o sesgado", por lo reserva este término para córneas con signos sutiles de queratocono pero sin evidencia de queratocono en el otro ojo. Pero otros autores solapan este término con el de forma frustra. Waring GO (1993) identifica la sospecha de queratocono como "los ojos del compañero de queratocono unilateral que no tenían hallazgos de lámpara de hendidura" y que debería extenderse a pacientes con queratocono clínicamente manifiesto en un ojo y sólo una elevación vídeo-queratográfica inferior en el otro, y en miembros de familias de pacientes que manifiestan clínicamente queratocono. Una tercera opinión es la de Rabinowitz YS que lo define de manera independiente al estado del otro ojo y sólo considera el patrón AB/SRAX en la videoqueratografía (Li X et al, 2009). Otros autores utilizaron sus propias definiciones como es el caso de Rao SN et al (2002) definido tanto por un valor K central o el valor I-S con valores superiores a dos desviaciones estándar de la media, excluidos los usuarios de lentes de contacto.

En este punto hay que ser cauteloso acerca de la inclinación localizada de la córnea ya que puede estar causado por otros factores diferentes al queratocono precoz; entre ellos podemos citar a usuarios de lentes rígidas, compresión de la nariz, comprensión por los dedos del técnico y una córnea seca inferior (Waring GO (1993) que pueden causar una inclinación inferior en la videoqueratografía pero sin manifestaciones clínicas de queratocono.

Algunos autores en la literatura definen el queratocono subclínico como el ojo compañero de otro con queratocono clínico que muestra las siguientes características: 1) ningún hallazgo clínico (queratométrico, retinoscópico o biomicroscópico) de queratocono; asimetría I/S y/o modelo en "corbata de lazo o pajarita" con SRAX, detectado en la videoqueratografía basada en el disco de Plácido; y 3) sin antecedentes de uso de lentes de contacto, cirugía ocular o trauma (De Sanctis U et al, 2008; Uçakhan ÖÖ, 2011; De

Sanctis U et al, 2013). Otros autores realizaron sus propias definiciones; así Jafarinasab et al (2015) utiliza criterios mayores y menores para seleccionarlo, independientemente del estado del ojo congénere. Mientras que Ruiseñor Vázquez et al (2014) usaba un sistema de puntuación de la severidad del queratocono.

Existen dos publicaciones que tratan de relacionar los índices obtenidos con el Pentacam con la mejor agudeza visual corregida para la distancia (López BT et al, 2012) y la severidad del queratocono (Ishii R et al, 2012). La relación entre los 7 índices topográficos del Pentacam y la mejor agudeza visual corregida para la distancia no es muy fuerte en el estudio de John A et al (2013). Estos autores encontraron que el índice ISV y el IHA son los que mejor se relacionan con la severidad del queratocono.

Resumiendo la terminología podemos decir que el término forma frustra o frustrada, se debería utilizar para referirse al ojo congénere de un queratocono manifiesto clínico pero sin signos clínicos o topográficos de queratocono. Los términos subclínico y sospechoso son intercambiables y se utilizan para referirnos a un ojo con algunas características topográficas de queratocono pero sin llegar a las del manifiesto.

Patogénesis

En la primera literatura se propusieron una multitud de teorías sobre su desarrollo, la mayoría basadas en pocos casos, ninguna de ellas de una aplicabilidad general, y todas ellas representando intentos inadecuados para solventar un problema aún no completamente resuelto.

Según una hipótesis el queratocono tiene un origen evolutivo: Una anomalía primaria del crecimiento (Salzmann, 1907) diversamente adscrito a una separación tardía del cristalino a la córnea (Greene PB, 1945), a una falta del desarrollo del mesénquima corneal (Politzer G, 1952) o a un fallo en el "proceso normal de endurecimiento" (Collins y Mayou, 1925). Stähli (1918) lo consideró como el extremo de las variaciones biológicas normales que encuentran su expresión en errores refractivos.

Se ha asociado con esta ectasia defectos congénitos y del desarrollo más graves como: aniridia (Neher, 1938); aniridia, ectopia lentis y catarata congénita (Cascio G, 1954); micro-córnea y catarata polar anterior (Sander P, 1931); esclera azul (Badtke, 1941) o síndrome de Marfan (Storck, 1952). Otras asociaciones de esta naturaleza son el mongolismo, mongolismo y oligofrenia (Stucchi y Erpelding, 1960), y defectos mentales (Etziene S, 1954) y retinopatía pigmentaria. Otras asociaciones con enfermedades retinianas informadas son el coloboma macular, la amaurosis congénita de Leber, la fibroplasia retrolental, la distrofia de conos y la ceguera nocturna estacionaria tipo I (Wguyen DQ et al, 2009). Las asociaciones con otros tipos de distrofias corneales también son frecuentes, y por orden de frecuencia se encuentra la distrofia de Fuchs (casi la mitad de los casos, la distrofia de la membrana basal anterior, la distrofia polimorfa posterior y la distrofia granular (Cremona FA et al, 2009).

Otros consideraron que representa una degeneración de las fibras elásticas (Terry y Chisholm, 1940) de la naturaleza de las mesenquimopatías (Sbordone y de Simone, 1957; Alajmo, 1957), mientras que Teng CC (1963) consideró que el defecto primario era una fragmentación degenerativa de la membrana basal del epitelio asociado con roturas en la membrana de Bowman.

La frecuente bilateralidad de la ectasia y su presencia típica en niños en crecimiento que no son robustos o que han pasado recientemente por un proceso infeccioso (sarampión, fiebre escarlata, etc.) sugería que es un proceso secundario a algún proceso morboso o a un estado de hipo-nutrición. Indudablemente esta historia existe en algunos casos pero no es universal. Se ha asociado con positividad al test de Frei para el linfogranuloma venéreo (Vázquez Barrière R, 1942; Rocha, 1944), con el catarro primaveral (Bietti y Ferraboschi, 1958), con el eczema atópico, y con una disposición alérgica general (Stuchi y Streiff, 1959). Estos problemas alérgicos y otros procesos que aumentan el prurito, como la blefaritis, aumentan el frotamiento de los ojos que se considera como uno de los factores etiológicos mecánicos del queratocono; este frotamiento produce una reducción de la resistencia y una deformación del cono que puede contribuir a la progresión de la enfermedad (McMonnies CW, 2007). En perros se puede inducir un queratocono mediante una dieta deficiente en vitamina D baja en calcio (Blackberg y Knapp, 1934) pero la mayoría de las investigaciones encontraron que el metabolismo del calcio suele ser normal en estos pacientes (Arnold Knapp, 1929; Török E y Redway LD, 1928-30); Carreras RJ (1947) la adscribió a una deficiencia de vitamina E.

Una hipótesis atractiva para varios investigadores es la posibilidad de la implicación del sistema endocrino. Se admite que las glándulas sin conductos ejercen una influencia potente sobre el proceso de crecimiento, y se afirmaba que un trastorno en su balance puede alterar la condición de un tejido que es primariamente de soporte; una vista confirmada por la inusual incidencia en el tiempo de la pubertad y su preferencia por mujeres, aunque actualmente sabemos que es más frecuente en varones y, por ello, esta segunda consideración no tiene valor actual. Se informaron de numerosos casos en la literatura donde es evidente esta alteración endocrina (Strebel y Steiger, 1913; Weill, 1927; Scullica, 1928; otros). Siegrist (1912), que fue el primero en proponer esta hipótesis, consideró al hipotiroidismo como un factor de importancia y signos de ello fueron señalados por Arnold Knapp (1929), Sitchevska (1932), King (1953) y Thomas (1955) quienes observaron su desarrollo en dos mujeres después de una tiroidectomía. Von Hippel (1913), Schnaudigel (1927) y Almeida A (1946) implicaron particularmente al timo; van Loon JA (1950) y Bruna (1954) lo asociaron con una alteración en el eje hipofisio-diencefálico, una hipótesis apoyada por la observación de da Pozzo (1950) y Delthil S y Julou J (1962) de la aparición de un queratocono agudo durante la gestación y su regresión con el parto, y el hallazgo de Capaccini A y Brogi M (1962) de un aumento en la eliminación de esteroides. Con respecto a las hormonas sexuales se ha informado de casos detallando la progresión del queratocono siguiendo a la progresión del embarazo (Bilgihan K et al, 2011; Soeters N et al, 2012), tras fertilización in vitro (Yuksel E et al, 2016) y con terapia hormonal sustitutiva en una mujer de 51 años en el contexto de una histerectomía y ovariosalpingectomía (Coco G et al, 2019); este último caso es interesante porque la progresión se produjo a una edad donde normalmente el queratocono se encuentra estabilizado aunque no invariablemente.

También son frecuentes otras asociaciones: con un aumento de la presión intra-ocular (von Graefe, 1868) o con glaucoma simple de ángulo abierto (d´Ermo, 1953; Sbordone y de Simone, 1957), alteraciones neurotróficas (Fleisher, 1919), una lesión simpática (Verderame, 1927; Löwenstein, 1929), traumas, mientras que se decía que los ingleses desarrollaban la enfermedad debido a la costumbre de mirar ociosamente una fogata de carbón mientras ensoñaban como robar a las colonias.

La mayoría de estas asociaciones son incidentales e inválidas para realizar teorías pero pueden existir muchas causas predisponentes a ectasias corneales. El que en algunos casos la ectasia aparece como una distrofia primaria venía sugerido por su presencia hereditaria, que se conocía desde hacía tiempo, pero la naturaleza de su transmisión de ninguna manera estaba clara, ni parece ser frecuente, una circunstancia quizás debida en parte en no reconocer las formas atenuadas que pueden mostrar sólo ligeras anomalías en los miembros de la familia y tuvo que esperar al avance técnico de la topografía y tomografía corneal.

Se ha informado de una asociación negativa entre el queratocono y la diabetes mellitus (Kosker M y Gurdal C, 2016; Naderan M et al, 2016), lo que ha conducido a la hipótesis de que los altos niveles sanguíneos de glucosa produce la glucosilación de las fibrillas corneales que induce una reticulación natural, endureciendo la córnea y, por ello, reduciendo el riesgo de desarrollo de un queratocono (Seiler T y Quurke AW, 1998; Goldich Y et al, 2009).

Una de las teorías más recientes sobre la aparición del queratocono era que un defecto en la capa de la membrana de Bowman servía como insulto primario, lo que resultaría en la liberación de enzimas proteolíticas por las células epiteliales, que conduce a la degradación del colágeno del estroma y al eventual debilitamiento de la córnea. (Kennedy RH et al, 1986). El origen del insulto primario era y sigue siendo desconocido, lo que hace que esta teoría sea difícil de probar. Sin embargo, la participación de las células epiteliales en el proceso de la enfermedad se encuentra respaldada por anormalidades estructurales observadas por microscopía óptica (Krachmer et al, 1984).

En un pequeño número de casos se sugiere una transmisión recesiva debido a que estas familias muestran consanguinidad. Por otro lado, su transmisión ocasional a través de dos o tres generaciones sucesivas indica una herencia dominante que, no obstante, a menudo es de penetrancia incompleta e irregular.

Heaven CJ et al (2000) informó de un caso de queratocono asociado con una anomalía en anillo del cromosoma 13, producida por una delección de la terminación del brazo largo (q) del cromosoma. Es interesante que los genes COL4A1 y COL4A2, que codifican las cadenas alfa 1 y 2 del colágeno IV, se localizan en este cromosoma. Posteriormente se han propuesto varios genes candidatos, incluyendo VSX, COL1A1; COL5A1 y LOX pero los resultados no son concluyentes.

- Curso clínico.

El queratocono es casi invariablemente bilateral (38 de 40 casos, Jackson, 1917; 107 de 124 casos, Amsler, 1939); cuando afecta a un solo ojo suele hacerlo en un grado ligero y, en la mayoría de los casos, una asimetría del astigmatismo delata la presencia de una mínima deformidad cónica en el otro ojo. Habitualmente se manifiesta clínicamente alrededor de la pubertad, afectando principalmente a muchachas entre los 10 y los 16 años de edad. Como regla general, la ectasia progresa lenta y gradualmente durante 5 o 6 años, y luego tiende a detenerse; otras veces puede volverse estacionario durante un tiempo, para recomenzar más tarde, y otras veces se produce una recaída aguda. La estabilización en la progresión del queratocono con la edad se piensa que se debe a una reticulación fisiológica del colágeno que es similar a los cambios relacionados con la edad en la biomecánica del colágeno estromal corneal.

Esta situación de ectasia aguda, señalada originalmente por Terrien (1906), es el resultado de la rotura de la membrana de Descemet y del endotelio; se sigue de una opacificación inmediata e hinchazón del tejido corneal debido a la entrada de acuoso, pero tan pronto como se regenera el endotelio, la córnea regresa a su aspecto original (Rollet, 1929; Buller, 1932; Berner, 1934; otros). En los casos avanzados aparecen cicatrices lineales superficiales irregulares en el vértice del cono, aparentemente correspondiéndose a roturas en la membrana de Bowman (Salzman, 1907); estas roturas finalmente se llenan con tejido fibroso y, en contraposición con las roturas de la membrana de Descemet, resultan en cicatrices permanentes que interfieren la visión.

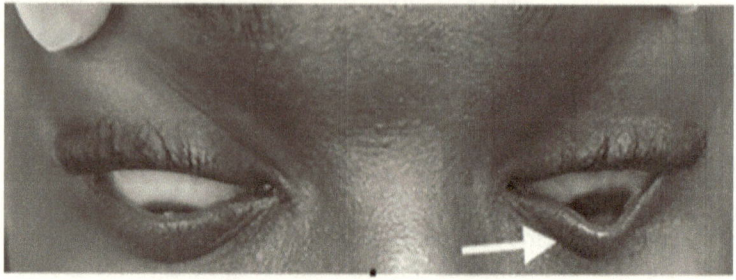

Signo de Munson

En su estado final la porción ectásica se limita habitualmente a la parte central de la córnea y raramente afecta a más de la mitad de la córnea; el vértice del caso habitual se localiza excéntricamente, algo hacia abajo y nasalmente; sólo rara vez la ectasia afecta a toda la córnea para dar origen a una situación que recuerda al queratoglobo. La altura normal de la córnea es aproximadamente de 2´5 mm, y la protrusión del vértice rara vez cuenta para unos 2 mm adicionales (Jackson, 1917); se ha informado de casos extremos (19 mm, Noyes, ver Lewis, 1904) pero se desconocen roturas.

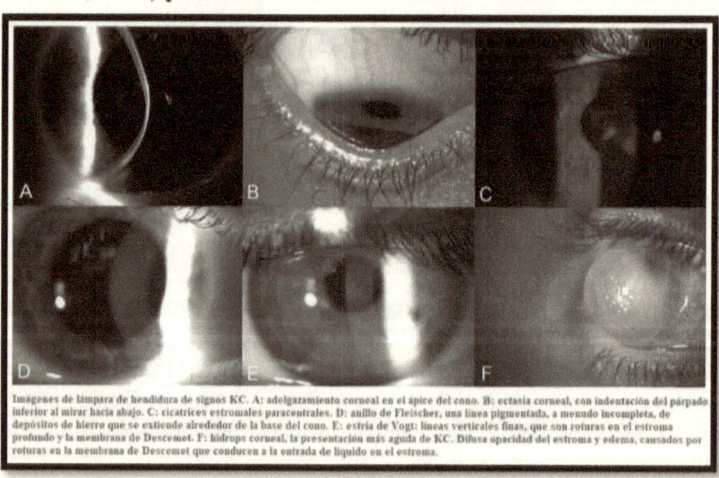

Imágenes de lámpara de hendidura de signos KC. A: adelgazamiento corneal en el ápice del cono. B: ectasia corneal, con indentación del párpado inferior al mirar hacia abajo. C: cicatrices estromales paracentrales. D: anillo de Fleischer, una línea pigmentada, a menudo incompleta, de depósitos de hierro que se extiende alrededor de la base del cono. E: estría de Vogt: líneas verticales finas, que son roturas en el estroma profundo y la membrana de Descemet. F: hidrops corneal, la presentación más aguda de KC. Difusa opacidad del estroma y edema, causados por roturas en la membrana de Descemet que conducen a la entrada de líquido en el estroma.

Amsler M (1937-46) estableció una forma abortiva o frustra (terminología ya comentada) que no es infrecuente. Se caracterizaría por la presencia de un astigmatismo corneal asimétrico, cuyo eje horizontal habitualmente se encuentra distorsionado debido a la presencia de la ectasia. Como suele ser estacionario y se puede ver, aún en sus grados mínimos en ancianos, sólo ocasionalmente es progresivo para crecer luego con una excesiva lentitud. Se encuentra particularmente en el ojo congénere de una persona donde se presume que tiene un queratocono bilateral o en miembros de una genealogía donde existe el queratocono. La situación no es muy rara y así en la serie de 231 ojos con queratocono, Amsler (1938) encontró que 29 presentaban la clásica deformidad, 113 estaban moderadamente afectados y 89 eran ejemplos del queratocono frustra; lo veremos con más detalle más adelante.

El aspecto clínico del caso promedio es característico e incluye algunas características interesantes. En las fases iniciales el cono puede ser difícil de apreciar pero el aspecto de la córnea es peculiar, mostrando un brillo reluciente e inusual en el área central que destaca como gotas de agua clara sobre una superficie de cristal. Más tarde, el cono se distingue fácilmente y se puede demostrar con claridad si se levanta el párpado superior cuando el paciente mira hacia abajo con lo que el margen libre del párpado inferior bisecciona horizontalmente la córnea; la curva angulada tomada por el párpado inferior es una medida de la curvatura corneal y es fácilmente apreciable (signo de Munson, Appelbaum, 1936). Al progresar la enfermedad cambia la transparencia del área central a una ligera translucidez apical que aumenta progresivamente. Al principio puede existir alguna hiper-estesia corneal pero en las fases tardías el vértice del cono se vuelve insensible al toque.

Con la lámpara de hendidura se pueden establecer siete signos característicos en la mayoría de los casos (von der Heydt R, 1930; Appelbaum, 1936).

(1). Un adelgazamiento de la córnea en el vértice del cono de la mitad a una quinta parte de sus dimensiones normales, claramente demostrable con la banda de luz de la lámpara de hendidura; en realidad el adelgazamiento puede ser tan marcado como para permitir visualizar las pulsaciones producidas por la presión intra-ocular (Schneider, 1921; Gullstrand, 1922).

(2). Aparece un reflejo endotelial en la porción central de la córnea en el pico del cono, debido al aumento de la concavidad de la superficie posterior.

(3). Se aprecian unas líneas verticales, señaladas por Elschnig (1894) y completamente descritas por Strebel y Steiger (1913) y Vogt (estrías de Vogt) (1919), en las capas profundas del estroma; presuntamente un fenómeno de estiramiento.

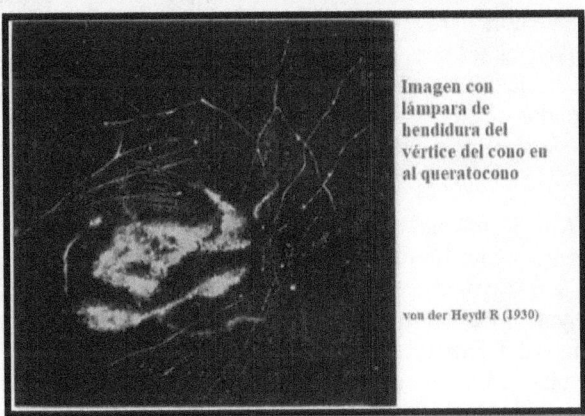

Imagen con lámpara de hendidura del vértice del cono en al queratocono

von der Heydt R (1930)

(4), Una visibilidad aumentada de las fibras nerviosas que forman una red de líneas grisáceas entremezcladas on un pequeño punteado, pero no se presentan de manera invariable.

(5). El anillo de Fleisher, una línea que corre alrededor de la base del cono que Fleisher (1906-13) fue el primero en señalar, y que se presenta en casi la mitad de los casos

(Jonkers GH, 1950). Forma un anillo incompleto que se puede pigmentar de color amarillo o verde oliva por depósitos de hierro (hemosiderina), y situado superficialmente a la membrana de Bowman en el epitelio suprayacente. Puede deberse al aplanamiento del contorno donde la membrana de Bowman puede girarse (Meesmann, 1923). En un interesante caso descrito por Kauppa (1926) el anillo apareció antes del cono, levantando la sospecha de que los desgarros en la membrana de Bowman pueden ser un factor etiológico.

(6). Roturas de la membrana de Descemet de aspecto característico que se presentan de manera inconstante en los casos más avanzados.

(7). Roturas en la membrana de Bowman, en casos avanzados, produciendo cicatrices lineales superficiales.

Como hemos comentado, con la evolución del queratocono se pueden ver con el biomicroscopio signos como el adelgazamiento estromal, cicatrices, anillo de Fleischer y las estrías de Vogt. Estas últimas pueden ser uni- o bilaterales; consisten en unas finas líneas verticales generadas por la compactación de la membrana de Descemet y el estroma profundo que son paralelas al eje del cono, y desaparecen cuando se aplica una compresión a la córnea (Hollingsworth JG y Efron N, 2005). Las estrías de Vogt también se conocen como patrones de bandas claras y oscuras, y líneas de tensión (Somodi S et al, 1996; Hollingsworth JG y Efron N, 2005). Aunque se describen como líneas verticales, existen algunos informes de estrías horizontales en el queratocono (Chung SH y Kim EQ, 2005; Güngör IU et al, 2008). Sedaghat MR et al (2918) encontró que las mediciones tomográficas y biométricas muestran diferencias significativas en ojos con queratocono con y sin estrías de Vogt, excepto para la longitud axial y vítrea.

El único síntoma, aparte de una cierta cantidad de fotofobia, es el deterioro gradual de la visión, debido primero al aumento en el astigmatismo miópico, y finalmente al desarrollo de opacidades en el vértice del cono. Finalmente se puede alcanzar una fase en la que la agudeza visual se encuentra por debajo de un nivel útil. Como el vértice del cono es excéntrico, el paciente mira a través de sus laterales y ordinariamente las gafas no pueden compensar la curva parabólica y tienen poco valor. Los objetos se encuentran groseramente distorsionados, una tendencia que, en alguna medida, el paciente supera estrechando los círculos de difusión mediante el cierre casi completo de sus párpados con lo que convierte la abertura palpebral en una hendidura estenopeica. Es común la poliopia uniocular (Wardrop, 1808), pero no se producen aberraciones cromáticas.

Carracedo G et al (2015) informó que los pacientes con queratocono sufren de mayores síntomas de ojo seco y una mayor inestabilidad de la película lagrimal. Además se presenta blefaritis con mayor frecuencia que en la población general. Esta blefaritis se asocia con un mayor frotamiento de los ojos que se considera uno de los factores etiológicos mecánicos del queratocono. El frotamiento de los ojos produce una reducción de la resistencia y una deformación del cono que puede contribuir a la progresión de la enfermedad (McMonnies CW, 2007). Mostafa EM et al (2019) encontró una mayor distorsión en las glándulas de Meibomio mediante meibografía de no contacto.

- *Gradación de la gravedad*

Se han propuesto varios sistemas para graduar o clasificar la fase evolutiva o de gravedad del queratocono.

La histórica clasificación de Amsler-Krumeich divide al queratocono en cuatro fases de acuerdo a su corrección con gafas, queratometría central, examen con la lámpara de hendidura para buscar cicatrices centrales y el grosor corneal central (Amsler M, 1946; Rabinowitz YS, 1998).

El mayor argumento contra esta clasificación es la falta de especificidad en las primeras fases así como la falta de inclusión de la curvatura posterior (Gomes JA et al, 2015).

En el extenso estudio CLEK realizado en los Estados Unidos, se propuso otro sistema de clasificación o puntuación de la gravedad del queratocono denominado sistema KSS. Este sistema se basa en signos obtenidos con la lámpara de hendidura, el patrón topográfico, la cicatrización corneal, la potencia corneal media y el error cuadrático medio del frente de onda superior de la superficie corneal (McMahon TT et al, 2006), ver Tabla I.

Posteriormente se realizó otro método de gradación basado en mediciones realizadas con el topógrafo Oculus Pentacam, el sistema ABCD. A diferencia del anterior, este sistema incorpora datos de la curvatura corneal posterior así como de un análisis del punto más delgado de la córnea como opuesto al grosor corneal central (Duncan JK et al, 2016); ver tabla II.

Clasificación Amsler-Kruchmeir

Grado	Lectura queratométrica media	Grosor corneal	Refracción en gafas	Lámpara de hendidura
1	K<48D		Miopía, astigmatismo inducido o ambos inferior a 5D	Inclinación excéntrica
2	K<53D	Mayor de 400µ	5′00-8′00D	Ausencia de cicatrización
3	K>53D	300-400µ	8′00-15D	Ausencia de cicatrización
4	K>55D	Menos de 300µ	No medible	Cicatrización corneal central

Sistema KSS

Grado	Estadio	Cicatrización corneal	Signos de la lámpara de hendidura	Modelo axial	Otras características
0	Topografía normal	Ninguna	Ninguna	Típico	Potencia corneal media (ACP) ≤ 47.75 D, error RMS de orden superior ≤ 0.65
1	Topografía atípica	Ninguna	Ninguna	Atípico: - Irregular - Pajarita asimétrica superior - Pajarita asimétrica inferior	ACP ≤ 48.00 D Error de RMS de orden superior ≤ 1.00

					- inclinación inferior o superior de no más de 3.00 D más pronunciado que ACP
2	Sospecha topográfica	Ninguna	Ninguna	Área aislada de empinamiento: - Patrón inclinado inferior - Patrón inclinado superior - Patrón inclinado central	ACP ≤ 49.00 D o error RMS de orden superior> 1.00, ≤ 1.50
3	Enfermedad leve	Ninguna	Posible	De acuerdo con KC	ACP ≤ 52.00 D o error RMS de orden superior> 1.50, ≤ 3.50
4	Enfermedad moderada	Agregue características: cicatrización corneal y grado CLEK general de hasta 3.0	Debe tener	De acuerdo con KC	ACP> 52.00 D, ≤ 56.00 D o error RMS de orden superior> 3.50, ≤ 5.75
5	Enfermedad severa	Agregue características: cicatrización corneal CLEK grado 3.5 o superior en general	Debe tener	De acuerdo con KC	ACP> 56.00 D o error RMS de orden superior> 5.75 "

Sistema ABCD

	Radio de curvature anterior (ARC:3 mm)	Radio de curvature posterior (PRC: 3mm)	Paquimetría más delgada	Mejor AV corregida	Cicatrización
0	> 7.25 mm (< 46.5 D)	> 5.90 mm	>490	≥20/20 (≥1.0)	-
1	> 7.05 mm (< 48.0 D)	> 5.70 mm	>450	< 20/20 (< 1.0)	-, +, ++
2	> 6.35 mm (< 53.0)	> 5.15 mm	>400	< 20/40 (< 0.5)	-, +. ++
3	> 6.15 mm (< 55.0 D)	> 4.95 mm	>300	< 20/100 (< 0.2)	-, +, ++
4	< 6.15 mm (> 55.0 D)	> 4.95	≥300	< 20/400 (< 0.05)	-, +, ++

- Investigaciones patológicas

Las primeras investigaciones patológicas proporcionaron poca ayuda a los aspectos bio-microscópicos. Los primeros estudios de Bowman (1857), von Graefe (1868) y Brailey (1875) se siguieron de investigaciones más detalladas por parte de Salzmann (1907), Erdmann (1910), Fleischer (1913), Uhthoff (1916), Vogt (1937-39), Terry y Crisholm, 1940), Hervouët (1954), Chi et al (1956), Jakus (1962 y Teng (1963). Los cambios encontrados incluyen el adelgazamiento de los espacios tisulares entre las láminas, que pueden mostrar degeneración fibrilar. De mayor interés son las fragmentaciones peculiares de la membrana basal del epitelio corneal, la fibrilación de la membrana de Bowman que a veces muestra múltiples espacios estrechos llenos con tejido conectivo neoformado que contienen acumulaciones locales de fibroblastos o con epitelio, junto con pliegues y dobleces en la membrana de Descemet y el estroma vecino que, en una considerable proporción de casos, se rompe o dobla. En el endotelio se ha encontrado un aumento del pleomorfismo y del polimegatismo (Matsuda M et al, 1984).Es posible que estos cambios, particularmente en la membrana anterior, jueguen un papel etiológico significativo en la causa o progresión de la enfermedad. Teng (1963), mediante estudios con microscopio electrónico, concluyó que los cambios primarios eran degeneraciones en las células basales del epitelio.

Oxlund H y Simonsen AH (1986) no encontraron alteraciones en el modelo de reticulación del colágeno corneal en córneas con queratocono, ni tampoco encontraron diferencias en la composición aminoacídica que justifique la reducción en la estabilidad mecánica de la córnea queratocónica. Posteriormente, Nakayasu K et al (1986) y Tsuchiya S et al (1986), estudiaron la distribución de los colágenos tipos I, II, III, IV, y V y de fibronectina, y no encontraron diferencias salvo en el tipo IV y la fibronectina que encontraron disrrumpido en la membrana basal epitelial y en el estroma anterior. En las córneas queratocónicas se ha encontrado una tasa mayor de activación de la metaloproteasa 2 de la matriz (MMP-2) por parte de los queratocitos (Smith VA y Easty DL, et al); mientras que Collier SA et al (2000) encontró que la expresión de MT1-MMP también se encuentra aumentada; esta última enzima puede activar MMP-2 y proporcionan evidencias de su posible papel en la patogenia del queratocono. Mootha VV et al (2009) encontró una marcada reducción de la alcohol deshidrogenasa en los fibroblastos de córneas con queratocono que podría actuar como mediador en esta enfermedad.

También se han encontrado elevados los niveles lagrimales de Il-6 y TNF-alfa que se sobre-expresan en ojos subclínicos y queratocónicos pero la elevación en MMP-9 solo se encontró en ojos con queratocono.

Diagnóstico

El diagnóstico, aparte de descansar en las muchas características observadas objetivamente, se confirma mediante la observación de la peculiar distorsión de los anillos del queratoscopio, un signo precoz y constante que pudo ser bellamente demostrado en sus primeras fases fotográficamente (Dekking, 1929; Amsler, 1930-39); posiblemente el primer signo sea la falta de paralelismo de las imágenes de las miras del queratómetro de Javal (cuando se utilizaba este instrumento, hoy día sustituido por el más complejo, exacto y caro topógrafo corneal). Con el oftalmoscopio se observa una sombra oscura anular que separa el reflejo rojo brillante de las áreas central y periférica, debido a la reflexión interna completa de la luz (Bowman, 1857; Knapp JH, 1864). En la retinoscopia se obtiene una sombra característica; con el espejo plano se aprecia una clara iluminación central con la sombra moviéndose contra el espejo, y periféricamente hay una iluminación menos clara y la sombra se mueve con el espejo, las dos zonas se encuentran separadas por un anillo sombreado, no hay que decir que hay que ser un manitas con el retinoscopio para apreciar este signo. Cuando se examina el fondo de ojo, los detalles pueden encontrarse turbios y se puede obtener un paralelismo similar a la de la excavación fisiológica.

La microscopía confocal muestra una reducción en el número de queratocitos y de células endoteliales (Mocan MC et al, 2008).

Indudablemente, la topografía corneal, como veremos, proporciona el diagnóstico de certeza.

Ojo congénere e historia familiar

En 1991, Maguire LJ y Lowry JC, observaron al ojo congénere en un paciente con queratocono unilateral durante dos años; y observó en este ojo una elevación corneal que pasó de 44´5D a 51D con anillo de Fleischer y estrías de Vogt, es decir desarrolló un queratocono manifiesto clínico. En otro estudio realizado por Li X et al (2004), sobre 100 pacientes, concluyeron que en un plazo de 16 años, el 50% de los ojos congéneres normales desarrollaron un queratocono manifiesto. Este mismo autor en el 2007, compararon la historia familiar de 300 personas y concluyeron que no tiene un papel significativo en la progresión del queratocono. Lema I et al (2009) encontró que los índices de frente de onda corneal (raíz cuadrática media y coma vertical) exhibieron el mejor rendimiento para discriminar entre controles y el ojo asociado de pacientes con queratocono unilateral. Los índices de curvatura y grosor corneal mostraron poca capacidad para diferenciar entre ambos grupos.

Detección precoz con técnicas basadas en el queratoscopio

Como hemos visto, anteriormente la detección del queratocono se basaba en el uso del queratoscopio, un instrumento que mide la distorsión en la curvatura de la superficie anterior de la córnea basado en la imagen de un disco de Plácido. La aparición de la videoqueratografía permite mediciones cuantitativas más rápidas y precisas.

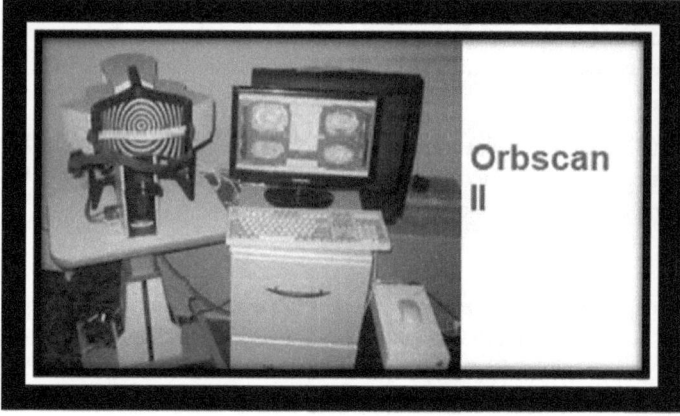

Con esta técnica, Rabinowitz YS y McDonnell PJ (1989) encontraron que un valor de K central mayor de 47´2D y un valor I-S mayor de 1´4D indican un queratocono subclínico en lugar de un ojo normal; un valor de K mayor de 47´8D y un valor I-S mayor de 1´9D indica un queratocono manifiesto clínico. Posteriormente Rabinowitz YS y Rasheed K (1999) desarrollaron un índice conocido como KISA%, para aumentar la especificidad del diagnóstico. Incluye dos parámetros más, el AST o grado de astigmatismo regular corneal y el índice SRAX, una expresión del astigmatismo irregular del queratocono.

$$KISA\% = (k) \times (I\text{-}S) \times (AST) \times (SRAX) \times 100 / 300$$

Si es mayor de 100 se identifica como queratocono manifiesto clínico, y de 60 a 100% es una sospecha de queratocono con un mínimo sobrelapamiento con córneas normales.

Maeda N et al (1995) desarrolló el sistema KPI que utiliza 8 índices generados por videoqueratografía, que fue modificado posteriormente por Smolek MK y Klyce SD (1997), que fueron los métodos más empleados en su época para definir una córnea normal, un queratocono subclínico y otro manifiesto.

En la topografía basada en la elevación se emplean dos principios: técnicas de Scheimpflug y escaneo de hendidura. La técnica de escaneo de hendidura se utiliza en el Orbascan II, mientras que el Scheimpflug se utiliza en varios instrumentos: Pentacam, Galilei, Precisio y Sirius.

La topografía basada en la elevación tiene varias ventajas sobre la tradicional topografía basada en curvas. Primero, la topografía basada en elevación cubre un área mayor de córnea que la videoqueratografía (9 frente a 6 mm). Un área de medición mayor permite la detección de cambios en la córnea más periférica, que se afecta en estadios tardíos del queratocono y en la degeneración marginal pelúcida.

La topografía basada en elevación no hace el supuesto de que el ojo es un ojo reducido de Gullstrand, que sí lo supone la videoqueratografía y otros topógrafos basados en el disco de Plácido. En este supuesto, la línea de visión se asume que es la misma que la línea que pasa a través del centro anatómico del ojo. De hecho, en la mayoría de los ojos, el ángulo entre las dos líneas (ángulo kappa) es menor de 5 grados. La mayoría de las veces, este supuesto no produce mucho perjuicio. Sin embargo, si en un ojo normal el ángulo kappa es mayor de 5 grados, será fácilmente mal-diagnosticada como que tiene una "pajarita" (corbata de moño) asimétrica en la topografía basada en curvatura. La topografía basada en la elevación no comete este error porque no se utiliza el supuesto del ojo reducido de Gullstrand.

Otra ventaja de la topografía basada en elevación es que es capaz de mediciones de la superficie posterior de la córnea además de la anterior. Esta es la característica más interesante porque en los últimos años muchos estudios muestran que hay, a diferencia de los ojos normales, una diferencia significativa en la superficie corneal posterior al comienzo del queratocono.

La elevación de la córnea posterior tiene mayor sensibilidad y especificidad para discriminar los ojos con queratocono de los normales en las primeras fases que en fases posteriores basado en la clasificación de estadiaje Amsler-Krumeich del queratocono (Ishii R et al, 2012; Kamiya K et al, 2014), pero deberían combinarse con otros parámetros para conseguir mayores resultados.

En la forma frustra, la topografía basada en la elevación es capaz de diferenciarla de un ojo normal, mientras que en la topografía basada en el disco de Plácido, incluso utilizando el sistema de reconocimiento de red neuronal, puede no hacerlo. Fukuda et al (2013) demostró que tanto la OCT tridimensional del segmento anterior o u topógrafo basado en elevación adoptando el principio de Scheimpflug, combinado con una topografía basada en curvaturas, podrían reconocer la diferencia entre la forma frustra del queratocono y un ojo normal.

También hay un estudio que compara el tratamiento de reticulación (cross-linkig) del queratocono guiado por topografía de curvatura o por elevación adoptando el principio de Scheimpflug, y se encontró que esta última corregía una mayor regularidad en la superficie corneal, y conos más planos y centrales (Kanellopoulos AJ y Asimellis G, 2013).

Naderan M et al (2015), comparó los dos tipos más populares de topógrafos de elevación, Pentacam y Orbascan IIz; encontraron que no hay diferencias en las mediciones del grosor corneal central y del grosor corneal más delgado, pero que hubo diferencias significativas en la profundidad de la cámara anterior y el diámetro pupilar. Las medidas no son intercambiables. La causa de esta disparidad no se ha resuelto, pero se ha observado que eliminando el factor acústico, el Orbascan II podría sobre-estimar el grosor corneal central (González Pérez J et al, 2011).

Biomecánica

Es bien conocido que los ojos queratocónicos tienen un grosor corneal central, una histéresis corneal y un factor de resistencia significativamente más bajos que los ojos normales. En el queratocono leve es controvertido decir que la histéresis es menor que en el ojo normal.

Aberraciones de frente de onda

En los primeros estudios, las aberraciones de frente de onda derivaban de mediciones de las alturas de superficie con videoqueratografía. Con este método, Schwiegerling J y Greivenkamp JE (1996) encontraron que un índice formado por dos aberraciones de orden inferior (por ejemplo, desenfoque y astigmatismo) detecta el queratocono de manera tan efectiva como las características de curvatura de índices como I-S, ejes radiales más elevados y el índice de asimetría de superficies. Más tarde, Gobber M y Guillon M (2005) encontraron que en el queratocono sospechoso existía una mayor cantidad de coma vertical que en ojos normales.

Posteriormente se comenzaron a utilizar los sensores de frente de onda que también encontraron que la coma es la aberración de orden mayor más importante en el queratocono.

Tratamiento

Hasta la popularización de las lentes de contacto, de la queratoplastia y de la reticulación corneal, el queratocono era difícil de tratar. Los métodos defendidos de vez en cuando eran muchos y diversos.

Se puede realizar un tratamiento médico dirigido a mejorar la salud del paciente, si es conveniente, con la clásica buena alimentación, aire fresco y limpio, y ejercicio que son medidas excelentes en sí mismas pero que no van a detener aplicadas solas, la progresión de la ectasia. Knapp A (1939) y Teissler J (1953) defendieron el uso de calcio y vitamina D. También se defendió la utilización de un colirio de pilocarpina durante el día y un vendaje de compresión durante la noche; el primero ayuda a la visión al contraer la pupila, el último se aplica con la esperanza de producir un aumento de presión sobre el cono y aplanarlo, pero sólo en casos muy raros se ha afirmado que tenga valor (Killicks, 1923; Terry y Crisholm, 1940; Sanna, 1962). El uso de corticoides tópicos se ha recomendado para el tratamiento del edema agudo (Gördüren y Örgen, 1962; Grayson, 1963).

El tratamiento óptico en las primeras fases es prácticamente inútil, porque las gafas no pueden corregir el astigmatismo irregular producido por la ectasia, pero cuando la discapacidad visual lo justifica, lo mejor es utilizar lentes de contacto que elimina la corrección corneal. En un análisis de 92 casos, Ridley (1956) consideró que además de la mejoría en la agudeza visual existen algunos datos de que las lentes de contacto esclerales pueden detener la progresión de la ectasia. Excepto en casos muy avanzados, las lentes micro-corneales a menudo son igualmente exitosas desde el punto de vista visual (Redmond, 1957). Indudablemente, las lentes de contacto son el método de elección de tratamiento inicial.

Entre los diferentes tipos de lentes de contacto disponibles, las lentes de contacto gas permeables son superiores a las blandas, incluidas las de hidrogel, con respectos a conseguir una mejor sensibilidad al contraste (Griffiths M et al, 1998); además reducen mejor las aberraciones corneales residuales, de las de tercer orden y, en general, proporcionan una mejor agudeza visual (Jinabhai A et al, 2012; Abdu M et al, 2014).

El tratamiento quirúrgico debería reservarse para cuando, por el motivo que sea, fracasan las lentes de contactos. Inicialmente se utilizó la queratoplastia penetrante, donde se sustituyen las áreas ectásicas y opacas de la córnea. Es significativo que de todas las indicaciones de la queratoplastia penetrante, el queratocono muestra los mayores porcentajes de éxito (cerca del 90% de los casos, Paton, 1955; Barraquer y Reinoso, 1959; otros), una circunstancia debida a la implantación del injerto en un tejido corneal normal, y la ausencia de vascularización y opacificación de la córnea recipiente. Se ha informado que los resultados visuales son mejores con la queratoplastia penetrante que con la lamelar (de Lavalette JG et al, 1985).

La primera literatura se encuentra llena de intentos para controlar la enfermedad; muchos de ellos ingeniosos en su concepción y heroicos en su realización. Los primeros tipos de cirugía que se realizaron se llevaron a cabo con la idea de mejorar la situación óptica. Adams (1817) practicaba la extracción del cristalino, un método revivido por Nicolato (1930). Tyrrell (1840) desplazaba la pupila dibujando un iris en una sección córneo-escleral; Bowman (1857) también se esforzó en perpetuar la mejoría, observando el buen efecto sobre la visión de una hendidura estenopeica, formando una hendidura en la operación de iridesis, ya introducida por George Critchett, donde se prolapsa el iris a través de dos pequeñas incisiones diamétricamente opuesta en el limbo y manteniéndolo en ese lugar; von Graefe (1858) y Wells (1873) defendieron la iridectomía.

Una segunda línea de enfoque buscaba la disminución de la progresión disminuyendo la presión intra-ocular. Con esta idea en mente, Desmarres (1847) defendió practicar paracentesis repetidas combinadas con un vendaje compresivo; Bell (1875) tuvo la intrepidez de suplementar lo anterior con la introducción de un sedal en la cámara anterior. Por otro lado se intentó perpetuar la hipotensión mediante trefinaciones (Jean, 1923; Wibo, 1934) o mediante una modificación de la técnica de Lagrange con ciclodiálisis (Georgariou PM y Benbow JT, 1950). Una línea más exitosa fueron los intentos para detener la progresión mediante la producción de cicatrices en el vértice del cono y, de esta manera, consolidarlo. Con esta finalidad, Littell (1837) utilizaba nitrato de plata; Andrew (1884) usaba el cauterio y perforaba la cámara anterior, un método desarrollado por Arnold Knapp (1929) quien realizaba luego una iridectomía y tatuaba la cicatriz central. Elschnig (1904) realizaba una gran quemadura central y extendía la cicatriz hasta el limbo para asegurar una rápida vascularización y consolidación, mientras que Hudelo A (1956) cubría la perforación con un colgajo conjuntival. Carpenter (1915), en lugar del cauterio, utilizaba diatermia.

También se intentó eliminar el vértice del cono y suturar la herida; introducido por Bader (1872), esta operación fue modificada por Badal (1901) y luego por Fox (1925). Noiczewski (1902) y Ruszkowski (1922), por otro lado, defendieron la extirpación de tiras de córnea alrededor del limbo. Palomar Palomar (1945), Cerabolini (1956) y Cavka y Tomić (1959) informaron de mejorías siguiendo a la técnica de la queratotomía posterior de Sato, mientras que Ikui (1954) defendió queratectomías en T y en I.

La queratoplastia penetrante fue la técnica de elección en los últimos años para el tratamiento del queratocono cuando fallan las lentes de contacto o aparecen complicaciones, pero posteriormente se han ido utilizando otras variantes; así Spadea L et al (2009) informó que la queratoplastia lamelar con excimer es tan eficaz como la queratoplastia perforante. Javadi MA et al (2009) utiliza la queratoplastia lamelar anterior profunda con gran burbuja considerándola una opción superior a la queratoplastia penetrante.

La utilización de los anillos intra-estromales también producen excelentes resultados, se comenta más adelante.

La técnica de reticulación corneal ha ido ganando terreno en los últimos años en el tratamiento del queratocono al demostrar ser un método efectivo en la mejoría de la agudeza visual, tanto corregida como sin corregir, y estabilizar la enfermedad, al reducir significativamente la potencia pupilar media, la queratometría apical y total, y las aberraciones de frente de onda.

Se han combinado los anillos intra-estromales con la reticulación del colágeno corneal, encontrándose que tiene un efecto aditivo sobre el equivalente esférico y los índices queratométricos.

Resumiendo, el tratamiento inicial son las gafas, pero con la evolución de la enfermedad, las gafas se vuelven rápidamente insuficientes. El siguiente nivel de tratamiento son las lentes de contacto. Con la elección correcta de lentes de contacto y un ajuste correcto, las lentes de contacto a menudo pueden proporcionar una buena agudeza visual en las primeras etapas antes de la cicatrización central. Las lentes de contacto rígidas permeables al gas son las más utilizadas. Sin embargo, la comodidad de los lentes gas permeables puede ser un desafío, especialmente en ojos con curvaturas corneales pronunciadas. Esto ha llevado al desarrollo de otros tipos de lentes de contacto. Lentes de contacto híbridas con un centro rígido y una periferia más suave, lentes de contacto esclerales y lentes de contacto blandas diseñados específicamente para queratocono.

Si no se toleran las lentes de contacto y la enfermedad es estable, los segmentos de anillo intracorneal son una opción quirúrgica para mejorar la agudeza visual (Vega-Estrada et al., 2015). El anillo intracorneal consta de uno o dos segmentos semicirculares, alojados en un túnel creado quirúrgicamente en el estroma corneal medio. Los segmentos de anillo intracorneal (ICRS) generalmente se colocan en el sitio de la curvatura más pronunciada y están diseñados para ocupar un espacio en el estroma, lo que contribuye a una disminución de la curvatura (Colin et al, 2000). Otros medios para mejorar la agudeza visual en pacientes con intolerancia a lentes de contacto incluyen la queratotectomía fotorrefractiva con ablación personalizada compatible con topografía. Los estudios han demostrado que TOSCA PRK es una opción viable en pacientes seleccionados (Guedj et al, 2013). Además, TOSCA PRK se ha combinado con éxito con reticulación (CXL) para tratar tanto la progresión como el error refractivo.

Si el queratocono progresa hacia una etapa más severa con una ectasia excesiva, adelgazamiento, cicatrización y, por lo tanto, disminución de la agudeza visual refractiva a pesar de las medidas de refracción mencionadas anteriormente, el trasplante de córnea es el último recurso.

En el pasado, la progresión del queratocono se consideraba inevitable y los pacientes no tenían más que esperar y ver el nivel de progresión y la disminución asociada en la que quedaba su agudeza visual. Con los avances tecnológicos de hoy, muchas cosas han cambiado. Se puede realizar un trasplante de la capa de Bowman que puede detener la progresión en espera de una queratoplastia. El tratamiento con CXL (reticulación) fue introducido por Spoerl et al, En 1998, y fue aprobado por la FDA en los Estados Unidos en 2016 (Spoerl et al, 1998). CXL es un tratamiento fotoquímico del queratocono, que consiste en cargar el tejido corneal con el fotosensibilizador riboflavina seguido de la irradiación con luz UVA. Se ha demostrado que CXL endurece la córnea y detiene la progresión del queratocono.

Los tipos de pigmentación corneal, distintas de aquellas de origen en el desarrollo, podemos tabularlos de la siguiente manera:

A).- Pigmentación melánica:

1.- Melanosis epitelial.

2.- Pigmentación estromal (Ocronosis).

3.- Melanosis endotelial: congénita, senil y degenerativa, patológica y traumática.

B).- Pigmentación hematógena:

1.- Tinción sanguínea.

2.- Línea pigmentada de la córnea.

C).- Pigmentación melánica:

1.- Cobre: anillo de Keyser-Fleisher.

2.- Plata: Argirosis.

3.- Oro: Crisiasis.

4.- Hierro: Siderosis.

5.- Bismuto: Bismutiasis.

Pigmentación melánica

Melanosis epitelial

Ya hemos comentado que el epitelio corneal puede encontrarse afectado en la melanosis congénita; la misma tendencia se puede desarrollar en una extensión considerable en presencia de melanomas malignos originados del limbo, y también se ha señalado como secuela del tracoma y de otros procesos inflamatorios. En estos casos el pigmento es transportado a la córnea por la migración de melanoblastos conjuntivales desde el limbo, y parece que este proceso sólo se produce en el despertar de una vascularización superficial (Redslob, 1922). Este es un proceso completamente distinto del deslizamiento epitelial desde el limbo que puede cubrir grandes áreas de la córnea cuando su superficie se encuentra denudada, y en razas pigmentadas y en animales, como el conejo, donde la emigración en masa de células conjuntivales puede transportar melanocitos. Esta tendencia también puede explicar la línea pigmentada en un negro informada por Stocker y Prindle (1944), que atravesó el epitelio corneal en continuación con la pigmentación limbal normal en un caso de iridociclitis severa que siguió a un traumatismo corneal; en realidad, no es infrecuente la infiltración de melanocitos (que a diferencia del deslizamiento epitelial reparativo es permanente) por debajo del epitelio y sobre la membrana de Bowman, después de traumatismos en negros muy pigmentados (la melanoqueratosis estriada de Cowan, 1964).

La utilización de monobenzona (monobencil éter de hidroquinona, Benoquin), un fármaco utilizado tópicamente para despigmentar el resto de piel normal en pacientes con vitíligo extenso, se ha asociado con la aparición de líneas pigmentadas en la córnea. La biopsia de estos depósitos lineales reveló pleomorfismo epitelial e inclusiones intracitoplasmáticas monocapas con un contenido de lípidos y lipofucsina (Hedges TR 3º et al, 1983).

- Puede aparecer un punteado pigmentado en las capas más superficiales del estroma en la Ocronosis que complica la alcaptonuria (Smith, 1942). La córnea marrón es relativamente rara. La pigmentación marrón de la córnea se debe a gránulos de pigmentos de tumores del iris liberados en la cámara anterior. El pigmento se transporta a la córnea a través del endotelio y se acumula en melanófagos entre las láminas estromales. El pigmento se elimina posteriormente a través del limbo corneal en un proceso que se asemeja al aclaramiento de la hemocromatosis corneal (Steiber Z et al, 2008).

Melanosis endotelial

Pigmentación senil y degenerativa. La emigración de pigmento uveal desde el iris y cuerpo ciliar a la parte posterior de la córnea, donde se sitúa como precipitados marrones dorados, es muy común en fenómenos seniles y degenerativos. Se puede producir ocasionalmente en ojo jóvenes pero su frecuencia aumenta con la edad (Goldberg, 1907; Moeschler, 1922), y en estados patológicos, cuando enfermedades atróficas o inflamatorias producen una desintegración pigmentaria en el tracto uveal, la tendencia se vuelve aún más pronunciada. Se ve en la córnea guttata, y es más común y aparece más temprano en la miopía, diabetes (Hess, 1911), catarata senil (Goldberg, 1907) y glaucoma crónico (Koeppe, 1918; Schieck, 1918; Calhoun, 1952) donde, en realidad, los grupos de partículas pigmentadas puede ser tan grande como para haber sugerido que su depósito en el ángulo es un factor etiológico (glaucoma pigmentario). También es un fenómeno común después de cirugía intraocular, especialmente con la edad. Ya hemos discutido sobre la superposición de pigmento sobre precipitados queratocíticos.

Como regla la cantidad de pigmento es pequeña y las partículas dispersas; ocasionalmente toman una forma en mosaico, los elementos hexagonales probablemente se deben a los contornos de las células endoteliales (la pigmentación en mosaico de Vogt, 1921); otras veces, como cabría esperar, se agregan por las corrientes de convección de la cámara anterior con la formación de la línea de Türk como sucede en los casos de precipitados queratínicos pero más brillantes; los gránulos de pigmento tienden a llegar más altos en la cara corneal posterior.

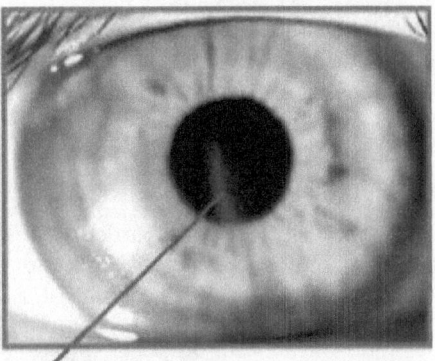
Huso de Krukenberg. Depósito pigmento en el endotelio corneal en forma de huso.

Esta formación es conocida desde su descripción original como huso de Krukenberg (1899), cuyo nombre en ocasiones se asocia con el de Axenfeld en cuya clínica trabajaba el primero. Sedláceck (1953) sugirió que las fuerzas centrífugas producidas por los giros de la cabeza en ciertas ocupaciones podía determinar el modo de deposición del pigmento.

El huso pigmentado de Krukenberg es la acentuación de un proceso atrófico general en el que pigmentos derivados del tracto uveal se depositan sobre el endotelio corneal y se agregan en una forma aproximada a un huso vertical, aunque un mínimo examen a menudo muestra que un área mucho mayor de la córnea se encuentra afectada aunque en un grado menor. El huso habitualmente es pequeño, cercano al centro de la córnea en la abertura palpebral; sin embargo, a veces, es bastante grande, extendiéndose desde un extremo de la cámara anterior hacia el otro, casi alcanzando al limbo y su centro puede alcanzar una anchura considerable. En dos casos el huso era horizontal (Kraemer, 1906; Blodi, 1948) y en otro cruciforme (James, 1927). En aproximadamente el 90% de los casos es bilateral; se ve a cualquier edad por encima de los 20 años, pero es más común según avanza la edad, y en un gran porcentaje de casos se presenta en mujeres miopes.

El examen patológico muestra que el pigmento no se sitúa sobre las células endoteliales sino en y entre ellas que desarrollan propiedades fagocitarias; mientras que en el iris y cuerpo ciliar se producen cambios pigmentarios proliferativos y degenerativos coincidentes (Hansen, 1923; Korobova, 1929).

Se levantó un gran interés acerca del huso de Krukenberg, en gran parte a través de especulaciones sobre su etiología y el origen del pigmento. Cuando fue descrito por Krukenberg (1899) y poco después por Stock (1901), ambos concluyeron que la alteración era una anomalía congénita debido a la adherencia del pigmento a la córnea en el momento en que la membrana pupilar es continuo con este tejido en la vida fetal. La simetría y bilateralidad de la mayoría de los casos junto con la ausencia habitual de inflamación hizo que los siguientes observadores se adhirieran a esta idea[152]. Sin embargo, Weinkauff (1900), encontrando el fenómeno en un caso de coroiditis con opacidades vítreas, sugirió que podía representar una forma inusual y ordenada de precipitados; y luego Vogt (1924), después de extensas observaciones del fenómeno de pigmentación endotelial senil y pre-senil, propuso que la pigmentación difusa de este tipo y su forma fusiforme eran dos fases de la misma tendencia, una propuesta basada sobre observaciones que no pueden negarse. Cuando a lo anterior se le añade el hecho de que su asociación con restos pupilares es excepcional (Seissiger, 1926; Friedman, 1929), el que su origen sea congénito es una mera suposición en la medida en que no se ve en personas jóvenes, y que (de manera más concluyente) se ha visto aparecer en un ojo previamente sin pigmentar y desarrollarse gradualmente bajo observación (Koby, 1927; Evans et al, 1941), quien revisó 202 casos), con lo que se puede conceder una naturaleza adquirida y un origen uveal.

Por otro lado, utilizando un modelo de boussinesq[153], Heys JJ y Barocas VH (2002) demostraron el movimiento por convección de partículas en la cámara anterior que tienden a acercarse a la córnea en movimiento vertical alrededor de la línea media, lo que es consistente con la formación del huso de Krukenberg. Boushehrian HH et al (2017)

---

[152] Kraemer, 1906; Mills, 1913; Kraupa, 1917; Cardell, 1926; Edgerton, 1930; otros.

[153] En flujos inducidos por convección natural (en los que el movimiento del fluido es originado por efectos de flotación debidos a diferencias de densidad en el seno del fluido, a su vez producidas por variaciones de temperatura), es frecuente hacer una aproximación que consiste en suponer constante la densidad del fluido excepto en el término gravitatorio de la ecuación de conservación de la cantidad de movimiento.

consideró que los movimientos sacádicos era el mecanismo dominante en el depósito del pigmento movido por el flujo de convección natural del ojo.

Es interesante señalar que se han informado de casos donde se presentó en una madre y su hija (Strebel y Steiger, 1915; Sissiger, 1926).

- La pigmentación congénita es muy rara. Se produce por el depósito congénito de pigmento sobre la superficie de la córnea; como ocurre, por ejemplo, asociado con adherencias persistentes de la membrana pupilar a la córnea (Wüstefeld, 1900; Zur Nedden, 1903).

- La pigmentación patológica de la superficie endotelial, aparte de por un aumento en el tipo senil normal en condiciones inflamatorias o degenerativas, se produce con el melanoma uveal (Fehr, 1902; Purtscher, 1906; otros).

- Se señala con frecuencia la presencia de depósitos de pigmento uveal después de contusiones, heridas o cirugía.

Jerrold y Shapiro (1962) informaron de un caso único donde, 12 años después de una operación de cataratas, una sábana de células pigmentadas cubrió el endotelio corneal recordando a un cultivo tisular; se presumió que era el resultado del crecimiento de grupos de células del iris. Otro caso obscuro fue el informado por Darabos G, en 1963, donde varias hileras de células poligonales pigmentadas sustituyeron al endotelio corneal.

Pigmentación hemática

Hemorragias en la córnea

Puede producirse una extravasación de sangre en la córnea, habitualmente confinada a la periferia, después de una hemorragia subconjuntival cerca del limbo lo suficientemente masiva como para penetrar en este tejido (Lehrfeld y Brav, 1941); es un proceso raro y resulta de la migración de corpúsculos sanguíneos superficialmente en la zona de Bowman o en el estroma más profundo. En estos casos la tinción de la córnea puede durar mucho tiempo después de que la hemorragia ya haya desaparecido; las causas de hemorragia subconjuntival ya se han discutido en los apuntes correspondientes. Más frecuente es la tinción sanguínea en el endotelio después de un hifema. Además, la tinción sanguínea se puede producir después de una hemorragia intracorneal originada desde neovasos, como en una queratitis intersticial o en la queratitis por gas mostaza. Una rareza patológica es la formación de pequeños hematomas subepiteliales derivadas de neovasos en asociación con una sección de cataratas complicadas por una iridociclitis post-quirúrgica (Goldmann, 1932).

Tinción sanguínea de la córnea.

La amplia tinción del estroma corneal con absorción de productos sanguíneos presenta un cuadro clínico muy dramático; se produce algunos días después de un sangrado en la cámara anterior que ha formado un hifema total asociado con una elevación de la tinción ocular, y es más frecuente el resultado de una contusión del globo o una herida perforante, pero puede producirse como una complicación de un glaucoma hemorrágico como el que puede seguir a la trombosis de las venas retinianas (Manschot, 1947). Habitualmente se encuentra afectada toda la córnea dejando un anillo claro alrededor de la periferia; al principio el área afectada se encuentra densamente teñida con una coloración rojo marrón oxidado o de un negro verdoso que gradualmente cambia a un amarillo verdoso o gris;

ocasionalmente el área teñida toma la forma de un disco central o de un anillo, pero en todos los casos ocupa todo el grosor del estroma.

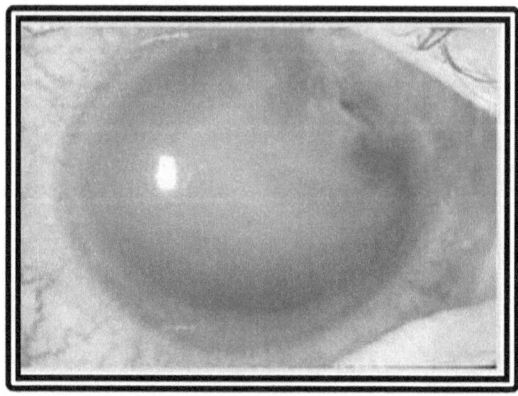

El proceso de limpieza posiblemente se deba a la acción de barrido de los leucocitos, que comienza desde los márgenes y es lentísimo, habitualmente ocupando varios años, con lo que se puede recuperar una visión útil, pero con frecuencia estos ojos se han eliminado a causa del olor intratable asociado con el glaucoma.

La tinción en estos casos se debe no a la entrada de sangre en el estroma corneal sino a la absorción de productos desintegrados de los eritrocitos que se han roto en la cámara anterior. Es un punto discutible si éstos entran en la córnea a través de un endotelio dañado (Collins, 1895; Parsons, 1904; Elschnig, 1919) o desde la periferia (Wood, 1935); posiblemente se realice a través de ambas rutas, siendo la primera la más importante.

Histológicamente se ven tres tipos de tinciones: (1) grandes masas amorfas de gránulos pigmentados situados entre las láminas corneales, (2) diminutos cuerpos muy refráctiles redondos, ovalados o en forma de bastón empaquetados en un número inmenso dentro de las láminas y, a veces, situados entre la membrana de Bowman y el epitelio, y (3) gránulos de pigmento dentro de corpúsculos corneales.

El depósito inicial parece que se forma por masas amorfas situadas entre las láminas, primero descubierto por Parsons (1904) y descritos a continuación por Lisch (1941). Después de algunos días aparecen partículas altamente pigmentadas dentro de las láminas, constituyendo el cuadro histológico clásico descrito y descubierto por Collins (1891-95) y más tarde por Parsons (1904). Römer (1899), Begle (1914) y Elschnig (1919) sugirieron que representaban productos escindidos de la hemoglobina que contienen hierro. Que fueran de naturaleza proteica fue disputado por Gutmann (1909) que no pudo demostrar que fueran digeridos por la tripsina, pero después de la fijación del tejido por sublimación y luego por alcohol, Manschot (1947) mostró que sí se producía; por lo tanto es probable que estos dos tipos de depósitos representan la precipitación cristalina de la fracción proteica de la hemoglobina. Por otro lado, los gránulos pigmentados en el protoplasma de los queratocitos contienen tanto hierro como grasa y se encuentran compuestos por hemosiderina y lipofucsina[154].

No hay un tratamiento eficaz ya que una vez producida la tinción sólo cabe esperar. Por lo tanto son muy importantes las medidas profilácticas para evitarlo que son casi de urgencia, tanto en evacuar la sangre como en controlar el aumento de tensión que parecen

---

[154] Vossius, 1889; von Hippel, 1897; Parsons, 1904; Kusama, 1914; Potechina, 1933; Manschot, 1947.

ser factores importantes en el desarrollo de la infiltración corneal. Se comenta en otros apuntes.

Líneas pigmentadas de la córnea.

Hudson AC (1911) fue el primero en describir una línea pigmentada marrón que se presentó en una córnea aparentemente normal de un anciano; desde entonces su aparición se conoce en el mundillo anglosajón como *línea de Hudson*, pero poco después Stähli (1918) describió de manera independiente el mismo fenómeno, y con su nombre se conoce en Europa incluida Irlanda. Norn M (1989) no lo encontró en esquimales menores de 19 años, y entre el 8% y el 20% en el resto de grupos de edad. Este mismo autor lo encontró en el 29% de personas en 1968 en Dinamarca que descendió al 19% veinte años después, lo mismo sucedió con la bilateralidad que descendió del 70% al 48% (Norm M, 1990); Collin HB (1979) la encontró en un 5´3% entre los 11-20 años de edad y en el 100% en mayores de 80 años, por encima de los 60 había un ligero predominio en varones. Parece ser ligeramente más frecuente en ojos marrón-verde y con líneas más largas en estos ojos (Rose GE y Lavin MJ, 1987).

Vogt (1930) diferenció dos tipos: (1) como un simple fenómeno senil que se presenta en alrededor del 16% de ojos, por otro lado normales (la línea senil superficial), y (2) con un aspecto similar en jóvenes así como en ancianos pero en ojos patológicos. También diferenciaba distintos escenarios de tinción: verde, amarillo y despigmentado.

La línea tiene la misma situación, el mismo aspecto y la misma patología que el anillo de Fleischer (1906) presente en la córnea cónica.

El fenómeno se presenta como una marca marrón lineal que corre de manera aproximadamente horizontal en la línea de cierre palpebral cerca de la línea de unión del tercio medio con el inferior de la córnea y no alcanza el limbo. Es muy tenue y no se ve fácilmente; a veces la definición es abrupta y otras veces la pigmentación se funde con la córnea de alrededor. Como hemos visto, se presenta con frecuencia una línea similar en viejas cicatrices corneales en personas de todas las edades (Hudson, 1911; Hanssen, 1923), inmediatamente por delante del frente de avance de un pterigium (Stocker, 1939; Bussaca y Redslob, 1940; Hansen A y Norn M, 1980) y en queratitis eccematosas e iridociclitis (Meyran, 1944; Oksala, 1951). Se dice que no se desarrolla una línea pigmentada después de una quemadura química si la lesión se extiende más allá de la membrana de Bowman a menos que la parte superficial de la córnea se vascularice (Blondis, 1946).

Se ha encontrado una deposición, presumiblemente de hierro, en el epitelio corneal en una pequeña muestra de pacientes que estuvieron en tratamiento con ortoqueratología durante la noche durante un período de 6 meses a 2 años (Rah MJ et al, 2002).

El examen patológico en ojos seniles sugiere que la línea se corresponde con una rotura en la membrana de Bowman (Grüninger, 1921; Vogt, 1930). En el caso de córneas leucomatosas Moncrieff (1932) determinó que el pigmento es hemosiderina y que se limitaba al epitelio; mientras que en ojos escindidos por glaucoma, Gass (1964) encontró que se debía a un depósito focal de hierro intra-citoplasmático (presuntamente derivado de la sangre) en el epitelio, principalmente en las células basales, y en ausencia de cambios en la membrana de Bowman o en el estroma.

La causa de la línea es oscura. En los casos seniles la rotura de la membrana de Bowman puede ser parcialmente degenerativa, parcialmente debida a exposición y parcialmente debido a la acción del parpadeo (Hudson, 1911). Presumiblemente en los casos normales el pigmento difunda desde el limbo, pero no está claro. Gass JD (1964) sugirió que el hierro de varias fuentes, incluidas las lágrimas, se deposita dentro de las células epiteliales basales de la córnea, causando líneas de pigmento. Su informe llevó a la hipótesis de la acumulación de lágrimas, según la cual una topografía corneal alterada da como resultado una acumulación localizada de lágrimas. El hierro secuestrado de la película lagrimal se acumula en las células epiteliales basales que se encuentran debajo de la capa de lágrimas acumuladas, produciendo las líneas de hierro localizadas en la córnea. Por lo tanto, se cree que la línea Hudson-Stahli es el resultado de la acumulación de lágrimas asociada al parpadeo (Mannis MJ, 1983). En 1987, Rose y Lavin propusieron la teoría de la migración de células basales, en la que sugirieron que la deposición de hierro podría ser modulada por el recambio de las células epiteliales de la superficie. Ellos plantearon la hipótesis de que el desgaste de las células epiteliales de la superficie es mayor en los dos tercios inferiores de la córnea, con un aumento de las mitosis de las células basales y una disminución de la tasa de migración de células basales. Por lo tanto, la población de células basales no migratorias de división rápida se volvería relativamente madura. La acumulación de hierro en estas células, con el tiempo, daría como resultado el patrón característico de la deposición de hierro. Assil et al (1993) sugirieron una modificación de las hipótesis existentes para la formación de pigmento epitelial corneal, basándose en su estudio de estas líneas en los ojos con implante de anillo intraestromal corneal. Propusieron que la desecación de las lágrimas en ciertas zonas da como resultado una mayor concentración de hierro soluble. Cuando esta ruptura lagrimal se produce en áreas con tasas de renovación celular disminuidas, el hierro se acumula en las células epiteliales basales de la córnea. Ellos plantearon la hipótesis de que la unión de los dos tercios superiores y el tercio inferior de la córnea es propensa a la inestabilidad de la película lagrimal, y representa una zona de células epiteliales corneales senescentes. Por lo tanto, propusieron que estos dos factores son responsables de la formación de la línea Hudson-Stahli. No obstante, Rao SK et al (2002) no pudo demostrar un modelo topográfico específico, ni la senescencia en un epitelio que se renueva cada 7-10 días parece razonable que se considere un factor etiológico; además ambos factores ya se encuentran con el nacimiento, sin embargo las líneas suelen aparecer pasados los 50 años de edad.

En la ictericia hemolítica congénita (anemia esferocítica, esferocitosis) se pueden desarrollar depósitos granulares bilaterales de un pigmento similar, en una formación anular en las capas profundas del epitelio durante los periodos de hemólisis activa (Dalgleish, 1965).

Es interesante que una línea de pigmentación, presuntamente de melanina, puede tomar la posición y forma de una línea de Hudson-Stähli después de la exposición a vapores de hidroquinona (Anderson y Oglesby, 1958).

Pigmentación metálica

La mayoría de las pigmentaciones de la córnea por metales –cobre, plata, oro, hierro, bismuto- se originan como resultado de la ingestión de fármacos o por embebecimiento de un cuerpo extraño metálico en la córnea o el interior del ojo. La excepción principal es el anillo de Kayser-Fleisher, una gran deposición de cobre que se produce en la degeneración hépato-lenticular.

Cobre

Si un cuerpo extraño que contenga cobre se inserta en la córnea tiende a producirse el típico depósito del metal (calcosis directa de la córnea); si el cuerpo extraño se mantiene dentro del ojo la reacción tiende a variar. Si el metal se encuentra en un estado relativamente puro se suele producir una reacción inflamatoria turbulenta y supurativa, pero si el metal es de una aleación menor del 85%, se produce la denominada calcosis, caracterizada por la deposición del metal en diminutos gránulos en el plano de la membrana de Descemet, formando típicamente un anillo alrededor de la periferia de la córnea, y también con una deposición similar sobre la cápsula cristaliniana para formar una catarata en girasol. Desde los trabajos de Itoi (1937) y Mielke (1940) parece que la disociación electrolítica juega una gran parte en la solubilidad del metal y su diseminación por el ojo.

Después del uso prolongado de cobre como terapia (cuando se usaba) varios observadores describieron una coloración verdosa o marrón rojiza de la córnea[155], mientras que en trabajadores del cobre se ha observado una impregnación en forma de cinta en el epitelio y membrana de Bowman (Thiel, 1934). Aparte de su introducción exógena por una de estas vías, se ve la pigmentación corneal por cobre en la degeneración hepato-lenticular y, quizás, en la cirrosis hepática avanzada como sucedía en infecciones parasitarias (Mozai T et al, 1962, esquistosomiasis).

El anillo de Kayser-Fleisher

La enfermedad de Wilson (degeneración hepato-lenticular) es una enfermedad familiar caracterizada por una grosera cirrosis nodular del hígado, a veces asociada con un daño progresivo del sistema nervioso, particularmente la corteza cerebral, ganglios basales y putamen del núcleo lenticular, resultando en el desarrollo de tremor y rigidez, y con la aparición de un anillo coloreado en la córnea. La enfermedad de Wilson se hereda como

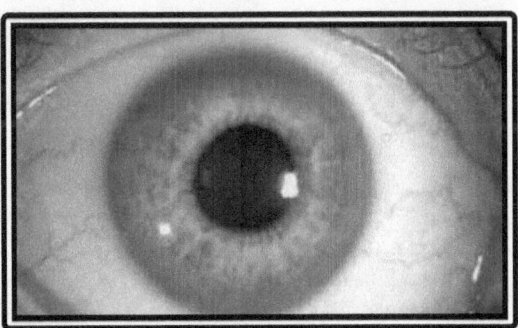

un rasgo autosómico recesivo. El defecto ha sido mapeado y secuenciado en el brazo largo del cromosoma 13 (13q14.3). El gen de Wilson es responsable de una molécula defectuosa de transporte de cobre ATPasa de tipo P unida a la membrana, ATP7B.

Esta pigmentación corneal se aprecia en una proporción de los casos, una apariencia descrita por Kayser (1902), ocurriendo en la esclerosis diseminada, pero más tarde asociada por Fleischer (1903) con la pseudoesclerosis; puede presentarse antes de que se desarrollen los síntomas neurológicos y, por ello, ser un importante signo diagnóstico aunque se ha informado de su presencia en enfermedades hepáticas diferentes al Wilson (Frommer D et al, 1977) y en el alcoholismo. Aunque se suele presentar en alrededor del

---

[155] Stephenson, 1903; Maschler, 1923; Sallmann, 1925; Meesmann, 1927.

95% de los casos de enfermedad de Wilson en adultos, su presencia en niños es rara (alrededor del 6%, Oracz G et al, 2005).

Se puede acompañar de otras anomalías oculares como una catarata en girasol (Vogt, 1929; Bonamour y Léopold, 1960) o con ofalmoplejias (Heine, 1933).

El aspecto clínico del anillo es sorprendente y bello. El anillo corneal en la enfermedad de Wilson aparece primero como un arco en la periferia corneal desde las 10 horas hasta las 2 en punto, que se extiende desde los márgenes corneales hacia el centro. Se sigue por la aparición de un arco inferior similar; los dos se extienden alrededor de la circunferencia para unirse y formar el anillo. Rodeando la periferia de la córnea, en su superficie posterior, se ve una infiltración de brillantes colores, variando desde el rojo rubí al verde brillante, azul ultramarino, a veces entremezclado con espirales amarillas o sombreado marrón. Se inicia cerca del limbo, en la línea de Schwalbe, como una línea nítida justo donde el modelo endotelial comienza a distinguirse, se extiende en una anchura de 1 a 3 mm, y gradualmente se desvanece al aproximarse al centro. Mientras lo hace se puede formar un segundo anillo (Froment et al, 1935; Tung, 1951; Stankovic M, 1952;) pero es probable que la extensión del anillo no dependa de la gravedad ni de la etapa de la enfermedad (Scarpalezos et al, 1956), no obstante, su densidad se ha relacionado con la gravedad de la enfermedad (Rodman R et al, 1997). La AS-OCT puede confirmarlo en casos dudosos (Broniek Kowalik K et al, 2019) o la microscopía confocal in vivo (Zhao T et al, 2019).

Se dice que el tratamiento con dimercaptopropanol cambia el color de marrón oscuro al gris (Demy-Brown y Porter, 1951) o que causa su intensificación (Warnock y Neill, 1954), otras variaciones probablemente se deban a alteraciones en sus propiedades físicas en lugar de la eliminación de algo de pigmento (Uzman y Jakus, 1957).

El examen histológico muestra que el pigmento se encuentra formado por gránulos extremadamente finos y densamente agregados, situados inmediatamente por debajo del endotelio invadiendo pero no penetrando completamente la membrana de Descemet que puede encontrarse groseramente engrosado y, a veces, ordenados en dos capas[156]. Como rareza se ha señalado la presencia de gránulos de pigmento en las partes más profundas del estroma en la vecindad del anillo (Manschot, 1956).

Los primeros observadores creían que la coloración corneal se debía a la deposición endógena de metales pesados como plata y cobre. Esta hipótesis fue apoyada por los hallazgos de grandes cantidades de plata y cobre en las vísceras por parte de Rumpel. Policard, et al (1936) demostró histoespectroscópicamente la presencia de cobre y la ausencia de plata en la región del anillo. El trabajo de Liebergall et al (1963) apoyó esta opinión. En 1970, Harry et al, describió la apariencia microscópica electrónica del anillo de Kayser-Fleischer como depósitos densos en electrones de cobre de diferentes tamaños que se encuentran principalmente en la membrana de Descemet.

La deposición de material de cobre granular se ha atribuido a la actividad celular en relación con la formación de la membrana basal por las células endoteliales. La fuente directa de cobre para su incorporación a la membrana de Descemet está en disputa. Se ha sugerido que la circulación limbal podría ser la fuente, mientras que otros consideran que es el acuoso, ya que contiene niveles elevados de cobre. Un concepto más actual es el siguiente: El cobre circulante libre (que es tóxico, ya que inhibe los procesos enzimáticos)

---

[156] Hall, 1921; Vogt, 1926; Jess, 1927; Rohrschneider, 1934; Brand I y Takáts I, 1951; Uzman LL y Jakus MA, 1957; Harry J y Tripathi R, 1970; otros.

se acumula en el citosol hepático y produce degeneración de los hepatocitos y cirrosis. Cuando los sitios para la unión del cobre en el hígado se encuentran saturados, el cobre libre se libera a la circulación general y se acumula en otros tejidos como el ojo, el cerebro (ganglios basales) y los riñones, entre otros, lo que conduce a cambios morfológicos, trastornos funcionales y manifestaciones clínicas: Anillo de Kayser-Fleischer en la córnea, catarata en girasol en el cristalino, temblores y rigidez debido a la acumulación en el sistema nervioso central, y defectos tubulares renales debido a la acumulación en los riñones. Se ha informado que el anillo de Kayser-Fleischer se presenta con mayor frecuencia en pacientes homocigotos H1069Q (la mutación más frecuente en la enfermedad de Wilson en Hungría), con una edad media más alta en el momento del diagnóstico que los pacientes heterocigotos o negativos para H1069Q. Esto puede sugerir una predisposición genética.

El anillo en sí mismo no requiere de tratamiento, pero cuando se utilizan agentes quelantes para tratar la enfermedad general, los depósitos en la córnea tienden a desaparecer (Sussman W y Scheinberg IH, 1969; Wieber DO et al, 1977; otros) o después de trasplante hepático.

Plata

De todos los depósitos metálicos la argirosis es el ejemplo más común y sorprendente que se conoce desde mediados del siglo XVII cuando la plata era el tratamiento de elección para la epilepsia, la tabes y todas las formas de enfermedades incurables donde se administraba a dosis heroicas; en aquellos días no era desconocido que el desafortunado paciente se volvía tan negro como un "subsahariano". La terapia argírica actualmente es desconocida, pero cabía observarla en el tratamiento de quemaduras extensas por su absorción sistémica a partir de vendajes con materiales que contienen nitrato de plata (Olshausen, 1893), por la administración de píldoras de nitrato de plata para el tratamiento de la gastritis (Salus, 1917), del salvarsán de plata para la sífilis (Ascher, 1924; Vogt, 1930) o por el uso de espráis para la garganta con este metal (Crispin, 1917; Gettler et al, 1927). Posteriormente se podía ver en dentista que preparaban las amalgamas con sus manos, en profesionales de la fotografía o en algunos trabajadores de este metal. También se podían ver estos depósitos cuando se utilizaban preparaciones con este metal para el tratamiento de ciertas enfermedades de la conjuntiva (Bischter, 1941-42; Wilkes, 1953) o para tintes de pestañas (Velhagen K Jr, 1953; Weiler HH et al, 1982; Gallardo MJ et al,

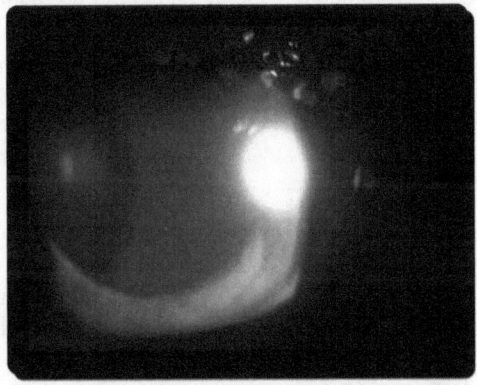

2006).

En la córnea el cuadro es característico y a menudo de gran belleza; el depósito muestra una afinidad por el tejido elástico en la región de la membrana de Descemet y en las partes profundas de la substancia propia dejando intacto el epitelio y endotelio (Freyler, 1936; Lo Cascio, 1960). La córnea toma un aspecto grisáceo algo sucio por la luz reflectada, pero con iluminación oblicua se encuentra que sus capas más profundas contienen un entrelazado de estrías y líneas brillantes de color azul verdoso o dorado. El depósito habitualmente es más denso en la periferia, pero a veces sucede lo contrario, es decir, es más denso centralmente (Subal, 1922) y se ha asociado con exposiciones muy prolongadas a la plata (Sánchez Huerta V et al, 2003), en ocasiones, es punteado.

La microscopía confocal in vivo muestra un material altamente reflectivo con un modelo granular en las capas profundas de la córnea, anterior al endotelio (Pala G et al, 2008).

La reacción química de las partículas de plata tras la exposición a la luz UV produce una decoloración irreversible del tejido (Flögel W et al, 2006).

No suele causar déficit visual. Aunque no suele ser necesario, se ha informado de su limpieza utilizando láser YAG (Geyer O et al, 1989).

Oro

La crisiasis es rara y mucho más cuando el gramo de oro se cotiza hoy a 44 euros. El depósito del metal aparece primero en el estroma superficial cerca de la periferia corneal como un punteado púrpura o rojo (Roberts WH y Wolter JR, 1956; Colamussi V et al, 1975; Gottlieb NL y Major C, 1978; otros) después de administrar 1 o 2 gramos de oro, y si la terapia continua la coloración aparece también en las capas profundas del estroma.

Los depósitos tendían a concentrarse inferiormente y a preservar la córnea superior y periférica (McCormick SA et al, 1985). Con la microscopía confocal la estructura básica en capas de la córnea no se afecta, pero se observa la presencia de partículas altamente reflectantes. Estas partículas se interpretan como depósitos de oro en el estroma corneal, especialmente en el estroma anterior y medio. Santos Bueno E et al (2013), con la técnica anterior, demostró la presencia de depósitos de oro en todas las capas de la córnea.

Hierro

Aunque ya hemos descrito varios tipos de depósitos de hierro, cuando una partícula de hierro embebe la córnea, sufre una desintegración parcial y se deposita en el tejido vecino (siderosis directa de la córnea), donde aparece como una partícula marrón recordando un "anillo de óxido" que es especialmente evidente en el epitelio, membrana de Bowman y el estroma vecino. Excepcionalmente y si el cuerpo extraño ha permanecido mucho tiempo, puede aparecer un doble anillo de óxido (Praun, 1899, después de un año); Bungue (1890) fue el primero en informar de exámenes microscópicos y químicos del material en piezas escindidas. Estos depósitos originan una irritación considerable y conducen a la formación de alguna nubosidad, pero aunque es aconsejable su eliminación, su permanencia no produce resultados catastróficos.

Cuando se retiene dentro del ojo la consecuencia más seria es la siderosis ocular que estudiamos en las degeneraciones retinianas; pero en los casos avanzados también se afecta la córnea que muestra tinciones granulares en y alrededor de los queratocitos mientras que queda libre el resto del estroma. La tinción del epitelio sólo se produce en casos tardíos de degeneraciones avanzadas y la membrana de Bowman sólo excepcionalmente se afecta con depósitos granulares que quizás se asocien con cambios degenerativos generalizados (Loewenstein y Foster, 1947). La membrana de Descemet y el endotelio siempre permanecen libres de pigmentos.

Fisher (1950) informó de un caso único donde el epitelio corneal se encontraba salpicado con finas partículas que recordaban a cristalitos de hielo, que aparecieron en una mujer de 23 años tratada con bismuto para la sífilis una vez terminado el tratamiento y que desaparecieron.

COROLARIO

Cistinosis corneal

La cistinosis es una enfermedad rara del alamacenaje lisosómico. Normalmente, la cistina, un aminoácido disulfuro, se transporta fuera de los lisosomas al citoplasma a través de la cistinosina con la ayuda de iones H^+. La cistinosina es una proteína de 367 aminoácidos con siete dominios transmembrana. Está codificada por el gen CTNS de 12 exones que abarcan 23 kb en el cromosoma 17p13.2 descubierto en 1998. Los pacientes con cistinosis infantil o nefropática, el subgrupo más común de cistinosis, desarrollan síntomas renales a los 6-12 meses de edad además de las complicaciones extrarrenales. La cistinosis juvenil o adolescente tiene un inicio posterior y es una forma más leve de la enfermedad con efectos sobre los riñones y los ojos. La cistinosis ocular simplemente muestra evidencia de la deposición de cristales oftálmicos.

La producción de cristales a partir de un sistema de transporte defectuoso y la posterior acumulación de cistina conduce a una variedad de fenotipos. Los estudios in vivo han demostrado que la cistina lisosómica conduce a la apoptosis de las células mediante cisteinilación o la formación de disulfuro mixto.

Las anomalías oculares incluyen patología del segmento anterior y posterior. Con respecto a la córnea los cristales de cistina se depositan en todas las capas de la córnea, principalmente en el estroma y, típicamente, en la córnea periférica, apareciendo sobre los 16 meses de edad. Las consecuencias de la deposición de cristales incluyen fotofobia, queratopatía punteada, queratitis filamentosa, erosiones epiteliales recurrentes que causan dolor, discapacidad visual y cicatrización. Además, estos cristales se depositan en la conjuntiva, el iris y el cuerpo ciliar con complicaciones adicionales como queratopatía de banda, neovascularización corneal, sinequias posteriores, bloqueo pupilar y glaucoma secundario.

El clorhidrato de cisteamina tópico al 0,55% es eficaz y seguro en el tratamiento de los cristales de cistina corneales (Makuloluwa AK y Shams F, 2018).

Síndrome de la "córnea frágil"

Se dice que la prevalencia del síndrome de "córnea frágil" es menor de 1 en 1.000,000; con sólo alrededor de 60 casos publicados en la literatura. Los casos iniciales se encontraron en familias de origen judío tunecino (Zlotogora J et al, 1990; Abu A et al, 2006). Posteriormente, se han notificado casos en todo el mundo, en pacientes de origen europeo y asiático[157]. Es importante tener en cuenta que, dentro de la literatura, el síndrome de la córnea frágil a veces se ha considerado históricamente como una variante fenotípica de una forma autosómica recesiva del Síndrome de Ehlers-Danlos anteriormente conocido como síndrome de Ehlers-Danlos VI, pero con la identificación

---

[157] Ticho U et al, 1980; Royce PM et al, 1990; Burkitt Wright EM et al, 2013; Sierkowska J y Gajecka M, 2017

de la base molecular para muchas formas de Enlers-Danlos se ha aclarado que el síndrome de la córnea frágil es una entidad separada. Mientras que algunos pacientes con el síndrome de la córnea quebradiza tienen un fenotipo puramente ocular (Khan AO et al, 2012; Micheal S et al, 2016), otros tienen fenotipos adicionales distintos de los descritos en el síndrome de Ehlers-Danlos. Es probable que, dada la naturaleza oculta de la afección, la dificultad para hacer el diagnóstico y la similitud con otras afecciones corneales ectásicas, este síndrome siga sin diagnosticarse.

Se han identificado variantes bialélicas en dos genes, ZNF469 (Abu A et al, 2008; Christensen AE et al, 2010; Hoen R et al, 2012) y PRDM5 (Burkitt Wright EM et al, 2011; Aldahmesh MA et al, 2012) como responsable del síndrome de la córnea frágil. Posteriormente, se ha confirmado que ZNF469 juega un papel en el segmento anterior normal y en el desarrollo corneal como determinante del rasgo cuantitativo altamente heredable del grosor corneal[158]. También se ha implicado en el desarrollo del queratocono y de la curvatura corneal anormal, con una alta frecuencia de variantes en este gen (23%) en una población de queratocono (Vincent AL et al, 2014). Sin embargo, esto es discutido por otros autores (Davidson AE et al, 2015). Es probable que otras variaciones en este gen contribuyan a la variación de la población en el grosor corneal total.

Las características clínicas del síndrome de la córnea frágil muestran una considerable superposición con otros trastornos del colágeno (Al-Oain M et al, 2012; Burkitt right EM et al, 2013) que se sabe que tienen asociaciones oculares, sobre todo la forma cifoscoliótica del síndrome de Ehlers-Danlos y el síndrome de Stickler. Se observa sordera neurosensorial y conductiva en el síndrome de la córnea frágil, además de membranas timpánicas hipermóviles que pueden provocar una pérdida polisensorial devastadora cuando se combina con complicaciones oftálmicas. A menudo están presentes anormalidades en el desarrollo de la cadera y la hiper-movilidad articular, junto con características dermatológicas como la excesiva elasticidad de la piel y cicatrización anormal. Aunque la diferenciación entre las formas del síndrome de Ehlers-Danlos y de la córnea frágil puede ser difícil clínicamente, puede ser importante en términos de pronóstico, ya que los cifoscolióticos y otras formas graves de Ehlers-Danlos pueden estar asociados con muerte prematura por ruptura arterial o visceral. Si bien es necesario tener precaución debido al pequeño número de pacientes descritos hasta la fecha, aún no se han descrito tales complicaciones en el síndrome de la córnea frágil.

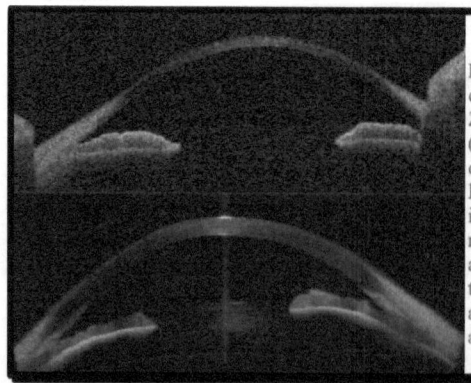

Imagen de tomografía de coherencia ocular (sistema Zente Visante) del paciente (panel superior) con síndrome de córnea quebradiza debido a la mutación PRDM5, y (panel inferior) ojo de control normal. Obsérvese un adelgazamiento extremo en toda la córnea central del ojo afectado, con un relativo ahorro de la córnea periférica.

[158] Hoehn R et al, 2012; Burkitt right EM et al, 2013; Vincent AL et al , 2014; Micheal S et al, 2016; Swierkowska J et al, 2017

Las características oftálmicas del síndrome de la córnea frágil son las más devastadoras. La miopía extrema, el queratoglobo y el queratocono tienen el potencial de causar ceguera, con perforación corneal reportada por traumatismos inocuos. Más preocupante, la ruptura espontánea puede ocurrir debido a que las córneas en este síndrome no pueden resistir las tensiones biomecánicas normales como resultado de una histéresis corneal anormal (Burkitt Wright EM et al, 2013). Cualquier medición del grosor central de la córnea de menos de 400 µm debería generar sospechas del síndrome de córnea frágil. La serie de casos más grande de pacientes con este síndrome en la literatura mostró que el 100% de los pacientes identificados con variantes patogénicas en PRDM5 o ZNF469 tenían un CCT de menos de 400 µm. Se ha encontrado que algunos pacientes tienen TMC de menos de 300 µm (Burkitt Wright EM et al, 2011), aunque se dice que el grosor corneal periférico está relativamente bien conservado en individuos con el síndrome. Se sabe que otros trastornos del tejido conectivo dentro del espectro del síndrome de Ehlers-Danlos tienen una CCT reducida, pero se dice que son menos pronunciados que los pacientes con el síndrome de córnea frágil. Curiosamente, a pesar de las similitudes con el queratocono aislado, ninguno de los casos dentro de la literatura informa que existan estrías corneales. Se sugiere que las estrías estromales están asociadas con las propiedades biomecánicas de la córnea y representan áreas de integridad estructural bajo tensión mecánica que mantienen la forma corneal cuando se ven afectadas por la patología (Grieve K et al, 2017). Por lo tanto, es interesante que parezcan estar ausentes en pacientes con el síndrome de córnea frágil.

Aunque la esclera azul está asociada con esta afección, de ninguna manera es universal y también puede desaparecer. La esclera azul es importante tenerla en cuenta clínicamente, ya que se relaciona con una reducción de CCT de al menos el 33% (Abu A et al, 2006). También puede ocurrir en otras afecciones, como en el Ehlers-Danlos, síndrome de Marfan y osteogénesis imperfecta. Los desprendimientos de retina y el glaucoma secundario también se han asociado con niveles de miopía extrema (Christensen AE et al, 2010). Los autores señalan juiciosamente que el desprendimiento de retina es una característica rara del síndrome de la córnea frágil, aunque esto probablemente se determine por el hecho de que los pacientes a menudo se presentan a una edad temprana con perforación del globo. De los casos en la literatura, las perforaciones informadas ocurren a una edad promedio de 4.3 años (rango, 1´5-19 años), perdiendo la vista de forma permanente en más de la mitad de los casos publicados.

En el tratamiento muchos autores abogan por el uso de gafas protectoras de policarbonato y modificaciones en el estilo de vida, como evitar los deportes de contacto y el juego rudo.

Se requiere un seguimiento regular con refracciones y lecturas topográficas para garantizar una corrección visual óptima y la prevención de la ambliopía. El astigmatismo irregular será difícil de corregir con gafas, y se pueden usar lentes de contacto, aunque algunos autores abogan por el uso cauteloso de lentes de contacto en córneas extremadamente delgadas. Existen informes sobre el uso combinado de lentes de contacto esclerales de mayor diámetro junto con anteojos para proporcionar mejores niveles de agudeza visual.

Se han descrito algunas técnicas quirúrgicas para su uso en ojos con el síndrome de córnea frágil, y su aplicabilidad depende del entorno clínico. Después de la perforación, la reparación de la córnea es notoriamente difícil y a veces imposible debido a la excesiva fragilidad del tejido. Izquierdo et al (1999) han informado sobre el "cableado de queso" de las suturas y la descomposición del tejido, además de una perforación intra-operatoria durante la rotación de una sutura al intentar una queratoplastia penetrante.

Algunos informes documentan el uso de CXL en pacientes con BCS con resultados alentadores. Un niño con BCS mostró una agudeza visual mejorada después de CXL, con otro informe de caso en un caso similar que muestra un resultado potencialmente prometedor (Kaufmann C et al, 2015). La importancia de estos casos es que ambos pacientes tenían TMC de menos de 280 µm, lo que normalmente contraindicaría el uso de CXL según el protocolo de Dresden

Anexo I

PENTACAM

El pentacam (Oculus, Alemania) es un instrumento que proporciona múltiples datos corneales (refractivos, paquimétricos, tomográficos y topométricos). Además de lo anterior se han desarrollado una serie de índices para la gradación y clasificación del queratocono, así como para su evaluación post-quirúrgica[159].

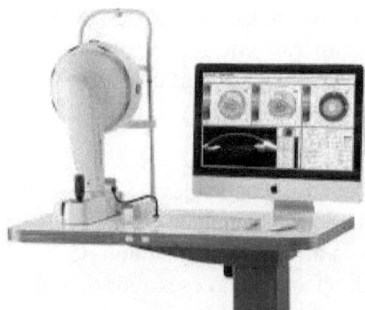

El software del Pentacam compara los valores medidos con las medias y desviaciones estándar de una población normal y proporciona un código coloreado.

Nominalmente estos índices son los siguientes:

1.- ISV. Es un índice anumérico de la desviación estándar del radio sagital corneal individual desde la curvatura media; por ello es una expresión de la irregularidad de la super-

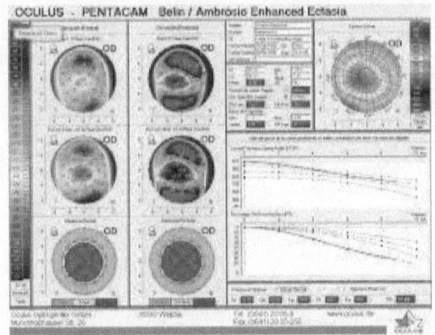

ficie corneal. Se encuentra elevado en todos los tipos de irregularidades corneales (cicatrices, astigmatismo, deformidades causadas por lentes de contacto, etc.). De acuerdo al fabricante un ISV mayor de 37 se considera anormal (color amarillo) y mayor de 41 patológico (color rojo).

2.- IVA. Es la medida (en mm) de la diferencia media entre las curvaturas corneales superior e inferior. Indicaría el valor de la simetría de la curvatura corneal con respecto al meridiano horizontal como eje de reflexión. Un IVA mayor de 028 se considera anormal y mayor de 0′32 como patológico.´

---

[159] Rufer F et al, 2005; Sonmez B et al, 2007; Emre S et al, 2007; Li X et al, 2009; Greenstein SA et al, 2011; Markakis GA et al, 2012; Faria Correira F et al, 2012.

3.- KI. Es un índice anumérico que expresa la relación entre los valores medios del radio en los segmentos superior e inferior. Un valor superior a 1'07 se considera anormal y/o patológico.

4.- CKI. Es el índice que relaciona los valores medios del radio en un anillo periférico dividido por el anillo central. Se encuentra elevado, especialmente en la paquimetría central, normalmente y disminuye con la severidad del queratocono central. Un valor mayor de 1'03 se considera anormal y/o patológico.

5.- IHA. Es la diferencia media entre los valores de la altura superior menos la inferior con el meridiano horizontal como eje espejo (expresado en μm). Se calcula por los datos de altura simétrica del área superior con respecto a la inferior y proporciona datos de simetría con respecto al meridiano horizontal como eje de reflexión. Es similar al IVA pero basado en la elevación corneal. Un IHA mayor de 19 se considera anormal y superior a 21 patológico.

6.-El IHD es el valor del descentrado de la elevación en dirección vertical (expresado en μm) y se calcula por análisis de Fourier. Este índice indica el grado de descentrado en dirección vertical, calculado en un anillo con un radio de 3 mm. Un valor superior a 0'014 se considera anormal, y patológico cuando es mayor de 0'016.

7.- Rmin (expresado en mm). Es la medida del radio más pequeño de la curvatura corneal sagital. Valores menores de 6'71 mm se consideran anormales y/o patológicos considerando que el radio de la superficie corneal media es de 7'87 ±mm (Dubbelman M et al, 2002).

Anexo II

QUERATOPLASTIA

La queratoplastia o trasplante de córnea consiste básicamente en la sustitución de una córnea enferma por otra sana (Garralda A et al, 2006).

La idea de sustituir un tejido enfermo por otro sano es casi tan antiguo como la propia Medicina. En 1796, Erasmus Darwin, en uno de sus escritos, ya especulaba con la posibilidad de sustituir una córnea opaca por otra trasparente. Existen escritos de principios del XIX en los que se describen queratoplastias realizadas en animales, así Reisinger e Himly (1813) fueron los primeros en realizarla en animales, y Bigger, en 1837, según Shershevskaya (1940), el primero en abogar por la utilización de córnea humana como material donante. En 1839 Walther, según Castroviejo R, sugirió una queratoplastia no penetrante parcial. De acuerdo con Shershevxkaya (1940), en 1840, Koenigshoefer diseñó el cuchillete de doble filo y fue el primero en utilizar material donante obtenido de cadáver humano, mientras que en 1848, Steinberg inventó un instrumento parecido a la trefina.

A mediados del siglo XIX se publicaron muchos informes desalentadores y creció la idea de que la queratoplastia no era clínicamente práctica. En 1872, Power presentó los primeros informes histológicos sobre injertos corneales, lo que constituyó un gran paso adelante. Von Hippel, en 1877, introdujo la primera trefina corneal práctica y, en el mismo año, Power sostuvo que los trasplantes homoplásticos eran los únicos que podían esperarse que tuvieran éxito. En 1887, se produjo un avance importante cuando Von Hippel introdujera la anestesia local con cocaína.

Wagenmann, en 1888, informó del primer injerto transparente exitoso con un período de seguimiento adecuado; la operación se había realizado en un conejo utilizando material donante homoplástico.

En 1907, Zirm, publicó el primer caso humano exitoso; de nuevo se había empleado material donante homoplástico. Su injerto se mantuvo en posición mediante suturas cruzadas insertadas en el limbo.

Desde 1908 hasta 1930, la clínica de Praga, bajo la dirección de Elschnig, experimentó con la queratoplastia. Idearon nuevas técnicas y llevaron a cabo métodos científicos de seguimiento, incluidos estudios histológicos. En 203 casos humanos, afirmaron un 73% de "cuajos" transparentes. Elschnig realizó injertos de grosor total mantenidos en posición mediante una sutura continua desde el margen conjuntival por arriba hasta el mismo lugar pasando por toda la circunferencia; contrajo la pupila para evitar lesiones en el cristalino.

La siguiente contribución importante vino de Filatov y su clínica. De 1922 a 1938, realizaron 436 trasplantes humanos y obtuvieron un 24% de éxito en los casos en que no se desarrollaron complicaciones. Utilizaron un injerto de grosor completo, trenzado, que se mantuvo en posición con un colgajo conjuntival o una membrana de huevo. La lente y el iris estaban protegidos por una espátula de celuloide que se introdujo a través de dos incisiones paralelas con cuchillete Graefe cerca del limbo, y que se extrajo después de que el injerto estaba en posición.

En 1935, Thomas publicó su operación para la queratoplastia, en la que biselaba el injerto de penetración parcial y la córnea receptora. Su injerto se mantuvo en posición mediante dos suturas en forma de ocho unidas a la córnea del huésped a un milímetro del borde cortado, y que se extiende sobre el injerto. Dilató la pupila para evitar las sinequias anteriores.

Desde 1932, Castroviejo experimentó con la queratoplastia, copiando y construyendo sobre el trabajo de los autores anteriormente citados. Presentó una buena tabulación científica de las indicaciones y contraindicaciones para la queratoplastia; reglas básicas para el cuidado preoperatorio, operatorio y postoperatorio; causas de las complicaciones y cómo deben ser tratadas; y una técnica de sonido para la realización de un trasplante de córnea con penetración parcial, de forma cuadrada o con ventana cuadrada. Katzin, Paton y muchos otros agregaron valiosas contribuciones a su trabajo.

En España, la primera queratoplastia probablemente fue la realizada en la Clínica Barraquer de Barcelona en 1940.

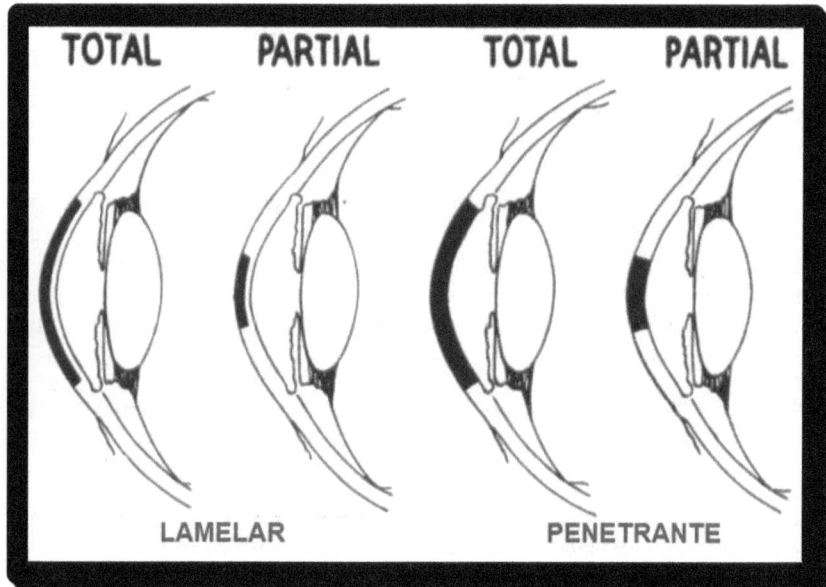

Los trasplantes se clasifican de dos maneras, por área de superficie y por profundidad. Según el área, son totales si se utiliza todo el ancho de la córnea y circunscrita o parcial, si sólo se toma una ventana de la córnea. Con respecto a la profundidad hablamos de queratoplastia lamelar cuando sólo se reemplazan las capas anteriores (o las posteriores) y penetrante cuando se trasplanta todo el espesor de la córnea (Leahey BD, 1957).

Dentro de las queratoplastias podemos distinguir cuatro grandes grupos de indicaciones que son: tectónicas, clínicas, ópticas y cosméticas.

Las tectónicas se indicarían en aquellos casos donde el globo se encuentre perforado o en riesgo cierto de estarlo.

Las clínicas constituyen el grupo más frecuente de indicación, de manera que la EBA americana establecía 16 indicaciones en el año 1994. Resumiendo, se indicarían para aquellos trastornos que conducen a la pérdida de su trasparencia o a una distorsión de su forma tan potente como para perder sus propiedades ópticas o bien producen dolor.

Las indicaciones ópticas actualmente son excepcionales ya que existen otras técnicas que permiten la mejoría de la agudeza visual sin necesidad de trasplante.

Las indicaciones cosméticas son teóricas más que ópticas como sería su realización en un caso de ceguera por atrofia óptica acompañada de un denso leucoma antiestético, pero este mismo caso se puede solucionar de manera satisfactoria y con muchísimo menos riesgo con una lente de contacto cosmética.

Previamente a la queratoplastia se deben tener en cuenta una serie de factores, aunque el hecho de ser un tejido avascular le confiere una gran ventaja sobre otros órganos o tejidos trasplantados. A pesar de que el rechazo es la causa principal de fracaso, sus consecuencias son locales y se puede manejar bien con colirios inmunosupresores, y sólo en los casos más severos se necesita un tratamiento inmunosupresor sistémico. Este privilegio inmunológico hace que no sean necesarios los estudios de histocompatibilidad, aunque algunos trabajos (Ardjomand N et al, 2005) encuentran una relación entre el grupo sanguíneo ABO y el rechazo.

El estado previo del ojo suele marcar el pronóstico, estableciéndose 4 grados:

- Excelente, en el caso de córnea avascular con lesiones centrales. Fracasan alrededor de un 10% de los casos.

- Bueno, no hay vascularización o ésta es leve y no implica más de dos cuadrantes, y la lesión afecta a la periferia corneal. En el 20% de los casos hay malos resultados.

- Regular. Córneas de grosores extremos, muy gruesas o muy delgadas, perforadas o con infección o inflamación activa. Fracasan hasta un 50% de los casos.

- Mala, se corresponden a casos con ojo seco severo, isquemia conjuntival, cámara anterior plana y vascularización. Fracasan más del 50% de los casos y, si se puede evitar, es preferible no realizar cirugía.

La vascularización corneal es un factor importante, mientras que dos de cada tres córneas permanecen trasparentes en ojos vascularizados, o enfermedad activa o en ojo re-injertados a los dos años, en ojos tranquilos sin vascularización significativa el índice de éxito supera el 80% (Langston RH y Pavan-Langston D, 1975) aunque la mejoría en ambos grupos se debe a las mejoras técnicas (microscopio quirúrgico, suturas de nylon 10-0 y, sobre todo, la comprensión de la patofisiología del injerto corneal. Muchos ojos que de otra manera no tienen esperanzas se pueden hacer adecuados para el injerto mediante una cirugía preliminar. Uno de los peores problemas es deshacerse de los vasos sanguíneos. Algunos de estos vasos pueden cerrarse mediante cauterización o diatermia aplicada a los vasos a una distancia de 2 mm del limbo, pero los resultados no son satisfactorios porque la mayoría se reabren (Leahey BD, 1957-58), este último autor encontró mejores resultados mediante la irradiación.

Las suturas son importantes para mantener en injerto en su lugar durante el tiempo necesario para que se produzca la cicatrización. Boruchoff SA et al (1975) informó que con suturas 10-0 monofilamento el error astigmático era un 25% menor que utilizando seda virgen 9-0 con puntos sueltos. Gasser AR et al (1976) encontró que la fuerza tensional con ambas suturas son similares. En trasplantes ópticos, con respecto al astigmatismo post-operatorio Klemen UM (1976) informó que no influye ni el modo de suturar, ni el diámetro del injerto ni el tipo de lesión corneal.

En relación con lo anterior se pueden producir separaciones del injerto que Binder PS et al (1975) dividió en tres grupos causales; en uno de ellos la separación se produce antes de la eliminación de las suturas ocasionado fundamentalmente por problemas técnicos durante la cirugía o por un aumento de la presión intra-ocular. Los otros grupos se producen después de la eliminación de las suturas bien por traumatismo o por causas no relacionadas con traumas (tercer grupo).

También se ha informado de factores que empobrecen el resultado como el consumo de aspirinas o el aumento de la presión intra-ocular (Zimmerann TJ et al, 1976).

Con respecto al **ojo donante** y descontando los factores generales que hacen inadmisible una donación (enfermedad degenerativa del sistema nervioso central, HIV positivo, etc.), se debe comprobar macroscópicamente que no existen lesiones corneales. Con la lámpara de hendidura se debe descartar la presencia de infecciones, opacidades, neo-vascularización, alteraciones en el grosor y/o curvatura, y lesiones quirúrgicas previas. Es útil estudiar el endotelio con microscopía especular.

La córnea donante se ha conservado en varios tipos de medio. Algunas de las razones citadas para ello son: extensión del tiempo en que se puede trasplantar, mejor material donante y facilidad de trasporte y envío. McCarey BE y Kaufman HE (1974) describieron su medio (medio M-K) de cultivo tisular para almacenar córneas compuesto de dextrano y antibióticos que fue utilizado por muchos bancos de ojos aunque se publicaron algunos casos de endoftalmitis que el medio no pudo eliminar, como el informado por LeFrancois M y Baum JL (1976). Con este medio y en conejos, Breslin CW et al (1976) encontró viabilidad del injerto de hasta 12 días. Con el medio TC-199 se ha publicado buenos resultados con respecto a la incidencia de edema del injerto (Stark WJ et al, 1975). La crio-preservación también se ha mostrado efectiva en la conservación del endotelio (Bourne WM y Kaufman HE, 1976) y para Van Horn DL y Schultz RO (1977) mantiene la viabilidad endotelial más tiempo que con el medio M-K. Doughman DJ et al (1976) informó que a 37°C las células endoteliales mantienen su viabilidad hasta 35 días y que en un caso que se conservó a 4°C el injerto falló, entrando en contradicción con lo publicado por Bourne WM y Kaufman HE (1976). En relación con la temperatura, se ha informado de casos de endoftalmitis por gérmenes transmitido por la córnea donante conservada en el medio M-K[160]. LeFrancois M y Baum JL (1976) pensaron que los siguientes factores podían combinarse para producir una mayor incidencia de endoftalmitis: (1) un potencial de inoculación más grande debido a (a) mayor longitud temporal de almacenamiento, (b) la posibilidad de que el fluido de cultivo de tejidos estimule el crecimiento de microorganismos; (2) contaminación de la superficie endotelial de la córnea del donante; (3) la aparición de microorganismos más resistentes a los antibióticos en medios suplementados con antibióticos. Para minimizarlos propusieron una conservación a 4°C con la finalidad de inhibir el crecimiento de micro-organismos.

Las técnicas quirúrgicas son varias; la más utilizada es la queratoplastia penetrante, en la que se transfiere un fragmento circular de la córnea donante de un diámetro variable (7-b mm., usualmente) y de espesor completo, al ojo receptor al que previamente se le ha eliminado un área similar.

En cuanto al **injerto**, después de un trasplante corneal exitoso, las células endoteliales generalmente permanecen viables durante años como una verdadera quimera en su aspecto[161]. Teniendo presente que la estructura endotelial de la córnea humana trasplantada obviamente no se puede examinar con los métodos histológicos habituales que necesitan extraer y fijar el tejido corneal; éste se puede observar in vivo sin alterar la

---

[160] Forsot SL et al, 1975; LeFrançois M y Baum JL, 1976; Shaw EL y Aquavella JV, 1977; Khodadoust AA y Franklin RM, 1979; Escapini H et al, 1979; Leveille AS et al, 1983; Imsler MS et al, 1985; otros.
[161] Hanna C e Irvin ES, 1962; Polack FM, 1966; Basu PK y Carré F, 1973; Bourne WM, 1978; otros.

córnea. Con la lámpara de hendidura se puede observar el endotelio en la zona de reflexión especular, como describió Vogt en 1920. Stocker FW (1971) intentó usar este método para estimar la densidad celular, pero llegó a la conclusión de que sería necesario un mayor aumento y una fotografía de alta velocidad para evaluar adecuadamente las características morfológicas endoteliales. Brown N (1970) incorporó estos componentes en su macro-cámara corneal, y se utilizó para proporcionar la primera documentación de la aparición del mosaico endotelial en ojos vivos humanos (Bron AJ y Brown NAP, 1974). Posteriormente aparecieron otras macro-cámaras o microscopio especulares de no-contacto[162].

Maurice DM (1968) adoptó un enfoque diferente, y describió el primer microscopio especular en 1968. Tanto los rayos iluminadores como los formadores de imágenes pasan por el mismo objetivo en el instrumento de Maurice, que posteriormente se modificó para uso clínico mediante la adición de un flash electrónico y una lente aplanadora para formar un microscopio especular de "contacto" (Bourne WF y Kaufman HE, 1976; Laing RA et al, 1976). Las mejoras en la instrumentación han ampliado el campo de visión con estos instrumentos (Koesler CJ, 1980; Sherrard ES y Buckley RJ, 1981; Bigar F, 1982). Muchos microscopios especulares se encuentran actualmente disponibles comercialmente (Bourne WM, 1982).

Bron AJ y Brown NAP, en 1974, fueron los primeros en documentar el aspecto de las células endoteliales trasplantadas in vivo; encontraron que eran mayores que las de las córneas normales y la densidad celular media sólo era de 1125 cel/mm^2 en el injerto frente a las 3143 cel/mm^2 de las córnea normales; lo que se confirmó en estudios posteriores donde sólo se examinó el injerto una vez[163]. En algunos estudios se ha encontrado una disminución en la densidad de células endoteliales con el paso del tiempo[164] pero otros no lo encontraron[165]. De manera similar algunos estudios encontraron un número bajo de células en los injertos después de episodios de rechazo pero no en otros (Bourne WM, 1983).

Estos estudios se realizaron bajo la premisa de que si se examina el endotelio del injerto con el microscopio especular a los 3-4 días después del injerto, se puede asumir que pertenecen a la córnea donante que han sobrevivido a su extracción, almacenamiento y a la cirugía. Este tipo de examen se ha utilizado para comprobar la supervivencia con diferentes métodos y medios de preservación como el medio M-K (Bourne WM y O'Fallon WH, 1978), criopreservación (Bourne WM y Kaufman HE, 1976) y el medio de cultivo de órganos corneal a 37°C (Bourne WM et al, 1977). El primero en realizar el examen del endotelio corneal antes de su trasplante fue Hoefle et al, en 1970. Posteriormente otros también lo realizaron para examinar el ojo donante[166]. Con el aumento del uso del almacenamiento de córnea aislada en medios de conservación a 4°C,

[162] Holm O, 1977; Holden BA, 1977; McCarey BE, 1979; Olsen T, 1979; Johnson JL y Rosenthaler TD, 1980.

[163] Bourne WM et al, 1976; Laing RA et al, 1976; Bourne WM y Kaufman HE, 1976; Bourne WM et al, 1977; Waltman SR y Palmberg PF, 1978; Bourne WM y O'Fallon WM, 1978; Sato T, 1978; Sawa M y Tanishima T, 1979; Ruusuvaara P, 1979; Abbott RL y Forster RK, 1979; Ruben M et al, 1979; Ruusuvaara P, 1980; Doughman DJ, 1980; Berry CC et al, 1980; Bourne WM, 1980; Rao GN et al, 1980; Ruusuvaara P, 1980; Ruben M y Guillon M, 1980; Rao GN y Aquavella, 1981; Sperling S et al, 1981; Bigar F, 1982; otros muchos.

[164] Sato T, 1978; Ruusuvaara P, 1979; Doughman DJ, 1980; Rao GN et al, 1980; Olsen T, 1981; Waring GO III et al, 1982.

[165] Bourne WM et al, 1976; Bourne WM y Kaufman HE, 1976; Laing RA et al, 1976; Ruben M y Guillon M, 1980; Sperling S et al, 1981; Linn JC Jr et al, 1981; Abbott RL et al, 1983.

[166] Bigar F, 1976; McCarey BE y McNeill JI, 1977; McCarey BE, 1979; Abbott RL y Foster RK, 1979; otros

se desarrollaron métodos de exámenes más seguros para el almacenamiento. Campbell et al (1978) encontró que las áreas negras dentro de las células endoteliales y la disminución en la densidad de la imagen se revertían cuando se calentaban las córneas.

Los primeros estudios con este procedimiento, examinando la misma córnea a diferentes periodos de tiempo, encontraron en tres de ellos un aumento gradual en el tamaño celular endotelial medio (disminución en la densidad celular) (Sawa H y Tanishima T, 1979; Bourne WM, 1980; Culbertson WW et al, 1982; otros). Culberston et al (1982) señaló una pérdida celular del 17% al cuarto día del posoperatorio. Todos estos datos se han confirmado posteriormente y de manera amplia. Esta pérdida celular es mayor en la periferia del injerto y de la córnea recipiente, ligándola a la herida de la queratoplastia (Bourne WM, 1983). Por otro lado, la permeabilidad a la fluoresceína disminuye a medida que las células endoteliales se agrandan y reordenan, con lo que disminuye el espacio intercelular entre ellas.

Las que se mantienen trasparentes presentan un área media de las células endoteliales de 1 a 6 veces mayor, y un perímetro de 1 a 2´5 veces mayor que los encontrados en controles de la misma edad; lo que viene a sugerir que el mantenimiento de la trasparencia no depende del tamaño celular endotelial ni de su perímetro (Laing RA et al, 1976).

Los sistema de almacenamiento corneal para queratoplastia penetrante tienen como objetivos generales (1) el mantenimiento de la viabilidad endotelial y su integridad para que se mantenga un número suficiente de ellas unidas a la membrana de Descemet, por lo que se hace necesario mantener el mecanismo de bombeo endotelial; y (2) aumentar la duración del almacenaje para hacer un uso eficiente de las córneas donadas.

El paro súbito en la formación del humor acuoso después de la muerte, y la depleción de nutrientes y del aporte de oxígeno al ojo, conduce al daño inicial a las células corneales por autolisis. Por lo tanto, el tiempo de exposición del cadáver a la temperatura ambiente debe reducirse al mínimo.

En términos de duración del almacenaje, he considerado arbitrariamente tres tipos: Inmediato, intermedio y largo plazo.

Para el almacenamiento a corto plazo, unos pocos días, se suelen utilizar dos técnicas: almacenamiento en cámara húmeda y el medio M-K.

En el almacenaje en cámara húmeda se mantiene todo el globo en un recipiente estéril lleno de una atmósfera húmeda saturada a 4ºC. Si el tiempo del cadáver es corto (4 a 6 horas), los ojos se puede almacenar en cámara húmeda y cuanto más corto sea el tiempo de almacenamiento mejores serán los resultados.

El ojo donante intacto permite al cirujano modificar la técnica de escisión del trasplante. La crítica más importante a esta técnica es que el endotelio se encuentra expuesto a cambios post-mortem en el humor del agua (Schimmelfenning BH, 1993). Esta técnica es la más sencilla y menos costosa. Es útil en muchas circunstancias, particularmente e países desarrollados donde la necesidad de córneas donantes es mayor y no se dispone de bancos de ojos adecuados. Por este motivo se debería considerar el injerto corneal como una emergencia en lugar de un procedimiento electivo.

El medio M-K, ya comentado, fue el primer método exitoso de almacenaje donde la córnea escindida (botón córneo-escleral) se almacena en un medio de cultivo tisular químicamente definido a 4ºC. Este método parece ser mejor que el de la cámara húmeda porque el endotelio no está expuesto a un humor acuoso de composición cuestionable

(Bito LZ y Salvador EV, 1970). Consiste en una mezcla del medio de cultivo T-C 199 y dextrano al 5%. Como agente osmótico coloidal al dextrano evita una hinchazón excesiva del estroma de las córneas escindidas en el medio líquido. Aparte del dextrano, el medio incluye otros aditivos como HEPES (ácido hidroxietilpiperazina-N-etano-sulfónico) como buffer, penicilina y una combinación de gentamicina y polimixina como antibióticos. Según McCarey y Kaufman (1974) este medio aumenta el tiempo de conservación a 96 horas.

El desarrollo de los medios de conservación intermedios facilitó un mejor mantenimiento de las córneas que eran inadecuados para los medios anteriores. Un mayor periodo de almacenamiento permite un procedimiento flexible que a menudo se requiere para la evaluación del material donante, pruebas sanguíneas y de trasporte. En el almacenamiento de la córnea a medio plazo, los botones córneo-esclerales extirpados se mantienen en un medio de cultivo tisular definido bioquímicamente y se incuba a 4°C (Lindstrom RL et al, 1992).

La adición de condroitín sulfato en la génesis de los medios de almacenaje intermedios fue un momento clave. A diferencia de los países occidentales, en Japón se utilizaba el condroitín sulfato en los medios de almacenaje durante más de 30 años. Mizukawa y Manabe (1968). Se ha demostrado que el medio Optisol comparado con Dexsol, K-sol y MK preserva mejor el endotelio corneal dada una córnea más delgada hasta dos semanas (Lindstrom R et al, 1992).

Basu PK y Hasany SM (1974) sospechaban que la autolisis causada por la liberación de enzimas hidrolíticas podría ser un factor importante en la degradación del material donante durante el almacenamiento, y especularon que los esteroides podrían reducir el daño citolítico. Para comprobarlo Basu et al (1975-1987) realizó una serie de estudios que mostraban que los medios que contienen esteroides son más beneficiosos para la viabilidad de las células endoteliales y para la preservación de su ultraestructura. Lo que fue confirmado por Hull DS et al (1979).

Para el almacenaje a largo plazo se utilizan dos técnicas:

El cultivo de órganos levantó el interés de muchos investigadores. En 1972, Doughman y su equipo (Minnesota, USA) comenzó con estas investigaciones. Sus investigaciones (1993) demostró una función celular endotelial adecuada a 34°C al menos durante 5 semanas. Clínicamente, cuando el periodo de almacenado era de 25 días, el 80% de los injertos permanecieron trasparentes.

En el método de Minnesota, el siguiente cultivo de órganos se desarrolla en medio M-K a 4°C, mientras que en el procedimiento holandés, el medio de cultivo se completa con dextrano para deshidratar la córnea a 31°C. Se ha informado de cultivos a diferentes temperaturas y no parece ser un factor muy importante salvo que sea muy alta o muy baja.

El almacenamiento de órganos parece reducir específicamente la carga de antígeno HLA-DR de las córneas donantes sin afectar a los antígenos HLA-A, -B, y –C.

En 1954, Eastcott et al, fue el primero en describir el almacenamiento de córneas congeladas después de un pre-tratamiento con glicerol al 15%. Kaufman HE y Capella JA (1968) publicaron preservaciones exitosas durante periodos de más de un año. Aunque no es un método de conservación frecuente aún continua el interés por este campo.

D. Ramón Castroviejo fue un pionero de la queratoplastia, en 1950, publicó la siguiente

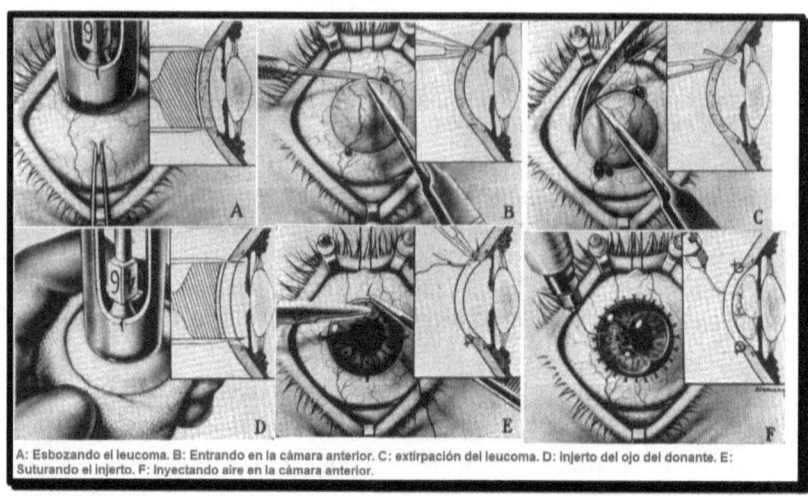

A: Esbozando el leucoma. B: Entrando en la cámara anterior. C: extirpación del leucoma. D: injerto del ojo del donante. E: Suturando el injerto. F: Inyectando aire en la cámara anterior.

técnica para queratoplastia penetrante total en casos de cristalino trasparente y cámara anterior formada, con instrumental desarrollado por él para estos casos.

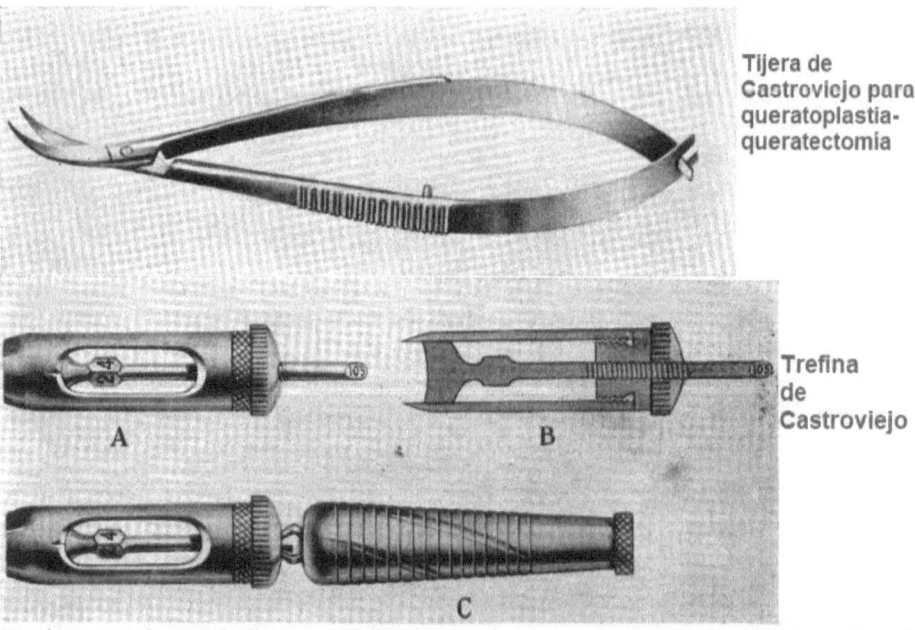

Tijera de Castroviejo para queratoplastia-queratectomia

Trefina de Castroviejo

Previa anestesia retrobulbar y paciente relajado, seleccionaba el tamaño de la trefina de acuerdo al tamaño de la córnea leucomatosa, generalmente de 10 a 11 mm. Con el trefino micrométrico ajustado a una profundidad de 0´5 mm., se delinea el leucoma a extirpar. Se realiza paracentesis de la cámara anterior. Se completa la escisión del leucoma siguiendo la incisión delineada por la trefina con una tijera curva para queratoplastia. Con la trefina micrométrica ajustada a una profundidad de 2 mm, se obtiene el injerto del ojo donante, se extrae y el injerto se sutura en el ojo receptor con suturas a través de la córnea y esclera tomando un bocado entre la mitad y un tercio de su grosor con 4 puntos opuestos, y se completa el cierre con puntos adicionales hasta un total de 20 a 26 puntos. Se termina inyectando aire para reponer la cámara anterior. Con esta técnica obtenía resultados favorables a corto plazo, pero comenta que en la mayoría de sus casos regresaban las opacidades pasado cierto tiempo.

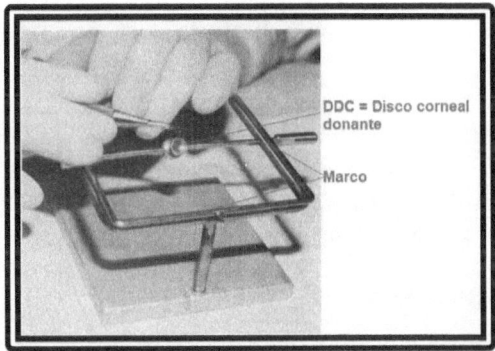

Sobre esta base y como sucede en la cirugía se han desarrollado numerosas variantes. Así, por ejemplo, Kramer Sg y Stewart HL (1976) desarrollaron un procedimiento cuyas características más destacadas incluyen la remoción de la córnea, el almacenamiento y los procedimientos de corte del injerto corneal siguiendo a Kaufman y sus colaboradores. Además, describieron una lente de contacto para sutura especialmente diseñada que permite el mantenimiento de la cámara anterior durante la queratoplastia penetrante. Sugirieron que el traumatismo en el importante endotelio de la córnea se puede minimizar mediante la aplicación de esta técnica, ya que reduce significativamente la probabilidad de traumatismo endotelial inducido por el contacto mecánico del endotelio con las estructuras intraoculares del receptor durante la sutura.

El sistema CLCC se diseñó a partir de un programa experimental para perfeccionar el injerto corneal profundo y no penetrante sobre la membrana de Descemet (Crock GW, 1977-8). Esencialmente consiste en una trefina especial que permite visualizar el corte y colocar las suturas antes de injertarlo.

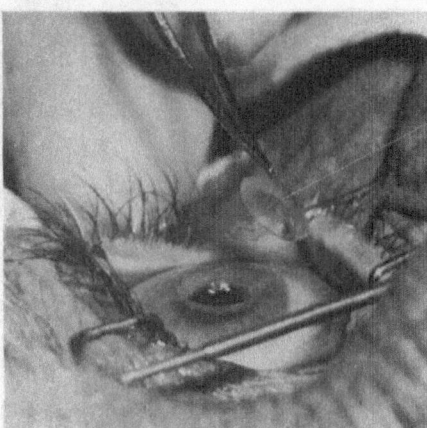

El DDC y el marco se diseñaron para permitir la colocación virtualmente atraumática de 4 suturas alineadas con precisión en el disco del donante sin el uso de pinzas de sujeción. Las suturas deben insertarse al nivel de la membrana de Descemet.

El cirujano de córnea puede ver los límites externos de un cono durante el corte. Bajo el CLCC, el cono se colapsa en una serie de anillos concéntricos. El tejido enfermo tiene una plasticidad que imparte una apariencia única durante el corte. Lo que hacía que el CLCC fuera única eran sus características de diseño óptico y mecánico que permiten una visualización ininterrumpida de la córnea a lo largo de la sección microquirúrgica mientras que al mismo tiempo conserva la curvatura de la córnea y mantienen una cámara anterior hasta que se logra la penetración total.

Complicaciones

Rechazo del injerto

La incidencia de rechazo en los años 80 se estimaba entre el 2´5% (Khodadoust AA, 1973) al 35% (Chandler JW y Kaufman HE, 1974). Sin embargo cuando la córnea recipiente se encuentra densamente vascularizado puede alcanzar más del 65% (Khodadoust AA, 1973; Batchelor JR et al, 1976).

Maumenee AE (1951-79) fue el primero en definir el fallo en el injerto corneal en el hombre y posteriormente aparecieron múltiples publicaciones (Polack FM, 1972).

Invasión epitelial

La invasión epitelial de la cámara anterior se sabe que se produce después de la cirugía de la catarata (actualmente casi desaparecido por la cirugía mínimamente invasiva) y en perforaciones corneales, pero es infrecuente después de queratoplastia penetrante[167].

QUERATOPLASTIA ENDOTELIAL

La queratoplastia penetrante fue la principal forma de tratamiento de la enfermedad endotelial durante el siglo XX. Implica la sustitución total de la córnea por la de un donante suturada a un anillo de la del huésped. La técnica quirúrgica es relativamente

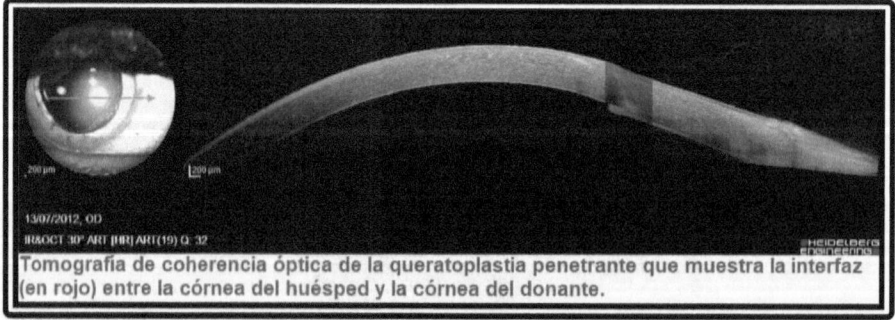

Tomografía de coherencia óptica de la queratoplastia penetrante que muestra la interfaz (en rojo) entre la córnea del huésped y la córnea del donante.

sencilla comparada con procedimientos lamelares posteriores. Sin embargo, los buenos resultados visuales a menudo se encuentran limitados por un astigmatismo alto o irregular que puede requerir del uso de lentes de contacto rígidas o de otros procedimientos quirúrgicos como anillos intracorneales, queratotomía astigmática y/o ablación láser excimer para conseguirlo.

---

[167] Kitagawa H et al, 1965; Mazow ML y Stephens RW, 1966; Leibowitz HM et al, 1967; Kruz GH y D´Amico RA, 1974; Arentsen JJ et al, 1976; Sugar, 1977; otros.

La curvatura corneal y el astigmatismo inducido son dependientes de la sutura, por lo que se requiere de meses para alcanzar la estabilidad visual. La queratoplastia penetrante se puede asociar con complicaciones de la superficie ocular, y relacionadas con las suturas. Además, la inestabilidad del globo pueden conducir a devastadoras hemorragias expulsivas intra- o post-operatorias después de traumas oculares o dehiscencias de la herida. En los años 60, el Dr., José Barraquer describió un método para la sustitución selectiva del endotelio enfermo. Se podía utilizar un abordaje anterior a través de un colgajo corneal para tratar el estroma posterior, y sustituirlo con un injerto donante suturado en su lugar (Culbertson WW, 2003). El crecimiento vascular en la interface huésped-donante y el astigmatismo irregular inducido por la técnica eran los principales problemas y limitaban su adopción. Después de este intento inicial de sustituir la

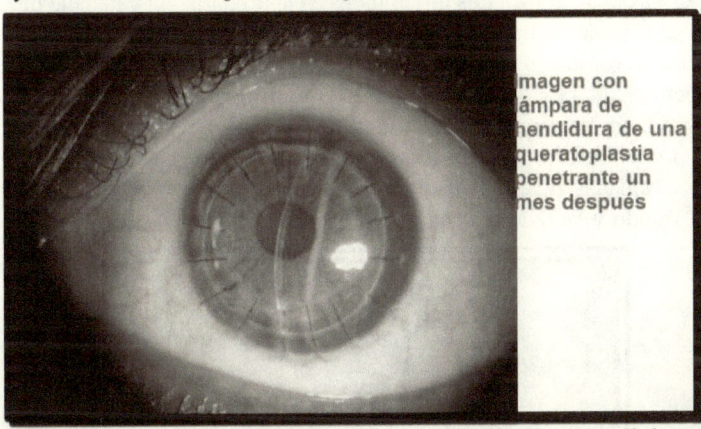

magen con ámpara de hendidura de una queratoplastia penetrante un mes después

queratoplastia penetrante como tratamiento para el fallo de las células endoteliales corneales, pasaron casi 40 años hasta que se hicieron otros intentos. En 1998 se produjo un gran avance cuando Gerrit Melles describió una técnica quirúrgica de queratoplastia lamelar posterior (PLK) para sustituir selectivamente el endotelio enfermo mientras que se deja intacta la córnea anterior receptora (Melles GR et al, 1998). A través de una incisión esclerocorneal de 9 mm, se diseccionó una lamela posterior del receptor que comprende el estroma posterior, la membrana de Descemet y el endotelio. Se insertó un botón del donante con los mismos elementos y se mantuvo con éxito en su lugar mediante una burbuja de aire con el paciente en posición supina (Melles Gr et al, 1999). Mark Terry (2001) introdujo el procedimiento en EE. UU como queratoplastia endotelial lamelar profunda (DLEK). Después de los resultados iniciales con la técnica de incisión de 9 mm, Melles et al., publicó un informe de un caso de PLK utilizando una incisión de 5 mm y doblando el disco donante para permitir la inserción (Meyes GR et al, 2002). Después de eso, Terry describió la DLEK con pequeña-incisión mediante una incisión de 5 mm en un estudio clínico prospectivo (Terry MA y Ousley PJ, 2005). La mejor agudeza visual con corrección de gafas mejoró de un promedio de aproximadamente 20/90 preoperatorias a aproximadamente 20/44 a los 6 meses postoperatorios, con un 56% de los pacientes con 20/40 o mejor (Terry MA y Ousley PJ, 2005). El astigmatismo por refracción manifiesta aumentó de un promedio de 0,86 dioptrías antes de cirugía a un promedio de 1,31 dioptrías a los 6 meses, un aumento de menos de 0,5 dioptrías. Fue la primera utilización exitosa de la queratoplastia endotelial y tuvo claras ventajas sobre la queratoplastia penetrante porque no había incisiones o suturas corneales anteriores. Se asoció con un tiempo de recuperación de menos de 6 meses; la mayoría de los pacientes tuvieron una buena recuperación visual con una corrección cilíndrica predecible. No hubo complicaciones en la superficie ocular ni en las suturas, y la técnica proporcionó una mejor integridad del globo postoperatoriamente. Sin embargo, la necesidad de diseccionar manualmente el estroma del donante y del huésped requiere mucho tiempo y es técnicamente difícil, lo que hizo que la adopción por parte de los cirujanos fuera muy lenta. La inducción de neblina y las aberraciones de alto orden también contribuyeron a una baja visión después de la cirugía DLEK.

Cuatro años en la era de la queratoplastia endotelial moderna, Melles introdujo la técnica de extracción de la Descemet (Melles GR et al, 2002). En 2002, se obtuvieron resultados consistentes en 15 ojos de cadáver; la membrana de Descemet con su monocapa endotelial se eliminó del estroma posterior, obteniendo un "rodillo de Descemet". El complejo se implantó con éxito después de "Descemetorhexis" para eliminar la capa endotelial receptora y su membrana de Descemet, y se mantuvo en su lugar con la ayuda de burbujas de aire (Melles GR et al, 2002). Las dificultades en la preparación y manejo de un donante que consiste sólo en la membrana de Descemet y en el endotelio impidieron que esta técnica se usara en pacientes en ese momento. Después de 2 años, en 2004, Melles et al., publicó su técnica anterior de Descemetorhexis para preparar el lecho receptor para la implantación de un botón lamelar de donante disecado manualmente con estroma posterior. El procedimiento de extracción del receptor fue exitoso en las 10 córneas de ojo humano evaluadas y en 3 pacientes con distrofia de Fuchs, y demostró ser reproducible, rápido y fácil de realizar.

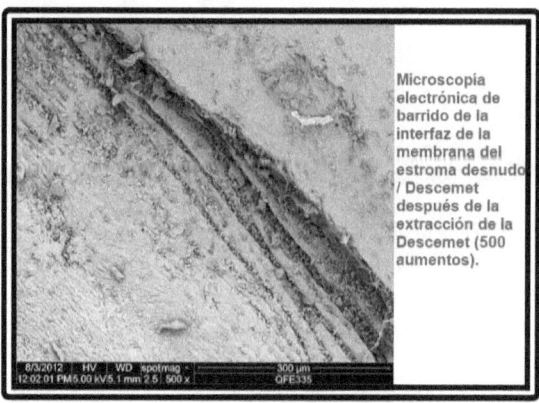

Microscopía electrónica de barrido de la interfaz de la membrana del estroma desnudo / Descemet después de la extracción de la Descemet (500 aumentos).

Después de los primeros logros sobresalientes con DLEK, esta nueva técnica que consiste en la eliminación selectiva de la Descemet del huésped. La membrana y el endotelio se adoptaron más rápidamente. La eliminación de la necesidad de una disección lamelar manual del tejido del hospedador hizo que la técnica quirúrgica fuera más fácil y más reproducible. La preparación y la introducción de la laminilla del donante a través de una incisión escleral de 5 mm de largo permanecieron igual que en las técnicas de queratoplastia endotelial anteriores. En 2005, Price presentó la DSEK y mostró que, tan pronto como 6 meses después de la cirugía, 31 de 50 ojos (62%) tenían valores de agudeza visual mejor corregidas mejores que 20/40 y 38 (76%) ojos tenían valores mejores que 20 / 50. Es importante destacar que se eliminaron los errores refractivos. El cilindro manifiesto medio fue de 1,50 ± 0,94 dioptrías (D) 6 meses después de la cirugía, que se mantuvo sin cambios respecto al valor preoperatorio de 1,5 ± 1,0 D.

Disección manual del tejido donante con precisión y consistencia fue un reto y consume mucho tiempo. El uso de un micro-queratomo, descrito en 2006 por Gorovoy (2006), simplificó en gran medida este paso difícil en la cirugía DSEK, que se conoció como queratoplastia endotelial automatizada con pelamiento de la Descemet (DSAEK). Price et al., compararon DSEK y DSAEK y encontraron un riesgo reducido de perforación del tejido del donante y una recuperación visual más rápida con DSAEK, con los mismos resultados visuales después de 3 meses (Price MO y Price FW Jr, 2006). Los bancos de ojos también comenzaron a proporcionar tejido precortado para DSAEK, lo que lo hace aún más fácil para los cirujanos de córnea (Newman LR et al, 2006). Terry et al, demostraron que utilizar el tejido pre-cortado de bancos de ojos para la cirugía DSAEK proporciona una pérdida de células y resultados visuales comparables con los informes que involucran corte de tejido intra-operatorio (Terry MA et al, 2006).

Un meta-análisis realizado por Lee WB et al (2009) de informes sobre la cirugía DSEK /

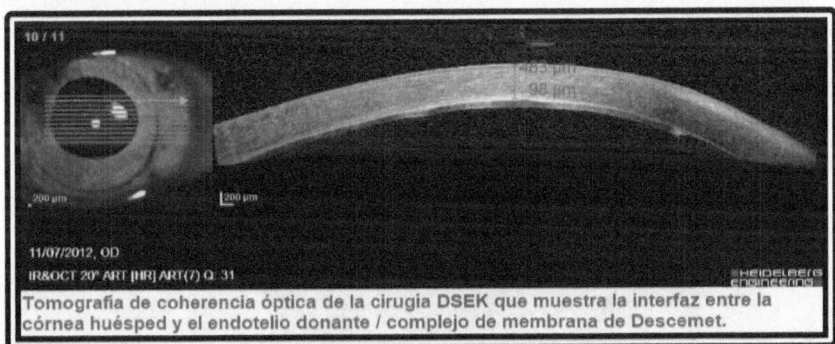

Tomografía de coherencia óptica de la cirugía DSEK que muestra la interfaz entre la córnea huésped y el endotelio donante / complejo de membrana de Descemet.

DSAEK encontró que las complicaciones más comunes fueron la dislocación posterior del injerto (media, 14%; rango, 0-82%), rechazo del injerto endotelial (media, 10%; rango, 0-45 %), fracaso primario del injerto (media, 5%; rango, 0-29%) y glaucoma iatrogénico (media, 3%; rango, 0-15%). La pérdida de células endoteliales promedio osciló entre 25 y 54%, con una pérdida de células media de 37% a los 6 meses postoperatorios, mientras que la pérdida promedio fue de 42% a los 12 meses. La mejor agudeza visual corregida varió entre 20/34 y 20/66 (medida a una media de 9 meses postoperatorios; rango, 3-21 meses). La extensión de la hipermetropía inducida fue de 0.7-1.5 D (media, 1.1 D). El astigmatismo inducido fue mínimo, variando entre -0,4 y 0,6 D; el cambio refractivo promedio fue de 0.11 D.

Notablemente, Mark Terry pudo modificar algunos de los pasos principales en la cirugía DSEK / DSAEK, logrando resultados altamente reproducibles (Terry MA et al., 2008). Usando el raspado del lecho del receptor periférico para asegurar la adherencia del borde del donante y una burbuja de aire de soporte residual, la tasa de dislocación del injerto fue de solo 1.5% cuando se revisaron 200 casos consecutivos. Esta técnica permitió que los novatos bien supervisados obtuvieran resultados muy similares a los logrados por los más experimentados.

El uso de tejidos donantes de 8,5 mm y 8,0 mm de diámetro produjo resultados idénticos de densidad de células endoteliales (ECD) después de 2 años en un estudio prospectivo (Price MO y Price FW Jr, 2008; Terry MA et al, 2011). La duración del almacenamiento corneal en el banco de ojos (1 día frente al tiempo de almacenamiento estándar de 7 días) no tuvo efecto en el postoperatorio.

Preocupado por la supervivencia a largo plazo del injerto después de DSAEK, Mark Gorovoy recopiló datos sobre la transparencia de la córnea y el fracaso del injerto en 51 pacientes durante 5 años de seguimiento; 47 córneas quedaron claras al finalizar el estudio. Por lo tanto, solo cuatro ojos desarrollaron opacidad corneal debido a la falla del injerto y todos los ojos se registraron con éxito (Ratanasit A y Gorovoy MS, 2011).

Aunque los resultados de la agudeza visual fueron buenos, la pérdida considerable de células en el período postoperatorio temprano siguió siendo evidente, y la necesidad de mejorar las técnicas de inserción se volvió importante. Un estudio de 2009 comparó la inserción de fórceps con el uso de técnicas de extracción (Terry MA et al, 2009). Además, se examinaron los pliegues y desplegamientos del lentículo durante la inserción. La extensión de la pérdida de células después del uso de las técnicas de inserción y extracción con fórceps no fue significativamente diferente cuando la incisión fue de 5 mm de largo. Los resultados sugieren que cuánto más pequeña es la incisión, mayor es la lesión. Se ha comparado un nuevo dispositivo (el EndoGlideTM) con el Busin-glide; la pérdida de células endoteliales fue mucho menor en los pacientes tratados con EndoGlide (25,76%) que en los pacientes tratados con Busin-glide (47,46%; P <0,0001). Los valores de agudeza visual y los cambios refractivos fueron similares en ambos grupos.

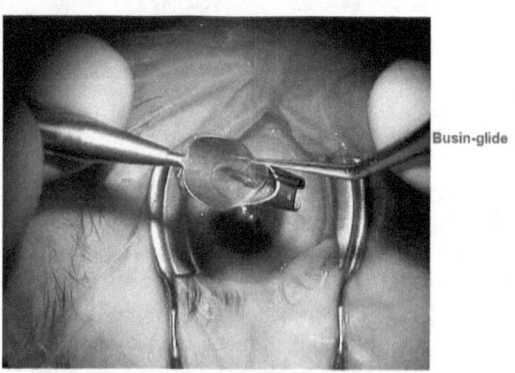

Busin-glide

Aunque DSAEK arroja resultados excelentes y reproducibles, la búsqueda de

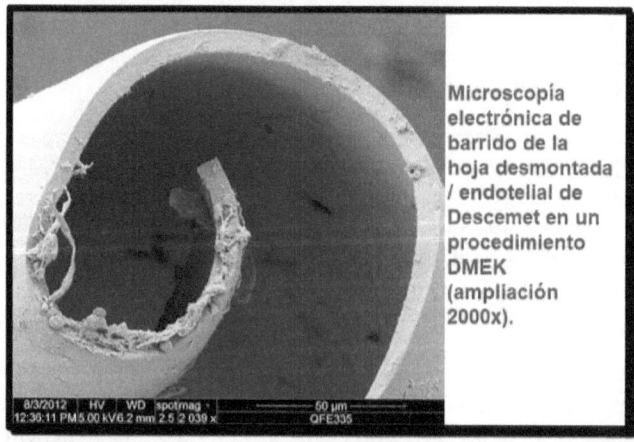

Microscopía electrónica de barrido de la hoja desmontada / endotelial de Descemet en un procedimiento DMEK (ampliación 2000x).

rehabilitación visual completa y restauración de la anatomía corneal natural continuó. Melles et al, analizó datos de su propio trabajo en el trasplante selectivo de Descemet (2002-2005), resolvió varios problemas importantes e introdujo una nueva técnica denominada queratoplastia endotelial de membrana de Descemet (DMEK) (Melles GR et al, 2008). En este enfoque, las células endoteliales del donante transportadas en las membranas de Descemet extraídas de las córneas del donante se insertan en la cámara anterior del huésped a través de una incisión de 3 mm en la córnea transparente. El donante se desenrolla utilizando una técnica de llenado con aire y el injerto se incorpora en la córnea posterior de una manera similar a la empleada por las queratoplastias endoteliales anteriores. Los resultados preliminares mostraron que esta técnica revisada no solo reproducía los resultados obtenidos con DSEK / DSAEK, sino que superaba las expectativas de agudeza visual.

En 2000, surgió una nueva dirección para la queratoplastia endotelial cuando Nancy Joyce descubrió que las células endoteliales corneales humanas (HCEC, por sus siglas en inglés) podían proliferar y replicarse en condiciones especiales.

El uso de una combinación de factores de crecimiento (EGF, FGF y PDGF) y suero bovino fetal permitió que las córneas se mantuvieran en cultivo para expresar la proteína Ki-67, un marcador celular para la proliferación. La edad del donante influyó en la extensión de la replicación, pero incluso el tejido del donante más viejo entró en el ciclo celular. En el mismo año, se demostró que la interrupción del contacto célula-célula era esencial para que las células endoteliales ingresaran en el ciclo celular activo. El EDTA facilita la ruptura célula-célula mediante el secuestro de calcio (que es esencial para la unión célula-célula). El tratamiento con EDTA (2,0 mg / ml) durante 1 hora estimuló la proliferación de 16 a 18% de las células de la córnea. Esto se confirmó mediante la expresión de marcadores Ki-67 y ZO-1 tanto por las células en proliferación como por las células hijas de los mismos. Además, el uso de EDTA solo, en lugar de una solución de tripsina / EDTA para digerir las células, proporcionó una buena tasa de supervivencia celular. De acuerdo con estos datos, Zhu YT (2009) mostró más recientemente que un grupo de cadherinas y cateninas es responsable de la detención del ciclo celular en las células endoteliales de córneas humanas. Este resultado apoya la hipótesis de que la retención de células en cultivo durante un largo tiempo sin interrupción de la unión célula-célula eventualmente hace que las células "hibernen" en términos de actividad del ciclo celular. Otro informe indicó que los donantes más jóvenes deberían servir preferiblemente como fuentes celulares si se desea la proliferación endotelial (Miyata K et al, 2001). Además, se demostró que la eliminación de HCEC en presencia de una membrana de Descemet intacta evitaba la posible contaminación con otros tipos de células (Joyce NC y Zhu CC, 2004).

Varios estudios proporcionaron información nueva y valiosa que llevó la investigación en direcciones previamente inexploradas. Una gran preocupación ha sido cómo desplegar las células endoteliales de manera tal que las células no se dispersen en la cámara anterior. El primer enfoque empleaba la atracción magnética. En dos informes importantes, Mimura et al, demostraron que era posible que las células endoteliales de la córnea de conejo incorporaran esferas de polvo de hierro. Después de valorar la toxicidad de las partículas de hierro, fue evidente que el uso de 5-10 micromoles de solución de polvo de hierro se asoció con una buena tasa de supervivencia celular. Después de la preparación como una suspensión unicelular, se inyectaron células endoteliales de córnea de conejo en la cámara anterior del ojo del conejo y se colocó un imán de neodimio anterior al párpado. Los animales tratados recuperaron la transparencia corneal en 8 semanas. El grupo control mostró características clínicas de insuficiencia endotelial. Aunque los datos obtenidos con las células endoteliales de córnea de conejos son de uso limitado, ya que pueden regenerarse espontáneamente, el estudio identificó un nuevo método mediante el cual las células endoteliales pueden manipularse y desplegarse en la superficie posterior de la córnea. Dos años más tarde, el mismo grupo informó los datos de 12 meses; no se observó toxicidad notable en ningún animal del estudio preliminar según el electrorretinograma, densidad de las células endoteliales y hallazgos oculares clínicos (Mimura T et al, 2005). Sin embargo, los efectos de las partículas de hierro en los ojos humanos siguen siendo desconocidos.

En 2005, tres informes fomentaron las terapias de células endoteliales de la córnea.

Se demostró que las células endoteliales de córnea humana se aislaron de córneas de donantes y se incubaron en una matriz de metilcelulosa agregada de manera similar a las neuroesferas. Las esferas tenían una alta capacidad proliferativa y eran capaces de repoblar la córnea posterior de los conejos después de la inyección, con los animales mantenidos en posición prona durante 24 horas (Mimura T et al, 2005). En un informe posterior, el tiempo requerido en la posición prona (para garantizar la adherencia celular) se redujo de 24 horas a 6 horas, lo que hace que sea más fácil considerar las aplicaciones en el hombre.

Actualmente, la queratoplastia endotelial de membrana de Descemet (DMEK) se considera el estándar de oro en el tratamiento de la enfermedad endotelial corneal, como la distrofia endotelial de Fuchs y la queratopatía ampollosa pseudofáquica. Además su repetición es valiosa en caso de un fallo primario en el injerto o en fallos con otras técnicas (Price MO et al, 2015; Cirković A et al, 2015; Agha B et al, 2019).

Trasplante de la membrana de Bowman

Una de las características esenciales del queratocono avanzado es la fragmentación de la membrana de Bowman, y se pensó que se podía restaurar la anatomía corneal a través de un implante medio-estromal de membrana de Bowman para aplanar la curvatura corneal (van Dijk K et al, 2014), y este procedimiento ha demostrado ser beneficioso en reducir la ectasia en el queratocono avanzado con mínimas complicaciones intra- y post-operatorias.

El trasplante aislado de membrana de Bowman se ha utilizado principalmente para tratar dos enfermedades corneales: como un injerto incrustado en el estroma medio de la córnea para el tratamiento del queratocono, y para el tratamiento de la turbidez subepitelial persistente, vista en algunos casos después de la ablación de superficie con láser excimer.

El queratocono ya se ha comentado, y ahora es conveniente comentar la nubosidad corneal post-láser excimer. Esta nubosidad que se produce tras la ablación con láser excimer de la superficie corneal se sabe que disminuye la calidad y la agudeza visual. La turbidez del estroma se ha demostrado que se encuentra asociado con una mayor profundidad de la ablación y con una respuesta curativa agresiva. Aparte de la profundidad de la ablación, la severidad de la nubosidad se relaciona con una excesiva exposición a la luz ultravioleta, la duración del defecto epitelial post-ablación, el género masculino y con ciertas poblaciones con iris marrones (Tomás Juan J et al, 2015). Esta turbidez se atribuye a la acción de citoquinas y factores de crecimiento liberados en el estroma anterior debido a la destrucción de la membrana basal que conduce a la activación de queratocitos que sintetizan fibrillas de colágeno de gran tamaño (Tomás Juan J et al, 2015). La transparencia corneal se reduce debido a la matriz extracelular depositada anormalmente (Torricelli A et al, 2013; Tomás Juan J et al, 2015).

Habitualmente, las opciones para mitigar el riesgo de nubosidad son tanto el uso intraquirúrgico de mitomicina C, como el uso prolongado de esteroides (Hofmeister EM et al, 2013; Majmudar PA et al, 2015). Ambas terapias pueden tener efectos secundarios asociados y pueden no ser exitosos en todos los casos.

El trasplante de membrana de Bowman pretende manejar las cicatrices y la neblina corneal después de queratectomía foto-refractiva, aparte de su participación en el queratocono avanzado. La técnica implica una disección superficial de la cicatriz seguido del trasplante de la capa aislada de la membrana de Bowman.

Técnica. El injerto se obtiene manualmente pelando la membrana de Bowman del estroma anterior de la córnea donante. Se puede obtener de globos enteros montados en un soporte o bien de segmentos córneo-esclerales montados sobre una cámara artificial. Parker et al (2017) defendió la utilización de globos completos de donantes que pueden ser adecuados para queratoplastia, pero los índice de éxitos de ambos métodos son similares (Groeneveld van Beek et al, 2016). Las roturas del injerto y un injerto inusualmente grueso fueron las principales razones para rechazarlos. Un injerto grueso no se enrolla y puede quedar plano, y la presencia de un tejido estromal extra puede comprometer la calidad visual después del trasplante debido a nubosidad en la interface injerto-receptor.

El principio de la técnica quirúrgica es implantar la capa de Bowman en el estroma medio de la córnea receptora. Este principio conlleva la creación de un bolsillo de una circunferencia completa de limbo a limbo con un reflejo aire-endotelio que guie la disección precisa a una profundidad aproximada del 60% (Parker JS et al, 2015). A continuación se tiñe el injerto con tripán azul y se inserta en el bolsillo con la ayuda de un deslizador.

Van Dijk K (2014-2015) fue el primero en informar de los resultados, señalando la disminución de la curvatura corneal tras el procedimiento. La agudeza visual corregida con lentes de contacto era estable y presentaban mejores ajustes, y hubo una tendencia a una mejor agudeza visual corregida con gafas; concluyeron que estabiliza la córnea y que se puede utilizar para posponer la queratoplastia. Luceri S et al (2016) encontraron que disminuían las aberraciones ópticas de orden superior, como la aberración esférica para ambas superficies corneales, mientras que la retrodispersión corneal aumentaba, pero estos cambios no se relacionaron con la agudeza visual lejana.

Varios términos biomecánicos ayudan a caracterizar la función de los materiales biológicos. La elasticidad es la capacidad de una substancia para deformarse reversiblemente bajo el estrés. Por otro lado, los materiales viscosos son aquellos que fluyen o se deforman cuando se les aplica una fuerza pero no recuperan su forma original cuando cesa la fuerza. Los materiales viscoelásticos serían aquellos que muestran ambas propiedades, resultando en una disipación de energía cuando se le aplica una fuerza. La pérdida de energía en este proceso se denomina *"histéresis"*. Una forma de medición de las propiedades anteriores es utilizar el denominado módulo de Young, también conocido como "módulo de tracción" o "módulo elástico", que es una medida cuantitativa de la rigidez de un material elástico. Se define como la relación de la fuerza aplicada a lo largo de un eje sobre la tirantez sobre ese mismo eje; es decir indica la relación existente entre los incrementos de tensión aplicados en el ensayo de tracción y los incrementos de deformación longitudinal unitaria.

Para muchos materiales, el módulo de Young es esencialmente constante para un rango de tensiones; estos materiales se denominan "lineales". Los materiales "no lineales" no poseen una proporción constante entre fuerza y deformidad. La mayoría de los materiales son lineales dentro de un rango específico de tensiones, y fuera de este rango pierden su elasticidad lineal y se vuelven no lineales.

Los materiales compuestos son aquellos formados a partir de dos o más materiales constituyentes con propiedades físicas o químicas significativamente diferentes que, al combinarse, producen un material con características diferentes a la de sus componentes. Estos componentes individuales permanecen separados y distintos dentro de la estructura terminada.

La "anisotropía" es la propiedad de ser direccionalmente diferente, como opuesto a "isotropía", que indica idénticas propiedades en todas las direcciones. Se puede definir como una diferencia, cuando se mide a lo largo de diferentes ejes, en las propiedades físicas o mecánicas del material anisotrópico.

En la terminología de la ciencia mecánica, la córnea es un compuesto complejo anisotrópico con propiedades viscoelásticas y elásticas no lineales (Dupps WJ Jr y Wilson SE, 2006). La comprensión de la micro- y macro-estructura de la córnea permite entender sus propiedades biomecánicas. Como sabemos la córnea posee 5capas, de las cuales el estroma corneal representa el 90% de su grosor total y es el principal contribuyente a la fuerza y transparencia de la córnea. Esta capa se encuentra compuesta de 250 a 400 láminas apiladas. En su tercio anterior las láminas se encuentran más estrechamente entrelazadas que en los tercios medio y posterior. Las láminas se encuentran compuestas de fibrillas de colágeno tipo I/V orientadas en direcciones específicas (dependiendo de su localización y profundidad). Esta estructura, combinada con la forma en cúpula de la córnea, convierte la carga creada por la presión intra-ocular en una fuerza de tensión tangencial transportada por las láminas del estroma. Mientras que en el tercio anterior de la córnea las fibras de colágena son más isotrópicas; en los otros dos tercios: central y posterior, las fibras de colágeno se ordenan ortogonalmente entre ellas. Las propiedades tensiles anisotrópicas de la córnea, incluyendo su resistencia al empuje de los músculos extraoculares, también se explican por esta orientación fibrilar tridimensional (Meek KM y Fullwood NJ, 2001; Abahussin M et al, 2009).

Los proteoglucanos dentro del estroma rodean las fibrillas de colágeno cada 35 nm, creando así un espaciamiento uniforme de las fibrillas que determina primariamente sus propiedades materiales. En dirección ántero-posterior hay una resistencia estructural ligeramente baja –contribuyendo a las propiedades de hinchazón de la córnea. El estroma está formado en un 80% por agua, dándole las propiedades viscoelásticas. Se piensa que la propiedad viscoelástica de la córnea es un contribuyente importante de la histéresis corneal (CH, capacidad de la córnea para absorber energía, Lune DA, 2005) y del factor de resistencia corneal (CRF, un indicador de su capacidad para resistir fuerzas externas, Ortiz D et al, 2007). El mantenimiento de una forma tan esférica como sea posible es esencial para mantener el papel refractivo de la córnea. Por lo tanto, debe distribuir las cargas aplicadas con gran precisión.

Con la edad cambian las propiedades biomecánicas de la córnea, mostrando un endurecimiento considerable con la edad que podría atribuirse a la reticulación no enzimática relacionada con la edad que afecta a las fibrillas de colágeno estromal.

En el queratocono la distribución ortogonal de las fibrillas parece encontrarse alterado, posiblemente contribuyendo a la inestabilidad mecánica (Daxer A y Fratzl P, 1997). Se ha sugerido que sólo se encuentra afectado los 200 µm anteriores de la córnea (Kohlhass M et al, 2006). El queratocono puede implicar una alteración del equilibrio entre la degradación proteolítica y la reparación (Bureau J et al, 1993). Tanto la concentración como la actividad de la enzima de reticulación lisil oxidasa muestra encontrarse significativamente reducida en el queratocono (Dudakova L et al, 2012).

Mecánicamente la córnea queratocónica muestra una reducción substancial en la rigidez (Andreassen TT et al, 1980). Un análisis basado en un modelo de córnea queratocónica muestra que la forma distorsionada del queratocono se afecta por tres factores: (1) adelgazamiento localizado, (2) reducción en el módulo elástico meridional del tejido, y (3) reducción en el módulo de cizallamiento perpendicular a la superficie corneal (Gafen A et al, 2009). Se ha mostrado que el punto de máximo estrés del queratocono es el centro del abultamiento –más específicamente el área de máximo adelgazamiento.

Las propiedades biomecánicas de la córnea se pueden medir in vivo utilizando el analizador de respuesta ocular (ORA) Reichert. El instrumento mide la relación fuerza/desplazamiento utilizando un soplo de aire para aplicar la presión sobre la córnea. Durante la primera fase de medida, el chorro de aire aplana la córnea y asume una forma cóncava. Poco después, disminuye la presión del aire, haciendo que la córnea retome su forma original. La medición se produce en un intervalo de tiempo muy corto (unos 20 msg) para evitar la influencia de cambios momentáneos de presión intraocular y de otros parámetros oculares. Se registra los cambios en la forma de la córnea a través de todo el periodo de medición utilizando un sensor electro-óptico que monitoriza los 3 mm centrales de la córnea. Esto permite la medición in vivo de los valores CH y CRP. En el queratocono ambos valores se encuentran significativamente disminuidos.

La presencia de ectasias corneales es una característica de varias enfermedades corneales, incluyendo las ectasias post-Lasik y la degeneración marginal pelúcida ya comentada.

La ectasia post-Lasik es rara, con una incidencia de aproximadamente el 0´66% (Pallikaris IG et al, 2001). Puede aparecer inmediatamente después de la cirugía o años después, generalmente en los dos años siguientes (Geggel HS y Talley AR, 1999; Rao SN y Epstein RJ, 2002). Clínicamente se manifiesta como dos entidades diferentes. La primera es una inclinación o abultamiento central con un astigmatismo irregular mínimo, y la segunda es una ectasia parecida a un queratocono con adelgazamiento paracentral y produciendo un astigmatismo irregular significativo.

El análisis histopatológico de ojos con ectasia post-Lasik muestra características similares al queratocono. Estos cambios incluyen: protrusión tanto de la superficie anterior como posterior de la córnea, desprendimiento epitelial, rotura de la membrana de Bowman y láminas plegadas e irregulares (Spirn MJ et al, 2005; Kim H et al, 2006). Parece que se produce rutinariamente un desplazamiento hacia delante de las láminas corneales posteriores siguiendo al Lasik de una manera no progresiva (Wang Z et al, 1999; Baeck T et al, 2001) y se sugirió que el abultamiento posterior que seguía al Lasik estaba causado por la presión intraocular (Wang Z et al, 1999) pero otros estudios no encontraron efectos de la PIO (Dupps WJ Jr y Robert C, 2001).

Girao A (2005) describió un modelo utilizado para examinar la influencia del Lasik miópico sobre las propiedades elásticas de la córnea y, basado en este modelo, propuso que el adelgazamiento corneal causado por la ablación produce una deformación elástica de la superficie corneal posterior. Se encontró que el grado de deformación era dependiente de los parámetros corneales intrínsecos (curvatura, módulo de Young y adelgazamiento) y de parámetros extrínsecos (PIO y perfil de ablación).

La degeneración marginal pelúcida es una rara enfermedad ectásica que afecta a la córnea periférica inferior y, a veces, la superior, en forma de creciente. El estroma anterior contiene fibrillas de colágeno degeneradas con proteoglucanos muy grandes. Las láminas se encuentran fusionadas y los queratocitos aparecen como fibroblastos (Akhtar S et al, 2013), lo que sugiere que podría estar relacionado con un trastorno local en la síntesis de las fibrillas de colágeno.

Química de la reticulación

La reticulación consiste en la formación de puentes que conectan una cadena de polímeros con otras. Estos puentes pueden ser covalentes o iónicos, y cambian las propiedades físicas de estos polímeros. La reticulación se utiliza en bioingeniería para fortalecer materiales, así como en odontología para endurecer materiales de relleno.

En 1992, Hettlich et al investigó posibles maneras de realizar el rellenado del cristalino después de facoemulsificación. Desarrollaron un método que incluía la inyección de un monómero en la cápsula cristaliniana, seguida de la polimerización intracapsular del material mediante su exposición a luz de 400-500 nm de longitud de onda. La substancia parecía no causar un daño significativo a los tejidos de alrededor. Este método es uno de los primeros ejemplos del uso de la energía lumínica para inducir cambios estructurales intraoculares.

La riboflavina, también conocida como vitamina B_2, es un micronutriente coloreado fácilmente absorbible con un papel clave en el mantenimiento de la salud en el hombre y en animales. Siguiendo a la exposición a la luz ultravioleta, las moléculas de riboflavina absorben energía y alcanzan un estado de excitación. En su forma excitada, la riboflavina puede producir tanto radicales libres como moléculas de oxígeno singlete, dependiendo de la disponibilidad de oxígeno. Estas moléculas altamente reactivas pueden inducir puentes covalentes, reticulando las fibras de colágeno (u otras moléculas corneales como proteoglucanos y ácidos nucleicos).

La riboflavina se describió inicialmente como un componente activo (junto con el fibrinógeno) en un pegamento del tejido corneal activado por la luz, excitado con la luz láser de argón azul-verde (488-514 nm).

En los años 70, Siegel RC et al (1970-74) debatió sobre las reacciones de reticulación donde la lisil oxidasa cataliza la formación de aldehídos reticulados en el colágeno y elastina. En 1997, Spoerl E et al, utilizó un principio similar para intentar una inducción de reticulación corneal (CXL por sus iniciales en inglés), con el objetivo de aumentar la rigidez corneal. Utilizaron en ojos porcinos grupos tratados con luz ultravioleta sólo, riboflavina al $0'5\%$ sola, riboflavina con luz ultravioleta, luz azul o luz solar, glutaraldehído o solución de Karnovsky. El examen de las propiedades de tensión-deformación en cada uno de los grupos mostró que la riboflavina y luz ultravioleta, así como el glutaraldehído o la solución de Karnovsky condujeron a una mayor rigidez corneal. Esta técnica fue estudiada posteriormente por Wollensak G et al (2003), en 22 pacientes con queratocono progresivo. Después de eliminar el epitelio central, aplicó riboflavina fotosensibilizada en colirio y expuesto a radiación ultravioleta A (370 nm, 3 mW/cm^2) a 1 cm de distancia durante 30 minutos. El seguimiento clínico mostró la detención de la progresión del queratocono en todos los ojos, y una regresión queratométrica en el 70% de ellos.

El protocolo de tratamiento estándar, referido habitualmente como "protocolo Dresden", debido al hecho de ser el primero descrito por Wollensak G et al desde la Universidad Técnica de Dresde, que incluye los siguientes pasos:

- Anestesia tópica del ojo.

- Eliminación de los 7-9 mm centrales de epitelio.

- Aplicación de riboflavina 5 fosfato y solución de dextrano al 20% sobre la superficie desepitelizada cada 5 minutos durante 30 minutos.

- Exposición a UV-A (370 nm, 3 mW/cm^2) durante 30 minutos con una aplicación continuada de solución cada 5 minutos.

- Aplicación de antibióticos tópicos y un vendaje con lentes de contacto de alta transmisibilidad al oxígeno.

La irradiación de 3 mW/cm^2 con una zona de tratamiento de 9 mm durante 30 minutos administra una dosis total aplicada de $3'4$ J a $5'4 J/cm^2$. Si se desea acortar la duración del proceso, es posible utilizar una luz de mayor intensidad durante un periodo de tiempo más corto y se demostró que una irradiación de 10 mW/cm^2 durante 9 minutos produce una rigidez similar en córneas porcinas. Posteriormente se realizaron otros estudios comparando diferentes potencias y tiempos de tratamiento.

El protocolo estándar CXL incluye una gran desepitelización de la córnea (epi-off CXL) debido al hecho de que la riboflavina es una macromolecular con una habilidad inadecuada para la penetración corneal. La desepitelización puede ser una fuente potencial de infecciones, una complicación previamente publicada[168]. Además, el periodo de cicatrización epitelial se asocia con un intenso dolor postquirúrgico y un retraso en la vuelta a las actividades cotidianas. En teoría, la realización de una CXL transepitelial (epi-on CXL) podría reducir esta complicación.

Los estudios en animales muestran que la epi-on CXL producen un aumento de la rigidez corneal (Scarcelli G et al, 2013; Tao X et al, 2013). En comparación con epi-off CXL, la epi-on CXL produjo de un quinto a un tercio del aumento de la rigidez corneal conseguida con epi-off CXL (Scarcelli G et al, 2013); también se demostró que la profundidad del tratamiento en epi-on CXL se reduce considerablemente en comparación con epi-off

---

[168] Pérez-Santoja JJ et al, 2009; Pollhammer M et al, 2009; Rama P et al, 2009; Zamora KV y Moles JJ, 2009; Kymionis GD, 2009.

CXL. A la vista de este y otros resultados se planteó la cuestión de si el efecto reducido de epi-on CXL es suficiente para mantener la estabilidad clínica. La comparación in vivo en el hombre de los dos métodos demostró un efecto inferior de epi-on CXL. No hubo cambios estromales significativos (como una disminución en la densidad de queratocitos anteriores, edema estromal evidente y activación de queratocitos) después de epi-on CXL. Todos estos cambios fueron significativamente evidentes después de epi-off CXL (Mastropasqua L et al 2013). Un estudio realizado en 20 ojos, comparó epi-off CXL con CXL realizada mediante extracción epitelial parcial en un patrón similar a una cuadrícula. La evaluación de la profundidad con OCT mostró que las áreas con un epitelio intacto parecían bloquear la penetración de riboflavina en el estroma corneal anterior (Malhotra C et al, 2012). Varios estudios prospectivos pequeños evaluaron el valor clínico de epi-on CXL. Sus resultados fueron variables. Una serie prospectiva de 20 pacientes mostró una mejora estadísticamente significativa en la agudeza visual corregida y no corregida y la queratometría derivada de la topografía, la potencia del vértice del cono y las aberraciones de orden superior sin progresión aparente del queratocono (Filippello M et al, 2012). Un estudio prospectivo de 2 años 26 ojos sometidos a CXL epi-on mostró que después de una mejora relativa durante los primeros 6 meses después de la CXL, los parámetros de agudeza visual volvieron a la línea de base al año. A los 2 años después de CXL, los índices queratométricos y paquimétricos empeoraron en comparación con los valores pre-CXL (Caparossi A et al, 2013).

Se han estudiado varios métodos complementarios en un esfuerzo por aumentar la penetración de riboflavina a través de un epitelio intacto. Se ha evaluado el uso de cloruro de benzalconio (BAC) y ácido etilendiaminotetra-acético (EDTA) como un medio para debilitar las uniones estrechas epiteliales. Se demostró que el uso de BAC en ojos de conejo aumenta el coeficiente de absorción de riboflavina a través de un epitelio intacto. Sin embargo, el coeficiente de absorción alcanzado fue solo del 37% del de la absorción epi-off (Raiskup F et al, 2012). Se mostraron resultados ligeramente diferentes en un estudio muy similar, donde la adición de BAC aumentó el coeficiente de absorción de riboflavina en epi-on CXL a un nivel similar a un Epi-off CXL estándar. Además, un análisis biomecánico de las córneas tratadas no mostró diferencias significativas en la rigidez corneal resultante en los dos grupos (Kissner A et al, 2010). Un estudio clínico prospectivo en 51 ojos, utilizando epi-on CXL con la adición de BAC y EDTA, mostró un efecto limitado pero favorable de CXL epi-on asistido por BAC / EDTA en los ojos queratocónicos. El efecto del tratamiento se comparó con el de ojos no tratados contralaterales durante 12 meses. Si bien es favorable, el efecto del tratamiento en este estudio pareció ser menos pronunciado que el descrito en la literatura después de Epi-off CXL (Leccisotti A e Islam T, 2010). Se mostraron resultados similares durante un período de 18 meses para 53 ojos sometidos a Epi-on CXL asistido por BAC (Koppen C et al, 2012).

La riboflavina es una molécula soluble en agua, cargada negativamente con un peso molecular de 376.40 g / mol, lo que la convierte en un buen candidato para la iontoforesis. La iontoforesis parece mejorar la penetración transepitelial de riboflavina (Vinciquerra P et al, 2013). Epi-on CXL con iontoforesis mostró buenos resultados clínicos en términos de reducción del astigmatismo y de los valores queratométricos con una agudeza visual mejor corregida mejorada en una serie prospectiva de 22 ojos (Bikbora G y Bikbov M, 2014). Otros métodos, investigados en córneas de conejo, incluyen: fonoforesis (penetración de drogas asistida por ultrasonido) y un sistema de nanoemulsión bio-compatible basado en riboflavina. Ambos han demostrado potencial en el aumento de la penetración transepitelial de riboflavina (Lamy R et al, 2013; Bottos KM et al, 2013). Por último, también se investigó el uso de una solución hipo-osmolar de riboflavina (con NaCl al 0,44%) y parece que contribuye a la absorción transepitelial de riboflavina (Raiskup F et al, 2012). La epi-on CXL es especialmente atractiva para su uso en la población pediátrica. Los pacientes pediátricos son más sensibles a los posibles efectos del desbridamiento epitelial, como el dolor postoperatorio, el deterioro visual temporal y el mayor riesgo de infección y turbidez. Al igual que en la población adulta, no existen ensayos prospectivos a gran escala que evalúen epi-on CXL en niños. Los resultados de los estudios existentes son contradictorios. Un seguimiento publicado recientemente durante 1 año de 22 ojos de niños tratados con epi-on CXL mostró una mejora significativa en los parámetros de agudeza visual y en los valores queratométricos (Salman AG, 2013). Una comparación retrospectiva de epi-on con epi-off CXL en 39 pacientes pediátricos con queratocono (23 epi-off, 16 epi-on) no mostró diferencias significativas entre los grupos en ninguno de los parámetros clínicos evaluados (agudeza visual y parámetros topográficos). El grupo epi-on CXL mostró dolor postoperatorio reducido y nada de edema corneal (Magli A et al, 2013). Se mostraron resultados diferentes en un seguimiento prospectivo de 18 meses de 13 ojos de niños, donde epi-on CXL no parecía detener la progresión del queratocono a pesar de una mejora significativa en la agudeza visual a distancia corregida (Buzzonetti L y Petrocelli G, 2012).

Aunque la riboflavina y UVA es el método universalmente aceptado hoy para la CXL. Está bajo investigación la CXL fotoquímica con otros agentes. En un estudio, los derivados químicos de los pigmentos fotosintéticos (clorofilas y bacterioclorofilas) introducidos en córneas de conejo in vivo y ex vivo fueron excitados usando iluminación del infrarrojo cercano. El resultado fue el endurecimiento de las córneas tratadas. Se propuso que la foto-excitación provocó que estos materiales generen radicales O^{2-} y -OH, lo que promovió la reticulación de proteínas con el endurecimiento resultante (Marcovich AL et al, 2012). El uso del colorante Rosa de Bengala excitado por la luz verde ha demostrado aumentar significativamente la rigidez corneal del conejo, utilizando un protocolo de tratamiento rápido (12 minutos en total) sin toxicidad aparente para los queratocitos. Se sugirió como una posible opción futura para CXL de córneas más delgadas de 400 µm (Cherfan D et al, 2013). El uso del láser de femtosegundo para excitar las moléculas de riboflavina ha mostrado un efecto de rigidez similar al de la excitación UVA cuando se usa in vitro para reticular hidrogeles de colágeno (Chai D et al, 2013).

También se investigaron otros métodos de CXL puramente químico. Estos tienen ventajas potenciales sobre Riboflavin-UVX, como evitar la toxicidad por radiación y un método de administración más simple del agente activo. Los reticuladores corneales más utilizados son probablemente los fijadores de tejidos como el formaldehído, el glutaraldehído y la solución de Karnovsky. Estos agentes causan rigidez del tejido a través de CXL, lo que lo fija para el análisis patológico. Desafortunadamente, estos agentes son tóxicos in vivo y no se usan clínicamente (Heck HD et al). Genipin es una molécula activa derivada de la planta Gardenia jasminoides. Se demostró que produce un efecto CXL similar al CXL estándar en ojos porcinos, con una toxicidad endotelial mínima y sin necesidad de irradiación (Ávila MY et al, 2012). El uso de β-nitroalcoholes se ha sugerido como un método prometedor de CXL. Estos agentes funcionan como donantes de formaldehído y nitrito en condiciones fisiológicas, lo que permite CXL de tejido colágeno (Paik DC et al, 2010; Li X et al, 2013). Debido a su uso industrial generalizado, su perfil de seguridad ha sido estudiado y resultó favorable.

Seguridad

A lo largo de los años se han abordado varios problemas de seguridad relacionado con la reticulación corneal.

- Infección corneal

El raspado epitelial realizado rutinariamente durante la CXL expone la córnea a posibles infecciones. Otros factores que aumentan teóricamente el riesgo de infección corneal son el uso de un vendaje con lentes de contacto blandas y corticosteroides tópicos en el postoperatorio inmediato. No hay estudios a gran escala que evalúen las tasas de infección después de CXL. Sin embargo, hay informes de casos en la literatura de queratitis bacteriana, poli-microbiana, por acantomeba e incluso herpética después de los procedimientos de CXL[169]. Los casos de queratitis herpética descritos fueron en pacientes sin infecciones herpéticas previamente conocidas (Kymionis GD et al, 2007; Yüksel N et al, 2011). Por esta razón, los antibióticos tópicos se usan rutinariamente después del procedimiento.

- Sensibilidad corneal y función lagrimal

Después de CXL, se ha demostrado que la sensibilidad corneal disminuye significativamente y se recupera gradualmente durante los primeros 6 meses postoperatorios (Wasilewski D et al, 2013; Konadakis GA et al, 2013). No se observó ningún efecto sobre la secreción lagrimal o la estabilidad de la película lagrimal (Kontadakis GA et al, 2013).

- Efecto sobre las células epiteliales de Limbal.

La integridad de las células epiteliales del limbo es crucial para el mantenimiento de una estructura epitelial corneal normal. La exposición in vitro de células epiteliales limbales a niveles de UVA similares a los niveles utilizados durante CXL promovió la expresión de genes involucrados con la apoptosis. La adición de riboflavina redujo el daño causado pero no lo evitó por completo (Natalia H, 2012). También se demostró que la combinación de riboflavina y UVA inhibe el crecimiento y la expansión de las células epiteliales del limbo (Thorsrud A, et al, 2012; Jeyalatha V et al, 2013). Los ojos humanos enucleados sometidos a un procedimiento CXL con la mitad del limbo protegido por un escudo metálico mostraron una caída significativa en el recuento de células epiteliales limbales viables y una falta de crecimiento de células epiteliales limbales en el área no protegida por el escudo metálico (Vimalin J et al, 2012). Se mostraron resultados diferentes para las córneas de conejo, donde la exposición a CXL no pareció causar ningún cambio limbal histológico significativo (Wollensak G et al, 2011). No hay estudios in vivo que evalúen el efecto de CXL en las células epiteliales del limbo. Por lo tanto, se debe considerar el uso de protección limbal durante CXL. Esto es especialmente cierto para el tratamiento de la degeneración marginal pelúcida, ya que el área irradiada en CXL para esta ectasia puede estar descentrada y, por lo tanto, posicionarse más cerca del limbo.

- Neblina estromal e infiltrados estériles

La formación de turbidez estromal significativa después de CXL es una complicación potencial que puede afectar la agudeza visual. Una serie prospectiva de 50 ojos, tratados

---

[169] Kymionis GD et al, 2007; Pérez-Santonja JJ et al, 2009; Pollhammer M y Cursiefen C, 2009; Rama P et al, 2009; Zamora KV y Males JJ, 2009; Yüksel N et al, 2011.

con CXL para queratocono o ectasia post-Lasik, examinó el grado de turbidez estromal tanto cuantitativa como cualitativamente durante un período de seguimiento de 1 año. La neblina estromal alcanzó su punto máximo 1 mes después de CXL, se estabilizó 3 meses después de CXL y disminuyó hasta el punto de seguimiento de 1 año. En este punto, los valores de turbidez del estroma volvieron a la línea de base en el grupo de ectasia post-Lasik pero no en el grupo de queratocono (Greenstein SA et al, 2010). Un análisis retrospectivo de 163 ojos sometidos a CXL mostró el desarrollo de turbidez estromal significativa en 14 de ellos (8,6%), que persistieron durante el período de seguimiento de 1 año. Mientras que los 149 ojos (91.4%) que no desarrollaron turbidez corneal mostraron una mejora significativa en la agudeza visual, los 14 ojos con turbidez corneal mostraron un deterioro significativo en la agudeza visual. El grosor corneal preoperatorio se redujo significativamente, y la queratometría media preoperatoria aumentó significativamente, en el grupo de ojos que desarrollan turbidez en comparación con los que no lo hicieron. Esto puede indicar que la queratometría y el grosor corneal pueden ser factores predictivos de la formación de turbidez en el estroma (Raiskup F et al, 2009).

Unas pocas pequeñas series de pacientes describieron la formación de infiltrados estromales estériles después de CXL. En una serie, 7 ojos desarrollaron infiltrados estériles periféricos en anillo, que se resolvieron completamente después de la instilación de esteroides tópicos (Ghanem RC et al, 2012). Otra serie de casos describió la formación tardía de infiltrados estromales paracentrales profundos, que persistían a los 6 y 12 meses después de CXL. Estos no causaron una reducción en la agudeza visual debido a su ubicación no central (Kato N et al, 2013). Los infiltrados estériles también se describieron como parte de una respuesta inflamatoria después de CXL, incluida la queratitis, las células en la cámara anterior y los precipitados queratínicos, que aparecieron en 4 pacientes. Estos respondieron rápidamente a los esteroides tópicos y perioculares, con persistencia de la opacidad del estroma en algunos de los ojos (Koppen C et al, 2009). Estos infiltrados difieren significativamente de la turbidez estromal descrita anteriormente, y probablemente no representan el mismo proceso patológico (Ghanem RC et al, 2012).

- Toxicidad endotelial y córneas delgadas

La irradiación estándar de 3 mW / cm^2 combinada con la aplicación de riboflavina al 0.1% da como resultado una caída significativa y relativamente aguda de la luz UVA de hasta el 95% y una irradiación resultante del endotelio corneal (en una córnea de 500 μm de espesor) de solo 0.15 mW / cm^2 (= 0.27 J / cm 2) (Spörl E et al, 2000). Por lo tanto, se puede concluir que el umbral citotóxico endotelial está lejos de alcanzarse en ojos con suficiente grosor corneal. Wollensak y col., publicó dos estudios en 2003, investigando la dosis umbral y la profundidad de la toxicidad endotelial en ojos de animales. En córneas de conejo con un grosor de menos de 400 μm, la dosis de UVA endotelial cruzó el nivel de umbral citotóxico de 0.65 J / cm^2 (0.36 mW / cm^2) siguiendo la dosis estándar de CXL UVA de superficie de 5.4 J / cm^2 (3 mW / cm^2). El análisis in vitro de células endoteliales porcinas expuestas a UVA y riboflavina mostró resultados similares (Wololensak G et al, 2003). Se concluyó que la paquimetría se debe realizar de manera rutinaria antes de CXL, y en córneas más delgadas de 400 μm, no se debe realizar irradiación, debido al riesgo citotóxico para el endotelio. Sin embargo, el adelgazamiento adicional de las córneas más gruesas de 400 μm puede tener lugar durante el procedimiento CXL en sí, lo que hace que tengan menos de 400 μm de grosor durante el curso del procedimiento. Se ha demostrado una reducción en el grosor de 75–87 μm durante las diferentes etapas del procedimiento CXL (Kymionis GD et al, 2009; Holopainen JM y Krootila K, 2011). Este adelgazamiento transitorio puede estar relacionado con la evaporación a través de la superficie profunda o con el efecto oncótico del 20% de dextrano utilizado para formar una solución iso-osmolar de riboflavina. Este adelgazamiento intra-operatorio teóricamente puede aumentar el riesgo de daño endotelial incluso en córneas con un espesor preoperatorio aparentemente suficiente. Un análisis retrospectivo de 350 pacientes sometidos a CXL encontró edema corneal postoperatorio en 10 de ellos (2,9%). En 5 de los 10 pacientes, el edema corneal se resolvió, pero en los 5 pacientes restantes el edema se estabilizó a los 3 meses después de la CXL y persistió. A los pacientes se les ofreció queratoplastia penetrante, y 2 de ellos se sometieron a este procedimiento. Si bien no fue posible realizar una microscopía especular en esos ojos, el mecanismo sugerido para el edema corneal persistente fue el de daño endotelial significativo.

- Penetrancia Corneal de Drogas y Mediciones de PIO

Se ha demostrado que la permeabilidad corneal disminuye en los ojos de conejo después de CXL tanto ex vivo como in vivo como una reducción en la respuesta pupilar después de la instilación de gotas de pilocarpina. También se observó una reducción en las concentraciones acuosas de ofloxacina y voriconazol después de instilación tópica en los ojos tratados con CXL en comparación con los controles no irradiados. Esto se demostró en un modelo porcino ex vivo (Tschopp M et al, 2012).

Las mediciones de PIO después de CXL muestran una sobreestimación, demostrada usando varios tonómetros, incluida la tonometría de aplanamiento (Goldmann), la tonometría de sangría / aplanamiento (Tono-Pen; Reichert Technologies, Depew, N.Y., EE. UU.) Y la tonometría dinámica sin contacto (ORA). Esto se atribuye al cambio en la biomecánica corneal, que conduce a una mayor rigidez corneal. La diferencia en la PIO medida después de CXL varió de 1.2 a 3.1 mm Hg, dependiendo del tonómetro utilizado.

- Cambios en el grosor corneal

El grosor corneal muestra una reducción significativa durante y poco después de CXL. En un estudio, el grosor corneal disminuyó en una media de 87 μm durante los primeros 60 min. El adelgazamiento corneal se resuelve gradualmente durante los primeros 6 meses después de CXL y en 1 año vuelve a los valores de referencia.

- Dolor postoperatorio

El desbridamiento epitelial realizado rutinariamente en CXL se asocia con dolor postoperatorio. El dolor puede ser intenso, especialmente en los primeros 3 días, incluso con un régimen agresivo de control del dolor. Todos los parámetros de evaluación del dolor disminuyeron rápidamente con cada día después de CXL. El dolor se relacionó significativamente con la edad del paciente.

- Abahussin M, Hayes S, Knox Cartwright NE, et al. Estudio de la orientación 3D del colágeno de la córnea humana utilizando difracción de rayos X y tecnología láser de femtosegundo. *IOVS.* 2009; 50:5159-5164.
- Abbott RL, Forster RK. Microscopía especular clínica y cirugía intraocular. *Arch. Ophthalmol.* 1979; 97:1476-1479.
- Abbott RL, Fine H, Guillet E. Cambios a largo plazo en el endotelio corneal siguiendo a Queratoplastia penetrante: Estudio con microscopio especular. *Ophthalmology.* 1983; 90:676-685.
- Abdu M, Nohidin N, Mohd-Ali B. Rendimiento visual y aberraciones asociadas con el uso de lentes de contacto en pacientes con queratocono: Un estudio piloto. *Clin. Optom.* 2014; 6:47-57.
- Abrahamsen AF. Xantomatosis y arco lipídico corneal. Incidencia en series patológicas (noruego). *Nord. Med.* 1963; 69:613-615.
- Abu A, Frydman M, Marek D, et al. Mapeando el gen causante del síndrome de córnea quebradiza en judíos tunecinos en 16q24. *IOVS.* 2006; 47(12):5283-5287.
- Abu A, Frydman M, Marek D, et al. Mutaciones deletéreas en el gen de dedo de zinc 469 causan el síndrome de córnea frágil. *Am. J. Hum. Genet.* 2008; 82(5):1217-1222.
- Adam GG, Cullen JF. Queratitis neuroparalítica y el efecto de la simpatectomía cervical siguiendo a procedimientos para la neuralgia del trigémino. *Scott. Med. J.* 1987; 32(3):86-88.
- Adhikary G, Crish JF, Bone F, et al. Se requiere un sitio de unión del factor de transcripción AP1 del promotor de involucrina para la involucrina en el epitelio corneal in vivo. *IOVS.* 2005; 46:1219-1227.
- Afshari NA, Pittarel AB, Siddiqui A, et al. Estudio clínico de la distrofia corneal endotelial de Fuchs para queratoplastia penetrante: Experiencia de 30 años. *Arch. Ophthalmol.* 2006; 124(6):777-780.
- Agarwal LP, Malik SR, Mohan M, et al. Úlceras corneales micóticas. *BJO.* 1963; 47:109-115.
- Agarwal PK, Roy P, Das A, et al. Eficacia tópica y sistémica de itraconazol como agente antifúngico de amplio espectro en úlcera corneal micótica. Estudio preliminar. *Indian J. Ophthalmol.* 2001; 49(3):173-176.
- Agarwal VB. Reticulación del colágeno corneal con riboflavina y luz ultravioleta en el queratocono: Resultados en ojos indios. *Indian J. Ophthalmol.* 2009; 57(2):111-114.
- Agha B, Shajari M, Slavik-Lencova A, et al. Resultado funcional de repetidas queratoplastias endoteliales de la membrana de Descemet (DMEK) para la descompensación corneal siguiendo al fallo del injerto después de DMEK primaria. *Clin. Ophthalmol.* 2019; 13:477-482.
- Ahn J, Wee WR, Lee JH, et al. Queratopatía en vortex en un paciente que recibía vandelanib para un cáncer de pulmón de células microcíticas. *Korean J. Ophthalmol.* 2011; 25(5):355-357.
- Ahuja OP, Nema HV. Vascularización corneal experimental y su manejo. *AJO.* 1966; 62:707-710.
- Aitken DA, Beirouty ZA, Lee WR. Estudio ultraestructural del epitelio corneal en el síndrome de erosión recurrente. *BJO.* 1995; 79(3):282-289.
- Akama TO, Nishida K, Nakayama J, et al. La distrofia corneal macular tipo I y II están causadas por mutaciones distintivas en un nuevo gen de sulfotransferasa. *Nat. Genet.* 2000; 26(2):237-241.
- Akhtar S, Kirat O, Alkatan H, et al. Características ultraestructurales de córneas con degeneración marginal pelúcida. *Microsc. Res. Tech.* 2013; 76:404-411.
- Akiya S, Furukawa H, Sakamoto H, et al. Hallazgos patológicos e inmunohistoquímicos en la distrofia corneal en gotas gelatinasas. *Ophthalmic. Res.* 1990; 22(6):371-376.
- Akpek EK, Altan-Yaycioglu R, Gottsch JD, et al. Perforación corneal espontánea en un paciente con una degeneración marginal pelúcida unilateral atípica. *J. Cataract Refract. Surg.* 2001; 27(10):1698-1700.
- Al-Abdullah AA, Al-Assiri A. Resolución de la neovascularización corneal bilateral y queratoplastia lipídica después de terapia fotodinámica con verteporfin. *Optometry.* 2011; 82(4):212-214.
- Al-Ghadee H, Mohamed JY, Khan AO. Distrofia corneal de Schnyder en una familia de Arabia Saudí con mutación heterocigótica e UBIAD1. *Middle Estr. J. Ophthalmol.* 2011; 18(1):61-64.
- Al-Hily A, Ramaesh K, Lockington D. Quelación con EDTA para la queratopatía en banda sintomática *Eye (Lond).* 2018; 32(1):26-31.
- Al Kemade PP, van Balen AT. Distrofia epitelial hereditaria de la córnea. *BJO.* 1966; 50(10):603-605.
- Al-Mezaine HS, Al-Rajhi AA, Al-Assiri A, et al. Queratitis por calotropis procera. AJO. 2005; 139:199-202.
- Al Motowa S, Al Zobidi M. Trasplante de membrana amniótica con una técnica especial (técnica del sándwich de Motowa) en la úlcera de Mooren. *Middle East Afr. J. Ophthalmol.* 2015; 22(3):386-388.
- Al-Oain M, Al-Dosari MS, Sunker A, et al. Identificación de una nueva mutación en ZNF469 en una gran familia con fenotipo Ehlers-Danlos. *Gene.* 2012; 511(2):447-450.
- Al-Rajhi AA, Cameron JA. Recurrencia de la queratopatía climática en gotitas: Informe de dos casos. *Acta Ophthalmol. Scand.* 1996; 74:642-644.
- Alajmo A. Forma infrecuente de degeneración corneal (italiano). *Rass. Ital. Ottal.* 1953; 22:26-35.
- Albietz JM, Lenton LM. Miel de Manuka antibacteriana estandarizada en el tratamiento del edema corneal postoperatorio persistente: Una serie de casos. *Clin. Exp. Optom.* 2015; 98(5):464-472.
- Aldahmesh MA, Mohamed JY, Alkuraya FS. Una nueva mutación en PRDM5 en el síndrome de la córnea frágil. *Clin. Genet.* 2012; 81(2):198-199.
- Aldave AJ, Edward DP, Park AJ, et al. Distrofia corneal discoidea central. *Cornea.* 2002; 21:739-744.
- Aldave AJ, Mabon M, Hollander DA, et al. Hidrops corneal espontáneo y perforación en el queratocono y degeneración marginal pelúcida. *Cornea.* 2003; 22(2):169-174.
- Alehabib E, Jamshidi J, Ghaedi H, et al. Nuevas mutaciones en el gen TACSTD2 en familias con distrofia corneal en gotas gelatinosas (GDLD). *Int. J. Mol. Cell Med.* 2017; 6(4):204-211.

- Alessandri G, Raju K, Gullino PM. Movilización del endotelio capilar in vitro inducido por efectores de la angiogénesis in vivo. *Cancer Res.* 1984; 44:1579-1584.
- Alessandri G, Raju KS, Gullino PM. Interacciones de gangliósidos con fibronectina en la movilización del endotelio capilar: Posible en el crecimiento de metástasis. *Invasion Metastasis.* 1986; 6:145-165.
- Alexander CM, Newell FW. Retraso en la epitelización corneal en ojos explantados con presión intraocular elevada. *AJO.* 1959; 49(1 Pt 1):22-7.
- Alexander LJ, Bowerman L, Thompson LR. Prevalencia de efectos colaterales oculares de la clorpromacina en la población de pacientes del Tuscaloosa Veterans Administration. *J. Am. Optom. Assoc.* 1985; 56(11):872-876.
- Alfonso E, Arellanes L, Boruchoff SA, et al. Queratopatía lipídica bilateral idiopática. *BJO.* 1988; 72(5):338-343.
- Alfonso Muñoz EA, Roig Revert MJ, Fernández López F, et al. Informe de 10 pacientes con queratitis por acantomeba (español). *Arch. Soc. Esp. Oftalmol.* 2018; 93(10):497-502.
- Ali SF, Edmond JC, Suelflow JR, et al. Queratopatía en banda en niños previamente tratados con láser de diodo para la retinopatía del prematuro tipo 1. *J. AAPOS.* 2019; doi: 10.1016/j.jaapos.2019.04.004.
- Alió JL, Artola A, Hassanein A, et al. Uno o dos segmentos Intacs para la corrección del queratocono. *J. Cataract. Refract. Surg.* 2005; 31(5):943-953.
- Almeida A. Queratocono y persistencia del timo (portugués). *Bol. Soc. Med. Cir. Camp.* 1946; 4:113-130.
- Alois Meesmann FW. Estudios clínicos y anatómicos de una herencia dominante previamente desconocida. Distrofia epitelial de la córnea (alemán). *Ber Zusammenkunft Dtsch Ophthalmol Ges.* 1939; 103:361-391.
- Alsmman AH, Mostafa EM, Mounir A, et al. Resultados del tatuaje corneal con pintura de rotring en leucomas desfigurantes. *Hindawj J. Ophthalmol.* 2018; 2018:5971290. eCollection, 2018.
- Althaus C, Schelle C, Sundmacher R. Queratopatía en banda aguda después de fibrinólisis intraocular con activador de plasminógeno tisular recombinante (rt-PA) (alemán). *Klin. Monbl. Augenheilkd.* 1996; 209(5):318-321.
- Álvarez A. Absceso en anillo de la córnea tratado con sulfadiacina y penicilina. *Ophthalmologica.* 1950; 120(4):206-209.
- Allan-Yaycioglu R, Poyraz S. Queratitis disciforme bilateral de presunta etiología adenovírica. *Indian J. Ophthalmol.* 2018; 66(1):132-134.
- Allen TD. Sobre la patología de la queratitis bullosa. *Trans. Am. Ophthalmol. Soc.* 1932; 30:391-419.
- Allen JH. Tratamiento antitoxina de la úlcera corneal estafilocócica. *Trans. Am. Ophthalmol. Soc.* 1946; 44:93-99.
- Ambrósio JR, Klyce SD, Smolek MK, et al. Degeneración corneal marginal pelúcida. *J. Refract Surg.* 2002; 18(1):86-88.
- Ambroziak AM, Szaflik JP, Szaflik J. Uso terapéutico de lentes de contacto de hidrogel de silicona en casos clínicos relacionados. *Eye Contact Lens.* 2004; 30(1):63-67.
- Amescua G, Atallah M, Nikpoor N, et al. Trasplante de epitelio limbal simple modificado utilizando membrana amniótica criopreservada para la deficiencia de células madres limbares unilateral. *AJO.* 2014; 158(3):469-75.e2.
- Amiran MD, Lang Y, Yeung SN. Toxicidad endotelial corneal secundaria a asclepias fructicosa. *Eye.* 2011; 25:961-963.
- Amon M, Busin M. Etabonato de loteprednol en suspensión oftálmica al 0'5% Eficacia y seguridad para su uso anti-inflamatorio post-quirúrgico. *Int. Ophthalmol.* 2012; 32:507-517.
- Amsler M. Queratocono clásico y queratocono frustra: Argumentos unitarios (francés). *Ophthalmologica.* 1946; 111(2-3):96-101.
- Anasta CN, McGhee CN, Webber SK, et al. Tatuaje corneal revisado: Láser excimer en el tratamiento de leucomas antiestéticos. *Aust. New Zeal. J. Ophthalmol.* 1995; 23(3):227-230.
- Anasta CN, McGhee CN, Bryce IG. Queratitis disciforme causando un severo astigmatismo irregular. *Aust N Z J Ophthalmol.* 1996; 24(1):69-70.
- Anderson EE. Un caso inusual de sífilis congénita con la tercera generación. *Med. J. Aust.* 1950; 11):15.
- Anderson B, Roberts SS Jr, González C, et al. Queratitis ulcer5ativa de la córnea. *AMA Arch. Ophthalmol.* 1959; 58(8):1114-1120.
- Anderson J, Fuglsang H. Degeneración en gotitas en el norte de Camerún: Prevalencia y aspectos clínicos. *BJO.* 1976; 60:256-262.
- Anderson DF, Ellies P, Pires RT, et al. Trasplante de membrana amniótica para la deficiencia parcial de células madres limbares. *BJO.* 2001; 85:567-575.
- Andreassen TT, Simonsen AH, Oxlund H. Propiedades biomecánicas del queratocono y córneas normales. *Exp. Eye Res.* 1980; 31:435-441.
- Andresen JL, Ledet T, Ehlers N. Migración de queratocitos y factores de crecimiento peptídicos: El efecto de PDGF, bFGF, EGF, IGF-I, aFGF y TGF beta sobre la migración de queratocitos humanos en un gen colágeno. *Curr. Eye Res.* 1997; 16:605-613.
- Andresen JL, Ehlers N. La quimiotaxis de los queratocitos humanos se acelera por el factor BB de crecimiento derivado de plaquetas, el factor alfa de transformación de crecimiento, el factor de crecimiento de fibroblasto acídico, el factor I de crecimiento similar a insulina y factor B de transformación de crecimiento. *Curr. Eye Res.* 1998; 17:79-87.
- Andrew NC, Woodward EG. La lente de vendaje en la queratopatía bullosa. *Ophthalmic. Physiol. Opt.* 1989; 9(1):66-68.
- Andrews JS. Los lípidos del arco senil. *Arch. Ophthalmol.* 1962; 68:264-266.
- Ang LP, Sotozono C, Koizumi N, et al. Comparación entre la implantación de células madres convencionales y cultivadas en el síndrome de Stevens-Johnson. *AJO.* 2007; 143(1):178-80.
- Ang M, Wong W, Park J, et al. El arco corneal es un signo de enfermedad cardiovascular, incluso en personas de bajo riesgo. *AJO.* 2011; 152(5):864-871.

- Annadanam A, Stoeger CG, Galloway JD, et al. Evaluación con tomografía de coherencia óptica de la córnea durante la inflamación corneal. ¿Debería reconsiderarse el término "pliegues en la membrana de Descemet? *Cornea.* 2019; 10.1097/ICO.1908.
- Annen D. Lentes de vendaje en la queratitis neuroparalítica (alemán). *Klin. Monbl. Augenheilkd.* 1986; 189(1):46-47.
- Anseth A. Glucosamina en la regeneración corneal. *Exp. Eye Res.* 1961; 1:122-127.
- Anshu A, Price MO, Tan DT, et al. Queratoplastia endotelial: Una revolución en evolución. *Surv. Ophthalmol.* 2012; 57:236-252.
- Anton M, Riebel O. Efecto de los rayos beta sobre la cicatrización de lesiones esclero-corneales (checo). *Scr. Med. (Brno).* 1961; 34:293-296.
- Arara R, Venkateswarlu K, Mahajan VM. Queratomicosis: Análisis retrospectivo histopatológico y microbiológico. *Ann. Ophthalmol.* 1988; 20(8):306-310.
- Ardzomand N, Komericki P, Klein A, et al. Expresión del grupo sanguíneo ABO en el fallo de aloinjertos corneales. *Ophthalmology.* 2005; 102:981-986.
- Arens C. Un caso de queratitis intersticial asociado con sífilis congénita (alemán). *Klin. Monbl. Augenheilkd.* 1981; 178(5):375-376.
- Arentsen JJ, Morgan B, Green WR. Cambiando las indicaciones para la Queratoplastia. *AJO.* 1976; 81:313-318.
- Arey LB, Covode WM. Método de reparación en heridas epiteliales de la córnea. *Anat. Rec.* 1943; 86:75-86.
- Arora R, Shroff D, Kapoor S, et al. Queratopatía en banda calcificada familiar: Informe de dos nuevos casos con recurrencia temprana. *Indian J. Ophthalmol.* 2007; 55(1):55-57.
- Arora R, Mehta S, Gupta D, et al. Queratitis disciforme bilateral como característica de presentación de tuberculosis extrapulmonar. *BJO.* 2010; 94(6):809-810.
- Arpitha P, Prajna NV, Srinivasan M, et al. Alta expresión de p63 combinado con un índice N/C alto define un subgrupo de células epiteliales limbales humanas: Implicaciones sobre las células madres epiteliales. *IOVS.* 2005; 46:3631-3636.
- Ascher KW. Un inusual anillo corneal. *Ver. Zusammenkunft. Dtsch. Ophthalmol. Ges.* 1964; 65:44-46.
- Ashenhurst M, Slomovic A. Hidrops corneal en la degeneración marginal de Terrien: Una complicación inusual. *Can. J. Ophthalmol.* 1987; 22(6):328-330.
- Ashton N, Cook C. Efecto de la cortisona sobre la curación de heridas corneales. *BJO.* 1951; 35(11):708-17.
- Ashton N, Cook C, Langham M. Efecto de la cortisona sobre la vascularización y opacificación de la córnea inducida por aloxano. *BJO.* 1951; 35:718-724.
- Ashton N, Cook C. Mecanismo de la vascularización corneal. *BJO.* 1953; 37(4):193-209.
- Ashton N, Cook C. Observación directa del efecto del oxígeno sobre el desarrollo de los vasos sanguíneos. Informe preliminar. *BJO.* 1954; 38:433-440.
- Ashworth AN. Resultados de la terapia local con cortisona en la queratitis intersticial sifilítica. *Br. J. Vener. Dis.* 1958; 34(2):83-90.
- Asselineau K, Robert PY, Januleviciené I. Hallazgos clínicos observados con la microscopía confocal in vivo de la distrofias corneal polimorfa posterior (francés). *J. Fr. Ophthalmol.* 2018; 41(7):e301-e392.
- Assil KA, Quantock AJ, Barrett AM, et al. Líneas de hierro corneales asociadas con anillos corneales intraestromales. *AJO.* 1993; 116:350-356.
- Augstein XX. Estudios vasculares en córnea e iris: Vasos corneales (alemán). *Z. Augenheilkd.* 1902; 8:317.
- Auran JD, Koester CJ, Kleiman NJ, et al. Observación con el microscopio confocal de la morfología y movimiento celular en la córnea anterior humana normal. *Ophthalmology.* 1995; 102:33-41.
- Aurell G. Formación de cicatrices siguiendo a traumatismos de la córnea. *Acta Ophthalmol (Copenh).* 1954; 32(4):478-479.
- Austin P, Brown SI. Enfermedad corneal marginal de Terrien inflamatoria. *AJO.* 1981; 92(2):189-192.
- Austin A, Lietman T, Rose-Nussbaumer J. Actualización en el manejo de las queratitis infecciosas. *Ophthalmology.* 2017; 124(11):1678-1689.
- Auw-Haedrich C, Agostini H, Clausen I, et al. Una distrofia corneal asociada con mutación del factor beta-inducido gly623Asp de transformación del crecimiento con fenotipo amiloidogénico. *Ophthalmology.* 2009; 116(1):46-51.
- Avila MY, Gerena VA, Navia JL. Reticulación corneal con genipin, comparación con riboflavina-UV en un modelo ex vivo. *Mol. Vis.* 2012; 18:1068-1073.
- Avisar R, Robinson A, Appel I, et al. Diclofenaco sódico (Voltaren Ophthal) al 1% frente a cloruro sódico al 5% en el tratamiento de la queratitis filamentosa. *Cornea.* 2000; 19(2):145-147.
- Axelrod FB, Gold G. Neuropatías autónomas y sensoriales her4editarias: Tipos II, III y IV. *Orphan. J. Rare Dis.* 2007; 2:39.
- Axenfeld Th. Úlcera de Mooren desarrollada en ambas córneas (alemán). *Klin. Monast. Augenh.* 1907; 65(2):578.
- Ayhan Z, Ozturk KT, Kaya M, et al. Propiedades biomecánicas corneales en pacientes con arco senil. *Cornea.* 2016; 35(7):980-982.
- Aynsley TR. El uso de insulina en el tratamiento de las úlceras corneales. *BJO.* 1945; 29(7):361-363.
- Azami A, Maleki N, Kalantar Hormozi M, et al. Queratitis intersticial, vértigo y vasculitis: Síndrome de Cogan típico. *Case Rep. Med.* 2014; 2014:830831.
- Baba H, Kawamura I, Kohda C, et al. Papel esencial del dominio 4 de pneumolisina de estreptococo pneumoniae en la actividad citolítica determinado por proteínas truncadas. *Biochem. Biophys Res. Commun.* 2001; 281(1):37-44.
- Babel J. Acumulaciones grasas de la córnea (francés). *Arch. Ophtalmol. Rev. Gen. Ophtalmol.* 1950; 10(1):5-21.
- Babel J. Valor de la prueba de cicatrización de las heridas corneales asépticas para el estudio de la acción de las hormonas adrenocorticales. *Bibl. Ophthalmol.* 1957; 12(47):35-39.
- Badiee P, Nejabat M, Alborzi A, et al. Estudio comparativo de la tinción Gram, frotis con hidróxido potásico, cultivo y PCR en el diagnóstico de queratitis fúngica. *Ophthalmic Res.* 2010; 44(4):251-256.

- Bae HA, Mills RA, Lindsay R, et al. Replicación y meta-análisis de locis candidatos identificados en la variación RAB3-GAP1 asociado con el queratocono. *IOVS*. 2013; 54:5132-5135.
- Baek T, Lee K, Kagaya F, et al. Factores que afectan el salto anterior de la superficie corneal posterior después de queratomileusis in situ láser. *Ophthalmology*. 2001; 108:317-320.
- Bahar I, Kaiserman I, McAllum P, et al. Comparación de la ténica de Queratoplastia lamelar posterior con la Queratoplastia penetrante. *Ophthalmology*. 2008; 115:1525-1533.
- Bahl CD, Laurent JD, Karthikeyan RS, et al. El gen del factor de virulencia cif se presenta en pacientes con queratitis por pseudomona aeruginosa. *Cornea*. 2017; 36(3):358-362.
- Baird JM. Roentgenoterapia en úlceras corneales. *Trans. Am. Ophthalmol. Soc.* 1949; 47:443-461.
- Baizal V, Palit MG, Choudhary T, et al. Degeneración marginal de Terrien: Informe de caso. *Med. J. Armed Forces India*. 1999; 55(1):83.
- Balakrishnan E. Queratitis micótica causada por aspergilo fumigatus. *BJO*. 1961; 45(12):828-830.
- Balavoine C. Caso de fibroplasia hialina retrocorneal (francés). *Ophthalmologica*. 1951; 121(2-3):76-79.
- Baquis E. Degeneración coloide de la córnea. Una contribución al conocimiento del origen del coloide a partir de elementos epiteliales (alemán). *Albrecht von Graefes Arch. Klin. Exp. Ophthalmol.* 1898; 46:553-620.
- Baradaran Rafii A, Ebrahimi M, Kanavi MR, et al. Resultados a medio plazo del trasplante de células madres limbares cultivadas autólogas con y sin queratoplastia penetrante. Cornea. 2010; 29(5):502-9.
- Baras I, Fink AI. Efectos de los esteroides sobre la fuerza tensil de heridas corneales. *AJO*. 1956; 42(5):759-764.
- Barash A, Chou TY. Queratitis por Moraxella atlantae presentada como una úlcera infecciosa en anillo. *Am. J. Ophthalmol. Case Rep.* 2007; 7:62-65.
- Baratz KH, Tosakulwong N, Ryu E, et al. Proteína E2-2 y distrofia corneal de Fuchs. *N. Engl. J. Med.* 2010; 363(11):1016-1024.
- Barsky D. Queratomicosis: Informe de 6 casos. *AMA Arch. Ophthalmol.* 1959; 61(4):547-552.
- Baranyi N, Kocsubé S, Szekeres A, et al. Queratitis causada por Aspergillus pseudotamarii. *Med. Mycol. Case Rep.* 2013; 2:91-94.
- Barbara A, Shehadeh-Masháour R, Zvi F, et al. Manejo de la degeneración marginal pelúcida con segmentos de anillos intracorneales. *J. Refract Surg.* 2005; 21(3):296-298.
- Barton K, Monroy DC, Nava A, et al. Citoquinas inflamatorias en las lágrimas de pacientes con rosácea ocular. *Ophthalmology*. 1997; 104:1868-1874.
- Basak SK, Hazra TK, Bhattacharva D, et al. Degeneración marginal pelúcida unilateral. *Indian J. Ophthalmol.* 2000; 48(3):233-234.
- Basak SK, Bhaumik A, Mohanta A, et al. Toxicidad ocular por el látex de procera calotropis (manzana de Sodom). *Indian J. Ophthalmol.* 2009; 57(3):232-4.
- Bastion ML, Zahidin AZ. Un caso raro de queratitis disciforme en un ojo lleno de silicona que se presenta como "pegamento aceitoso" en el endotelio. *BMJ Case Rep.* 2010; doi: 10.1136/bcr.11.2009.2497.
- Basu PK, Carré F. Un estudio de las células en los injertos corneales humanos: Potencial de crecimiento in vitro, morfología celular y destino de las células donadas. *Can. J. Ophthalmol.*
- Basu S, Mohamed A, Chaurasia S, et al. Resultados clínicos de la queratoplastia penetrante después del trasplante de epitelio limbal cultivado autólogo para quemaduras de la superficie ocular. *AJO*. 2011; 152(6):917-924.e.1
- Basu S, Ali H, Sangwan VS. Resultados clínicos de trasplantes autólogos repetidos de epitelio limbal cultivado para quemaduras de la superficie ocular. *AJO*. 2012; 153(4):643-50.
- Basu S, Sureka S, Shukla R, et al. Queratoprótesis basada en la Boston tipo I (Auro KPro) y su modificación (LVO Kpro) en el síndrome de Stevens-Johnson crónico. *BMJ Case Rep.* 2014; 2014, pii: bcr201302756.
- Basti S, Rao SK. Estado actual del autoinjerto conjuntival limbal. *Curr. Opin. Ophthalmol.* 2000; 11:224-232.
- Batchelor JR, Carey TA, Gibbs DC, et al. Coincidencia HLA e injerto de córnea. *Lancet*. 1976; 1:551-554.
- Baum JL. Queratopatía por colesterol. *AJO*. 1969; 67:372-375.
- Baum J, Fedukowicz HB, Jordan A. Encuesta de úlceras corneales por Moraxella en una población abandonada. *AJO*. 1980; 90(4):476-480.
- Bayraktar S, Cebezi Z, Oray M, et al. Reticulación del colágeno corneal en la degeneración pelúcida marginal: 2 pacientes, 4 ojos. *Case Rep. Ophthalmol. Med.* 2015, doi: 10.1155/2015/840687.
- Beauchamp GR. Degeneración corneal marginal de Terrien. *J. Pediatr. Ophthalmol. Strabismus*. 1982; 19(2):97-99.
- Beauvieux J, Chabot J. Queratitis intersticial y cortisona (francés). *Bull. Soc. Ophtalmol. Fr.* 1955; 1-2:125-130.
- Bechara SJ, Grossniklaus HE, Waring GO 3rd, et al. Queratocono asociado con distrofia polimorfa posterior. *AJO*. 1991; 112(6):729-731.
- Bee CR, Koenig LR, Hwang ES, et al. Eliminación de la queratopatía en banda calcificada sin ácido tetra acetato de diamina etileno (EDTA) en ojos con limitado potencial visual. *Clin. Ophthalmol.* 2018; 12:1895-1899.
- Behaegel J, Ni Dhubhghaill S, Koppen C. Retos diagnósticos en la Queratitis por Nocardia. *Eye Contact Lens*. 2018; 44(S1):S370-S372.
- Behnke H, Thiel HJ. Sobre la distrofia epitelial hereditaria de la córnea (tipo Meesmann-Wilke) en Schleswig-Holstein (alemán). *Klin. Monatsbl. Augenheilkd.* 1965; 147:662-672.
- Behrendt T. Efectos secundarios experimentales de la anestesia tópica de la córnea. *AJO*. 1957; 44(1):74-7.
- Behrens-Baumann W, Seibold M, Hofmüller W, et al. Beneficio de polihexametileno biguanidina en Queratitis por fusarium. *Ophthalmic Res.* 2012; 48(4):171-176.
- Bell NP, Karp CL, Alfonso EC, et al. Efectos de metilprednisolona y ciclosporina A sobre el crecimiento fúngico in vitro. *Cornea*. 1999; 18(3):306-313.
- Bellows JG. Influencia de los antisépticos locales sobre la regeneración del epitelio corneal de conejos. *Arch. Ophthalmol.* 1946; 36:70-81.

- Benedek GB. Teoría de la trasparencia del ojo. *Appl. Opt.* 1971; 10(3):459-473.
- Benedict WL, Iverson HA. Queratoconjuntivitis crónica asociada con Nocardia. *Arch. Ophthalmol.* 1944; 32:89-92.
- BenEzra D, Hemo I, Maftzir G. Actividad angiogénica in vivo de interleucinas. *Arch. Ophthalmol.* 1990; 108:573-576.
- Bennet T, D´Amico RA. Quiste de inclusión epitelial del iris después de queratoplastia. *AJO.* 1974; 77:87-89.
- Beran M, Okyere B, Vova J. Edema corneal inducido por amantadina en un paciente pediátrico neuro-oncológico: Informe de caso. *PM R.* 2018; S1934-S1482 (18):30126.
- Berger M, Bergemann E. Efectos sobre la cicatrización de heridas de las preparaciones de placenta (alemán). *Ther. Umsch.* 1958; 15(12):334-41.
- Berman ER. Glicoproteínas. En: C. Blakemore (ed) *Biochemistry of the eye.* Nueva York, 1991.
- Bernauer W, Thiel MA, Kurrer M, et al. Calcificación corneal siguiendo al tratamiento intensivo con lágrimas artificiales de hialuronato sódico. *BJO.* 2006; 90(3):285-288.
- Bernstein HN. Algunas enfermedades oculares iatrógenas por fármacos administrados sistémicamente. *Int. Ophthalmol. Clin.* 1970; 10(3):553-619.
- Berry CC, Binder PS, Kahn M. Distribución de áreas celulares en córneas normales y trasplantadas. *Exp. Eye Res.* 1980; 31:623-635.
- Bessey OA, Wolbach SB. Vascularización de la córnea de rata en la deficiencia de riboflavina con una nota sobre la vascularización corneal en la deficiencia de vitamina A. *J. Exp. Med.* 1939; 69(1):1-12.
- Bettelheim FA, Plessy B. La hidratación de los proteoglucanos de la córnea bovina. *Biochem. Biophys. Acta.* 1975; 383:203-214.
- Biber H. Sobre algunas enfermedades corneales raras: La Queratitis superficial en celosía (disertación original) (alemán). Diggelman Zuerich. 1890.
- Biber LM, Skeens HM, Neff KD, et al. Procedimiento Cincinnati: Técnica y resultados de aloinjertos limbares conjuntivales de familiares combinado con aloinjertos querato-limbares en fallos de la superficie ocular severos. *Cornea.* 2011; 30(7):765-71.
- Biedner BZ, Rothkoff L, Friedman L, et al. Supresión de la cicatrización corneal por colchicina después de cirugía del estrabismo. *BJO.* 1977; 61:496-497.
- Biedner B, Rothkoff L, Witztum A. Queratoconjuntivitis por látex de calotropis procera (manzana de Sodom). *Isr. J. Med. Sci.* 1977; 13:914-916.
- Bietti GB, Guerra P, Ferraris de Gaspore PF. Distrofia corneal nodular en el cinturón de países tropicales con suelo árido: Estudios clínicos y anatomo-patológicos (francés). *Bull. Mem. Soc. Fr. Ophthalmol.* 1955; 68:101-129.
- Bietti GB, De Caro G, Giraldi JP, et al. Indicaciones especiales del uso de lentes de contacto blandas como sistema de liberación de fármacos (alemán). *Klin. Monbl. Augenheilkd.* 1976; 168(1):33-43.
- Bigar F, Schimmelpfenning B, Gieseler R. Evaluación rutinaria del endotelio en córneas donantes humanas (alemán). *Albrech Von Graefes Arch. Klin. Exp. Ophthalmol.* 1976; 200(3):195-200.
- Bigar F. microscopía especular del endotelio corneal. *Dev. Ophthalmol.* 1982; 6:1-94.
- Bignell JL. Infección de la córnea por B. piocianeus. Estudio clínico y resumen de 10 casos observados propios. *BJO.* 1951; 35(7):419-423.
- Bignell E, Negrete-Urtasum S, Calcagno AM, et al. El factor de transcripción que responde al pH de Aspergillus, Pac C, regula la virulencia. *Mol. Microbiol.* 2005; 55:1072-1084.
- Bikbora G, Bikbov M. Reticulación del colágeno corneal transepitelial por iontoforesis de la riboflavina. *Acta Ophthalmol.* 2014; 92:e30-e34.
- Bikbov MM, Surkova VK, Khalimov AR, et al. Resultados de la reticulación corneal para la degeneración marginal pelúcida (ruso). *Vest. Oftalmol.* 2017; 133(3):58-66.
- Bilgihan K, Hondur A, Sul S, et al. Progresión inducida por el embarazo del queratocono. *Cornea.* 2011; 30:991-994.
- Binder R, Binder H. Estudios experimentales sobre los efectos de los anticoagulantes en la cicatrización de heridas incisas de la córnea. *Albrecht Von Graefes Arch. Ophthalmol.* 1954; 155(4):337-344.
- Binder HF, Binder RF. Proceso regenerativo en el endotelio de la córnea. *AMA Arch. Ophthalmol.* 1957; 57(1):11-13.
- Binder PS, Abel R Jr, Polack FM, et al. Separaciones de la herida de la queratoplastia. *AJO.* 1975; 80(1):109-115.
- Birge HL. Aspectos oculares de la infección micótica. *Trans. Am. Soc. Ophthalmol. Soc.* 1951; 49:487-523.
- Birk DE, Fitch JM, Babiarz JP, et al. Los colágenos tipo I y V están presentes en la misma fibrilla del estroma corneal aviar. *J. Cell Biol.* 1988; 106(3):999-1008.
- Bischler V. Distrofia corneal nodular de Salzmann (francés). *Ophthalmologica.* 1946; 66:376-382.
- Biswas S, Brahma A, Tromans C, et al. Manejo de la degeneración marginal pelúcida. *Eye (Lond).* 2000; 14(4):629-634.
- Bito LZ, Salvador EV. Dinámicas de los fluidos intraoculares. II. Cambios postmortem en concentraciones de solutos. *Exp. Eye Res.* 1970; 10:273.
- Bitton E, Wittich W. Influencia de la posición del ojo sobre el test lagrimal de Schirmer. *Cont. Lens Anterior Eye.* 2013; 37(4):257-61.
- Blair SD, Seabrooks D, Shields WJ, et al. Atrofia esencial progresivo del iris bilateral y queratocono con coincidentes características de distrofia polimorfa posterior: Informe de caso y patogénesis propuesta. *Cornea.* 1992; 11(3):255-261.
- Blanchard DL. Amantadina causa edema corneal. *Cornea.* 1990; 9:181.
- Blodi F. Sobre un caso de huso transversal de Krukenberg (alemán). *Acta Ophthalmol (Copenh).* 1948; 26(3):373-378.
- Blodi FC, Yarbrough JC. Manifestaciones oculares de la hipercolesterolemia familiar. *Trans. Am. Ophthalmol. Soc.* 1962; 60:304-315.

- Bohigian GM, Escapini H. Úlcera corneal debida a pseudomona aeruginosa. Comparación de la enfermedad en California y El Salvador. *Arch. Ophthalmol.* 1971; 85(4):405-409.
- Bol´shunov AV, II´ina TS, Ermakov NV, et al. Terapia láser de la queratoplastia bullosa crónica (ruso). *Vestn. Oftalmol.* 1987; 103(6):38-40.
- Boles-Carenini B, Cima V. Acción de la antihistamínicos sintéticos y la cortisona sobre la queratitis anafiláctica en conejos. *Boll. Ocul.* 1952; 31(10):586-592.
- Bonaguri C, Orsoni J, Russo A, et al. Síndrome de Cogan: Anticuerpo anti Hsp70 son marcadores biológicos en la forma típica. *Isr. Med. Assoc. J.* 2014; 16(5):285-288.
- Bonavolontá G, DeBerardinis E. Investigaciones sobre los efectos de la cortisona sobre la vascularización corneal y sobre el proceso de cicatrización de lesiones corneales experimentales (italiano). *Bol. Soc. Ital. Biol. Sper.* 1951; 27(5):791-793.
- Bonev BB, Gilbert RJ, Andrew PW, et al. Análisis estructural del complejo proteína/lípido asociado con formación de poros por la toxina bacteriana pneumolisina. *J. Biol. Chem.* 2001; 276:5714-5719.
- Bonini S, Rama P, Olzi D, et al. Queratitis neurotrófica. *Eye.* 2003; 17(8):989-995.
- Bopp S, Laqua H. Anillo corneal de Ascher: Una opacidad corneal estromal en forma de anillo (alemán). *Klin. Monbl. Augenheilkd.* 1991; 198(3):201-204.
- Borderie VM, Baudrimont M, Vallée A, et al. Apoptosis de células endoteliales corneales en pacientes con distrofia de Fuchs. *IOVS.* 2000; 41(9):2501-2505.
- Bordin GL, Dornelles F, Martins JA, et al. Degeneración calcárea primaria de la córnea. *Indian J. Ophthalmol.* 2017; 65(10):1027-1030.
- Borkar DS, Veldman P, Colby KA. Tratamiento de la distrofia endotelial de Fuchs por decapación de la Descemet sin queratoplastia endotelial. *Cornea.* 2016; 35:1267-1273.
- Boros B. Vasoneurosis con síntomas oculares. *BJO.* 1940; 24(4):179-181.
- Boruchoff SA, Kuwabara T. Microscopía electrónica de la degeneración polimorfa posterior. *AJO.* 1971; 72:879-887.
- Boruchoff SA, Jensen AD, Dohlman CH. Comparación de técnicas de suturas en la queratoplastia para queratocono. *Ann. Ophthalmol.* 1975; 7(3):433-436.
- Bottos KM, Oliveira AG, Bersanetti PA, et al. Absorción corneal de un nuevo sistema de riboflavina nano-estructurada para la reticulación de colágeno transepitelial. *PloS One.* 2013; 8:e66408.
- Boulton M, Albon J. Células madres en el ojo. *Int. J. Biochem. Cell Biol.* 2004; 36:643-657.
- Bourne WM, McCarey BE, Kaufman HE. Microscopía especular clínica. *Trans. Am. Acad. Ophthalmol. Otolaryngol.* 1976; 81:743-753.
- Bourne WM, Kaufman HE. Supervivencia de células endoteliales criopreservadas in vivo. *AJO.* 1976; 81:685-686.
- Bourne WM, Kaufman HE. Microscopía especular del endotelio corneal humano in vivo. *AJO.* 1976; 81:319-323.
- Bourne WM, Kaufman HE. El endotelio de córneas claras trasplantadas. *Arch. Ophthalmol.* 1976; 94:1730-1732.
- Bourne WM, Doughman DJ, Lindstrom RL. Endotelio corneal en cultivo de órgano en vivo. *Arch. Ophthalmol.* 1977; 95:1818-1819.
- Bourne WM, O´Fallon WM. Pérdida de células endoteliales durante la Queratoplastia penetrante. *AJO.* 1978; 85:760-766.
- Bourne WM. Queratoplastia penetrante en córneas frescas y criopreservadas: Supervivencia de las células endoteliales donantes en primates. *Arch. Ophthalmol.* 1978; 96:1073-1074.
- Bourne WM. Reducción de la pérdida de células endoteliales durante la queratoplastia penetrante fáquica. *AJO.* 1980; 89:787-790.
- Bourne WM. Material comparativo sobre microscopios especulares clínicos. *Ophthalmology.* 1982; 89(sup):92-99.
- Bourne WM, Johnson DH, Campbell RJ. La ultraestructura de la membrana de Descemet. III. Distrofia de Fuchs. *Arch. Ophthalmol.* 1982; 100(12):1952-1955.
- Bourne WM. Evaluación morfológica y funcional del endotelio de córneas humanas trasplantadas. *Tr. Am. Ophthalmol. Soc.* 1983; 81:403-450.
- Boutboul S, Black GC, Moore JF, et al. El subgrupo de pacientes con distrofia de la membrana basal epitelial tienen mutaciones en TGFBI/BIGH3. *Hum. Mutat.* 2006; 27:553-557.
- Bouyacoub Y, Falfoul Y, Ouederni M, et al. Distrofia corneal granular tipo I en una gran familia consanguínea tunecina con mutación homocigótica p.R124S en el gen TGFB1. *Ophthalmic. Res.* 2019; 19:1-9.
- Bower KS, Dhaliwal DK, Barnhorst DA Jr, et al. Degeneración marginal pelúcida con adelgazamiento corneal superior. *Cornea.* 1997; 16(2):232-234.
- Braley AE, Alexander RC. Queratitis punctata superficial: Aislamiento de un virus. *AMA Arch. Ophthalmol.* 1953; 50(2):147-154.
- Bramsen T, Ehlers N, Baggesen LH. Distrofia corneal nubosa central de François. *Acta Ophthalmol. (Copenh).* 1976; 54:221-226.
- Brand I, Takáts I. Estudios histoquímicos del anillo de Kayser-Fleischer. *AMA Arch. Ophthalmol.* 1951; 151(3-4):391-398.
- Bredrup C, Stang E, Bruland O, et al. Acumulación de decovina contribuye a las opacidades estromales encontradas en la distrofia estromal congénita. *IOVS.* 2010; 51(11):5578-5582.
- Breebaart AC, James-Whitte J. Estudios sobre la Alergia corneal experimental. *AJO.* 1959; 48:37-47.
- Breebaart AC. Queratitis intersticial formando anillos en el hombre. *AJO.* 1963; 55:1241-1243.
- Breslin CW, Sherrard ES, Rice NS. Técnica de almacenaje corneal antes de queratoplastia penetrante en Conejos: Evaluación. *Arch. Ophthalmol.* 1976; 94(11):1976-1979.
- Brinser JH, Torczynski E. Úlceras corneales por pseudomonas inusuales. *AJO.* 1977; 84(4):462-466.
- Britten MJ, Palmer CA. Glaucoma y queratitis intersticial sifilítica inactiva. *BJO.* 1964; 48:181-190.

- Broch C. Arco senil en asociación con varios hallazgos clínicos (noruego). *Tidsskr. Norlaegeforen.* 1963; 83:1201-1204.
- Bron AJ. Opacidad periférica en anillo de la córnea. *BJO.* 1969; 53(4):270-273.
- Bron AJ, Brown NA. Algunas enfermedades corneales superficiales. *Trans. Ophthalmol. Soc. UK.* 1971; 91:13-29.
- Bron AJ, Tripathi AC. Desórdenes quísticos del epitelio corneal. II. Patogénesis. *BJO.*1973; 57:361-375.
- Bron AJ, Brown NAP. Endotelio del injerto corneal. Trans. Ophthalmol. Soc. UK. 1974; 94:863-873.
- Bron AJ, McLendon BF, Camp AV. Depósito epitelial de oro en la córnea en pacientes que reciben terapia sistémica. *AJO.* 1979; 88 (3 pt 1):354-60.
- Broniek Kowali K, DziezycK, Litwin T, et al. Tomografía de coherencia óptica del segmento anterior (AS-OCT) como un nuevo método de detección de depósitos de cobre formando el anillo de Kayser-Fleischer en pacientes con enfermedad de Wilson. *Acta Ophthalmol.* 2019; 97(5):e757-e760.
- Brouzas D, Droutsas D, Charakidas A, et al. Efecto tóxico severo del azul de metileno al 1% sobre el epitelio del iris y el endotelio corneal. *Cornea.* 2006; 25(4):470-471.
- Brown EV, Katz D. Distrofia corneal nodular de Salzmann: Su patología y terapia propuesta. *Trans. Am. Ophthalmol. Soc.* 1934; 32:110-127.
- Brown SI, Wassermann HE, Dunn MW. Quemadura por álcali de la córnea. *Arch. Ophthalmol.* 1969; 82:91-94.
- Brown SI. ¿Qué es la úlcera de Mooren? *AJO.* 1971; 71:417-422.
- Brown N. Macrofotografía del segmento anterior del ojo. *BJO.* 1970; 154:697-701.
- Browning CW, Lippas J. Queratitis pHisohex. *AMA Arch. Ophthalmol.* 1955; 53(6):817-824.
- Brownstein S, Rodrígues MM, Fine BS, et al. La naturaleza elastótica de los depósitos corneales hialinos: Un examen histoquímico y con microscopía electrónica y de fluorescencia. *AJO.* 1973; 75:799-809.
- Brubaker RF, Bourne WM, Bachman LA, et al. Contenido de ácido ascórbico en el epitelio corneal humano. *IOVS.* 2000; 41:1681-1683.
- Bruce GM, Locatcher-Khorazo D. Actinomices: Recuperación de streptothrix en un caso de Queratitis punctata superficial. *Arch. Ophthalmol.* 1942; 27:294-298.
- Brückner A. Estudios clínicos sobre vasos corneales (alemán). *Arch. Augenheilkd.* 1909; 62:17-41.
- Bruna F. Asociación de queratocono con retinitis pigmentosa (italiano). *Boll. Ocul.* 1954; 33(3):145-157.
- Buchi ER, Daicker B, Uffer S, et al. Distrofia corneal en gotas gelatinasas en una mujer blanca. Estudio patológico, ultraestructural e inmunohistoquímico. *Cornea.* 1994; 13(2):190-194.
- Bull OB, Hansen GA. La enfermedad leprosa de los ojos. Christiania, 1873.
- Burdon KP, Macgregor S, Bykhovskaya Y, et al. Asociación de polimorfismo en el gen promotor del factor de crecimiento del hepatocito y queratocono. *IOVS.* 2011; 52:8514-8519.
- Burdon KP, Vincent AL. Puesta al día en el queratocono desde una perspectiva genética. *Clin. Exp. Optom.* 2013; 96:146-154.
- Bureau J, Pouliquen Y, Loran G. Reacción fibrocítica a la estimulación con interleucina 1 en el queratocono (alemán). *Klin. Monbl. Augenheilkd.* 1993; 203:269-274.
- Burillon C, Huot L, Justin V, et al. Trasplante de capa de células mucosas orales cultivadas autólogas (CAOMECS) para el tratamiento de la deficiencia de células madres epiteliales de la córnea limbal. *IOVS.* 2012; 53(3):1325-31.
- Burkitt Wright EM, Spencer HL, Daly SB, et al. Mutaciones en PRDM5 en el síndrome de córnea frágil identifican una vía de regulación del desarrollo y mantenimiento de la matríz extracelular. *Am. J. Hum. Genet.* 2011; 88(6):767-777.
- Burkitt Wright EM, Porter LF, Spencer HL, et al. Síndrome de la córnea quebradiza: Reconocimiento, diagnóstico molecular y manejo. *Orphanet J. Rare Dis.* 2013; 8:68.
- Burns RR, Bourne WM, Brubaker RF. Función endotelial en pacientes con córneas guttatas. *IOVS.* 1981; 20(1):77-85.
- Burt B, Pappas G, Simcock P. Queratitis por Aspergillus adquirida en el hospital. *BJO.* 2003; 87(7):923.
- Buschke W. Estudios experimentales sobre la patofisiología del epitelio corneal: movimiento celular en la cicatrización de heridas, división celular, inhibición de mitosis y otros fenómenos nucleares (alemán). *Ophthalmologica.* 1949; 118(4-5):407-39.
- Buschke W. Efectos del envenenamiento metabólico y algunos otros gentes sobre la cohesión intercelular en el epitelio corneal. *AJO.* 1950; 33(1):59-68.
- Buschke W. Algunos aspectos dinámicos de la estructura tisular en el epitelio corneal. *AJO.* 1950; 33(3 Pt 2):29-45.
- Busse Grawitz P. ¿En qué tiempo mínimo puede la córnea formar leucocitos tisulares in situ? (alemán). *Albrecht von Graefes Arch. Ophthalmol.* 1961; 164:151-5.
- Busse Grawitz P. Queratitis sin células inflamatorias leucocitarias (alemán). *Albrecht von Graefes Arch. Ophthalmol.* 1953; 154(1):1-7.
- Butler TH. La influencia del trauma sobre el inicio de la Queratitis intersticial. *BJO.* 1922; 6(9):413-417.
- Buzzonetti L, Petrocelli G. Reticulación corneal transepitelial en pacientes pediátricos: Resultados iniciales. *J. Refract. Surg.* 2012; 28:763-767.
- Byers JL, Holland MG, Allen JH. Queratitis por cefalosporum. *AJO.* 1960; 49:267-269.
- BykhovsKaya Y, Li X, Epifantseva I, et al. Variaciones en el gen de la lisil oxidasa (LOX) se asocian con el queratocono en estudios basados en familias y casos-controles. *IOVS.* 2012; 53:4152-4157.
- Cafaro TA, Serra HM, Maccio JP, et al. Anomalías oculares y bioquímicas en pacientes con queratoplastia climática en gotas en la Patagonia argentina (español). *Medicina.* 2006; 66(sup):220.
- Cafaro TA, Ortiz SG, Maldonado C, et al. La córnea del cerdo de guinea: Estudio estructural y funcional. *Vet. Ophthalmol.* 2009; 12:234-241.

- Cafaro TA, Torrealdy JI, Crespo M, et al. Estudio de la superficie corneal en ovejas que habitan en la región argentina con alta prevalencia de queratopatía climática en gotas. *IOVS*. 2010; 51: e-abstract:5648.
- Cairnie AB, Lala PK, Osmond DG (eds). Células madres en poblaciones de células renovables. Nueva York Academic Press. 1976.
- Caldwell DR. Recurrencia postoperatoria de la distrofia corneal de Reis Bücklers. *AJO*. 1978; 85(4):567-568.
- Caldwell DR, Inster MS, Boutros G, et al. Reparación quirúrgica primaria de la ectasia marginal severa en la degeneración marginal de Terrien. *AJO*. 1984; 97(3):332-336.
- Cameron JA, Mahmood MA. Adelgazamiento corneal superior con degeneración corneal marginal pelúcida. *AJO*. 1990; 109(4):486-487.
- Cameron JA. Resultados de la resección en creciente lamelar para la degeneración corneal marginal pelúcida. *AJO*. 1992; 113(3):296-302.
- Campbell FW, Michaelson IC. Formación de vasos sanguíneos en la córnea. *BJO*. 1949; 33(4):248-255.
- Campbell FW, Ferguson ID, Garry RC. Ácido ascórbico y cicatrización de traumas térmicos en la córnea de cerdos de Guinea. *Br. J. Nutr*. 1950; 4(1):32-42.
- Campbell FW, Wybar KC. Influencia del gamma resorcilato sódico en la cicatrización de heridas corneales en el cerdo de guinea. *J. Physiol*. 1951; 115(1):11p-2p.
- Campbell RC, Bourne WM, Campbell RJ. Cambios endoteliales en corneas de conejo: Observación por microscopía especular durante el almacenamiento en el medio McCarey-Kaufman (M-K). *Arch. Ophthalmol*. 1978; 96:2108-2110.
- Campos M, Hertzog L, Garbus JJ, et al. Sensibilidad corneal después de queratectomía foto-refractiva. *AJO*. 1992; 114(1):51-54.
- Cankaya C, Gunduz A, Cumurcu T, et al. Asociación familiar de queratocono y distrofia corneal granular. Serie de casos familiares. *North Clin. Istanb*. 2018; 6(2):176-183.
- Caporossi A, Baiocchi S, Mazzotta C, et al. Terapia para-quirúrgica por reticulación corneal inducida por riboflavina/luz ultravioleta A del colágeno corneal. Resultados refractivos preliminares en un estudio en Italia. *J. Cataract Refract. Surg*. 2006; 32(5):837-845.
- Caporossi A, Mazzotta C, Paradiso AL, et al. Reticulación del colágeno corneal transepitelial para el queratocono progresivo: Resultados clínicos a 24 meses. *J. Cataract. Refract. Surg*. 2013; 39:1157-1163.
- Carenini BB. Degeneración en mosaico familiar juvenil de la córnea asociada con megalocórnea. *BJO*. 1961; 45:64-70.
- Carlson EC, Wang IJ, Liu CY, et al. Expresión alterada de KSPG por los queratocitos siguiendo a un traumatismo corneal. *Mol. Vis*. 2003; 9:615-623.
- Carnt N, Hoffman JJ, Verma S. Queratitis por acantomeba: Confirmación del brote en el Reino Unido y un estudio prospectivo de casos y controles que identifica factores de riesgo contribuyentes. *BJO*. 2018; 102(12):1621-1628.
- Carracedo G, Recchioni A, Alejandre Alba N, et al. Signos y síntomas de ojo seco en pacientes con queratocono: Estudio piloto. *Curr. Eye Res*. 2015; 40(11):1088-1094.
- Carreras RJ. Etiopatogenia del queratocono: Rol de la vitamina E (español). *Rev. Asoc. Med. Argent*. 1947; 61(615-616):737-743.
- Carstens N, Williams S, Goolam S, et al. Nueva mutación en el gen CHST6 causa distrofia corneal macular en una familia negra sudafricana. *BMC Med. Genet*. 2016; 17(1):47.
- Carter JB, Jones DB, Wilhelmus KR. Hidrops agudo en la degeneración corneal marginal pelúcida. *AJO*. 1989; 107(2):167-170.
- Carty RE, Maino JH. Degeneración corneal marginal de Terrien: Informe de caso. *Am. J. Optom. Physiol. Opt*. 1981; 58(12):1131-1133.
- Carvill H, Derbt GS. Queratitis intersticial. Boston M & SJ. 1925; 193:403.
- Caspar L. Opacidad corneal en enrejado (celosía) después de lesiones oculares (alemán). *Klin. Monatsbl. F. Augenh*. 1903; 41:289-293.
- Castro Rebollo M, Montes Mollón MA, Pérez Rico C. Queratopatía lipídica bilateral primaria (español). *Arch. Soc. Esp. Oftalmol*. 2009; 84(5):263-265.
- Castro Rebollo M, Montes Mollón MA, Pérez Rico C, et al. Efectividad de bevacizumab tópico en la queratopatía lipídica primaria bilateral (español). *Arch. Soc. Esp. Oftalmol*. 2011; 86(11):374-376.
- Cauchi PA, Ang GS, Azuara Blanco A, et al. Revisión sistemática de la literatura de intervenciones quirúrgicas para la deficiencia de células madres limbales en el hombre. *AJO*. 2008; 146(2):251-59.
- Cavanagh HD, Jester JV, Essepian J, et al. Microscopía confocal del ojo in vivo. *CLAO J*. 1990; 16:65-73.
- Cejkova J. La histoquímica enzimática de la cicatrización de la herida corneal. *Histol. Histopathol*. 1998; 13:553-64.
- Ceresara G, Migliavacca L, Orzalesi N, et al. Microscopía confocal in vivo en la degeneración marginal de Terrien: Informe de caso. *Cornea*. 2011; 30(7):820-824.
- Cernea P, Stefanescu A. Severas infecciones oculares por bacilo piociánico en el infante recién nacido (rumano). *Rev. Chir. Oncol. Radiol. ORL Oftalmol. Stomatol. Ser. Oftalmol*. 1979; 23(1):73-76.
- Cesa R. Consideraciones sobre algunos desórdenes degenerativos de la córnea (italiano). *Minerva Oftalmol*. 1962; 4:22-26.
- Cibis GW, Krachmer JH, Phelps CD, et al. El espectro clínico de la distrofia polimorfa posterior. *Arch. Ophthalmol*. 1977; 95:1429-1537.
- Cintron C, Kublin CL. Regeneración del tejido corneal. *Dev. Biol*. 1977; 61:346-357.
- Cintron C, Covington HI, Kublin CL. Análisis morfológico de proteoglucanos en cicatrices corneales de conejo. *IOVS*. 1990; 31:1789-1798.
- Cirković A, Schlötzer-Schrehardt U, Weller JM, et al. Características clínicas y ultraestructurales del fallo del injerto en DMEK: Resultados a 1 años después de una DMEK repetida. *Cornea*. 2015; 34(1):11-17.

- Claerhout I, Kestelyn P. Resultados de la queratoplastia penetrante en la queratitis intersticial sifilítica (francés). *Rev. Belge Med. Dent.* (1984) 2004; 59(1):34-42.
- Claherout I, Goegebeuer A, van den Broecke C, et al. Retraso en el diagnóstico y el resultado de la Queratitis por acantomeba. *Graefes Arch. Clin. Exp. Ophthalmol.* 2004; 242(8):648-653.
- Clapp CA. Experimentos adicionales verificando la presencia de treponema pallidum en la córnea en queratitis intersticial experimental. *Trans. Am. Ophthalmol. Soc.* 1932; 30:212-217.
- Clark EA, Brugge JS. Integrinas y vías de transducción de señales: El camino tomado. *Science.* 1995; 268:233-239.
- Clausen I, Duncker GI, Grunauer-Kloevekorn C. Identificación de una nueva mutación en el gen de la queratina 12 específica de la córnea causante de distrofia corneal de Meesmann en una familia alemana. *Mol. Vis.* 2010; 16:954-960.
- Coachman EH. Úlcera circumlimbares bilaterales por difteria maligna. *AJO.* 1951; 34(8):1176.
- Cobo F, Aliaga L, Miranda C, et al. Úlcera corneal por Clostridium sordelii. *Infection.* 2001; 29(2):107-108.
- Coco G, Kheirkhah A, Foulsham W, et al. Progresión del queratocono asociado con terapia de remplazo hormonal. *Am. J. Ophthalmol. Case Rep.* 2019; 15:100519.
- Cochrane RG. Lepra en Corea. *Lepr. Rev.* 1955; 26(4):141-146.
- Cogan DG, Kinsey VE. Estudios fisiológicos sobre la córnea. *Science.* 1942; 95(2476):607-608.
- Cogan DG. Vascularización de la córnea. Su inducción experimental por lesiones pequeñas y una nueva teoría de su patogénesis. *Trans. Am. Ophthalmol. Soc.* 1948; 46:457-471.
- Cogan DG. Un nuevo método para el estudio de la regeneración endotelial. *Ophthalmologica.* 1949; 118(4-5):440-443.
- Cogan DG. Vascularización de la córnea; inducción experimental por pequeñas lesiones y una nueva teoría de su patogénesis. *Arch. Ophthalmol.* 1949; 41(4):406-416.
- Cogan DG. Estudio sobre la fisiología clínica de la córnea: La relación de la turgencia corneal, edema corneal, queratopatía bullosa y vascularización intersticial. *AJO.* 1949; 32:625-633.
- Cogan DG. Queratitis intersticial no sifilítica con síntomas vestíbulo-auditivos: Informe de 4 casos adicionales. *Arch. Ophthal.* 1949; 42(1):42-49.
- Cogan DG. Escleritis bilateral recurrente de varios años de duración con una inusual infiltración ¿grasa? *AMA Arch. Ophthalmol.* 1951; 46(3):341-342.
- Cogan DG, Kuwabara T. Arco senil: Su patología e histoquímica. *AMA Arch. Ophthalmol.* 1959; 61(4):553-560.
- Cogan DG, Dickersin GR. Queratitis intersticial no sifilítica con síntomas vestíbulo-auditivos: Un caso con aortitis fatal. *Arch. Ophthal.* 1964; 71:172-175.
- Cogan DG, Donaldson DD, Kuwabara T, et al. Distrofia microquística del epitelio corneal. *Trans. Am. Ophthalmol. Soc.* 1964; 62:213-225.
- Cogan DG, Sullivan WR Jr. Estudio inmunológico de la queratitis intersticial no sifilítica con síntomas vestíbulo-auditivos. *AJO.* 1975; 80(3Pt2):491-494.
- Cokerman GC, Hidayat AA. Membrana retro-corneal con estudio miofibroblástico de 11 casos. *Cornea.* 1999; 18(6):700-706.
- Colamussi V, Trotta F, Scaramelli M, et al. Crisiasis ocular (italiano). *Reumatismo.* 1975; 27(1):98-104.
- Coleman CM, Hannush S, Covello SP, et al. Una nueva mutación en el motive de terminación de la hélice de queratina K12 en una familia americana con distrofia corneal de Meesmann. *AJO.* 1999; 128:687-691.
- Colombres GA, Gramazo AL, Arrambide MP, et al. Retraso en la cicatrización epitelial corneal de bevacizumab intravítreo: Estudio clínico y experimental. *J. Ophthalmic. Vis. Res.* 2011; 6(1):18-25.
- Colomina J, Esparza L, Nuesa J, et al. Úlcera corneal causada por Nocardia asteroides después de queratoplastia penetrante (español). *Med. Clin. (Barc).* 1997; 108(11):424-425.
- Collier M. Terapia tisular de la queratitis disciforme (francés). *Bull. Soc. Ophtalmol. Fr.* 1953; 4:430-432.
- Collier M. Incidencia en Francia de la degeneración límbica en forma de cinturón blanco de Vogt en función de la edad y del sexo. Incidencia respectiva de los tipos I y II y de sus localizaciones (Estudio estadístico basado en 3,000 sujetos examinados) (francés). *Arch. Ophtalmol. Rev. Gen. Ophtalmol.* 1960; 20:588-601.
- Collier M. Degeneración limbal en el cinturón blanco de Vogt (Estudio clínico y aproximación etiopatogénica) (francés). *Arch. Ophtalmol. Rev. Gen. Ophtalmol.* 1961; 21:545-479.
- Collier M. Degeneración en mosaico de la membrana de Bowman (Vogt-Valerio). A propósito de un caso unilateral asociado con severas anomalías del globo ocular. *Arch. Ophtalmol. Rev. Gen. Ophtalmol.* 1962; 22:799-809.
- Collin HB. Linfáticos corneales en ojos de conejos vascularizados con aloxano. *Invest. Ophthalmol.* 1966; 5:1-13.
- Collin HB. Prevalencia de la línea de Hudson-Stähli de la córnea. *Am. J. Optom. Physiol Opt.* 1979; 56(2):94-97.
- Collier SA, Madigan MC, Penfold PL. Expresión de metaloproteasa de la matriz tipo I de membrana (MT1-MMP) y MMP-2 en córneas normales y queratocónicas. *Curr. Eye Res.* 2000; 21(2):662-668.
- Connell PP, O'Reilly J, Coughlan S, et al. El papel de patógenos oculares virales comunes en la queratitis punctata superficial de Thygeson. *BJO.* 2007; 91(8):1038-1041.
- Conrads H. Histología de la pingüecula en la degeneración corneal en forma de cinta (alemán). *Ophthalmologica.* 1957; 134(2):97-100.
- Cook C, MacDonald RK. Efecto de la cortisona sobre la permeabilidad de la barrera hémato-acuosa a la fluoresceína. *BJO.* 1951; 35(11):730-740.
- Cooke NT. Significado del arco senil en caucásicos. *J. R. Soc. Med.* 1981; 74(3):201-204.
- Cooper CA, Bergamini MVW, Leopold IH. Uso de flurbiprofeno para inhibir la neovascularización corneal. *Arch. Ophtalmol.* 1980; 98:1102-1105.
- Copens G, Foets B. Degeneración marginal de Terrien (francés). *Bull. Soc. Belge Ophtalmol.* 2008; 308:59.

- Corden LD, Swensson O, Swensson B, et al. Genética molecular de la distrofia corneal de Meesmann: Mutaciones ancestrales y nuevas en la queratina 12 (K12) y secuencia completa del gen KRT12. *Exp. Eye Res.* 2000; 70:41-49.
- Corden LD, Swensson O, Swensson B, et al. Una nueva mutación en la queratina 12 en un paciente alemán con distrofia corneal de Meesmann. *BJO.* 2000; 84:527-530.
- Coriglione G, Stella G, Gafa L. Neosartorya fischeri var fisheri (Wehmer) (Malloch y Cain, 1972) (anamorf: aspergillus fischerianus, Samson y Gams, 1985) como causa de Queratitis micótica. *Eur. J. Epidemiol.* 1990; 6(4):382-385.
- Cormier G, Brunette I, Boisjoly HM, et al. Punciones estromales anteriores para la queratopatía bullosa. *Arch. Ophthalmol.* 1996; 114(6):654-658.
- Coskunseven E, Kymionis GD, Bouzoukis DI, et al. Implantación de segmento de anillo intracorneal utilizando el láser de femtosegundo después de queratotomía radial en un paciente queratocónico. *J. Cataract Refract. Surg.* 2009; 35(1):197-199.
- Costagliola C, Romano V, Forbice E, et al. Edema corneal y su tratamiento médico. *Clin. Exp. Optom.* 2013; 96:529-535.
- Crane GW Jr, McPherson SD Jr. El efecto de la cortisona local en el tratamiento de la Queratitis intersticial sifilítica: Informe preliminar. *Am. J. Syph. Gonorrhea Vener. Dis.* 1951; 35(6):525-531.
- Cremona FA, Ghosheh FR, Rapuano CJ, et al. Queratocono asociado con otras distrofias corneales. *Cornea.* 2009; 28(2):127-135.
- Crawford WJ. Síndrome de Cogan asociado con poliarteritis nodosa: Informe de tres casos. *Pa. Med. J.* 1957; 60(7):835-838.
- Cressey A, Jacobs DS, Remmington C, et al. Mejoría de opacidades corneales crónicas en la enfermedad de la superficie ocular con el tratamiento de sustitución protésica del ecosistema de la superficie ocular PROSE. *Am. J. Ophthalmol. Case Rep.* 2018; 10:108-113.
- Crispin S. Deposición de lípidos corneales e hiperlipoproteinemia. *Prog. Rein. Eye Res.* 2002; 21(2):169-224.
- Croasdale CR, Schwartz GS, Malling JV, et al. Aloinjerto queratolimbal: Recomendaciones para el procesamiento y preparación en bancos de ojos, y estandarización de la técnica quirúrgica. *Cornea.* 1999; 18(1):52-58.
- Crock GW. La quinta generación de cirugía. Lectura Barraquer. *Ann. Inst. Barraquer.* 1977.
- Crock GW, Pericic L, Rajendran JS, et al. Un nuevo sistema de microcirugía para el injerto corneal humano y experimental. II. Aplicaciones clínicas y experimentales. *BJO.* 1978; 62:81-85.
- Cronquist S. Caso de ulcus rodent de la córnea. *Acta Ophthalmol (Copenh).* 1949; 27(1):139.
- Cross HE, Maumenee AE, Cantolino SJ. Herencia de la distrofia endotelial de Fuchs. *Arch. Ophthalmol.* 1971; 85(3):268-272.
- Croxatto JO, Dodds CM, Dodds R. Infiltración lipoidal bilateral y masiva de la córnea (degeneración lipoidal secundaria). *Ophthalmology.* 1985; 92:1686-1690.
- Cruz Becerril A, Valdivia A, Peralta R, et al. Prevalencia de errores refractivos en pacientes mejicanos con queratocono. *Clin. Optom.* 2015; 7:39-44.
- Culbertson WW, Abbott RL, Forster RK. Pérdida de células endoteliales en la Queratoplastia penetrante. *Ophthalmology.* 1982; 89:600-604.
- Culbertson WW. Sustitución endotelial: Flap de abordaje. *Ophthalmol. Clin. North Am.* 2003; 16(1):113-118.
- Curran RE, Kenyon KR, Green WR. Distrofia corneal de la membrana pre-Descemet. *AJO.* 1974; 77(5):711-716.
- Currie D. Queratitis micótica: Tres casos con un factor etiológico común. *Arch. Ophthalmol.* 1963; 70:335-336.
- Custovic K, Cuendet JF. Infiltración lipídica de la córnea (xantoma corneal) (francés). *Ophthalmologica.* 1971; 163(5):306-311.
- Czarny P, Kasprzak E, Wielgorski M, et al. Daño y reparación del ADN en la distrofia corneal endotelial de Fuchs. *Mol. Biol. Rep.* 2913; 40(4):2977-2983.
- Czukrasz I. Tétanos cefálico unilateral desde una laceración conjuntival (alemán). *Klin. Monbl. Augenheilkd.* 1963; 143:375-379.
- Chaffer CL, Thompson EW, Williams ED. Transición mesénquima a epitelio en el desarrollo y enfermedad. *Cells Tissues Organs.* 2007; 185:7-19.
- Chai D, Juhasz T, Brown DJ, et al. Reticulación óptica de colágeno no lineal y rigidez mecánica: Un posible enfoque terapéutico fotodinámico para tratar la ectasia corneal. *J. Biomed. Opt.* 2013; 18:038003.
- Chalmers RL, Begley CG. Síntomas de sequedad en una población clínica no seleccionada con y sin usuarios de lentes de contacto. *Cont. Lens. Anterior Eye.* 2006; 29(1):25-30.
- Chan TC, Lau TW, Lee JW, et al. Reticulación del colágeno corneal para la queratitis infecciosa: Actualización de los estudios clínicos. *Acta Ophthalmol.* 2015; 93(8):689-696.
- Chandler JW, Kaufman HE. Reacciones de injertos después de Queratoplastia para el queratocono. *AJO.* 1974; 77:543-547.
- Chandler JW, Milam DF. Úlceras corneales diftéricas. *Arch. Ophthalmol.* 1978; 96(1):53-56.
- Chang CT, Chen YL, Lee SH, et al. La inhibición de la neovascularización corneal inducida por prostaglandina E1 por colirios de esteroides. *J. Formosan Med. Assoc.* 1989; 88:707-711.
- Chang KC, Kim MK, Wee WR, et al. Disfunción del endotelio corneal asociado con toxicidad a amantadina. *Cornea.* 2008; 27:1182-1185.
- Chang KC, Jeong JH, Kim MK, et al. El efecto de la amantadina sobre el endotelio corneal en sujetos con enfermedad de Parkinson. *Ophthalmology.* 2010; 117:1214-1219.
- Chansanti O, Horatanaruang O. Los resultados del trasplante de membrana amniótica para la queratopatía bullosa sintomática. *J. Med. Assoc. Thai.* 2005; 88(S9):S57-62.
- Charukamnoetkanok P. Células madres corneales: Acortando brechas de conocimiento. *Semin. Ophthalmol.* 2006; 34:64-73.

- Chee KY, Ricic A, Wiffen SJ. Células madres limbales: La investigación de un marcador. *Clin. Exp. Ophthalmol.* 2006; 34:64-73.
- Chen JJ, Tseng SC. Cicatrización de herida epitelial corneal en la deficiencia limbal parcial. *IOVS.* 1990; 31:1301-1314.
- Chen J, Xie H, Wang Z, et al. Úlcera de Mooren en China: Estudio de las características clínicas y tratamiento. *BJO.* 2000; 84(11):1244-1249.
- Chen YP, Lai PC, Chen PY, et al. Retención de la membrana de Descemet después de queratoplastia penetrante. *J, Cataract Refract. Surg.* 2003; 29(9):1842-1844.
- Chen Z, de Paiva CS, Luo L, et al. Caracterización del fenotipo putativo de células madres en el epitelio limbal humano. *Stem Cells.* 2004; 22:355-366.
- Chen KH, Hsu WM, Liang CK. Úlcera de Mooren recidivante tras un Trasplante de membrana amniótica combinado con autoinjerto conjuntival. *Ophthalmology.* 2004; 111(4):792-795.
- Chen YT, Tseng SH, Chao SC. Nuevas mutaciones en el motive de terminación de la hélice de queratina 3 y 12 en dos familias taiwanesas con distrofia corneal de Meesmann. *Cornea.* 2005; 24:928-932.
- Chen HT, Chen HC, Hsiao CH, et al. Arco corneal y factores de riesgo cardiovascular en sujetos de edades medias en Taiwán. *Am. J. Med. Sci.* 2009; 338(4):268-272.
- Chen S, Mienaltowski MJ, Birk DE. Regulación del ensamblaje de la matriz extracelular estromal corneal. *Exp. Eye Res.* 2015; 133:69-80.
- Chen JL, Lin BR, Gree KM, et al. Identificación de presuntas mutaciones patógenas del gen KRT3 y KRT12 asociadas con la distrofia corneal de Meesmann. *Mol. Vis.* 2015; 21:1378-1386.
- Cherfan D, Verter EE, Melki S, et al. Reticulación del colágeno usando rosa de bengala y luz verde para aumentar la rigidez corneal. *IOVS.* 2013; 54:3426-3433.
- Cherry PMH, Faulkner JD, Shaver RP, et al. Láser de argón para el tratamiento de la neovascularización corneal. *Ann. Ophthalmol.* 1973; 5:911-920.
- Cherry PM, Garner A. Neovascularización corneal tratada con láser de argón. *BJO.* 1976; 60(6):464-472.
- Chesney AM, Woods AC. Otras observaciones sobre la relación del ojo con la inmunidad en la sífilis experimental: III. La influencia de una reacción inflamatoria no específica en la córnea sobre el desarrollo de la inmunidad en este tejido después de inoculación intratesticular. *J. Exp. Med.* 1944; 0(5):369-375.
- Chi HH, Teng CC, Katzin HM. Proceso de cicatrización en la denudación mecánica del endotelio corneal. *AJO.* 1960; 49:693-703.
- Chi HH, Teng CC, Katzin HM. Histopatología del endotelio corneal: Estudio de 176 discos patológicos obtenidos de queratoplastia. *AJO.* 1962; 53:215-235.
- Chia PL, John T. Queratopatía en vortex presuntamente secundaria AZD9291. *J. Thorac. Oncol.* 2015; 10(12):1807-8.
- Chikama T, Takahashi N, Wakuta M. Biopsia in vivo con el microscopio láser confocal para la evaluación de la erosión corneal recurrente traumática. *Mol. Vis.* 2008; 14:2333-2339.
- Choi JS, Oh YS, Wee WR. Un caso de deterioro endotelial corneal asociado con la retención de la membrana de Descemet después de queratoplastia penetrante. *Jpn. J. Ophthalmol.* 2009; 53(6):653-655.
- Choong YF, Hawksworth NR. Reducción espontánea en la corrección miópica siguiendo a una queratitis estromal disciforme por varicela. *BJO.* 2002; 86(8):939-940.
- Choyce DP. Lepra ocular, con referencia a ciertos casos mostrados. *Proc. R. Soc. Med.* 1955; 48(2):108-112.
- Christensen GR. Degeneración corneal proteinacea. Estudio histoquímico. *Arch. Ophthalmol.* 1973; 89:30-32.
- Christensen AE, Knappskog PM, Midtbo M, et al. Síndrome de córnea frágil asociado con una mutación sin sentido en el gen de dedo de zinc 469. *IOVS.* 2010; 51(1):47-52.
- Chu S, Hu FR, Yang CM, et al. Inyección subconjuntival de bevacizumab en el tratamiento de la neovascularización corneal asociada con el depósito de lípidos. *Cornea.* 2011; 30(1):60-66.
- Chuckpaiwong V, Nithithanaphot C, Jongkhajornpong P, et al. Distrofia de la membrana basal epitelial después de queratomileusis in situ láser asistida con láser de femtosegundo. *Can. J. Ophthalmol.* 2018; 53(2):e44-e46.
- Chung EH, Hutcheon AK, Joyce NC, et al. Sincronización de la transición S1/S en respuesta al desbridamiento corneal. *IOVS.* 1983; 24:1442-43.
- Chung SH, Kim EK. Queratocono con líneas de estrés horizontales unilateral. *Cornea.* 2005; 24(7):890.
- D´Amico DJ, Kenyon KR, Ruskin JN. Lipidosis inducida por fármacos de la córnea y conjuntiva. *Int. Ophthalmol.* 1981; 4(1-2):67-76.
- D´Amico DJ, Kenyon KR, Ruskin JN. Queratopatía por amiodarona: Enfermedad por almacenamiento de lípidos inducida por fármacos. *Arch. Ophthalmol.* 1981; 99(2):257-61.
- Dabin I, Courtois Y. Cinética in vitro de la difusión del factor de crecimiento fibroblástico básico a través de un endotelio corneal reconstituido. *J. Cell Physiol.* 1991; 147:396-402.
- Dada T, Sharma N, Dada VK, et al. Queratitis pneumocócica después de queratomielusis láser in situ. *J. Cataract. Refract. Surg.* 2000; 26(3):460-461.
- Dallos J. Velo de Sattler. *BJO.* 1946; 30:607-613.
- Danabos G. Melanoma primario de la superficie corneal posterior (alemán). *Klin. Monbl. Augenheilkd.* 1963; 143:529-534.
- Daniel E, Thompson K. Sensación corneal en la lepra. *Int. J. Lepr. Other Mycobact. Dis.* 1999; 67(3):298-301.
- Daniels JT, Dart JK, Tuft SJ, et al. Células madres corneales en revisión. *Wound Repair Regen.* 2001; 9:483-494.
- Dark JK, Sa VP, Kilvington S. Queratitis por acantoameba: Actualización en el diagnóstico y el tratamiento; 2009. *AJO.* 2009; 148(4):e482.

- Dausch D, Landesz M, Klein R, et al. Queratectomía fototerápica en erosiones epiteliales corneales recurrentes. *Refract. Corneal Surg,* 1993; 9(6):419-424.
- Davanger M, Evensen A. Papel de la estructura papilar peri-corneal en la renovación del epitelio corneal. *Nature.* 1971; 229:560-561.
- Davey PG. Enfermedad de Fabry –manifestaciones oculares y síntomas visuales. En Davey PG (ed) Ophthalmology. Rjeka, Croacia. Intech. 2014; pp. 385-93.
- Davidson A. Distrofia lipídica primaria de la córnea. *Arch. Ophthalmol.* 1947; 37(4):433-443.
- Davidson B, Pilz CG, Zeller RN. Xantomatosis generalizada con afectación corneal. Informe de caso. *AJO.* 1951; 34(2-1):233-236.
- Davis EA, Dohlman CH. Queratitis neurotrófica. *Intern. Ophthalmol. Clin.* 2001; 41(1):1-11.
- Davis D. Adaptación al pH ambiental en la patogénesis de Cándida albicans t relacionados. *Curr. Genet.* 2003; 44:1-7.
- Daxer A, Fratzl P. Orientación de las fibrillas de colágeno en el estroma corneal humano y sus implicaciones en el queratocono. *IOVS.* 1997; 38:121-129.
- Day S, Lalitha P, Haug S, et al. Actividad de antibióticos contra Fusarium y Aspergillus. *BJO.* 2009; 93(1):116-119.
- Daya SM, Watson A, Sharpe JR, et al. Resultado y análisis de AND de aloinjerto de células madre expandido ex vivo para la reconstrucción de la superficie ocular. *Ophthalmology.* 2005; 112(3):470-7.
- Daya SM, Chan CC, Holland EJ. Nomenclatura de la Sociedad de la Córnea para procedimientos rehabilitadores de la superficie ocular. *Cornea.* 2011, 30(10):115-19.
- De Courcy TL. Algunos aspectos de la queratitis intersticial. *Med. Press.* 1950; 2299):198-201.
- De Gottrau P, Holbach LM, Naumann GO. Queratitis fúngica con infiltración anular e hipopion (francés). *J. Fr. Ophthalmol.* 1993; 16(8-9):493-496.
- de Lavalette JG, de Lavalette AR, van Rij G, et al. Resultados a largo plazo de trasplantes corneales en pacientes con queratocono. *Doc. Ophthalmol.* 1985; 59(1):93-97.
- De Paiva CS, Chen Z, Corrales RM, et al. El transportador ABCG2 identifica una población de células epiteliales limbales humanas clonogénicas. *Stem Cells.* 2005; 23:63-73.
- de Simone S. Consumo de oxígeno y glucólisis anaeróbica de la córnea de conejo en la queratitis neuroparalítica experimental (italiano). *Boll. Ocul.* 1955; 34(3):129-137.
- de Vincentiis M. Efecto de la xantopterina en las heridas experimentales de la córnea. Acta Ophthalmol. (Copenh). 1959; 37:290-3.
- del Buono E, Pandolfi M, Brogi M. Sobre el uso clínico del extracto de sangre desproteinizado (italiano). Ann. Ottalmol. Clin. Ocul. 1962; 88:453-9
- del Castillo JM, de la Casa JM, Sardina RC, et al. Tratamiento de erosiones corneales recurrentes utilizando suero autólogo. *Cornea.* 2002; 21:781-783.
- Degos R, Voisin J, Delzant O. Lepra ocular tratada exitosamente con cortisona e injerto corneal (francés). *Bull. Soc. Fr. Dermatol. Syphiligr.* 1952; 59(3):249.
- Dellaert MM, Casey TA, Wiflen S, et al. Influencia del factor de crecimiento epidérmico tópico humano en la re-epitelización post-queratoplastia. *BJO.* 1997; 81:391-395.
- Deogaonkar M, Wilson K, Vitek J. Amantadina induce edema corneal reversible. *J. Clin. Neurosci.* 2011; 18:298-299.
- DeSanctis U, Loiacono C, Richiardi L, et al. Sensibilidad y especificidad de la elevación corneal posterior medido con Pentacam en la discriminación queratocono / queratocono subclínico. *Ophthalmology.* 2008; 115:1534-1539.
- DeSanctis U, Aragno V, Dalmasso P, et al. Diagnóstico del queratocono subclínico utilizando mediciones de elevación posterior con 2 métodos diferentes. *Cornea.* 2013; 32:911-915.
- Deutsch TA, Hughes WF. Efectos supresores de la indometacina en la neovascularización térmicamente inducida de córneas de conejo. *AJO.* 1979; 87:536-540.
- Devlin PJ. Un caso de queratitis intersticial en una edad temprana. *BJO.* 1945; 29(3):155-156.
- DeVoe AG. Ciertas anomalías de la membrana de Bowman con particular referencia a líneas dactilares en la córnea. *Trans. Am. Ophthalmol. Soc.* 1962; 60:195-201.
- Di Girolamo N. Moviendo el epitelio: El seguimiento del destino de las células madres epiteliales limbales de mamífero. *Prog. Retin. Eye Res.* 2015; 48:203-25.
- Diez E, Álvaro J, Espeso EA, et al. La activación del factor de transcripción en dedo de zinc PacC de Aspergillus requiere de dos pasos proteolíticos. *EMBO J.* 2002; 21:1350-1359.
- Dinarello CA. Interleucina 1 y sus citoquinas relacionadas biológicamente. *Adv. Immunol.* 1989; 44:153-205.
- Ding Y, Murri MS, Birdsong OC, et al. Degeneración marginal de Terrien. *Surv. Ophthalmol.* 2019; 64(2):162-174.
- Djodeyre MR, Beltran J, Ortega-Usobiaga J, et al. Evaluación a largo plazo de ojos con grosor corneal central <400 μm siguiendo a queratomileusis láser in situ. *Clin. Ophthalmol.* 2016; 10:535-540.
- Dobbins KR, Price FW Jr, Whitson WE. Tendencias en las indicaciones de la Queratoplastia penetrante en el medio-Oeste de Estados Unidos. *Cornea.* 2000; 19:813-816.
- Dogru M, Kato N, Matsumoto Y, et al. Inmunohistoquímica y microscopía electrónica de las crestas (volutas) retro-corneales en la queratitis intersticial sifilítica. *Curr. Eye Res.* 2007; 32(10):863-870.
- Dota A, Nishida K, Honma Y, et al. La distrofia corneal gelatinosa no es una amiloidosis corneal mutada en beta ig.h3. *AJO.* 1998; 126(6):832-833.
- Douglas RM, Grove DI, Elliott J, et al. Ulceración corneal debida a Nocardia asteroides. *Aust. N Z J Ophthalmol.* 1991, 19(4):317-320.
- Doughman DJ, Olson GA, Nolan S, et al. Queratopatía en banda superficial. *Arch. Ophthalmol.* 1969; 81(2):264-271.

- Doughman DJ, Van Horn D, Rodman WP, et al. Reparación de la capa endotelial corneal humana durante el cultivo de órganos. *Arch. Ophthalmol.* 1976; 94(10):1791-1796.
- Doughman DJ, Harris JS, Schmitt MC. Queratoplastia penetrante usando córnea cultivada a 37°C. *Trans. Sect. Ophthalmol. Am. Acad. Ophthalmol. Otolaryngol.* 1976; 81(5):778-93.
- Doughman DJ. Preservación prolongada de córnea donante en cultivo de órgano: Evaluación clínica a largo plazo. *Trans. Am. Ophthalmol. Soc.* 1980; 78:567-628.
- Doughman DJ, Lindstrom RL, Skelnick DL, et al. Almacenamiento corneal a largo plazo de cultivos de órganos: Sistema Minnesota. En: Cirugía corneal. 2ªed. Brightbill FS (ed). St. Louis Mosby. 1993; pp:614-622.
- Dowd CJ, Cooney CL, Nugent MA. El heparan sulfato media el transporte de b-FGF a través de la membrana basal por difusión con unión reversible rápida. *J. Biol. Chem.* 1999; 274:5236-44.
- Draxer A, Fratzl P. Orientación de las fibrillas de colágeno en el estroma corneal humano y sus implicaciones en el queratocono. *IOVS.* 1997; 38:121-129.
- Drews LC, Barton GD, Mikkelsen WH. El tratamiento de la Queratitis intersticial sifilítica aguda con cortisona tópica. *AJO.* 1953; 36(1):90-103.
- Driver PJ, Reed JW, Davis RM. Caso familiar de queratocono asociado con distrofia polimorfa posterior. *AJO.* 1994; 118(2):256-257.
- Du C, Li Y, Dai L, et al. Mutación en el gen UBIAD1 en una familia Han china con distrofia corneal de Schnyder. *Mol. Vis.* 2011; 17:2685-2692.
- Dua HS, Forrester JV. El limbo córneo-escleral en la curación de heridas en el epitelio corneal humano. *AJO.* 1990; 110(6):646-56.
- Dua HS, Watson NJ, Mathur RM, et al. Migración de células epiteliales corneales en humanos: Queratopatía de huracán y ventisca. *Eye (Lond):* 1993; 7(1):53-58.
- Dua HS, Sing A, Gomes JA, et al. Formación de vortex o espirales de células epiteliales humanas inducidos por campos magnéticos. *Eye (Lond).* 1996; 10(4):447-50.
- Dua HS, Azuara Blanco A. Células madres limbales del epitelio corneal. *Surv. Ophthalmol.* 2000; 44:415-25.
- Dua HS, Daini JS, Azuara Blanco A, et al. Deficiencia de células madres limbales: Concepto, etiología, presentación clínica, diagnóstico y manejo. *Indian J. Ophthalmol.* 2000; 48:83-92.
- Dua HS, Lagnado R, Raj D, et al. Delaminación alcohólica del epitelio corneal: Una alternativa en erosiones corneales recurrentes. *Ophthalmology.* 2006; 113:404-411.
- Dubbelman M, Weeber HA, van der Heijde RG, et al. Radio y asfericidad de la superficie corneal posterior determinada por fotografía de Scheimpflug corregida. *Acta Ophthalmol. Scand.* 2002; 80(4):379-83.
- Dubow JS, Rezak M, Berman AA. Edema corneal reversible asociado con el uso de amantadina: Un problema irreconocible. *Mov. Disord.* 2008; 23:2096-2097.
- Dubroff S. Degeneración corneal marginal pelúcida, informe sobre cirugía correctora. *J. Cataract. Refract. Surg.* 1989; 15(1):89-93.
- Dudakova L, Liskova P, Trojek T, et al. Cambios en la distribución de lisil oxidasa (LOX) y disminución de su actividad en córneas con queratocono. *Exp. Eye Res.* 2012; 104:74-81.
- Dudakova L, Palos M, Jirsova K, et al. Validación de rs2956540 G>C y rs3735520 G>A asociado con el queratocono en una población de descendientes europeos. *Eur. J. Human. Genet.* 2015; 23:1581-1583.
- Dudakova L, Skalicka P, Davidson AE, et al. Presencia coincidente de distrofia corneal de Schnyder y distrofia corneal polimorfa posterior tipo 3. *Cornea.* 2019; 38(6):758-760.
- Dudakova L, Evans CJ, Pontikos N, et al. La utilidad de la secuenciación masiva paralela para el diagnóstico molecular de la distrofia corneal polimorfa posterior tipo 3. *Exp. Eye. Res.* 2019; 182:160-166.
- Duffin RM, Weissman BA, Glasser DB, et al. Flurbiprofeno en el tratamiento de la neovascularización corneal inducida por lente de contacto. *AJO.* 1982; 94:377-382.
- Dufour R. Indicaciones específicas para las lentes de contacto en la queratitis neuroparalítica y albinismo. *Ophthalmologica.* 1952; 123(4-5):290-294.
- Dufour R, Rosselet E. El tratamiento de la queratitis neuroparalítica. *Cofin. Neurol.* 1953; 13(3):183-187.
- Duggan JN, Nanavati BP. Tatuaje de la opacidad corneal con cloruro de platino y oro. *BJO.* 1936; 20(7):419-425.
- Duhaima AS, Gorban AM, Shoukrey N, et al. Análisis bioquímico de la queratopatía climática en gotitas. *Saudi Bull. Ophthalmol.* 1988; 3:147-149.
- Duke-Elder S, Ashton N. Acción de la cortisona sobre las reacciones tisulares de inflamación con especial referencia al ojo. *BJO.* 1951; 35(11):695-707.
- Duncan JK, Belin MW, Borgstrom M. Evaluación de la progresión del queratocono: Nuevos determinantes topográficos. *Eye Vis.* 2016; 3:6.
- Dunlop EM, Zwink FB. Incidencia de cambios corneales en la sífilis congénita. *Br. J. Vener. Dis.* 1954; 30(4):201-209.
- Dunnington JH, Smelser GK. Incorporación de S35 en la cicatrización de heridas en córneas normales y desvitalizadas. *Trans. Am. Ophthalmol. Soc.* 1957-58; 55:67-86.
- Dunnington JH, Weimar V. Influencia del epitelio sobre la cicatrización de incisiones corneales. *AJO.* 1958; 45(4Pt2):89-95.
- Dupps WJ Jr, Roberts C. Efecto de los cambios biomecánicos agudos en la curvatura corneal después de fotoqueratectomía. *J. Refract. Surg.* 2001; 17:658-669.
- Dupps WJ Jr, Wilson SE. Biomecánica y cicatrización de heridas en la córnea. *Exp. Eye Res.* 2006; 83:709-720.
- Duran L, Bauvier R, Burillon C, et al. Córnea farinata. Informe de caso: Estudio clínico, histológico y ultraestructural (francés). *J. Fr. Ophtalmol.* 1990; 13(8-9):449-455.
- Duran JA, Rodríguez Ares MT. Degeneración corneal lipídica primaria. *Cornea.* 1991; 10:166-169.

407

- Durán JA, Rodríguez-Ares MT, Torres D. Resección en creciente para el tratamiento de la degeneración marginal corneal pelúcida. *Ophthalmic Surg.* 1991; 22(3):153-156.
- Dutt S, Elner VM, Soong HK, et al. Amiloidosis localizada secundaria en la Queratitis: Hallazgos clinicopatológicos. *Ophthalmology.* 1992; 99(5):817-823.
- Dybicka A, Kazakiewicz A. Valor terapéutico de la hialuronidasa en enfermedades de la córnea (polaco). *Klin. Oczna.* 1957; 27(4):617-622.
- Eberwein P, Hiss S, Auw-Haedrich C, et al. Expresión de marcadores epiteliales en la degeneración nodular de Salzmann muestra características de células amplificadas transitorias limbales y alude a la implicación del epitelio en su patogénesis. *Acta Ophthalmol.* 2010; 88(5):e184-189.
- Edelhauser HF. Respuesta endotelial y estromal a traumatismos: Taller de biofísica corneal. *Corneal Biomechanics and Wound Healing NIH.* 1989; 171-194.
- Edwards WC, Reed RE. Úlcera de Mooren. Informe patológico de un caso. *Arch. Ophthalmol.* 1968; 80:361-364.
- Eghrari AO, Vahedi S, Afshari NA, et al. Expansión de CTG18.1 en TCF4 entre negros americanos con distrofia corneal de Fuchs. *IOVS.* 2017; 58(14):6046-6049.
- Ehlers H. Algunas investigaciones experimentales sobre los vasos corneales. *Acta Ophthalmol.* 1927; 5:99-112.
- Ehlers N, Hjordal J, Nielsen K, et al. Variabilidad fenotípica en la distrofia de Meesmann: Revisión clínica de la literatura y presentación de una familia genéticamente idéntica a la familia original. *Acta Ophthalmologica.* 2008; 86:40-44.
- Ehrich W, Höh H. Regeneración del endotelio corneal en el conejo- Ensayos preliminares I (alemán). *Klin. Monbl. Augenheilkd.* 1984; 184(6):543-8.
- Eiferman RA. Crioterapia de la queratitis y escleritis por pseudomona. *Arch. Ophthalmol.* 1979; 97(9):1627-1639.
- Einsenstein B, Taubenhaus M. Queratitis intersticial no sifilítica y sordera bilateral (síndrome de Cogan) asociado con enfermedad cardiovascular. *N. Engl. J. Med.* 1958; 258(22):1074-1079.
- El-Awady H, Shawky M, Ghanem AA. Evaluación de la reticulación del colágeno en ojos queratocónicos con implantes de anillos Kera. *Eur. J. Ophthalmol.* 2012; 22(supl 7):562-568.
- El-Raggal TM. Secuencial frente a concurrente inserción de KERARING y reticulación del colágeno corneal para el queratocono. *BJO.* 2011; 95(1):37-41.
- Elianson JA. Leucocitos y vascularización corneal experimental. *IOVS.* 1978; 17(11):1087-1095.
- Elianson JA. Actividad angiogénico del epitelio corneal. *Exp. Eye Res.* 1985; 41:721-732.
- Elzine S, Kaufmann JC. Distrofia nodular en forma de banda en la córnea. *AJO.* 1964; 57:760-763.
- Emre S, Doganay S, Yologlu S. Evaluación de los parámetros del segmento anterior en ojos con queratocono con el sistema Pentacam. *J. Cataract Refract. Surg.* 2007; 33(10):1708-12.
- Engler C, Kelliher C, Spitze AR, et al. Respuesta de proteínas desplegadas en la distrofia corneal endotelial de Fuchs ¿una vía patogenética unificada? *AJO.* 2010; 149(2):194-202.e2.
- English FP. Queratopatía esquimal. *Papua New Guinea Med. J.* 1973; 18:95-96.
- Enzenauer RW, Cornell FM, Brooke JD, et al. Queratitis por Nocardia asteroides: Un caso asociado con el uso de lentes de contacto blandas. *CLAO J.* 1989; 15(1):71-73.
- Epalza E. Una contribución a la anatomía patológica del ulcus rodens corneal (alemán). *Klin. Monatsbl. Augenh.* 1915; 54:266.
- Epstein RJ, Stulting RD, Rodríguez MM. Opacidades corneales y anomalías en el segmento anterior en ratones DBA/2: Modelos posibles para la Elastosis corneal y el síndrome endotelial iridocorneal (ICE). *Cornea.* 5:95-105.
- Epstein RJ, Stulting RD, Hendricks RL, et al. Neovascularización corneal. Patogénesis e inhibición. *Cornea.* 1987; 6:250-257.
- Epstein RJ, Hendricks RL, Stulting RD. La interleucina 2 induce neovascularización corneal en el ratón A/J. *Cornea.* 1990; 9:318-323.
- Er H, Uzmez E. Efectos del factor beta 2 de transformación del crecimiento, interleucina 6 y fibronectina sobre la cicatrización de herida epitelial corneal. *Eur. J. Ophthalmol.* 1998; 8:224-229.
- Escapini H. Degeneración y regeneración de los nervios en trasplantes corneales: Estudio experimental. *Arch Ophthalmol.* 1948; 39(2):135-161.
- Escapini H, Olson RJ, Kaufman HE. Contaminación de la córnea donante con el medio de preservación de McCarcy-Kaufman. *AJO.* 1979; 88:59-62.
- España EM, Grueterich M, Romano AC, et al. Deficiencia idiopática de células madres limbares. *Ophthalmology.* 2002; 109:2004-2010.
- España EM, Grueterich M, Sandoval H, et al. Trasplante de membrana amniótica para la queratopatía bullosa en ojos con pobre potencial visual. *J. Cataract Refract. Surg.* 2003; 29(2):279-284.
- Etienne R, Moreau PG. Distrofia corneal nodular de Salzmann (francés). *Ann. Ocul (París).* 1957; 190(3):187-205.
- Etzine S. Córnea cónica en gemelos idénticos. *S. Afr. Med. J.* 1954; 28(8):154-155.
- Ewing JA, Rouse BA. Arco corneal como un signo de posible alcoholismo. *Alcohol Clin. Exp. Res.* 1980; 4(1):104-106.
- Ey RC, Hughes WF, Bloome MA, et al. Prevención de la vascularización corneal. *AJO.* 1968; 66:1118-1131.
- Fabricant RN, Alpar AJ, Centifanto YM, et al. Receptores del factor de crecimiento epidérmico sobre el endotelio corneal. *Arch. Ophthalmol.* 1981; 99(2):305-308.
- Fabyan M. Contribución a la patogénesis de B. Abortus. *J. Med. Res.* 1912; 26(3):441-488.
- Fajardo LF, Kwan HH, Kowalski J, et al. Papel dual del factor alfa de necrosis tumoral en la angiogénesis. *Am. J. Pathol.* 1992; 140(3):539-544.
- Falcinelli G, Falsini B, Taloni M, et al. Ósteo-odonto-queratoprótesis modificada para el tratamiento de la ceguera corneal: Resultados anatómicos y funcionales a largo plazo. *Arch. Ophthalmol.* 2005; 123(10):1319-29.

- Falcone C. Una distrofia tropical. *East. Afr. Med. J.* 1954; 31(10):471-475.
- Farahani M, Patel R, Dwarakanathan S. Úlceras corneales infecciosas. *Dis. Mon.* 2017; 63(2):33-37.
- Faria Correira F, Ramos IC, López BT, et al. Índices topométricos y tomográficos para el diagnóstico del queratocono. *International J. Keratoconus Ect. Dis.* 2012; 1(2):92-99.
- Farjo AA, Halperin GI, Syed N, et al. Degeneración corneal nodular de Salzmann, características clínicas y resultados quirúrgicos. *Cornea.* 2006; 25(1):11-15.
- Farrell RA. Transparencia corneal. En: Albert DM, Jacobiec FA, eds. Principios y práctica de la Oftalmología. Ciencias básicas. Filadelfia. WB Saunder. 1994; pp 64-81.
- Farrell RA, McCully RL. Transparencia corneal. En: Albert DM, Jacobiec FA, eds. Principios y práctica de la Oftalmología. Ciencias básicas. Filadelfia. WB Saunder. 1994; pp 629-643.
- Faye M, Lam A, Borzeix A. Tratamiento de la úlcera de Mooren por combinación de periectomía y corticoides. A propósito de 6 casos (francés). *J. Fr. Ophtalmol.* 1991; 14(11-12):629-632.
- Fazakas S. Penicilina en cultivos de hongos y bacterias (alemán). *Ophthalmologica.* 1950; 120(6):418-425.
- Fazakas A. Informe resumido sobre exámenes oftalmológicos personales de los hongos. *Ophthalmológica.* 1953; 126(2):91-109.
- Feder RS, Jay M, Yue BY, et al. Distrofia corneal mucinosa subepitelial: Relaciones clínicas y patológicas. *Arch. Ophthalmol.* 1993; 111(8):1106-1114.
- Federman JL, Brown GC, Felberg NT, et al. Angiogénesis ocular experimental. *AJO.* 1980; 89:231-237.
- Fedukowicz H, Horwich H. El diplobacilo gram negativo en queratitis con hipopion. *AMA Arch. Ophthalmol.* 1953; 49:202-211.
- Fehr O. Acerca de la degeneración corneal manchada familiar (alemán). *Zent. Prakt. Augenheilkd.* 1904; 28:1-11.
- Feingold M. Úlcera de Mooren de la córnea. Informe histológico. *Trans. Am. Ophthalmol. Soc.* 1920; 18:385-398.
- Fernándes M, Vira D. Injerto de un parche para la perforación corneal por un traumatismo trivial en la degeneración marginal de Terrien bilateral. *Middle East. Afr. J. Ophthalmol.* 2015; 22(2):255-257.
- Fernández Sasso D, Acosta JE, Malbran E. Distrofia corneal dominante pre-Descemet puntiforme y policromática. *BJO.* 1979; 63:336-338.
- Ferrari G, Tedesco S, Delfini E, et al. Escáner Láser en la microscopía confocal in vivo en un caso de degeneración marginal de Terrien. *Cornea.* 2010; 29(4):471-475.
- Fiegel VD, Knighton DR. Factor beta de transformación de crecimiento (TGFb) causa angiogénesis indirecta por reclutamiento de monocitos. *Fed. Proc.* 1988; 2:A1601.
- Fielder AR, Winder AF; Sheraidah GA, et al. Problemas con el arco corneal. *Trans. Ophthalmol. Soc. UK.* 1981; 101(1):22-26.
- Filippello M, Stagni E, O´Brart D. Reticulación del colágeno corneal transepitelial: Estudio bilateral. *J. Cataract Refract. Surg.* 2012; 38:283-291.
- Filippovich BA, Kozel TI. Caso de úlcera corneal causada por pseudomona aeruginosa y tratada exitosamente con extracto de aceite de pescado (ruso). *Vestn. Oftalmol.* 1979; 3:67-68.
- Fine BS, Townsend WM, Zimmerman LE, et al. Degeneración lipoidea de la córnea. *AJO.* 1974; 78:12-23.
- Fini ME. Queratocito y fenotipo fibroblasto en la reparación corneal. *Prog. Retin. Eye Res.* 1999; 18:529-551.
- Fintelman RE, Vastine DW, Bloomer MM, et al. Queratitis punctata superficial de Thygeson y cicatrización. Cornea. 2012; 31(12):1446-1448.
- Fiorentzis M, Széntmáry N, Seitz B. Cicatriz corneal disciforme vascularizada bilateral de origen herpético en un niño (aleámán). *Ophthalmologe.* 2015; 112(2):162-165.
- Fischer FP. La teoría de los coloides médicos en relación con el ojo (alemán). *Zbl. Ges. Ophthal.* 1932; 27:657-682.
- Fisher ER, Hellstrom HR. Síndrome de Cogan y enfermedad vascular sistémica: Análisis de las características patológicas con referencia a su relación con la tromboangeítis obliterante (Buerger). *Arch. Patol.* 1961; 72:572-592.
- Flögel W, Widmeier S, Hotz P, et al. Hallazgos corneales y conjuntivales en la intoxicación sistémica con plata (alemán). *Klin. Monbl. Augenheilkd.* 2006; 223(5):390-392.
- Fodor E, Hagyó K, Resch M, et al. Comparación del tearscope Plus frente a la lámpara de hendidura en las mediciones de la altura del menisco lagrimal inferior en individuos normales. *Eur. J. Ophthalmol.* 2010; 20(5):819-34.
- Fogle JA, Kenyon KR, Star WJ, et al. Adhesión epitelial defectuosa en las distrofias corneales anteriores. *AJO Soc.* 1964; 62:213-225.
- Foja S, Luther M, Huffmann K, et al. La expansión repetida de CTG18.1 puede reducir la expresión génica de TCF4 en las células endoteliales corneales de pacientes alemanes con distrofia de Fuchs. *Graefes Arch. Clin. Exp. Ophthalmol.* 2017; 255(8):1621-1631.
- Folca PJ. Vascularización corneal inducida experimentalmente con extracto de córnea. *BJO.* 1969; 53:827-832.
- Folkman J, Weisz PB, Joullie MM, et al. Control de la angiogénesis con sustitutos sintéticos de la heparina. *Science.* 1989; 243:1490-1493.
- Fons A, García de Lomas J, Noguera JM et al. Histopatología de la queratitis por Aspergillus fumigatus. *Mycopathologia.* 1988; 101:129-131.
- Forbes SB. Nuevo pigmento para el tatuaje corneal. Informe de tres casos. *AJO.* 1960; 50:325.
- Forgacs J. Estudio clínico y experimental de la membrana basal del epitelio corneal en la queratitis bullosa. *BJO.* 1960; 44:385-193.
- Forgács J. Efecto del extracto de placenta sobre la cicatrización de la córnea en conejos (francés). *Ther. Umsch.* 1962; 19:338-41.
- Forgacs J. Estrías hialinas retrocorneales post-inflamatorias en patrón de telaraña (francés). *Ophthalmologica.* 1963; 145:301-305.
- Forsius H. Sensibilidad de la córnea en el arco senil. *Acta Ophthalmol (Copenh).* 1958; 36(1):43-49.

- Forsius H, Erikson AW, Luukka. Características oftalmológicas de los esquimales en Augpilagtok. *Arch. Anthropol.* 1970; 7:9-17.
- Forsius H. Cambios climáticos en los ojos de esquimales, lapones y cheremisses. *Acta Ophthalmol (Copenh).* 1972; 50:532-538.
- Forsius H, Erikson A. La córnea en latitudes del norte –potencia de la córnea, arco senil y cicatrices en esquimales, lapones y finlandeses. *Can. J. Ophthalmol.* 1973; 8:280-285.
- Forsius H. Pterigium, queratopatía climática y pingüecula de los ojos en poblaciones árticas y subárticas. En: RJ Shepard y S Itoh (eds). *Circumpolar Health.* Toronto. Universidad de Toronto. 1976; 364-373.
- Forsius H, Losno W. El ojo en altitudes altas: Comparación entre poblaciones árticas y 392 adultos en la región del Titicaca en Perú. *Circumpolar Health.* 1985; 84:103-104.
- Forsius H, Maertens K, Fellman J. Cambios en el ojo causado por el clima en Ruanda, África. *Ophthalmic. Epidemiol.* 1995; 2:107-113.
- Foss AJ, Hykin PG, Benjamín L. Queratitis intersticial e iridosquisis en la sífilis congénita. *J. Clin. Neuroophthalmol.* 1992; 12(3):167-170.
- Foster CS, Kenyon K, Greiner J, et al. La inmunopatología de la úlcera de Mooren. *Am. J. Pathol.* 1979; 88:149-159.
- Foulks GN. Tratamiento de la erosión corneal recurrente y edema corneal con solución coloidal osmótica tópica. *Ophthalmology.* 1981; 88(8):801-803.
- Franceschetti A. Erosión recurrente de la córnea (alemán). *Z. Augenheilk.* 1928; 66:309-316.
- Franceschetti A, Sarasin R, Balavoine C. Nuevas indicaciones para la terapia roentgen en oftalmología. *Am. J. Roentgeno, Rdium Ther. Nucl. Med.* 1952; 68(1):38-46.
- Franceschetti A, Forgács J. Aspectos histológicos de la degeneración en cinturón límbico (cinturón blanco límbico de Vogt) y su analogía con la degeneración en banda primaria de la córnea (francés). *Ophthalmologica.* 1959; 138:393-398.
- François J. Una nueva distrofia heredo-familiar de la córnea (francés). *J. Genet. Hum.* 1956; 5:189-196.
- François J, Maudgal MC. Queratopatía experimental por cloroquina. *AJO.* 1965; 60:459-464.
- François J, Hanssens M, Stockmans L. Degeneración marginal pelúcida de la córnea (francés). *Ophthalmologica.* 1968; 155(5):337-356.
- Frankel S, Schneider J. Distrofia lipídica de la córnea. *Arch. Ophthalmol.* 1947; 37(2):254.
- Frater-Schröder M, Risau W, Hallmann R, et al. Factor de necrosis tumoral tipo alfa, un potente inhibidor del crecimiento endotelial in vitro, es angiogénico in vivo. *Proc. Natl. Acad. Sci.* 1987; 84:5277-5281.
- Fraunfelder FT, Meyer SM. Amantadina y depósito corneal. *AJO.* 1990; 110:96-97.
- Fraunfelder FW. Toxicidad corneal de medicamentos oculares tópicos y sistémicos. *Cornea.* 2006; 25(10):1133-8.
- Freedman A. Queratopatía de Labrador. *Arch. Ophthalmol.* 1965; 74:198-202.
- Freedman A. Queratopatía climática de gotas. I. Aspectos clínicos. *Arch. Ophthalmol.* 1973; 89:193-197.
- Freedman J. Queratopatía de Nama. *BJO.* 1973; 57(9):688-691.
- Freedman J. Distrofia nodular en forma de banda de la córnea en negros bantúes angloparlantes. *South Afr. Arch. Ophthalmol.* 1973; 1:149-155.
- Fregnan E. Estudio clínico sobre la queratitis en banda asociada con uveítis juvenil: Mayor contribución clínica y consideraciones etiopatogénicas (italiano). *Ann. Ottalmol. Clin. Ocul.* 1958; 84(9):383-424.
- French DD, Margo CE. Vigilancia post-comercialización del edema corneal, distrofia de Fuchs y uso de amantadina en la Administración de Salud de Veteranos. *Cornea.* 2007; 26:1087-1089.
- Fretillere Y, Vedy J, Chovet M. A propósito de 144 casos de distrofia corneal de Bietti observado en la Somalia francesa. *Med. Trop.* 1967; 27:293-302.
- Freund DE, McCally RL, Farrell RA, et al. Ultraestructura en el estroma anterior y posterior en córneas de conejos y humanas perfundidas. Relación con la transparencia. *IOVS.* 1995; 36:1508-1523.
- Friedenwald JS, Buschke W. Algunos factores concernientes a la actividad mitótica y de regeneración de heridas del epitelio corneal. *Trans. Am. Ophthalmol. Soc.* 1944; 42:371-83.
- Friedenwald JS, Buschke W. Influencia de algunas variables experimentales sobre los movimientos epiteliales en la cicatrización de heridas corneales. *J. Cell. Comp. Physiol.* 1944; 23:95-107.
- Friedenwald JS, Buschker W. Fragmentación nuclear producida por mostaza y mostaza nitrogenada en el epitelio corneal. *Bull. Johns Hopkin Hosp.* 1948; 82(2):161-77.
- Friedenwald JS, Buschker W, Moses SG. Comparación de los efectos de mostaza, radiación ultravioleta y rayos X sobre la córnea. *Bull. Johns Hopkin Hosp.* 1948; 82(2):312-25.
- Friedenwald JS. Presión de crecimiento y metaplasia del epitelio conjuntival y corneal. *Doc. Ophthalmol.* 1951; 5-6:184-92.
- Friedlander MH, Cavanagh HD, Sullivan WR, et al. Infiltración lipídica central bilateral de la córnea. *AJO.* 1977; 84:781-787.
- Friend J, Thoft RA. Competencia funcional del epitelio de la superficie ocular regenerada. *IOVS.* 1978; 17:134-139.
- Friling R, Yagupsky P, Rosenblatt I, et al. Úlcera corneal en un niño causada por Nocardia asteroides después de perforación corneal. *J. Pediatr. Ophthalmol. Strabismus.* 1995; 32(1):55-56.
- Fromer CH, Klintworth GK. Evaluación del papel de los leucocitos en la patogénesis de la vascularización corneal experimentalmente inducida. *Am. J. Pathol.* 1975; 79(3):537-554.
- Frommer D, Morris J, Sherlok S, et al. Anillos parecidos al de Kayser-Fleischer sin enfermedad de Wilson. *Gastroenterology.* 1977; 72(6):1331-1335.
- Fronterrè A, Portesani GP. Epiqueratoplastia para la degeneración corneal marginal pelúcida. *Cornea.* 1991; 10(5):450-453.

- Frucht J, Zauberman H. Efecto de la indometacina tópica sobre la neovascularización de la córnea y sobre los niveles de prostaglandina E2. *BJO.* 1984; 68:656-659.
- Fuchs E. Sobre la opacidad de la córnea en el glaucoma (alemán). *Graefes Arch. Ophthal.* 1881; 27:66-92.
- Fuchs E. Distrofia epitelialis corneae. *Arch. Clin. Exp. Ophthalmol.* 1910; 76:478-508.
- Fujino Y, Tanishima T. Actina en la cicatrización de heridas del endotelio corneal en conejos. I. estudio con el método de inmunoperoxidasa. *Jpn. J. Ophthalmol.* 1987; 31(3):384-392.
- Fukuda S, Beheregaray S, Hoshi S, et al. Comparación de la tomografía de coherencia óptica tri-dimensional y combinando una cámara rotatoria Scheimpflug con un sistema de topografía de Plácido para el diagnóstico de la forma frustra del queratocono. *BJO.* 2013; 97:1554-1559.
- Funderburg JL, Mann MM, Funderburg ML. El fenotipo de los queratocitos media la estructura de proteoglucanos: Un papel para los fibroblastos en la fibrosis corneal. *J. Biol. Chem.* 2003; 278:45629-45637.
- Funderburgh ML, Du Y, Mann MM, et al. Expresión de PAX6 identifica células progenitoras para queratocitos corneales. *FASEB J.* 2005; 19:1371-1373.
- Gabler B, Linde HJ, Reischl U, et al. Queratitis disciforme por infección por Bartonella henselae: Detección de una rara complicación ocular de la enfermedad por arañazo de gato por PCR (alemán). *Klin. Monbl. Augenheilkd.* 2000; 21(75):299-302.
- Gaddipati S, Muralidhar R, Sangwan VS, et al. Trasplante de células epiteliales orales en la superficie corneal tiende a adaptarse al fenotipo ocular. *Indian J. Ophthalmol.* 2014; 62(5):644-8.
- Gafen A, Shalom R, Elad D, et al. Análisis biomecánico de la córnea queratocónica. *J. Mech. Behav. Biomed. Mater.* 2009; 2:224-236.
- Galeno. De compositione medicamentorum secundum locos.
- Galin MA, Berger R. Atopia y queratocono. *AJO.* 1958; 45(6):904-906.
- Galor A, Leder HA, Thome JE, et al. Queratopatía en banda transitoria asociada con inflamación ocular e hipercalcemia sistémica. *Clin. Ophthalmol.* 2008; 2(3):645-647.
- Gallagher B, Maurice DM. Estriaciones de luz dispersadas en el estroma corneal. *J. Ultrastruc. Res.* 1977; 61:100-114.
- Gallardo MJ, Randleman JB, Price KM, et al. Argirosis ocular después de la auto-aplicación de tinte para pestaña. *AJO.* 2006; 141(1):198-200.
- Gallenga R, Rossi A. Primeras observaciones sobre la plesioterapia de afecciones corneales (italiano). *Rass. Ital. Ottalmol.* 1946; 15:7-10.
- Gan KH, Lian SB, Warsar R, et al. Aislamiento de un virus (virus sawah) de la queratitis punctata trópica (queratitis sawah; Westhoff). *Doc. Med. Geogr. Trop.* 1956; 8(2):117-131.
- Gan KH, Heath AA. Algunas observaciones sobre la epidemiología de la queratitis sawah de Westhoff (queratitis punctata tropica). *Doc. Med. Geogr. Trop.* 1956; 8(3):269-271.
- Gandlfi A. Observaciones de la distrofia corneal nodular en forma de banda de países tropicales con suelo árido en Cirenaica (Libia) (italiano). *Boll. Ocul.* 1962; 41:129-134.
- Gangwani V, Obi A, Hollick EJ. Estudio prospectivo comparando EndoGlide y Busin-glide en la Queratoplastia endotelial. *AJO.* 2012; 153(1):38-43.e1.
- Garner A. Degeneración corneal queratinoide. *BJO.* 1970; 54:769-780.
- Garner A, Morgan G, Tripathi RC. Queratopatía climática en gotas. II. Hallazgos patológicos. *Arch. Ophthalmol.* 1973; 89:198-204.
- Garner A, Fraunfelder FT, Barras TC, et al. Degeneración esferoidal de la córnea y conjuntiva. *BJO.* 1976; 60:473-478.
- Garralda A, Epelde A, Iturralde O, et al. Trasplante de córnea (español). *An. Sist. Sanit. Navar.* 2006; 29 (S2):163-174.
- Gass JD. Líneas de hierro de la superficie corneal: Línea de Hudson-Stähli, línea de Stocker y anillo de Fleischer. *Arch. Ophthalmol.* 1964; 71:348-358.
- Gasset AR, Zimmerman TJ. Distrofia polimorfa posterior asociada con queratocono. *AJO.* 1974; 78(3):535-537.
- Gasset AR, Bellows RT, Holtmann HW, et al. El efecto de la sutura continua de nylon 10-0 frente a la discontinua de seda 8-0 en la cicatrización de injertos corneales. *Ann. Ophthalmol.* 1976; 8(1):99-102.
- Gaynor PM, Zhang WY, Salehizadeh B, et al. Acumulación de colesterol en corneas humanas. Evidencias de que las partículas lipídicas ricas en ésteres de colesterol se depositan independientemente de las células espumosas. *J. Lipiol. Res.* 1996; 37:1899-1861.
- Geddes AK, McCall MF. Queratitis intersticial tratada con cortisona. *Can. Med. Assoc. J.* 1950; 63(6):601.
- Geggel HS. Tratamiento exitoso de la erosión corneal recurrente con punturas estromales anteriores Nd:YAG. *AJO.* 1990; 110(4):404-407.
- Geggel HS, Talley AR. Queratectasia de inicio tardío siguiendo a la queratomielusis láser in situ. *J. Cataract. Refract. Surg.* 1999; 25:582-586.
- Georgariou PM, Benbow JT. Un nuevo tratamiento quirúrgico del queratocono. *J. Int. Coll. Surg.* 1950; 13(6):782-785.
- Georgen C, Bouheraova N, Laroche L, et al. Distrofia de la membrana basal epitelial en un paciente con queratocono (francés). *J. Fr. Ophthalmol.* 2016; 39(2):232-234.
- Germuth FG Jr, Maumenee AE, Pratt-Johnson J, et al. Observaciones sobre el sitio y mecanismos de interacción antígeno-anticuerpo en la hipersensibilidad anafiláctica. *AJO.* 1958; 46(5Pt2):282-286.
- Gessler A. ¿Existe relación entre el desarrollo inicial del arco lipoideo de la córnea y desórdenes de la circulación coronaria, especialmente el infarto de miocardio? (alemán). *Ophthalmologica.* 1959; 138:118-123.
- Geyer O, Rothkoff L, Lazar M. Limpieza de la argirosis con láser YAG. *BJO.* 1989; 73(12):1009-1010.

- Ghanem DC, Ghanem VC, Victor G, et al. Queratopatía lipídica anular idiopática progresiva bilateral. *Case Rep. Ophthalmol. Med.* 2012; doi: 10.1155/2012/731413.
- Ghanem RC, Netto MV, Ghanem VC, et al. Infiltrado corneal estéril en anillo periférico después de reticulación de colágeno riboflavina-UVA en el queratocono. *Cornea.* 2012; 31:702-705.
- Ghanem RC, Piccini AL, Ghanem VC. Queratect6omía foto-refractiva con mitomicina C en la distrofia corneal de Meesmann. *J. Refract. Surg.* 2017; 33(1):53-55.
- Ghosh M, McCulloch C. Cambios estructurales inducidos por la amiodarona en ojos humanos. *Can. J. Ophthalmol.* 1984; 19(4):178-186.
- Ghosh M, McCulloch C. Erosión corneal recurrente, distrofia epitelial microquística, configuraciones de mapas y líneas de huellas dactilares en la córnea. *Can. J. Ophthalmol.* 1986; 21(6):246-252.
- Giardini A. Terapia y patogénesis del ulcus rodens corneal (italiano). *Bull. Ocul.* 1952; 31(4):193-205.
- Gibson JB. Complicaciones oculares de la lepra. *Med. J. Aust.* 1950; 1(1):8-11.
- Gifford SR, Steimbergt A. Impregnación de oro y plata con propósito cosmético. *AJO.* 1927; 10:240-247.
- Gilani CJ, Yang A, Yonkers M, et al. Diferenciación urgente y causas emergentes de ojo rojo agudo para el médico de urgencia. *West J. Emerg. Med.* 2017; 18(3):509-517.
- Gingrich WD. Queratomicosis. *JAMA.* 1962; 179:602-608.
- Gingrich WD, Pinkerton ME. Úlcera corneal por Actinomices bovis anaeróbico. *Arch. Ophthalmol.* 1962; 67:549-553.
- Gipson IK, Spurr Michaud SJ, Tisdale AS. Las fibrillas de anclaje forman una red compleja en córneas humanas y de conejo. *IOVS.* 1987; 26:212-20.
- Gloor B, Gloor ML, Merz-Hill M, et al. Cicatrización de heridas de la superficie corneal posterior en experimentación animal (alemán). *Klin. Monbl. Augenheilkd.* 1986; 188(3):225-230.
- Gluth MB, Baratz KH, Mattesson EL, et al. Síndrome de Cogan: Una revisión retrospectiva de 60 pacientes a través de medio siglo. *Mayo Clin. Proc.* 2006; 81:483-488.
- Goar EL. Distrofias de la córnea. *AJO.* 1950; 33(5):674-703.
- Gobbe M, Guillon M. Mediciones de aberraciones de frente de onda corneales para detectar pacientes con queratocono. *Cont. Lens Anterior Eye.* 2005; 28:57-66.
- Goegebuer A, Azay L, Claerhout I, et al. Resultados de la Queratoplastia penetrante en la Queratitis intersticial sifilítica. *Bull. Soc. Belge Ophtalmol.* 2003; 290:35-39.
- Goldberg MF, Payne JW, Brunt PW. Estudio oftalmológico de la disautonomía familiar. Síndrome de Riley-Day. *Arch. Ophthalmol.* 1968; 80(6):732-743.
- Golden B, Fingerman LH, Allen HF. Úlceras corneales por pseudomona en usuarios de lentes de contacto. Epidemiología y tratamiento. *Arch. Ophthalmol.* 1971; 85(5):543-547.
- Goldich Y, Barkana Y, Gerber Y, et al. Efecto de la diabetes mellitus sobre los parámetros biomecánicos de la córnea. *J. Cataract. Refract. Surg.* 2009; 35:715-719.
- Goldman KN, Kaufman HE. Pterigium atípico. Una característica clínica de la degeneración marginal de Terrien. *Arch. Ophthalmol.* 1978; 96(6):1027-1029.
- Goldsmith HS, Griffith AL, Kupferman A, et al. Factor angiogénica lipídico del omentum. *JAMA.* 1984; 252:2034-2036.
- Golubović S, Parunović A. Degeneración corneal marginal pelúcida aguda. *Cornea.* 1988; 7(4):290-294.
- Golubović S. Degeneración corneal marginal de Terrien (serbio). *Spr. Rh. Celok. Lek.* 1994; 122(3-4):110-112.
- Gomes JA, Dos Santos MS, Cunha MC, et al. Trasplante de membrana amniótica para la deficiencia parcial o total de células madres secundaria a quemadura química. *Ophthalmology.* 2003; 110:466-473.
- Gomes JA, Tan D, Rapuano CJ, et al. Consenso global sobre queratocono y enfermedad ectásica. *Cornea.* 2015; 34:359-369.
- Gonçalves Domínguez E, Fields F, Paris F, et al. Queratopatía bullosa: Etiopatogénesis y tratamiento. *Arq. Bras. Oftalmol.* 2008; 71(6):61-64.
- González Pérez J, González Méijome JM, Rodríguez Ares MT, et al. Medición del grosor corneal central con tres instrumentos ópticos y Paquimetría ultrasónica. *Eye Contact Lens.* 2011; 37:66-70.
- Goodside V. Piel de cocodrilo posterior: Una distrofia corneal. *AJO.* 1958; 46(5 Pt 1):748-750.
- Gordon SP, Rothstein H. Estudios sobre el crecimiento endotelial corneal. III. Efectos de los inhibidores de la síntesis de ADN y ARN sobre la restauración de la trasparencia siguiendo a trauma. *Ophthalmic. Res.* 1982; 14(3):195-209.
- Gordon SR, Staley CA. Papel del citoesqueleto durante la migración celular inducida por traumatismo en el endotelio corneal. *Cell Motil Cytoskeleton.* 1990; 16(1):47-57.
- Goren SB, Eisenstein R, Choromokos E. La inhibición de la vascularización corneal en conejos. *AJO.* 1977; 84(3):305-309.
- Gorovoy MS. Queratoplastia endotelial automatizada de pelado de la Descemet. *Cornea.* 2006; 25(8):886-889.
- Gospodarowicz D, Mescher AL, Birdwell CR. Control de la proliferación celular por fibroblastos y factores de crecimiento epidérmico. *Natl. Cancer Inst. Monogr.* 1978; 48:109-130.
- Gospodarowicz D, Thakral KK. Producción de un factor de crecimiento del cuerpo lúteo responsable de la proliferación de capilares de neovascularización del cuerpo lúteo. *Proc. Natl. Acad. Sci.* 1980; 19:596-602.
- Goto E, Yagi Y, Matsumoto Y, et al. Impacto funcional en la agudeza visual en pacientes con ojo seco. *AJO.* 2002; 133(2):181-6.
- Gottlieb NL, Major C. Crisiasis ocular relacionado con las concentraciones de oro en el cristalino durante la crisoterapia. *Arthritis Rheum.* 1978; 21(6):704-708.
- Gottsch JD, Liu SH, Minkovitz JB, et al. Autoinmunidad a antígenos asociados a la córnea en pacientes con úlcera de Mooren. *IOVS.* 1995; 36(8):1541-1547.

- Gould HL. Tratamiento de la queratitis neurotrófica con lentes de contacto esclerales. *Eye Ear Nose Throat Mont.* 1967; 46(11):1406-1414.
- Graf K. Sobre el problema de la inmunidad corneal del ojo de conejo a Candida albicans (alemán). *Albrecht von Graefes Arch. Ophthalmol.* 1963; 166:331-334.
- Graham CM, Blach RK, retinopatía por indometacina: Informe de caso y revisión. *BJO.* 72(6):434-8.
- Gran SM, Gertler HM. Arco senil y niveles de colesterol sérico en el aelutiano. N. Engl. J. Med. 1950; 242(8):283-285.
- Grant WM. Nuevo tratamiento para las opacidades corneales calcificadas. *AMA Arch. Ophthalmol.* 1952; 48(6):681-685.
- Grant WM. Glaucoma tardío después de queratitis intersticial. *AJO.* 1975; 79(1):87-91.
- Grant MB, Khaw PT, Schultz GS, et al. Efectos del factor de crecimiento epidérmico, factor de crecimiento fibroblástico y factor beta de transformación de crecimiento sobre la quimiotaxis celular corneal. *IOVS.* 1992; 33:3292-3301.
- Grasland A, Pouchot J, Haculla E, et al. Síndrome de Cogan: 32 casos y revisión de la literatura. *Rheumatology.* 2004; 43:1007-1015.
- Graue-Hernández EO, Mannis MJ, Eliasieh K, et al. Degeneración nodular de Salzmann. *Cornea.* 2010; 29(3):283-289.
- Graves B. Informe al comité de investigación clínica de Lang: Royal London Ophthalmic Hospital: Una afección crónica bilateral de la cara endotelial de la córnea de personas mayores con una descripción de los principios clínicos y técnicas de su ámbito. *BJO.* 1924; 8(11):502-544.
- Gray RH, Johnson GF, Freedman A. Queratopatía climática de la gota. *Surv. Ophthalmol.* 1992; 36:241-253.
- Graymore C, McCormick A. Inducción de vascularización corneal con aloxano. *BJO.* 1968; 52:138-140.
- Grayson M. La naturaleza de la distrofia polimorfa profunda hereditaria de la córnea. Su asociación con disgenesia del iris y de la cámara anterior. *Trans. Am. Ophthalmol. Soc.* 1974; 72:516-559.
- Green SN, Sanders M, Moore QC 3rd, et al. Protección contra la queratitis por estreptococo pneumoniae mediante inmunización pasiva con antisuero pneumolisina. *IOVS.* 2008; 49(1):290-294.
- Greene PB. Queratocono posticum circumscriptus: Informe de un caso. *Arch. Ophthalmol.* 1945; 34:432.
- Greenstein SA, Fry KL, Bhatt J, et al. Historia natural de la nubosidad corneal después de reticulación de colágeno para el queratocono y la ectasia corneal. Análisis con Scheimpflug y biomicroscopía. *J. Cataract Refract. Surg.* 2010; 36:2105-2114.
- Greenstein SA, Fry KL, Hersh PS. Índices de topografía corneal después de cirugía corneal para el queratocono y ectasia corneal: Resultados a 1 año. *J. Cataract Refract. Surg.* 2011; 37(7):1282-90.
- Greiner JV, Lindsay ME, Kenyon KR, et al. Distrofia corneal epitelial de Meesmann: Recurrencia siguiendo a queratectomía foto-refractiva. *Can. J. Ophthalmol.* 2017; 52(6):e211-e213.
- Grewal DS, Brar GS, Jain R, et al. Reticulación del colágeno corneal usando riboflavina y luz ultravioleta A para el queratocono. Análisis al año utilizando imagen Scheimpflug. *J. Cataract Refract. Surg.* 2009; 35(3):425-432.
- Grieve K, Ghoubay D, Georgeon C, et al. Estrías estromales: Una nueva vision en el mecanismo y fisiología corneal. *Sci. Rep.* 2017; 7(1):13584.
- Griffiths M, Drasdo N, Barnes DA, et al. Efecto del edema del epitelio y estroma en las propiedades de dispersión de la luz de la córnea. *Am. J. Optom. Physiol. Opt.* 1986; 63(11):888-894.
- Griffiths M, Zahner K, Collins MJ, et al. Enmascarando la irregularidad de la topografía corneal con lentes de contacto. *CLAO J.* 1994; 24:76-81.
- Grinbaum A, Yassur I, Avni I. Efecto beneficioso del diclofenaco sódico en el tratamiento de la queratitis filamentosa. *Arch. Ophthalmol.* 2001; 119(6):926-927.
- Groeneveld van Beek EA, Parker J, Lie JT, et al. Preparación del tejido donante para el Trasplante de la capa de Boman. *Cornea.* 2016; 35(12):1499-1502.
- Groenouw A. Opacidades corneales nodulares (noduli corneae) (alemán). *Arch. Augenheilkd.* 1890; 21:281-289.
- Grossfeld H, Meyer K, Godman G, et al. Mucopolisacáridos producidos en cultivos tisulares. *J. Biophys. Biochem. Cytol.* 1957; 3(3):391-6.
- Grueterich M, España EM, Touhami A, et al. Estudio fenotípico de un caso con trasplante exitoso de epitelio limbal humano expandido ex vivo para una deficiencia total unilateral de células madres limbares. *Ophthalmology.* 2002; 109:1547-1552.
- Gryglewski RJ. Hormonas esteroideas, esteroides anti-inflamatorios y prostaglandinas. *Pharmacol. Res. Commun.* 1976; 8:337-348.
- Grzybowski A, McGhee N. La primera historia del queratocono antes del histórico tratado de Nottingham sobre la córnea cónica. Revisión. *Clin. Exp. Optom.* 2013; 96(2):140-145.
- Guerry D. Líneas dactilares en la córnea. *AJO.* 1950; 33:724-726.
- Guffanti A. Opacidad corneal monolateral presentado como "córnea farinata" (italiano). *Ann. Ottalmol. Clin. Ocul.* 1970; 96(7):372-378.
- Guillon JP. Tearscope Plus no invasivo en la rutina de la elección de la lente de contacto. *Cont. Lens Anterior Eye.* 1998; 21 sup.1:S31-S40.
- Guirao A. Respuesta elástica teórica de la córnea a la cirugía refractiva: Factores de riesgo para queratectasia. *J. Refract. Surg.* 2005; 21:176-185.
- Gundersen T. Colgajo conjuntival en el tratamiento de la enfermedad corneal con referencia a una nueva técnica de aplicación. *AMA Arch. Ophthalmol.* 1958; 60(5):880-888.
- Güngör IU, Beden U, Sönmez B. Estrías de Vogt horizontales bilaterales en el queratocono. *Clin. Ophthalmol.* 2008; 2(3):653-655.

- Guthoff T, Tietze B, Meinhardt B, et al. Queratopatía inducida por citosina-arabinósido. Un modelo de cinética de proliferación corneal. *Ophthalmologica.* 2010; 224(5):308-11.
- Guyer DR, Barraquer J, McDonnell PJ, et al. Degeneración marginal de Terrien: Informe clínico-patológico de un caso. *Graefes Arch. Clin. Exp. Ophthalmol.* 1987; 225(1):19-27.
- Haessler FH. La función de la sangre en la vascularización corneal. *Trans. Am. Ophthalmol. Soc.* 1927; 25:412-417.
- Hager G. Cambios oculares sifilíticos en el tratamiento con métodos modernos (alemán). *Z. Haut. Geschlechtskr.* 1958; 25(9):239-244.
- Hahgoub MH, Roshdy MM, Wahba SA. Formación de dellen (adelgazamiento) como complicación de aceite de silicona subconjuntival siguiendo la micro-incisión de la vitrectomía. *Clin. Ophthalmol.* 2017; 11:2215-19.
- Halmay O. Datos concernientes sobre el origen de los anillos blancos en la córnea. *BJO.* 1965; 49(2):87-92.
- Hamada S, Darrad K, McDonnell PJ. Degeneración corneal nodular de Salzmann: Hallazgos clínicos, factores de riesgo, pronóstico y el papel del uso previo de lentes de contacto. *Cont. Lens Anterior Eye.* 2011; 34(4):173-178.
- Hammar B, BjOrck E, Lagerstedt K, et al. Una nueva enfermedad corneal con episodios de erosiones recurrentes y herencia autosómica dominante. Actas Ophthalmol. 2008; 86(7):758-763.
- Hammar B, Legali N, Ek S, et al. Distrofia Smolandiensis: Un nuevo cuadro morfológico de erosiones corneales recurrentes. *Acta Ophthalmol.* 2010; 88(4):394-400.
- Hamburger FA. Sobre la terapia con cortisona en la queratitis parenquimatosa (alemán). *Wien. Med. Wochenschr.* 1961; 111:851-854.
- Hamilton JB. Complicaciones oculares en la fiebre recurrente. *BJO.* 1943; 27(2):68-80.
- Hamilton W, Wood TO. Queratitis filamentosa. *AJO.* 1982; 93(4):466-469.
- Hamill CE, Schmedt T, Jurkunas U. Distrofia corneal endotelial de Fuchs: Revisión de la genética detrás del desarrollo de la enfermedad. *Semin. Ophthalmol.* 2013; 28:281-286.
- Hamuro J, Toda M, Asada K, et al. Homogeneidad celular indispensable para la medicina regenerativa por células endoteliales corneales humanas cultivadas. *IOVS.* 2016; 57:4749-4761.
- Hanna C, O'Brien JE. Producción celular y migración en la capa epitelial de la córnea. *Arch. Ophthalmol.* 1960; 64:536-9.
- Hanna C, Irwin ES. Destino de las células en el injerto corneal. *Arch. Ophthalmol.* 1962; 68:810-817.
- Hanna C, Fraunfelder FT, Calde M, et al. El efecto de pomadas oftálmicas en la cicatrización de heridas corneales. *AJO.* 1973; 65:193-200.
- Hansen KD, Meyer RF. Tratamiento con amicacina de una úlcera corneal causada por pseudomona. *Arch. Ophthalmol.* 1980; 98(11):1991-1992.
- Hansen A, Norn M. Astigmatismo y fenómeno de superficie en el pterigium. *Acta Ophthalmol (Copenh).* 1980; 58(2):174-181.
- Hansen TE. Distrofia corneal polimorfa posterior de Schlichting: Estudio clínico de 4 familias. *Acta Ophthalmol (Copenh).* 1983; 61(3):454-460.
- Hao X, Chen P, Chen ZL, et al. Evaluando la asociación entre queratocono y loci genético informado en una población Han china. *Ophthalmic. Genet.* 2015; 36:132-136.
- Hara J. Estudio auto-radiográfico de la regeneración del epitelio corneal. *Nihon Ganka Kiyo.* 1962; 13:443-66.
- Hara T. Efecto de la aplicación tópica de hidrocortisona sobre el grosor corneal. *Exp. Eye Res.* 1970; 10:302-312.
- Harisi Dagher M, Dana MR, Jurkunas UV. Queratoglobo en asociación con la distrofia polimorfa posterior. *Cornea.* 2007; 26(10):1288-1291.
- Harley RD. Lepra ocular en Panamá: Estudio de 150 casos. *AJO.* 1946; 29:295-316.
- Harris TM, Sheppard LB, Shanklin WM, et al. Comparación de la regeneración del epitelio corneal en conejos normales y buftálmicos. *Invest. Ophthalmol.* 1970; 9:122-130.
- Harry J, Tripathi R. Anillo de Kayser-Fleischer: Estudio patológico. *BJO.* 1970; 54(12):794-800.
- Harvey PT, Cherry PMH. Indometacina versus dexametasona en la supresión de la neovascularización corneal. *Can. J. Ophthalmol.* 1983; 18:293-295.
- Hasanian Langroudi F, Saravani R, Validad MH, et al. Asociación del polimorfismo de la lisil oxidasa (LOX) con el riesgo de queratocono en una población iraní. *Ophthalmic Genet.* 2015; 36:309-314.
- Hassan H, Thaung C, Ebenejer ND, et al. Fenotipo severo de distrofia corneal epitelial de Meesmann debido a mutación sinsentido en el motivo de iniciación de la hélice de la queratina 12. *Eye (Lond).* 2013; 27:367-373.
- Hatou S, Yamada M, Mochizuki H, et al. Los efectos de la dexametasona sobre la actividad Na+ K-ATPasa y función de la bomba de las células endoteliales corneales. Curr. Eye Res. 2009; 34:347-354.
- Hattori T, Kumakura S, Mori H, et al. Representación de la formación de cavidades en la degeneración marginal de Terrien por tomografía de coherencia óptica del segmento anterior. *Cornea.* 2013; 32(5):615-618.
- Hau SC, Tuft SJ. Microscopía confocal in vivo de la enfermedad ampollosa en la distrofia de la membrana basal epitelial. *Cornea.* 2011; 30:1478-1480.
- Hayasaka S, Tsuchiya M, Sekimoto M, et al. Enzimas lisosomales en fluidos lagrimales de pacientes con degeneración corneal marginal de Terrien. *Graefes Arch. Clin. Exp. Ophthalmol.* 1987; 225(5):335-337.
- Hayashi M. Sobre el ulcus rodens corneal (alemán). *Klin. Monatsbl. Augenh.* 1908; 46(2):497.
- Hayashi T, Hirayama Y, Yamada N, et al. Queratoplastia automatizada de decapado de la Descemet para la queratopatía bullosa con superficie posterior irregular. *Cornea.* 2013 32(9):1183-1188.
- Hayes CV, Schardt WM, Unsworth AC. Úlcera corneal debida a Nocardia asteroids. *AJO.* 1956; 42(2):303-306.
- Haynes WL, Proia AD, Klintworth GK. Efectos de inhibidores del metabolismo del ácido araquidónico sobre la neovascularización corneal en ratas. *IOVS.* 1989; 30:1588-1593.
- He X, Donaldson KE. Queratectomía superficial para la degeneración nodular de Salzmann después de la queratomielusis in situ con láser. *Can. J. Ophthalmol.* 2019; 54(3):e149-e151.

414

- Heaven CJ, Lalloo F, Mchale E. Queratocono asociado con una anomalía en anillo del cromosoma 13. *BJO*. 2000; 84(9):1079.
- Heck HD, Casanova M, Starr TB. Toxicidad del formaldehido. Nueva comprensión. *Crit. Rev. Toxicol.* 1990; 20:397-426.
- Hedges TR 3°, Kenyon KR, Hanninen LA, et al. Efectos corneales y conjuntivales de la monobenzona en pacientes con vitíligo. *Arch. Ophthalmol.* 1983; 101(1):64-68.
- Heerema JC, Friedenwald JS. Retraso en la curación de heridas en la córnea por lanolina. *AJO.* 1950; 33(9):1421-7.
- Heidari H, Hadadi M, Sedigh Ebrahim-Savaie H, et al. Caracterización de los factores de virulencia, modelos de Resistencia anti-microbiana y formación de bio-películas de cepas de pseudomona aeruginosa y estafilococo spp aislados de infecciones corneales. *J. Fr. Ophtalmol.* 2018; 41(9):823-829.
- Heidemann DG, Dunn SP, Watts JC. Queratitis por Aspergillus después de queratotomía radial. *AJO.* 1995; 120(2):254-256.
- Hendricks RL, Epstein RJ, Tumpey T. El efecto de la tolerancia inmune celular en antígenos HSV-1 sobre la inmunopatología de la queratitis HSV-1. *IOVS.* 1989; 30:105-115.
- Henkind P, Fedukowicz H. Conjuntivitis por Clostridium welchii. *Arch. Ophthalmol.* 1963; 70:791-795.
- Henkind P. Migración de melanocitos limbales en el epitelio corneal de cerdos de guinea. *Exp. Eye Res.* 1965; 4:42-47.
- Heret-Hebert E, Bah MO, Etard JF, et al. Complicaciones oculares en sobrevivientes del brote de ébola en Guinea. *AJO.* 2017; 175:114-121.
- Herman JS. Úlcera en anillo endógena de la córnea relacionada con la tuberculosis. *AJO.* 1962; 54:1137-1141.
- Hervouët, Lenoir A. Aspergilosis corneal (francés). *Bull. Mem. Soc. Fr. Ophtalmol.* 1953; 66:287-292.
- Hessell JR, Cintron C, Kublin C, et al. Cambios en proteoglucanos durante la restauración de la trasparencia en cicatrices corneales. *Arch. Biochem. Biophys.* 1983; 222(2):362-369.
- Hessen MM, Vahedi S, Khoo CT, et al. Investigación clínica y genética del edema corneal asociado con amantadina. *Clin. Ophthalmol.* 2018; 12:1367-1371.
- Hettlch HJ, Lucke K, Kreiner CF. Polimerización endocapsular inducida por la luz en materiales de relleno inyectados en el cristalino. *Ger. J. Ophthalmol.* 1992; 1:346-349.
- Heydenreich A. Vascularización corneal en experimentación animal (alemán). *Klin. Monbl. Augenheilkd Augenarztl Fortbild.* 1955; 127(4):465-471.
- Heydenreich A. El problema de los leucocitos en la córnea: Contribución experimental (alemán): *Klin. Monbl. Augenheilkd Augenarztl Fortbild.* 1957; 130(4):512-22.
- Heydenreich A. Traumas y procesos de pigmentación en el ojo. *Albrecht von Graefes Arch. Ophthalmol.* 1958; 160(3):236-46.
- Heydenreich A. Experimentos sobre la evaluación de los efectos de fármacos sobre la regeneración del parénquima corneal (alemán). *Klin. Monbl. Augenheilkd Augenarzlt Fortbild.* 1962; 141:365-73.
- Hibi H. Hallazgos en la córnea leprosa con la lámpara de hendidura. *Int. J. Lepr.* 1956; 24(2):152-158.
- Hickey N, Maurer B, Mulcahy R. Arco senil: Su relación con ciertos atributos y factores de riesgo con enfermedad coronaria cardíaca. *Br. Heart J.* 1970; 32(4):449-452.
- Hirao A, Arai F, Suda T. Regulación del ciclo celular en células madres hematopoyéticas por el nicho. *Cell Cycle.* 2004; 3:1481-1483.
- Hirose H, Terasaki H, Awaya S, et al. Tratamiento de úlceras corneales fúngicas con pomada de anfotericina B. *AJO.* 1997; 124(6):836-838.
- Hirst LW, Harrison GK, Merz WG, et al. Queratitis por Nocardia asteroides. *BJO.* 1979; 63(6):449-454.
- Hirst LW, Merz WG, Green WR. Úlcera corneal por Nocardia asteroides. *AJO.* 1982; 94(1):123-124.
- Hirst LW, Smiddy WE, Stark WJ. Perforaciones corneales: Cambiando el método de tratamiento, 1960-1980. *Ophthalmology.* 89(6):630-635.
- Hiti B, Tost F, Clemens S. Queratoplastia lamelar óptica con Trasplante de células madres en casos de riesgo de precipitación (alemán). *Ophthalmologe.* 2006; 103:523-528.
- Ho AC, Roat MI, Venbrux A, et al. Síndrome de Cogan con vasculitis abdominal refractaria y mesentérica. *J. Rheumatol.* 1999; 26:1404-1407.
- Hoefler FB, Maurice DM, Sibley RC. Material donante corneal humano. *Arch. Ophthalmol.* 1970; 84:741-744.
- Hoeg TB, Corrigan GK, Hoffman MD. Investigación sobre la dificultad visual asociada con el ultra-maratón. *Wilderness Environ Med.* 2015; 26(2):200-204.
- Hoehn R, Zeller T, Verhoeven VJ, et al. Meta-análisis basado en la población en caucásicos confirma la asociación en COL5A1 y ZNF469 pero no con COL8A2 con el grosor corneal central. *Hum. Genet.* 2012; 131(11):1783-1793.
- Hoffmann H. Queratitis numular Dimmer (alemán). *Albrecht Von Graefes Arch. Ophthalmol.* 1957; 159(2):117-158.
- Hofmeister EM, Bishop FM, Kaupp SE, et al. El análisis aleatorio dosis-respuesta de mitomicina C previene la neblina después de queratectomía foto-refractiva en la miopía alta. *J. Cataract. Refract. Surg.* 2013; 39(9):1358-1365.
- Hogan MJ, Díaz-Bonnet V, Okumoto M, et al. Queratitis experimental estafilocócica. *Invest. Ophthalmol.* 1962; 1:267-272.
- Hogan MJ, Alvarado J, Weddell JE. Histología del ojo humano. Filadelfia. WB Saunder Co, 1971, p: 66-111.
- Holden BA. Examen con alta magnificación y fotografía con la lámpara de hendidura; en Brandreth (ed): Microscopía clínica con lámpara de hendidura. Berkeley, Calif. Multimedia communications Center, Escuela de Optometría. 1977 pp:348-361.
- Holm O. Fotografía de alta magnificación del segmento anterior del ojo humano. Transaciones de la sociedad oftalmológica sueca 1977. *Acta Ophthalmol.* 1978; 56:475-476.
- Holmes WJ. Los ojos en la lepra. *Trans. Ophthalmol. Soc. UK.* 1961; 81:397-420.

- Holopainen JM, Krootila K. Adelgazamiento corneal transitorio en ojos que sufrieron reticulación corneal. *AJO*. 2011; 152:533-536.
- Holth S. La técnica del tatuaje corneal, especialmente la multicolor (alemán). *Klin. Monatsbl. Augenheilkd.* 1926; 77:289-302.
- Holland EJ, Stein CA, Palestine AG, et al. Queratopatía por suremin. AJO. 1988; 106(2):216-220.
- Holland EJ. Trasplante epitelial para el manejo de la enfermedad de la superficie ocular severa. Trans. Am. Ophthalmol. Soc. 1996; 94:677-743.
- Holland EJ, Schwartz GS. La evolución del trasplante epitelial para enfermedades severas de la superficie ocular y propuesta de una clasificación sistémica. Cornea. 1996; 15(6):549-56.
- Holland EJ. Manejo de la deficiencia de células madres limbales: Perspectiva histórica, pasado, presente y futuro. Cornea. 2015; 34(sup 10):S9-S15.
- Hollander DA, Aldave AJ. Complicaciones corneales inducidas por fármacos. AJO. 1988; 106(2):216-20.
- Hollingsworth JG, Efron N. Observaciones de patrones en banda (estrías de Vogt) en el queratocono: Un estudio de microscopía confocal. *Cornea*. 2005; 24(2):162-166.
- Honda H, Ogita Y, Higushi S, et al. Movimientos celulares en tejido mamífero vivo: Observaciones a largo plazo de células individuales en el endotelio corneal herido de gatos. *J. Morphol*. 1982; 174(1):25-39.
- Honegger H. Estudio cuantitativo sobre la regeneración del endotelio corneal in vio (alemán). *Albrecht Von Graefes Arch. Ophthalmol*. 1962; 165:31-42.
- Hongo A, Okumura N, Nakahara M, et al. El efecto de un inhibidor protéin-quinasa activado por mitogen p38 sobre la senescencia celular de células endoteliales corneales humanas cultivadas. *IOVS*. 2017; 58:3325-3334.
- Hood CT, Langstron RH, Schoenfield LR, et al. Edema corneal asociado a amantadina tratado con Queratoplastia de desmonte automático de la Descemet. *Ophthal. Surg. Lasers Imaging*. 2010; 41 Online 1-4.
- Hope-Ross MW, Chell PB, Kervick GN, et al. Erosión corneal recurrente: Características clínicas. *Eye (Lond)*. 1994; 8(pt4):373-377.
- Horne GO. Cortisona tópica en el tratamiento de la enfermedad ocular sifilítica. *Br. Med. J.* 1951; 1(4718):1289-1291.
- Horner GO. Cortisona tópica en la enfermedad ocular sifilítica: Revisión de 23 casos 29 ojo). *Br. J. Vener. Dis.* 1955; 31(1):9-24.
- Horodeński J. Degeneración corneal marginal pelúcida (polaco). *Klin. Oczna*. 1978; 48(4):167-168.
- Hos D, Saban DR, Bock F, et al. Supresión de la linfangiogénesis inflamatoria corneal por aplicación tópica de corticoides. *Arch. Ophthalmol*. 2011; 129:445-452.
- Hotehama A, Mimura T, Usui T, et al. Inicio súbito del edema corneal bilateral reversible inducido por amantadina en un paciente anciano: Informe de caso y revisión de la literatura. *Japan J. Ophthalmo0l*. 2011; 50:71-74.
- Hou JH, de la Cruz J, Djalilian AR. Resultados de la implantación de la queratoprótesis Boston para el fallo de la queratoplastia después de aloinjerto queratolimbal. *Cornea*. 2012; 31(12):1432-35.
- Hou YC, Wang IJ, Hsiao CH, et al. Relaciones genotipo-fenotipo en pacientes con distrofias ligadas a TGFB1 en Taiwán. *Mol. Vis*. 2012; 18:362-371.
- Howell SC, Benton C Jr. Queratitis nummularis (Dimmer) un informe de cinco casos. *South Med. J.* 1949; 42(2):94-97.
- Howes EL, Cruse VK, Kwok MT. Células mononucleares en la respuesta corneal a endotoxinas. *IOVS*. 1982; 22:494-501.
- Hromadkova L, Riebel O. ¿se acelera la epitelización corneal con algunos fármacos? (checo). *Cesk. Oftalmol*. 1961; 17:530-4.
- Hsu HY, Lee SF, Hartstein ME, et al. Queratitis por clostridium perfringens llevando a una ceguera por panoftalmitis. *Cornea*. 2008; 27(10):1200-1203.
- Hua X, Yuan X, Wilhelmus KR. Una vía de señalización fúngica que responde al pH y regula la adaptación e invasión de Aspergillus en la córnea. IOVS. 2010; 51(3):1517-1523.
- Huang AJ, Tseng SC, Farazdaghi M, et al. Modulación de la permeabilidad paracelular durante la cicatrización de heridas epiteliales corneales. *ARVO Abstract IOVS*. 1986; 27:554.
- Huang AJ, Watson BD, Hernández E, et al. Inducción de la trans-diferenciación conjuntival en córneas vascularizadas por oclusión foto-trombótica de la vascularización corneal. *Ophthalmology*. 1988; 95:228-235.
- Huang AJ, Tseng SC. Cicatrización de herida conjuntival en ausencia de epitelio limbal. *IOVS*. 1988; 29:5190.
- Huang AJ, Tseng SC. Cicatrización de herida epitelial corneal en ausencia del epitelio limbal. *IOVS*. 1991; 32:96-105.
- Hudelo A. Perforación por cauterio del queratocono (francés). *Ann. Ocul. (París)*. 1956; 189(5):491-495.
- Hughes K, Lun KC, Sothy SP, et al. Arco corneal y factores de riesgo cardiovasculares en asiáticos de Singapore. *Int. J. Epidemiol*. 1992; 21(3):473-477.
- Hughes B, Feiz V, Flynn SB, et al. Edema corneal reversible inducido por amantadina en un adolescente. *Cornea*. 2004; 23:823-824.
- Hugonnier R, Ravault M, Gehin M. Un nuevo caso de distrofia corneal nodular del tipo Salzmann (francés). *Bull. Soc. Ophthalmol. Fr.* 1961; 5:483-485.
- Hülse M, Partsch CJ. Síndrome de Cogan (alemán). *Laryngol. Rhinol. Otol. (Sluttg)*. 1975; 54(12):977-985.
- Hull DS, Hyndiuk RA, Chin GN, et al. Experiencia clínica con lentes de contacto hidrófilas terapéuticas. *Ann. Ophthalmol*. 1975; 7(4):559-562.
- Hull DS, Green K, Bowman K, et al. Función de las células endoteliales corneales en el medio M-K e hidrocortisona. *Can. J. Ophthalmol*. 1979; 14:114-116.

- Hull DS, Green K, Buyer J. Flujo de bicarbonato siguiendo al almacenamiento en cámara húmeda, medio MK, y medio MK con hidrocortisona añadida. *IOVS.* 1979; 18:584-489.
- Hung C, Ayabe RI, Wang C, et al. Distrofia corneal predescemet e ictiosis ligada al cromosoma X asociada con la delección de Xp22.31 que contiene el gen STS. *Cornea.* 2013; 32(9):1283-1287.
- Hurmeric V, Yoo SH, Karp CL, et al. Características morfológicas in vivo de la degeneración nodular de Salzmann con tomografía de coherencia óptica de ultra alta resolución. AJO. 2011; 151(2):248-56e2.
- Hurmeric V, Yoo SH, Gator A. Presentación atípica de la degeneración nodular de Salzmann diagnosticada con tomografía de coherencia óptica de ultra-alta resolución. Ophthalmic Surg. Lasers Imaging. 2011; 42:e122-e125.
- Hutton WL, Sexton RR. Úlceras corneales atípicas por pseudomonas en pacientes comatosos. *AJO.* 1972; 73(1):37-39.
- Hykin PG, Foss AE, Pavesio C, et al. Historia natural y manejo de la erosión corneal recurrente: Ensayo aleatorio prospectivo. *Eye (Lond).* 1994; 8(pt1):35-40.
- Hyung SM, Min JP. Drenaje de aceite de silicona a través de un implante de Molteno. *Korean J. Ophthalmol.* 1998; 12:73-75.
- Iancu R, Voinea L, Ciuluvica R, et al. El efecto de la L-cisteína en pacientes miopes con edema corneal después de cirugía de catarata. *Rom. J. Ophthalmol.* 2015.
- Ibrahim O, Elmassry A, Said A, et al. Combinada implantación de segmentos de anillos intracorneales asistida con láser de femtosegundo y reticulación del colágeno corneal para la corrección del queratocono. *Clin. Ophthalmol.* 2016; 10:521-526.
- Ichikawa K. Una contribución a la patología del ulcus rodens corneal (alemán). *Klin. Monatsbl. Augen.* 1913; 51(2):84.
- Ichizima H, Cavanagh HD. Cómo las lentes rígidas gas permeable suministran más oxígeno a la córnea que los hidrogeles de silicona: Un nuevo modelo. *Eye Contact Lens.* 2007; 33:216-223.
- Ide T, Nishida K, Maeda N, et al. Espectro de manifestaciones clínicas de la distrofia corneal en gotas gelatinosas en Japón. *AJO.* 2004; 137(6):1081-1084.
- Igarashi T, Takahashi H. Terapia fotodinámica para la neovascularización en la queratopatía lipídica. *J. Nippon Med. Sch.* 2010; 77(2):66.
- Iglesia DDS, Stepp MA. Rotura de la membrana basal después de desbridamiento corneal. *IOVS.* 2000; 41:105-53.
- Ihalamen A. Características clínicas y epidemiológicas del queratocono genético y factores externos en la patogénesis de la enfermedad. *Acta Ophthalmol. Suppl.* 1986; 178:1-64.
- Ijiri Y, Yamamoto T, Kamata R, et al. El papel de la elastasa de pseudomona aeruginosa (piocianea) en la formación de abscesos en anillo corneales en la queratitis pseudomonal. *Graefes Arch. Clin. Exp. Ophthalmol.* 1993; 231(9):521-528.
- Ilari L, Daya SM, Resultados a largo plazo de aloinjertos queratolimbares para el tratamiento de enfermedades de la superficie ocular severas. *Ophthalmology.* 2002; 109(7):1278-84.
- Illig KM. Un tratamiento eficiente para las erosiones corneales recurrentes (alemán). *Klin. Monbl. Augenheilkd.* 1980; 176(5):839-840.
- Illingworth CD, Cook SD, Karabatsas CH, et al. Queratitis por acantomeba: Factores de riesgo y resultados. *BJO.* 1995; 79(12):1078-1082.
- Imanishi J, Kamiyama K, Iguchi I, et al. Factores de crecimiento: Importancia en la cicatrización de heridas y mantenimiento de la trasparencia de la córnea. *Prog. Retinal Eye Res.* 2000; 19:113-129.
- Imre G. El mecanismo de la vascularización corneal. *Acta Morphol. Acad. Sci. Hung.* 1966; 14:99-104.
- Imsler MS, Cavanagh HD, Wilson LA. Endoftalmitis por pseudomonas resistentes a gentamicina después de queratoplastia penetrante. *BJO.* 1985; 69(3):189-191.
- Ingram DV, Jaggarao NS, Chamberlain DA. Cambios oculares resultantes de terapia con amiodarona. *BJO.* 1982; 66(10):676-9.
- Irvine AR, Irvine AR Jr. Variaciones en el endotelio corneal humano normal: Informe preliminar del endotelio corneal patológico humano. *AJO.* 1953; 36(9):1279-1285.
- Irvine AR Jr. Papel del endotelio en la queratopatía bullosa. *AMA Arch. Ophthalmol.* 1956; 56(3):338-351.
- Irvine AD, Corden LD, Swensson O, et al. Mutaciones en genes de queratinas específicas de la córnea K3 o K12 causan distrofia corneal de Meesmann. *Nat. Genet.* 1997; 16:184-187.
- Irvine AD, Coleman CM, Moore JE, et al. Una nueva mutación en KRT12 asociada con la distrofia corneal epitelial de Meesmann. *BJO.* 2002; 86:729-732.
- Isakow I, Romem D, Dabush S, et al. Erosión corneal recurrente. 1. Estudios clínicos e histológicos. *Metab. Pediatr. Syst. Ophthalmol.* 1982; 6(3-4):349-353.
- Ishibashi Y, Kaufman HE. Biopsia corneal en el diagnóstico de las queratomicosis. *AJO.* 1986; 101(3):288-293.
- Ishida R, Kojima T, Dogru R, et al. La aplicación de un nuevo sistema de medición de la agudeza visual funcional continua en el síndrome de ojo seco. *AJO.* 2005; 139(2):253-58.
- Ishii R, Kamiya K, Igarashi A, et al. Relación de la elevación corneal con la severidad del queratocono por medio del análisis topográfico anterior y posterior. *Cornea.* 2012; 1(3):167-72.
- Iwamoto T, DeVoe AG. Estudio con microscopio electrónico de la distrofia combinada de Fuchs. I. Porción posterior de la córnea. *Invest. Ophthalmol.* 1971; 10(1):29-40.
- Izquierdo L Jr, Mannis MJ, Marsh PB, et al. Rotura corneal espontánea bilateral en el síndrome de la córnea frágil: Informe de caso. *Cornea.* 1999; 18(5):621-624.
- Jabloński J, Szafran B, Cichowska M. Tratamiento de las complicaciones corneales después de cirugía de la catarata con lentes de contacto blandas (polaco). *Klin. Oczna.* 1998; 100(3):151-153.

- Jaeger W, Eisenhauer GG. El valor diagnóstico del arco senil como síntoma de hiperlipoproteinemia (alemán). *Klin. Monbl. Augenheilkd.* 1977; 171(3):321-330.
- Jafarinasab MR, Shirzadeh E, Feizi S, et al. Sensibilidad y especificidad de la elevación corneal anterior y posterior medidos con el Orbiscan en el diagnóstico del queratocono clínico y subclínico. *J. Ophthalmic Vis. Res.* 2015; 10:10-15.
- Jankov MR 2°, Hafezi F, Beko M, et al. Reticulación corneal para el tratamiento del queratocono: Resultados preliminares (portugués). *Arq. Bras. Oftalmol.* 2008; 71(6):813-818.
- Janukowiczowa H, Iwaszkiewicz-Bilikiewiczowa B, Glasner L. Tratamiento combinado de la aspergilosis corneal usando láser de argón y clotrimazol (polaco). *Clin. Oczna.* 1983; 85(3):113-114.
- Jarade EF, El-Scheikh HF, Tabbara KF. Úlceras corneales indolentes en un paciente con insensibilidad congénita al dolor con anhidrosis: Informe de caso y revisión de la literatura. *Eur. J. Ophthalmol.* 2012; 12(1):60-65.
- Javadi MA, Karimian F, Hosseinzadeh A, et al. Resección en creciente lamelar para la degeneración corneal marginal pelúcida. *J. Refract. Surg.* 2004; 20(2):162-165.
- Javadi MA, Feizi S, Jamali H, et al. Queratoplastia lamelar anterior profunda usando la técnica de la burbuja grande en el queratocono. *J. Ophthalmic. Vis. Res.* 2009; 4(1):8-13.
- Jeng BH, Aldave AJ, McLeod SD. Hidrops corneal espontáneo y perforación en ambos ojos de un paciente con degeneración marginal pelúcida. *Cornea.* 2003. 22(7):705-706.
- Jeng BH, Whicher JP, Margolis TP. Pseudogerontoxon. *Clin. Exp. Ophthalmol.* 2004; 32:433-434.
- Jeng BH, Gator A, Lee MS, et al. Edema corneal asociado con amantadina potencialmente irreversible incluso después del cese de la medicación. *Ophthalmology.* 2008; 115:1540-1544.
- Jensen OA. Arco corneal en personas jóvenes (francés). *Arch. Ophtalmol. Rev. Gen. Ophtalmol.* 1960; 20:154-161.
- Jeyalatha V, Jambulingam M, Gupta N, et al. Estudio sobre un anillo de polimetilmetacrilato para la protección de las células madres limbares durante la reticulación del colágeno. *Ophthalmic. Res.* 2013; 50:113-116.
- Jhanji V, Rapuano CJ, Vajpayee RB. Queratopatía en banda calcificada corneal. *Curr. Opin. Ophthalmol.* 2011; 22(4):283-289.
- Jinabhai A, Radhakrishnan H, Tromnas C, et al. Rendimiento visual y calidad óptica con lentes blandas en pacientes con queratocono. *Ophthalmic Physiol. Opt.* 2012; 32:100-116.
- Jing Y, Liu C, Xu J, et al. Una nueva mutación en UBIAD1 identificado en una familia china con distrofia corneal cristalina de Schnyder. *Mol. Vis.* 2009; 15:1463-1469.
- Johanson B, Fagerholm P, Petranyi G, et al. Diagnóstico y retos terapéuticos en un caso de Queratitis por Nocardia resistente a amicacina. *Acta Ophthalmol.* 2017; 95(1):103-105.
- John ME, Van der Karr MA, Noblitt RL, et al. Queratectomía fototerápica con láser Excimer para el tratamiento de la erosión corneal recurrente. *J. Cataract Refract. Surg.* 1994; 20(2):179-181.
- Johns DR. Las manifestaciones oftalmológicas de la enfermedad mitocondrial. *Semin. Ophthalmol.* 1995; 10(4):295-302.
- Johnson GJ, Overall M. Histología de la degeneración esferoidal de la córnea en Labrador. *BJO.* 1978; 62:53-61.
- Johnson BL, Brown SI. Distrofia polimorfa posterior: Estudio con microscopio de luz y electrónico. *BJO.* 1978; 62:89-96.
- Johnson MK, Hobden JA, Hagenah M, et al. El papel de la pneumolisina en infecciones oculares por estreptococo pneumoniae. *Curr. Eye Res.* 1990; 9(11):1107-1114.
- Johnson MK, Hobden JA, O'Callaghan RJ, et al. Confirmación del papel de la pneumolisina en infecciones oculares con estreptococo pneumoniae. *Curr. Eye Res.* 1992; 11(12):1221-1225.
- Johnson MK, Callegan MC, Engel LS, et al. Crecimiento y virulencia de mutantes negativos para la activación del complemento de estreptococo pneumoniae. *Curr. Eye. Res.* 1995; 14(4):281-284.
- Johnstone PA, George AD, Meyers WM. Lesiones oculares en la lepra. *Ann. Ophthalmol.* 1991; 23(8):297-303.
- Johson JL, Rosenthaler TD. Un estudio de la técnica fotográfica utilizando el sistema de cámara del segmento anterior/endotelio Mikon de no-contacto. *J. Ophthalmic Photo.* 1980; 3:7-11.
- Jones EL. Ulcus rodens bilateral simultaneo, curada por combinación de curetaje, termocauterio e inyecciones masivas subconjuntivales de cianuro. *BJO.* 1934; 18(10):579-582.
- Jones IS, Meyer K. Inhibición de la vascularización de la córnea de conejo por la aplicación local de cortisona. *Proc. Soc. Exp. Biol. Med.* 1950; 74(1):102-104.
- Jones RF. Wueratoplastia en la queratitis leprosa. *BJO.* 1963; 47:248-249.
- Jones BR. Queratitis punctata superficial de Thygeson. *Trans. Ophthalmol. Soc. UK.* 1963; 83:245-253.
- Jonkers GH. Queratocono. *Ophthalmologica.* 1950; 120(3):181-184.
- Jonsson F, Bystrom B, Davidson AE, et al. Mutaciones en el colágeno, tipo XVII, alfa 1 (COL17A1) causa distrofia de erosión recurrente epitelial (ERED). *Hum. Mutat.* 2015; 36:463-473.
- Jordan A, Baum J. Flujo lagrimal básico ¿existe? *Ophthalmology.* 1980; 87:92030.
- Jovanovic V, Jankov M, Nikolic L. Tratamiento de una perforación corneal con un injerto escleral lamelar autólogo. Hallazgos histológicos. *Arq. Bras. Oftalmol.* 2018; 81(1):59-62.
- Joyce NC, Meklir B. Activación de la proteín-quinasa durante la reparación de herida endotelial corneal. *IOVS.* 1992; 33(6):1958-73.
- Joyce NC, Zhu CC. Potencial de proliferación de células endoteliales corneales humanas para uso en medicina regenerativa. *Cornea.* 2004; 23(8 Sp):S8-19.
- Judge D, Payant J, Frase S, et al. Cambios con el microscopio electrónico de las micropunciones estromales anteriores en la córnea de conejo. *Cornea.* 1990; 9(2):152-160.
- Juler FV. Enfermedades de la córnea. III. Algunos casos de daño al endotelio de Descemet. *Trans. Ophthal. Soc. UK.* 1930; 50:118-127.

- Julianelle LA, Morris MC, Harrison RW. Estudio experimental de la vascularización corneal. *AJO*. 1933; 16:962-966.
- Julianelle LA, Lamb HD. Estudios sobre la vascularización de la córnea. V. Cambios histológicos acompañando a la hipersensibilidad corneal. *AJO*. 1934; 17:916-921.
- Junghans BM, Cellin HB. La respuesta vascular limbal al trauma corneal. Estudio auto-radiográfico. *Cornea*. 1989; 8:141-149.
- Jurkunas UV, Bitar MS, Rawe I, et al. Expresión aumentada de clusterina en la distrofia endotelial de Fuchs. *IOVS*. 2008; 49(7):2946-2955.
- Jurkunas UV, Bitar M, Rawe I. Localización del aumentado factor de transformación del crecimiento beta inducido por proteínas (TGFBIp) y clusterina en la distrofia corneal de Fuchs. *IOVS*. 2009; 50(3):1129-1136.
- Jurkunas UV, Bitar MS, Funaki T, et al. Evidencia de estrés oxidativo en la patogénesis de la distrofia corneal endotelial de Fuchs. *Am. J. Pathol*. 2010; 177(5):2278-2289.
- Juselius E. Estudios experimentales sobre la regeneración del epitelio corneal en condiciones normales y bajo medidas terapéuticas (alemán). *Arch. Ophthalmol*. 1910; 75:350-400.
- Kadlecova V. Nuevos métodos de deshidratación en el edema de la córnea (checo). *Cesk. Oftalmol*. 1953; 9(3):189-194.
- Kaji Y, Oshika T, Takazawa Y, et al. Acumulación de ácido D-beta aspártico contenido en proteínas en enfermedades oculares relacionadas con la edad. *Chem. Biodivers*. 2010; 7:1364-1370.
- Kakazu A, Chandrasekher G, Bazan HE. HGF protege a las células epiteliales corneales de la apoptosis por PI-3k/Akt-1/Bad pero no la vía de señalización mediada por ERK1/2. *IOVS*. 2004; 45(10):3485-92.
- Kamao T, Yamaguchi M, Kawasaki S, et al. Cribado para ojo seco con el Nuevo termógrafo de superficie ocular. *AJO*. 2011; 151(5):782-91.
- Kamiya K, Hirohara Y, Mihashi T, et al. Progresión de la degeneración marginal pelúcida y observaciones del frente de onda de orden mayor de la córnea. *Jpn. J. Ophthalmol*. 2003; 47(5):523-525.
- Kamiya K, Ishii R, Shimizu K, et al. Evaluación de la elevación corneal, Paquimetría y queratometría en ojos queratocónicos con respecto a la fase de la clasificación Amsler-Krumeich. *BJO*. 2014; 98:495-463.
- Kamiya K, Kobashi H, Takahashi M, et al. Efectos de la dispersión y de las aberraciones sobre la agudeza visual en la queratopatía en banda. *Optom. Vis. Sci*. 2017; 94(11):1009-1014.
- Kamiyama K, Iguchi I, Wang X, et al. Efectos de PDGF sobre la migración de fibroblastos corneales de conejo y células epiteliales. *Cornea*. 1998; 17:315-325.
- Kamoi M, Mashima Y, Kamashima M, et al. Electrolisis para las opacidades corneales en un paciente joven con la variante superficial de la distrofia corneal granular (Distrofia corneal de Reis-Bücklers). *AJO*. 2005; 139(6):1139-1140.
- Kanai A, Kaufman HE. Cresta retrocorneal en queratitis intersticial herpética y sifilítica: Estudio con microscopio electrónico. *Ann. Ophthalmol*. 1982; 14(2):120-124.
- Kanellopoulos AJ, Asimellis G. Comparación de la topografía basada en el disco de Plácido y Scheimpflug combinado fluencia mayor CXL: Protocolo Atenas en el queratocono progresivo. *Clin. Ophthalmol*. 2013; 7:1385-1396.
- Karacorlu MA, Cakiner T, Saylan T. Sensibilidad corneal y relaciones entre la disminución de la sensibilidad y patología del segmento anterior en la lepra ocular. *Ophthalmology*. 1994; 118(3):312-315.
- Karma A, Seppälä I, Mikkilä H, et al. Diagnóstico y características clínicas de la borreliosis de Lyme ocular. *AJO*. 1995; 119(2):127-135.
- Karp CL, Scott IU, Green WR, et al. Distrofia corneal nubosa central de François. Estudio clínico-patológico. *Arch. Ophthalmol*. 1997; 115:1058-1062.
- Kashkouli MB, Pakdel F, Amani A, et al. Test de Schirmer modificado en sujetos normales y con ojo seco: Ojos abiertos frente a cerrados y 1 minuto frente a 5. *Cornea*. 2010; 29(4):384-387.
- Kasparova EA, Kasparov AA, Kasparova EA, et al. Severa Escleroqueratitis bilateral por pseudomona en un paciente comatoso (caso clínico) (ruso). *Vestn. Oftalmol*. 2017; 133(4):68-73.
- Kato N, Konomi K, Saiki M, et al. Opacidad estromal profunda después de reticulación corneal. *Cornea*. 2013; 32:895-898.
- Katsev DA, Kincaid MC, Fouraker BD, et al. Erosión corneal recurrente: Patología de la punción corneal. *Cornea*. 1991; 10(5):418-423.
- Katz D. Distrofia corneal nodular de Salzmann. *Acta Ophthalmol. (Copenh)*. 1953; 31(4):377-383.
- Kaufmann C, SchubigerG, Thiel MA. Reticulación corneal para el síndrome de córnea frágil. *Cornea*. 2015; 34(10):1326-1328.
- Kauffmann DJ, Wormser GP. Enfermedad de Lyme ocular: Informe de caso y revisión de la literatura. *BJO*. 1990; 74(6):325-327.
- Kaushik S, Jain AK, Saini JS. Degeneración marginal pelúcida unilateral. *Eye (Lond)*. 2003; 17(2):246-248.
- Kawaguchi R, Saika S, Wakayama M, et al. Componentes de la matriz extracelular en un caso de membrana retro-corneal asociada con Queratitis intersticial sifilítica. *Cornea*. 2001; 20(1):100-103.
- Kawaharajo K, Abe C, Homma JY, et al. Úlceras corneales causadas por proteasas y elastasas de pseudomonas aeruginosa. *Jpn. J. Exp. Med*. 1974; 44(5):435-442.
- Kawashima M, Kawakita T, Satake Y, et al. Estudio fenotípico después de trasplante epitelial limbal cultivado la deficiencia de células madres limbares. *Arch. Ophthalmol*. 2007; 125(10):1337-44.
- Kay EP, Lee MS, Seong GJ, et al. TGF beta estimula la proliferación celular vía producción autocrina de FGF-2 en los fibroblastos estromales corneales. *Curr. Eye Res*. 1998; 17:286-293.
- Kay EP, Hyung KL, Kee SP, et al. Efecto mitógeno indirecto del factor beta de transformación del crecimiento sobre la proliferación de fibroblastos subconjuntivales. *IOVS*. 39:481-486.

- Kayazawa F, Nishimo K, Kodama Y, et al. Queratocono con degeneración corneal marginal pelúcida. *Arch. Ophthalmol.* 1984; 102(6):895-896.
- Kelly SJ, Jedrzerjas MJ. Estructura y mecanismo molecular de una forma funcional de pneumolisina: Una citolisina dependiente del colesterol del estreptococo pneumoniae. *J. Struct. Biol.* 2000; 132:72-81.
- Kempster RC, Hirst LW, de la Cruz Z, et al. Estudio clínico-patológico de la córnea en la ictiosis ligada al cromosoma X. *Arch. Oftalmol.* 1997; 115(3):409-415.
- Kendall AC. Hipercalcemia infantil con queratopatía y depleción de sodio. *Br. Med. J.* 1957; 2(5046):682-683.
- Kennedy RH, Bourne WM, Dyer JA. Estudio clínico y epidemiológico de 48 años del queratocono. *AJO.* 1986; 101(3):267-273.
- Kent HD, Cohen EJ, Laibson PR, et al. Queratitis microbiana y ulceración corneal asociada con el uso de lentes de contacto blandas terapéuticas. *Contact Lens Assoc. Ophthalmol. J.* 1990; 16(1):49-52.
- Kenyon KR, Tseng SC. Trasplante de autoinjerto limbal para las enfermedades de la superficie ocular. *Ophthalmology.* 1989; 96(5):709-22.
- Khaireddin R, Katz T, Baile RB, et al. Queratectomía superficial, PTK, y mitomicina C como opción de tratamiento combinado para la degeneración nodular de Salzmann: Seguimiento de 8 ojos. *Graefes Arch. Clin. Exp. Ophthalmol.* 2011; 249(8):1211-1215.
- Khakshoor H, Moshifar M, Simpson RG, et al. Queratopatía anestésica que presenta como úlceras bilaterales tipo Mooren. *Clin. Ophthalmol.* 2012; 6:1719-1722.
- Khao AO, Basamh OS. Queratopatía en banda calcificada primaria con y sin glaucoma de mutaciones bialélicas en SLC4A4. *Ophthalmic. Genet.* 2018; 39(4):425-427.
- Khan JC, Schuttlerworth GN. Opacidad corneal granular anular ¿Una rara degeneración o distrofia del estroma corneal? *BJO.* 2000; 84(10):1205-1206.
- Khan AO, Aldahmesh M, Al-Saif A, et al. Degeneración marginal pelúcida coexistente con córnea plana en un miembro de una familia mostrando una nueva mutación KERA. *BJO.* 2005; 89(11):1538-1540.
- Khan AO, Aldahmesch MA, Alkuraya FS. Córnea frágil con hallazgos extraoculares clínicamente evidentes en un adulto que alberga una nueva mutación homocigótica ZNF469. *Ophthalmic. Genet.* 2012; 33(4):257-259.
- Khan K, Ali M, Inglehearn C. Modelo familiar de la degeneración nodular tipo Salzmann. Una serie de cuatro generaciones. Réplica a Papanikolau et al. *BJO.* 2011; 95(6):890.
- Khodadoust AA. Reacción de rechazo alográfico. La causa conducente al fallo tardío de injertos corneales clínicos. En Fallo del Injerto Corneal. Simposio Fundación Ciba. Ámsterdam, Elsevier. 1973; pp151-163.
- Khodadoust AA, Green K. Función fisiológica de la regeneración endotelial. *Invest. Ophthalmol.* 1976; 15(2):96-101.
- Khodadoust AA, Franklin RM. Transferencia de infección bacteriana por la córnea donante en la queratoplastia penetrante. *AJO.* 1979; 87:130-132.
- Khodaee M, Torres DR. Opacidad corneal en un participante en una carrera ciclista de montaña de 161-km a gran altura. *Wilderness Environ Med.* 2016; 27(2):274-276.
- Kikkawa Y. Efectos del ciclo luz-oscuridad y corticoides sobre la variación diurna en el espesor corneal. *Exp. Eye Res.* 1974; 18:157-161.
- Kim WJ, Mohan RR, Wilson SE. Efectos de PDGF, IL-1-alfa y BMP2/4 sobre la quimiotaxis de fibroblastos corneales: Expresión del sistema de factores de crecimiento derivados de plaquetas en la córnea. *IOVS.* 1999; 40:1364-1372.
- Kim H, Song IK, Joo CK. Queratectasia después de queratomileusis laser in situ. Informe clinicopatológico de un caso. *Ophthalmologica.* 2006; 220:58-64.
- Kim YE, Yun JY, Yang HJ, et al. Edema corneal inducido por amantadina en un paciente con congelación progresiva de la marcha. *J. Movem. Dis.* 2013; 6:34-36.
- Kim KW, Chun YS, Kim JC. Trasplante de pericondrio tragal autólogo: Un nuevo abordaje para el manejo de la queratopatía bullosa. *Korean J. Ophthalmol.* 2013; 27(3):149-157.
- King EF. El ojo en la lepra. *BJO.* 1936; 20(10):561-569.
- Kinoshita S, Kiorpes TC, Friend J, et al. Epitelio limbal en la cicatrización de heridas de la superficie ocular. *IOVS.* 1982; 23:73-80.
- Kinoshita S, Friend J, Thoft RA. Proliferación celular bifásica en la trans-diferenciación del epitelio conjuntival a corneal en conejos. *IOVS.* 1983; 24:1008-1014.
- Kinoshita S, Friend J, Kiorpes TC, et al. Las proteínas queratinizadas del epitelio conjuntival y del corneal son diferentes. *IOVS.* 1983; 24:577-581.
- Kinoshita S, Adachi W, Sotozano C, et al. Características de la superficie epitelial ocular humana. *Prog. Retin. Eye Res.* 2001; 20:639-673.
- Kinoshita S, Koizumi N, Ueno M, et al. Inyección de células cultivadas con un inhibidor ROCK para la queratopatía bullosa. *N. Engl. J. Med.* 2018; 378(11):995-1003.
- Kirkness CM, Adams GG, Dilly PN, et al. Ptosis protectora inducida por toxina botulínica A en enfermedad corneal. *Ophthalmology.* 1988; 95(4):473-480.
- Kirwan EW. Lepra ocular. *Proc. R. Soc. Med.* 1955; 48(2):112-117.
- Kissner A, Spoerl E, Jung R, et al. Modificación farmacológica de la permeabilidad epitelial por cloruro de benzalconio en la reticulación del colágeno corneal UVA/riboflavina. *Curr. Eye Res.* 2010; 35:715-721.
- Kitagawa H, Kornori Y, Hara J. Un caso de membrana retrocorneal con un quiste epitelial siguiendo a queratoplastia perforante. *Folia Ophthalmol. Jap.* 1965; 16:424-427.
- Klaasen-Broekema N, van Bijsterveld OP. Calcificación corneal y limbal en pacientes con fallo renal crónico. *BJO.* 1993; 77(9):569-571.
- Klatte DH, Kurpakus MA, Grolling KA et al. Caracterización inmunoquímica de tres componentes de los hemidesmosomas y su expresión en células epiteliales cultivadas. *J. Cell Biol.* 1989; 109:3377-90.

- Klauder JV, Gross BA, Hanno HA. Estudios endocrinos de pacientes con Queratitis intersticial sifilítica. *Am. J. Syph. Gonorrhea Vener. Dis.* 1951; 355):416-432.
- Klauder JV, Meyer GP. Corticotropina, cortisona, tetosterona tiroidea en la queratitis intersticial sifilítica. *AMA Arch. Ophthalmol.* 1954; 51(4):432-444.
- Klein M. Lentes de contactos en casos de queratitis neuroparalítica. *BJO. 1943; 27(5):221-222.*
- Klein M, Millwood EG, Walther WW. Sobre el mantenimiento de la esterilidad de los colirios. *J. Pharm. Pharmacol.* 1954; 6(10):725-732.
- Klemen UM. Astigmatismo corneal después de queratoplastia penetrante con suturas directas e indirectas (alemán). *Klin. Monbl. Augenheilkd.* 1976; 168(6):803-808.
- Klintworth GK. Queratopatía actínica crónica –una enfermedad asociada con Elastosis conjuntival (pingüecula) y tipificada por las características concreciones extracelulares. *Am. J. Pathol.* 1972; 67:327-348.
- Klintworth GK. Bolsa de mejilla de hámster. Un modelo experimental de vascularización corneal. Am. J. Pathol. 1973; 73:691-710.
- Klintworth GK. La contribución de la morfología para la comprensión de la patogénesis de la vascularización corneal experimentalmente inducida. IOVS. 1977; 16(4):281-285.
- Klintworth GK. Concepto actual de la angiogénesis corneal. En GK Klintworth (ed): Angiogénesis corneal: Una revisión crítica integral. Nueva York. Springer-Verlag. 1991; pp: 51-53.
- Klintworth GK. Degeneraciones, depósitos y miscelánea de reacciones del segmento ocular anterior. En: GK Klintworth y A. Garner (eds). Patobiología de enfermedades oculares de Garner y Klintworth. NY 2008; 618-622.
- Klyce SD. Persiguiendo al sospechoso: Queratocono. *BJO.* 2009; 93:845-847.
- Kmonicek J, Ninger E. Arco lipoideo corneal como manifestación de arterioesclerosis. *Lek. List.* 1954; 9(7):160-162.
- Knapp P. Un nuevo método de tatuaje corneal (alemán). *Klin. Monatsbl. Augenheilkd.* 1925; 75:693-700.
- Knapp A. Etiología y tratamiento del queratocono. *Trans. Am. Ophthalmol. Soc.* 1929; 27:63-72.
- Knickelbein JE, Hendricks RL, Charukamnoetkanok P. Manejo de la Queratitis estromal por herpes simplex: Una revisión basada en la evidencia. *Surv. Ophthalmol.* 2009; 54(2):226-234.
- Knox DL. Glaucoma siguiendo a una queratitis intersticial sifilítica. *Arch. Ophthalmol.* 1961; 66:18-25.
- Knyiazev GG, Kniazeva GB, Nikiforov AF. Desarrollo de queratitis neuroparalítica después de la administración retrobulbar de trimecaína (ruso). *Vest. Oftalmol.* 1989; 105(1):51-54,
- Knyazev GG, Kniazeva GB. Mecanismo del desarrollo de Queratitis neuroparalíticas (ruso). Arkh. Anat. Gistol. Embriol. 1989; 97(10):37-38.
- Knyazev GG, Kniazeva GB, Nikiforov AF. Queratitis neuroparalítica y capsaína. Acta Physiol. Hung. 1990; 75(1):29-34.
- Kobayashi A, Ohkubo S, Tagawa S, et al. Microscopía confocal in vivo en pacientes con córnea farinata. *Cornea.* 2003; 22(6):578-581.
- Kobayashi A, Sugiyama K, Huang AJ. Microscopía confocal in vivo en pacientes con distrofia nublosa central de François. *Arch. Ophthalmol.* 2004; 122(11):1676-1679.
- Kobayashi A, Sugiyama K. Microscopía confocal in vivo en un paciente con queratopigmentación (tatuaje corneal). *Cornea.* 2005; 24(2):238-240.
- Kobayashi A, Fujiki K, Murakami A, et al. Hallazgos con microscopía confocal láser in vivo y análisis mutacional para la distrofia cristalina de Schnyder. *Ophthalmology.* 2009; 116(6):1029-1037.31.
- Kobayashi A, Yokogawa H, Sugiyama K. Hallazgos in vivo con el microscopio confocal láser en la queratitis punctata superficial de Thygeson. *Cornea.* 2011; 30(6):675-680.
- Koenig SB, McDermott ML, Simons KB. Fallo del injerto no inmunológico después de queratoplastia de desmontaje automatizado de la membrana de Descemet (DSAEK) por presunto edema corneal inducido por amantadina. *Eye Contact Lens.* 2009; 35:209-211.
- Koeppe L. Observaciones clínicas con lámpara de hendidura y el microscopio de una córnea grave (alemán). *Albrecht von Graefes Arch. Ophthalmol.* 1916; 91:375-379.
- Koesler CJ. Microscopio de espejo de barrido con características de seccionamiento óptico. Aplicaciones en Oftalmología. *Appl. Optics.* 1980; 19:1749-1757.
- Kohlhass M, Spoerl E, Schilde T, et al. Evidencia biomecánica de la distribución de la reticulación en córneas tratadas con riboflavina y luz ultravioleta. *J. Cataract. Refract. Surg.* 2006; 32:279-283.
- Koizumi N, Fullwood NJ, Bairaktaris G, et al. Cultivo de células epiteliales corneales en membranas amnióticas humanas intactas y denudadas. IOVS. 2000; 41:2506-2513.
- Komadina TG, Wilkes TD, Shock JP, et al. Tratamiento de la Queratitis por A. fumigatus en conejos con ketoconazol oral y tópico. *AJO.* 1985; 99(4):476-479.
- Komai Y, Ushiki T. La organización tridimensional de las fibrillas de colágeno en la córnea y esclera humana. *IOVS.* 1991; 32:2248-2258.
- Kompella VB, Aasuri MK, Rao GN. Manejo de la degeneración corneal marginal pelúcida con lentes corneales permeables al gas. *CLAO J.* 2002; 28(3):140-145.
- Kontakadis GA, Kymionis GD, Kankariya VP, et al. Efecto de la reticulación del colágeno corneal sobre la inervación, sensibilidad corneal, y función lagrimal en pacientes con queratocono. *Ophthalmology.* 2013; 120:917-922.
- Kontakadis GA, Kymionis GD, Kankariya VP, et al. Hallazgos con microscopio confocal corneal en casos esporádicos de distrofia corneal pre-Descemet. *Eye Contact Lens.* 2014; 40(2):e8-e12.
- Koppen C, Vryghem JC, Gobin L, et al. Queratitis y cicatrización corneal después de reticulación UVA/riboflavina para el queratocono. *J. Refract. Surg.* 2009; 25:S819-5823.
- Koppen C, Wouters K, Mathysen D, et al. Resultados refractivos y topográficos de la reticulación transepitelial asistida por cloruro de benzalconio. *J. Cataract Refract. Surg.* 2012; 38:1000-1005.

- Kopsa M, Marusić K. Estudio de la degeneración en mosaico de la membrana de Bowman (francés). *Ophthalmologica.* 1958; 136(2):83-89.
- Kornblueth W, Maumenee AE, Growell JE. Regeneración de los nervios corneales experimentales en Conejos: Estudio clínico e histológico. *AJO.* 1949; 32(5):651-9.
- Kornerup T, Lodin A. Cambios oculares en 100 casos de prurigo de Besnier (dermatitis atópica). *Acta Ophthalmol (Copenh).* 1959; 37:508-521.
- Kosker M, Gurdal C. Respuesta a Woodward et al. *Ophthalmology.* 2016; 123:e45-46.
- Kosrirukvongs P, Ngowyutagon P, Booranapong W. Queratocono en pacientes con distrofia estromal macular. *J. Med. Assoc. Thai.* 2016; 99(1):65-70.
- Koster MI, Kim S, Mills AA, et al. p63 es el salto molecular para la iniciación de un programa de estratificación epitelial. *Genes Dev.* 2004; 18:126-131.
- Kozlowski B. Una forma específica de degeneración vítrea (polaco). *Acta Ophthalmol (polonica).* 1953; 23:249-253.
- Krachmer JH. Degeneración corneal marginal pelúcida. *Arch. Ophthalmol.* 1978; 96(7):1217-1221.
- Krachmer JH, Purcell JJ Jr, Young CW, et al. Distrofia corneal endotelial: Un estudio de 64 familias. *Arch. Ophthalmol.* 1978; 96:2036-2039.
- Krachmer JH, Feder RS, Belin MW. Queratocono y enfermedades con adelgazamiento corneal no inflamatorias relacionadas. *Surv. Ophthalmol.* 1984; 28:293-322.
- Krachmer JH. Distrofia corneal polimorfa posterior: Una enfermedad caracterizada por células endoteliales parecidas a las epiteliales que influye el manejo y pronóstico. *Trans. Am. Ophthalmol. Soc.* 1985; 83:413-475.
- Krachmer JH, Palay DA. Cornea Atlas. 3rd ed. Philadelphia: Saunders; 2013.
- Kraiser RJ, Klopp DW. Aire hiperbárico y vascularización corneal. *Ann. Ophthalmol.* 1973; 5:44-47.
- Kramer SG, Stewart HL. Mantenimiento de la cámara anterior durante la queratoplastia penetrante. *Trans. Sect. Ophthalmol. Am. Acad. Ophthalmol. Otolaryngol.* 1976; 81(5):794-805.
- Krassai A. Sensibilidad corneal en la lepra lepromatosa. *Int. J. Lepr. Other Mycobact. Dis.* 1970; 38(4):422-427.
- Krawczykowa Z, Sauter K. Membranas hialinas retrocorneales (polaco). *Klin. Oczna.* 1972; 42(4):1067-1069.
- Kreiker A. Sobre el desarrollo de la vascularización corneal debidas a observaciones con lámpara de hendidura (alemán). *Magy Orvosi Arch.* 1923; 24:65.
- Krishnamurthy J, Torrice C, Ramsey MR, et al. La expresión Ink4a/Arf es un biomarcador del envejecimiento. *J. Clin. Invest.* 2004; 114(9):1299-1307.
- Krishnan T, Segunpta S, Reddy PR, et al. Infección secundaria por pseudomonas de una queratitis fúngica siguiendo el uso de colirio de natamicina contaminado. Una serie de casos. *Eye (Lond).* 2009; 23(2):477-479.
- Kruse FE, Chen JJ, Tsai RJ, et al. La trans-diferenciación conjuntival se debe a una eliminación incompleta del epitelio basal limbal. *IOVS.* 1990; 31(9):1903-1913.
- Kruse FE, Reinhard T. El trasplante de limbo para la reconstrucción de la superficie ocular (alemán). *Ophthalmologe.* 2001; 98:818-831.
- Ksander BR, Kolovou PE, Wilson BJ, et al. ABCB5 es un gen de las células madres limbales requerido para el desarrollo y reparación corneal. *Nature.* 2014; 511(7509):353-57.
- Kubo S, Iwatake A, Ebihara N, et al. Dificultad visual en la enfermedad de Parkinson tratado con amantadina: Informe de caso y revisión de la literatura. *Parkin. Relat. Disord.* 2008; 14:166-169.
- Kuchle M, Green WR. Crecimiento epitelial: Estudio de 207 casos histopatológicamente probados. *Ger. J. Ophthalmol.* 1997; 5(4):211-213.
- Kulnig W, Freyler H. Hallazgos ultraestructurales en lipoidosis secundaria de la córnea (alemán). *Klin. Monbl. Augenheilkd.* 1985; 186(2):82-86.
- Kull FC Jr, Brent DA, Parikh I, et al. Identificación química de un factor angiogénico derivado de tumor. *Science.* 1987; 236:843-845.
- Küllenberg E. Un caso de queratitis neuroparalítica en siringomielia y siringobulbia (estado disráfico) (alemán). *Ophthalmologica.* 1957; 133(4-5):369-371.
- Kumar M, Arora R, Sanga L, et al. Úlcera corneal negra. *Cornea.* 1997; 16(5):590-591.
- Kumstát Z, Pospisil L, Dvorak K, et al. Infecciones micóticas en Oftalmología. 1. Histopatología clínica y manifestaciones serológicas en queratomicosis experimental por Candida (checo). *Cesk. Oftalmol.* 1962; 18:17-21.
- Kunz R, Hanselmayer H. Estudios microscópicos del endotelio siguiendo a queratoplastia (alemán). *Klin. Monbl. Augenheilkd.* 1985; 186(2):93-95.
- Kupferman A, Leibowitz HM. Terapia antibiótica tópica de la queratitis por Ps aeruginosa. *Arch. Ophthalmol.* 1979; 97(9):1699-1702.
- Kurbanyan K, Sejpal KD, Aldave AJ, et al. Hallazgos de la microscopía confocal in vivo en la distrofia corneal de Lisch. *Cornea.* 2012; 31:437-441.
- Kuriakose ET. Úlcera de Mooren. Etiología y tratamiento. *AJO.* 1963; 55:1064-1069.
- Kurpakus MA, Maniaci MT, Esco M. Expresión de las queratinas k12, k4 y k14 durante el desarrollo del epitelio de la superficie ocular. *Curr. Eye Res.* 1994; 13(11):805-14.
- Kursiah MR. Perforación corneal iatrogénica en la degeneración marginal de Terrien. *Med. J. Malasya.* 2013; 68(2):173-174.
- Kurz J. Aclaraciones sobre la etiología de las opacidades corneales (checo). *Cesk. Oftalmol.* 1951, 7(3):133-137.
- Kurz GH, D´Amico RA. Histopatología de injertos corneales fallados. *AJO.* 1968; 66:184-199.
- Kuwabara T, Perkins DG, Cogan DG. Deslizamiento del epitelio en heridas corneales experimentales. *Invest. Ophthalmol.* 1976; 15:4-14.
- Kwitko S, Marinho D, Barcaro S, et al. Trasplante de aloinjerto conjuntival para enfermedades bilaterales de la superficie ocular. *Ophthalmology.* 1995; 102(7):1020-25.

- Kyei S, France D, Asiedu K. Contaminación microbiana de colirios de uso múltiple de soluciones oftálmicas de fluoresceína. *Clin. Exp. Optom.* 2019; 102(1):30-34.
- Kymionis GD, Portaliou DM, Bouzoukis DL, et al. Queratitis herpética con iritis después de reticulación corneal con riboflavina y ultravioleta A para el queratocono. *J. Cataract Refract. Surg.* 2007; 33:1982-1984.
- Kymionis GD, Kounis GA, Portaliou DM, et al. Mediciones paquimétricas intraoperatorias durante la reticulación de colágeno corneal con riboflavina e irradiación ultravioleta A. *Ophthalmology.* 2009; 116:2336-2339.
- Labetoulle M, Rousseau A, McGarrech M, et al. Eficacia de un polímero mimético tópico de sulfato de heparan sobre las molestias de la superficie ocular en pacientes con distrofia de la membrana basal de Cogan. *J. Ocul. Pharmacol. Ther.* 2019; 35(6):359-365.
- Lagasse E, Clerc RG. Clonación y expresión de dos genes humanos que codifican proteínas de unión al calcio que se regulan durante la diferenciación mieloide. *Mol. Cell Biol.* 1988; 8:2402-2410.
- Lagham ME. La inhibición de la vascularización corneal por trietileno de trifosfoamida. AJO. 1960; 49:1111-1117.
- Lagrou L, Midgley J, Romanchuk KG. Distrofia corneal pre-Descemet dominante puntiforme y policromatofílica. *Cornea.* 2016; 35(4):572-575.
- Lagua H. Opacidad corneal en anillo paracentral. Ver. Zusammenkunft. Dtsch. Ophthalmol. Ges. 1972; 71:583-585.
- Laibson PR, Krachmer JH. Presencia familiar de distrofia de la córnea en punto (microquística), en mapa y en huellas dactilares. *IOVS.* 1975; 14:397-399.
- Laibson PR. Distrofia corneal microquística. *Trans. Am. Ophthalmol. Soc.* 1976; 74:488-531.
- Laing RA, Sandstrom M, Berrospi AR, et al. Cambios morfológicos en las células endoteliales corneales después de queratoplastia penetrante. *AJO.* 1976; 82(3):459-464.
- Laing RA, Sandstrom MM, Berraspi AR, et al. Cambios en el endotelio corneal en función de la edad. *Exp. Eye Res.* 1976; 22:587-594.
- Laing RA, Neubauer L, Oak SS, et al. Evidencia de mitosis en el endotelio corneal adulto. *Ophthalmology.* 1984; 91(10):1129-34.
- Lalitha P, Tiwari M, Prajna NV, et al. Queratitis por Nocardia: Especies, sensibilidad a fármacos y correlación clínica. *Cornea.* 2007; 26(3):255-259.
- Lalitha P, Srivasan M, Rajaraman R, et al. Queratitis por Nocardia: Curso clínico y efecto de los corticoides. *AJO.* 2012; 154(6):934-939.
- Lalitha P, Lin CC, Srivasan M, et al. Queratitis por acantometa en el sur de la India: Análisis longitudinal epidémico. *Ophthalmic. Epidemiol.* 2012; 19(2):111-115.
- Lam WP. Queratitis numular (Dimmer) entre cultivadores de arroz en el Norte de Malaya. Med. J. Malaya. 1968; 23(4):313-22.
- Lambert SR, Drack AV, Hutchinson AK. Cambios longitudinales en los errores refractivos de niños con rotura de la membrana de Descemet siguiendo a traumatismo por fórceps. *J. AAPOS.* 2004; 8(4):368-370.
- Lambert TW, Goodwin VM, Stefani D, et al. Sulfuro de hidrógeno (H_2S) y los efectos de los gases ácidos en el ojo. Una perspectiva histórica. *Science Total Environ.* 2006; 367(1):1-22.
- Lamberts DW, Foster CS, Perry HD. Test de Schirmer después de anestesia tópica y la altura del menisco lagrimal en ojos normales. *Arch. Ophthalmol.* 1979; 97(6):1082-85.
- Lambiase A, Manni L, Bonini S, et al. Factor de crecimiento neuronal promueve la cicatrización corneal. Análisis estructural, bioquímico y molecular en córneas humanas y de ratas. *IOVS.* 2000; 41(5):1063-1069.
- Lambiase A, Sacchetti M, Sgrulleta R, et al. Trasplante de membrana amniótica asociado con peritomía conjuntival en el manejo de la úlcera de Mooren: Informe de caso. *Eur. J. Ophthalmol.* 2005; 15(2):274-276.
- Lamy R, Chan E, Zhang H, et al. Penetración mejorada por ultrasonido de riboflavina tópica en el estroma corneal. *IOVS.* 2013; 54:5908-5912.
- Landau L, Berson D. Absceso corneal en anillo debido al uso de lentes de contacto (hebreo). *Harefuah.* 1970; 79(2):73-74.
- Langham M. Observaciones sobre el crecimiento de vasos sanguíneos en la córnea: Aplicación de una nueva técnica experimental. BJO. 1953; 37(4):210-212.
- LaRaja RD. Síndrome de Cogan asociado con insuficiencia vascular mesentérica. *Arch. Surg.* 1976; 111(9):1028-1031.
- Larsson S. Tratamiento de una úlcera corneal perforada con Trasplante escleral autoplástico. *BJO.* 1948; 32(1):54-57.
- Lasram L, Rais C, el Euch M, et al. Distrofia gelatinosa de la córnea. A propósito de 5 casos. *J. Fr. Ophtalmol.* 1994; 17(1):24-28.
- Lass JH, Berman MB, Campbell RC, et al. Tratamiento de la queratitis herpética intersticial con medroxiprogesterona. *Arch. Ophthalmol.* 1980; 98:520-527.
- Lass JH, Benetz BA, Menegay HJ, et al. Efectos de inyecciones repetidas intravítreas de aflibercept sobre el endotelio corneal en pacientes con degeneración macular asociada a la edad: Resultados del estudio RE-VIEW. *Cornea.* 2018; 37(5):596-601.
- Lassmann G. Origen de los leucocitos desde los corpúsculos corneales (alemán). *Mikroskopie.* 1959; 13(11-12):373-80.
- Latkany R, Lock BG, Speaker M. Prueba de normalización de la película lagrimal: Un nuevo test diagnóstico para ojos secos. *Cornea.* 2006; 25(10):1153-57.
- Laukanjanarat W, Tovanich M. Edema corneal debido a calotropis procera. *Thai J. Ophthalmol.* 1997; 11:87-90.
- Lavaju P, Sharma M, Sharma A, et al. Uso de membrana amniótica y colirio de suero autólogo en la úlcera de Mooren. *Nepal J. Ophthalmol.* 2013; 5(1):120-123.

- Lavker RM, Tseng SC, Sun TT. Células madres del epitelio corneal en el limbo: Mirando en algunos viejos problemas desde un nuevo ángulo. *Exp. Eye Res.* 2004; 78:433-446.
- Lazar M, Lieberman TW, Leopold IH. Oxigenación hiperbárica y neovascularización corneal en el conejo. *AJO.* 1968; 66:107-110.
- Leahey BD. Queratoplastia penetrante: Observaciones basadas en una serie de 148 casos con especial énfasis sobre la técnica de fijación del injerto. *Trans. Am. Ophthalmol. Soc.* 1957-58; 55:575-636.
- Leber T. Estudio sobre el cambio de líquidos en el ojo (alemán). *Graefes Arch. Ophthal.* 1873; 19:87-185.
- Leber T. Queratomicosis por aspergillus como causa de queratitis con hipopion (alemán). *Albrecht von Graefes Arch. Ophthalmol.* 1879; 25:285-301.
- Leblond CP. Historia de la vida de las células en sistemas renovadores. *Am. J. Anat.* 1981; 160:114-158.
- Leccisotti A, Islam T. Reticulación del colágeno corneal transepitelial en el queratocono. *J. Refract. Surg.* 2010; 26:942-948.
- Lechner J, Dash DP, Muszynska D et al. Espectro mutacional del gen ZEB1 en distrofias corneales apoya una relación genotipo-fenotipo. *IOVS.* 2013; 54:3215-3223.
- Lederman M. Radioterapia de las enfermedades de la córnea. *J. Fac. Radiol.* 1952; 4(2):97-114.
- Lederman M. Radioterapia de enfermedades no malignas del ojo. *BJO.* 1957; 41(1):1-19.
- Lee ME, Lindquist D. Queratitis intersticial sifilítica. *JAMA.* 1989; 262(20):2921.
- Lee HI, Ha SW, Kim JC. Una nueva aplicación de la membrana amniótica en pacientes con queratopatía bullosa. *J. Korean Med. Sci.* 2006; 21(2):324-328.
- Lee WB, Jacobs DS, Musch DC, et al. Pelado de la Descemet con Queratoplastia endotelial: Seguridad y resultados: Informe de la Academia Oftalmológica Americana. *Ophthalmology.* 2009; 116(9):1818-1830.
- Lee HJ, Kim MK, Wee WR, et al. Interacción de células inmunes en la úlcera de Mooren. *Cornea.* 2015; 34(9):1164-1167.
- Lee HJ, Kim MJ, Ha SW, et al. Colirio de plasma autólogo rico en plaquetas en el tratamiento de erosiones corneales recurrentes. *Korean J. Ophthalmol.* 2016; 30(2):101-107.
- Lee WS, Lam CK, Manche EE. Queratectomía foto-terapéutica para la distrofia de la membrana basal epitelial. *Clin. Ophthalmol.* 2016; 11:15-22.
- Lee MH, Abell RG, Mitra B, et al. Factores de riesgo, epidemiología y perfil clínico de la queratitis por acantomeba en Melbourne: Estudio retrospectivo de 18 años. *BJO.* 2018; 102(5):687-691.
- LeFrancois M, Baum JL. Endoftalmitis por flavobacteria siguiendo a queratoplastia. Uso de un medio de cultivo tisular para almacenar la córnea. *Arch. Ophthalmol.* 1976; 94(11):1907-1909.
- Lehrer MS, Sun TT, Lavker RM. Estrategias de reparación epitelial: Modulación de las células madres y proliferación de células amplificadoras transitorias. *J. Cell Sci.* 1998; 111:2867-2875.
- Lei Z, Beuerman RW, Chew AP, et al. Análisis cuantitativo de glucoproteínas ligada-N en el fluido lagrimal de la queratopatía climática en gotas por captura de glucopéptidos e iTRAQ. *J. Proteome Res.* 2009; 8:1992-2003.
- Leibovich SJ, Polverini PJ, Shepard HM, et al. Angiogénesis inducida por macrófagos está mediada por el factor alfa de necrosis tumoral. *Nature.* 1987; 329:630-632.
- Leibowitz HM, Elliot JH, Boruchoff SA. Epitelización de la cámara anterior siguiendo a queratoplastia penetrante. *Arch. Ophthalmol.* 1967; 78:613-617.
- Leibowitz HM, Laing RA, Sandstrom MM. Endotelio corneal: El efecto del aire en cámara anterior. *Arch. Ophthalmol.* 1974; 82:227-230.
- Leigh AG. Tratamiento de una grosera opacificación corneal por queratoplastia lamelar anular y lamelar. *BJO.* 1955; 39(11):641-646.
- Leigh AG. Queratoplastia terapéutica. *Trans. Ophthalmol. Soc. UK.* 1959; 79:439-452.
- Lema I, Romero P, Mato JL, et al. Índices descriptivos corneales en el ojo congénere del queratocono unilateral. *Eye Contact Lens.* 2009; 35(2):65-68.
- Lema I, Sobrino T, Durán JA, et al. Queratocono subclínico y moléculas inflamatorias lagrimales. *BJO.* 2009; 93(6):820-824.
- Lemp MA. Tiempo de rotura de la película lagrimal. *Int. Ophthalmol. Clin.* 1973; 13(1):97-102.
- Lemp MA. Hamill JR. Factores que afectan a la rotura de la película lagrimal en ojos normales. *Arch. Ophthalmol.* 1973; 89(2):103-5.
- Lemp MA, Chamber RW Jr, Lundy J. Virus aislado en la queratitis punctata superficial. *Arch. Ophthalmol.* 1974; 91(1):8-10.
- Lemp MA, Mathers WD. Movimiento de células epiteliales corneales en humanos. *Eye (Lond).* 1989; 3(4):438-45.
- Lenz M. Radioterapia para la prevención y obliteración de la vascularización corneal. *AJO.* 1950; 33(3Pt2):46-52.
- Leopold IH, Purnell JE, Cannon EJ, et al. Cortisona local y sistémica en la enfermedad ocular. *AJO.* 1951; 34(3):361-371.
- Lepri G, Fornaro L. los efectos de la foliculina, progesterona y testosterona sobre el proceso de reparación en heridas corneales experimentales (italiano). *Boll. Ocul.* 1953; 32(10):577-92.
- Lepri G. Edema corneal crónico primario (italiano). *Boll. Ocul.* 1956; 35(9-12):851-858.
- Léquier M, Verrey A. Queratitis paralítica familiar y degeneración nerviosa múltiple hereditaria en la misma población (francés). *Schweiz Med. Wochenschr.* 1950; 80(2):39-43.
- Lessell S, Norton EW. Queratopatía en banda y calcificación conjuntival en la hipofosfatasia. *Arch. Ophthalmol.* 1964; 71:497-499.
- Leveille AS, McMullan FD, Cavanagh HD. Endoftalmitis siguiendo a queratoplastia penetrante. *Ophthalmology.* 1983; 90:38-39.
- Levi-Montalcini R. El factor de crecimiento neuronal 35 años más tarde. *Science.* 1987; 237(4819):1154-1162.

- Levy J, Benharroch D, Lifshitz T. Queratopatía lipídica idiopática progresiva severa bilateral. *Int. Ophthalmol.* 2005; 26(4-5):181-184.
- Lewallen S, Tungpakorn N, Kim S, et al. Progresión de la enfermedad ocular en pacientes con lepra "curada": Implicaciones para la comprensión de la fisiopatología de la enfermedad ocular y para abordar las reacciones de atención ocular. *BJO.* 2000; 84(8):817-821.
- Lewis PA, Montgomery CM. Tuberculosis experimental de la córnea. *J. Exp. Med.* 1914; 20:269-281.
- Lewis PM. Úlcera serpiginosa de la córnea. AJO. 1946; 29(12):1587.
- Lewis RA, Keltner JL, Cobb CA. Anestesia corneal después de rizotomía por radiofrecuencia percutánea. Estudio retrospectivo. *Arch. Ophthalmol.* 1982; 100(2):301-303.
- Lewis DR, Price MO, Feng MT, et al. Recurrencia de la distrofia corneal granular tipo 1 después de queratectomía foto-terapéutica, queratoplastia lamelar y queratoplastia penetrante en una única población. *Cornea.* 2017; 36(10):1227-1232.
- Ley AP. Infecciones fúngicas experimentales de la córnea: Informe preliminar. *AJO.* 1956; 42(4Pt2):59-71.
- Li DQ, Tseng SC. Tres modelos de expresión de citoquinas potencialmente implicadas en interacciones fibroblastos-epitelio en la superficie epitelial humana. *J. Cell Physiol.* 1995; 163(1):61-79.
- Li DQ, Tseng SC. Regulación diferencial de citoquinas y expresión del receptor de transcripción en fibroblastos corneales y limbales humanos por el factor de crecimiento epidérmico. *IOVS.* 1996; 37:2068-2080.
- Li M, Du C, Shu D, et al. Variaciones en el día de la osmolaridad lagrimal y del volumen del menisco lagrimal. *Eye Contact Lens.* 2012; 38(5):282-87.
- Li N, Deng XG, He MF. Comparación del test de Schirmer I con y sin anestésico tópico para el diagnóstico del ojo seco. *Int. J. Ophthalmol.* 2012; 5(4):478-481.
- Li QJ, Ashraf MF, Shen DF, et al. El papel de la apoptosis en la patogénesis de la distrofia endotelial de Fuchs de la córnea. *Arch. Ophthalmol.* 2001; 119(11):1597-1604.
- Li X, Rabinowitz YS, Rasheed K, et al. Estudio longitudinal de ojos normales en pacientes con queratocono unilateral. *Ophthalmology.* 2004; 11:440-446.
- Li X, Yang H, Rabinowitz YS. Estudio longitudinal de la progresión del queratocono. *Exp. Eye Res.* 2007; 85:502-507.
- Li X, Yang H, Rabinowitz YS. Queratocono: Esquema de clasificación basado en signos clínicos y videoqueratografía. *J. Cataract Refract. Surg.* 2009; 35(9):1597-1603.
- Li X, Bykhovskaya Y, Haritunians T, et al. Un estudio de asociación de todo el genoma identifica un posible nuevo locus genético para el queratocono, una de las causas más comunes de trasplante de córnea en países desarrollados. *Hum. Mol. Genet.* 2012; 21:421-429.
- Li X, Bykhovskaya Y, Canedo AL, et al. Asociación genética de las variantes COL5A1 en pacientes con queratocono sugiere una conexión compleja entre el adelgazamiento corneal y el queratocono. *IOVS.* 2013; 54:2696-2704.
- Li X, Li Y, Rao Y, et al. Estudios mecánicos y catalíticos de la reticulación de beta-nitroalcohol con poliamina. *J. Appl. Polym. Sci.* 2013; 128:3696-3701.
- Li J, Qiao J, Cai M, et al. Hallazgos con el microscopio confocal láser en la queratitis punctata de Thygeson. *Chin. Med (Eng).* 2014; 127(3):597-598.
- Liang L, Sheha H, Li J, et al. Trasplante de células madres limbales: Nuevos progresos y retos. *Eye (Lond).* 2009; 23(10):1946-53.
- Lichter PR, Shaffer RN. Queratitis intersticial y glaucoma. *AJO.* 1969; 68(2):241-248.
- Lieb WA, Geeraets WJ, Guerry D 3ºd. Corticosteroides y cicatrización de heridas corneales. *Eye Ear Nose Throad Mon.* 1959; 38:929-934.
- Liebman SD. Un caso inusual de queratitis filamentosa. *AMA Arch. Ophthalmol.* 1955; 54(3):434-435.
- Liesegang TJ, Samples JR, Waller RR. Queratitis intersticial en anillo supurativa debida a estreptococo. *Ann. Ophthalmol.* 1984; 16(4):392-396.
- Lifshitz T, Levy J, Raiskup F, et al. Dos casos de queratitis pneumocócica siguiendo a LASIK miópico. *J. Refract. Surg.* 2005; 21(5):498-501.
- Lim N, Vogt U. Comparación de lentes de contacto convencionales y de hidrogel de silicona para la queratopatía bullosa. *Eye Contact Lens.* 2006; 32(5):250-253.
- Lim AK, Ulagantheran W, Siow YC, et al. Azul de metileno relacionado con endoftalmitis aséptica. *Med. J. Malaysia.* 2008; 63(3):249-250.
- Lim MC, Chan WK. Degeneración nodular de Salzmann después de queratomielusis in situ. *Cornea.* 2009; 28(5):577-578.
- Lin MT, Chen YL, Lue CM. La implicación de la colagenasa de leucocitos polimorfonucleares en la neovascularización corneal inducida por PGE1. *Fed. Proc.* 1988; 2:A1715.
- Lin PY, Wu CC, Lee Sm. Queratectomía fotorrefractiva combinada con lente de contacto para erosiones recurrentes en la queratopatía bullosa. *BJO.* 2001; 85:908-911.
- Lin BR, Lee DJ, Chen Y, et al. Secuenciación del exoma completo y análisis de segregación confirman que una mutación en COL17A1 es la causa de la distrofia de erosión recurrente epitelial en un pedigrí dominante grande previamente mapeado en 10q23-q24. *PloS One.* 2016; 11:e0157418.
- Lindberg K, Brown ME, Chaves HV, et al. Propagación in vitro de las células epiteliales de la superficie ocular para trasplante. *IOVS.* 1993; 34:2672-2679.
- Lindholm H. Arcus lipoides corneae y arteriosclerosis. *Act Med. Scand.* 1960; 168:45-49.
- Lindner K. Ulcus serpens fulminante (alemán). *Z. Augenheilkd.* 1924; 52:61-72.
- Lindsay JR, Zuidema JJ. Sordera del oído interno de inicio súbito. *Trans. Am. Laryngol. Rhinol. Otol. Soc.* 1950; 54 encuentro:94-123.

- Lindstrom RL, Kaufman HE, Skelnik BS. Medio de almacenaje corneal Optisol. *AJO.* 1992; 114:345-356.
- Linn JG Jr, Stuart JC, Warnicki JW, et al. Morfología endotelial en el Trasplante corneal a largo plazo en el queratocono. *Ophthalmology.* 1981; 88:761-768.
- Lisch W. Lesión corneal por extracción con vacío (alemán). *Klin. Monbl. Augenheilkd.* 1976; 169(4):520-523.
- Lisch W, Steuhl KP, Weidle EG, et al. Una nueva distrofia microquística en forma de bandea y espiral del epitelio corneal. *AJO.* 1992; 114(1):35-44.
- Lisch W, Büttner A, Oeffner F, et al. Distrofia corneal de Lisch es genéticamente distinta de la distrofia corneal de Meesmann y se mapea en xp22.3. *AJO.* 2000; 130(4):461-468.
- Lisch W, Wasielica-Postednik J, Lisch C, et al. Regresión inducida por lentes de contacto de la distrofia corneal epitelial de Lisch. *Cornea.* 2010; 29(3):342-345.
- Lisch W, Bron AJ, Munier FL, et al. Erosión corneal recurrente hereditaria de Franceschetti. *AJO.* 2012; 153:1073-1081.e4.
- Lister WT. Un informe patológico de un caso de úlcera de Mooren de la córnea. *Roy. Lond. Ophth. Hosp. Rev.* 1903; 15:352.
- Lister A, Greaves DP. Efecto de la cortisona sobre la vascularización que sigue a quemaduras corneales. I. Heridas térmicas. *BJO.* 1951; 35(11):725-9.
- Litke AM, Samuelson S, Delaney KR, et al. Investigando la patogenicidad de mutaciones sin sentido en VSX1 y su asociación con la enfermedad corneal. *IOVS.* 2018; 59(15):5824-5835.
- Liu SH, Tagawa Y, Prendergast RA, et al. Componente secretor de IgA: Un marcador para la diferenciación del epitelio ocular. *IOVS.* 1981; 20:100-109.
- Liu CY, Zhu G, Converse R, et al. Caracterización y localización cromosómica del gen de la queratina murina específica de la córnea Krt1.12. *J. Biol. Chem.* 1994; 269:24627-24636.
- Liu Y, Jia H, Shi X, et al. Queratoplastia de penetración mínima para la queratitis fúngica complicada con hipopion. *Can. J. Ophthalmol.* 2013; 48(6):529-534.
- Ljubimov AV, Saghizaden M, Spirin KS, et al. Alteración extracelular en córneas humanas con queratopatía bullosa. *IOVS.* 1996; 37:997-1007.
- Ljubimov AV, Saghizaden M, Spirin KS, et al. Expresión aumentada de fibrillina 1 en córneas humanas con queratopatía bullosa. *Cornea.* 1998; 17:309-314.
- Loane ME, Weinreb RN. Glaucoma secundario a crecimiento epitelial y 5-fluorouracilo. *Ophthalmic Surg.* 1990; 21(10):704-706.
- Lochhead J, Salmon JF, Bron AJ. Toxicidad corneal inducida por citarabina. *Eye (Lond).* 2003; 17(5):677-8.
- Loeb J. Sobre el desarrollo de embriones de peces sin circulación (alemán). *Arch. Gesamt. Physiol. Bonn.* 1893; 54:525-531.
- Loeffler KU, Seifert P. Inusual queratopatía lipídica idiopática. ¿Una nueva entidad reconocida? *Arch. Ophthalmol.* 2005; 123(10):1435-1438.
- Lohmann CP, Hoffmann E, Reischi U. Factor de crecimiento epidérmico (EGF) en lágrimas en la queratectomía fotorefractiva con láser excimer. Responsable de la neblina y refracción post-operatoria (alemán). *Ophthalmologe.* 1998; 95:80-87.
- Long ER, Holley SW, Vorwald AJ. Comparación de la reacción celular en la tuberculosis experimental de la córnea en animales de resistencia variable. *Am. J. Pathol.* 1933; 9:329-336.
- Long CJ, Roth MR, Tasheva ES, et al. El factor 2 de crecimiento fibroblástico promueve la expresión de proteoglucano queratán sulfato in vitro. *J. Biol. Chem.* 2000; 275:13918-13923.
- López JS, Prince FN Jr, Whitcup SM, et al. Inmunohistoquímica de la degeneración corneal de Terrien y Mooren. *Arch. Ophthalmol.* 1991; 109(7):988-992.
- López JD, del Castillo JM, López CD, et al. Microscopía confocal en la crisiasis ocular. *Cornea.* 2003; 22(6):573-5.
- López Ferrando N, Celis Sánchez J, González del Valle F, et al. Trasplante de monocapa de membrana amniótica como tratamiento paliativo de la queratopatía bullosa (español). *Arch. Soc. Esp. Oftalmol.* 2004; 79(1):27-31.
- López BT, Ramos IC, Faria Correia F, et al. Relación de índices topométricos y topográficos con la agudeza visual en pacientes con queratocono. *Internat. J. Keratoconus Ect. Dis.* 2012; 1(3):167-172.
- Lu PC, Ye H, Maeda M, et al. Inmuno-localización y expresión génica de matrilisina durante la curación de heridas corneales. *IOVS.* 1999; 40:20-27.
- Luceri S, Parker J, Dapena I, et al. Densitometría corneal y aberraciones de orden superior después de trasplante de la capa de Bowman: Resultados a 1 año. *Cornea.* 35(7):959-966.
- Lune DA. Determinación in vivo de las propiedades biomecánicas de la córnea con un analizador de respuesta ocular. *J. Cataract. Refract. Surg.* 2005; 31:156-162.
- Ma YJ, Wang Q, Wu WJ. Síndrome de Cogan con disfunción audio-vestibular: Informe de dos casos (chino). *Ling Chung Er Bi Hou Tou Jingt Wai KeZaZhi.* 2018; 33(4):376-378.
- Mackie IA. El papel de los nervios corneales en enfermedades destructivas de la córnea. *Trans. Ophthalmol. Soc. UK.* 1978; 98(3):343-347.
- Macmillan JA, Cone W. Prevención y tratamiento de la queratitis neuroparalítica mediante el cierre de los puntos lagrimales. *Can. Med. Assoc. J.* 1937; 37(4):348-350.
- MacNab A. Ulceración de la córnea. Baillire, Tindall y Cox. Londres. 1907.
- Macchiaolo M, Buonuomo PS, Valente P, et al. Arco corneal como primer signo de hipercolesterolemia familiar. *J. Pediatr.* 2014; 164(3):670.
- Maddin S, Danto JL. Resultados de la aplicación tópica de cortisona en la queratitis intersticial sifilítica congénita: Informe preliminar de dos casos. *AMA Arch. Derm. Syphilol.* 1951; 64(4):437-440.

- Madhusudan GR, Sharma RK, Nanda V. Queratitis neuroparalítica: Una rara manifestación del síndrome de la fisura orbitaria superior postraumática. *Ann. Plast. Surg.* 2004; 53(1):83-85.
- Maeda N, Klyce SD, Smolek MK. Clasificación de red neural de la topografía corneal: Demostración preliminar. *IOVS.* 1995; 36:1327-1335.
- Magli A, Forte A, Tortori A, et al. Reticulación del colágeno corneal off-epitelio frente a la reticulación transepitelial para el queratocono pediátrico. *Cornea.* 2013; 32:597-601.
- Magovern M, Beauchamp GR, McTique JW, et al. Herencia de la distrofia combinada de Fuchs. *Ophthalmology.* 1979; 86(10):1897-1923.
- Maguire LJ, Klyce SD, McDonald MB, et al. Topografía corneal de la degeneración marginal pelúcida. *Ophthalmology.* 1987; 94(5):519-524.
- Maguire LJ, Lowry JC. Identificando la progresión del queratocono subclínico mediante análisis topográfico seriado. *AJO.* 1991; 112(1):41-45.
- Mahoney JM, Waterbury LD. Efectos de fármacos sobre la respuesta a la neovascularización por cauterización con nitrato de plata en córnea de rata. *Curr. Eye Res.* 1985; 4:531-535.
- Maini R, Sullivan L, Snibson GR, et al. Comparación de diferentes profundidades de ablación en el tratamiento de la queratopatía bullosa dolorosa con queratectomía foto-terapéutica. *BJO.* 2001; 85:912-915.
- Majekodunmi S, Odugbemi T. Úlcera corneal por clostridium welchii: Informe de caso. *Can. J. Ophthalmol.* 1975; 10(2):290-292.
- Majmudar PA, Sohallhorn SC, Cason JB, et al. Mitomicina C en la técnica de ablación láser excimer de la superficie corneal: Un informe de la Academia Americada de Oftalmología. *Ophthalmology.* 2015; 122(6):1085-1095.
- Majo F, Barrandon Y, Othenin-Girad P, et al. Enfermedades epiteliales corneales relacionados con la deficiencia de células madres limbales (francés). *J. Fr. Ophthalmol.* 2006; 29(9):1060-1069.
- Makulolua AK, Shams F. Colirio de hidrocloruro de cisteamina para el tratamiento de los depósitos de cristales de cistina corneales en pacientes con cistinosis: Revisión basada en la evidencia. *Clin. Ophthalmol.* 2018; 12:227-236.
- Maldercorn M, Men G. Desplazamiento viscoelástico del crecimiento fibroso: Un nuevo procedimiento en las membranas retro-corneales. *Can. J. Ophthalmol.* 2001; 36:341-343.
- Malecaze F, Simorre V, Challet P, et al. Interleucina 6 en el fluido lagrimal después de queratectomía foto-refractiva y sus efectos sobre queratocitos en cultivo. *Cornea.* 1997; 16:580-87.
- Malhotra C, Shetty R, Kumar RS, et al. Imagen in vivo de la penetración de riboflavina durante la reticulación de colágeno con tomografía de coherencia óptica de dominio espectral de mano. *J. Refract. Surg.* 2012; 28:776-780.
- Malik SRK, Singh G. Queratoplastia terapéutica en úlceras corneales por pseudomona piocianeus. *BJO.* 1971; 55:326-330.
- Mamoosa B, Razmjoo H, Peyman A, et al. Resultado a corto plazo de la reticulación de colágeno en la degeneración marginal pelúcida. *Adv. Biomed. Res.* 2016; 5:194.
- Manchester PT Jr, Georg LK. Úlcera corneal debido a Cándida parapsitosis (C. parahrusei). *J. Am. Med. Assoc.* 1959; 171:1339-1341.
- Mandras G. Beta-terapia en Oftalmología (francés). *Arch. Ophtalmol. Gen. Ophtalmol.* 1956; 16(8):811-816.
- Mangiaracine AB, Liebman SD. Queratitis fúngica (Aspergillus fumigatus): Tratamiento con nistatina (nistatin). *AMA Arch. Ophthalmol.* 1957; 58(5):695-698.
- Manikandan P, Dóczi I, kocsubé S, et al. Aspergillus en la era de la genómica. Varga J. Samson R editores. Wageningen: Wageningen Academic Publishers. 2008.
- Manikandan P, Varga J, Kocsubé S, et al. Queratitis causada por una nueva especie de Aspergillus recientemente descrita brasiliensis: Informe de dos casos. *J. Med. Case Rep.* 2010; 4:68.
- Mann I. Estudio de la regeneración epitelial en el ojo vivo. *BJO.* 1944; 28(1):26-40.
- Mann I, Pirie A, Dullinger BD. Estudio experimental y clínico de la reacción del segmento anterior del ojo a trauma químico, con especial referencia a agentes de guerra químicos. *BJO. (Suppl).* 1948; 13:5-171.
- Mannis MJ. Depósitos de hierro con injertos corneales –otras líneas de hierro corneales. *Arch. Ophthalmol.* 1983; 101:1858-1861.
- Mansour AM, Wang F, Henkind P, et al. Hallazgos oculares en la secuencia facioauriculovertebral (síndrome Goldenhar-Gorlin). *AJO.* 1985; 100(4):555-559.
- Mansour AM, Zein W, Hadda R, et al. Queratopatía ampollosa tratada con miel. *Acta Ophthalmol. Scand.* 2004; 83(3Pt1):312-313.
- Mansour AM, Haddad R. Tomografía de coherencia óptica de la queratopatía en banda. *BMJ Case Rep.* 2016; doi: 10.1136/bcr-2016-218216.
- Mäntyärui M, Tuppurainen K, Ikäheimo K. Efectos colaterales oculares de la amiodarona. *Surv. Ophthalmol.* 1998; 42(4):360-6.
- Maraini G, Franguelli R, Diotti G. Influencia de la cortisona sobre la actividad proliferativa del epitelio corneal evaluada por medio de la incorporación de timidina-H3 (italiano). *Boll. Ocul.* 1962; 41:169-175.
- Marcon AS, Rapuano CJ. Queratectomía fototerapéutica con láser Excimer para retratamiento de la distrofia de la membrana anterior y degeneración nodular de Salzmann con mitomicina C tópica. *Cornea.* 2002; 21(8):828-830.
- Marcovich AL, Brandis A, Daphna O, et al. Rigidez de córneas de conejo utilizando derivado WST11 de bacterioclorofila y luz infrarroja corta. *IOVS.* 53:6378-6388.
- Marin Amat. Degeneración grasa de la córnea. *AJO.* 1949; 32(7):997.
- Marisi A, Aquavella JV. Solución salina hipertónica en el edema corneal. *Ann. Ophthalmol.* 1975; 7:229-233.
- Mark DB, McCulley JB. Queratitis de Reiter. Arch. Ophthalmol. 1982; 100(5):781-784.

- Markakis GA, Roberts CJ, Harris JE Jr, et al. Comparación de técnicas topográficas en el mapeo de la superficie anterior del queratocono utilizando dos algoritmos y seis instrumentos de topografía corneal. Internat. J. keratoconus Ect. Dis. 2012; 1(3):153-57.
- Marquardt R. Contribución al curso clínico y terapia de la aspergilosis de la córnea después de terapia con antibiótico y corticoides (alemán). Klin. Monbl. Augenheilkd Augenarztl Fortbild. 1960; 137:211-217.
- Marquart ME, Monds KS, McCormick CC, et al. Colesterol como tratamiento para la queratitis neumocócica. Inhibición específica del colesterol de la pneumolisina en la córnea. IOVS. 2007; 48(6):2661-2666.
- Marquezan MC, Nascimiento H, Vieira LA, et al. Efecto de tacrolimus tópico en el tratamiento de la queratitis punctata superficial de Thygeson. AJO. 2015; 160(4):663-668.
- Marr WG, Wood R, Senterfit L, et al. Efecto de los anestésicos tópicos en la regeneración del epitelio corneal. AJO. 1957; 43(4 Pt 1):606-610.
- Marsh RJ, Marshall J. Tratamiento de la queratopatía lipídica con el láser de argón. BJO. 1982; 66:127-135.
- Marsh RJ. Láser para la queratopatía lipídica. Trans. Ophthal. Soc. UK. 1982; 102:154-156.
- Marshall J. Láser en la queratopatía lipídica. Trans. Ophthalmol. Soc. UK. 1982; 102(1):154-156.
- Marty F. Curvas de frecuencia de varias alteraciones frecuentes congénitas o seniles de la cámara anterior en función de la edad. Arch. Ophthalmol. Rev. Gen. Ophthalmol. 1957; 17(1):5-37.
- Maseruka H, Ataullah SM, Zardi L, et al. Variantes de tenascin-citotactina (TN-C) en córneas con queratopatía bullosa fáquicas y pseudofáquicas. Eye. 1998; 12:729-734.
- Mastropasqua L, Nubile M, Lanzini M, et al. Modificación morfológica de la córnea después de reticulación corneal estándar y transepitelial por imágenes de tomografía de coherencia óptica del segmento anterior y microscopía confocal in vivo láser. Cornea. 2013; 32:855-861.
- Mastropasqua L, Massaro-Giordano G, Nubile M, et al. Entendiendo la patogénesis de la queratitis neurotrófica: Papel de los nervios corneales. J. Cell Physiol. 2017; 232:717-724.
- Matoba AY. Respuestas de queratitis fúngica a monoterapia con moxifloxacino. Cornea. 2012; 31(10):1206-1209.
- Matsuda H, Sugiura S. Ultraestructura del "cuerpo tubular" en las células endoteliales de los vasos sanguíneos oculares. Invest. Ophthalmol. 1970; 9:919-925.
- Matsuda M, Smelser GK. Microscopía electrónica de la cicatrización de heridas corneales. Exp. Eye Res. 1973; 16:427-442.
- Matsuda M, Suda T, Manabe R. Observaciones a largo plazo del injerto endotelial con diferentes cursos post-quirúrgicos. Jpn. J. Ophthalmol. 1983; 27(4):556-566.
- Matsuda M, Suda T, Manabe R. Análisis cuantitativo del modelo de mosaico endotelial en el queratocono anterior. AJO. 1984; 98(1):43-49.
- Matsuda M, Ubels JL, Edelhauser HF. Una gran herida epitelial corneal Cierra a un ritmo muy rápido. IOVS. 1985; 26:897-900.
- Matsuda M, Ubels JL, Edelhauser HF. Índice de cicatrización endotelial corneal y el efecto del ácido retinoico tópico. IOVS. 1986; 27(8):1193-1198.
- Matsuhashi K. Estudio experimental sobre la vascularización corneal. Observación con microscopio electrónico de la vascularización corneal. Acata Soc. Ophthalmol. Jap. 1962; 66:939-952.
- Matsuura K, Hatta S, Terasaka Y. Edema corneal bilateral extensor 6 semanas después de cirugía de catarata. Queratopatía debida a asclepias physocarpa: Informe de caso. BMC Ophthalmol. 2017; 17(1):5.
- Matthaei M, Zhu AY, Kallay L, et al. Perfil de transcripción de genes relacionados con la senescencia celular en la distrofia corneal endotelial de Fuchs. Exp. Eye Res. 2014; 129:13-17.
- Matthaei M, Hu J, Kallay L, et al. Expresión de microARN de células endoteliales en la distrofia de Fuchs de inicio tardío humano. IOVS. 2014; 55(1):216-225.
- Mattila JS, Krootila K, Kivelä T, et al. Queratoplastia penetrante para la distrofia corneal en celosía tipo gelsolina (LCD2). Ophthalmology. 2014.
- Maudgal PC, Missotten L, Van Deuren H. Estudio de la queratitis filamentosa por la técnica de réplica. Albrecht Von Graefes Arch. Clin. Exp. Ophthalmol. 1979; 211(1):11-21.
- Maumenee AE, Scholz RO. La histopatología de las lesiones oculares producidas.por mostazas sulfúricas y nitrogenadas. Bull. Johns Hopkin Hosp. 1948; 82(2):121-47.
- Maumenee AE, Kornblueth W. Regeneración de las células estromales corneales: Revisión de la literatura y estudio histológico. Ajo. 1949; 32(8):1051-1064.
- Maumenee AE. La influencia de la sensibilización donante-recipiente sobre injertos corneales. AJO. 1951; 34:142-152.
- Maumenee AE. Aspectos clínicos de la reacción corneal al homoinjerto. Invest. Ophthalmol. 1962; 1:244-252.
- Maumenee AE. Reparación de la córnea. Adv. Biol. Skin. 1964; 5:73-80.
- Maumenee AE. Mala interpretación de la enfermedad del injerto (francés) (correspondencia). Arch. Ophthalmol. 1979; 97:1177.
- Maurice DM, Giardini AA. Hinchazón de la córnea in vivo después de la destrucción de sus capas limitantes. BJO. 1951; 35(12):791-797.
- Maurice DM, Giardini AA. Un aparato óptico sencillo para la medición del grosor corneal y el grosor medio de la córnea humana. BJO. 1951; 35(3):169-177.
- Maurice DM. Actividad de la membrana celular en el endotelio corneal del ojo intacto. Experientia. 1968; 24:1094-1095.
- Maurice DM. Limpiando los medios oculares. BJO. 1987; 71(6):470-2.
- Mavrakanas NA, Riel R, Rosso A. Aplicación de suero autólogo en el tratamiento de la úlcera de Mooren. Klin. Monbl. Augenheilkd. 2007; 224(4):300-302.

- Maycock NJ, Jayaswal R. Actualización sobre queratitis por acantomeba: Diagnóstico, tratamiento y resultados. *Cornea*. 2016; 35(5):713-720.
- Mayer W. Crioterapia en la vascularización corneal. *Arch. Ophthalmol*. 1967; 77:637-641.
- Mazow ML, Stephens RW. Una complicación usual después de queratoplastia. *Surv. Ophthalmol*. 1966; 11:205-208.
- Mazzotta C, Traversi C, Raiskup F, et al. Primera identificación de una triple asociación de distrofias corneales: Queratocono, distrofia corneal de la membrana basal y distrofia corneal endotelial de Fuchs. *Case Rep. Ophthalmol*. 2014; 5:281-288.
- McAuslan BR, Gole GA. Mecanismos celulares y moleculares en la angiogénesis. *Trans. Ophthalmol. Soc. UK*. 1980; 100:354-358.
- McAuslan BR, Reilly WG, Hannan GN, et al. Factores angiogénicos y su ensayo: Actividad de formil metionil leucil fenilalanina, difosfato de adenosina, heparina, cobre y factor estimulante de endotelio bovino. *Microvas. Res*. 1983; 26:323-338.
- McCallum RM, Allen NB, Cabo LM. Síndrome de Cogan: Características clínicas y resultados. *Arthritis Rheum*. 1992; 54:51.
- McCally RL, Farrell RA. Luz dispersadas desde la córnea y transparencia corneal. Capítulo 12. En: Master BR, ed. Técnicas diagnósticas no invasivas en Oftalmología. Nueva York. Springer Verlag. 1990; pp: 189-210.
- McCarey BE, Kaufman HE. Almacenaje corneal mejorado. *Invest. Ophthalmol*. 1974; 13(3):165-173.
- McCarey BE. Microscopía especular de no-contacto: Una técnica macrofotográfica y algunos hallazgos de las células endoteliales. *Ophthalmology*. 1979; 86:1848-1860.
- McCarey BE, McNeill JI. Evaluación con microscopio especular del endotelio corneal donante. *Ann. Ophthalmol*. 1979; 9:1279-1283.
- McCormick SA, Di Bartolomeo AG, Raju VK, et al. Crisiasis ocular. *Ophthalmology*. 1985; 92(10):1432-1435.
- McCracken JS, Klintworth GK. Observaciones ultra-estructurales en la pigmentación melánica del epitelio corneal experimentalmente inducido. *Am. J. Pathol*. 1976; 85:167-182.
- McCracken JS, Burger PC, Klintworth GK. Observaciones morfológicas sobre la vascularización corneal experimental en la rata. Lab. Invest. 1979; 41:157-170.
- McCulloch JC. Origen y patogenicidad de pseudomona piocianea en el saco conjuntival. *Arch. Ophthalmol*. 1943; 29:924.
- McDonald JE, Wilder HC. El efecto de la beta radiación sobre la cicatrización corneal. *AJO*. 1955; 40(5 Pt 2):170-180.
- McDonald JE. El efecto del curetaje endotelial sobre la cicatrización de herida corneal: Estudio experimental. *AJO*. 1961; 51:930-941.
- McGee HB, Falls HF. Degeneración profunda polimorfa hereditaria de la córnea. *Arch. Ophthalmol*. 1953; 50:462-467.
- McGuiness R, Hollows FC, Tibbs J, et al. Queratopatía de Labrador en Australia. *Med. J. Aust*. 1972; 2:1249-1250.
- Mckelvie J, Alshiakhi M, Ziaei M, et al. La creciente ola de Queratitis por acantomeba en Auckland, Nueva Zelanda: Una revisión de 7 años de presentación, diagnóstico y resultados (2009-2016). *Clin. Exp. Ophthalmol*. 2018; 46(6):600-607.
- McLean EN, MacRae SM, Rich LF. Erosión recurrente. Tratamiento por punciones estromales anteriores. *Ophthalmology*. 1986; 93(6):784-788.
- McMahon TT, Szczotka Flynn L, Barr JT, et al. Un nuevo método para graduar la severidad del queratocono: Puntuación de la severidad del queratocono (KSS). *Cornea*. 2006; 25:794-800.
- McMonnies CW. Fricción anormal y queratectasia. *Eye Contact Lens*. 2007; 33(6):265-271.
- Meallet MA, España EM, Grueterich M, et al. Trasplante de membrana amniótica con autoinjerto limbal conjuntival para la deficiencia total de células madres limbares. *Ophthalmology*. 2003; 110(8):1585-92.
- Meek KM, Fullwood NJ. Colágeno escleral y corneal: Una perspectiva del microscopista. *Micron*. 2001; 32:261-272.
- Mehta H, Mehta HB, Garg P, et al. Voriconazol para el tratamiento de la queratitis fúngica refractaria por Aspergillus. *Indian J. Ophthalmol*. 2008; 56(3):243-245.
- Mehta JS, Vithana EN, Venkataraman D, et al. Manejo quirúrgico y análisis genético de una familia china con mutación S171P e el gen UBIAD1, el gen de la distrofia corneal de Schnyder. *BJO*. 2009; 93(7):926-931.
- Meisler DM, Pérez VL, Proudfit J. Instrumento para facilitar la obtención de células madres limbares de tejido donante de bancos de ojo por procedimientos de aloinjerto queratolimbal. *AJO*. 2005; 139(1):212-14.
- Mejia LF, Santamaría JP, Acosta C. Manejo sintomático de la queratopatía bullosa postquirúrgica con membrana amniótica humana no preservada. *Cornea*. 2002; 21(4):342-345.
- Meltendorf C, Bühren J, Bug R, et al. Relación entre los hallazgos histopatológicos clínicos con microscopía confocal in vivo y ex vivo de la degeneración nodular de Salzmann. *Cornea*. 2006; 25(6):734-738.
- Meller D, Pires RT, Mack RJ, et al. Trasplante de membrana amniótica para quemaduras agudas térmicas o químicas. *Ophthalmology*. 2000; 107:980-989. Discusión 990.
- Meller D, Pires RT, Teng SC. Preservación ex vivo y expansión de células madres epiteliales limbales humanas sobre cultivos de membrana amniótica. *BJO*. 2002; 86:463-471.
- Melles GR, Eggink FA, Lander F, et al. Técnica quirúrgica para Queratoplastia lamelar posterior. *Cornea*. 1998; 17(6):618-626.
- Melles GR, de Séra JP, Eggink CA, et al. Opacidad en anillo estromal anterior, bilateral, de la córnea. *BJO*. 1998; 82(5):522-525.
- Melles GR, Lander F, Beekhuis WH. Queratoplastia lamelar posterior para un caso de queratopatía bullosa pseudofáquica. *AJO*. 1999; 127(3):340-341.

- Melles GR, Lander F, Nieuwendaal C. Queratoplastia lamelar posterior sin suturas: Informe de un caso de una técnica modificada. *Cornea.* 2002; 21(3):325-327.
- Melles GR, Lander F, Rietveld FJ. Trasplante de la membrana de Descemet extrayendo el endotelio corneal a través de una pequeña incisión escleral. *Cornea.* 2002; 21(4):415-418.
- Melles GR, Ong TS, Ververs B, et al. Resultados clínicos preliminares de la Queratoplastia endotelial de la membrana de Descemet. *AJO.* 2008; 145(2):222-227.
- Menassa N, Bosshard PP, Kaufman C, et al. Detección rápida de la Queratitis fúngica con papel filtro FTA estabilizador de ADN. *IOVS.* 2010; 51(4):1905-1910.
- Mendelblatt DL. Moniliasis: Revisión e informe del primer caso demostrado de Cándida albicans en la córnea. *AJO.* 1953; 36(3):379-385.
- Mendelsohn AD, Watson BD, Alfonso EC, et al. Mejoría de la queratopatía lipídica experimental por trombosis inducida fotoquímicamente de los vasos de alimentación. *Arch. Ophthalmol.* 1987; 105(7):983-988.
- Mendicute J, Ondarra A, Eder F, et al. Uso de protectores de colágeno impregnados con anfotericina B para tratar la queratomicosis por Aspergillus. *CLAO J.* 1995; 21(4):252-255.
- Menegay M, Lee D, Tabbara KF, et al. Análisis proteómico de la queratopatía climática en gotas. *IOVS.* 2008; 49:2829-2837.
- Menezo JL, Manzanas A, Menezo V. Tesaurismosis calcárea anular de la córnea: Distrofia de Axenfeld. *Arch. Ophthalmol. Rev. Gen. Ophthalmol.* 1975; 35(12):965-972.
- Merté HJ. Estudios experimentales sobre reacción antígeno-anticuerpo de espiroquetas en la córnea (alemán). *Albrecht Von Graefes Arch. Ophthalmol.* 1960; 162:279-25.
- Mérula RV, Trindade FC. Degeneración marginal pelúcida: Diagnóstico y tratamiento (portugués). *Arq. Bras. Oftalmol.* 2006; 69(3):447-453.
- Meur PJ, van Bijsterveld OP. Úlcera corneal por Nocardia gypsoide. *BJO.* 1984; 68(3):179-181.
- MeyerK, Chaffe E. Los mucopolisacáridos ácidos de la córnea y su hidrólisis enzimática. *AJO.* 1940; 23:1320-1324.
- Mian SI, Malta JBN. Queratitis por Moraxella. Factores de riesgo, presentación y manejo. *Acta Ophthalmol.* 2011; 89(2):e208-e209.
- Michael R, Charoenrook V, de la Paz MF, et al. Resultados anatómicos y funcionales a largo plazo de ósteo y ósteo-odonto-queratoprótesis. *Graefes Arch. Clin. Exp. Ophthalmol.* 2008; 246(8):1133-37.
- Michaelson IC. Proliferación de melanoblastos limbales en la córnea en respuesta a la lesión corneal: Estudio experimental. *BJO.* 1952; 36(12):657-65.
- Michaelson IC, Herz N, Rapoport G. Efecto de la hialuronidasa en la formación de neo-vasos en la córnea: Estudio experimental. *AMA Arch. Ophthalmol.* 1953; 50(5):613-617.
- Michaelson IC. Gemación unilateral en la formación de neovasos en el ojo. *BJO.* 1956; 40(1):36-39.
- Michaelson IC, Schreiber H. Influencia de la radiación de bajo voltaje sobre la regresión de vasos corneales establecidos. *AMA Arch. Ophthalmol.* 1956; 55(1):48-51.
- Micheal S, Khan MI, Islam F, et al. Identificación de mutaciones en el gen PRDM5 en el síndrome de la córnea frágil. *Cornea.* 2016; 35(6):853-859.
- Micheal S, Siddiqui SN, Zafar ZN, et al. La secuenciación complete del exoma identifica una variante sin sentido heterocigotas en el gen PRDM5 en una familia con síndrome de Axenfeld-Rieger. *Neurogenetics.* 2016; 17(1):17-23.
- Mihail Z, Alina Cristina S, Speranta S. Membranas retro-corneales después de queratoplastia penetrante. *Roman. J. Ophthalmol.* 2015; 59(4):230-234.
- Miki H, Yamane A, Tokura T, et al. Neovascularización corneal después de isquemia uveal anterior por oclusión de las arterias ciliares anteriores largas en ojo de conejo. *Proc. Int. Soc. Eye Res.* 1986; 4:17.
- Milauska AT. Contaminación por pseudomona aeruginosa de soluciones de lentes de contacto hidrofílicas. *Trans. Am. Acad. Ophthalmol. Otolaryngol.* 1972; 76(2):511-516.
- Miller S. Queratopatía en banda con un informe de un caso de síndrome de Fanconi con depósitos cálcicos en la córnea. *Trans. Ophthalmol. Soc. UK.* 1958; 78:59-69.
- Miller EM. Génesis de los anillos blancos de la córnea. *AJO.* 1966; 61(5 Pt 1):904-907.
- Mills NL, Donn A. Incorporación de timidina marcada con tritium por el endotelio corneal de conejo. *Arch. Ophthalmol.* 1960; 64:443-446.
- Mimura T, Yamagami S, Usui T, et al. Resultados a largo plazo de trasplante de células endoteliales cultivadas con hierro endocítico con atracción magnética. *Exp. Eye Res.* 2005; 80(2):149-157.
- Mimura T, Yokoo S, Araie M, et al. Tratamiento de la queratopatía bullosa en conejos con precursores derivados de endotelio corneal humano cultivado. *IOVS.* 2005; 46(10):3637-3644.
- Mitchell WH, Parson BJ, Weiner LJ. Ulceración por pseudomonas de la córnea después de una quemadura corporal total importante: Un estudio clínico. *J. Trauma.* 1976; 16(4):317-319.
- Mitchell BM, Wu TG, Jackson BE, et al. Cepa de Cándida albicans dependiente de la virulencia y filamentación mediada por Rim13p en la queratomicosis experimental. *IOVS.* 2007; 48:774-780.
- Mitsui Y, Hanabusa J. Infecciones corneales después de terapia con cortisona. *BJO.* 1955; 39(4):244-250.
- Miyashiro MJ, Yee RW, Patel G, et al. Enfermedad de Lyme asociada con queratitis intersticial unilateral. *Cornea.* 1999; 18(1):115-116.
- Miyata K, Drake J, Osakabe Y, et al. Efecto de la edad del donante sobre la variación morfológica de células endoteliales corneales humanas cultivadas. *Cornea.* 2001; 20(1):59-63.
- Mizota A, Kaki K, Shiina C, et al. El primer caso de queratitis causada por Nocardia exalbida. *Int. Ophthalmol.* 2007; 27(5):333-336.
- Mizukawa T, Manabe R. Recientes avances en queratoplastia con especial referencia a la ventaja de preservación líquida. *Folia Ophthalmol. Jpn.* 1968; 19:1310-1318.

- Mocan MC, Yilmaz PT, Irkec M, et al. Microscopía confocal in vivo para la evaluación de la microestructura corneal en el queratocono. *Curr. Eye Res.* 2008; 33(11):933-939.
- Mohan H, Gupta DK, Sen DK. Degeneración calcárea primaria de la córnea. *BJO.* 1969; 53(3):195-197.
- Mohan RR, Mohan RR, Wilson SE. Receptor de dominio discoidina (DDR) 1 y 2: Receptores de tirosina-quinasa activados por colágeno en la córnea. *Exp. Eye Res.* 2001; 72:87-92.
- Mohandessan MM, Romano PE. Queratitis neuroparalítica en el síndrome de Goldenhar-Gorlin. *AJO.* 1978; 85(1):111-113.
- Moisseiev E, Gal A, Addadi L, et al. Queratopatía en banda calcificada aguda: Informe de caso y revisión de la literatura. *J. Cataract. Refract. Surg.* 1013; 39(2):292-294.
- Moloney G, Petsoglou C, Ball M, et al. Descematorrexis sin injerto para la distrofia endotelial de Fuchs, suplementada con ripasudil tópico. *Cornea.* 2017; 36(6):642-648.
- Montana JA, Sery TW. Efecto de agentes fungistáticos sobre infecciones corneales con Candida albicans. *AMA Arch. Ophthalmol.* 1958; 60(1):1-6.
- Montero J, Sparholt J, Mély R. Serie de casos retrospectivos de aplicaciones terapéuticas de una lente de contacto blanda de hidrogel de silicona lotrafilcon A. *Eye Contact Lens.* 2003; 29(1 Sup):S54-S56.
- Mooren A. Observaciones oftalmológicas (alemán). Berlín. Hirschwold. 1867.
- Mootha VV, Kanoff JM, Shankardas J, et al. Marcada reducción de la alcohol deshidrogenasa en los fibroblastos corneales en el queratocono. *Mol. Vis.* 2009; 15:706-712.
- Morawiecki J. Fenómeno de precipitación en la córnea viva en reacciones antígeno-anticuerpo (polaco). *Acta Physiol Pol.* 1957; 8(3-3ª):468-469.
- Morgan G, Patterson A. Patología de la degeneración polimorfa posterior de la córnea. *BJO.* 1967; 51:433-437.
- Morisawa M, Yamagami S, Inoki T, et al. Queratopatía lipídica centrípeta bilateral con escleritis anterior difusa. *Acta Ophthalmol. Scand.* 2003; 81(2):202-203.
- Morris PD, Hida T, Blackshear PJ, et al. Los ésteres de forbol promotores de tumor inducen angiogénesis in vivo. *Am. J. Physiol.* 1988; 254:C318-322.
- Morrison JC, Swan KC. Queratoplastia lamelar de espesor completo: Estudio histológico en ojos humanos. *Ophthalmology.* 1982; 89(6):715-719.
- Morton PL, Ormsby HL, Baso PK. Cicatrización del endotelio y membrana de Descemet en córnea de conejo. *AJO.* 1958; 4(1Pt2):62-67.
- Moshirfar M, Chang JC, Mamalis N. Degeneración nodular de Salzmann después de queratomielusis láser in situ. *Cornea.* 2010; 29(7):840-841.
- Moshirfar M, Ding Y, Ronquillo Y, et al. Edema corneal bilateral inducido por una ultra-maratón: Informe de caso y revisión de la literatura. *Ophthalmol. Ther.* 2018; 7:197-202.
- Mostafa EM, Abdella MM, Elhawary AM, et al. Meibografía no contacto en pacientes con queratocono. *Hind. J. Ophthalmol.* 2019; ID: 2965872.
- Moticka EJ, She SC. Comparación de índices de fallos de injertos corneales ortópticos utilizando tres procedimientos diferentes de injertos. *Curr. Eye Res.* 1989; 8:813-820.
- Mozai T. Metabolismo anormal del cobre y anillo corneal de Kayser-Fleischer asociado con infección por esquistosoma: Informe de caso. *Neurology.* 1962; 12:540-546.
- Mrukwa-Komikek E, Gierek-Ciaciura S, Rokita–Wala I, et al. Uso de trasplante de membrana amniótica para el tratamiento de la queratopatía bullosa (polaco). *Klin. Oczna.* 2002; 104(1):41-46.
- Mueller H, Maumenee AE. Consideraciones sobre la enfermedad del injerto (francés). *Arch. Ophthalmol (París).* 1951; 11:146-154.
- Mularoni A, Torreggiani A, Di Biase A, et al. Tratamiento conservador de la degeneración marginal pelúcida temprana y moderada: Una nueva aproximación con anillos intracorneales. *Ophthalmology.* 2005; 112(4):660-666.
- Müller HK, Sollner F. Caso observado de ulcus rodens de la córnea familiar (francés). *J. Genet. Hum.* 1956; 5(1):81.
- Müller LJ, Pels L, Vrensen GF. Organización ultraestructural de los nervios corneales humanos. *IOVS.* 1996; 37:476-488.
- Müller LJ, Pels E, Vrensen GFJM. La arquitectura específica del estroma anterior cuenta para el mantenimiento de la curvatura corneal. *BJO.* 2001; 85:437-443.
- Münich W, Dietze HH. Efecto del aloxano sobre la regeneración epitelial de la córnea en conejos (alemán). *Albrecht von Graefes Arch. Ophthalmol.* 1953; 154(5):483-7.
- Munier FL, Korvatska E, Djemar A, et al. Mutaciones en la querato-epitelin en 4 distrofias corneales ligadas a 5q31. *Nat. Genet.* 1997; 15:247-251.
- Munro M, McWhae J, Romanchuk K, et al. Dos casos de ampolla de filtración espontánea, una idiopática y otra asociada con una degeneración marginal de Terrien. *Cornea.* 2014; 33(7):752-754.
- Murphy G, Sullivan MO, Shanahan F, et al. Síndrome de Cogan. Presente y direcciones futuras. *Rheumatol. Int.* 2009; 29:1117-1121.
- Musch DC, Niziol LM, Stein JD, et al. Prevalencia de las distrofias corneales en los Estados Unidos. Estimaciones de datos de reclamaciones. *IOVS.* 2011; 52(9):6959-6963.
- Muthayya RE. Queratitis de Madar. *Proc. Indian Ophthalmic. Soc.* 1949; 10:44-47.
- Muthukkappan VR, Auerbach R. Angiogénesis de la córnea de ratón. *Science.* 1979; 205:1416-1418.
- Muto T, Machida S. Efecto de aflibercept sobre las células endoteliales corneales: Estudio de seguimiento de 6 meses. *Clin. Ophthalmol.* 2019; 13:373-381.
- Naderan M, Shoar S, Naderan M, et al. Comparación de mediciones corneales en ojos queratocónicos utilizando la cámara rotatoria Scheimpflug y topografía de escaneo de hendidura. *Int. J. Ophthalmol.* 2015; 8(2):275-280.

- Naderan M, Rajabi MT, Zarrinbakhsh P, et al. Asociación entre historia familiar y severidad del queratocono. *Curr. Eye Res.* 2016; 41:1414-1418.
- Nagra PK, Rapuano CJ, Cohen EJ, et al. Queratitis punctata superficial de Thygeson: 10 años de experiencia. *Ophthalmology.* 2004; 111(1):34-37.
- Nagy M, Viguáry L. Etiología de la degeneración pelúcida de la córnea (alemán). *Klin. Monbl. Augenheilkd.* 1972; 161(5):604-611.
- Nagy M, Hadházy C, Vigváry L. Síntomas generales en la degeneración corneal tipo Salzmann (húngaro). *Orv. Hetil.* 2007; 148(9):413-419.
- Najjar DM, Cohen EJ, Rapuano CJ, et al. Quelación con EDTA de la queratopatía en banda: Resultados y seguimiento a largo plazo. *AJO.* 2004; 137(6):1056-1064.
- Nakaizumi G. Un caso raro de distrofia corneal. *Acta Soc. Ophthalmol. Jpn.* 1914; 18:949-960.
- Nakamura T, Endo K, Cooper LJ, et al. El éxito del cultivo y del trasplante autólogo de células epiteliales mucosas orales de conejo en membrana amniótica. *IOVS.* 2003; 44(1):106-16.
- Nakamura T, Takeda K, Inatomi T, et al. Resultados a largo plazo del trasplante epitelial de mucosa oral cultivada autóloga en la fase de cicatrización de enfermedades de la superficie ocular severas. *BJO.* 2011; 95(7):942-46.
- Nakayasu K, Tanaka M, Konomi H, et al. Distribución de los colágenos tipos I, II, III, IV y V en córneas normales y con queratocono. *Ophthalmic. Res.* 1986; 18(1):1-10.
- Nakayasu K. Origen de los pericitos en la neovascularización de córnea de rata. *Jpn. J. Ophthalmol.* 1988; 32:105-112.
- Nanda GG, Padhy B, Samal S, et al. Asociación genética del pleomorfismo intrónico de TCF4, CGT18.1 y rs17089887, con distrofia corneal endotelial de Fuchs en una población de la India. *IOVS.* 55(11):7674-7680.
- Naritaa A, Seguchia J, Shiragab F. Escleritis inducida por Paecilomyces lilacinus después de endoftalmitis asociada a ampollas después de una trabeculectomía. *Acta Med. Okayama.* 2015; 69:313-318.
- Nassaralla BA, McLeod SD, Nassaralla JJ Jr. Efecto del LASIK miópico en la sensibilidad corneal humana. *Ophthalmology.* 2003; 110(3):497-502.
- Nasveld PE, Edstein MD, Reid M, et al. Estudio del equipo Tafenoquina. Estudio aleatorio doble ciego de la seguridad, tolerabilidad y eficacia de tafenoquina frente a mefloquina para la profilaxis del paludismo en sujetos no inmunes. *Antimicrob. Agents Chemother.* 2010; 54(2):792-8.
- Nataf R, Reynon, Besnainou, et al. Distrofia corneal nodular en forma de banda de Bietti (francés). *Ann. Ocul. (París).* 1957; 190(5):316-321.
- Naumann GO, Schlotzer-Schrehardt U. Queratopatía en el síndrome de pseudoexfoliación en un caso de descomposición endotelial corneal. Estudio clínico-patológico. *Ophthalmology.* 2000, 107(6).1111-1124.
- Nayak N, Satpathy G, Prasad S, et al. Relación de la producción de proteinasas con Resistencia a anfotericina B en hongos de Queratitis micóticas. *Ophthalmic. Res.* 2010; 44(2):113-118.
- Natalia H, Shetty R, Dhamodaran K, et al. Potencial efecto apoptótico de la irradiación ultravioleta-A durante reticulación: Un estudio sobre células epiteliales limbales cultivadas ex vivo. *BJO.* 2012; 96:1339-1345.
- Nettleship E. Úlcera serpiginosa crónica de la córnea (úlcera de Mooren). *Trans. Ophthalmol. Soc. UK.* 1902; 20:103.
- Nettleship E. Nota sobre el pronóstico en la úlcera serpiginosa crónica (úlcera de Mooren) de la córnea. *Trans. Ophthalmol. Soc. UK.* 1905; 64.
- Newell FW, Dixon JM. Efecto de la cortisona subconjuntival sobre la unión inmediata de injertos corneales experimentales. *AJO.* 1951; 34(7):977-82.
- Newman LR, DeMill DL, Zeideneber DA, et al. Tejido donante para queratoplastia endotelial de la membrana de Descemet pre-pelado: Técnica quirúrgica y primeros resultados clínicos. *Cornea.* 2018; 37:981-986.
- Newmark E, Polack FM, Ellison AC. Informe de un caso de Queratitis por Nocardia asteroides. *AJO.* 1971; 72(4):813-815.
- Nguyen DQ, Hemmerdinger C, Hagan RP, et al. Queratocono asociado con ceguera nocturna estacionaria tipo I. *BMJ Case Rep.* 2009.
- Nguyen HTD, Sebag M, Harissi-Dagher M. Queratopatía en banda desarrollada después de inyecciones de denosumab. *Digit J. Ophthalmol.* 2019; 25(2):30-32.
- Nickerson ML, Kostiha BN, Fredericks W, et al. Mutación en UBIAD1 altera una preiltransferasa mitocondrial para causar distrofia corneal de Schnyder. *PloS One.* 2010; 5(5):e10760.
- Nickerson ML, Bosley AD, Weiss JS, et al. La preiltransferasa UBIAD1 vincula la síntesis de menaquinona-4 (corregida) con las enzimas metabólicas del colesterol. *Hum. Mutat.* 2013; 34(2):317-329.
- Nichini O, Manzi V, Nunier FL, et al. Distrofia corneal de Meesmann (MECD): Informe de 2 familias y una nueva mutación en el gen de la queratina 12 específica de la córnea (KRT12). *Ophthalmic. Genet.* 2005; 26:169-173.
- Niedermeier S. Terapia con cortisona local e hidrocortisona (alemán). *Klin. Augenheilkd Augenarzlt Fortbild.* 1955; 126(3):337-339.
- Nielsen K, Orntoft T, Hjortdal J, et al. Una nueva mutación como base de una distrofia de Meesmann asintomática en una familia danesa. *Cornea.* 2008; 27:100-102.
- Nirankari VS, Bauer SA, Rodríguez MM, et al. Vascularización estromal corneal en conejos albinos. *IOVS (suppl).* 1989; 30:3.
- Nirankari VS. Fotocoagulación laser para la vascularización estromal corneal. *Trans. Am. Ophthalmol. Soc.* 1992; 90:595-669.
- Nishida K, Honma Y, Dota A, et al. Aislamiento y localización cromosómica de un gen de la queratina 12 humana específica de la córnea y detección de 4 mutaciones en la distrofia corneal epitelial de Meesmann. *Am. J. Hum. Genet.* 1997; 61:1268-1275.

- Nishida T, Nakamura M, Konma T, et al. Queratopatía neurotrófica. Estudio de la substancia P y el significado clínico de la sensibilidad corneal. *Nihon Ganka Gakkai Zasshi*. 1997; 101(12):948-974.
- Nishimura T, Toda S, Mitsumoto T, et al. Efectos del factor de crecimiento de hepatocito, factor beta 1 de transformación del crecimiento y factor de crecimiento epidérmico sobre las células epiteliales corneales bovinas bajo interacciones epitelio-queratocito en reconstrucción de cultivos. *Exp. Eye res.* 1998; 66:105-116.
- Nishino T, Kobayashi A, Nori N, et al. Histología in vivo y mutación en p.L132V en el gen KRT12 en pacientes japoneses con distrofia corneal de Meesmann. *Jpn. Ophthalmol.* 2019; 63(1):46-55.
- Nishiwaki Dantas MC, Dantas PE, Reggi JR. Translocación limbal ipsilateral para el tratamiento de la deficiencia limbal parcial secundaria a quemadura ocular por álcali. *BJO.* 2001; 85:1031-1033.
- Nissen JN, Ehlers N, Frost-Larsen K, et al. El efecto de los esteroides tópicos en el edema corneal post-quirúrgico y pérdida de células endoteliales después de extracción intracapsular de catarata. *Acta Ophthalmol (Copenh).* 1993; 71:89-94.
- Noen MS. Desecación de la película precorneal. I. Tiempo de humedad de la córnea. *Acta Ophthalmol (Copenh).* 1969; 47(4):865-80.
- Nogaki H, Morimatsu M. Queratitis punctata superficial y abrasión corneal debido a hidrocloruro de amantadina. *J. Neurol.* 1993; 240:388-389.
- Norn MS. Desecación de la película pre-corneal. II. Discontinuidad permanente y dellen. *Acta Ophthalmol (Copenh).* 1969; 47(4):884-889.
- Norn MS. Degeneración esferoidea de la córnea y conjuntiva. Prevalencia entre esquimales en Greenland y caucásicos en Copenhague. *Acta Ophthalmol (Copenh).* 1978; 56:551-562.
- Norn M. Línea de hierro de Hudson-Stähli en esquimales. *Artic Med. Res.* 1989; 48(4):208-210.
- Norn M. Línea de hierro de Hudson-Stähli en la córnea. Presencia en 1968 y 1988. *Acta Ophthalmol (Copenh).* 1990; 68(3):339-340.
- Norton EW, Cogan DG. Síndrome de Queratitis intersticial no sifilítica y síntomas vestíbulo-auditivos: Seguimiento a largo plazo. *AMA Arch. Ophthalmol.* 1959; 61(5):695-697.
- Noureddin BN, Seoud M, Bashshur Z, et al. Toxicidad ocular con bajas dosis de tamoxifeno. Estudio prospectivo. *Eye (Lond).* 1999; 13(6):729-33.
- Novakovic A. Efectos terapéuticos de soluciones hipertónicas sobre la córnea. *Vojinosanit. Pregl.* 1950; 7(3-4):159-61.
- Nubile M, Lanzini M, Miri A, et al. Microscopía confocal in vivo en el diagnóstico de la deficiencia de células madres limbales. *AJO.* 2013; 155(2):220-32.
- Nuyken G. Inyecciones de fibrinolisina en la terapia de las cicatrices corneales (alemán). *Med. Klin.* 1956; 51(4):146-148.
- O'Brart DP, Muir MG, Marshall J. Queratectomía fototerápica para erosiones corneales recurrentes. *Eye (Lond).* 1994; 8(Pt4):378-383.
- O'Connor GR. Queratopatía en banda calcificada. *Trans. Am. Ophthalmol. Soc.* 1972; 70:58-81.
- O'Day DM. Terapia antifúngica administrada oralmente en queratomicosis experimental. *Trans. Am. Ophthalmol. Soc.* 1990; 88:685-725.
- Obeid NN, Richinho K de P, Osores AP, et al. Queratectomía foto-terapéutica (PTK) y queratopatía bullosa: Informe de caso (portugués). *Arq. Bras. Oftalmol.* 2005; 68(5):679-682.
- Obenberger J. Reactividad inmunológica de la córnea. I. Puntos de vistas actuales sobre queratitis inducidas por inyecciones intracorneales o proteínas extrañas (checo). *Cesk. Oftalmol.* 1963; 19:289-298.
- Obenberger J. Calcificación en córneas con vascularización inducida por aloxano. *AJO.* 1969; 68:1113-1119.
- Offret G, Chauvet P. Contribución al estudio y tratamiento de la vascularización de la córnea (francés). *Arch. Ophtalmol. Rev. Gen. Ophtalmol.* 1950; 10(4):480-494.
- Offret G, Haye C. Membrana basal del epitelio corneal y algunos de sus cambios patológicos (francés). *Bull. Soc. Ophtalmol. Fr.* 1957; 1:6-8.
- Offret G, Campinchi R, Nataf R. Infecciones oculares piocinaceas (francés). *Bull. Soc. Ophtalmol. Fr.* 1962; 62:372-375.
- Offret H, Labetoulle M, Offret O. Edema corneal y AINEs sistémicos (francés). *J. Fr. Ophtalmol.* 2007; 30(6):e14.
- Ogasawara M, Matsumoto Y, Hayashi T, et al. Mutaciones KRT12 y microscopía confocal in vivo en dos familias japonesas con distrofia corneal de Meesman. *AJO.* 2014; 157:93-102.
- Ogawa I. Caso de queratitis bullosa por contacto con el vítreo siguiendo a la extracción de una catarata (japonés). *Rinsho Ganka.* 1962; 16:1183-6.
- Oh JY, Kim MK, Wee WR. Inyección subconjuntival e intra-corneal de bevacizumab para la neovascularización en la queratopatía lipídica. *Cornea.* 2009; 28(9):1070-1073.
- Ohnishi Y, Shinoda Y, Ishibashi T, et al. El origen del amiloide en la distrofia corneal en gotas gelatinosas. *Curr. Eye Res.* 1982-1983; 2(4):225-231.
- Ohrainetz CL. Beta-irradiación del ojo utilizando el aplicador radium-D. *AJO.* 1950; 33(3Pt2):56-62.
- Okano Y. Estudios histopatológicos oculares en la lepra en la fase silente. I. Características con el microscopio de luz (japonés). *Nippon Ganka Gakkai Zasshi.* 1994; 98(8):801-806.
- Oksala A. El ángulo camerular en la queratitis intersticial: Informe de un caso. *AJO.* 1957; 43(5):719-723.
- Okumura N, Koizumi N, Kay EP, et al. El colirio de inhibidor ROCK acelera la cicatrización de heridas del endotelio corneal. *IOVS.* 2013; 54:2493-2502.
- Okumura N, Kitahara M, Okuda H, et al. La activación sostenida de la respuesta de proteína desplegada induce la muerte celular en la distrofia corneal endotelial de Fuchs. *IOVS.* 2017; 58(9):3697-3707.

- Olander K, Kanai A, Kaufman HE. Estudio analítico con microscopio electrónico de un tatuaje corneal. *Ann. Ophthalmol.* 1983; 15(11):1046-1049.
- Oliver VF, van Bysterveldt KA, Cadzow M, et al. Una mutación de alteración de empalme COL17A1 prevalece en erosiones recurrentes hereditarias de la córnea. *Ophthalmology.* 2016; 123:709-722.
- Olsen T. Microscopía especular no-contacto del endotelio corneal humano. *Acta Ophthalmol.* 1979; 57:986-998.
- Olsen T. Cambios postoperatorios en la densidad de células endoteliales de los injertos. *Acta Ophthalmol.* 1981; 59:863-870.
- Olsen EG, Davanger M, Moen T. Papel de los microfilamentos en la cicatrización del endotelio corneal. *Acta Ophthalmol (Copenh).* 1985; 63(1):104-108.
- Olson LE, Marshall J, Rice NS, et al. Efectos del ultrasonido sobre el endotelio corneal. II. El proceso de reparación endotelial. *BJO.* 1978; 62:145-154.
- Olson RJ, Kaufman HE. Recurrencia de la distrofia corneal de Reis-Bücklers en un injerto. *AJO.* 1978; 85(3):349-351.
- Omerod LD, Hertzmark E, Gomes DS, et al. Epidemiología de la queratitis microbiana en el sureste de California. Análisis multivarianza. *Ophthalmology.* 1987; 94(10):1322-1333.
- Omerod LD. Queratopatía lipídica idiopática bilateral. *Cornea.* 1987; 6(4):313-314.
- Onofrio BM. Radiofrecuencia percutánea en lesiones del ganglio gasseriano. Resultados en 140 pacientes con dolor trigeminal. *J. Neurosutg.* 1975; 42(4):132-139.
- Ono T, Mory Y, Nejima R, et al. Sostenibilidad del alivio del dolor después de reticulación del colágeno corneal en ojos con queratopatía bullosa. *Asia-Pacific. J. Ophthalmol.* 2018; 7(5):291-295.
- Oracz G, Klimczak Slaczka D, Sokolowska Oracz A, et al. Prevalencia del anillo de Kayser-Fleischer en pacientes con enfermedad de Wilson (polaco). *Klin. Oczna.* 2005; 107(1-3):54-56.
- Orlando RG, Dangel ME, Schaal F. Experiencia clínica y gradiente para la queratopatía por amiodarona. *Ophthalmology.* 1984; 91810):1184-7.
- Orlin SE, Sulewski ME. Perforación corneal espontánea en la degeneración marginal pelúcida. *CLAO J.* 1998; 24(3):186-187.
- Ormerod LD, Abelson MB, Kenyon KR. Modelos estándar de traumas corneales utilizando discos de filtro impregnados en álcalis. *IOVS.* 1989; 30:2148-2153.
- Ormerod DL, Dahan E, Hagele JE, et al. Graves incidencias en la historia natural de la queratopatía climática avanzada. *Ophthalmology.* 1994; 101:448-453.
- Orocoglu F, Aksu A. Roturas complejas de la membrana de Descemet y desprendimientos durante la facoemulsificación. *J. Ophthalmic. Vis. Res.* 2015; 10(1):81-83.
- Orr A, Dubé MP, Marcadier J, et al. Mutaciones en el gen UBIAD1, que codifica una potencial preiltransferasa, son candidatos para la distrofia corneal cristalina de Schnyder. *PloS One.* 2007; 2(8):e685.
- Orsoni JG, Zavota L, Manzotti F, et al. Queratitis intersticial sifilítica: Tratamiento con terapia combinada de fármacos inmunosupresores. *Cornea.* 2004; 23(5):530-532.
- Ortiz D, Piñero D, Shabayek MH, et al. Propiedades biomecánicas corneales en ojos normales, post-láser en la queratomielusis in situ y ojos queratocónicos. *J. Cataract. Refract. Surg.* 2007; 33:1371-1375.
- Ourgaud AG. Degeneración posterior de la córnea y glaucoma (francés). *Bull. Soc. Ophtalmol. Fr.* 1956; 7:680-686.
- Ouyang H, Xue Y, Lin Y, et al. WNT7A y PAX6 definen la homeostasia del epitelio corneal y la patogénesis. *Nature.* 2014; 511(7509):358-61.
- Oxlund H, Simonsen AH. Estudios bioquímicos de córneas normales y con queratocono. *Acta Ophthalmol (Copenh).* 1985; 63(6):666-669.
- Ozkurt Y, Rodop O, Oral Y, et al. Aplicaciones terapéuticas de lentes de contacto blandas de hidrogel de silicona Iotrafilcon. *Eye Contact Lens.* 2005; 31(6):268-269.
- Pages R. Complicaciones oculares en la fiebre recurrente. *Sem. Hop.* 1952; 28(94):3824-3827.
- Paik DC, Solomon MR, Wen Q, et al. Beta-nitroalcoholes alifáticos para la reticulación corneoescleral terapéutica: Mecanismos clínicos y nitroalcoholes de orden mayor. *IOVS.* 2010; 51:836-843.
- Pajoohesh Ganzi A, Pal-Ghoh S, Simmens SJ. Integrinas en células epiteliales de ciclo bajo en el limbo del ratón. *Stem Cells.* 2006; 24:1075-1086.
- Pala G, Fronterré A, Scofa F, et al. Argirosis ocular en un platero. *J. Occup. Health.* 2008; 50(6):521-524.
- Paladin I. Menchini U, Mencucci R. Crisiasis corneal: Análisis con microscopio confocal in vivo. *Eur. J. Ophthalmol.* 2010; 20(4):776-9.
- Palich-Szántó O. Infiltrado de la córnea en el área del gerontoxon (alemán). *Ophthalmologica.* 1960; 140:161-167.
- Palmer M, Vulicevic I, Saweljew P, et al. Estreptolisina O, un modelo propuesto de interacción alostérica entre una proteína formadora de poros y su bicapa lipídica diana. *Biochemistry.* 1998; 37:2378-2383.
- Palmerton ES. El efecto de la cortisona local sobre la cicatrización de heridas en córneas de conejo. *AJO.* 1955; 40(3):344-353.
- Pallikaris IG, Kymionis GD, Astyrakakis NI. Ectasia corneal inducida por queratomielusis láser in situ. *J. Cataract. Refract. Surg.* 2001; 27:1796-1802.
- Pameijer JK. Sobre un extraño desplazamiento corneal superficial familiar (alemán). *Klin. Monatsbl. Augenheilkd.* 1935; 95:516-517.
- Pancholi S, Tullo A, Khaliq A, et al. Los efectos de los factores de crecimiento y condiciones del medio sobre la proliferación de células epiteliales corneales humanas y queratocitos. *Graefes Arch. Clin. Exp. Ophthalmol.* 1998; 236:1-8.
- Panda A, Mohan M, Chawdhary S. Tatuaje corneal —experiencia con el "procedimiento de bolsillo lamelar". *Indian J. Ophthalmol.* 1984; 32(5):408-411.

- Panjani N, Nichalopoulos G, Song J, et al. Glucolípidos neutros de células epiteliales de conejos migradoras y no migradoras en órganos y cultivos celulares. *IOVS.* 1990; 31:689-95.
- Papanikolau T, Goel S, Jayamanne DG, et al. Modelo familiar de la degeneración corneal nodular tipo Salzmann. Serie de cuatro generaciones. *BJO.* 2010; 94(11):1543.
- Parchand S, Gupta A, Ram J, et al. Voriconazol para úlceras corneales fúngicas. *Ophthalmology.* 2012; 119(5):1083.
- Park JH, Um T, Kim MJ, et al. Una nueva técnica de punción múltiple no continua (puntos) para el tatuaje corneal. *Int. J. Ophthalmol.* 2015; 8(5):e928-e932.
- Park SH, Ahn YJ, Chae H. Análisis molecular del gen CHST6 en pacientes coreanos con distrofia macular corneal: Identificación de tres nuevas mutaciones. *Mol. Vis.* 2015; 21:1201-1209.
- Parker A, Bhattacherjee P, Palmer RMJ, et al. Caracterización y cuantificación de la vascularización inducida por sulfato de cobre en la córnea de conejo. *Am. J. Pathol.* 1988; 130:173-178.
- Parker JS, van Dijk K, Melles GR. Opciones de tratamiento para el queratocono avanzado: Revisión. *Surv. Ophthalmol.* 2015; 60(5):459-480.
- Parker JS, van Dijk K, Cooper E, et al. Trasplante de la capa de Boman para el queratocono avanzado. *Cataract. Refract. Surg. Today Eu.* 2017; 30-33.
- Parmar P, Salman A, Kalavathy CM, et al. Queratitis neumocócica: Perfil clínico. *Clin. Exp. Ophthalmol.* 2003; 31(1):44-47.
- Parnas J, Reichert M, Fluder Z. Efecto de la ACTH sobre las reacciones inmunológicas (Brucelosis) (francés). *Rev. Immunol. Ther. Antimicrob.* 1957; 21(5-6):371-382.
- Parsons. Patología del ojo. Londres. 1904.
- Parwaresch MR, Haacke H, Mäder C, et al. Arco corneal e hipolipoproteinemias (alemán). *Klin Wochenschr.* 1976; 54(10):495-497.
- Pasca D, Vitali G. Observaciones clínicas en la queratitis filamentosa (italiano). *Ann. Ottalmol. Clin. Ocul.* 1962; 88:10-21.
- Patel S, Marshall J, Fitzke FW. Índice refractivo del epitelio y estromal de la córnea humana. *J. Refract. Surg.* 1995; 11:100-105.
- Patel SP, Sajnani MM, Pineda R. Distrofia polimorfa posterior y queratoglobo en un niño. *J. Pediatr. Ophthalmol. Strabismus.* 2011; 48 Online:e1-3.
- Patel R, Sise A, Al-Mohtaseb Z, et al. Queratitis por Nocardia asteroides resistente a amicacina. *Cornea.* 2015; 34(12):1617-1619.
- Paton JC, Rowan-Kelly B, Ferrante A. Activación del complemento humano por la toxina pneumocócica pneumolisina. *Infect. Immun.* 1984; 43:1085-1087.
- Patterson L. Arco senil: Un importante signo físico forense. *Am. J. Forensic Med. Pathol.* 1982; 3(2):115-118.
- Pau H. Queratitis neuroparalítica sin afectación trigeminal (alemán). *Klin. Monbl. Augenheilkd. Augenarztl. Fortbild.* 1950; 117(2):174-177.
- Pau H. Reacciones epiteliales en una lesión corneal (alemán). *Klin. Monbl. Augenheilkd Augenarzlt Fortbild.* 1956; 129(1):33-38.
- Pau H. Origen de los leucocitos en la córnea injuriada (alemán). *Albrecht von Graefes Arch. Ophthalmol.* 1958; 159(5):540-559.
- Pau H. Patogénesis y tratamiento de la erosión corneal primaria y secundaria (alemán). *Klin. Monbl. Augenheilkd.* 1982; 180(4):259-263.
- Paufique L, Etienne R. La "córnea farinata" (francés). *Lyon Med.* 1950; 183(45):293-297.
- Paufique L. Raspado de la superficie posterior de la córnea en el tratamiento de la distrofia de Fuchs (francés). *Bull. Mem. Soc. Fr. Ophtalmol.* 1953; 66:338-341.
- Pauklin M, Fuchsluger TA, Westekemper H, et al. Resultados a medio plazo del trasplante epitelial autólogo cultivado de epitelio limbal alogénico en la deficiencia de células madres limbares. *Dev. Ophthalmol.* 2010; 45:57-70.
- Pavisic Z. Sobre un caso de distrofia corneal nodular según Saltzmann (alemán). *Ophthalmologica.* 1949; 118(3):169-172.
- Pearson AR, Soneji B, Sarvananthan N, et al. ¿Existe influencia étnica en la incidencia o severidad del queratocono? *Eye (Lond).* 2000; 14(4):625-628.
- Pellegrini G, Traverso CE, Franzi AT, et al. Restauración a largo plazo de superficies corneales dañadas con epitelio corneal autólogo cultivado. *Lancet.* 1977; 349(9057):990-3.
- Pellegrini G, Rama P, Matuska S, et al. Determinación de parámetros biológicos para los resultados clínicos de células madres limbares autólogas cultivadas. *Regen. Med.* 2013; 8(5):553-67.
- Peñalba MA, Arst HN Jr. Regulación de la expresión génica por el pH ambiental en hongos filamentosos y levaduras. *Microbiol. Mol. Biol. Rev.* 2002; 66(3):426-446.
- Pañalba MA, Tilburn J, Bignell E, et al. Regulación del gen del pH ambiental en hongos. Haciendo conexiones. *Trends Microbiol.* 2008; 16:291-300.
- Pérez Dieste JM, Castroviejo Bolívar M, Sánchez Servate C. Roturas obstétricas de la membrana de Descemet (español). *Arch. Soc. Esp. Oftalmol.* 2019; 94(4):e31.
- Pérez Santoja JJ, Artola A, Javaloy J, et al. Queratitis microbiana después de reticulación del colágeno corneal. *J. Cataract. Refract. Surg.* 2009; 35:1138-1140.
- Perlman JT, Kadish AH, Ramseyer JC. Pérdida de visión asociada con el uso de hidrocloruro de amantadina. *JAMA.* 1977; 237(12):1200.
- Pesudovs K. Degeneración marginal de Terrien: Informe de caso y revisión de la literatura. *Clin. Exp. Optom.* 1994; 77:97-104.
- Peters A. Regeneración del epitelio corneal. Tesis. Bonn. 1885.

- Pfister RR, Burstein DL. La superficie epitelial corneal humana normal y anormal. Estudio con microscopio electrónico de barrido. *IOVS*. 1977; 16:614-22.
- Pherwani A, Bansal S, Agrawal S, et al. Edema macular cistoide en el síndrome de Cogan: Presentación de caso. *Cases J.* 2008; 1:339.
- Phillips CI, Tsukahara S, Gore SM. Arco corneal. Algo de su morfología y fisiopatología aplicada. *Jpn. J. Ophthalmol.* 1990; 34(4):442-449.
- Pilcher BK, Dumin JA, Sudbeck BD, et al. Se requiere la activación de colagenasa I para la migración de queratocitos en una matriz tipo colágena I. *J. Cell Biol.* 1997; 137:1445-57.
- Pillat A. El diagnóstico diferencial de la queratitis numular (Dimmer) y la querato-conjuntivitis epidémica. *AJO*. 1957; 43(4Pt2):58-63.
- Pilley SF. La incidencia y etiología de la ceguera en Seychelles -1974. *J. Trop. Med. Hyg.* 1976; 79:72-82.
- Pinkerton OD. Cortisona tópica en la queratitis intersticial: Informe de un caso. *AJO*. 1951; 34(12):1746-1747.
- Pinnolis M, McCulley JP, Urman JD. Queratitis numular asociada con mononucleosis infecciosa. *AJO*. 1980; 89(6):791-794.
- Pircher N, Lammer J, Holzer S, et al. Reticulación corneal para la degeneración marginal pelúcida. *J. Cataract Refract. Surg.* 2019; doi: 10.1016/j.jcrs.2019.03.018.
- Pires RT, Tseng SC, Prabhasawat P, et al. Trasplante de membrana amniótica para la queratopatía bullosa sintomática. *Arch. Ophthalmol.* 1999; 117(10):1291-1297.
- Piret J, Kishore BK, Tulkens PM. Efecto de la organización del sustrato en la actividad y mecanismo de la inhibición inducida por gentamicina de la fosfolipasa A1 lisosomal del hígado de rata. *Biochem. Pharmacol.* 1992; 43(4):895-898.
- Polack FM. Retención durante cuatro años de timidina H^3 por el endotelio corneal. *Arch. Ophthalmol.* 1966; 75:659-660.
- Polack FM. Escaneo con microscopio electrónico de la unión endotelial injerto-huésped en la reacción del injerto corneal. *AJO*. 1972; 704-711.
- Polack FM, Bourne WM, Forstot SL, et al. Microscopia electrónica de barrido de la distrofia corneal polimorfa posterior. *AJO*. 1980; 89(4):575-584.
- Pole C, Sise A, Joag M, et al. Resultados de la tomografía de coherencia óptica de alta resolución de la distrofia corneal epitelial de Lisch. *Cornea*. 2016; 35(3):392-394.
- Politzer G. Teratogénesis del queratocono (alemán). *Anat. Anz.* 1952; 98(21-24):390-394.
- Pollhammer M, Cursiefen C. Queratitis bacteriana precoz después de reticulación corneal con riboflavina y ultravioleta A. *J. Cataract Refract. Surg.* 2009; 35:588-589.
- Ponchel C, Malecaze F, Arné JL, et al. Queratoplastia endotelial automática de pelamiento de la Descemet en un niño con rotura de la membrana de Descemet después del parto con fórceps. *Cornea*. 2009; 28(3):338-341.
- Popiela MZ, Hawksworth N. Calcificación corneal y fosfatos: ¿necesitas prescribir libre de fosfatos? *J. Ocul. Pharmacol Ther.* 2014; 30(10):800-802.
- Potten CS, Loeffler M. Células madres: atributos, ciclos, espirales, trampas e incertidumbres. Lesiones por y desde la cripta. *Development*. 1990; 10:1001-1020.
- Pouliquen Y, Dhermy P, Presles D, et al. Distrofia de piel de cocodrilo de Vogt o degeneración en mosaico de Valerio. Estudio histológico y ultraestructural (francés). *Arch. Ophtalmol (París).* 1976; 36(5):395-417.
- Pouliquen Y, Chauvaud D, Lacambe E, et al. Degeneración pelúcida marginal de la córnea, o queratocono marginal (francés). *J. Fr. Ophtalmol.* 1980; 3(2):109-114.
- Pouliquen YJM. Lectura Castroviejo. Estructura fina del estroma corneal. *Cornea*. 1984; 3:168-177.
- Pouliquen Y, Dhermy P, Renarel G, et al. Enfermedad de Terrien: Estudio clínico y ultraestructural, informe de 5casos. *Eye (Lond).* 1989; 3(6):791-802.
- Prabhasawat P, Barton K, Burkett G, et al. Comparación de auto-injerto conjuntival, de membrana amniótica y cierre primario para la escisión del pterigium. *Ophthalmology*. 1997; 104:974-985.
- Prabhasawat P, Kosrirukvongs P, Booranapong W, et al. Trasplante de membrana amniótica para la reconstrucción de la superficie ocular. *J. Med. Assoc. Thai.* 2001; 84(5):705-718.
- Prajna NV, Rao RA, Methen MM, et al. Queratitis fúngica bilateral simultánea causada por diferentes hongos. *Indian J. Ophthalmol.* 2002; 50(3):213-214.
- Prakash G, Sharma N, Goel M, et al. Evaluación de la inyección intraestromal de voriconazol como adyuvante terapéutico para el manejo de queratitis fúngica profunda recalcitrante. *AJO*. 2008; 146(1):56-59.
- Prasadro RS. Queratopatía del pescador. *J. All India Ophthalmol. Soc.* 1961; 9:56-59.
- Prasher P. Uso de un injerto escleral lamelar autólogo para reparar una perforación corneal. *Int. Ophthalmol.* 2014; 34(4):957-960.
- Pratt AW, Saheb NE, Leblanc R. Distrofia corneal polimorfa posterior y glaucoma juvenil: Informe de caso y breve revisión de la literatura. *Can. J. Ophthalmol.* 1976; 11(2):180-185.
- Price FW Jr, Price MO. Extracción de la Descemet con Queratoplastia endotelial en 50 ojos: Un trasplante de córnea refractivamente neutro. *J. Refract. Surg.* 2005; 21(4):339-345.
- Price MO, Price FW Jr. Pelado de la Descemet con queratoplastia endotelial: Comparación de resultados con micrótomo de disección automático y manual del tejido donante. *Ophthalmology*. 2006; 113(11):1936-1942.
- Price MO, Feng MT, Mckee Y, et al. Queratoplastia endotelial de la membrana de Descemet: Los injertos secundarios con intervención temprana son comparables con los injertos primeros en el ojo congénere. *Ophthalmology*. 2015; 122(8):1639-1644.
- Price MO, Price FW Jr. Pérdida de células endoteliales después de pelamiento de la Descemet con Queratoplastia endotelial factores influenciantes y resultados a dos años. *Ophthalmology*. 2008; 115(5):857-865.

436

- Probst LE, Wilkinson J, Nichols BD. Diagnóstico de la Sífilis congénita presentada con Queratitis intersticial. *Can. J. Ophthalmol.* 1994; 29(2):77-0.
- Prociv P. Queratitis por pseudomona aeruginosa tratada con ticarcilina y tobramicina. *Med. J. Aust.* 1979; 2(2):63-64.
- Proia AD, Chung SM, Klintworth GK, et al. Estimulación colinérgica de la formación fosfatídica por córnea de rata in vitro. *IOVS.* 1986; 27:905-908.
- Prydal JI. Uso de un injerto lamelar escleral autólogo para reparar una perforación corneal. *BJO.* 2006; 90(7):924.
- Purcell JJ Jr, Krachmer JH, Thompson HS. Sensibilidad corneal en el síndrome de Adie. *AJO.* 1977; 84(4):496-500.
- Putanna S. Queratomicosis primaria. *J. All India Ophthalmol. Soc.* 1969; 17(5):171-200.
- Quantock AJ, Nishida K, Kinoshita S. Histopatología de la distrofia corneal en gotas gelatinosas recurrente. *Cornea.* 1998; 17(2):215-221.
- Rabinowitz YS, McDonnell PJ. Queratocono y enfermedades con adelgazamiento corneal no inflamatorio. *Surv. Ophthalmol.* 1984; 28:293-322.
- Rabinowitz YS. Queratocono. *Surv. Ophthalmol.* 1998; 42:297-319.
- Rabinowitz YS, Rasheed K. Índice KISA%: Un algoritmo videoqueratográfico cuantitativo incorporando criterios topográficos mínimos para el diagnóstico del queratocono. *J. Cataract Refract. Surg.* 1999; 25:1327-1335.
- Radner W, Zehetmayer M, Aufreiter R, et al. Entrelazado y distribución cruzada de las láminas de colágeno en la córnea humana. *Cornea.* 1998; 17:537-543.
- Rados A. Córnea cónica y mongolismo. *Arch. Ophthalmol.* 1948; 40(4):454-478.
- Rah MJ, Barr JT, Bailey MD. Pigmentación corneal en ortoqueratología nocturna: Serie de casos. *Optometry.* 2002; 73(7):425-434.
- Raïs. La queratoplastia de los estafilomas corneales (francés). *Bull. Mem. Soc. Fr. Ophtalmol.* 1955, 68:410-414.
- Raiskup F, Hoyer A, Spoerl E. Nubosidad corneal permanente después de reticulación inducida por riboflavina-UVA en el queratocono. *J. Refract. Surg.* 2009; 25:S824-S828.
- Raiskup F, Pinelli R, Spoerl E. Modificación osmolar de la riboflavina para la reticulación del colágeno corneal transepitelial. *Curr. Eye Res.* 2012; 37:234-238.
- Raizada K, Sridhar MS. Normograma para ajuste esférico de lentes de contacto RGP en pacientes con degeneración corneal marginal pelúcida. *Eye Contact Lens.* 2003; 29(3):168-172.
- Raju KS, Alessandri G, Gullino PM. Caracterización de un factor quimiotáctico para el endotelio inducido por efectores de la angiogénesis. *Cancer Res.* 1984; 44:1579-1584.
- Ralph RA, Lemp MA, Liss G. Queratitis por Nocardia asteroides: Informe de caso. *BJO.* 1976; 60(2):104-106.
- Rama P, di Matteo F, Matuska S, et al. Queratitis por acantomoeba con perforación después de reticulación corneal y vendaje con lente de contacto. *J. Cataract Refract. Surg.* 2009; 35:788-791.
- Rama P, Matuska S, Paganoni G, et al. Terapia con células madres limbares y regeneración corneal a largo plazo. *N. Eng. J. Med.* 2010; 363(2):147-55.
- Ramírez M, Hernández-Quintela E, Beltrán F, et al. Queratitis neumocócica en la interface del colgajo después de queratomielusis in situ láser. *J. Cataract Refract. Surg.* 2002; 28(3):550-552.
- Ramsey MS, Fine BS, Cohen SW. Amiloidosis corneal localizada: Informe de caso con observaciones del microscopio electrónico. *AJO.* 1972; 73:560-565.
- Randleman JB, Trattler WB, Stulting RD. Validación del Sistema de puntuación de riesgo de ectasia para el cribado pre-operatorio de la queratomileusis láser in situ. *AJO.* 2008; 145(5):813-818.
- Randleman JB, Khandelwal SS, Hafezi F. Reticulación corneal. *Surv. Ophthalmol.* 2015; 60:509-523.
- Rang R, Guo R. El tratamiento de la degeneración marginal de Terrien utilizando una queratoplastia lamelar con córneo-esclera desecada (chino). Yan Ke Xue Bao. 2004; 20(3):140-143.
- Rao GN, Waldrom WR, Aquavella JV. Morfología del endotelio del injerto y edad del donante. *BJO.* 1980; 64:267-277.
- Rao GN, Aquavella JV. Endotelio recipiente periférico siguiendo a trasplante corneal. *Ophthalmology.* 1981; 88(1):50-55.
- Rao SK, Fogla R, Padmanabhan P, et al. Topografía corneal en la degeneración marginal pelúcida atípica. *Cornea.* 1999; 18(3):265-272.
- Rao SK, Ananth VS, Padmanabhan P. Topografía corneal y test de Schirmer en ojos con líneas de Hudson-Stähli. *Eye (Lond).* 2002; 16(3):267-270.
- Rao SN, Raviv T, Majmudar PA, et al. Papel del Orbascan II en el escaneo de sospechas de queratocono antes de cirugía corneal refractiva. *Ophthalmology.* 2002; 109:1642-1646.
- Rao SN, Epstein RJ. Ectasia de inicio temprano siguiendo a la queratomielusis láser in situ: Informe de caso y revisión de la literatura. *J. Refract. Surg.* 2002; 18:177-184.
- Rasheed K, Rabinowitz YS. Tratamiento quirúrgico de la degeneración marginal pelúcida avanzada. *Ophthalmology.* 2000; 107(10):1836-1840.
- Ratanasit A, Gorovoy MS. Resultados a largo plazo de la queratoplastia endotelial de pelado automático de la Descemet. *Cornea.* 2011; 30(12):1414-1418.
- Raymond GM, Jumblatt MM, Bartels SP, et al. Células endoteliales corneales de conejo in vitro: Efectos de EGF. *IOVS.* 1986; 27(4):474-479.
- Rea RL. Reparación del ojo lacerado. *Br. Med. J.* 1941; 1(4188):555-556.
- Read SA, Swann PG. Pseudogerontoxon unilateral. *Clin. Exp. Optom.* 2009; 92(2):150-153.
- Reasor MJ, Hastings KL, Ulrich RG. Fosfolípidosis inducida por fármacos: Cuestiones y futuras direcciones. *Expert Opin. Drug Saf.* 2006; 5(4):567-83.
- Rebong RA, Santaella RM, Goldhagen BE, et al. Polihexametileno biguanidina e inhibidores de la calcineurina como nuevos tratamientos antifúngicos para la queratitis por Aspergillus. *IOVS.* 2011; 52(10):7309-7315.

- Reddy C, Stock EL, Mendelsohn AD, et al. Patogénesis de la queratopatía lipídica experimental: Lípidos corneales y plasmáticos. *IOVS*. 1987; 28(9):1492-1496.
- Reed JW, Fromer C, Klintworth GK. Remisión de la vascularización corneal inducida con terapia láser de argón. *Arch. Ophthalmol.* 1975; 93(10):1017-1019.
- Reese FM. Edema del epitelio corneal causada por atabrina: Observación en tres pacientes. *Bull John Hopkins Hosp.* 1946; 78:325-332.
- Reid FR, Wood TO. Úlcera corneal por pseudomona: Papel causal de cosméticos oculares contaminados. *Arch. Ophthalmol.* 1979; 97(9):1640-1641.
- Reidy JJ, Paulus MP, Gena S. Erosiones recurrentes de la córnea: Epidemiología y tratamiento. *Cornea.* 19:767-771.
- Reim M, Kaufhold EM, Keher T, et al. Diferenciar la terapia en caso de quemaduras químicas (alemán). *Fortschr. Ophthalmol.* 1984; 81:583-587.
- Reinhard T, Sundmacher R, Spelberg H, et al. Limbo-queratoplastia central penetrante homóloga (HPCLK) en insuficiencia de células madres limbales bilateral. *Acta Ophthalmol. Scand.* 1999; 77(6):663-667.
- Reinhard T, Sundmacher R, Strunk-Kortenbusch B. Punción corneal en erosión corneal recurrente (alemán). *Ophthalmologe.* 1993; 90(6):694-697.
- Reinhard T, Kontopoulos T, Wernet P, et al. Resultados a largo plazo de la limbo-queratoplastia penetrante homóloga en la insuficiencia total de células madres limbales después de quemadura térmica/química (alemán). *Ophthalmologe.* 2004; 101(7):682-687.
- Reis W. Sobre la oftalmomalacia (alemán). *Arch. F. Ophthalmol.* 1921; 105:617-639.
- Remler O. Unilateralismo de la queratitis parenquimatosa (alemán). *Klin. Monbl. Augenheilkd. Augenarztl. Fortbild.* 1952; 121(5):602-609.
- Remler O. Erosión recurrente de la córnea (alemán). *Klin. Monbl. Augenheilkd.* 1983; 183(1):59.
- Ren R, Hutcheon AE, Guo XQ, et al. Los fibroblastos corneales primarios humanos sintetizan y depositan proteoglucanos en cultivos 3-D a largo plazo. *Dev. Dyn.* 2008; 237:2705-2715.
- Resnikoff S. Epidemiología de la queratopatía de Bietti: Estudio de los factores de riesgo en África Central (Chad) (francés). *J. Fr. Ophthalmol.* 1988; 11:733-740.
- Rexed B, Rexed U. Degeneración y regeneración de los nervios corneales. *BJO.* 1951; 35(1):38-49.
- Rheineald JG, Green H. Cultivo seriado de cepas de queratocitos epidérmicos humanos: formación de colonias desde células simples. *Cell.* 1975; 6(3):331-4.
- Rich AR, Follis RH Jr. Estudios sobre el sitio de sensibilidad en el fenómeno de Arthus. *Johns Hopkins Med. J.* 1940; 66:106-122.
- Richards WW. Degeneración marginal de la córnea con perforación. *Arch. Ophthalmol.* 1963; 70:610-615.
- Rieger G. Opacidad anular unilateral primaria de la córnea (alemán). *Fortschr. Ophthalmol.* 1987; 84(3):242-244.
- Rieger G. La importancia de la película lagrimal precorneal para la calidad de la imagen óptica. *BJO.* 1992; 76(3):157-58.
- Riehm W. Sobre la patogénesis de la queratitis parenquimatosa a la luz de la investigación alérgica alemán). *Klin. Monbl. Augenheilkd Augenarztl. Ortbild.* 1952; 1211):76-7.
- Risau W, Ekblom P. Producción de un factor angiogénico unido a heparina por el riñón embrionario. *J. Cell Biol.* 1986; 103:1101-1107.
- Robb RM, Kuwabara T. Cicatrización de herida corneal. I. El movimiento de leucocitos polimorfonucleares en la herida corneal. Arch. Ophthalmol. 1962; 68:636-42.
- Robb RM, Kuwabara T. Cicatrización de herida corneal. II. Estudio auto-radiográfico de los componentes celulares. *Arch. Ophthalmol.* 1964; 72:401-8.
- Roberts WH, Wolter JR. Crisiasis ocular. *AMA Arch. Ophthalmol.* 1956; 56(1):48-52.
- Robin JB, Regis-Pacheco LF, Kash RL, et al. La histopatología de la neovascularización corneal: Efectos inhibidores. *Arch. Ophthalmol.* 1985; 103:284-287.
- Robinson JD, Kosoko O, Mason RP, et al. Úlcera corneal por pasteurella multócida siguiendo a un trauma de beisbol. *J. Natl. Med. Assoc.* 1989; 81(5):609-610.
- Robson JT. Simpatectomía cervical en la queratitis intersticial no sifilítica con síntomas vestíbulo-auditivos: Informe de caso. *Arch. Ophthal.* 1950; 44(2):243-244.
- Rødahl E, van Ginderdeuren R, Knappskog PM, et al. Una segunda mutación de cambio de marco de la decorina en una familia con distrofia corneal estromal congénita. *AJO.* 2006; 142(3):520-521.
- Rodger FC. Hallazgos clínicos, curso y progreso de la degeneración corneal de Bietti en las islas Dahlak. *BJO.* 1973; 57:657-664.
- Rodman R, Burnstine M, Esmaeli B, et al. Enfermedad de Wilson: Pacientes presintomáticos y anillos de Kayser-Fleischer. *Ophthalmic Genet.* 1997; 18(2):79-85.
- Rodrígues MM, Fine BS, Laibson PR, et al. Desórdenes del epitelio corneal. Estudio clínico-patológico de los modelos: en punto, geográfica y en huella lagrimal. *Arch. Ophthalmol.* 1974; 92:475-482.
- Rodrígues MM, Sun TT, Krachmer J, et al. Epitelización del endotelio corneal en la distrofia polimorfa posterior. *IOVS.* 1980; 19(7):832-835.
- Rodrígues MM, Newsome DA, Krachmer JH, et al. Degeneración corneal marginal pelúcida. Estudio clínico-patológico de dos casos. *Exp. Eye Res.* 1981; 33(3):277-288.
- Rogers C, Cohen P, Lawless M. Queratectomía fototerapeutica para la distrofia corneal de Reis-Bücklers. *Aust. N Z J Ophthalmol.* 1993; 21(4):247-250.
- Rohrbach JM, Kleiser N, Kaufmann-Fechner J, et al. Opacidad corneal en anillo (anillo de Ascher)-Informe de caso (alemán). *Klin. Monbl. Augenheilkd.* 2001; 218(4):276-278.

- Rohrschneider W. Significado del arco lipoideo de la córnea para el reconocimiento de la arterioesclerosis (alemán). *Med. Klin.* 1958; 53(18):782-786.
- Roizenblatt J. Queratitis intersticial asociada con Leishmaniasis americana (mucocutánea). *AJO.* 1979; 87(2):175-179.
- Romanchuk KG, Hamilton WK, Braig RF. Degeneración marginal de Terrien con quiste corneal. *Cornea.* 1990; 9(1):86-87.
- Romano RA, Ortt K, Birkaya B, et al. Papel activo de la isoforma DN de p63 en la regulación basal de los genes de la queratina k5 y k14 y dirección epidérmica. *PLoS One.* 2009; 4(5):e5623.
- Roozbahani M, Hammersmith KM, Rapuano CJ, et al. Queratitis por acantomeba ¿son los casos recientes más severos? *Cornea.* 2018; 37(11):1381-1387.
- Rosca C. Anillos intraestromales en el tratamiento quirúrgico del queratocono (rumano). *Oftalmología.* 2009; 53(4):111-114.
- Rose GE, Lavin MJ. Línea de Hudson-Stähli. I: Estudio epidemiológico. *Eye (Lond).* 1987; 1(4):466-470.
- Rose GE, Lavin MJ. Línea de Hudson-Stähli. III: Observaciones sobre la morfología, una revisión crítica de la etiología y una teoría unificada para la formación de líneas de hierro del epitelio corneal. *Eye (Lond).* 1987; 1:475-479.
- Rosen E. Queratitis intersticial y síntomas vestíbulo-auditivos siguiendo a vacunación. *Arch. Ophthalmol.* 1949; 41(1):24-31.
- Rosenblum P, Stark WJ, Maumenee IH, et al. Distrofia hereditaria de Fuchs. *AJO.* 1980; 90(4):455-462.
- Roszkowska AM, Colosi P, De Grazia L, et al. Resultados a un año con la eliminación manual asistida con alcohol de la degeneración nodular de Salzmann. *Graefes Arch. Clin. Exp. Ophthalmol.* 2009; 247(10):1431-1434.
- Roth SI, Stock EL, Siel JM, et al. Patogénesis de la queratopatía lipídica exper5imental. Estudio ultraestructural de un sistema modelo animal. *IOVS.* 1988; 29(10):1544-1551.
- Rouland JF. Estudio piloto clínico para evaluar la eficacia de una solución oftálmica hipertónica sin conservantes para pacientes con edema corneal sintomático (francés). *J. Fr. Ophtalmol.* 2015; 38(9):800-808.
- Royce PM, Steinmann B, Vogel A, et al. Síndrome de la córnea quebradiza: Una enfermedad heredable del tejido conectivo distinta del síndrome de Ehlers-Danlos tipo VI y fragilis oculi, con perforación espontánea del ojo, esclera azul, pelo rojo e lisis hidroxilasa del colágeno normal. *Eur. J. Pediatr.* 1990; 149(7):465-469.
- Ruben M. Lentes de contacto blandas en el tratamiento de la queratopatía bullosa. *Trans. Ophthalmol. Soc. UK.* 1975; 95(1):75-78.
- Ruben M, Colebrook E, Guillon M. Queratocono, grosor de la queratoplastia y morfología endotelial. *Acta Ophthalmol.* 1980; 58:440-453.
- Ruben M, Guillon M. Supervivencia endotelial en queratoplastia trasparente, en Trevor-Roper P (ed). VI Congreso de la Sociedad Europea de Oftalmología. Brighton. Abril 21-25. 1980.
- Rubenstein RA, Silvermann JJ. Distrofia profunda hereditaria de la córnea asociada con glaucoma y roturas de la membrana de Descemet. *Arch. Ophthalmol.* 1968; 79:123-126.
- Rubinfeld RS, Laibson PR, Cohen EJ. Punción estromal anterior para erosiones recurrentes: Mayores experiencias y nueva instrumentación. *Ophthalmic Surg.* 1990; 21(5):318-326.
- Rubinstein YC, Weiner C, Einan-Lifshitz A, et al. Distrofia corneal macular y anomalías corneales posteriores. *Cornea.* 2016; 35(12):1605-1610.
- Rudolf M, Grösch S, Geerling G. Erosiones corneales bilaterales recurrentes y opacidades corneales estromales. Distrofia pre-Descemet en la ictiosis recesiva ligada al X (alemán). *Ophthalmologe.* 2002; 99(12):962-963.
- Rufer F, Schroder A, Arvani MK, et al. Paquimetría corneal central y periférica: Evaluación estándar con el sistema Pentacam (alemán). *Klin. Monbl. Augenheilkd.* 2005; 222(2):117-22.
- Ruggeri A, Pájaro S. Reconocimiento automático de las capas celulares en las imágenes de escaneo láser confocal. *Comput Methods Programs Biomed.* 2002; 68:2535.
- Ruiseñor Vázquez PR, Galletti JD, Mínguez N, et al. Hallazgos tomográficos con Pentacam Scheimpflug en pacientes topográficamente normales y casos de queratocono subclínico. *AJO.* 2014; 158:32-40.
- Rumpelhardt K. Estudios de la relación entre miopía y cicatrices corneales (alemán). *Klin. Monbl. Augenheilkd Augenarztl Fortbild.* 1952; 120(4):397-403.
- Ruusuvaara P. Efectos de la preservación corneal, edad del donante, tiempo del cadáver y periodo postoperatorio en el endotelio del injerto. Estudio con microscopio especular. *Acta Ophthalmol.* 1979; 57:868-881.
- Ruusuvaara P. Histocompatibilidad y endotelio del injerto corneal. *Acta Ophthalmol.* 1979; 57:968-981.
- Ruusuvaara P. El destino del endotelio corneal humano preservado y trasplantado. *Acta Ophthalmol.* 1980; 58:440-453.
- Ruusuvaara P. Densidades de células endoteliales en tejido donante y recipiente después de queratoplastia. *Acta Ophthalmol.* 1980; 58:267-277.
- Sachsalber A. Sobre la degeneración hialina de la córnea (alemán). *Beitr. Augenheilhd.* 1901; 5:865-900.
- Sahebjada S, Schache M, Richardson AJ, et al. Asociación del gen del factor de crecimiento del hepatocito con el queratocono en una población australiana. *Plos One.* 2014; 9:e84067.
- Salman AG. Reticulación transepitelial del colágeno corneal para el queratocono progresivo en un grupo de edad pediátrica. *J. Cataract. Refract. Surg.* 2013; 39:1164-1170.
- Salvador F, Linares F, Merita I, et al. Iridosquisis unilateral asociada con queratitis intersticial sifilítica y glaucoma. *Ann. Ophthalmol.* 1993; 25(9):328-329.
- Salvin SB, Gregg MB. La especificidad de las reacciones alérgicas. IV. La córnea. *Proc. Soc. Exp. Biol. Med.* 1961; 107:478-483.
- Salzmann M. Sobre una variedad de distrofia corneal nodular (alemán). *Ztschr. Augenheilkd.* 1925; 57:92-99.

- Sánchez Huerta V, de Wit Carter G, Hernández Quintela E, et al. Argirosis corneal ocupacional en plateros. *Cornea.* 2003; 22:604-611.
- Sander P. Una familia afectada con queratocono y catarata polar anterior. *BJO.* 1931; 15(1):23-25.
- Sangwan VS, Murthy SI, Vemuganti GK, et al. Trasplante corneal limbal cultivado para la enfermedad de la superficie ocular severa en la queratoconjuntivitis vernal. *Cornea.* 2005; 24(4):426-30.
- Sangwan VS, Burman S, Tejwani S, et al. Trasplante de membrana amniótica: Revisión de las indicaciones actuales en el manejo de enfermedades oftálmica. *Indian J. Ophthalmol.* 2007; 55(4):251-260.
- Sangwan IR, Basu S, Vemuganti GK, et al. Resultados clínicos del trasplante de epitelio limbal cultivado xenolibre: Estudio de 10 años. *BJO.* 2011; 95(11):1525-29.
- Sangwan VS, Basu S, MacNeil S, et al. Trasplante epitelial limbal simple (SLET): Nueva técnica quirúrgica para el tratamiento de la deficiencia limbal de células madres unilateral. *BJO.* 2012; 96(7):931-4.
- Santos RM, Bechara SJ, Kara-José N. Topografía corneal en miembros familiares asintomáticos de un paciente con degeneración marginal pelúcida. *AJO.* 1999; 172(2):205-207.
- Santos MS, Gómez JA, Hofling Lima AL, et al. Análisis de la supervivencia de injertos limbares conjuntivales y trasplante de membrana amniótica en ojos con deficiencia de células madres total. *AJO.* 2005; 140(2):223-30.
- Santos Bueso E, Ahmed Wasfy M, Sáenz Francés F, et al. Crisiasis corneal. Depósitos de sales de oro en la córnea en un paciente con artritis reumatoides. Análisis con microscopio confocal (español). *Arch. Soc. Esp. Oftalmol.* 2013; 88(6):237-239.
- Sarchahi AA, Maimandi A, Khodakaram Tafti A, et al. Efectos de la acetil-cisteína y dexametasona sobre heridas corneales experimentales en Conejos. *Ophthalmic. Res.* 2007; 40(1):41-48.
- Sármäny J. Anillos blancos en la córnea (alemán). *Ophthalmologica.* 1964; 147:385-392.
- Satake Y, Higa K, Tsubota K, et al. Resultados a largo plazo del trasplante de capa de epitelio mucoso oral cultivado en el tratamiento de la deficiencia de células madres limbares total. *Ophthalmology.* 2011; 118(8):1524-30.
- Sathe S, Sakata M, Beaton AR, et al. Identificación, orígenes y papel diurno de los principales inhibidores de la serina proteasa en el fluido lagrimal humano. *Curr. Eye Res.* 1998; 17:348-62.
- Sato T. Estudios sobre el endotelio del injerto corneal. *Jpn. J. Ophthalmol.* 1978; 22:114-126.
- Sato N, Fukuda K, Nariuchi H, et al. El factor de necrosis tumoral inhibe la angiogénesis in vitro. *J. Natl. Cancer Inst.* 1987; 79:1383-1391.
- Saubermann G, Scholer HJ. Aspergilosis de la córnea. I. Casuística y contribución experimental al diagnóstico y tratamiento. *Bibl. Ophthalmol.* 1959; 54:1-22.
- Sauder G, Jonas JB. Deficiencia de células madres limbales después de inyección de mitomicina C para trabeculectomía. *AJO.* 2006; 141(6):1129-1130.
- Sauvant J. Opacidad corneal parenquimatosa peculiar de localización inconstante (queratitis migrante periódica) (alemán). *Klin. Monbl. Augenheilkd Augenarztl. Fortbild.* 1950; 116(2):199-206.
- Savini G, Barboni P, Zanini M. Evaluación del menisco lagrimal por tomografía de coherencia óptica. *Ophthalmic. Surg. Laser Imaging.* 2006; 37(2):112-18.
- Savini G, Prabhawasat P, Kojima T, et al. El reto del diagnóstico del ojo seco. *Clin. Ophthalmol.* 2008; 2(a):31-55.
- Sawa M, Tanishima T. La morfometría del endotelio corneal humano y seguimiento de los cambios postoperatorios. *Jpn. J. Ophthalmol.* 1979; 23:337-350.
- Sawai S, Thomason PA, Cox EC. Un circuito autorregulador para la auto-organización a largo plazo en poblaciones de células Dictyostelium. *Nature.* 2005; 433:323-326.
- Sbordone G. Revisión clínica y consideraciones patogénicas sobre alteraciones del cristalino después de queratitis supurativa con hipopion. *Ann. Ottalmol. Clin. Ocul.* 1952; 78(1):17-24.
- Scarcelli G, Kling S, Quijano E, et al. Microscopía de Brillouin de la reticulación del colágeno: Análisis sin contacto y dependiente de la profundidad del módulo elástico corneal. *IOVS.* 2013; 54:1418-1425.
- Scattergood KD, Green WR, Hirst LW. Volutas (crestas) de la membrana de Descemet en Queratitis intersticial sifilítica cicatrizada. *Ophthalmology.* 1983; 90(12):1518-1522.
- Scuderi GL, Gascone NC, Regine F, et al. Validez y límites de la tonometría de rebote (iCare): Estudio clínico. *J. Glaucoma.* 2007; 16(3):297-301.
- Schaeffer AJ. Efecto de ciertos aminoácidos sobre la curación de heridas experimentales de la córnea. *Proc. Soc. Exp. Biol. Med.* 1946; 61:165.
- Schaeffer AJ. Intento de influenciar la curación de heridas corneales por la aplicación local de ciertos aminoácidos. *AJO.* 1950; 33(5):741-50.
- Schaeffer AJ. Presión osmótica de los fluidos intra- y extraoculares. *Arch. Ophthal.* 1950; 43(6):1026-35.
- Schallenberg M, Westekemper H, Steuhl KP, et al. Trasplante de membrana amniótica es ineficaz como terapia adicional en pacientes con úlcera de Mooren agresiva. *BMC Ophthalmol.* 2013; 13:81.
- Schanzlin DJ, Samo EM, Robin JB. Queratoplastia lamelar en creciente para la degeneración marginal pelúcida. *AJO.* 1983; 96(2):253-254.
- Schardt WM, Unsworth AC, Hayes CV. Úlcera corneal debida a Nocardia asteroides. *AJO.* 1956; 42:303-305.
- Scheie HG, Tyner G, Buessler J. ACTH y cortisona en Oftalmología. *AJO.* 1951; 34(9):1326-1327.
- Schermer A, Galvin S, Sun TT. Diferenciación relacionada con la expresión de una queratina corneal mayor de 64k in vivo y en cultivos sugiere una localización limbal de las células madres del epitelio corneal. *J. Cell Biol.* 1986; 103:49-62.
- Schimmelfennig BH. Almacenamiento tisular y tipo de tejido –estado del arte. En: Corneal Surgery, 2nd Ed. Brightbill FS (ed). St. Louis. Mosby. 1993, pp: 597-609.
- Schlaeppi V. La distrofia pelúcida marginal de la córnea (francés). *Bibl. Ophthalmol.* 1957; 12(47):672-677.

- Schlötzer-Schrehardt U, Zagórski Z, Hulbach LM, et al. Calcificación estromal corneal después de terapia con esteroides fosfato tópicos. *Arch. Ophthalmol.* 1999; 117(10):1414-1418.
- Schnyder WF. Comunicación sobre un nuevo tipo de enfermedad corneal familiar (alemán). *Schweiz Med. Wschr.* 1929; 10:559-571.
- Schnitzer JI. Queratoplastia lamelar en creciente para la degeneración corneal pelúcida. *AJO.* 1984; 97(2):250-254.
- Schubert HD, Trokel S. Reparación endotelial siguiendo a trauma por láser Nd:YAG. *IOVS.* 1984; 25(8):971-976.
- Schurr TG, Dulik MC, Cafaro TA, et al. Fondo genético y queratopatía climática en gotas: Incidencia en una población mapache de Argentina. *PloS ONE.* 2013; 8:e74593.
- Schwab IR, Reyes M, Isseroff RR. Trasplante exitoso de tejido de bioingeniería en pacientes con enfermedad de la superficie ocular. *AJO.* 2000; 130(4):543-44.
- Schwartz MF, Taylor HR. Manejo quirúrgico de la distrofia corneal de Reis-Bücklers. *Cornea.* 1985-1986; 4(2):100-107.
- Schwartz GS, Harrison AR, Holland EJ. Etiología de la Queratitis estromal (intersticial) inmune. *Cornea.* 1998; 17(3):278-281.
- Schwarz A, Elmiger F. Síndrome de Cogan (Queratitis parenquimatosa no sifilítica) y desórdenes cócleo-vestibulares (francés). *Confin. Neurol.* 1960; 20:139-146.
- Schwarz W. Estudios con microscopio electrónico sobre la diferenciación de fibrillas corneales y esclerales en el hombre (alemán). Z. Zellforsch. Mikrosk. Anat. 1963; 38(1):78-86.
- Schweigerer L, Malerstein B, Gospodarowicz D. El factor de necrosis tumoral inhibe la proliferación de células endoteliales capilares cultivadas. *Biophys. Res. Comm.* 1987; 143:997-1004.
- Schwiegerling J, Greivenkamp JE. Detección del queratocono basado en datos de altura videoqueratográficos. *Optom. Vis. Sci.* 1996; 73:721-728.
- Sedaghat MR, Askarizadeh F, Narooie-Noori T, et al. Evaluación comparativa de las características tomográficas y biométricas en pacientes con queratocono bilateral con estrías de Vogt unilaterales. Estudio ocular contralateral. *Clin. Ophthalmol.* 2018; 12:1383-1390.
- Ségal P, Zylo-Filipowics A. Terapia con cortisona local de la queratitis parenquimatosa (polaco). *Klin. Oczna.* 1954; 24(2):133-137.
- Seiler T. Trasparencia de la córnea (alemán). *Fortschr. Ophthalmol.* 1987; 84(2):115-117.
- Seiler T, Quurke AW. Queratectasia iatrógenas después de LASIK en un caso de forma frustra de queratocono. *J. Cataract. Refract. Surg.* 1998; 24:1007-1009.
- Sejpal K, Yu F, Aldave AJ. La queratoprótesis Boston en el manejo de la deficiencia de células madres limbales corneales. *Cornea.* 2011; 30(11):1187-94.
- Sejpal K, Ali MH, Maddileti S, et al. Trasplante de epitelio limbal cultivado en niños con quemaduras de la superficie ocular. *JAMA Ophthalmol.* 2013; 131(6):731-6.
- Sekundo W, Seifert P, Seith B, et al. Cambios endoteliales a largo plazo en córneas humanas después de tatuaje con substancias no metálicas. *BJO.* 1999; 83:219-224.
- Serin D, Karsloglu S, Kyan A, et al. Aproximación sencilla a la respetabilidad del test de Schirmer sin anestesia: Ojos abiertos o cerrados. *Cornea.* 2007; 26(8):903-906.
- Serra HM, Holopainem JH, Beuerman R, et al. Queratopatía climática de gotas: Una enfermedad antigua en ropa nueva. *Acta Ophthalmol.* 2015; 93(6):496-504.
- Sery TW, Pinkes AH, Nagy RM. Anillos corneales inmunes. I. Evaluación de reacciones a albúmina equina. *Invest. Ophthalmol.* 1962; 1:672-685.
- Sery TW, Pinkes AH, Nagy RM. Anillos corneales inmunes. II. Cinética de difusión de la albúmina equina en la córnea de conejo. *Invest. Ophthalmol.* 1962; 1:756-761.
- Seto T, Fujiki K, Kishishita H, et al. Una nueva mutación en el gen de la queratina 12 específica de la córnea en la distrofia corneal de Meesmann. *Jpn. J. Ophthalmol.* 2008; 52:224-226.
- Severin M, Domarus DV, Finke K. Cambios corneales en pacientes en diálisis por fallo renal (alemán). *Klin. Monbl. Augenheilkd.* 1978; 172(5):670-677.
- Shah GK, Cantrill HL, Holland EJ. Queratopatía en vórtice asociada con atovaquone. *AJO.* 1995; 120(5):669-71.
- Shah A, Talati M, Mauger T. Manejo médico y quirúrgico de una queratitis infecciosa por pasteurella canis. *ID Cases.* 2017; 9:42-44.
- Shah P, Zhu P, Culbertson WW. Queratectomía lamelar asistida con láser de femtosegundo como medida terapéutica para Queratitis por Nocardia multi-resistente. *Cornea.* 2017; 36(11):1429-1431.
- Shapiro LA, Farkas TG. Queratopatía lipídica siguiendo a hidrops corneal. *Arch. Ophthalmol.* 1977; 95(3):456-458.
- Shapiro MS, Friend J, Thoft A. Re-epitelización corneal desde la conjuntiva. *IOVS.* 1981; 21:135-142.
- Sharma N, Roy S, Maharana PK, et al. Resultados en el reticulado del colágeno corneal en la queratopatía bullosa pseudofáquica. *Cornea.* 2014; 33:243-246.
- Shaw EL, Aquavella JV. Endoftalmitis neumocócica después de un injerto de tejido corneal de un donante de riñón (cadáver). *Ann. Ophthalmol.* 1977; 9:435-440.
- Shayman JA, Abe A. Fosfolipidosis inducida por fármacos: Una enfermedad de almacenamiento lisosomal adquirida. *Biochem. Biophys Acta.* 2013; 1831(3):602-611.
- Shearman AM, Hudson TJ, Andresen JM, et al. El gen para la distrofia corneal cristalina de Schnyder mapeado en el cromosoma humano 1p34, 1p36. *Hum. Mol. Genet.* 1996; 5(10):1667-1672.
- Sheppard LB, Shanklin WM, Harris TM, et al. Estudio histológico de la regeneración epitelial en córneas normales y buftálmicas de conejo. *Ophthalmic Res.* 1971; 2:116-125.
- Sherrard ES. Endotelio corneal en vivo: Su respuesta a traumas leves. *Exp. Eye Res.* 1976; 22:347-357.

- Sherrard ES, Buckley RJ. Microscopía especular clínica de contacto del endotelio corneal: Modificaciones ópticas al cono objetivo de aplanación. *IOVS.* 1981; 20:816-820.
- Sherrard ES, Kerr Muir MG. Daño al endotelio corneal en capsulotomía posterior con láser Q-switched Nd:YAG. *Trans. Ophthalmol. Soc. UK.* 1985; 104(5):524-528.
- Shetty R, Narayana KM, Methew K, et al. Seguridad y eficacia de Intacs en ojos indios con queratocono: Informe inicial. *Indian J. Ophthalmol.* 2009; 57(2):115-119.
- Shi Y. Estrategias para mejorar el diagnóstico precoz del queratocono. Clin. Optom. 2016; 8:13-21.
- Shi H, Qi XF, Liu TT, et al. Microscopía confocal in vivo de la distrofia corneal pre-Descemet asociada con ictiosis ligada al X: Informe de caso. *BMC Ophthalmol.* 2017; 17(1):29.
- Shimazaki J, Yang HY, Shimmura S, et al. Degeneración marginal de Terrien asociada con eritema elevatum diutinum. *Cornea.* 1988; 17(3):342-344.
- Shimazaki J, Shimmura S, Tsubota K. La fuente donante afecta los resultados de la reconstrucción de la superficie ocular en quemaduras térmicas o químicas de la córnea. *Ophthalmology.* 2004; 111:38-44.
- Shimazaki J, Higa K, Morito F, et al. Factores que influencian los resultados en el trasplante epitelial limbal cultivado en enfermedades de la superficie ocular cicatrizales crónicas. *AJO.* 2007; 143(6):265-75.
- Shimazaki J, Amano S, Uno T, et al. Grupo de Estudio de la Queratopatía Bullosa en Japón. *Cornea.* 2007; 26:274-278.
- Shimazaki J, Iseda A, Satake Y, et al. Eficacia y seguridad del colirio de corticoide a largo plazo después de queratoplastia penetrante: Un ensayo clínico aleatorio prospectivo. *Ophthalmology.* 2012; 119:668-673.
- Shoja MR, Besharati MR. Evaluación del queratocono por videoqueratografía en sujetos con queratoconjuntivitis vernal. *J. Res. Med. Sci.* 2006; 11:164-169.
- Shortt AJ, Bunce C, Levis HJ, et al. Resultados a los 3 años de autoinjertos epiteliales limbares cultivados en la aniridia y síndrome de Stevens-Johnson evaluado clínicamente en ensayos quirúrgicos. *Stem Cells Transl. Med.* 2014; 3(2):265-75.
- Shousha MA, Pérez VL, Wang J, et al. Uso de la OCT de ultra-alta resolución para detectar características in vivo de la membrana de Descemet en la distrofia de Fuchs. *Ophthalmology.* 2010; 117(6):1220-1227.
- Sidky YA, Auerbach R. Angiogénesis inducida por linfocitos: Ensayo cuantitativo y sensible de la reacción injerto contra huésped. *J. Exp. Med.* 1975; 141(5):1084-1100.
- Siegel RC, Pinnell SR, Martin GR. Reticulación del colágeno y elastina: Propiedades de la lisil oxidase. *Biochemistry.* 1970; 9:4486-4492.
- Siegel RC. Biosíntesis de colágeno reticulado: Actividad aumentada de lisil oxidasa purificada con fibras de colágeno reticulada. *Proc. Natl. Acad. Sci. USA.* 1974; 71:4826-4830.
- Sien-Boen-Lian, Oey-Khoen-Lian. Los resultados de la administración de cortisona en la queratitis intersticial y queratitis de Westhoff. *Ophthalmologica.* 1954; 127(6):414-418.
- Siennicka A, Pecold-Stepniewska H, Czajka M. Trasplante de membrana amniótica para pacientes con queratopatía bullosa y quemaduras térmicas y químicas (polaco). *Klin. Oczna.* 2003; 105(1-2):41-45.
- Sigelman S, Dohlman CH, Friedenwald JS. Actividades mitóticas y de cicatrización de heridas en el epitelio corneal de ratas: Influencia de varias hormonas y glándulas endocrinas. *AMA Arch. Ophthalmol.* 1954; 52(5):751-7.
- Sigtenhorst ML, Gingrich WD. Estudio bacteriológico de las Queratitis. *South Med. J.* 1957; 50:346-350.
- Sii F, Lee GA, Sanfilippo P, et al. Degeneración marginal pelúcida y escleroderma. *Clin. Exp. Optom.* 2004; 87(3):180-184.
- Siliato F. Efecto del suero citotóxico anti-reticular sobre la cicatrización de heridas experimentales en la córnea (italiano). *Ann. Ottalmol. Clin. Ocul.* 1955; 81(12):579-586.
- Silva Araujo A, Tavares MA, Lemos MM, et al. Queratopatía lipídica primaria. Evaluación morfológica y bioquímica. *BJO.* 1993; 77(4):248-250.
- Silverman LT, Lund DP, Zetter BR, et al. Actividad angiogénica del tejido adiposo. *Biochem. Biophys. Res. Commun.* 1988; 153:347-352.
- Silvestri A, Boisjoly H. Opacidad en anillo bilateral de la córnea de origen desconocido. *Cornea.* 22(1):86-87.
- Simpson WG, Rosenblum BF, Wood CE, et al. Terapia con acetato de cortisona local en la Queratitis intersticial sifilítica congénita. *J. Vener. Dis. Inf.* 1951; 32(5):116-119.
- Simpson GV. Edema corneal. *Trans. Am. Ophthalmol. Soc.* 1949; 47:692-737.
- Singer AR, Pahl S, Lang HM, et al. Una degeneración corneal anterior familiar: Aspectos clínicos, histopatológicos y diagnóstico diferencial (alemán). *Klin. Monbl. Augenheilkd.* 1998; 213(2):104-107.
- Singh D, Singh M. Queratopatía climática. *Trans. Ophthalmol. Soc. UK.* 1978; 98:10-13.
- Singh D, Gill RP, Grewal SP. Queratoplastia de emergencia en úlceras corneales perforantes y abscesos en anillo de la córnea. *Indian J. Ophthalmol.* 1980; 28(3):111-113.
- Singh M, Kaur B. Úlcera corneal actinomicética. *Eye (Lond).* 1989; 3(pt4):460-462.
- Siqueira RC, Gil AD, Jorge R. Cirugía del desprendimiento de retina con inyección de aceite de silicona en vitrectomía sin sutura transconjuntival 23G. *Arq. Bras. Oftalmol.* 2007; 70:905-909.
- Simpson GV. Edema corneal. *Trans. Am. Ophthalmol. Soc.* 1949; 47:692-737.
- Sing G. Anillos blancos de la córnea. *Ann. Ophthalmol.* 1981; 13(7):829-830.
- Sing RP, Raj D, Dherwani A, et al. Delaminación con alcohol del epitelio corneal en el síndrome de erosiones corneales recurrentes recalcitrantes: Estudio prospectivo de eficacia y seguridad. *BJO.* 2007; 91:908-911.
- Sisson RJ. Queratitis en banda. *Trans. Am. Ophthalmol. Soc.* 1933; 31:31-42.
- Skeller E. Arco senil corneal. Su frecuencia en algunos grupos étnicos. *Acta Ophthalmol (Copenh).* 1955; 33(5):623-626.

- Skonier J, Neubauer M, Madisen L, et al. La clonación de ADNc y el análisis de secuencia de Big-h3, un gen novedoso inducido en una línea celular de adenocarcinoma humano después del factor de crecimiento β. DNA Cell Biol. 1992; 11:511-522.
- Skribek A, Sohár N, Gyetvai T, et al. Papel de la biomicroscopía ultrasónica en el diagnóstico y tratamiento de la enfermedad de Terrien. *Cornea.* 2008; 27(4):427-433.
- Skrzypczak KE. Infección de la córnea con bacilo piocinaceo. *Pol. Tyg. Lek.* 1964; 19:992-994.
- Smelser GK, Ozanics V. El efecto de las secreciones de las glándulas harderianas y lagrimal sobre la regeneración del epitelio corneal de la rata. *Anat. Rec.* 1947; 99(4):561.
- Smelser GK. Relación de factores implicados en el mantenimiento de las propiedades ópticas de la córnea en usuarios de lentes de contacto. *AMA Arch. Ophthalmol.* 1952; 47(3):328-343.
- Smelser GK, Ozanics V. Importancia del oxígeno atmosférico para el mantenimiento de las propiedades ópticas de la córnea humana. *Science.* 1952; 115(2980):140-141.
- Smelser GK, Ozanics V. Cambios estructurales en córneas de cerdo de guinea usando lente de contacto. *AMA Arch. Ophthalmol.* 1953; 49(3):335-340.
- Smelser GK, Ozanics V. El efecto de las glándulas harderianas y lagrimal sobre la regeneración del epitelio corneal. *AJO.* 1953; 36(11):1545-50.
- Smelser GK, Chen DK. Cambios fisiológicos inducidos por lente de contacto. *AMA Arch. Ophthalmol.* 1955; 53(5):676-679.
- Smelser GK, Ozanics V. El efecto de la vascularización sobre el metabolismo de los mucopolisacáridos sulfatos y propiedades de hinchazón de la córnea. *AJO.* 1959; 48:418-426.
- Smiley WK, Way E, Bywaters EG. Presentaciones oculares de la enfermedad de Still y su tratamiento. Iridociclitis en la enfermedad de Still: Sus complicaciones y tratamiento. *Ann. Rheum. Dis.* 1957; 16(3):371-383.
- Smith RS. El desarrollo de los mastocitos en la córnea vascularizada. *Arch. Ophthalmol.* 1961; 66:383-390.
- Smith R. Liberación quirúrgica de la queratopatía bullosa (operación de Gunderson). *Trans. Ophthalmol. Soc. UK.* 1965; 85:307-316.
- Smith VA, Easty DL. Metaloproteasa 2 de la matriz: Implicación en el queratocono. *Eur. J. Ophthalmol.* 2000; 10(3):215-226.
- Smolek MK. Fuerza cohesiva inter-laminar en el meridiano vertical de bancos de córneas humanas. *IOVS.* 1993; 34:2962-2969.
- Smolek MK, Klyce SD. Métodos de detección actual del queratocono comparado con la aproximación de red neural. *IOVS.* 1997; 38:2290-2299.
- Smolek MK, Klyce SD. ¿Es el queratocono una verdadera ectasia corneal? Evaluación de la superficie corneal. *Arch. Ophthalmol.* 2000; 118(9):1179-1186.
- Smolin G. Distrofias y degeneraciones corneales. En Smolin G y Thoft RA. *La córnea.* 3ª edición. Boston. 1994; 503.
- Snyder DA, Swartz M, Goldberg MF. Úlceras corneales asociadas con el síndrome de Goldenhar. *J. Pediat. Ophthalmol.* 1977; 14(5):286-289.
- Soeters N, Tahzib NG, Bakker L, et al. Dos casos de queratocono diagnosticados después del embarazo. *Optom. Vis. Sci.* 2012; 89:112-116.
- Soliman AM. Degeneración grasa en córnea tracomatosa. *Rev. Int. Trach.* 1972; 49(3):56-61.
- Solomon A, Ellies P, Anderson DP, et al. Resultados a largo plazo de aloinjertos querato-limbares con y sin queratoplastia penetrante para la deficiencia de células madres limbales total. *Ophthalmology.* 2002; 109(6):1159-66.
- Solomon R, Ehrenhaus M, Palmer C, et al. Pliegues en la Descemet inducido por la mirada secundario a un pterigium. *Eye Contact Lens.* 2005; 31(6):288-290.
- Somerset EJ. Oftalmología en los trópicos. Londres. 1962.
- Somerset EJ. Úlcera de Mooren Tratada por coagulación diatérmica. *BJO.* 1957; 41(9):570-573.
- Somodi S, Hahnet C, Slowik C, et al. Microscopía confocal en vivo y Microscopía láser confocal de escaneo fluorescente en el queratocono. *Ger. J. Ophthalmol.* 1996; 5(6):518-525.
- Sonmez B, Kim BT, Aldave AJ. Trasplante de membrana amniótica con micropunturas estromales anteriores para el tratamiento de la queratopatía bullosa dolorosa en ojos con pobre potencial visual. *Cornea.* 2007; 26(2):227-229.
- Soong HK, Fitzgerald J, Boruchoff SA, et al. Hidrops corneal en la degeneración marginal de Terrien. *Ophthalmology.* 1986; 93(3):340-343.
- Sørensen CH. Lesiones obstétricas de la córnea con formación de cordones hialinos en la cámara anterior. *Acta Ophthalmol (Copenh).* 1952; 30(2):223-228.
- Sorkin N, Varssano D. Reticulando el colágeno corneal: Una revisión sistémica. *Ophthalmologica.* 2014; 232:10-27.
- Sorkin N, Einan Lifshitz A, Boutin T, et al. Queratoplastia de la membrana de Descemet en el síndrome endotelial iridocorneal y distrofia corneal polimorfa posterior. *Can. J. Ophthalmol.* 2019; 54(2):190-195.
- Soto MC, Zubelzu AB. Estudio de la sensibilidad corneal en pacientes leprosos (español). *Arch. Oftalmol. B. Aires.* 1963; 38:273-279.
- Sotozono C, Inatomi T, Nakamura M, et al. El factor de crecimiento de queratocitos acelera la cicatrización de heridas epiteliales corneales. *IOVS.* 1995; 36:1524-1529.
- Sotozono C, Inatomi T, Nakamura T, et al. Mejoría visual después de trasplante de epitelio de mucosa oral cultivada. *Ophthalmology.* 2013, 12081:193-200.
- Soubrane G, Jerdan J, Karpouzas I, et al. Unión del factor de crecimiento fibroblástico a córneas de conejo normal y vascularizada. *IOVS.* 1990; 31:323-333.
- Soukup F. Degeneración polimorfa posterior (búlgaro). *Cesk. Oftalmol.* 1964; 20:181-186.
- Spadea L, Giammaria D, Fiasca A, et al. Queratoplastia lamelar asistida con láser Excimer en el tratamiento quirúrgico del queratocono. *J. Cataract. Refract. Surg.* 2009; 35(1):105-112.

- Speakman J. Vacuolización de las células endoteliales en la córnea. *BJO.* 1959; 43(3):139-146.
- Spelberg H, Sundmacher R. Trasplante de membrana amniótica y altas dosis de ciclosporina A sistémica (Sandimmun optoral) para la úlcera de Mooren (alemán). *Klin. Monbl. Augenheilkd.* 2007; 224(2):135-139.
- Spencer WH, Fisher JJ. La asociación de queratocono con dermatitis atópica. *AJO.* 1959; 47(3):332-344.
- Sperling S, Olsen T, Ehlers N. Injertos corneales frescos y cultivados comparados por el grosor postoperatorio y densidad de células endoteliales. Acta Ophthalmol. 1981; 59:566-575.
- Spicer WT, Greeves RA. Sobre la queratitis lineal superficial, junto con un informe patológico de dos ojos afectados. *Proc. R. Soc. Med.* 1916; 9(sect. Ophthalmol):39-53.
- Spirn MJ, Dawson DG, Rubinfeld RS, et al. Análisis histopatológico de ectasia corneal por queratomileusis in vivo asistido post-Lasik con segmentos de anillos corneales intraestromales. *Arch. Ophthalmol.* 2005; 123:1604-1607.
- Spoerl E, Huhle M, Seiler T. Inducción de reticulación en el tejido corneal. *Exp. Eye Res.* 1998; 66:97-103.
- Spoerl E, Seiler T. Técnicas para la rigidez de la córnea. *J. Refract Surg.* 1999; 15:711-713.
- Spörl E, Schieiber J, Hellmund K, et al. Estudio sobre la estabilización de la córnea en conejos (alemán). *Ophthalmologe.* 2000; 97:203-206.
- Spraul CW, Grossniklaus HE, Lang GK. Queratopatía lipídica primaria (alemán). *Klin. Monbl. Augenheilkd.* 2002; 219(2):889-891.
- Sridhar MS, Sharma S, Reddy MK, et al. Revisión clínico-microbiológica de la Queratitis por Nocardia. *Cornea.* 1998; 17(1):17-22.
- Sridhar MS, Cohen EJ, Rapuano CJ, et al. Esclero-queratitis por Nocardia asteroides en un usuario de lentes de contacto. *CLAO J.* 2002; 28(2):66-68.
- Sridhar MS, Mahesh S, Bansal AK, et al. Degeneración corneal marginal pelúcida superior. *Eye (Lond).* 2004; 18(4):393-399.
- Srinivas S, Mavrikakis E, Jenkins C. Trasplante de membrana amniótica para la queratopatía bullosa dolorosa. *Eur. J. Ophthalmol.* 2007; 17(1):7-10.
- Srinivasan BD, Worgul BV, Iwamoto T, et al. La re-epitelización de córneas de conejo siguiendo la denudación epitelial completa y parcial. *Exp. Eye Res.* 1977; 25:343-351.
- Srinivasan BD, Eakins KE. La re-epitelización de córneas de conejo siguiendo denudación única y múltiple. *Exp. Eye Res.* 1979; 29:595-600.
- Srinivasan BD. Re-epitelización corneal y agentes anti-inflamatorios. *Trans. Am. Ophthalmol. Soc.* 1982; 80:758-822.
- Srinivasan M, Sharma S. Nocardia asteroides como causa de úlcera corneal: Informe de caso. *Arch. Ophthalmol.* 1987; 105(4):464.
- Srinivasan S, Murphy CC, Fisher AC, et al. Degeneración marginal de Terrien presentada con perforación corneal espontánea. *Cornea.* 2006; 25(8):977-980.
- Srinivasan M, Mascarenhas J, Rajaraman R, et al. Corticoides para queratitis bacteriana: Ensayo de esteroides para úlceras corneales (SCUT). *Arch. Ophthalmol.* 2012; 130:143-150.
- Srinivasan M, Mascarenhas J, Rajaraman R, et al. Los esteroides en el ensayo de úlceras corneales /SCUT): Resultados clínicos secundarios de un ensayo aleatorio controlado de 12 meses. *AJO.* 2014; 157(2):327-333.e3.
- Stabuc.Silih M, Ravnik Glavac M, Glavac D, et al. Polimorfismo en los genes COL4A3 y COL4A4 asociados con el queratocono. *Mol. Vis.* 2009; 15:2848-2860.
- Stammen J, Althaus C, Sundmacher R. Úlcera de Mooren: 4 cursos graves de enfermedad bilateral con terapia sistémica con ciclosporina A (alemán). *Klin. Monbl. Augenheilkd.* 1997; 211(5):306-311.
- Stankovic M. Un caso de doble anillo de Kayser-Fleischer (alemán). *Ophthalmologica.* 1952; 124(2):100-104.
- Stark H. Tratamiento de la queratitis filamentosa con colirio de eleparon (alemán). *Klin. Monbl. Augenheilkd Augenarztl Fortbild.* 1961; 139:664-667.
- Stark WJ, Maumenee AE, Hengon KR. Almacenamiento corneal a medio plazo para la queratoplastia penetrante. *AJO.* 1975; 79(5):795-802.
- Steele TM, Fabinyl DC, Couper TA, et al. Prevalencia de anomalías corneales con el Orbascan II en familiares de pacientes con queratocono. *Clin. Exp. Ophthalmol.* 2008; 36(9):824-830.
- Steele MM, Kelley PM, Schieler AM, et al. Los glucocorticoides suprimen la linfangiogénesis corneal. *Cornea.* 2011; 30:1442-1447.
- Steiber Z, Ehlers N, Heegaard S, et al. Córnea marrón. *Graefes Arch. Clin. Exp. Ophthalmol.* 2008; 246(4):537-541.
- Stein CA, LaRocca RV, Thomas R, et al. Suramin: Un fármaco anticanceroso con un único mecanismo de acción. *J. Clin. Oncol.* 1989; 7(4):499-508.
- Stephenson S. Una nota sobre la forma pseudo-neoplásica de queratitis intersticial. *BJO.* 1917; 1(12):754-756.
- Stern SG, Kulvin MM. Aspergilosis de la córnea. *AJO.* 1950; 33(1):111-116.
- Stern GA. Úlcera corneal por Moraxella. Pobre respuesta al tratamiento médico. *Ann. Ophthalmol.* 1982; 14(3):295-298.
- Stevens H. Síndrome de Cogan: Queratitis intersticial no sifilítica con sordera. *AMA Arch. Neurol. Psychiatry.* 1954; 71(3):337-343.
- Stilma JS. Escisión conjuntival o autoinjerto lamelar escleral en 38 úlceras de Mooren en Sierra Leona. *BJO.* 1983; 67(7):475-478.
- Stocker FW. El endotelio de la córnea y sus implicaciones clínicas. *Trans. Am. Ophthalmol. Soc.* 1953; 51:669-786.
- Stockker FW, Holt LB. Una forma rara de distrofia epitelial hereditaria de la córnea: Estudio genético, clínico y patológico. *Trans. Am. Ophthalmol. Soc.* 1954; 52:133-134.
- Stone DU, Astley RA, Shaver RP, et al. Histopatología de la degeneración nodular de Salzmann. *Cornea.* 2008; 27(2):148-151.

- Strachan IM. Distrofia corneal central nubosa de François: Cinco casos en la misma familia. *BJO.* 1969; 53:192-194.
- Straiko MD, Terry MA, Shamie N. Queratoplastia endotelial automatizada de decapación de la Descemet bajo el fallo de la queratoplastia penetrante: Una estrategia quirúrgica para minimizar complicaciones. *AJO.* 2011; 151:233-237.
- Strampelli B. Queratoprótesis con tejido ósteo-dental. *AJO.* 1963; 89:1029-39.
- Streiff EB, Zwahlen P. Una familia con degeneración en banda de la córnea (francés). *Ophthalmologica.* 1946; 111(2-3):129-134).
- Strieter RM, Kunkel SL, Elner VM, et al. Interleucina 8. Un factor corneal que induce neovascularización. *Am. J. Pathol.* 1992; 141:1279-1284.
- Subedi D, Vijay AK, Willcox M. Descripción de los mecanismos de Resistencia a los antibióticos en pseudomona aeruginosa. Una perspectiva ocular. *Clin. Exp. Optom.* 2018; 101(2):162-171.
- Subramanian A. Absceso corneal en anillo después de cirugía cardíaca. *J. Pediatr.* 2018; 201:293.
- Sucu M, Davutoglu V. Arco corneal: Indicador de severa enfermedad coronaria en un hombre adulto joven. *Bratisl. Lek. Listy.* 2009; 110(12):795.
- Suda T, Arai F, Shimmura S. Regulación de las células madres en el nicho. *Cornea.* 2005; 24:512-17.
- Sudan R, Khokhar S, Kulkarni A, et al. Incarceración del colgajo capsular anterior en el Puerto lateral corneal claro. *J. Cataract Refract. Surg.* 2001; 27(9):1346-1347.
- Sudarsky RD. Queratitis disciforme postvacunal: Episodios recurrentes tratados con esteroides. *AJO.* 1957; 44(6):810-812.
- Sugar HS, Kobernick S. El cinturón blanco límbico de Vogt. *AJO.* 1960; 50:101-107.
- Sugar HS. Glaucoma tardío asociado con queratitis intersticial sifilítica inactiva. *AJO.* 1962; 53:602-605.
- Sugar HS. Uso de los injertos de Gundersen en el tratamiento de la queratopatía bullosa. *AJO.* 1964; 57:977-983.
- Sugar, Meyer RA, Hood CI. Crecimiento epitelial siguiendo a queratoplastia penetrante en la afaquia. *Arch. Ophthalmol.* 1977; 95:464-467.
- Sugiura S, Matsuda H. Observaciones con microscopio electrónico sobre la vascularización corneal. *Acta Soc. Ophthalmol. Jpn.* 1969; 73:1208-1221.
- Sullivan LS, Baylin EB, Font R, et al. Una nueva mutación en el gen de la queratina 12 responsable de un fenotipo severo de la distrofia corneal de Meesmann. *Mol. Vis.* 2007; 13:975-980.
- Summers TC. Penicilina y vitamina C en el tratamiento de úlceras con hipopion. *BJO.* 1946; 30:129-134.
- Sun TT, Lavker RM. Célula madre epitelial corneal: Pasado, presente y futuro. *J. Investi. Dermatol. Symp. Proc.* 2004; 9:202-207.
- Sun Y, Jain A, Ta CN. Queratitis por Aspergillus fumigatus siguiendo a queratomielusis láser in situ. *J. Cataract Refract. Surg.* 2007; 33(10):1806-1807.
- Sunderkötter C, Beil W, Roth J, et al. Acontecimientos celulares asociados con angiogénesis inflamatoria en la córnea de rata. *Am. J. Pathol.* 1991; 138(4):931-939.
- Sundmacher R, Press H, Neumann-Haefelin D, et al. Queratitis punctata superficial de Thygeson (alemán). *Klin. Monbl. Augenheilkd.* 1977; 170(6):908-916.
- Sundmacher R, Reinhard T. Trasplante córneo-limbal central bajo cubierta de ciclosporina A sistémica para la deficiencia severa de células madres (alemán). *Graefes Arch. Clin. Exp. Ophthalmol.* 1996; 234(S1):122-125.
- Suresh PS. Queratitis disciforme bilateral en el síndrome de Reiter. *Indian J. Ophthalmol.* 2016; 64(9):685-687.
- Sury B. Poliartritis crónica en la niñez. *Nord. Med.* 1952; 48(33):1126-1127.
- Sussman W, Scheinberg IH. Desaparición de los anillos de Kayser-Fleischer: Efectos de la penicilamina. *Arch. Ophthalmol.* 1969; 82(6):738-741.
- Suzuki K, Tanaka T, Enoki M, et al. Ensamblaje coordinado de la membrana basal y de proteínas de unión durante la curación de heridas epiteliales corneales. *IOVS.* 2000; 41:2495-500.
- Swartz J. Bandas hialinas retro-corneales en la queratitis intersticial. *BJO.* 1953; 37(6):374-375.
- Sierkowska J, Gajecka M. Los factores genéticos influencian la reducción del grosor corneal en enfermedades que afectan al ojo. *Ophthalmic. Genet.* 2017; 38(6):501-510.
- Swindle PF. Sucesos de vascularización y des-vascularización vistos en córneas. *Arch. Ophthalmol.* 1938; 20:974-995.
- Sy A, Srinivasan M, Mascarenhas J, et al. Queratitis por pseudomonas aeruginosa: Resultados y respuesta al tratamiento cortico esteroideo. *IOVS.* 2012; 53:267-272.
- Sykes EM. Infecciones fúngicas de la córnea: Informe de caso de queratomicosis debido a monilia. *Tex. State J. Med.* 1946; 42:330-332.
- Sysi R. Xantoma de la córnea como distrofia hereditaria. *BJO.* 1950; 34(6):369-374.
- Szaflik JP, Oldak M, Maksym RB, et al. Genética de la distrofia corneal de Meesmann: Una nueva mutación en el gen de la queratina 3 en una familia asintomática sugiere relación genotipo-fenotipo. *Mol. Vis. 2008; 14:1713-1718.*
- Szeghy G. Fenómeno vascular en la conjuntiva en lesiones corneales experimentales (húngaro). *Szemeszet.* 1957; 94(4):145-148.
- Szeghy G. El papel del trauma en el mecanismo de la vascularización corneal experimental (alemán). *Albrecht Von Graefes Arch. Ophthalmol.* 1960; 162:215-218.
- SzeghyG. Estudios experimentales sobre la vascularización corneal. Efecto causante del lagrimeo en conejos y el hombre (alemán). *Klin. Monatsbl. Augenheilkd.* 1969; 155:57-61.
- Szerenyi K, Sorken K, Garbus JJ, et al. Disminución de sensibilidad en la córnea humana normal con diclofenaco sódico tópico. *AJO.* 1994; 118(3):312-315.
- Szentmáry N, Stündi A, Szende B, et al. Vías p21, p27, bax, catepsina y survivin en la distrofia corneal macular. *Histol. Histopathol.* 2010; 25(3):287-290.
- Szmyd L Jr, Perry HD. Queratopatía asociada con el uso de naproxeno. *AJO.* 1985; 99(5):598.

- Tabatabay CA, Baumgartner B, Leuenberger PM. Células de Langerhans y neovascularización corneal en contusiones experimentales con alclina (francés). *J. Fr. Ophtalmol.* 1987; 10:419-423.
- Tabery HM, Holm O. Erosión corneal recurrente no traumática. Estudio basado en secuencias foto-macrográficas. *Acta Ophthalmol (Copenh).* 1987; 65(5):521-528.
- Tabery HM. Queratopatía filamentosa: Estudio in vivo foto-micrográfico no contacto en la córnea humana. *Eur. J. Ophthalmol.* 2003; 13(7):599-605.
- Taboureau E, Berthout A, Turut P, et al. Hidrops corneal espontáneo agudo en un paciente con degeneración corneal marginal pelúcida (francés). *J. Fr. Ophtalmol.* 2006; 29(6):e13.
- Taglia DP, Sugar J. Degeneración corneal marginal pelúcida superior con hidrops. *Arch. Ophthalmol.* 1997; 115(2):274-275.
- Taieb A. Datos sobre el estudio de las enfermedades de la córnea trasparente: Acción de factores lipotróficos, aminoácidos y tiosinamina utilizados en inyecciones subconjuntivales en opacidades de origen tracomatoso (francés). *Bull. Soc. Ophtalmol Fr.* 1957; 4:262-269.
- Takács L, Csutak A, Balázs E, et al. Detección inmunohistoquímica de βIG-H3 en la cicatrización de la córnea humana. *Arch. Clin. Exp. Ophthalmol.* 1999; 237:529-534.
- Takahashi T, Kondo T, Isobe T, et al. Un caso de amiloidosis corneal. *Acta Ophthalmol. (Copenh).* 1983; 61(1):150-156.
- Takahashi M, Yokota T, Yamashita Y, et al. Inclusiones inusuales en los macrófagos estromales en un caso de distrofia corneal en gotas gelatinosas. *AJO.* 1985; 99(3):312-316.
- Takahashi K, Takahashi K, Murakami A, et al. Mutación heterocigótica Ala137Pro en el gen queratina 12 encontrada en japoneses con distrofia corneal de Meesmann. *Jpn. J. Ophthalmol.* 2002; 46:673-674.
- Talman EL, Harris JE. Cambios oculares inducidos por polisacáridos. III. Fraccionamiento cromatográfico de una preparación de sulfato de ácido hialurónico biológicamente activo. *AJO.* 1959; 48:560-572.
- Tanaka F, Kinosita S, Ohashi Y. Un caso de erosión corneal recurrente causada por traumas auto-infligidos (japonés). *Nippon Ganka Gakkai Zashi.* 1991; 95(12):1275-1279.
- Tandon R, Chawla B, Verma K, et al. Resultados del tratamiento de la úlcera de Mooren con ciclosporina tópica al 2%. *Cornea.* 2008; 27(8):859-861.
- Tanzer DJ, Smith RE. Queratitis punctata superficial de Thygeson: ¿el curso más largo registrado? *Cornea.* 1999; 18(6):729-730.
- Tao X, Yu H, Zhang Y, et al. Papel del epitelio corneal en el tratamiento de reticulación corneal mediado por riboflavina/ultravioleta A en ojos de conejo. *Biomed. Res. Int.* 2013; 2013:624563.
- Tavolara L. Degeneración corneal de Salzmann en el tracoma. *Rev. Int. Trach.* 1953; 30(1):189-197.
- Taylor AC, Goldsmith EH, Berelander G. Actividad de fosfatasa alcalina en la córnea siguiendo abrasión. *Anat. Rec.* 1947; 99(4):634.
- Taylor PJ, Coates T, Newhouse ML. Ceguera de Episkopi. Ceguera hereditaria en una familia Greco-chipriota. *BJO.* 1959; 43(6):340-344.
- Taylor HR. Etiología de la queratopatía en gotitas y pterigium. *BJO.* 1980; 64:154-163.
- Taylor S, Folkman J. La protamina es un inhibidor de la angiogénesis. *Nature.* 1982; 297:307-312.
- Taylor CJ, Smith SI, Morgan CH, et al. HLA y úlcera de Mooren. *BJO.* 2000; 84(1):72-75.
- Teekhasaenee C, Nimmanit S, Wutthiphan S, et al. Distrofia polimorfa posterior y síndrome de Alport. *Ophthalmology.* 1991; 98(8):1207-1215.
- Teissler J. Queratocono (checo). *Cesk. Oftalmol.* 1953; 9(2):85-98.
- Tendolkar UM, Varaiya A, Ahuja AS, et al. Úlcera corneal causada por Nocardia asteroides en un paciente con lepra. *J. Clin. Microbiol.* 1998; 36(4):1154-1156.
- Teng CC. Estudio con microscopio electrónico de la patología del queratocono. I. *AJO.* 1963; 55:18-47.
- Teoh GH, Yow CS, Soo-Hoo TS. Queratitis fúngica –Informe de caso de infección por Aspergillus de la córnea. *Singapore Med. J.* 1982; 23(1):42-45.
- Tervo T, Vesaluoma H, Bennett GL, et al. Factor de crecimiento de hepatocito lagrimal (HGF) disponible aumenta marcadamente después de ablación de superficie con láser excimer. *Exp. Eye Res.* 1997; 64:501-504.
- Terry MA, Ousley PJ. Queratoplastia endotelial lamelar profunda: Publicación de un caso con una técnica modificada. *Cornea.* 2001; 20(3):239-243.
- Terry MA, Ousley PJ. Queratoplastia endotelial lamelar profunda de pequeña incisión (DLEK): Resultados a 6 meses en el primer estudio clínico prospectivo. *Cornea.* 2005; 24(1):59-65.
- Terry MA, Shamie N, Chen ES, et al. Queratoplastia endotelial una técnica simplificada para minimizar la dislocación del injerto, el fallo iatrogénico del injerto y el bloqueo pupilar. *Ophthalmology.* 2008; 115(7):1179-1186.
- Terry MA, Saad HA, Shamie N, et al. Queratoplastia endotelial: La influencia de las técnicas de inserción y el tamaño de la incisión en la supervivencia endotelial donante. *Cornea.* 2009; 28(1):24-31.
- Terry MA, Shamie N, Chen ES, et al. Tejido pre-cortado para la queratoplastia endotelial automatizada para la extracción de la Descemet: Visión, astigmatismo y supervivencia endotelial. *Ophthalmology.* 2009; 116(2):248-256.
- Terry MA, Li J, Goshe J, et al. Queratoplastia endotelial: Relación entre el tamaño del tejido donante y la supervivencia endotelial donada. *Ophthalmology.* 2011; 118(10):1944-1949.
- Tessler HH, Urist MJ. Dellen corneal en la abordaje limbal de la cirugía del recto medio. *BJO.* 1975; 59:377-379.
- Tessler HH, Krimmer BM. Queratitis disciforme inducida por el virus de la varicela. *Eye Ear Nose Throat Mon.* 1975; 54(8):311-312.
- Thakur A, Willcox MD, Citoquina y perfil de mediadores lipídicos de inflamación durante el uso de LC asociadas a enfermedad inflamatoria. *Exp. Eye Res.* 1998; 67:9-19.

- Thirumalmuthu K, Devarajan B, Praina L. Mecanismo de Resistencia a fluoroquinolonas y aminoglucósidos en queratitis asociadas a pseudomona aeruginosa. *Microb. Drug Resist.* 2019; doi; 10.1089/mdr.2018.0218.
- Thoft RA. Trasplante conjuntival. Arch. Ophthalmol. 1977; 95(8):1425-27.
- Thoft RA, Friend J. Transformación biomecánica del epitelio de la superficie ocular regenerada. IOVS. 1977; 16:14-20.
- Thoft RA, Friend J, Murphy H. Epitelio de la superficie ocular y vascularización corneal en conejos. I. El papel de las heridas. IOVS. 1979; 18:92-95.
- Thoft RA. Queratoepitelioplastia. AJO. 1984; 97(1):1-6.
- Thomann U, Niesen U, Schipper I. Queratectomía foto-terapéutica exitosa para las erosiones recurrentes en la queratopatía bullosa. *J. Refract. Surg.* 1996; 12(2):S290-292.
- Thomas JWT. Trasplante de la córnea: Informe preliminar sobre una serie de experimentos en conejos, junto con la demostración de 4 conejos con injertos corneales trasparentes. *Trans. Ophthalmol. Soc. UK.* 1930; 50:127-141.
- Thomas C, Cordier J, Algan B. Queratitis en banda y esclerosis tuberosa de Bourneville (francés). *Arch. Ophthalmol. Rev. Gen. Ophthalmol.* 1949; 9(1):87.
- Thomé W. Disertatio inauguralis de corneae transplantione. Bonn. 1834.
- Thompson AM. Toxicidad ocular de las fluoroquinolonas. *Clin. Exp. Ophthalmol.* 2007; 35(6):566-77.
- Thorsrud A, Nicolaissen B, Drolsum I. Reticulación del colágeno corneal in vitro: Inhibición de la regeneración de células epiteliales limbares humanas después de exposición a riboflavina-ultravioleta A. *J. Cataract Refract. Surg.* 2012; 38:1072-1076.
- Threlked AB, Green WR, Quisgley HA, et al. Estudio clínico patológico de la distrofia polimorfa posterior: Implicaciones para el mecanismo patogenético del glaucoma asociado. *Trans. Am. Ophthalmol. Soc.* 1994; 92:133-165.
- Thurschwell LM. Degeneración marginal de Terrien. *J. Am. Optom. Assoc.* 1983; 54(5):441-446.
- Thygeson P. Infiltrados corneales marginales y úlceras. *Trans. Am. Acad. Ophthalmol. Otolar.* 1947; 198.
- Thygeson P. Úlceras centrales agudas (hipopion) de la córnea. *Calif. Med.* 1948; 69(1):18-21.
- Thygeson P. Queratitis punctata superficial. *J. Am. Med. Assoc.* 1950; 144(18):1544-1549.
- Thygeson P. Observaciones clínicas y de laboratorio en la queratitis punctata superficial. *AJO.* 1966; 61(5 Pt 2):1344-1349.
- Ticho U, Ivry M, Merin S. Síndrome de córnea quebradiza, esclera azul y pelo rojo (síndrome de la córnea quebradiza). *BJO.* 1980; 64(3):175-177.
- Tilburn J, Sarkar S, Widdick DA, et al. El factor de transcripción en dedo de zinc PacC media la regulación tanto de genes expresados ácidos y álcalis por el pH ambiental. *EMBO J.* 1995; 14:779-790.
- Timucin OB, Karadag MF, Aslacin ME, et al. Edema corneal relacionado con azul de metileno y descoloración del iris. *Arq. Bras. Oftalmol.* 2016; 79(2):121-122.
- Tobimatsu Y, Inada N, Shoji J. Características clínicas de 17 pacientes con queratitis por Moraxella. *Semin. Ophthalmol.* 2018; 33(5):726-732.
- Tomás Juan J, Murueta-Goyena Larrañaga A, Hanneken L. Regeneración corneal después de queratectomía fotorefractiva: Revisión. *J. Optom.* 2015; 8(3):149-169.
- Tomlinson A, Khanal S, Ramaesh K, et al. Osmolaridad de la película lagrimal: Determinación de un referente para el diagnóstico de ojo seco. *IOVS.* 2006; 47(10):4309-15.
- Tooker CW. Endoftalmitis séptica metastásica con abscesos en anillo de la córnea –Informe de caso, historia clínica. *Trans. Am. Ophthalmol. Soc.* 1938; 36:77-78.
- Török E, Redway LD. Informe preliminar de tres casos de queratocono. *Trans. Am. Ophthalmol. Soc.* 1927; 25:123-142.
- Torricelli AA, Singh V, Agrawal V, et al. Análisis con microscopio de transmission electrónica de la membrana basal epitelial reparada en córneas de conejos con neblina. *IOVS.* 2013; 54:4026-4033.
- Toubi E. Anticuerpo anti Hsp70 y síndrome de Cogan. *Isr. Med. Assoc. J.* 2014; 16(5):311-312.
- Toynbee J. Investigaciones, que tienden a demostrar la no vascularidad y el peculiar modo uniforme de organización y nutrición de ciertos tejidos animales, a saber, el cartílago articular y el cartílago de las diferentes clases de fibrocartílago: la córnea, la lente cristaliniana y el humor vítreo, y el apéndice epidermoide. *Philos Trans. R. Soc. Lond (Biol).* 1841; 131:159-192.
- Tran MT, Tellaetxe Isusi M, Elner V, et al. Citoquinas pro-inflamatorias y síntesis de MCP-1 en queratocitos corneales humanos pero no las células epiteliales corneales. Síntesis de betaquimoquinas en células corneales. *IOVS.* 1996; 37:987-96.
- Tremaine MM. Reacciones corneales al suero de caballo en conejos pasivamente sensibilizado por leucocitos. *J. Immunol.* 1957; 79(6):467-469.
- Trevino González JL, Soto-Galindo GA, Moreno Sales R, et al. Pérdida auditiva neurosensorial súbita en el síndrome de Cogan atípico: Presentación de caso. *Ann. Med. Surg. (Lond).* 2018; 30:50-53.
- Trindade BLC, Biazar GC. Queratoplastia endotelial de la membrana de Descemet (DMEK): Actualización sobre seguridad, eficacia y selección de pacientes. *Clin. Ophthalmol.* 2019; 13:1549-1557.
- Tripathi RC, Bron AJ. Piel de cocodrilo anterior de Vogt secundaria. *BJO.* 1975; 59(1):59-63.
- Tritten JJ, Herbort CP. Tratamiento de la erosión corneal recurrente por punciones en la membrana basal (francés): *Klin. Monbl. Augenheilkd.* 1992; 200(5):386-387.
- Trojan HJ. Etiología y terapia de la úlcera de Mooren (alemán). *Klin. Monbl. Augenheilkd.* 1979; 174(2):166-176.
- Tsai RJ, Tseng SC. Trasplante de aloinjerto limbal humano para la reconstrucción de la superficie ocular. *Cornea.* 1994; 13(5):389-400.
- Tsai RJ, Li LM, Chen JK. Reconstrucción de corneas dañadas por trasplante de células epiteliales limbares autólogas. *N. Eng. J. Med.* 2000; 343(2):86-93.

- Tsai TC, Su CY, Lin CP. Punción estromal anterior para la queratopatía bullosa. *Ophthalmic. Surg. Lasers Imaging.* 2003; 34(5):371-374.
- Tschopp M, Stary J, Frueh BE, et al. Impacto de la reticulación corneal sobre la penetración de fármacos en un modelo de ojo porcino ex vivo. *Cornea.* 2012; 31:222-226.
- Tseng SC, Kirst LW, Farazdaghi M, et al. Densidad de células caliciformes y vascularización durante la trans-diferenciación conjuntival. *IOVS.* 1984; 25:1168-1176.
- Tseng SC, Hirst LW, Farazdaghi M, et al. Inhibición de la trans-diferenciación conjuntival por retinoides tópicos. *IOVS.* 1987; 28:538-542.
- Tseng SC, Farazdaghi M, Rider AA. Trans-diferenciación conjuntival inducida por deficiencia de vitamina A sistémica en córneas vascularizadas de conejos. *IOVS.* 1987; 28:1497-1504.
- Tseng SC, Farazdaghi M. Reversión de la trans-diferenciación conjuntival retinoica tópica. *Cornea.* 1988; 7(4):273-279.
- Tseng SC. Aplicación de la citología de impresión para estudiar la trans-diferenciación conjuntival defectuosa. En los procedimientos del Primer Simposio Internacional de Citología Oftálmica. Parma, Italia. 1988. Ed. Orson JA, centro gráfico editorial, Universitas Degli Studi Parma, pp65-76.
- Tseng SC, Prabhasawat P, Barton K, et al. Trasplante de membrana amniótica con y sin aloinjerto para la reconstrucción de la superficie corneal en pacientes con deficiencia de células madres limbares. *Arch. Ophthalmol.* 1988; 116:431-441.
- Tsubota K, Nakamori K. Ojos secos y pantallas de visualización. *N. Eng. J. Med.* 1993; 328(8):584.
- Tsuchiya S, Tanaka M, Konomi H, et al. Distribución de tipos específicos de colágeno y fibronectina en córneas normales y con queratocono. *JPN. J. Ophthalmol.* 1986; 30(1):14-31.
- Tsujikawa M, Kurahashi H, Tanaka T, et al. Identificación del gen responsable de la distrofia corneal en gotas gelatinasas. *Nat. Genet.* 1999; 21(4):420-423.
- Tsuru T, Araie M, Matsubara M, et al. Cicatrización de herida endotelial corneal de mono: Estudios fluorométricos y de microscopía especular. *Jpn. J. Ophthalmol.* 1984; 28(2):105-125.
- Tsutsui J. Infección tetánica de la córnea; su tratamiento con acromicina. *AJO.* 1957; 43(5):772-774.
- Tu EY, Joslin CE, Sugar J, et al. Factores pronósticos que afectan al resultado visual en la queratitis por acantomeba. *Ophthalmology.* 2008; 115(11):1998-2003.
- Tuft SJ, Williams KA, Coster DJ. Reparación endotelial en la córnea de rata. *IOVS.* 1986; 27(8):1199-1204.
- Turgeon PW, Nauheim RC, Roat MI, et al. Indicaciones para la queratoepitelioplastia. *Arch. Ophthalmol.* 1990, 108(2):233-36.
- Tuunamen TH, Tero TM. Queratectomía fototerápica con láser Excimer para las enfermedades corneales. Estudio de seguimiento. *CLAO J.* 1995; 21(1):67-72.
- Tweten RK. Citolisina dependiente del colesterol, una familia versátil de toxinas formadoras de poros. *Infect. Immun.* 2005; 73(10):6199-6209.
- Uçakhan ÖÖ, Çetinkor V, Özkan M, et al. Evaluación de parámetros de imagen del Scheimpflug en queratocono subclínico, queratocono y ojos normales. *J. Cataract Refract. Surg.* 2011; 37:1116-1124.
- Ukuf A, Somers G, Houston JB, et al. Evaluación in vitro de la captación y secuestro lisosomal de fármacos respiratorios en la línea celular NR8383 de macrófagos alveolares. *Pharma. Res.* 2015; 32(12):3937-51.
- Unal M, Sarici A. Queratopatía filamentosa causada por oclusión corneal por un estrabismo paralítico de gran ángulo. *Cornea.* 2006; 25(9):1105-1106.
- Urrets-Zavalía A Jr, Remonda C, Ramacciotti N. Tipo peculiar de úlcera corneal asociada con Cándida micoderma. *AJO.* 1958; 46(2):170-179.
- Urrets-Zavalía JA, Knoll EG, Maccio JP, et al. Queratopatía climática en gotas en la Patagonia argentina. *AJO.* 2006; 141:744-746.
- Urrets-Zavalía JA, Maccio JP, Knoll EG, et al. Alteraciones de la superficie, hipoestesia corneal y atrofia del iris en pacientes con queratopatía climática en gotas. *Cornea.* 2007; 26:800-804.
- Urrets-Zavalía JA, Croxato JO, Holopainem JH, et al. Estudio con microscopio confocal in vivo de la queratopatía climática en gotas. *Eye (Lond).* 2012; 26:1021-1023.
- Uthoff W. Un caso de queratitis nodular subepitelial central, puntiforme, bilateral, Groenow con hallazgos anatómicos (alemán). *Klin. Monbl. Augenheilkd.* 199915; 54:377-383.
- Utine CA, Oral D, Altunsoy M, et al. Microscopía confocal in vivo en una presunta distrofia nublosa central de François. *Ophthalmic Surg. Lasers Imagin.* 2010; 9:1-4.
- Uzman LL, Jakus MA. Anillo de Kayser-Fleischer: Estudio histoquímico y con microscopio electrónico. *Neurology.* 1957; 7(5):341-355.
- Vahedi F, Chung DD, Gee KM, et al. Distrofia de erosión recurrente epitelial secundaria a mutación COL17A1 c.3156C>T en una familia no blanca. *Cornea.* 2018; 37(7):909-911.
- Vaikkakara S, James RA, Pearce SH, et al. ¿un segundo arco corneal? *Postgrad. Med. J.* 2007; 83(977):153.
- Vajpayee RB, Thomas S, Sharma N, et al. Queratoplastia lamelar de gran diámetro en quemaduras oculares severas por álcali: Una técnica de trasplante de células madres. *Ophthalmology.* 2000; 107:1765-1768.
- Valenton MJ. Afectación estromal profunda en la queratitis numular de Dimmer. *AJO.* 1974; 78(6):897-902.
- Valenton MJ, Tan RV. Infección bacteriana ocular secundaria a xeroftalmía por hipovitaminosis A. *AJO.* 80(4):673-677.
- Van Bijsterveld OP, Obster R. Queratitis nummularis de Dimmer, una enfermedad dudosa (alemán). *Klin. Monbl. Augenheilkd.* 1983; 183(3):169-172.

- Van Dijk K, Parker J, Tong CM, et al. Injerto medio-estromal de membrane de Bowman aislada para la reducción del queratocono avanzado: Una técnica para aplazar la queratoplastia penetrante o lamelar anterior profunda. *JAMA Ophthalmol.* 2014; 132(4):495-501.
- Van Dijk K, Liarakos VS, Parker J, et al. Trasplante de la capa de Boman para reducir y estabilizar la progresión del queratocono avanzado. *Ophthalmology.* 2015; 122(5):909-917.
- Van Horn DL, Schultz RO, Kwasny GP. Ulceración corneal por pseudomonas. *Ann. Ophthalmol.* 1973; 5(11):1183-1188.
- Van Horn DL, Doughman DJ, Harris JE, et al. Ultraestructura de la córnea humana cultivada. *Arch. Ophthalmol.* 1975; 93:275-277.
- Van Horn DL, Schultz RO. Preservación corneal: Avances recientes. *Surv. Ophthalmol.* 1977; 21(4):301-312.
- van Loon JA. Aspectos médicos generales del queratocono. *Ophthalmologica.* 1950; 120(3):184-185.
- van Setten GB, Tervo T, Viinikka L, et al. Factor de crecimiento epidérmico en el fluido lagrimal humano: Una mini revisión. *Int. Ophthalmol.* 1991; 15:359-362.
- van Went JM, Wibaut F. Rara enfermedad hereditaria de la córnea (holandés). *Niederl Tizdschr. Geneesks.* 1929; 10:559-571.
- Vancea P, Lazarescu D, Vaighel V. Queratitis nummularis (francés). *Ann. Ocul. (Paris).* 1958; 191(2):149-165.
- Vancea P. Ulcus rodens (Mooren) de la córnea. Tratamiento por diatermia (francés). *Ann. Ocul. (París).* 1958; 191(10):767-771.
- Vanley GT, Leopold IH, Gregg TH. Interpretación de la rotura de la película lagrimal. *Arch. Ophthalmol.* 1977; 95(3):445-48.
- Vantieghem G, Maudgal PC. Queratopatía neuroparalítica como primer signo de un meningioma cerebral. *Bull. Soc. Belge Ophthalmol.* 2007; 303:81-86.
- Varaprasathan G, Miller K, Lietman T, et al. Tendencias en la etiología de úlceras corneales infecciosas en la Fundación Proctor. *Cornea.* 2004; 23:360-364.
- Vargas LG, Vroman DT, Solomon KD, et al. Crecimiento epitelial después de facoemulsificación a través de córnea clara: Publicación de dos casos y revisión de la literatura. *Ophthalmology.* 2002; 109(12):2331-2335.
- Varnek L; Schnohr P; Jensen G. Arco corneal pre-senil en personas sanas. Un posible indicador de riesgo cardiovascular en adultos jóvenes. *Acta Ophthalmol (Copenh).* 1979; 57(5):755-765.
- Vaughan DG Jr. La contaminación de soluciones de fluoresceína con especial referencia a pseudomona aeruginosa (bacilo piociaceo). *Trans. Pac. Coast Otoophthalmol. Soc. Annu. Meet.* 1953; 34:137-149.
- Vazirani J, Ali MH, Sharma N, et al. Trasplante epitelial limbal simple autólogo para la deficiencia de células madres limbares unilateral: Resultados multicentros. *BJO.* 2016; bjophthalmol-2015-307348.
- Vejdovsky V, Curso inusual de una inflamación corneal profunda de posible origen congénito (queratitis linearis migrans profunda). *Lek. List.* 1952; 7(11):286-288.
- Velhagen K Jr. Argirosis corneal (alemán). *Klin. Monbl. Augenheilkd Augenarzlt Fortbild.* 1953; 122(1):36-42.
- Vengayil S, Panda A, Satpathy G, et al. Diagnóstico por reacción en cadena de la polimerasa en queratitis micóticas: Evaluación prospectiva de su eficacia y limitaciones. *IOVS.* 2009; 50(1):152-156.
- Versura P, Bavelloni A, Grillini M, et al. Actuación diagnóstica de un panel de proteínas lagrimales en el ojo seco precoz. *Mol. Vis.* 2013; 19:1247-1257.
- Vesaluoma H, Teppo AM, Gronhagen Riska C, et al. Liberación de TGF beta 1 y VEGF en lágrimas siguiendo a la queratectomía foto-refractiva. *Curr. Eye Res.* 1997; 16:19-25.
- Vesaluoma M, Müller L, Gallar J, et al. Efectos del espray de pimienta de óleo-resina capsicum sobre la morfología y sensibilidad corneal humana. *IOVS.* 2000; 41(8):2138-2147.
- Vest A, Jean-Charles A, Bechet L, et al. Degeneración corneal marginal de Terrien en una niña de 6 años: Informe de caso (francés). *J. Fr. Ophtalmol.* 2018; 41(9):e433-e435.
- Viestenz A, Bischoff-Jung M, Langenbucher A, et al. Queratectomía fototerapéutica en la degeneración nodular de Salzmann con "córnea plana óptica". *Cornea.* 2016; 35(6):843-846.
- Vignesh AP, Srinivasan R, Karanth S, et al. Informe de un caso de cinturón limbal y retinitis pigmentaria de Vogt en un niño de 13 años: Una asociación inusual y poco común. *Case Rep. Ophthalmol.* 2015; 6(3):311-316.
- Villanueva O, Atkinson DS, Lambert SR. Hipoplasia y aplasia del nervio trigémino en niños con síndrome de Goldenhar e hipoestesia corneal. *J. Am. Assoc. Pediat. Ophthalmol Strabismus.* 2005; 9(2):202-204.
- Villard C, Lacroix C, Rabot MH, et al. Severa queratomicosis por Aspergillus tratada con itraconazol pero os (francés). *J. Fr. Ophtalmol.* 1989; 12(4):323-325.
- Vimalin J, Gupta N, Jambulingam M, et al. El efecto del tratamiento riboflavina-UV-A sobre las células epiteliales limbales corneales: Estudio sobre ojos de cadáver humano. *Correa.* 2012; 31:1052-1059.
- Vincent AL, Jordan CA, Cadzow MJ, et al. Las mutaciones en el gen de la proteína del dedo de zinc, ZNF469, contribuyen a la patogénesis del queratocono. *IOVS.* 2014; 55(9):5629-5635.
- Vinciquerra P, Albé E, Trazza S, et al. Análisis refractivo, topográfico, tomográfico y aberrométrico de ojos queratocónicos que sufrieron reticulación corneal. *Ophthalmology.* 2009; 116(3):369-378.
- Vinciquerra P, Rechichi M, Rosetta P, et al. Reticulación de colágeno corneal iontoforético de alta fluencia: Imágenes OCT in vivo de penetración de riboflavina. *J. Refract. Surg.* 2013; 29:376-377.
- Virchow R. Sobre la inflamación parenquimatosa (alemán). *Arch. Pathol. Anat. Physiol. Klin. Med.* 1852; 4:261-324.
- Vizay Zawar S, Mahadik S. Depósitos corneales después de ciprofloxacino tópico como medicación post-quirúrgica después de cirugía de la catarata. *Can. J. Ophthalmol.* 2014; 49(4):392-4.
- Vogt A. La visibilidad del endotelio corneal in vivo: Una contribución al método de microscopía con lámpara de hendidura (alemán). *Albrech Von Graefes Arch. Klin. Exp. Ophthalmol.* 1920; 101:123-144.

- Vogt A. Libro de texto y atlas de microscopía con lámpara de hendidura del ojo vivo (alemán). Berlín. Alemania: Springer. 1930.
- von Bahr G. Mediciones del grosor de la córnea. *Acta Ophthalmol (Copenh).* 1948; 26(2):247-266.
- von der Heydt R. Observaciones con la lámpara de hendidura del queratocono. *Trans. Am. Ophthalmol. Soc.* 1930; 28:352-361.
- Von Wecker L. El tatuaje de la córnea (alemán). *Arch. Augenheilkunde.* 1872; 2:84-87.
- Vrabec F. Estudio neurohistológico de varios casos de distrofia corneal (francés). *Ophthalmologica.* 1956; 131(2):73-83.
- Wagoner MD, Kenyon KR, Gipson IK, et al. Polimorfonucleares neutrófilos retrasan la curación de la herida epitelial corneal in vitro. *IOVS.* 1984; 25:1217-20.
- Wagoner MD, Teichmann KD. Degeneración marginal de Terrien asociado con distrofia polimorfa posterior. *Cornea.* 1999; 18(5):612-615.
- Wakui K, Komoriya S, Hayashi E, et al. Distrofia corneales y epiteliales. *Rinsho Ganka.* 1971; 25:1103-1123.
- Walshe J, Richarson NA, Al Abdulsalam NK, et al. Papel potencial de la señalización del receptor Eph durante la migración de las células endoteliales corneales. *Exp. Eye Res.* 2018; 170:92-100.
- Waltman SR. Erosión corneal recurrente. *Arch. Ophthalmol.* 1989; 107:1436.
- Wang Z, Chen J, Yang B. Los cambios topográficos de la superficie corneal posterior después de láser en la queratomileusis in situ se relacionan con el grosor del lecho corneal residual. *Ophthalmology.* 1999; 106:406-409; DISCUSIÓN 409-410.
- Wang LJ, Tian X, Zhang QS, et al. Análisis de mutación en el gen KRT12 en una familia china con distrofia corneal de Meesmann. *Zhonghua Yan Ke Za Zhi.* 2007; 43:885-889.
- Wang L, Tang X, Lv X, et al. Detecciones de mutaciones CHTS6 y estrés del retículo endoplásmico en la distrofia macular corneal. *Oncotarget.* 2017; 8(56):96301-96312.
- Waring GO, Font RL, Rodríguez MM, et al. Alteraciones de la membrana de Descemet en la queratitis intersticial. *AJO.* 1976; 81(6):773-785.
- Waring GO III, Rodrígues MM, Laibson PR. Distrofias corneales. I. Distrofias epiteliales, membrana de Bowman y estromal. *Surv. Ophthalmol.* 1978; 23:71-122.
- Waring GO, Rodrígues MM, Laibson PR. Distrofias corneales. II. Distrofias endoteliales. *Surv. Ophthalmol.* 1978; 23(3):147-168.
- Waring GO III, Bourne WM, Edelhauser HF, et al. El endotelio corneal: Estructura y función normal y patológica. *Ophthalmology.* 1982; 89:531-590.
- Waring GO. Nomenclatura para la sospecha de queratocono. *Refract Corneal Surg.* 1993; 9:219-222.
- Wasilewski D, Mello GH, Moreira H. Impacto de la reticulación de colágeno sobre la sensibilidad corneal en pacientes con queratocono. *Cornea.* 2013; 32:899-902.
- Watanabe K, Nishida K, Yamato M, et al. El epitelio limbal humano contiene una población de células que expresan el transportador de casete unido a ATP, ABCG2. *FEBS Lett.* 2004; 565:6-10.
- Weber FL, Babel J. Distrofia en gotas gelatinosas: Una forma de amiloidosis corneal primaria. *Arch. Ophthalmol.* 1980; 98:144-148.
- Weber U, Bersnmeier H. Cambios endoteliales en la distrofia corneal polimorfa posterior (alemán). *Klin. Monbl. Augenheilkd.* 1983; 182(4):328-330.
- Weekers R, Delmarcelle Y. Formación de acuoso y venas laminadas en un caso de leucoma corneal. *Acta Ophthalmol. (Copenh).* 1951; 29(1):85-89.
- Weekers L. Cambios corneales debidos a la aplicación local de sulfonamidas y antibióticos (francés). *Ann. Ocul. (París).* 1952; 185(6):549-51.
- Weigelin E, Niessen V. Bases patológicas de la distrofia corneal estriada primaria (alemán). *Klin. Monbl. Augenheilkd Augenarztl Fortbild.* 1955; 127(6):730-735.
- Weigle EG, Thiel HJ, Lisch W, et al. Complicaciones corneales en el síndrome de Goldenhar-Gorlin (alemán). *Klin. Monabtl. Augenheilkd.* 1987; 190(5):436-438.
- Weiler HH, Lemp MA, Zeavin BH, et al. Argiria de la córnea debida a la auto-administración de tinte para pestañas. *Ann. Ophthalmol.* 1982; 14(9):822-823.
- Weimar V. La transformación de las células estromales corneales a fibroblastos en la curación de heridas corneales. *AJO.* 1957; 44(4Pt2):173-80.
- Weimar VL. Las fuentes de fibroblastos en la reparación de herida corneal: Análisis cuantitativo. *AMA Arch. Ophthalmol.* 1958; 60(1):93-109.
- Weimar VL, Squires EL, Knox RJ. Aceleración de la curación del endotelio corneal en conejos por el factor de crecimiento mesodérmico. *IOVS.* 1980; 19(4):350-361.
- Weinberg RJ. Vascularización corneal profunda causada por el uso de lente de contacto blanda de afaquia. *AJO.* 1977; 83(1):121-122.
- Weiner MJ, Trentacoste J, Pon DM. Crecimiento epitelial: Revisión clínico-patológica de 30 años. *BJO.* 1989; 73:6.
- Weiss JS. Distrofia de Schnyder de la córnea. Una conexión sueco-finlandesa. *Cornea.* 1992; 11:93-101.
- Weiss JS. Morbilidad visual en 34 familias con distrofia corneal cristalina de Schnyder. Informe clínico-patológico con análisis cuantitativo de la composición lipídica corneal. *Ophthalmology.* 1994; 101:895-901.
- Weiss JS. Distrofia cristalina de Schnyder sin cristales. Recomendaciones para una revisión de la literatura. *Ophthalmology.* 1996; 103:465-473.
- Weiss JS, Kruth HS, Kuivaniemi H, et al. Mutaciones en el gen UBIAD1 en el brazo corto del cromosoma 1, región 36, causa distrofia corneal cristalina de Schnyder. *IOVS.* 2007; 48(11):5007-5012.

- Weiss JS, Kruth HS, Kuivaniemi H, et al. Análisis genético de 14 familias con distrofia corneal cristalina revela indicios para la función de la función de la proteína UBIAD1. *Am. J. Med. Genet.* 2008; 146(3):271-283.
- Weiss JS, Wiaux C, Yellore V, et al. La mutación Asp240Asn en UBIADI sugiere que la distrofia corneal discoidea central discoidea es una variante de la distrofia corneal de Schnyder. *Cornea.* 2010; 29:777-780.
- Weiss JS, Moller HU, Aldave AJ, et al. Clasificación IC3D de distrofias corneales; 2ª edición. *Cornea.* 2015; 34:117-159.
- Weissman BA, Ehrlich M, Levenson JE, et al. Cuatro casos de queratocono y distrofia polimorfa posterior. *Optom. Vis. Sci.* 1989; 66(4):243-246.
- Weller JM, Zenkel M, Schlotzer-Schrehardt U, et al. Alteraciones de la matriz extracelular en la distrofia corneal de Fuchs de inicio tardío. *IOVS.* 2014; 55(6):3700-3708.
- Weng SF, Jan RL, Chang C, et al. Riesgo de queratopatía en banda en pacientes con enfermedad renal en fase terminal. *Sci. Rep.* 2016; 6:28675.
- Weskamp C. Histología de la queratitis intersticial debida a sífilis congénita. *AJO.* 1949; 32(6):793-806.
- Weskamp C. Origen parenquimatoso de la queratitis filamentosa: Nuevos conceptos histopatológicos. *AJO.* 1956; 42(1):115-120.
- Wessel MM, Sarkar JS, Jaconieck FA, et al. Tratamiento de la distrofia epitelial de Lisch con queratectomía foto-refractiva y mitomicina C. *Cornea.* 2011; 30:481-485.
- Whitcher JP, Srinivason M, Upadhyay MP. Ceguera corneal: Una perspectiva global. *Bull World Heath Organ.* 2001; 79:214-221.
- Wieber DO, Hollenhorst RW, Goldstein NP. Manifestaciones oftalmológicas en la enfermedad de Wilson. *Mayo Clin. Proc.* 1977; 52(7):409-416.
- Wilhelmus KR, Robinson NM, Font RA, et al. Queratitis fúngica en usuarios de lentes de contacto. *AJO.* 106(6):708-714.
- Wilhelmus KR, Gee L, Hauck WW, et al. Estudio de la enfermedad ocular herpética. Un ensayo controlado de corti-coides tópicos para la queratitis estromal por herpes simplex. *Ophthalmology.* 1994; 101:1883-1895.
- Wilson LA, Aheam DG. Úlceras corneales inducidas por pseudomonas asociadas con máscaras oculares (rímel) con-taminadas. *AJO.* 1977; 84(1):112-119.
- Wilson SE, Bourne WM. La distrofia de Fuchs. *Cornea.* 1988; 7(1):2-18.
- Wilson SE, Lin DT, Klyce SD, et al. Degeneración marginal de Terrien: Topografía corneal. *Refract. Corneal Surg.* 1990; 6(1):15-20.
- Wilson SE, He YG, Weng J, et al. Efecto del factor de crecimiento epidérmico, del factor de crecimiento de hepato-citos y del factor de crecimiento de queratocito sobre la proliferación, movilidad y diferenciación de las células epite-liales corneales humanas. *Exp. Eye Res.* 1994; 59(6):665-678.
- Wilson SE, Lee WH, Murakami C, et al. Ulceración corneal tipo Mooren asociada con el virus de la hepatitis C. *Ophthalmology.* 1994; 101(4):736-745.
- Wilson SE, Chen L, Mohan RR, et al. Expresión de HGF, KGF, EGF y mensajeros de receptores ARNs siguiendo a herida epitelial corneal. *Exp. Eye Res.* 1999; 68(4):377-397.
- Winchester K, Mathers WD, Sutphin JE. Diagnóstico de la Queratitis por Aspergillus in vivo con microscopía con-focal. *Cornea.* 1997; 16(1):27-31.
- Winter PD. Lepra y su control en Sud-áfrica. *Int. J. Lepr.* 1950; 18(1):23-31.
- Wojciechowska R, Mrukwa E, Gierek-Ciaciura S. Tratamiento de la queratopatía bullosa con láser excimer (polaco). *Klin. Oczna.* 1995; 97(11-12):340-342.
- Wolff PG. Distrofia nodular corneal de Salzmann. *AJO.* 1949; 32(5):712.
- Wolosin JM, Xiang X, Schulte M, et al. Células madres y fases de diferenciación en el epitelio limbo-corneal. *Prog. Retin. Eye Res.* 2000; 19:223-255.
- Wolter JR. Patología de cambios degenerativos en el endotelio corneal. *Klin. Monbl. Augenheilkd Augenarzlt Fortbild.* 1957; 130(5):666-676.
- Wolter JR. Reacciones de los elementos celulares del estroma corneal: Informe de estudios experimentales en el ojo de conejo. *AMA Arch. Ophthalmol.* 1958; 59(6):873-881.
- Wolter JR. Córnea guttata secundaria: Un cambio tardío en la queratitis intersticial. *AJO.* 1960; 50:17-25.
- Wolter JR. Hiper-regeneración de los nervios corneales en la queratopatía bullosa. *AJO.* 1964; 58:31-38.
- Wollensak G, Meyer JH, Löffler KU, et al. Queratopatía en banda después del tratamiento de una reacción fibrinosa post-quirúrgica con activador de plasminógeno tisular (alemán). *Klin. Monbl. Augenheilkd.* 1996; 290(1):43-46.
- Wollensak G, Spoerl E, Seiler T. Reticulación de colágeno inducido por riboflavina/ultravioleta A para el tratamiento del queratocono. *AJO.* 2003; 135:620-627.
- Wollensak G, Spoerl E, Wilsch M, et al. Daño celular endotelial después de tratamiento riboflavina-ultravioleta A en el conejo. *J. Cataract Refract. Surg.* 2003; 29:1786-1790.
- Wollensak G, Spörl E, Reber F, et al. Citotoxicidad endotelial corneal del tratamiento riboflavina/UVA in vitro. *Ophthalmic Res.* 2003; 35:324-328.
- Wollensak G, Mazzotta C, Kalinski T, et al. Epitelio limbal y conjuntival después de reticulación corneal usando riboflavina y UVA. *Cornea.* 2011; 30:1448-1454.
- Wood TO, Kaufman HE. Úlcera de Mooren. *AJO.* 1971; 71:417-422.
- Wood TO, Fleming JC, Dotson RS, et al. Tratamiento de la distrofia corneal de Reis-Bücklers por eliminación del tejido fibroso subepitelial. *AJO.* 1978; 85(3):360-362.
- Woods AC. Queratitis numular y brucelosis ocular. *Arch. Ophthalmol.* 1946; 35:490-508.
- Wright MH. Queratitis linearis migrans. *BJO.* 1963; 47:504-506.
- Wright P. Queratitis filamentosa. *Trans. Ophthalmol. Soc. UK.* 1975; 95(2):260-266.

- Xu KP, Yagi Y, Toda I, et al. Índice de función lagrimal: Una nueva medida del ojo seco. *Arch. Ophthalmol.* 1995; 113(a):84-88.
- Yamaguchi T, Higa K, Suzuki T, et al. Niveles elevados de citoquinas en el humor acuoso de ojos con queratopatía bullosa y baja densidad de células endoteliales. *IOVS.* 2016; 57(14):5954-5962.
- Yang Y, Teja S, Baig K. Edema corneal bilateral asociado con amantadina. *CMAJ.* 2015; 187(15):1155-1158.
- Yangzes S, Dogra M, Ram J. Queratitis interstcial con perforación corneal como signo de presentación de tuberculosis sistémica. *Ocul. Immunol. Inflamm.* 2019; 26:1-3.
- Yasuna JM, Ojers GW, Frayer WC, et al. Estudio experimental del efecto de la cortisona en el ojo. *AJO.* 1954; 37(6):923-31.
- Yaylacioglu Tuncay F, Kayman Kurekci G, Guntekin Ergun S, et al. Análisis genético de CHST6 y TGFB1 en pacientes turcos con distrofias corneales. Cinco nuevas variaciones en CHST6. *Mol. Vis.* 2016; 22:1267-1279.
- Yazdanyar A, Rizzuti AE, Mechel E, et al. Queratitis gotosa: Un caso de queratitis ulcerativa periférica secundaria a gota con una revisión de la literatura. *Cornea.* 2018; 37(3):379-381.
- Ye HQ, Azar DT. Expresión de gelatinasas A y B, y TIMPs-1 y 2 durante la cicatrización de heridas corneales. *IOVS.* 1998; 39:913-21.
- Yeh S, Fine HA, Smith JA. Córnea verticillata después de terapia dual con factor de crecimiento anti-epidérmico y factor de receptor de crecimiento endotelial vascular (vandetanib) para un astrocitoma anaplásico. *Cornea.* 2009; 28(6):699-702.
- Yellore VS, Sonmez B, Chen MC, et al. Una presentación inusual de distrofia corneal macular asociada con isodisomia uniparental y una nueva mutación leu173pro. *Ophthalmic. Genet.* 2007; 28:169-174.
- Yellore VS, Khan MA, Bourla N, et al. Identificación de mutaciones siguiendo la exclusión de mutaciones codificadas en el locus del cromosoma 1p36 para la distrofia corneal cristalina de Schnyder. *Mol. Vis.* 2007; 13:1777-1782.
- Yokogawa H, Kobayashi A, Saito Y, et al. Uso racional de la queratoplastia penetrante en lugar de DSAEK en pacientes con queratopatía bullosa en Japón. *Ophthalmic Surg. Lasers Imaging.* 2012; 1-2.
- Yokoi N, Bron A, Tiffany J, et al. Meniscometría reflectiva: Método no invasivo para medir la curvatura del menisco lagrimal. *BJO.* 1999; 83(1):92-97.
- Yoon MK, Warren JF, Holsclaw DS, et al. Una nueva mutación de sustitución de arginina en el dominio 1A y una nueva mutación de inserción 27bp en el dominio 2B del gen de la queratina 12 asociado con la distrofia corneal epitelial de Meesmann. *BJO.* 2004; 88:752-756.
- Yoon JJ, Ismail S, Sherwin T. Células madres: Conceptos centrales de la homeostasis epitelial corneal. *World J. Stem Cells.* 2014; 6(4):391-403.
- Yoshida Y. Sobre un nuevo tipo de distrofia corneal con hallazgos histológicos (alemán). *Albrecht von Graefes Arch. Clin. Exp. Ophthalmol.* 1924; 114:91-100.
- Yoshida S, Shimmura S, Kawakita T, et al. La citoqueratina 15 se puede utilizar para identificar el fenotipo limbal en superficies oculares normales y enfermas. *IOVS.* 2006; 47811):4780-86.
- Yoshihara M, Maeda N, Soma T, et al. Análisis topográfico corneal de pacientes con úlcera de Mooren usando tomografía de coherencia óptica del segmento anterior en 3-dimensiones. *Cornea.* 34(1):54-59.
- Young JD, Finlay RD. Degeneración esferoidal primaria de la córnea en Labrador y Newfoundland. *AJO.* 1975; 79:129-134.
- Young RD, Watson PG. Microscopía de luz y electrónica del síndrome de fusión corneal (úlcera de Mooren). *BJO.* 1982; 66(6):341-356.
- Yu Y, Qiu P, Zhu Y, et al. Una nueva relación con una mutación Arg555Trp del gen TGFB1 en la distrofia corneal de Thiel-Behnke en una familia china. *BMC Ophthalmol.* 2015; 15:131.
- Yuan X, Mitchell BM, Hua X. La vía de transducción de señales RIM101 regula la virulencia del Cándida albicans durante la queratomicosis experimental. *IOVS.* 2010; 51(9):4668-4676.
- Yuen HK, Rassier CE, Jardeleza MS, et al. Estudio morfológico de la distrofia de Fuchs y queratopatía bullosa. *Cornea.* 2005; 24(3):319-327.
- Yüksel N, Bilgihan K, Hondur AM. Queratitis herpética después de reticulación del colágeno corneal con riboflavina y ultravioleta A para el queratocono progresivo. *Int. Ophthalmol.* 2011; 31:513-515.
- Yuksel E, Yaliubas D, Aydin B, et al. Progresión del queratocono inducido por el tratamiento para la fertilización in vitro. *J. Refract Surg. 2016; 32:60-63.*
- Zaarour K, Slim E, Antoun J, et al. Córnea queratocónica gruesa asociada con distrofia corneal polimorfa posterior (francés). *J. Fr. Ophthalmol.* 2017; 40(3):232-236.
- Zaidman GW, Geeraets R, Paylor RR, et al. La histopatología de la queratitis filamentosa. *Arch. Ophthalmol.* 1985; 103(8):1178-1181.
- Zajácz M, Berta A. Actividad de enzimas proteolíticas e intervenciones quirúrgicas en la úlcera de Mooren (alemán). *Klin. Monbl. Augenheilkd.* 1985; 187(5):401-402.
- Zamir E, Read RW, Affeldt JC, et al. El oro induce Queratitis interstcial. *BJO.* 2001; 85(11):1386-1387.
- Zamora KV, Males JJ. Queratitis polimicrobiana después del procedimiento de reticulación de colágeno con el uso post-operatorio de lente de contacto: Informe de caso. *Cornea.* 2009; 28:474-476.
- Zanettin G. Los ciegos de las islas Dahlac (italiano). *Arch. Ital. Sci. Med. Colon Parass.* 1937; 18:387-398.
- Zaniolo K, Bostan C, Rochette Drovin O, et al. Cultivo de células endoteliales corneales humanas de córneas con distrofia corneal endotelial de Fuchs. *Exp. Eye Res.* 2012; 94(1):22-31.
- Zarei-Ghanavati S, Javadi MA, Yazdani S. Degeneración marginal de Terrien bilateral y distrofia polimorfa posterior en un paciente con artritis reumatoide. *J. Ophthalmic Vis. Res.* 2012; 7(1):60-63.
- Zauberman H, Michaelson IC, Bergman F, et al. Estimulación de la neovascularización de la córnea con aminas biogénicas. *Exp. Eye Res.* 1969; 8:77-83.

- Zech LA Jr, Hoeg JM. Relacionando el arco corneal con la aterosclerosis en la hipercolesterolemia familiar. *Lipids Health Dis.* 2008; 7:7.
- Zegans ME, Srinivasan M, McHught T, et al. Úlcera de Mooren en el sur de la India: Serología y factores de riesgo. *AJO.* 1999; 128(2):205-210.
- Zeike JD, Gipson IK. Agentes que afectan la curación de heridas corneales: Modulación de la estructura y función. En *Principios y prácticas en Oftalmología.* 2ed Albert DM. Jacobiec FA editores. Filadelfia. WB Saunder Co. 2000: pp 364-72.
- Zemba H, Andrei S, Cucu B, et al. Trasplante de membrana amniótica en el tratamiento paliativo de la queratopatía bullosa (rumano). *Oftalmologica.* 2006; 50(4):51-53.
- Zenone T. Síndrome de Cogan. *Pressed Med.* 2013; 42:951-960.
Zhang Y, Jia H. Degeneración marginal de Terrien acompañado de opacidades estromales en enrejado. *Optom. Vis. Sci.* 2014; 91(5):e110-e116.
- Zhao JC, Jin XY. Análisis inmunológico y tratamiento de la úlcera de Mooren con ciclosporina A aplicada tópicamente. *Cornea.* 1993; 12(6):481-488.
- Zhao T, Fang Z, Tian J, et al. Imagen del anillo de Kayser-Fleischer en la enfermedad de Wilson utilizando microscopía confocal in vivo. *Cornea.* 2019; 38(3):332-337.
- Zhu YT, Hayashida Y, Kheirkhah A, et al. Caracterización y comparación de las uniones adherentes intercelulares expresadas por las células endoteliales corneales humanas in vivo e in vitro. *IOVS.* 2008; 49(9):3879-3886.
- Ziche M, Jones J, Gullino PM. Papel de la prostaglandinas E1 y el cobre sobre la angiogénesis. *J. Natl. Cancer Inst.* 1982; 69:475-482.
- Ziche M, Alessandri G, Gullino PM. Los gangliósidos promueven la respuesta angiogénica. *Lab. Invest.* 1989; 61:629-634.
- Ziobrowski S. Caso de micosis complicada de la úlcera (polaco). *Klin. Oczna.* 1955; 25(1):59-62.
- Zirm E. Una queratoplastia total exitosa (alemán). *Graefes Arch. Ophthalmol.* 1906; 64:580-593.
- Zlotogora J, BenEzra D, Cohen T, et al. Síndrome de la córnea quebradiza, esclera azul, e hiper-extensibilidad articular. *AM. J. Med. Genet.* 1990; 36(3):269-272.
- Zolog N. Degeneración similar al arco senil de la córnea siguiendo a una posible alteración del metabolismo lipídico debido al uso de contraceptivos (rumano). *Rev. Chir. Oncol. Radiol. ORL Oftalmol. Stomatol. Ser. Oftalmol.* 1979; 23(1):69-72.

www.ingramcontent.com/pod-product-compliance
Lightning Source LLC
Chambersburg PA
CBHW030605220526
45463CB00004B/1171